DIABETE MELITO

Organizadores colaboradores

Daniel Porte, Jr, MD
Professor of Medicine
University of California, San Diego School of Medicine
San Diego, California
Emeritus Professor of Medicine
University of Washington School of Medicine
Seattle, Washington

Robert S. Sherwin, MD
C.N.H. Long Professor of Medicine
Director, General Clinical Research Center
Yale University School of Medicine
New Haven, Connecticut

Alain Baron, MD
Senior Vice President, Clinical Research
Amylin Pharmaceuticals, Inc.
San Diego, California
Professor of Medicine
Indiana University School of Medicine
Indianapolis, Indiana

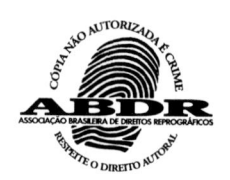

M294   Diabete melito : manual de cuidados essenciais / Silvio E.
         Inzucchi ... [et al.]. ; tradução Celeste Inthy. – 6. ed. –
         Porto Alegre : Artmed, 2007.
         568 p. : il. ; 20 cm.

         ISBN 978-85-363-0761-9 ou 85-363-0761-7

         1. Diabete melito. I. Inzucchi, Silvio E. II. Inthy, Celeste.

         CDU 616.379-008.64(035)

Catalogação na publicação: Júlia Angst Coelho – CRB 10/1712

SILVIO E. INZUCCHI

Professor of Medicine, Section of Endocrinology
Director, Yale Diabetes Center
Yale University School of Medicine
New Haven, Connecticut

DIABETE MELITO

6ª Edição

Manual de cuidados essenciais

Tradução:
Celeste Inthy

Revisão técnica desta edição:
Juliana Werner
Médica internista e residente do Serviço de Endocrinologia do Hospital São Lucas da Pontifícia Universidade Católica do Rio Grande do Sul (PUCRS).

Consultoria e supervisão desta edição:
Giuseppe Repetto
Professor titular e chefe do Serviço de Endocrinologia do Hospital São Lucas da Pontifícia Universidade Católica do Rio Grande do Sul (PUCRS). Coordenador clínico do Centro de Obesidade Mórbida do Hospital São Lucas da PUCRS.

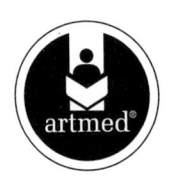

artmed®

2007

Obra originalmente publicada sob o título *The Diabetes Mellitus Manual: A Primary Care Companion to Ellenberg & Rifkin's, 6th Edition*

ISBN 0-07-143129-2

Original edition copyright © 2005, The McGraw-Hill Companies, Inc. All rights reserved. Portuguese language translation copyright © 2007, Artmed Editora SA. All rights reserved. Translation published by arrangement with The McGraw-Hill Companies, Inc.

Preparação de original: *Greice Zenker Peixoto*

Capa: *Mário Röhnelt*

Leitura final: *Bianca Taís Zanini*

Supervisão editorial: *Letícia Bispo de Lima*

Editoração eletrônica: *Laser House*

Reservados todos os direitos de publicação, em língua portuguesa, à
ARTMED® EDITORA S. A.
Av. Jerônimo de Ornelas, 670 – Santana
90040-340 – Porto Alegre RS
Fone: (51) 3027-7000   Fax: (51) 3027-7070

É proibida a duplicação ou reprodução deste volume, no todo ou em parte, sob quaisquer formas ou por quaisquer meios (eletrônico, mecânico, gravação, fotocópia, distribuição na Web e outros), sem permissão expressa da Editora.

SÃO PAULO
Av. Angélica, 1.091 – Higienópolis
01227-100 – São Paulo – SP
Fone: (11) 3665-1100   Fax: (11) 3667-1333

SAC 0800 703-3444

IMPRESSO NO BRASIL
PRINTED IN BRAZIL

Colaboradores

Cameron M. Akbari, MD
Attending Vascular Surgeon and Director, Vascular Diagnostic Laboratory
Washington Hospital Center
Washington, DC
(Capítulo 27)

K. George M.M. Alberti, DPhil, BM, Bch
Professor of Medicine
University of Newcastle Upon Tyne
Newcastle, England
(Capítulo 15)

Stephanie A. Amiel, FRCP
Professor of Diabetic Medicine
Kings College School of Medicine
London, England
(Capítulo 15)

Joyce P. Barnett, MS, RD, LD
Clinical Assistant Professor
Department of Clinical Nutrition
University of Texas Southwestern Medical Center
Dallas, Texas
(Capítulo 7)

Peter H. Bennett, MB, FRCP
Senior Investigator
National Institute of Diabetes and Digestive and Kidney Diseases
Phoenix, Arizona
(Capítulo 2)

Clifton Bogardus, MD
Chief, Clinical Diabetes and Nutrition Section
Chief, Phoenix Epidemiology and Clinical Research Branch
National Institute of Diabetes, Digestive, and Kidney Diseases
National Institutes of Health
Phoenix, Arizona
(Capítulo 6)

Jennifer Bub, MD
Acting Instructor
Department of Medicine, Division of Dermatology
University of Washington School of Medicine
Seattle, Washington
(Capítulo 29)

Joan I. Casey, MD, FRCPC
Professor of Medicine
Department of Internal Medicine
Albert Einstein College of Medicine
Bronx, New York
(Capítulo 18)

Deborah A. Chyun, PhD, RN
Associate Professor
Yale University School of Nursing
New Haven, Connecticut
(Capítulo 26)

William C. Coleman, DPM
Division of Podiatry
Division of Orthopedics
Ochsner Clinic Foundation
New Orleans, Louisiana
(Capítulo 28)

C. Hamish Courtney, MD
Division of Endocrinology
University of California, San Diego School of Medicine
San Diego, California
(Capítulo 5)

Brian P. Currie, MD
Associate Professor
Departments of Medicine and Epidemiology and Public Health
Albert Einstein College of Medicine
Bronx, New York
(Capítulo 18)

Ralph A. DeFronzo, MD
Professor of Medicine and Chief, Diabetes Division
Department of Internal Medicine
University of Texas Health Sciences Center San Antonio
San Antonio, Texas
(Capítulo 21)

Sharon L. Dooley, MD, MPH
Professor of Obstetrics and Gynecology
Northwestern University Feinberg School of Medicine
Chicago, Illinois
(Capítulo 13)

Elizabeth Delionback Ennis, MD
Director, Internal Medicine and Transitional Year Residency Program
Baptist Health System
Birmingham, Alabama
(Capítulo 16)

Tomris Erbas, MD
Department of Endocrinology and Metabolism
Hacettepe University
Hacettepe Medical School
Ankara, Turkey
(Capítulo 22)

Eva L. Feldman, MD, PhD
Professor of Neurology
Director, JDRF Center for the Study of Complications in Diabetes
University of Michigan School of Medicine
Ann Arbor, Michigan
(Capítulo 22)

Abhimanyu Garg, MD
Chief, Division of Nutrition and Metabolic Diseases
University of Texas Southwestern Medical Center
Dallas, Texas
(Capítulo 7)

Robert R. Henry, MD
Professor of Medicine
University of California, San Diego Medical Center
Chief, Diabetes/Metabolism Section
VA San Diego Healthcare System
San Diego, California
(Chapter 12)

Silvio E. Inzucchi, MD
Professor of Medicine
Section of Endocrinology
Director, Yale Diabetes Center
Yale University School of Medicine
New Haven, Connecticut
(Capítulo 1)

Steven E. Kahn, MB, ChB
Professor of Medicine
Division of Metabolism, Endocrinology, and Nutrition
University of Washington
Seattle Washington
(Capítulo 4)

Norman M. Kaplan, MD
Clinical Professor of Internal Medicine
University of Texas Southwestern Medical Center
Dallas, Texas
(Capítulo 25)

Ronald Klein, MD, MPH
Professor, Department of Ophthalmology and Visual Sciences
The University of Wisconsin-Madison Medical School
Madison, Wisconsin
(Capítulo 20)

William C. Knowler, MD
Chief, Diabetes and Arthritis Epidemiology Section
National Institute of Diabetes and Digestive and Kidney Diseases
Phoenix, Arizona
(Capítulo 2)

Robert A. Kreisberg, MD
Dean, Vice President of Medical Affairs
University of South Alabama College of Medicine
Mobile, Alabama
(Capítulo 16)

Yolanta T. Kruszynska, MD, PhD
Associate Professor of Medicine
University of California, San Diego School of Medicine
San Diego, California
(Chapter 5)

Pierre Lefèvre, MD, PhD, FRCP
Emeritus Professor of Medicine
Division of Diabetes, Nutrition, and Metabolic Disorders
University of Liege, Medical School
Liege, Belgium
(Capítulo 11)

Åke Lernmark, PhD
Robert H. Williams Professor of Medicine
Department of Medicine
Adjunct Professor of Immunology
University of Washington
Seattle, Washington
(Capítulo 3)

Frank W. LoGerfo, MD
William V. McDermott Professor of Surgery
Harvard Medical School
Boston, Massachusetts
(Capítulo 27)

Robert Matz, MD
Professor of Medicine
Division of Endocrinology and Metabolism
Mt. Sinai School of Medicine
New York, New York
(Capítulo 17)

Boyd E. Metzger, MD
Division of Endocrinology, Metabolism & Molecular Medicine
Northwestern University Feinberg School of Medicine
Attending Physician
Northwestern Memorial Hospital
Chicago, Illinois
(**Capítulos 13 e 14**)

Sunder Mudaliar, MD
Staff Physician, Diabetes/Metabolism Section
VA San Diego Healthcare System
Assistant Clinical Professor of Medicine
University of California, San Diego
San Diego, California
(**Capítulo 12**)

Ramachandra G. Naik, MD
Consultant Endocrinologist
Mumbai Hospital and Medical Research Center
Mumbai, India
(**Capítulo 3**)

David M. Nathan, MD
Professor of Medicine
Harvard Medical School
Director, Diabetes Center and General Clinical Research Center
Massachusetts General Hospital
Boston, Massachusetts
(**Capítulo 10**)

Edward S. Ogata, MD
Professor of Obstetrics and Gynecology
Northwestern University Feinberg School of Medicine
Chicago, Illinois
(**Capítulo 14**)

Jerrold M. Olefsky, MD
Professor of Medicine
Division of Endocrinology
University of California, San Diego
VA Medical Center
San Diego, California
(**Capítulo 5**)

John Olerud, MD
Professor of Medicine
Head, Division of Dermatology
University of Washington Medical Center
Seattle, Washington
(**Capítulo 29**)

Jerry P. Palmer, MD
Director, Diabetes Endocrinology Research Center
and Diabetes Care Center
Professor of Medicine
University of Washington School of Medicine
Seattle, Washington
(Capítulo 3)

Amanda Peltier, MD
Department of Neurology
University of Michigan School of Medicine
Ann Arbor, Michigan
(Capítulo 23)

Michael A. Pfeifer, MD
Medical Product Leader, Lantus
Avenits Pharmaceuticals
Bridgewater, New Jersey
(Capítulo 22)

Richard L. Phelps, MD
Assistant Professor of Clinical Medicine
Northwestern University Feinberg School of Medicine
Chicago, Illinois
(Capítulo 13)

Daniel Porte, Jr., MD
Professor of Medicine
University of California, San Diego School of Medicine
San Diego, California
Emeritus Professor of Medicine
University of Washington School of Medicine
Seattle, Washington
(Capítulo 4)

Philip Raskin, MD
Professor of Internal Medicine
University of Texas Southwestern Medical Center
Medical Director, University Diabetes Treatment Center
Parkland Memorial Hospital
Dallas, Texas
(Capítulo 9)

Marian J. Rewers, MD, PhD, MPH
Professor, Pediatrics and Preventive Medicine
Clinical Director, The Barbara Davis Center for Childhood Diabetes
University of Colorado Health Sciences Center
Denver, Colorado
(Capítulo 2)

James W. Russell, MD
Associate Professor of Neurology
University of Michigan School of Medicine
Ann Arbor, Michigan
(Capítulo 22, 23)

Lester B. Salans, MD
Clinical Professor of Medicine
Department of Medicine
Division of Endocrinology
Mt. Sinai School of Medicine
New York, New York
(Capítulo 30)

André J. Scheen, MD, PhD
Professor of Internal Medicine
Department of Medicine
Head, Division of Diabetes, Nutrition, and Metabolic Disorders
Head, Division of Clinical Pharmacology
University Hospital
Liege, Belgium
(Capítulo 11)

Clay F. Semenkovich, MD
Professor of Medicine
Professor of Cell Biology and Physiology
Washington University School of Medicine
St. Louis, Missouri
(Capítulo 24)

Bernard L. Silverman, MD
Director, Therapeutics and Safety
Alkermes, Inc.
Cambridge, Massachusetts
(Capítulo 14)

Jay S. Skyler, MD
Professor of Medicine, Pediatrics, and Psychology
University of Miami School of Medicine
Miami, Florida
(Capítulo 19)

Geralyn R. Spollett, MSN, C-ANP, CDE
Adult Nurse Practitioner
Yale Diabetes Center
Yale School of Medicine
New Haven, Connecticut
(Capítulo 8)

Martin J. Stevens, MD
Associate Professor of Internal Medicine
Associate Director, JDRF Center for the Study of Complications in Diabetes
University of Michigan School of Medicine
Ann Arbor, Michigan
(Capítulo 22)

Suzanne M. Strowig, MSN, RN
Faculty Associate
Department of Internal Medicine
University of Texas Southwestern Medical Center
Dallas, Texas
(Capítulo 9)

P. Antonio Tataranni, MD
Head, Obesity, Diabetes, and Energy Metabolism Unit
Director, Clinical Research Unit
Clinical Diabetes & Nutrition Section
National Institutes of Health
Phoenix, Arizona
(Capítulo 6)

Aaron I. Vinik, MD
Director, The Strelitz Diabetes Research Institutes
Professor of Medicine
Eastern Virginia Medical School
Norfolk, Virginia
(Capítulo 22)

Lawrence H. Young, MD
Professor of Internal Medicine
Section of Cardiovascular Medicine
Yale University School of Medicine
Attending Physician
Yale-New Haven Hospital
New Haven, Connecticut
(Capítulo 26)

Prefácio

Este *Manual*, em 6ª edição, é o compacto da obra *Ellenberg & Rifkin's Diabetes Mellitus*. Seus capítulos foram elaborados pelos respectivos autores com o objetivo de refletir as mais recentes e importantes informações tanto em relação ao controle do diabete como às suas complicações. Além disso, existe um capítulo novo, sobre o preparo do paciente diabético. Este *Manual* destina-se a ser fonte de referência concisa e portátil sobre o diabete melito para médicos, professores e estudantes, que nem sempre podem consultar livros mais complexos. Seu objetivo não é substituir tais fontes, mas ser uma opção prática para o dia-a-dia.

Silvio E. Inzucchi

Sumário

1. Classificação e Diagnóstico do Diabete Melito   **17**
   Silvio E. Inzucchi

2. Epidemiologia do Diabete Melito   **32**
   Peter H. Bennett, Marian J. Rewers e Willian C. Knowler

3. Fisiopatologia e Genética do Diabete Tipo 1 (Insulino-Dependente)   **47**
   Ramachandra G. Naik, Åke Lernmark e Jerry P. Palmer

4. Patologia e Genética do Diabete Melito Tipo 2   **71**
   Steven E. Kahn e Daniel Porte, Jr.

5. Resistência Insulínica   **99**
   C. Hamish Courtney, Jerrold M. Olefsky e Yolanta T. Kruszynska

6. A Obesidade e o Diabete Melito   **115**
   P. Antonio Tataranni e Clifton Bogardus

7. Controle Nutricional do Paciente Diabético   **120**
   Abhimanyu Garg e Joyce P. Barnett

8. Bases da Educação do Paciente Diabético   **134**
   Geralyn R. Spollett

9. Controle Intensivo do Diabete Melito Tipo 1   **143**
   Suzanne M. Strowig e Philip Raskin

10. Insulinoterapia do Diabete Tipo 2   **168**
    David M. Nathan

11. Hipoglicemia   **181**
    Pierre J. Lefèvre e André J. Scheen

12. Agentes Antidiabéticos Orais   **199**
    Sunder Mudaliar e Robert R. Henry

13. A Mãe na Gravidez Complicada pelo Diabete Melito   **237**
    Boyd E. Metzger, Richard L. Phelps e Sharon L. Dooley

14. Filhos de Mães Diabéticas   **259**
    Bernard L. Silverman, Edward S. Ogata e Boyd E. Metzger

15. O Diabete e a Cirurgia   **270**
    Stephanie A. Amiel e K. George M. M. Alberti

16. Cetoacidose Diabética
    Elizabeth Delionback Ennis e Robert A. Kreisberg   **283**

17. Síndrome Hiperosmolar Hiperglicêmica **299**
    Robert Matz

18. Defesa do Hospedeiro e Infecções no Diabete Melito **321**
    Brian P. Currie e Joan I. Casey

19. Relação do Controle Glicêmico com as Complicações Diabéticas **334**
    Jay S. Skyler

20. Retinopatia e Outras Complicações Oculares no Diabete **348**
    Ronald Klein

21. Nefropatia Diabética **372**
    Ralph A. DeFronzo

22. Neuropatia Autonômica Diabética **395**
    Aaron I. Vinik, Michael A. Pfeifer, Martin J. Stevens, Tomris Erbas,
    Eva L. Feldman e James W. Russel

23. Neuropatia Somatossensorial **416**
    Eva L. Feldman, James W. Russell, Martin J. Stevens e Amanda Peltier

24. Dislipidemia Diabética **437**
    Clay F. Semenkovich

25. A Hipertensão e o Diabete **448**
    Norman M. Kaplan

26. Doença Cardíaca em Pacientes Diabéticos **462**
    Lawrence H. Young e Deborah A. Chyun

27. Doença Vascular Periférica em Diabéticos **477**
    Cameron M. Akbari e Frank W. LoGerfo

28. O Pé Diabético **486**
    William C. Coleman

29. O Diabete e a Pele **497**
    Jennifer Bub e John Olerud

30. Novos Tratamentos para o Diabete Melito: Possibilidades para o Futuro **514**
    Lester B. Salans

Índice 529

Classificação e Diagnóstico do Diabete Melito   1
Silvio E. Inzucchi

O diabete melito caracteriza-se pelo aumento das concentrações de glicose circulante associado a anormalidades no metabolismo dos carboidratos, dos lipídeos e das proteínas, além de uma variedade de complicações micro e macrovasculares. Todos os estados diabéticos resultam do suprimento deficiente de insulina ou de uma resposta tecidual inadequada às suas ações. O primeiro ocorre, por exemplo, no diabete tipo 1, que culmina com a destruição auto-imune das células-β, produtoras de insulina, das ilhotas pancreáticas. O segundo ocorre quando o receptor de insulina apresenta uma imperfeição, ou, mais comumente, quando defeitos genéticos e/ou adquiridos na cascata de sinalização intracelular pós-receptor atenuam a subseqüente resposta fisiológica. Este é o caso do diabete tipo 2, de maior predominância, uma doença complexa resultante da resistência periférica insulínica combinada com relativa deficiência de insulina.

CLASSIFICAÇÃO ETIOLÓGICA DO DIABETE

O diabete não é uma doença única, mas um grupo heterogêneo de patologias relacionadas umas com as outras apenas por causa das suas manifestações primárias: hiperglicemia e resultantes complicações vasculares. No passado, quando o conhecimento básico sobre os mecanismos fisiopatológicos não estava tão aperfeiçoado, sua classificação era baseada nos grupos etários afetados ou nos paradigmas do tratamento convencional. Por exemplo, o atual diabete melito tipo 1 era chamado de "diabete melito juvenil (DMJ)" ou "diabete melito insulino-dependente (DMID)", enquanto o diabete melito tipo 2 era chamado de "diabete melito do adulto (DMA)" ou "diabete melito não-insulino-dependente (DMNID)". Com o avanço no conhecimento da natureza celular e até mesmo molecular do diabetes, foi desenvolvida uma nova nomenclatura, fundamentada principalmente na fisiopatologia (Tabela 1-1).

DIABETE MELITO TIPO 1

O diabete melito tipo 1 (DM1) é responsável por aproximadamente 5 a 10% de todos os casos de diabete no hemisfério ocidental. Caracteriza-se pela deficiência grave de insulina, resultante da destruição de células-β. Resumindo, as concentrações de insulina circulante são insignificantes ou inexistentes. Quando a doença está clinicamente manifestada (e na ausência de insulinoterapia), os pacientes com DM1 apresentam não apenas hiperglicemia, mas também predisposição à acidose. Por essa razão, esses

TABELA 1.1 Classificação Etiológica do Diabete Melito

Tipo 1 (inicialmente diabete insulino-dependente, DMID)
Destruição das células-β, resultando na absoluta deficiência de insulina
  Auto-imune
  Idiopática
Tipo 2 (inicialmente diabete não-insulino-dependente, DMNID)
Desordem variável, desde predominante resistência à insulina com deficiência relativa de insulina a um predominante defeito secretório de insulina com ou sem resistência à insulina.
Outros tipos específicos (diabete secundário)
  Defeitos genéticos na função das células-β
    (i. e., Maturity-Onset Diabetes of the Young, MODY)
  Defeitos genéticos na ação da insulina
  Patologias do pâncreas exócrino
  Outras endocrinopatias
  Induzido por fármacos e agentes químicos
  Infecções
  Formas incomuns do diabete imuno-mediado
  Outras síndromes congênitas associadas ao diabete
Diabete gestacional
  Diabete diagnosticado durante a gravidez, com resolução pós-parto

Fonte: Adaptada com autorização de Alberti KG, Zimmet PZ de Diabet Med 1998;15:535.

indivíduos são "dependentes" de insulina para sobreviver. A destruição das células-β no DM1 é de natureza auto-imune. A inflamação das ilhotas pancreáticas ("insulite") pode ser constatada na amostra patológica do pâncreas do indivíduo, antes do desenvolvimento do diabete.

Como a maioria das doenças auto-imunes, o DM1 está associado a genes do complexo principal de histocompatibilidade (CPH). A prevalência para certos antígenos de histocompatibilidade (HLA) é mais elevada (DR3, DQ2 ou DR4, DQ8) ou reduzida (DR2, DQ6). Provavelmente, uma ou várias respostas imunológicas ou outros genes intensificam o efeito desses antígenos HLA, levando o paciente a uma maior suscetibilidade para lesão das células-β, por meio da interação de um ou mais fatores ambientais. A presença de lesão nas células das ilhotas pancreáticas em pacientes com DM1 é refletida em certos anticorpos circulantes, como os anticorpos antiilhotas (ICAs), auto-anticorpos antiinsulina (IAAs) e anticorpos contra a descarboxilase do ácido glutâmico (anti-GAD) e ICA512 (ou anti-IA2). O diabete tipo 1A está relacionado ao primeiro grupo de anticorpos, que está associado àqueles marcadores imunológicos. Contudo, deve-se observar que, à medida que a destruição permanente das células das ilhotas pancreáticas se estabelece, os títulos de anticorpos poderão se dissipar ou desaparecer completamente. O subtipo, tipo 1B, menos comum, é de origem idiopática e poderá não ter uma etiologia imuno-mediada.

Embora a auto-imunidade da ilhota pancreática possa preceder as manifestações clínicas da doença em vários anos ou mesmo décadas, a manifestação do DM1 é freqüentemente repentina e grave por causa do declínio na massa crítica de células produtoras de insulina. A manifestação clínica inicial do DM1 é marcada pelo desenvolvimento da hiperglicemia por vários dias ou semanas, normalmente associada à perda de peso, fadiga, poliúria, polidipsia, visão turva e evidência de contração de volume. A presença de cetoacidose indica a grave deficiência de insulina, o que leva tanto à hiperglicemia quanto à lipólise descontrolada. Normalmente, o DM1 é diagnosticado antes dos 30 a 40 anos de idade, sendo mais comum na infância ou na adolescência. No entanto, o DM1 ocorre ao longo de toda a vida e é com freqüência diagnosticado de forma errônea como DM2, quando se manifesta depois da idade de 40 anos. Em geral, as pessoas com DM1 são magras, embora, certamente, a presença de obesidade não impeça o diagnóstico. Independentemente da predisposição genética para DM1, muitos pacientes afetados, em contraste com o diabete tipo 2, não apresentam histórico familiar de diabete.

Diabete Melito Tipo 2

Em muitos aspectos, o diabete melito tipo 2 (DM2) é uma doença totalmente distinta do DM1. É uma condição muito mais comum, responsável por mais de 90% dos casos de diabete em todo o mundo. Normalmente, os marcadores auto-imunológicos do diabete tipo 1 estão ausentes. Embora a relativa deficiência das células-β esteja, por definição, presente em todos os indivíduos com DM2, a maioria das alterações é caracterizada pela resistência à insulina detectada no nível do músculo esquelético, tecido adiposo e fígado. A resistência insulínica no primeiro nível resulta na diminuição da distribuição da glicose periférica, enquanto no último, no aumento da produção hepática de glicose. Diferentemente do DM1, o histórico familiar é comum, embora o padrão hereditário dessa doença seja complexo e passível de ser poligênico.

Em muitas pessoas, a história natural de DM2 começa com um período de resistência insulínica com contínua secreção de insulina pancreática, na verdade elevada, assim como a insensibilidade à ação da insulina nos tecidos periféricos é superada pela hiperinsulinemia. Como resultado, as concentrações de glicose plasmática permanecem relativamente normais. No entanto, à medida que a doença evolui, a função das células das ilhotas pancreáticas diminui e não há mais condições de satisfazer as demandas periféricas. Como resultado, os níveis de insulina não se adaptam às exigências e instala-se a hiperglicemia. Isso pode se manifestar, primeiramente, no período pós-prandial, quando a glicose de jejum é mantida precocemente no curso da doença. Mesmo em pacientes DM2 do estágio tardio, a secreção de insulina persiste até que a lipólise seja suprimida, na maioria dos pacientes, fazendo com que a cetoacidose raras vezes ocorra. No entanto, a cetose pode se desenvolver quando uma doença apresentar um estresse metabólico grave, além de elevada resistência insulínica e deficiente resposta secretória à insulina. Por causa da depuração renal da glicose, as concentrações de glicose plasmática no DM2 estão normalmente na faixa de 250-350 mg/dL. No entanto, na presença de qualquer deterioração sobreposta na função renal ou desidratação acentuada, outras elevações poderão ocorrer, resultando na síndrome hiperosmolar hiperglicêmica (SHH), pondo em risco a vida do paciente.

Comparando-se com pacientes DM1, os portadores de DM2 são, normalmente, mais velhos, acima de 40 anos de idade, e estão acima do peso ou realmente obesos. Por toda a década passada, um aumento alarmante na prevalência do DM2 foi observado em grupos etários mais jovens, até mesmo em crianças. Isso é resultante do aumento das taxas de obesidade e inatividade nas populações de certos grupos étnicos predispostos ao DM2, incluindo nativos, africanos e hispano-americanos e os oriundos das ilhas do Pacífico.

Em pacientes com ou em risco de DM2, freqüentemente se encontra um grupo em com outras características clínicas e bioquímicas. Essas são a obesidade central, a hipertensão, a dislipidemia (triglicerídeos elevados, colesterol-HDL reduzido e aumento do colesterol-LDL de baixa densidade), um estado pró-coagulante, a disfunção endotelial e o elevado risco para morbidade cardiovascular prematura. Freqüentemente essa constelação de características é referida como "síndrome metabólica" (anteriormente, síndrome X). A resistência insulínica é tida por muitos como sendo a causa central dessa síndrome, razão pela qual muitos se referem a ela como "síndrome da resistência à insulina". A predisposição surpreendente dos pacientes DM2 para doença cardiovascular, mesmo antes do desenvolvimento de uma hiperglicemia significativa, pode ser o resultado de efeitos combinados de manifestações da síndrome metabólica na vasculatura.

Os pacientes DM2 podem usar a insulina para o controle da glicemia, mas raras vezes precisam dela para evitar as complicações com risco de vida da cetoacidose. É importante observar que quando a insulina é necessária para um controle adequado da glicemia, a designação do tipo da doença não se altera. Também deverá ser observado que alguns indivíduos adultos com diabete melito, normalmente entre 20 e 40 anos de idade, apresentam características dos tipos 1 e 2, o que dificulta bastante a sua classificação. Normalmente, esses indivíduos são mais magros e mais insulinodeficientes do que aqueles com o clássico DM2. Com freqüência, os marcadores imunológicos do DM1 estão presentes e a hiperglicemia parece representar uma forma lenta e progressiva de diabete auto-imune. Além disso, recentemente foi descoberto que 10% dos pacientes idosos diagnosticados com DM2 também podem apresentar títulos mensuráveis de auto-anticorpos associados ao DM1. Similarmente, esses pacientes também podem ter uma evolução lenta e progressiva para o DM1, que nesse caso é referido como "diabete auto-imune latente do adulto (LADA)".

Outras Formas de Diabete Melito (Diabete Secundário)

Várias formas de diabete resultam ou estão relacionadas ao processo de outra doença específica ou desordem genética. Essas condições não são consideradas como DM1 nem como DM2, e estão agrupadas como "outros tipos específicos", às vezes referidas como "diabete secundário". Tal categoria representa uma variedade de condições que estão agrupadas por causa de (1) um reconhecido conhecimento da patogênese básica; (2) defeitos moleculares bem-definidos controlando a hiperglicemia; ou (3) uma clara associação entre o diabete e uma síndrome clínica precisamente definida.

Defeitos Genéticos na Função das Células-β

O diabete tipo *MODY* (*Maturity-Onset Diabetes of the Young*) é um grupo heterogêneo de desordens hiperglicêmicas com transmissão autossômica dominante hereditária, que pode ser responsável por 1-5% dos casos de diabete nos Estados Unidos da América do Norte. Em geral, os pacientes com *MODY* não são obesos e podem apresentar hiperglicemia moderada. Normalmente, não são predispostos à cetoacidose. É comum que o início da doença ocorra antes dos 25 anos de idade, na infância ou adolescência, embora a natureza leve da desordem possa mascarar o reconhecimento clínico por muitos anos. Existe um forte histórico familiar de diabete em várias gerações. Inicialmente, os defeitos na função das células-β, que estão se tornando mais bem definidos, parecem ser responsáveis por todos os casos de MODY. A título de referência, seis mutações genéticas distintas foram caracterizadas e numeradas, de MODY 1 até MODY 6. Cada um dos genes mutantes está manifestado nas ilhotas pancreáticas, e suas mutações resultam no reconhecimento anormal da glicose pelas células-β ou na disfunção secretória de insulina ou ambas.

Defeitos Genéticos na Ação da Insulina

As anormalidades na molécula de insulina ou em seu receptor podem levar ao diabetes. Essas condições são muito raras e manifestadas ainda na infância. O Leprechaunismo, que resulta de uma mutação de inativação no receptor de insulina, por exemplo, caracteriza-se pela grave resistência insulínica, pelas características dismórficas, pelo crescimento intra-uterino retardado e pela acantose nigricans. Outras formas de diabete dessa categoria são a resistência insulínica tipo A com acantose nigricans, a síndrome de Rabson-Mendenhall (displasia dentária, narinas distróficas, puberdade precoce) e o diabete lipodistrófico. Recentemente, as mutações genéticas no fator de transcrição nuclear conhecido como PPAR-γ (receptor-γ ativado pelo proliferador de peroxissomas) foram associadas à grave resistência insulínica e ao diabete.

Patologias do Pâncreas Exócrino

As doenças no pâncreas, não relacionadas às ilhotas pancreáticas, também estão freqüentemente associadas a anormalidades na tolerância à glicose. A hiperglicemia pode ser uma seqüela tanto da pancreatite aguda como da crônica, bem como de outras disfunções que envolvem o parênquima pancreático, como a hemocromatose e a fibrose cística. Nos trópicos, a má nutrição relacionada à pancreopatia fibrocalculosa tem estado relacionada ao diabete. A hiperglicemia também é comumente observada em pacientes com carcinoma pancreático.

Outras Endocrinopatias

Outras desordens hormonais estão freqüentemente associadas à intolerância à glicose e, às vezes, realmente ao diabete. A maioria envolve a secreção de fatores contra-reguladores, levando ao estado de redução da sensibilidade à insulina. Isso inclui acromegalia (excesso de hormônio do crescimento), síndrome de Cushing (cortisol) e feocromocitoma (catecolaminas). O diabete também pode, por vezes, ser encontrado em pacientes com hipertireoidismo, possivelmente pelo aumento da atividade β-adrenérgica e hiperaldosteronismo primário, talvez relacionado à liberação reduzida de insulina na hipocalemia. Por fim, vários tumores neuroendócrinos do pâncreas também estão associados ao diabete, principalmente aqueles geradores de glucagon, peptídeo intestinal vasoativo e somatostatinoma. O glucagonoma é raro, mas carrega uma forte associação com o diabete. Esse tumor está associado à anemia normocítica e à erupção patognomônica envolvendo as regiões da virilha, genital e perineal, conhecido como eritema migratório necrolítico.

Diabete Induzido por Fármacos e Agentes Químicos

Muitos medicamentos estão relacionados com o desenvolvimento do diabete. Na maioria das situações, o simples uso de fármacos não mascara uma tendência basal para a intolerância à glicose. Esses fármacos englobam os que contribuem para a resistência insulínica, especialmente os glucocorticóides, o hormônio do crescimento, a levotiroxina sódica (em excesso) e a niacina. Antipsicóticos atípicos, especialmente clozapina e olanzapina, estão associados ao diabete, às vezes manifestado pela grave hiperglicemia ou mesmo cetoacidose. Esses medicamentos, com freqüência, levam ao ganho de peso, mas também podem alterar diretamente a sensibilidade à insulina. Outros medicamentos ou agentes químicos diabetogênicos reduzem a secreção de insulina (antagonistas β-adrenérgicos; antagonistas dos canais de cálcio; diuréticos, especialmente as tiazidas; diazóxido; dilantina e octreotida) ou levam à destruição das células-β (pentamidina e veneno para ratos Vacor). Certos agentes quimioterápicos ou imunomoduladores, como a mitramicina, L-asparaginase e α-interferon, também têm estado associados a novos casos de diabete, embora os mecanismos precisos envolvidos não sejam totalmente conhecidos.

Infecções

Certos agentes virais estão envolvidos como fatores "ambientais" que disparam a resposta imunológica no DM1, dentre eles a rubéola, o CMV, o Coxsackie, a caxumba e o adenovírus. Nenhum vírus específico parece ser o responsável, pelo menos na maioria dos casos.

Formas Incomuns do Diabete Imuno-Mediado

Raramente os pacientes apresentam hiperglicemia e/ou hopoglicemia devido a anticorpos antiinsulina ou receptores antiinsulina. A síndrome de Stiff-Man é uma desordem neurológica auto-imune associada ao aumento dos títulos de anticorpos anti-GAD circulantes e ao diabete.

Outras Síndromes Genéticas

O diabete ou a intolerância à glicose também são encontrados com elevada freqüência em algumas desordens congênitas, tais como a síndrome de Down, síndrome de Turner, distrofia miotônica, síndrome de Klinefelter, síndrome de Prader-Willi, Coréia de Huntington, síndrome de Wolfram, síndrome de Werner, síndrome de Alstrom, ataxia de Friedrich, porfiria e síndrome de Laurence-Moon-Biedl. Na maioria dos casos, o diabete é do tipo não-insulino-dependente.

Diabete Melito Gestacional

O diabete diagnosticado durante a gravidez é chamado de diabete melito gestacional (DMG), categoria que necessariamente tem o início ou o primeiro reconhecimento do diabete durante a gestação. (Veja o Capítulo 13.)

CRITÉRIO DIAGNÓSTICO E ESPECTRO DAS ANORMALIDADES NA HOMEOSTASIA DA GLICOSE

O diabete caracteriza-se pelas elevações progressivas das concentrações de glicose circulante. No DM2, essas elevações ocorrem por anos ou décadas. À medida que evoluem da faixa normal para a diabética, os níveis de glicose passam por uma fase intermediária conhecida como tolerância diminuída à glicose (TDG), que não está

TABELA 1.2 Diabete Melito: Critério Diagnóstico da ADA, 1997*

1. Sintomas de diabete mais concentração de glicose plasmática casual ≥ 200 mg/dL (11,1 mmol/L). "Casual" é definida como *a qualquer hora do dia, sem relação com a hora da última refeição*. Os sintomas clássicos do diabete incluem poliúria, polidipsia e perda de peso inexplicável.

ou

2. Glicemia de jejum ≥ 126 mg/dL (7,0 mmol/L). "Em jejum" é definido como *abstenção de ingesta calórica por pelo menos 8 horas*.

ou

3. Glicose após 2 h ≥ 200 mg/dL (11,1 mmol/L) durante um TOTG. O melhor seria que fosse realizada conforme descrito pela OMS, utilizando uma sobrecarga de glicose contendo o equivalente a 75 g de glicose anidra diluída em água.

*Na ausência inequívoca de hiperglicemia com descompensação metabólica aguda, esses critérios deverão ser confirmados pela repetição do teste em um outro dia. A terceira aferição (TOTG) não é recomendada na rotina clínica.

Fonte: Reimpressão autorizada pela American Diabetes Association de *Diabetes Care* 2004; 27(Suppl 1):S9.

muito bem classificada. Embora a hiperglicemia do diabete esteja claramente associada ao aumento do risco de complicações micro e macrovasculares, bem como ao aumento da mortalidade, não há consenso sobre as implicações dessas elevações de glicose mais precoces e moderadas. Na década passada, no entanto, o risco associado à TGD ficou claro em indivíduos afetados com o maior risco não apenas de progressão para o diabete, mas também para morbidade cardiovascular. A TGD, amplamente reconhecida por ocorrer em pacientes destinados a desenvolver DM2, também pode ser observada em indivíduos antes do desenvolvimento do DM1.

Relatório do Comitê de Especialistas em Diagnóstico e Classificação do Diabete Melito, 1997

Até 1997, a ADA endossou o critério de 1979 do *National Diabetes Data Group* (NDDG). O NDDG recomendou 140 mg/dL como o ponto de corte da glicose plasmática para o diagnóstico do diabete pelo critério da glicose plasmática de jejum. Alternativamente, o diagnóstico também poderia ser feito se confirmada a elevação da GP duas horas após sobrecarga oral de 75 g de glicose no teste oral de tolerância à glicose (TOTG). Em 1995, um comitê internacional de especialistas foi convidado pela ADA para rever a literatura científica desde 1979, e decidir se seriam necessárias alterações quanto aos critérios de classificação e diagnóstico do diabete. O comitê publicou suas descobertas em 1997, as quais continuam a ser endossadas pela ADA. As alterações mais significativas recomendadas pelo comitê são:

1. Os termos anteriores (usados pelo NDDG) "insulino-dependente" e "não-insulino-dependente", conforme utilizados para o diabete, deveriam ser abandonados, já que foram considerados um tanto confusos e imprecisos. As principais subclasses do diabete seriam, simplesmente, "tipo 1" e "tipo 2".

2. O limite máximo da glicose plasmática de jejum (GPJ) para o diagnóstico do diabete deveria ser reduzido, de 140 para 126 mg/dL (Tabela 1-2).

TABELA 1.3 Critério para o Teste de Diabete em Indivíduos Assintomáticos Não-Diagnosticados

---

O teste para diabete deverá ser considerado para todos os indivíduos com 45 anos de idade ou mais e, se normal, deverá ser repetido a cada 3 anos.
O teste deverá ser considerado para jovens ou realizado mais freqüentemente em indivíduos que:
- Em geral, são inativos.
- São obesos (≥ 120% massa corporal desejável ou IMC ≥ 27 kg/m^2).
- Apresentam parentes de 1º grau com diabete.
- São membros de uma população étnica de alto risco (p. ex., afro-americana, hispano-americana, nativos americanos, sino-americana, oriundos das ilhas do Pacífico).
- Deram à luz uma criança com > 4 kg ou foram diagnosticados com diabete melito gestacional (DMG).
- São hipertensos (140/90 mmHg).
- Apresentam nível de colesterol HDL ≤ 35 mg/dL (0,90 mmol/L) e/ou um nível de triglicerídeo ≥ 250 mg/dL (2,82 mmol/L).
- Possuem a síndrome do ovário policístico.
- Em teste anterior, apresentaram tolerância diminuída à glicose (TDG) ou glicemia de jejum alterada (GJA).

Apresentam outras condições clínicas associadas à resistência insulínica (p. ex., acantose nigricans).
- Apresentam histórico de doença vascular.

Fonte: Reimpressão autorizada pela American Diabetes Association de *Diabetes Care* 2004; 27(Suppl 1):S17.

3. A GPJ normal seria < 110 mg/dL; indivíduos com GPJ entre 110 e 125 mg/dL seriam classificados com glicemia de jejum alterada (GJA)", o que é equivalente à tolerância diminuída à glicose (TDG).

4. Os critérios antigos, usando amostra randomizada (agora chamada de "ao acaso", isto é, independente das refeições), bem como as concentrações de glicose pós-TOTG, não foram alterados, a GPJ foi recomendada preferencialmente para triagem e teste de diagnóstico, devido à sua ampla disponibilidade, simplicidade e conveniência em comparação com o TOTG. (Veja a Tabela 1-3 para as orientações de triagem recomendadas pela ADA.)

Essa decisão de reduzir o limite diagnóstico para a GPJ foi baseada em dados epidemiológicos surgidos depois que os critérios do NDDG foram desenvolvidos. Foi reconhecido que apenas um em quatro indivíduos sem diagnóstico prévio para diabete, mas com uma GP de 2 horas ≥ 200 mg/dL durante o TOTG, também apresentou uma GPJ ≥ 140 mg/dL. O comitê também empregou um conceito prático. Muitos indivíduos que teriam uma GP de 2 horas ≥ 200 mg/dL no TOTG necessariamente não seriam submetidos ao teste, porque seriam assintomáticos e porque o diagnóstico de diabete já estaria confirmado com base na GPJ ≥ 140 mg/dL. Uma vez que o TOTG identifica mais indivíduos com diabete do que GPJ, o uso rotineiro do TOTG seria necessário para o julgamento preciso de um caso. Na rotina clínica, o TOTG, por ser mais dispendioso e inconveniente, era pouco empregado. Vários estudos mostraram que o nível real de GPJ equivalente à GP de 2 horas, com o

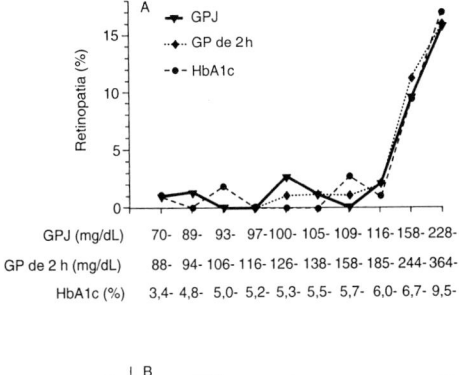

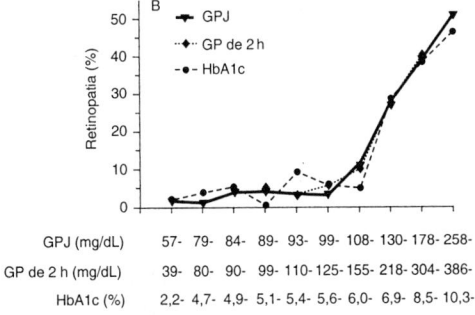

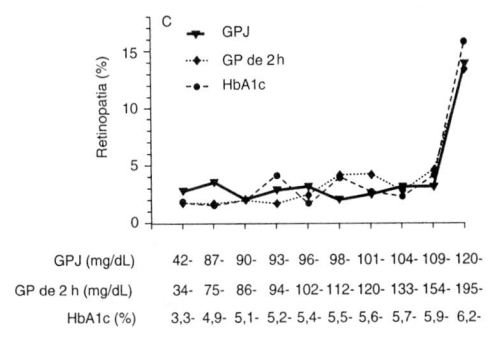

Figura 1.1 Prevalência de retinopatia por decilitros da distribuição de GPJ, GP de 2 horas e HbA1c. (Reimpressão autorizada pela American Diabetes Association de *Diabetes Care* 2002; 25 (Suppl 1): S13.)

ponto de corte em 200 mg/dL, variou entre 120 e 126 mg/dL. Além disso, e talvez o mais importante, o comitê reviu três estudos relativos aos níveis de glicose plasmática para a prevalência de retinopatia. Em cada um deles, o limite máximo da GPJ para distinguir os indivíduos com risco da doença microvascular foi observado em aproximadamente 120-130 mg/dL (com GP de 2 horas com limite máximo em aproximadamente 200 mg/dL) (Figura 1-1). Então, o comitê concluiu que era mandatória a revisão do critério de diagnóstico de jejum para diabete, de forma que a discrepância no recurso de diagnóstico entre a GPJ e a GP de 2 horas fosse reduzida para facilitar e encorajar o uso de um teste mais simples, a saber, GPJ. O ponto de corte escolhido foi 126 mg/dL.

Com base nas estimativas epidemiológicas, o comitê presumiu que apenas poucos indivíduos seriam identificados como afetados com diabete, de acordo com o novo critério GPJ, quando comparados aos limites OMS, tanto para GPJ quanto GP de 2 horas. No *Cardiovascular Health Study*, Wahl e colaboradores reportaram uma significativa diferença na prevalência do diabete conforme dados desses dois grupos de critérios. A prevalência do diabete não-tratado foi de 14,8%, pelo critério da OMS, e apenas 7,7% pelo novo critério de jejum da ADA. Conclusões similares foram feitas por Gabir e colaboradores em índios Pima e por Resnick e colegas, utilizando dados do NHANES III.

No entanto, na rotina clínica, por causa da baixa utilização dos TOTGs, a mudança no critério ADA levou, efetivamente, a um aumento no número de pacientes identificados como portadores de diabete. Estimou-se, por exemplo, que a mudança resultou no diagnóstico de pacientes em média 7 anos mais jovens quando comparados com o antigo critério de jejum. Seguindo o novo critério ADA, em 1999, a OMS similarmente reduziu seu ponto de corte da GPJ venosa para 126 mg/dL e adotou a nova entidade nosológica glicemia de jejum alterada (GJA) para aqueles com GPJ entre 110 e 125 mg/dL. No caso de ser realizado um TOTG e a GP de 2 horas ter alcançado ou excedido 140 mg/dL, predominaria o diagnóstico de TDG. As faixas de glicose para o diagnóstico de TDG não foram alteradas no relatório da OMS de 1985, e permaneceram idênticas àquelas aceitas pela ADA. Em contraste ao critério da ADA, a OMS continuou a recomendar o uso do TOTG para o propósito de pesquisa clínica. Para a rotina clínica, a menos que a GPJ já estivesse na faixa de diabete, a OMS também recomendou um TOTG, caso o nível de glicose randomizado estivesse na faixa "incerta" [isto é, entre os níveis que "estabelecem" (200 mg/dL) ou "excluem" (100 mg/dL) o diabetes]. Também foi enfatizado que a TDG e a GJA não seriam classes de diagnóstico por si só, mas estágios na história natural do metabolismo anormal dos carboidratos.

Em 2004, a ADA reduziu ainda mais o limite da glicose para o diagnóstico de GJA, passando para 100 mg/dL.

Comparação entre o Atual Critério ADA e da OMS

Desde a divulgação do critério diagnóstico ADA em 1997, vários estudos compararam seu desempenho com aquele da OMS. Gabir e colegas compararam esses dois critérios e suas relações com o desenvolvimento de complicações microvasculares, não encontrando qualquer diferença em seus valores preditivos. Outros pesquisadores também afirmaram que, embora o algoritmo diagnóstico para TOTG encontre mais indivíduos com diabete, o atual critério de jejum ADA é adequado para identificar aquelas pessoas com risco de doença microvascular resultante da hiperglicemia.

O Estudo DECODE avaliou o impacto do uso dos critérios GPJ *versus* TOTG para identificação de indivíduos com risco de doença macrovascular. Os dados basais existentes sobre as concentrações de glicose no estado de jejum e de 2 horas após a sobrecarga de 75 g de glicose, de 10 estudos realizados no mesmo grupo europeu pesquisado, incluindo mais de 15.000 homens e 7.000 mulheres, foram analisados. Os riscos para mortalidade total e doença cardiovascular foram estimados. Os investigadores concluíram que o emprego da GP de 2 horas melhorou o valor da GPJ isolada, considerando que o inverso não foi verdade. No entanto, a GPJ e a GP de 2 horas parecem ter o mesmo desempenho na identificação do risco microvascular, a GPJ isolada pode falhar na identificação dos pacientes com risco aumentado de doença macrovascular, e a glicose de 2 horas, durante um TOTG, pode fornecer informação preditiva adicional. Barzilay e colaboradores realizaram uma análise similar com um conjunto de dados distintos. Não foi surpresa haver uma maior prevalência de doença cardiovascular entre os indivíduos com TGD ou recentemente diagnosticados com diabete tanto pelo critério ADA quanto pela OMS, do que entre aqueles com níveis de glicose normais. No entanto, já que menos pacientes foram classificados como anormais pelo critério de jejum ADA do que pelo critério da OMS, o número de casos de doença cardiovascular atribuível ao estado anormal pelo critério ADA foi 1/3 daquele atribuível pelo critério da OMS. Inversamente, aqueles classificados como normais pelo critério de jejum ADA apresentaram mais eventos cardiovasculares durante o período de acompanhamento do que os julgados normais pelo critério da OMS. Então, o atual critério de jejum ADA pode prognosticar menos do que o da OMS em relação ao ônus da doença cardiovascular associada ao metabolismo anormal da glicose em idosos.

Comparação entre Dois Estágios da Homeostase Anormal da Glicose: TDG e GJA

Embora a GJA estivesse determinada a ser equivalente à TDG, estudos realizados desde 1997 demonstraram que essas duas classificações da homeostase precoce anormal da glicose não eram necessariamente diagnósticos intercambiáveis. Com base nos dados do NHANES III, por exemplo, 14,9% dos americanos entre 40 e 74 anos de idade apresentam TDG, considerando que 8,3% apresentam GJA e 3,9% apresentam ambos os diagnósticos. Isto é, apenas a minoria dos pacientes tanto com GJA quanto TGD satisfizeram o critério para o outro diagnóstico. Além disso, enquanto quase 1/4 da população norte-americana desse grupo etário apresenta tanto GJA quanto TGD, menos de 1 em 25 apresenta ambas as condições simultaneamente.

Os pacientes com GJA e aqueles com TDG também parecem apresentar anormalidades metabólicas distintas. Os investigadores estudaram um grande grupo de índios Pima, empregando a técnica do clamp hiperinsulinêmico-euglicêmico, infusões de isótopos de glicose e testes intravenoso de tolerância à glicose (IVGTTs) para avaliar a sensibilidade à insulina, secreção de insulina e produção endógena de glicose. Os indivíduos com GJA isolada (isto é, GJA, mas não TDG) e aqueles com TDG isolada (isto é, TDG, mas não GJA) demonstraram idêntica sensibilidade reduzida à insulina. Os indivíduos GJA obtiveram a pior resposta secretória de insulina para IVGTTs, e produção endógena de glicose aumentada, comparada aos indivíduos TDG. Os pacientes com GJA e TDG apresentaram as mais graves anormalidades em todos os parâmetros metabólicos. Então, os índios Pima com GJA isolada e TDG isolada mostraram distúrbios similares na ação da insulina, mas aqueles com GJA isolada apresentaram relativamente um defeito mais pronunciado na secreção precoce de insulina e maior aumento na produção endógena de glicose. As mais graves anormalidades foram apresentadas por aqueles com GJA combinada com TDG. O risco de evolução para DM2 pareceu ser equivalente entre aqueles com GJA e TDG isoladas, e aqueles que apresentaram ambos os diagnósticos evoluem para uma taxa elevadíssima. Do estudo DECODE, os indivíduos com TDG foram considerados com maior risco de desenvolver doença cardiovascular, o que pode indicar uma influência maior na doença vascular oriunda da hiperglicemia pós-prandial.

TESTES COMUNS USADOS PARA AVALIAR A HOMEOSTASE DA GLICOSE

Tipo e Fonte do Fluido Corporal

O *plasma venoso* ou soro é considerado o fluido corporal padrão para determinar a concentração de glicose, representando o conteúdo de glicose extracelular. Os valores do soro e da glicose plasmática são essencialmente idênticos. O último é medido pela maioria dos laboratórios e tem sido historicamente usado em quase todos os estudos de pesquisa clínica. As determinações do *sangue total* são, normalmente, 15% menores do que do plasma ou soro e também podem ser influenciadas pelos hematócritos. O ideal é que o sangue flebotomizado seja coletado em tubos de teste contendo fluoreto de sódio, o qual inibe a glicólise das hemácias. Como alternativa, o sangue poderá ser resfriado imediatamente, sendo o plasma ou o soro rapidamente separado dos conteúdos celulares. O *sangue arterial* tem um conteúdo de glicose aproximadamente 7% maior do que aquele do sangue venoso. No estado de jejum, essa diferença é menor do que no estado pós-prandial. A glicose do *sangue capilar* é semelhante à do sangue arterial.

A fácil disponibilidade do sangue capilar é a vantagem dos medidores domésticos de glicose, que são dispositivos para automonitoramento, permitindo que o paciente teste sua própria glicose sangüínea a qualquer hora do dia. O monitoramento doméstico da glicose tornou-se uma parte integrante do acompanhamento dos pacientes com diabete. Atualmente, está disponível no mercado uma grande variedade de medidores, dotados de diferentes dispositivos, incluindo *interfaces* com *software* de computador, permitindo formas complexas de análise de dados. Muitos dos mais recentes medidores ajustam automaticamente seus resultados para serem exibidos conforme o padrão para glicose plasmática. Enquanto extremamente úteis para o monitoramento de pacientes estabilizados, os monitores pessoais de glicose não são precisos o suficiente para os objetivos de diagnóstico.

A glicose na *urina* é um marcador do diabete de pouca sensibilidade, já que o limite da glicose renal, na maioria dos indivíduos, não é alcançado até que as concentrações de glicose extracelular exceda 180 mg/dL. Além disso, o resultado da glicose na urina, em parte, depende dos efeitos diluentes da ingestão recente de líquidos.

Antes dos medidores domésticos de glicose do sangue capilar estarem disponíveis, o teste de urina era uma maneira razoável de avaliação preliminar do controle glicêmico. Exceto em circunstâncias raras, nas quais o monitoramento da glicose capilar é impraticável, o teste de glicose na urina não é mais considerado adequado para os objetivos de diagnóstico e monitoramento.

Teste Oral de Tolerância à Glicose

Os mecanismos homeostáticos que servem para manter as concentrações de glicose normais podem ser avaliados empregando-se o "estresse" fisiológico, oferecendo ao paciente uma sobrecarga de carboidrato a ser absorvida rapidamente: o teste oral de tolerância à glicose (TOTG). Conforme observado anteriormente, um maior número de pessoas será diagnosticado com vários graus de homeostase anormal da glicose com base no seu desempenho no TOTG, se comparado com a medição mais simples da glicose de jejum isolada. Atualmente, ele é recomendado pela OMS, quando os níveis de glicose no sangue são duvidosos, no controle epidemiológico para avaliar o diabete e a intolerância à glicose, e durante a gravidez como teste de triagem para diagnóstico de diabete gestacional. Em virtude da sua natureza relativamente incômoda e da grande demanda de tempo, a ADA recomenda que, fora da gravidez, a GPJ seja utilizada como teste de triagem e de diagnóstico de rotina. No entanto, existe um movimento recente para expandir a utilização do TOTG com o objetivo de detectar formas precoces de anormalidades no metabolismo de carboidratos. Esse movimento é resultante tanto da recente evidência de que a progressão de TGD para DM é de fato evitável, com a mudança do estilo de vida e/ou farmacoterapia, quanto por causa da recém-evidência de que a glicose sangüínea pós-estresse é melhor preditor da morbidade cardiovascular do que a GPJ. Na rotina clínica, o TOTG também é utilizado nos raros pacientes que apresentam complicações microvasculares sugerindo diabete (isto é, retinopatia, nefropatia ou neuropatia), mas que nos estudos iniciais dos glicodiagnósticos não apresentam qualquer anormalidade.

No teste padrão, 75 g de glicose anidra são diluídas em 250-300 dL de água e administradas por 5 minutos. (Em crianças, a sobrecarga de glicose deverá ser determinada com base no peso corporal: 1,75 g/kg até o máximo de 75 g.) Um nível basal de glicose é obtido antes da ingestão da glicose e, subseqüentemente, a cada 30 minutos por 2 horas. (O padrão OMS é para que o sangue seja obtido em jejum, e depois novamente apenas em 2 horas.) As variações do padrão TOTG incluem o teste de 1 hora, usando 50 g de glicose para triagem do DMG, e teste de 3 horas, usando 100 g de glicose para teste formal do DMG. Recentemente, o TOTG de 5 horas caiu em desuso, mas foi empregado no passado para avaliação de hipoglicemia reativa. A medição concorrente das concentrações de insulina no plasma (como um marcador indireto da sensibilidade à insulina) é por vezes usada para o diagnóstico inferencial de resistência à insulina.

Hemoglobina Glicosilada, Hemoglobina A1c (HbA1c)

Devido às inúmeras flutuações das concentrações de glicose circulante em pacientes com diabete, as medidas randomizadas de glicose, com freqüência, não refletem o controle geral glicêmico. Mesmo as determinações em jejum, que tendem a ser mais estáveis, não fornecem um quadro completo. Como muitas proteínas, a hemoglobina eritrócita é não-enzimaticamente glicosilada nos resíduos de amina na presença de glicose, que passa livremente pelas membranas dos glóbulos vermelhos do sangue. O percentual de moléculas de hemoglobina submetidas a essa reação é proporcional à média das concentrações séricas ambientais de glicose durante os 60-90 dias precedentes. A "glico-hemoglobina" e a "hemoglobina A1c" (HbA1c) são comumente utilizadas nos testes laboratoriais para avaliar o controle do diabete a longo prazo. A HbA1c, com uma faixa normal de aproximadamente 4-6% na maioria dos laboratórios, refere-se ao percentual de moléculas de hemoglobina com porções de glicose acopladas às valinas presentes no N-terminal de cada uma das duas cadeias β. A glico-hemoglobina (faixa normal, aproximadamente 6-8%) inclui HbA1c, mas também outras formas de hemoglobina, nas quais a glicosilação ocorre em outros aminoácidos. A HbA1c é mais popular e usada primariamente ao longo do acompanhamento dos pacientes diabéticos. Um teste altamente específico para o diabete, a HbA1c, não é sensível o suficiente para ser utilizado com os objetivos de triagem. Isto é, pacientes com hiperglicemia moderada, claramente dentro da faixa de diabete por GPJ ou GP de 2 horas, podem apresentar HbA1c em uma faixa normal alta. Este é particularmente o caso, já que o critério mais baixo de diagnóstico da ADA é usado. Por exemplo, em uma análise de dois grandes conjuntos de dados, incluindo NHANES III, 87% dos indivíduos com GJA e 61% deles com GPJ na faixa de diabete, apresentariam HbA1c normal. Em contraste, quando o critério antigo, GPJ ≥ 140 mg/dL, era usado, apenas 19% dos pacientes diabéticos apresentavam HbA1c normal. As hemoglobinopatias e os estados de troca rápida de hemácias podem tornar os valores da glico-hemoglobina e HbA1c difíceis de serem interpretados.

Tecnologias Emergentes

Atualmente, os sensores intersticiais estão disponíveis para uso em pacientes diabéticos para o contínuo monitoramento das concentrações de glicose extracelulares. A glicose intersticial assemelha-se à glicose plasmática, especialmente para a determinação das tendências glicêmicas. Um dispositivo atualmente disponível no mercado é usado por um período de 72 horas, com uma sonda intersticial inserida subcutaneamente e acoplada a uma unidade de computador que pode ser presa a um cinto. As leituras são carregadas ao final do período de registro para análise computadorizada no consultório do médico. Várias empresas estão adquirindo versões mais sofisticadas de sensores, que podem exibir dados ao vivo para o paciente. Recentemente, um dispositivo de sensor, como um relógio de pulso, foi aprovado pela U.S.Food and Drug Administration (FDA). A unidade utiliza um processo conhecido como "iontoforese reversa" (aplicação de uma corrente elétrica suave na pele para manifestar quantidades pequenas do fluido intersticial, que podem ser analisadas em relação ao conteúdo de glicose) e que pode medir os níveis de glicose a cada 20 minutos. Os resultados são apresentados ao paciente por meio de um vídeo. Ainda é necessária a rotina da calibragem duas vezes ao dia, com leituras do monitoramento da glicose do sangue capilar.

LEITURA COMPLEMENTAR

Alberti KG, Zimmet PZ: Definition, diagnosis and classification of diabetes mellitus and its complications. Part 1: Diagnosis and classification of diabetes mellitus.
Provisional Report of a WHO Consultation. *Diabet Med* 1998;15:535.
American Diabetes Association. Diagnosis and classification of diabetes mellitus. *Diabetes Care* 2004; 27(Suppl 1): S5.
DECODE Study Group/European Diabetes Epidemiology Group: Glucose tolerance and mortality: comparison of WHO and American Diabetes Association diagnostic criteria. *Lancet* 1999; 354-617.
Fajans SS, Bell GI, Polonsky KS. Molecular mechanisms and clinical pathophysiology of maturity-onset diabetes of the young. *N Engl J Med* 2001; 345:971.
Ferrannini E: Insulin resistance versus insulin deficiency in non-insulin-dependent diabetes mellitus: problems and prospects. *Endocrine Rev* 1998;19:477.
World Health Organization: Definition, diagnosis and classification of diabetes mellitus and its complications. *Part 1: Report of a WHO Consultation: Diagnosis and classification of Diabetes Mellitus.* Geneva: World Health Organization; 1999.

Para discussão mais detalhada e bibliografia adicional sobre este tópico consulte, por favor, Porte et al: *Ellenberg & Rifkin's Diabetes Mellitus*, 6th ed., Capítulo 18.

2 | Epidemiologia do Diabete Melito

Peter H. Bennett, Marian J. Rewers e Willian C. Knowler

DIABETE MELITO DO TIPO 1

De acordo com a atual classificação do diabete melito, o tipo 1 (DM1; anteriormente chamado de diabetes insulino-dependente ou juvenil) é causado pela destruição das células-β, normalmente imuno-mediado, levando à falta de secreção de insulina e deficiência insulínica absoluta. O diabete do tipo 1a (de natureza auto-imune) (DM1a) é precedido por um período subclínico de destruição auto-imune das células-β mediada pelas células-T, marcado pela presença de auto-anticorpos, de duração variável. Essa é a forma mais comum do diabete entre crianças e adolescentes de origem européia. Normalmente, nas crianças, a doença é caracterizada pelo seu surgimento rápido com sintomas agudos e dependência de insulina exógena para a sobrevivência. O DM1a é quase tão freqüente em adultos, mas, geralmente, seu início é menos dramático, o que leva a ser classificado erroneamente como tipo 2 (DM2) e ao tratamento tardio com insulina. Na maioria dos pacientes, a etiologia do processo auto-imune e a destruição das células-β não são conhecidas. O DM1 também inclui casos julgados não imuno-mediados, mas são caracterizados pela deficiência absoluta de insulina (DM1b).

O DM1 é responsável por 5-10% de todos os casos diagnosticados como diabete. Cerca de 40% das pessoas com DM1 têm menos de 20 anos de idade quando da sua primeira manifestação, o que faz com que o diabete seja uma das doenças mais comuns, crônicas e graves da infância, afetando 0,3% da população geral, em torno dos 20 anos de idade, e 0,5-1%, dessa idade em diante. A incidência da doença parece estar aumentando de 3-5% ao ano. Estima-se que aproximadamente 1,4 milhões de pessoas nos Estados Unidos da América do Norte, e talvez 10-20 milhões de pessoas no planeta, sofram de diabete. A alta incidência associada à morbidade grave, à mortalidade e às elevadas despesas com o tratamento de saúde fazem com que o DM1 seja um objetivo primordial da prevenção.

HISTÓRIA NATURAL DO DIABETE TIPO 1a

A história natural do DM1a compreende quatro fases distintas, que podem ser observadas na grande maioria dos pacientes: (1) pré-clínica, auto-imunidade contra as células-β com deficiência progressiva da secreção de insulina; (2) início do diabete clínico; (3) remissão transitória; e (4) diabete estabelecido associado a complicações crônicas e agudas, e a óbito prematuro. A cada fase, inúmeras manifestações clínicas e avaliações laboratoriais ajudam a definir a etiologia, a gravidade, o prognóstico e as metas de prevenção (Tabela 2-1).

DIABETE MELITO

TABELA 2.1 História Natural do Diabete Tipo 1

	Auto-imunidade pré-clínica	Início clínico	Remissão	Diabete prolongado
Clínico	—	Poliúria, polidipsia Perda de peso CAD em 20-40%	Não-dependência parcial à insulina 20-70% Total em 10-30%	Complicações agudas: CAD, hipoglicemia, infecções Complicações crônicas: retinopatia, nefropatia, neuropatia, hipertensão, aterosclerose, deficiência no crescimento Mortalidade prematura
Laboratório				
Marcadores genéticos	Início: ? Progressão: HLA-DR, DQ	DMID 1 (HLA-DR,DQ,DP) DMID 2 DMID 3-DMID 17?	?	ACE/ApoH – hipertensão? Apo E, Apo A-IV – Criança? Outros?
Auto-anticorpos contra a insulina GAD65, ICA512 (IA-2)	Prevalência 85-100%	Prevalência 85-100%	Prevalência 40-60%	Prevalência ↓ 20-40%
Células auto-reativas	CD4, CD5, CD8	CD4, CD5, CD8	CD4, CD8	Na maioria das vezes CD8 (?), CD4
Secreção insulínica	Normal → AIR baixo	Baixo	Parcialmente recuperada	Perda progressiva
Glicose no sangue	Normal	> 200 mg/dL (randomizada)	Na maioria das vezes < 200 mg/dL	Depende do tratamento
HbA1c	Normal (< 6%)	Normalmente > 11%	< 7,5%	Depende do tratamento
Prevenção				
Primária	Da auto-imunidade	Início do diabete	—	—
Secundária	Do diabete	Indução à remissão	Prolongamento da remissão	—
Terciária	—	Início da mortalidade	Das complicações agudas	Complicações, mortalidade

CAD – Cetoacidose diabética.

Auto-Imunidade Contra as Células-β na Fase Pré-Clínica

O DM1a resulta da destruição auto-imune crônica das células-β das ilhotas pancreáticas, provavelmente iniciada pela exposição de um hospedeiro suscetível geneticamente a um agente ambiental. Enquanto os fatores genéticos e ambientais do candidato parecem ser totalmente prevalentes, a auto-imunidade contra as células-β desenvolve-se em menos de 5% e evolui para o diabete em menos de 1% da população geral.

O processo auto-imune é mediado pelos macrófagos e linfócitos-T com os autoanticorpos circulantes para vários antígenos das células-β. Estudos epidemiológicos definiram auto-imunidade como sendo a presença de auto-anticorpos, porque, diferente dos marcadores celulares, sua mensuração é confiável e padronizada nos laboratórios. Uma combinação de testes para anticorpos antiinsulina (IAA), descarboxilase do ácido glutâmico (GAD) ou ICA512 (IA-2) é totalmente sensível e preditiva em parentes de pacientes com DM1 e na população geral.

Prevalência e Incidência

A prevalência da auto-imunidade contra as células-β em crianças na idade escolar de vários países é aproximadamente proporcional à incidência de DM1 nas populações. Em oposição, a prevalência de auto-imunidade às células-β em parentes de primeiro grau de pessoas com DM1 não difere tão acentuadamente entre os países de alto e baixo riscos de DM1.

Em irmãos de crianças com DM1, a incidência de auto-imunidade contra as células-β combinadas ou DM1 é de até 1,4% ao ano. Estimativas confiáveis da incidência de auto-imunidade às células-β na população geral são esperadas dos estudos em conjunto que estão em andamento nos Estados Unidos da América do Norte (DAISY) e Finlândia (DIPP).

Entre os parentes dos pacientes com DM1, submetidos à triagem para o estudo DPT-1, foi observada menor prevalência de auto-imunidade às células-β em sino-americanos (2,6%) e em hispânicos (2,7%), comparados com afro-americanos (3,3%) e brancos não-hispânicos (3,9%).

Fatores Genéticos

Em contraste à riqueza de dados relativa aos marcadores genéticos associados ao diabetes clínico, pouco é conhecido sobre os determinantes genéticos da auto-imunidade às células-β. Nenhum tipo de HLA em particular parece estar associado à auto-imunidade desse tipo de células, embora as associações inconsistentes entre os fenótipos IAA ou GAD HLA-DR, DQ tenham sido reportadas. O haplótipo HLA-DR2, DQ B1*0602, que quase completamente protege contra o DM1, é encontrado em cerca de 15% dos parentes jovens, positivos para GAD e IAA, de pacientes com DM1. No entanto, mais de 90% das pessoas fortemente e/ou continuamente positivas para auto-anticorpos contra as ilhotas pancreáticas são HLA-DR3 ou 4,

---

*N. de T. DAISY – *Diabetes Autoimmunity Study in the Young*; DIPP – *Diabetes Prediction and Prevention Project*; DPT-1 – *Diabetes Prevention Trial of Type 1*.

similares aos pacientes com DM1. Isso pode sugerir que os genes HLA não estejam envolvidos com o início da auto-imunidade contra as células-β, mas mais na determinação da progressão para o diabete. Muitas pessoas com auto-imunidade contra as células-β precisam ser genotipadas para determinar precisamente o papel do HLA e dos genes candidatos DM1 adicionais na iniciação da auto-imunidade e na progressão para o diabete.

Fatores Ambientais

Viroses

As infecções virais mais parecem iniciar a auto-imunidade do que precipitar o diabete nas pessoas com auto-imunidade. Os auto-anticorpos contra as ilhotas pancreáticas têm sido detectados depois de infecções enterovirais, rotavírus, caxumba, rubéola, sarampo e varicela. Os recém-nascidos e lactentes apresentam mais probabilidade de desenvolver uma infecção persistente, e 70% dos pacientes com a síndrome congênita da rubéola desenvolvem auto-anticorpos contra as ilhotas pancreáticas. O haplótipo HLA-DR3, DQB1*0201 está associado à persistência viral. Ainda falta estabelecer que variantes genéticas adicionais interagem com os agentes infecciosos para promover a auto-imunidade às células-β em seres humanos.

A evidência mais forte é para as enteroviroses, embora ainda não seja conclusiva. Estudos prospectivos de parentes não-diabéticos e crianças da população geral encontraram uma associação entre as infecções enterovirais, definidas pela reação em cadeia da polimerase (PCR), e o desenvolvimento dos auto-anticorpos contra as ilhotas pancreáticas na Finlândia, mas não nos Estados Unidos da América do Norte ou na Alemanha.

Fatores Dietéticos

Exposições ao leite de vaca e cereais antes da oclusão das junções intercelulares do intestino ou durante uma gastrenterite, quando a barreira intestinal está comprometida, são causas alternativas de auto-imunidade às células-β. O leite de vaca ou os cereais introduzidos no desmame causaram insulite e diabete em animais. Dados de pesquisas em humanos parecem apoiar o papel dos cereais, mas não do leite de vaca. É provável que a resposta auto-imune postulada para as proteínas dietéticas seja amplificada pela idade do hospedeiro e pelos fatores genéticos.

Os componentes químicos, nitratos dietéticos e nitrosaminas podem induzir a auto-imunidade contra as células-β. Múltiplos ataques de toxinas dietéticas às células-β podem conferir resistência genética a indivíduos suscetíveis a viroses diabetogênicas, levando ao DM1.

Prevenção Primária da Auto-Imunidade Contra as Células-β

Em camundongos de laboratório, é possível prevenir o diabete induzido por vírus por meio da imunização com uma variante não-diabetogênica de vírus. As abordagens alternativas para a vacinação poderiam fornecer estímulos antigênicos excelentes, protegendo a longo prazo contra as variantes virais diabetogênicas, inclusive os agentes antivirais.

Se a exposição precoce ou tardia a cereais ou leite de vaca dispara a auto-imunidade às células-β em humanos, uma prevenção inicial lógica seria excelente na época da introdução desses alimentos, especialmente nas pessoas com genótipos associados ao DM1. Tais intervenções são bem-conduzidas em recém-nascidos parentes de pacientes com DM1.

Progressão da Auto-Imunidade Contra as Células-β para o Diabete Clínico

A auto-imunidade pré-clínica às células-β precede o diagnóstico de diabete até 9 a 13 anos. Na maioria das pessoas com auto-anticorpos persistentes, existe uma perda precoce da secreção insulínica pulsátil espontânea e redução progressiva da resposta insulínica aguda para carga de glicose intravenosa, seguida de resposta reduzida para outros secretagogos das células-β, intolerância oral à glicose e hiperglicemia de jejum. No entanto, pode haver um defeito não-progressivo nas células-β durante vários anos.

Estudos nos parentes de primeiro grau de pacientes com DM1 e em crianças na idade escolar, sem histórico familiar de DM1, reportam taxas "remissivas" de ICA de 10-78%. Não está claro se tais remissões realmente ocorrem ou são um artefato de baixa especificidade de estudos com auto-anticorpos.

A lesão cumulativa das células-β e o aumento da resistência insulínica, com obesidade e inatividade física, podem, eventualmente, causar diabete em uma idade mais avançada. As pessoas cujo processo da doença é lento podem apresentar DM1 na idade adulta, podem desenvolver diabete que não exige tratamento imediato com insulina, ou podem mesmo não desenvolver completamente o diabete. Os marcadores de auto-imunidade podem ser detectados em 14-33% dos pacientes diabéticos classificados na área clínica como "tipo 2", e estão associados à falência precoce da terapia com medicação hipoglicemiante oral e à dependência insulínica. O termo *diabete auto-imune latente do adulto* (LADA) tem sido usado para essa forma progressiva e lenta do DM1.

Prevenção Primária do DM1 em Pessoas com
Auto-Imunidade Contra as Células-β

Parentes de pacientes com DM1 positivos para ICA têm sido o principal alvo dos estudos clínicos para prevenir o DM1. Infelizmente, a nicotinamida oral e parenteral ou a insulina oral não têm sido eficazes na prevenção ou no retardamento do início do diabete em extensivos estudos clínicos randomizados (ENDIT e DPT-1).

INÍCIO CLÍNICO DO DM1

Em países industrializados, 20-40% dos pacientes com DM1, com idade inferior a 20 anos, apresentam cetoacidose diabética (CAD). Pessoas mais jovens, do sexo feminino, alelo HLA-DR4, com situação socioeconômica mais baixa e sem histórico familiar de diabete, têm estado associadas às apresentações mais graves da doença. A apresentação grave em crianças menores pode ser resultante de uma maior destruição

---
*N. de T. ENDIT – *European Nicotinamide Diabetes Intervention Trial*.

das células-β na época do diagnóstico; uma média de 80% das ilhotas pancreáticas já estão lesionadas no diagnóstico em crianças menores de 7 anos de idade; 60% entre 7-14 anos; e 40% em maiores de 14 anos. Nos países industrializados, os óbitos variam de 0,4% a 0,9%.

Tanto a CAD quanto o início da destruição são extremamente previsíveis, porque a maioria dos pacientes apresenta sintomas típicos de poliúria, polidipsia e perda de peso 2-4 semanas antes do diagnóstico. O diagnóstico é preciso em quase todos os casos e pode ser baseado nos sintomas, na glicemia randomizada acima de 200 mg/dL, e/ou na HbA1c maior que 7%.

Prevalência e Incidência de DM1

O DM1 é uma doença crônica comum na infância, que afeta o mundo todo com uma estimativa de 50.000 novos casos anualmente. Nas populações de caucasianos, atinge 1-4 a cada 1.000 crianças até os 20 anos de idade. A prevalência do DM1 no grupo etário de 0-15 anos varia de 0,05% a 0,3% na maioria das populações européias e norte-americanas. A incidência, taxa de novos casos de DM1 que aparecem na população, varia de acordo com a localidade geográfica, a etnia, a idade, o gênero e a estação do ano.

Variação Geográfica

Uma das características mais espantosas do DM1 é a grande variação geográfica da incidência. A Escandinávia e a Sardenha* possuem as taxas mais altas de incidência do mundo, e as populações asiáticas possuem as mais baixas. Essa variação geográfica/étnica pode refletir diferentes associações dos genes de suscetibilidade ou a prevalência dos diferentes fatores ambientais causadores, ou ambos.

Raça e Etnicidade

As diferenças raciais para o risco de DM1 dentro da mesma população são impressionantes, embora não sejam da mesma magnitude que as diferenças geográficas. Os brancos americanos, não-hispânicos, apresentam uma probabilidade cerca de uma vez e meia de desenvolver DM1, na mesma proporção dos afro-americanos ou hispânicos.

Idade e Sexo

A mais elevada incidência de DM1 é observada nas faixas etárias de 2, 4-6 e 10-14 anos, talvez devido às alterações no padrão das infecções ou no aumento da resistência insulínica. A distribuição etária do início do DM1 é similar nas áreas geográficas e nos grupos étnicos. A incidência diminui na terceira década da vida, aumentando apenas, novamente, na quinta ou sexta década. Não se sabe se existem diferenças etiológicas entre o início do DM1 na criança e o início no adulto. Mais de 30% das pessoas com idade entre 25 e 34 anos apresentam positividade para auto-anticorpos contra antígenos das ilhotas pancreáticas, mas a prevalência diminui com a idade, para menos de 10% nas pessoas com idade entre 55 e 65 anos. A presença de auto-

---

*N. de T. Ilha do Mar Mediterrâneo a Oeste da Itália.

anticorpos e a idade da manifestação do diabete estavam muito associadas à presença do genótipo HLA-DRB1*03/DRB1*4-DQB1.

Em geral, homens e mulheres apresentam risco similar de DM1, ocorrendo na puberdade o pico da incidência nas mulheres, precedendo em 1 a 2 anos o pico de incidência nos homens. Nas populações de baixo risco, como a japonesa e os negros norte-americanos, existe uma preponderância feminina, considerando que nos grupos de alto risco existe um discreto excedente masculino. O DM1 na fase adulta é mais comumente diagnosticado nos homens.

Época

Existe evidência de variações visíveis na incidência do DM1 ao longo dos meses, tanto sazonal quanto anualmente. Em ambos os hemisférios, Norte e Sul, a incidência diminui durante os meses quentes do verão, envolvendo um fator climático. Esse padrão sazonal parece afetar apenas as crianças maiores, sugerindo que fatores disparadores do diabete possam estar relacionados à freqüência escolar, mas eles também diferem no tipo HLA-DR.

A maioria dos registros fundamentais na população mostra um aumento na incidência do DM1 através do tempo, com aparições periódicas sobrepostas ao aumento constante secular na incidência.

Fatores Genéticos

Histórico Familiar de DM1

Nas áreas de risco moderado de DM1, como os Estados Unidos da América do Norte, o risco de DM1, em torno da idade de 15 anos, é de aproximadamente 1/400. O risco aumenta para cerca de 1/40 nos descendentes de pais diabéticos do tipo 1, e de 1/66 nos descendentes de mães diabéticas do tipo 1. O risco para os irmãos varia de 1/12-1/35 e é maior, de 1/4, nos irmãos HLA-idênticos. Estima-se que em torno da idade de 60 anos, aproximadamente 10% dos parentes desenvolvem DM1, devido à combinação de genes e exposições ambientais compartilhadas pelos membros da família.

Os casos "familiares" representam cerca de 10% de DM1 e não parecem ser etiologicamente diferentes dos casos "esporádicos" em relação às freqüências do gene HLA, início sazonal, ou à prevalência de marcadores imunológicos. Os casos familiares tendem a apresentar hemoglobina glicada mais baixa e níveis de peptídeo-C mais elevados do que os casos esporádicos, porque os parentes reconhecem os sintomas do diabete mais cedo; no entanto, essas diferenças desaparecem logo após o diagnóstico.

Genes Candidatos

O loco inicial da suscetibilidade genética para DM1 tem sido mapeado para as regiões HLA-DR e DQ, e novos genes candidatos, fora da região HLA, estão sendo identificados. Enquanto 50% dos brancos não-hispânicos nos Estados Unidos da América do Norte apresentam alelos HLA-DR3 ou DR4, pelo menos um desses alelos está presente em 95% dos pacientes com DM1. O risco estimado de crianças HLA-DR3/4 na população geral varia de 1/35 a 1/90. O risco é mais alto nas crianças com genótipo HLA-DR3/4, DQB1*0302 (cerca de 2,2% da população geral *versus* 30-40% de pacientes com DM1).

Fatores Ambientais

A estação do ano, o aumento da incidência e as epidemias de DM1, bem como os numerosos estudos ecológicos, de seção cruzada e retrospectivos, sugerem que certas viroses e componentes da dieta na primeira infância podem causar DM1.

Viroses

Os vírus do herpes, da caxumba, da rubéola e os retrovírus estão envolvidos. Enquanto a síndrome da rubéola congênita é responsável por uma diminuta proporção de DM1, e a infecção pós-natal, causada pela rubéola ou vacinação, não causa DM1, a síndrome da rubéola congênita é um exemplo da persistência viral que leva ao DM1, depois de um período de incubação de 5-20 anos.

As enteroviroses estão mais fortemente relacionadas ao DM1 humano, mas a prova convincente da causalidade permanece evasiva. Pelo menos 90% dos pacientes com DM1 demonstram um período prolongado de auto-imunidade contra as células-β, o que é bastante compatível com uma infecção enteroviral citolítica aguda como a principal causa. A infecção enteroviral poderia, no entanto, iniciar a auto-imunidade contra as células-β por meio de um mimetismo molecular ou uma infecção persistente das células-β, com deficiente secreção de insulina e presença de auto-antígenos. Alternativamente, a infecção celular acinar e a capacidade limitada das células-β para neutralizar os radicais livres liberados nesse processo poderiam mediar a auto-imunidade celular. Estudos da Finlândia e da Suécia sugerem que as infecções enterovirais, *in utero*, podem levar ao DM1 em uma proporção significativa de casos. Fatores perinatais adicionais e a estação do ano da data do nascimento têm sido associados ao DM1. Em modelos animais, a infecção viral pode proteger o hospedeiro do desenvolvimento do DM1; no entanto, a evidência para tal efeito protetor em humanos é ainda especulação.

A suscetibilidade às enteroviroses diabetogênicas em humanos parece estar geneticamente restrita aos alelos HLA-DR e DQ. Os níveis elevados de IgM antiviral nas pessoas com DM1 parecem ser dirigidos pelos fenótipos específicos HLA e podem refletir uma maior capacidade para montar uma resposta imunológica ou uma suscetibilidade mais elevada para a infecção, do que uma relação causal com o DM.

Nenhuma das imunizações de rotina na infância demonstram aumentar o risco de diabete ou auto-imunidade pré-diabética.

Fatores Dietéticos

Estudos ecológicos e de controle de casos sugerem uma relação entre a duração da amamentação, a idade da introdução do leite de vaca e o DM1. A amamentação pode ser vista como uma substituta para a demora na introdução de substâncias diabetogênicas presentes na medicação ou na dieta da primeira infância. Estudos de coorte mais recentes não encontraram uma associação entre as exposições dos lactentes à dieta e a auto-imunidade contra as células-β. Independente dessas limitações, um estudo de intervenção dietética para prevenir o DM1 pela eliminação, a curto prazo, do leite de vaca da dieta do lactente (TRIGR)*, está em andamento. A evidência circunstancial sugere uma conexão entre o DM1 e o consumo de alimentos e água contendo nitratos, nitritos ou nitrosaminas.

---

*N. de T. TRIGR – *Trial to Reduce IDDM in the Genetically at Risk*.

REMISSÃO ("PERÍODO DA LUA-DE-MEL")

Pouco depois do início clínico, a maioria dos pacientes com DM1 vivencia uma queda transitória na exigência de insulina, em virtude de uma melhora na função das células-β. Remissões totais ou parciais têm sido reportadas em 2-12% e 18-62%, respectivamente, dos pacientes jovens com DM1. A idade mais avançada e a manifestação inicial menos grave e a existência rara ou total ausência de auto-anticorpos têm sido consistentemente associadas às remissões prolongadas. Muitos estudos concordam que a preservação da função das células-β está associada a um melhor controle glicêmico (HbA1c mais baixo) e à preservação da resposta do glucagon, produzido pelas células-β, à hipoglicemia.

A remissão natural é sempre temporária, terminando com um aumento gradual ou repentino das necessidades de insulina exógena. A destruição das células-β é completa dentro de três anos contados a partir do diagnóstico, na maioria das crianças menores, especialmente aquelas com fenótipo HLA-DR3/4. Essa destruição é bastante lenta ou, em geral, apenas parcial em pacientes mais velhos; 15% desses ainda apresentam alguma função das células-β dez anos depois do diagnóstico.

Prevenção Secundária em Pacientes com DM1 Recém-Iniciado

Uma série de estudos randomizados, controlados por placebo, empregando azatioprina, ciclosporina A, nicotinamida, prednisona e outros agentes imunossupressores, tentou aumentar a taxa e a duração da remissão do DM1. Apenas o tratamento com a ciclosporina A mostrou ser parcialmente eficaz, induzindo a remissão total em 25-40% dos pacientes e mantendo-a por 1 ano em 18-24% dos pacientes recém-diagnosticados, contra 0-10% no grupo placebo. No entanto, a medicação é nefrotóxica, de pequeno valor em crianças, e eficaz apenas enquanto é administrada, o que torna aceitável essa abordagem para prevenção secundária do DM1. Estudos empregando o tratamento intensivo com insulina ou imunomodulação têm obtido menos sucesso.

DIABETE ESTABILIZADO

Complicações

As complicações agudas do DM1 (cetoacidose diabética, hipoglicemia e infecções) são descritas em detalhes mais adiante.

O risco de uma internação hospitalar por complicações agudas é de 30/100 pacientes por ano, no primeiro ano da doença, e de 20/100 nos três anos subseqüentes. A estimativa é de que 26% dos pacientes apresentam pelo menos um episódio de hipoglicemia grave nos primeiros 4 anos, a partir do diagnóstico, com pequena relação com os fatores demográficos ou socioeconômicos. A incidência de episódios hipoglicêmicos graves varia de 6 a 20/100 pacientes por ano, dependendo da idade, da localização geográfica e da intensidade do tratamento com insulina.

O diabete é a principal causa que leva à doença renal terminal, à cegueira e às amputações, e a principal causa das doenças cardiovasculares e morte prematura na população geral. Nos Estados Unidos da América do Norte, a doença resulta em uma despesa de mais de US$25 bilhões com os cuidados por ano, sendo o custo/paciente equivalente a mais de 10 vezes o custo/paciente das pessoas não-diabéticas.

Mortalidade

O tratamento com insulina prolonga espantosamente a sobrevivência, mas não cura o diabete. Embora a mortalidade absoluta no início, dentro dos primeiros 20 anos de DM1, seja baixa (3-6%), ela é 5 vezes mais alta nos homens diabéticos e 12 vezes maior nas mulheres diabéticas, comparados com a população geral. Essa expressiva mortalidade é pequena na Escandinávia, intermediária nos Estados Unidos da América do Norte e altíssima nos países onde o DM1 é raro, devido à combinação da qualidade do cuidado com o acesso. Mesmo na Finlândia, pelo menos, metade dos óbitos é devido às atuais causas evitáveis, tais como complicações agudas, infecções e suicídio. Por outro lado, 40% dos pacientes sobrevivem mais de 40 anos, e metade deles não apresenta maiores complicações. Sobrevivência e ausência de complicações estão relacionadas a um melhor controle metabólico; no entanto, os fatores genéticos também estão envolvidos.

DIABETE MELITO TIPO 2

O diabete melito tipo 2 (DM2), inicialmente conhecido como diabete não-insulino-dependente, é a forma mais freqüente do diabete melito em todas as partes do mundo. A prevalência da doença está aumentando globalmente. Estima-se que no ano 2000 existiam aproximadamente 150 milhões de pessoas com a doença, e é provável que esse número dobre no ano de 2025. Na maioria dos países, inclusive naqueles com um alto nível de assistência médica, existe um caso não-diagnosticado característico de DM2 para cada um diagnosticado. Estudos que averiguam apenas casos previamente diagnosticados estão sujeitos à interpretação limitada.

Como o DM2 pode permanecer não-detectado por muitos anos, as investigações sobre o seu desenvolvimento, a história natural e as complicações ficam comprometidas quando os casos são identificados apenas pelo diagnóstico clínico de rotina. Já que o diabete não-diagnosticado representa uma importante fração da população com a doença, a maioria dos estudos epidemiológicos são realizados testando todas as pessoas na população de interesse. Sem o teste sistemático, obtém-se um quadro potencialmente errado e incompleto sobre a freqüência ou a distribuição da doença. Além disso, em virtude das diferenças nos critérios, as comparações das taxas dos estudos recentes e antigos devem ser feitas com cautela.

Prevalência

A prevalência do DM2 varia enormemente nos vários países e entre os diferentes grupos raciais e étnicos (Figura 2-1). A prevalência e a incidência do DM2 têm aumentado dramaticamente durante os últimos 50 anos em muitos países. Países como o Japão e a Índia, que normalmente apresentavam prevalências baixas, agora possuem

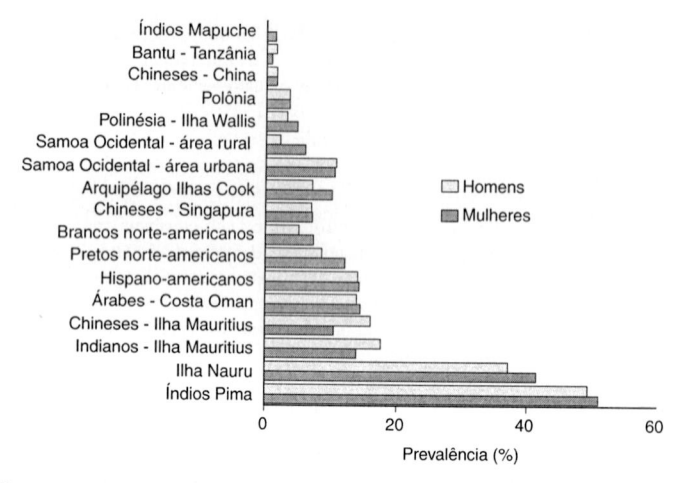

Figura 2.1 Prevalência do diabete de acordo com o critério da OMS de 1980, homens e mulheres na faixa etária de 30 a 64 anos, de diferentes países e de vários grupos étnicos. (Adaptada do King H, Rewers M: Global estimates for prevalence of diabetes mellitus and impaired glucose tolerance in adults. WHO Ad Hoc Diabetes Reporting Group. *Diabet Care* 1993; 16:157-177.)

taxas que excedem aquelas encontradas nos Estados Unidos da América do Norte e na Europa. Nos EUA, as taxas têm aumentado consideravelmente nos últimos 30 anos e continuam a aumentar ao longo da última década. No futuro, a maioria dos casos de DM2 ocorrerá nos países em desenvolvimento, e a Índia e a China terão o maior número de casos no mundo.

O DM2 nos países em desenvolvimento com freqüência ocorre nos grupos com idades média e avançada. Nesses países, em virtude da distribuição dos mais jovens na população, muitos casos ocorrem nos adultos que estão na faixa transitória de jovens para a idade mediana. A doença, no entanto, pode se desenvolver na infância ou na adolescência, e sua ocorrência nessas faixas de idade parece estar aumentando com rapidez, especialmente nas populações que, de um modo geral, já apresentam uma alta prevalência de DM2. Na população caucasiana, nos Estados Unidos da América do Norte e na Europa, a prevalência de DM2 aumenta com a idade, no mínimo na faixa dos setenta anos.

Os dados do estudo NHANES III conduzidos entre 1988 e 1994 mostraram que 5,1% dos adultos norte-americanos, na idade de 20 anos e acima, já tinham um diagnóstico de diabete. A prevalência do diabete não-diagnosticado, baseado na glicemia plasmática de jejum ≥ 126, foi de 2,7% ou baseado nos testes de tolerância à glicose e no critério da OMS de 1985, foi de 6,3%. A prevalência total foi de 7,8% com base apenas no diabete diagnosticado e nos níveis de glicose plasmática de jejum, ou 11,4%, quando fundamentada no critério da OMS de 1985. Essas taxas são consideravelmente mais altas do que as observadas nas pesquisas anteriores.

Incidência

A incidência é a taxa de desenvolvimento de novos casos da doença. Apenas poucos estudos sobre a incidência de DM2, empregando métodos padronizados e comparáveis, são reportados. Estudos da incidência, empregando os testes padronizados de tolerância à glicose, têm sido realizados com os Índios Pima do Arizona e entre os micronésios da ilha Nauru, no Pacífico Central. Ambos os grupos apresentam altas taxas de incidência. Entre os Índios Pima, as taxas de incidência do diabete têm aumentado ao longo de duas décadas, considerando-se que, em Nauru, a incidência pode, agora, estar diminuindo.

Mortalidade

O DM2 está associado ao elevado índice de mortalidade, principalmente atribuível às complicações vasculares da doença. Nas populações caucasianas, a grande maioria dos óbitos é atribuível à doença cardiovascular, especialmente a cardiopatia isquêmica, mas em outras, como as populações asiáticas e os nativos norte-americanos, a doença renal contribui com uma considerável proporção. Nas nações em desenvolvimento, as infecções são um importante componente desse elevado índice. As taxas de mortalidade ajustadas à idade, entre as pessoas com diabete, são 1,5-2,5 vezes maior do que na população geral, mas a elevação é maior nos grupos dos mais jovens e menor entre as pessoas com idades mais avançadas.

O aumento da mortalidade dos pacientes com DM2 é observado, principalmente, entre aqueles com complicações. Os fatores de risco incluem proteinúria, retinopatia e os clássicos fatores de risco das cardiopatias. A hiperlipidemia, a hipertensão e o tabagismo contribuem desproporcionalmente para as taxas de óbitos entre os pacientes com DM2. As taxas de mortalidade também aumentam com a maior duração da doença.

Fatores de Risco

Agregação Familiar

O risco empírico de apresentar DM2 é de duas a seis vezes maior se um dos pais ou irmãos apresentar a doença. Conseqüentemente, um histórico familiar positivo é uma maneira prática, embora imatura, de estimar se uma pessoa tem probabilidade de apresentar suscetibilidade hereditária para a doença, apesar de apenas a agregação familiar não ser uma evidência definitiva dos determinantes genéticos.

Fatores Genéticos

Os genes que, especificamente, conferem o risco de desenvolver DM2 têm sido identificados em um grau limitado de abrangência. Essa identificação é para determinar a suscetibilidade para várias formas raras de diabete monogenético, como o diabete que inicia na maturidade dos jovens (MODY), inicialmente classificados como diabéticos insulino-dependentes. Muitos pacientes com essas formas de diabetes também podem ser imprecisamente diagnosticados como DM2, a menos que sejam feitas tentativas específicas para identificá-los precisamente. Agora, essas formas monogenéticas são classificadas como outros tipos específicos de diabete.

As pesquisas sobre os genomas identificaram várias regiões no genoma onde os supostos genes de suscetibilidade estão localizados. Essas observações sugerem que formas comuns de DM2 são multigênicas e que a importância relativa e a freqüência dos genes que determinam a suscetibilidade variam de população para população.

Idade e Sexo

A prevalência e a incidência de DM2 variam entre os sexos de uma população para outra, mas essas diferenças são relativamente pequenas e parecem ser julgadas pelas diferenças nos fatores de risco, tais como a obesidade e a atividade física. A prevalência do DM2 aumenta com a idade, embora esses padrões de incidência variem consideravelmente. Nas populações com altas freqüências da doença, a incidência poderá ser elevada e a prevalência poderá aumentar acentuadamente entre as pessoas mais jovens; em outras, a incidência e a prevalência poderão aumentar principalmente entre as pessoas idosas. Na maioria das populações, uma redução na prevalência é observada nos grupos de pessoas idosas (p. ex., no mínimo 75 anos) por causa das taxas de mortalidade muito altas nas pessoas com DM2.

Obesidade

Com freqüência, a obesidade acompanha o DM2. Muitos estudos longitudinais apresentam a obesidade como um significativo sinal preditivo do desenvolvimento de DM2. Em pessoas não-obesas, a incidência de DM2 é baixa, mesmo nas populações como as dos Índios Pima, cujo risco total da doença é muito alto. A relação entre a incidência de DM2 e a obesidade também varia junto com outros fatores de risco. Por exemplo, nos Índios Pima, a incidência aumenta muito mais acentuadamente com o índice de massa corporal (IMC) naquelas pessoas cujos pais são diabéticos do que naquelas cujos pais não são. Essa relação indica uma interação entre os fatores de risco.

A obesidade aumentou rapidamente em muitas populações nos últimos anos. Esse aumento é acompanhado pela elevação da prevalência do DM2. Como a obesidade é sinal preditivo significativo da incidência do diabete, o aumento rápido na prevalência de DM2, observado em muitas populações nas últimas décadas, está praticamente relacionado ao aumento da obesidade. Além disso, as intervenções direcionadas para diminuir a obesidade reduzem a incidência de DM2 nas pessoas obesas com intolerância à glicose (*veja adiante*).

Inatividade Física

Muitos estudos indicam a importância do papel da inatividade física no desenvolvimento do DM2. Contudo, sua importância relativa pode ser subestimada em muitos estudos devido à imprecisão na aferição. Vários estudos apresentam evidências do papel causal da inatividade física no DM2. Estudos de intervenção, que incluíram maior atividade física para evitar o diabete entre os indivíduos com intolerância à glicose (*veja a seguir*), demonstram uma incidência reduzida de DM2, mas a relação resposta-dosagem da atividade física na incidência do diabete e a extensão, sendo a relação mediada pela concomitante perda de peso, permanece obscura.

Outros Fatores de Risco

Os genes, a obesidade e a inatividade física parecem ser importantes fatores de risco de DM2. No entanto, existem outros fatores que influenciam o risco de desenvolver o

DM2, mas sua importância no nível de população é muito menor do que os da obesidade e da inatividade física. Nesses fatores estão incluídos o peso baixo ao nascer, a exposição ao ambiente intra-uterino diabético e outras exposições ambientais e metabólicas.

Prevenção do DM2

À medida que importantes aspectos do estilo de vida e dos grupos de pessoas com alto risco são identificados, várias pesquisas clínicas controladas e randomizadas recentes têm examinado se a intervenção no estilo de vida ou as intervenções farmacológicas podem reduzir a incidência do DM2.

Estudos em DaQing, na China, com 530 pessoas com TDG, foram os primeiros a mostrar que as intervenções no estilo de vida poderiam reduzir a taxa de progressão do diabete. Os efeitos apenas da dieta, apenas do exercício, e da dieta e dos exercícios juntos reduziram a incidência do diabete em cerca de 30% por um período superior a 6 anos, comparados com o grupo de controle que recebeu apenas recomendações gerais de mudanças de hábitos. Não houve diferença significativa entre os três grupos de intervenção.

Um estudo na Finlândia também demonstrou que as mudanças de hábitos reduziram a incidência do DM2 entre os indivíduos com TDG e sobrepeso. Metas objetivas da dieta eram dadas e foi estabelecido o objetivo de, pelo menos, 30 minutos de exercícios por dia. Comparando-se os grupos: o grupo de controle perdeu 0,8 kg em um período superior a 2 anos, e o grupo de intervenção perdeu 3,5 kg. Após uma média de 3,2 anos, a incidência do diabete no grupo de intervenção no estilo de vida foi 58% mais baixa do que nos grupos de controle.

Um amplo estudo multicêntrico, o *Diabetes Prevention Program* (DPP), foi conduzido nos Estados Unidos da América do Norte com 3.234 pessoas com TDG e IMC de, no mínimo, 24 kg/m^2. Esse estudo mostrou uma redução de 58% na incidência de DM2 em um período superior a 3 anos no grupo de intervenção do estilo de vida (Figura 2-2). Um terço dos pacientes foram randomizados para o tratamento com metformina. Essa terapia resultou em uma incidência 31% mais baixa de DM2, significativamente menor do que no grupo placebo, mas a intervenção no estilo de vida foi significativamente mais eficaz no grupo do que a intervenção com metformina.

Outro estudo multicêntrico (STOP NIDDM), também com pacientes com TDG, pesquisou se um inibidor α-glicosidase, a acarbose, retardou (ou evitou) o início do DM2. Esse estudo reportou uma redução de 25% na incidência de DM2 por um período superior a três anos.

Um outro estudo (TRIPOD, *Troglitazone in the Prevention of Diabetes*) pesquisou o efeito de um tiazolidinediona, a troglitazona, no desenvolvimento do DM2 em mulheres com diabete gestacional anterior. Embora esse estudo tenha sido interrompido prematuramente por causa da retirada da troglitazona do mercado, uma redução de 50% na incidência de DM2 foi observada quando comparada ao tratamento com placebo. No entanto, esse estudo sugere que outros medicamentos à base de tiazolidinediona também possam ser eficazes para retardar ou evitar a manifestação do DM2. Pesquisas com esse objetivo foram recentemente iniciadas.

Outros agentes farmacológicos também podem reduzir a incidência de DM2. Análises secundárias dos estudos WOSCOPS (*West of Scotland Cardiovascular Disease Prevention Sutdy*) e HOPE (*Heart Outcomes Prevention Evaluations*) sugerem

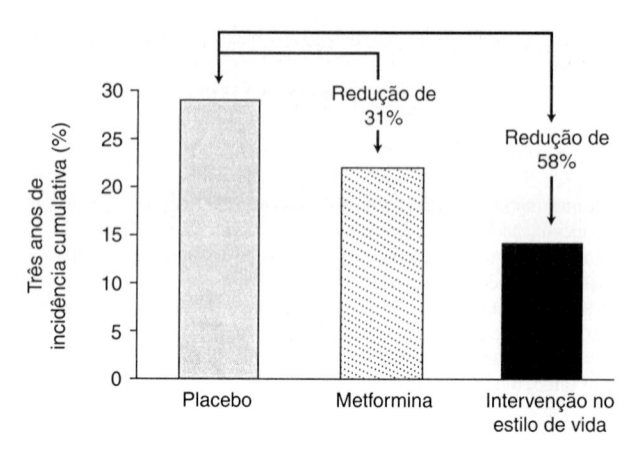

Figura 2.2 Resultados do *Diabetes Prevention Program* (DPP). A incidência do diabete foi reduzida nas pessoas com tolerância diminuída à glicose randomizadas para a intervenção no estilo de vida. (Adaptada do The Diabetes Prevention Program Research Group: Reduction in the incidence of type 2 diabetes with lifestyle intervention or metformin. *N Engl J Med* 2002; 346: 393-403.)

que a incidência de DM2 poderá ser mais baixa em pacientes que estejam recebendo a estatina, a pravastatina ou o ramipril, um inibidor da enzima conversora de angiotensina, do que entre aqueles que recebem placebo. Outros estudos são necessários para determinar se isso é realmente verdade.

LEITURA COMPLEMENTAR

Atkinson MA, Eisenbarth GS: Type 1 diabetes: New perspectives on disease pathogenesis and treatment. *Lancet* 2001; 358: 221-229.

The Diabetes Prevention Program Research Group: Reduction in the incidence of type 2 diabetes with lifestyle intervention or metformin. *New Engl J Med* 2002; 346: 393-403.

Knowler WC, Pettit DJ, Saad MF, *et al*: Diabetes mellitus in the Pima Indians: Incidence, risk factors and pathogenesis. *Diabetes Metabolism Rev* 1990; 61:1-27.

Redondo MJ, Eisenbarth GS. Genetic control of autoimmunity in type 1 diabetes and associated disorders. *Diabetologia* 2002; 45: 605-622.

Wild S. Roglic G, Green A, *et al*: Global prevalence of diabetes: Estimates for the year 2000 and projections for 2030. *Diabetes Care* 2004; 27: 1047-1053.

Para discussão mais detalhada e bibliografia adicional sobre este tópico, consulte, por favor, Porte *et al: Ellenberg & Rifkin's Diabetes Mellitus*, 6th ed., Capítulo 19.

Fisiopatologia e Genética do Diabete Tipo 1 (Insulino-Dependente)

Ramachandra G. Naik, Åke Lernmark e
Jerry P. Palmer

O termo *diabete* não denota a entidade de uma única doença, mas sim uma síndrome clínica. A base em todos os tipos de diabete é a secreção deficiente de insulina pelas células-β pancreáticas. A atual classificação etiológica aceita pela American Diabetes Association (ADA) e pela Organização Mundial de Saúde (OMS) reconhece duas formas principais do diabete: diabete melito tipo 1 (anteriormente chamado de diabete melito insulino-dependente, DMID) e o diabete tipo 2 (anteriormente chamado de diabete melito não-insulino-dependente, DMNID). O diabete tipo 1 (DM1) engloba a grande maioria dos pacientes com destruição das células-β das ilhotas pancreáticas e predisposição à cetoacidose. Esta forma, DM1, inclui os pacientes cuja destruição das células-β é atualmente atribuída a um processo auto-imune, e os pacientes para os quais a etiologia é desconhecida. Ela não engloba as formas em que há destruição ou falência das células-β devido a causas específicas não-auto-imunes (p. ex., fibrose cística). Enquanto a maioria dos casos de DM1 é caracterizada pela presença de auto-anticorpos que identificam o processo auto-imune, o qual leva à destruição das células-β, em alguns deles não há a presença de qualquer evidência de auto-imunidade; esses casos são classificados como DM1 idiopático. O diabete tipo 2 (DM2) é a forma mais prevalente do diabete e resulta da resistência insulínica com um defeito na secreção de insulina. Embora as causas exatas da resistência insulínica e do defeito na secreção de insulina não sejam totalmente conhecidas, ambos são fortemente determinados geneticamente, e o defeito nas células-β não possui uma etiologia auto-imune.

Estudos epidemiológicos sugerem que a taxa de incidência do DM1 alcança dois picos de incidência, uma perto da puberdade e outra em torno dos 40 anos de idade. Também sugerem que a taxa geral de incidência do DM1 é aproximadamente equivalente a acima e abaixo dos 20 anos de idade. Muitos desses pacientes mais velhos, em especial no início do seu diabete, são clinicamente similares aos clássicos pacientes diabéticos tipo 2. Essa taxa de incidência relativamente alta do DM1 em adultos em geral não é valorizada, talvez em virtude da freqüência mais de 10 vezes maior do DM2 nesse grupo etário. Além disso, a descoberta de anticorpos característicos do DM1, tais como anticorpos antiilhotas pancreáticas (ICA) e anticorpos antidescarboxilase do ácido glutâmico (GADAb), em 10-30% dos pacientes diabéticos tipo 2, sugere que em pacientes idosos o processo da doença tipo 1 pode resultar em um fenótipo clínico similar ao do processo da doença tipo 2. Esse subconjunto tem sido diversas vezes descrito como diabete auto-imune latente do adulto (LADA), que evolui lentamente para o DMID, diabete tipo 1 de início tardio, e diabete tipo 1 1/2.

HISTÓRIA NATURAL

Baseada em dados, principalmente dos estudos prospectivos de parentes não-diabéticos de pacientes diabéticos tipo 1, a história natural do diabete tipo 1 inclui os seguintes principais conceitos. Primeiro, existe um longo período pré-clínico. Durante esse tempo, os anticorpos e as células-T reativos contra os antígenos das células-β podem ser detectados, talvez devido ao ataque imunológico às células-β. A perda da função das células-β tem sido observada anos antes do início do DM1 clínico. Segundo, no mínimo 80-90% da capacidade funcional das células-β estará perdida antes da ocorrência da hiperglicemia. Por um longo período de tempo, acreditou-se que a destruição das células-β fosse um mecanismo primário responsável pela perda da capacidade secretória de insulina, durante o período pré-clínico do DM1. Agora, reconhecemos que pelo menos algumas das deficiências na secreção de insulina podem ser funcionais devido à inibição da secreção de insulina pelas citocinas e, possivelmente, por outros fatores. Terceiro, já que há o comprometimento pela insulite e pela presença de anticorpos e células-T, direcionados contra os antígenos das ilhotas pancreáticas, a lesão das células-β é de natureza auto-imune. E, quarto, esse processo destrutivo auto-imune ocorre especialmente em indivíduos geneticamente suscetíveis.

O diabete tipo 1 não é uma doença de destruição incontrolável. O ataque auto-imune às células-β pancreáticas possui duas fases distintas – insulite e diabete – e a progressão da primeira fase para a última parece ser regulada. Uma questão importante relativa à história natural do DM1 está no ponto se o processo diabetogênico, uma vez iniciado, é implacavelmente progressivo e sempre culminará no DM1 clínico. A alternativa está no fato de que o processo é mais variável, desgastando e enfraquecendo, e às vezes cedendo sem eventual progressão para o DM1 manifesto (Figura 3.1). Agora, reconhece-se que a insulite pode ocorrer em animais que não desenvolverão DM1 clínico e as mudanças nos marcadores imunológicos podem não ser reflexivas das mudanças no ataque imunológico contra as células-β. O ICA, e mesmo outros anticorpos, como os auto-anticorpos antiinsulina (IAA), GADAb, e anticorpos anti-IA-2 (*insulinoma-associated-protein-2*), apresentam flutuações em seus níveis ao longo do tempo. Em pessoas não-diabéticas, com auto-anticorpos contra os antígenos das ilhotas pancreáticas, a deficiência na função das células-β é muito comum. Uma combinação de marcadores imunológicos com a deficiência na função das células-β está associada a um maior risco de subseqüente DM1 clínico do que os marcadores imunológicos em combinação com a função normal das células-β. Mas a deficiência na função das células-β também é comum nos parentes ICA-negativos dos pacientes diabéticos tipo 1. Pelo fato de que menos de 20% desses pacientes evoluem para o DM1 clínico, essas observações sugerem que, em muitas dessas pessoas, o processo destrutivo das células-β cedeu. O desenvolvimento cronológico dos auto-anticorpos foi estudado nos descendentes de pais diabéticos tipo 1 em um estudo alemão, o BABYDIAB. Aos dois anos de idade, os auto-anticorpos apareceram em 11% dos descendentes, 3,5% apresentando mais de um auto-anticorpo. O risco cumulativo da doença aos cinco anos de idade foi de 1,8%, e representou 50% dos descendentes com mais de um auto-anticorpo nessa amostra de dois anos. Concluiu-se que a auto-imunidade associada com o diabete na infância é um evento precoce e um processo dinâmico, a presença de IAAs é uma consistente característica dessa auto-imunidade, e a constatação de IAA pode identificar crianças de risco. O Childhood Diabetes, Grupo de Estudos da Finlândia, mostrou que a positividade para

DIABETE MELITO 49

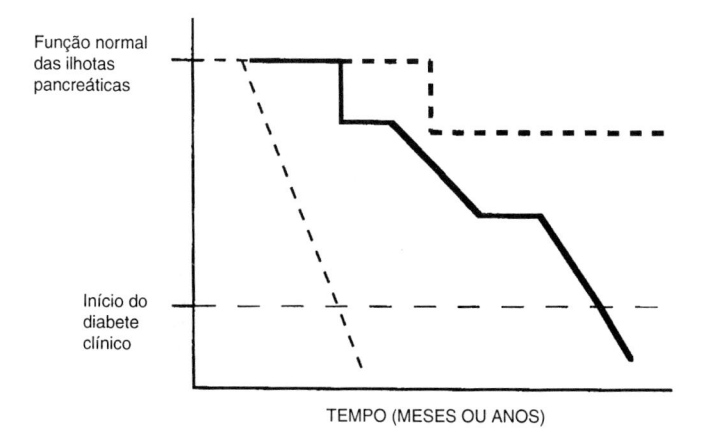

Figura 3.1 Cursos hipotéticos da função pancreática depois da lesão das ilhotas pancreáticas. Declínio linear inexorável na função depois da lesão das ilhotas pancreáticas, levando ao rápido início do diabete clínico (------). Lesões múltiplas nas ilhotas pancreáticas, levando ao eventual diabete clínico (———). A lesão das ilhotas pancreáticas e sua recuperação, sem o desenvolvimento da doença clínica (------). (Reproduzida com a autorização de Greenbaum CJ, Brooks-Worrel BM, Palmer JP, Lernmark A: Autoimmunity and prediction of insulin dependent diabetes mellitus. In: Marshall SM, Home PD, eds. The Diabetes Annual/8. Elsevier. 1994:21.)

múltiplos auto-anticorpos relacionados ao diabete está associada com a destruição acelerada das células-β e com uma maior exigência de insulina exógena a partir do segundo ano da doença clínica, indicando que os múltiplos auto-anticorpos refletem uma progressão mais agressiva na destruição das células-β. Os pacientes negativos para o teste de auto-anticorpos associados com o diabete no diagnóstico pareceram ter um grau moderado de destruição das células-β, mas o seu desequilíbrio metabólico foi similar àquele observado em outras crianças afetadas, sugerindo que elas representam o clássico diabete tipo 1.

No grupo LADA, mencionado anteriormente, acredita-se que o processo auto-imunológico destrutivo das células-β evolui mais lentamente, ou a destruição estaciona na fase "moderada". Uma pesquisa prospectiva sobre a história natural dos diabéticos tipo 2, ICA-positivos, no Japão, revelou características como um início tardio, um histórico familiar de DM2, uma progressão lenta na deficiência das células-β por vários anos, com baixa titulagem ICA-positiva constante, e perda incompleta das células-β. Manifestações similares foram descritas em vários outros países. O paciente típico, no entanto, em geral, tem menos de 35 anos de idade (idade do início 30-50 anos) e não são obesos (índice de massa corporal mais baixo); com frequência o diabete é controlado com dieta, mas dentro de um curto período de tempo (meses a anos), o controle metabólico por agentes orais falha, e a progressão para a dependência insulínica é mais rápida do que nos diabéticos tipo 2, obesos, com anticorpos negativos. As eventuais características clínicas desses pacientes incluem a perda de peso, a propensão para cetose, os níveis de glicose sangüínea instáveis e uma extrema redução na reserva de peptídeo C; em retrospectiva, esses pacientes possuem características adicionais clássicas do DM1, como maior freqüência de HLA-DR3 e DR4, e positividade para anticorpos contra as ilhotas pancreáticas. Vários estudos mostram que os pacientes positivos para GADAb e/ou ICA apresentam um declínio mais rápido no peptídeo C, falha dos agentes orais, e requerem um tratamento insulínico precoce. Outro estudo mostrou que a taxa de positividade para GADAb foi de 23,8% em pacientes não-obesos com deficiência de insulina e falha no tratamento com sulfoniluréia, sugerindo que os mecanismos auto-imunes podem desempenhar um importante papel na patogênese da falência secundária à terapia com sulfoniluréia. Então, a perda da função das células-β em aproximadamente dois terços dos pacientes com fenótipo de DM2 pode ser prevista pelo GADAb e ICA. Com um resultado de baixo custo e relativa facilidade de execução, e a disponibilidade de várias pesquisas básicas e sólidas para GADAb, os anticorpos GAD podem ser uma alternativa prática para teste de ICA, particularmente na triagem da população. Uma detecção precoce desses marcadores imunológicos de lesão nas células-β cria o potencial futuro para a modulação imunológica para limitar tal lesão. As associações entre o DM1 clínico e o genótipo HLA parece, em parte, ser determinada pela época do diagnóstico. Parece que o processo da doença DM1 é mais agressivo, resultando em manifestação clínica em uma idade jovem em pacientes com mais genes suscetíveis e menos genes protetores; e o contrário: o processo da doença é menos agressivo, resultando na manifestação clínica nas idades mais avançadas em pacientes com menos genes suscetíveis e/ou mais genes protetores.

ASPECTOS GENÉTICOS

Associação com os Antígenos Leucocitários Humanos (HLA)

A associação entre o HLA e o DM1 (consulte Tabela 3.1 para as definições) foi primeiramente demonstrada para HLA-B8 e/ou B15. Tecnologias recentes permitiram uma detecção rápida de novos alelos, agora explicados pela seqüência dos genes. As moléculas de HLA possuem similaridades estruturais com uma estrutura ordenada de

TABELA 3.1 Nomenclatura e Abreviações das Moléculas HLA

CPH	Complexo principal de histocompatibilidade.
Moléculas CPH	Proteínas codificadas no pequeno braço do cromossomo 6; essas proteínas estão envolvidas em várias funções da resposta imunológica humana.
Molécula Classe I	A cadeia pesada (M, 43.000) é codificada nos *loci* HLA-A, -B e -C, a cadeia direita é microglobulina-β_2, codificada para o cromossomo 9.
Moléculas Classe II	Um dímero composto de duas cadeias polipeptídicas transmembrana (α e β) com M, 34.000 e 29.000, respectivamente.
Moléculas Classe III	Proteínas plasmáticas, tais como C2 ou C4, ou citocinas como fator de necrose tumoral (TNF)-α e -β

moléculas relacionadas (Figura 3 e 2). O acentuado polimorfismo é uma característica inconfundível do complexo HLA. Outra característica dos genes das moléculas HLA de classe I e II codificados no braço curto do cromossomo 6 é o fenômeno do desequilíbrio da ligação. Isso significa que certos alelos em um haplótipo tendem a ser herdados juntos, porque a freqüência da recombinação em certas partes do complexo HLA é bastante reduzida quando comparada com outras partes do genoma humano. O fenômeno do desequilíbrio da ligação é importante quando uma associação entre HLA e uma doença como o DM1 é analisada. A abordagem alternativa é a de estimar a suscetibilidade através da ligação genética. A análise da ligação é realizada na investigação de pares de irmãos, o que é necessário no estudo do DM1 por causa das raras famílias grandes, de multigerações. É crucial para a compreensão da etiologia do DM1 o fato de que a maioria dos novos pacientes não apresenta um parente de primeiro grau com a doença. Tem sido muito complicado determinar a maneira pela qual ocorre a transmissão hereditária do DM1.

Os riscos de DM1 ao longo da vida (Tabela 3.2) para os parentes de primeiro grau de diabéticos tipo 1 estão na ordem de cerca de 3% para os pais, 7% para irmãos e 5% para os filhos. Um estudo recente, incluindo pacientes idosos no início da manifestação da doença, e um acompanhamento mais prolongado do que nos estudos anteriores, indicou que 25% dos pacientes diabéticos tipo 1 tinham, pelo menos, um irmão afetado. O risco de recorrência ao longo da vida para os irmãos, desde o nascimento até os 30 anos de idade, foi de 6%, aumentando para 10% aos 60 anos de idade. Estudos das famílias com vários membros afetados mostram que a ocorrência do DM1 é de 16%, se o pai ou a mãe, ou o irmão compartilharem marcadores HLA adjacentes (HLA idêntico), 5% para um marcador HLA (HLA haplo-idêntico), e 1% ou menos para HLA diferente. Certas especificidades do HLA-DR, como os haplóides DR2, ou do HLA, como DQB1*0602-DQA1*0102 (DQ6.2), são raras vezes encontradas entre os pacientes jovens diabéticos tipo 1, embora a freqüência de haplóides entre os pacientes aumente de acordo com a época do diagnóstico de diabete. A associação com a doença é negativa, o que é interpretado como proteção contra o DM1.

Análises estatísticas demonstram que pacientes diabéticos tipo 1 com HLA-B8 são mais freqüentemente HLA-DR3-positivos do que os pacientes saudáveis com HLA-B8 do grupo de controle. Essas análises sugerem que os *locus* DR estão realmente mais próximos de um gene de suposto risco de DM1 do que os *locus* codifica-

TABELA 3.2 Risco Recorrente do Diabete Tipo 1 ao Longo da Vida

Risco empírico corrigido para a idade do diabete tipo 1	Idade inicial do probando*	
	< 25 anos	≥ 25 anos
A. Pais	2,2 ± 0,6%	4,9% ± 1,4%
Irmãos	6,9 ± 1,3%	5,6 ± 1,8%
Filhos	5,6 ± 2,8%	4,3 ± 2,2%
B. Irmãos com HLA idêntico	15,5%	ND
Irmãos com HLA haploidêntico	4,9%	ND
Irmãos com HLA diferentes	1,2%	ND
C. Gêmeos idênticos	25-50%	ND

ND – Não-determinado.
*N. de T. Probando – Palavra de origem inglesa, designa o primeiro indivíduo de uma família com uma determinada doença hereditária.

dos para especificidades HLA-B. Nas crianças ou nos adultos jovens, as descobertas em geral foram de que mais de 90% dos pacientes diabéticos tipo 1 eram positivos para DR3, DR4, ou ambos, quando comparados com 60% dos pacientes do grupo de controle. Também foi descoberto que, entre os caucasianos, 35-40% dos pacientes diabéticos tipo 1 eram DR3/4 (heterozigóticos). Os gêmeos monozigóticos com concordância para DM1 apresentaram uma maior freqüência de DR3/4 heterozigóticos.

As moléculas HLA classe II são fundamentais para a resposta imunológica do ser humano, porque elas apresentam antígenos peptídicos para as células-T auxiliares (CD4-positivo). No entanto, é uma hipótese racional que as moléculas HLA classe II associadas ou ligadas ao DM1 possam apresentar peptídeos diabetogênicos. Recentes avanços na genética molecular permitem pesquisas detalhadas dos genes que codificam as moléculas HLA classe II, incluindo sua localização cromossômica precisa, seqüências nucleotídeas e ordem de transcrição. De fato, toda a região HLA classe II tem sido seqüenciada, e os detalhes bioinformatizados estão disponíveis em: <http://www.anthonynolan.org.uk/HIG/indez.html>. O conhecimento da seqüência nucleotídea permite uma dedução da seqüência aminoácida esperada das moléculas classe II individuais. Um desenho esquemático da região HLA-D do cromossomo 6 humano é mostrado na Figura 3.3. O tamanho da região HLA-D foi estimado em 1,1 x 106 pares de base. As sub-regiões DQ e DR estão ancoradas dentro de 450 x 103 pares de base. A atual ordem conhecida dos genes do centrômero até a porção telomérica está ilustrada na Figura 3.3. A transcrição do HLA genômico por meio das análises PCR (Tabela 3.3) possibilitou testar a hipótese de que determinantes genéticos diferentes do DR explicariam a associação entre o HLA e o DM1. A evidência de que DQ está

TABELA 3.3 Haplótipos HLA Caucasianos

DQB1	DQA1	DRB1
0201 (DQ2)	0501	3
0201 (DQ2)	0201	7
0301 (DQ7)	0301	4
0301 (DQ7)	0501	5
0302 (DQ8)	0301	4
0303 (DQ9)	0201	7
0303 (DQ9)	0301	9
0402 (DQ4)	0401	8
0501 (DQ5)	0101	1
0502 (DQ5)	0102	2
0503 (DQ5)	0101	6
0601 (DQ6)	0103	2
0602 (DQ6)	0102	2
0603 (DQ6)	0103	6
0604 (DQ6)	0102	6

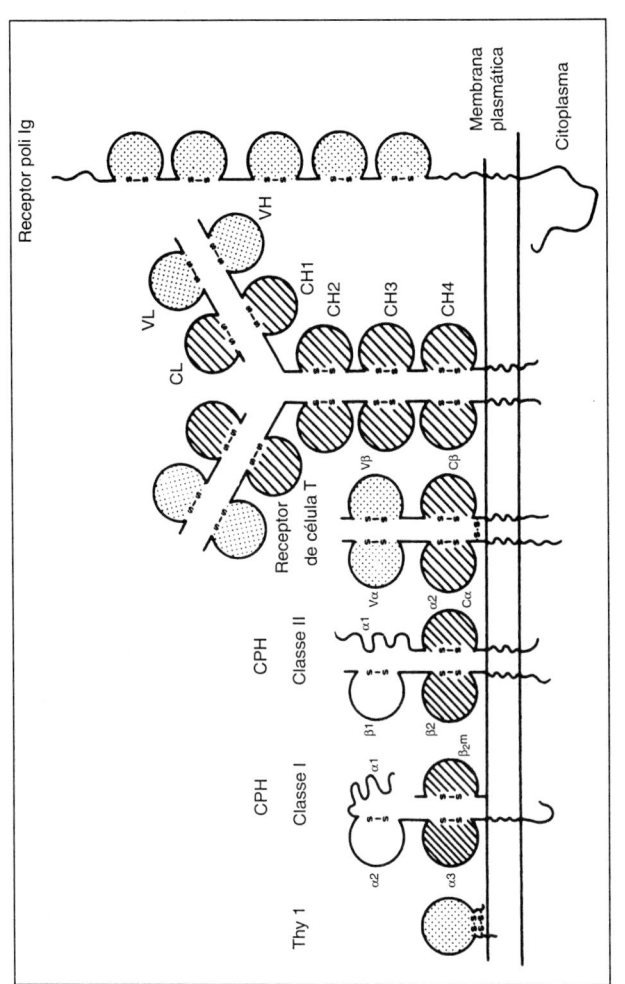

Figura 3.2 Desenho esquemático da estrutura das proteínas na "superfamília imunoglobulina". (Adaptada com autorização de Kaufman JF, Auffray C, Korman AJ, et al: The class II molecules of the human and murine major histocompatibility complex. *Cell* 1984; 28: 891.)

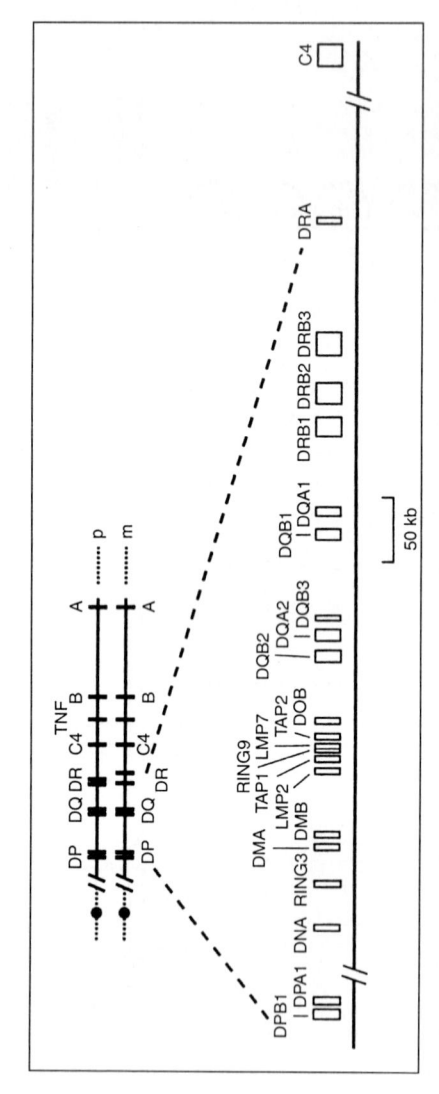

Figura 3.3 Desenho esquemático da região HLA do cromossomo 6. Os *loci* mais importantes são apresentados para um cromossomo paterno (p) e um materno (m). Os *loci* entre DP e DR estão ampliados para indicar a localização dos atuais fatores genéticos conhecidos na região HLA classe II.

mais próximo do DM1 do que o DR foi primeiramente obtida pela análise RFLP, depois pela análise direta da seqüência DNAc, e confirmada em várias investigações por meio das análises PCR de alelos específicos.

Conforme aludido anteriormente, o DR4 é uma especificidade sorológica abrangente, agora explicada por vários alelos DRB1, como os DRB1*0401, DRB1*0402 e DRBI* 0403. Enquanto o DRB1*0401 e o DRB1*0405 estão fortemente associados ao DM1, foi descoberto que o DRB1*0403 é protetor. No entanto, é possível que a apresentação do antígeno pelas diferentes moléculas HLA-DR ou DQ possa contribuir de modo variável para o risco de DM1. No conjunto, os dados atuais disponíveis sugerem que certos alelos DQ estão mais fortemente associados o DM1 do que os alelos DR associados. Os dados de vários investigadores sugerem que, entre os indivíduos DR4-positivos, a especificidade DQ8 confere o altíssimo risco para DM1. Esse risco pode ser modulado, no entanto, pelos diferentes subtipos DRB1*04.

Extensas investigações com base na população oferecem recurso estatístico suficiente para que a associação entre o HLA e o DM1 seja criticamente analisada. Era esperado que um fator genético na região HLA, que controlou totalmente o desenvolvimento do diabete, estivesse presente em todos os pacientes (100%). Esperava-se que a freqüência desse fator na população saudável de controle fosse bem mais baixa, mas não necessariamente para o nível de prevalência da doença propriamente dita. Estudos com gêmeos idênticos e com famílias sugerem que os fatores genéticos podem causar apenas 30-40% da suscetibilidade da doença; o restante, provavelmente, esteja por conta dos fatores ambientais. Entre os fatores genéticos, a análise da ligação sugere que o HLA contribui apenas com 60%. Os alelos individuais podem ser considerados, se como o DQB1*0302, positivamente associados com o DM1, ou, se como o DQB1*0602, negativamente associados com o DM1 (Tabela 3.4). Portanto, é preciso que a associação entre HLA e DM1 com

TABELA 3.4 Genótipos e Haplótipos Associados ao Diabete Melito Insulino-Dependente (DMID)

	Associação com o DMID	
	Positivo	Negativo
■ GENÓTIPOS		
DR	DR4	DR2
	DR3	
DQA1	0301	0102
DQB1	0302	0602
	0501	
■ HETEROZIGÓTICOS	DQ-DR heterozigóticos	
Associação positiva	DQ 2/8 > DQ 8/8 > DQ8/DQB1*0604-DQA1*0102	
Associação negativa	DQ 6/6 > DQ 6/8 > DQ 6/2	
■ HAPLÓTIPOS	DQ-DR haplótipo	
Associação positiva	DQB1*0302-DQA1*0301 (DQ8)-DR4	
	DQB1*0201-DQA1*0501 (DQ2)-DR3	
Associação negativa	DQB1*0602-DQA1*0102 (DQ6)-DR2	
	DQB*0301-DQA1*0301 (DQ7)-DR4	

os alelos DQB1, que consideraria metade das moléculas HLA-DQ classe II (Figura 3.2), e uma conseqüência funcional controlando o desenvolvimento do DM1, sejam identificadas. O mesmo raciocínio é aplicável a muitos alelos DQA1 diferentes conhecidos. Por essa razão, é mais provável que a suscetibilidade e a proteção do DM1 sejam controladas pela expressão e função das moléculas HLA-DQ classe II (Figura 3.4). O mecanismo seria a ligação peptídica específica para a excelente e seletiva iniciação de uma reposta imunológica, talvez a um auto-antígeno associado com o DM1, como o GAD65, a insulina ou IA-2.

A específica predisposição para desenvolver DM1 existente entre os indivíduos HLA-DR3/4 DQ2/8-positivos permanece inexplicada. Especula-se que a formação de moléculas HLA classe II de transcomplementação explica o acentuado aumento do risco de DR3-DQ2 e DR4-DQ8 juntos (Figura 3.5). As moléculas HLA-DQ classe II de transcomplementação têm sido observadas em pacientes DMID DR 3/4–positivos. O papel dessas moléculas classe II na interação célula-a-célula, no processamento de antígenos e na apresentação não é ainda conhecido. A seqüência do aminoácido específico das cadeias -α e -β pode determinar, em parte, sua capacidade para formar tais heterodímeros.

Um mecanismo possível de explicar a auto-imunidade celular específica seria se a célula-alvo fosse capaz de expressar moléculas HLA classe II. É concebível que auto-antígenos de células específicas possam ser apresentados pela própria célula-alvo, e por meio delas induzir uma resposta imunológica pela ativação apropriada dos linfócitos-T. As moléculas classe II são raramente expressas nas células não-linfóides. A primeira evidência da extravagante expressão foi obtida em células epiteliais de camundongos com doença enxerto-*versus*-hospedeiro. Na auto-imunidade de órgãos específicos, as células da tireóide podem expressar moléculas classe II nas glândulas afetadas pela tireoidite. Estudos *in vitro* indicaram que foi possível induzir a expressão de classe II por meio dos mitógenos ou das citocinas, como IL-1, IL-2, INF-γ ou TNF, na tireóide e nas células das ilhotas pancreáticas. Estudos com camundongos NOD e ratos BB não provaram expressão de classe II em células-β, mas comprovaram em células endoteliais e em células mononucleadas infiltrativas. A detecção de células-β classe II positivas em um paciente recém-diagnosticado, avaliado pela imunocitoquímica, não pôde ser confirmada em outros pacientes.

Associação com Outros Genes no Cromossomo 6

Os genes para TNF-α e TNF-β também estão localizados na região CPH (Figura 3-4). Ambos os genes apresentam polimorfismos associados com o DM1. Apesar de os alelos TNF-β serem diferentes entre os pacientes caucasianos diabéticos tipo 1 comparados com HLA-DR e os pacientes-controle, isso não foi comprovado nos pacientes sino-indianos do Norte, sugerindo que o TNF-β não predispõe diretamente ao DM1. Os genes das proteínas *heat-shock* (HSP) também estão localizados na região CPH. A maior freqüência do fragmento Pst HSP70-29.5-kb entre os pacientes diabéticos tipo 1, comparados com os pacientes de controle, foi explicada pelo desequilíbrio da ligação com DR3. Consistente com essa conclusão está a observação de que os pacientes japoneses diabéticos tipo 1 não apresentam uma associação com HSP70.

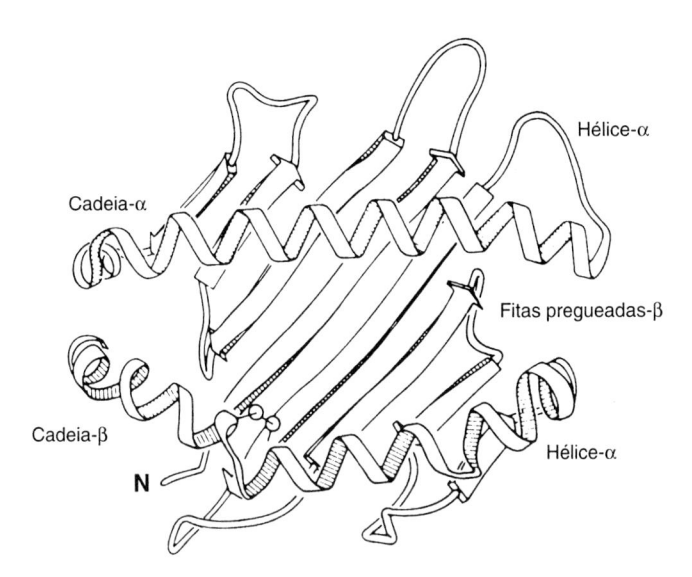

Figura 3.4 Estrutura hipotética da ligação ao antígeno estranho-molécula HLA classe II. (Reproduzida com autorização de Bjorkman PJ, Saper MA, Samraou B. Structure of the human class I histocompatibility antigen. HLA A2. *Nature* 1987; 329: 506.)

Associação e Ligação com o Cromossomo 11

A análise da seqüência do gene humano da insulina revelou a presença de seqüências de repetição tandem* de número variado (VNTR) no sentido ascendente (fenda 5´).

Embora uma associação com o DM2 tivesse sido eventualmente excluída, a associação com o DM1 foi reprodutível em vários grupos étnicos. Os polimorfismos na região da fenda 5' do gene da insulina não foram comprovados por estarem diretamente associados com o DM1, porque esses marcadores estiveram presentes nos haplótipos associados e naqueles não-associados ao DM1. Essa análise sugeriu que a variação do número de VNTR no terminal 5' do gene da insulina poderia ter um efeito direto na regulação do gene da insulina. Os alelos curtos classe I VNTR (26-63, repetições) apresentam um dominante efeito protetor. Quando a expressão da insulina no timo de feto humano foi examinada, descobriu-se que os alelos classe III VNTR estavam associados aos níveis RNAm pró-insulina duas a três vezes mais altos do que os alelos classe I. Também foi sugerido que os níveis mais altos de expressão da insulina do timo podem facilitar a indução à tolerância imunológica como um mecanismo para o efeito protetor dominante dos alelos classe III.

---

*N. de T. Tandem – Alinhamento um atrás do outro.

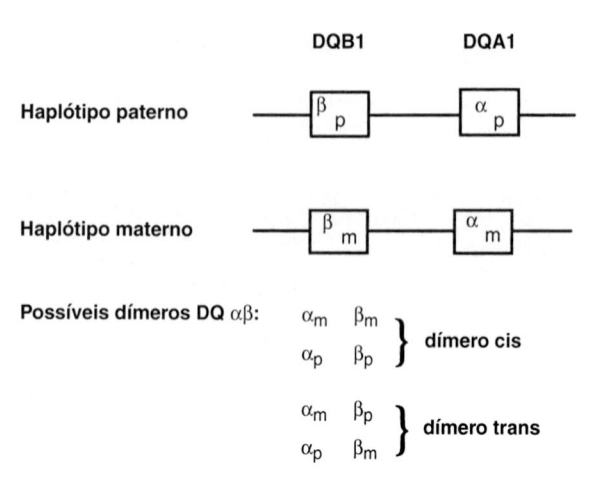

```
                          DQB1              DQA1

Haplótipo paterno      ──[ β_p ]─────────[ α_p ]──


Haplótipo materno      ──[ β_m ]─────────[ α_m ]──

Possíveis dímeros DQ αβ:    α_m   β_m  ⎫
                            α_p   β_p  ⎬ dímero cis
                                       ⎭

                            α_m   β_p  ⎫
                            α_p   β_m  ⎬ dímero trans
                                       ⎭
```

Figura 3.5 Localização dos genes DQB1 e DQA1 nos cromossomos paterno (p) e materno (m). Possíveis moléculas HLA-DQ classe II que podem ser formadas na cis e transcomplementação estão indicadas. (Reproduzida com autorização de Kockim I, Wassmuth R, Holmberg E, et al: HLA-DQ primarilyconfers protection and HLA-DR susceptibility in type (insulin-dependent) diabetes studied in population-based affected families and controls. *Am J Human Gent* 1993; 53:150.)

Associação com Outros Marcadores Genéticos com Base no Mapeamento do Genoma

Outros marcadores genéticos para o diabete tipo 1 (Tabela 3.5) foram obtidos por recentes estudos do mapeamento do genoma humano para suportar as observações anteriores de que outros fatores genéticos podem contribuir para o risco do DM1. A compilação do DNA disponibilizada para os investigadores em todo o mundo, por meio do Human Biological Data Interchange (HBDI) e do British Diabetic Association (BDA), tornou possível identificar vários *loci* de risco para DM1. Talvez sejam 14-18 os *loci* de risco, embora não haja consenso em relação a quantos deles são reprodutíveis em todas as populações.

Estima-se que o HLA e o INS-VNTR contribuam com cerca de 40% e 10%, respectivamente, com o grupo familiar do DM1. Espera-se por outros genes de contribuição. Um gene de forte contribuição, reproduzido em vários grupos étnicos, é o CTLA-4 no cromossomo 2. Os polimorfismos nas regiões de codificação, bem como nas outras de não-codificação do gene CTLA-4, estão associados com as doenças auto-imunes, como a doença de Graves, e com o DM1. A associação entre o CTLA-4 e o DM1, em um estudo caso-controle, indicou que repetições longas (AT)n no terminal 3' do gene estão associadas com o DM1. Um mecanismo possível é que o polimorfismo do CTLA-4 afete a sobrevivência das células-T auto-reativas. Embora a necessidade do HLA pareça clara, não está suficientemente clara para a manifestação

TABELA 3.5 *Loci* Candidatos de Suscetibilidade para o Diabete Tipo 1 Identificados pela Análise da Ligação

Locus	Cromossomo	Genes ou microssatélites candidatos
IDDM1	6p21.3	HLA (DQA1, DQB1, DRB1)
IDDM2	11p15.5	INS-VNTR, TH
IDDM3	15q26	D15S107
IDDM4	11q13.3	FGF3, D11S1917, MDU1, ZFM1, RT6, ICE, CD3, etc.
IDDM5	6q25	ESR, a046Xa9, MnSOD
IDDM6	18q12-q21	D18S487, D18S64, JK (*locus* Kidd)
IDDM7	2q31-33	D2S152, D2S326, GAD1
IDDM8	6q25-27	D6S281, D6S264, D6S446
IDDM9	3q21-25	D3S1303
IDDM10	10p11-q11	D10S193, D10S208, GAD2
IDDM11	14q24.3-q31	D14S67
IDDM12	2q33	CTLA-4, CD28
IDDM13	2q34	D2S137, D2S164, IGFBP2, IGFBP5
IDDM14	Não-nomeado	Não-nomeado
IDDM15	6q21	D6S283, D6S434, D6S1580

do DM1. No entanto, o HLA em combinação com um ou vários genes contribuintes pode afetar o processo patogenético, conseqüentemente afetando a época do início. No entanto, não pode ser ignorado que outros fatores genéticos importantes para a função das células-β possam contribuir para o risco de DM1.

ASPECTOS IMUNOLÓGICOS

Auto-Anticorpos

Os auto-anticorpos (que são reativos com antígenos nas células das ilhotas pancreáticas) são comuns no DM1 (Tabela 3.6). Muitos desses anticorpos ocorrem com alta prevalência em pessoas recém-diagnosticadas com DM1 e em pessoas antes da manifestação clínica do DM1. Sua presença é útil na detecção da auto-imunidade contra as células-β e na avaliação do risco de subseqüente diabete tipo 1 clínico em indivíduos geneticamente suscetíveis. No entanto, a relação entre os vários auto-anticorpos das células das ilhotas pancreáticas, a auto-imunidade contra as células-β e a eventual diabete tipo 1 clínico é muito complexa e não está ainda totalmente caracterizada ou compreendida. De todos os auto-anticorpos descritos no DM1, quatro são clinicamente mais úteis: ICA, IAA, GADAb e IA-2Ab.

Quando os ICAs foram descobertos pela primeira vez em 1974, achava-se que todos os indivíduos com ICAs eventualmente desenvolveriam o DM1 clínico. Esse não é o caso, e uma investigação extensa e recente nessa área revelou considerável complexidade. Quando os ICAs são detectados em pessoas não-diabéticas, identificadas por causa de outras doenças auto-imunes junto com o diabete, o risco de subseqüente diabete tipo 1 clínico é menor do que quando os ICAs ocorrem em parentes de pacientes diabéticos tipo 1. Similarmente, indivíduos ICA-positivos de uma população geral, sem um histórico familiar de diabete tipo 1, apresentam muito menos risco

TABELA 3.6 Auto-Antígenos das Células das Ilhotas Pancreáticas do Diabete Melito Insulino-Dependente

Auto-Antígenos	Características
Sialogilcolipídeo	Alvo do ICA em humanos, GM2-1, não-específico para células-β.
Descarboxilase do glutamato	Alvo do antígeno 64-kd/anticorpo GAD em humanos e modelos animais de IDD, duas formas (GAD65 e 67), antígeno imunológico celular, sináptico como a proteína microvesicular, antígeno modificador da doença.
Insulina	Alvo do IAA em humanos e camundongos (NOD) diabéticos não-obesos, antígeno imunológico celular, antígeno modificador da doença
Receptor de insulina	Alvo dos auto-anticorpos em humanos determinados pelo bioteste.
38 kd	Alvo do antígeno 38-kd em humanos, induzido pelos citomegalovírus, localizado nos grânulos secretórios de insulina, antígeno imunológico celular, múltiplos antígenos dessa massa molecular?
Albumina de soro bovino	Alvo do anticorpo BSA, antígeno em humanos e modelos animais de IDD, contém peptídeo ABBOS, possui mimetismo molecular na proteína p69 das células-β (PM-1), antígeno modificador da doença.
Transportador de glicose	Alvo dos auto-anticorpos em humanos, inibe a estimulação da glicose, Glut-2 dirigida?
hsp 65	Alvo dos anticorpos e imunidade celular em camundongos NOC, antígeno modificador da doença, contém peptídeo p277.
Carboxipeptidase H	Alvo dos auto-anticorpos em humanos, identificado pela triagem imunológica para DNAc das ilhotas pancreáticas, proteína do grânulo secretório de insulina.
52 kd	Alvo dos auto-anticorpos em humanos e camundongos NOC, mimetismo molecular com o vírus da rubéola.
ICA 12/ICA512	Alvo dos auto-anticorpos em humanos, identificado pela triagem imunológica para DNAc das ilhotas pancreáticas, 5123 homologia com CD45.
150 kd	Alvo dos auto-anticorpos em humanos, específico para as células-β, membrana associada.
RIN polar	Alvo dos auto-anticorpos em humanos e camundongos NOC, presente nas células insulinomas.

Fonte: Reimpressa com autorização de Atkinson MA, Maclaren NK: Islet cell autoantigens in insulin-dependent diabetes. *J Clin Invest* 1993; 92: 1608-1616.

de diabete tipo 1 do que os parentes ICA-positivos dos diabéticos tipo 1. De fato, os ICAs podem ocorrer em pessoas com haplótipos HLA protetores e, nessas pessoas, o diabete tipo 1 clínico subseqüente é raro. Os auto-anticorpos da insulina tornam-se igualmente complexos. Nos parentes de pacientes diabéticos tipo 1, a presença de IAAs além de ICAs aumenta muito o risco de subseqüente DM1 clínico comparado aos ICAs apenas, mas os parentes com IAAs sem ICAs apresentam apenas um risco levemente aumentado do diabete tipo 1 clínico.

Em 1990, Baekkeskov e colaboradores reportaram que o auto-antígeno 64K, reorganizado pelos anticorpos dos pacientes diabéticos tipo 1, era descarboxilase do ácido glutâmico (GAD). O GAD existe em, pelo menos, duas grandes isoformas, GAD65 e GAD67. Suas respectivas distribuições nas células-β e tecido neural variam entre espécies e, embora os anticorpos contra ambas as isoformas possam ocorrer, anticorpos contra GAD65 estão predominantemente associados ao diabete tipo 1 em humanos. Auto-anticorpos GAD são muito comuns em uma desordem neurológica rara, a síndrome de Stiff-Man, e apenas uma pequena porcentagem desses pacientes desenvolvem DM1. Além disso, os auto-anticorpos GAD no diabete tipo 1 e na síndrome de Stiff-Man parecem diferir na capacidade de inibir a atividade enzimática GAD e em reconhecer o antígeno em pesquisas utilizando o método Western Blot*. Agora é mostrado que o reconhecimento dos epítopos GAD pelos GAD65Ab em pessoas com diabete tipo 1 é diferente daquele nas não-diabéticas tipo 1, GAD65Ab-positivas. Falorni *et al*; em seus estudos com pacientes LADA, demonstraram que os anticorpos contra o terminal COOH do GAD (GADAb-C) têm uma especificidade de diagnóstico para a predição da dependência insulínica de 99,4% (comparado com 96,6% para GADAAb medido nas pesquisas tradicionais utilizando o método *radiobinding*), sugerindo que as pesquisas específicas de epítopo podem aumentar a especificidade de diagnóstico do GADAb para a exigência insulínica.

Em estudos mais sofisticados, Christie *et al*. demonstraram anticorpos no DM1 contra a proteína 64K das ilhotas pancreáticas distintas das isoformas conhecidas da proteína *heat-shock* ou GAD. Os anticorpos reconhecedores de um fragmento tríptico** 37-kDa desse antígeno 64K não-GAD eram mais preditivos do DM1 do que os auto-anticorpos GAD. Esses auto-anticorpos são agora conhecidos como ICA512 ou IA-2 (direcionados contra a proteína neuroendócrina insulinoma, *associated-protein* 2, um membro da família da proteína tirosina fosfatase). Os auto-anticorpos IA-2 foram detectados em 65-70% dos pacientes com recente início do DM1 e em 60-65% dos parentes pré-diabéticos de pacientes DM1. Em estudos sofisticados, agora é demonstrado que um importante epítopo singular para auto-anticorpos IA-2 está localizado nos aminoácidos 762-887.

Outros tantos estudos para observação das relações entre os marcadores genéticos e os auto-anticorpos associados à doença demonstraram que uma combinação de marcadores genéticos e auto-anticorpos aumentou substancialmente os valores preditivos positivos de todos os auto-anticorpos, o que pode ter implicações clínicas quando da avaliação do risco de desenvolvimento de DM1 em indivíduos, ou quando do recrutamento de indivíduos de alto risco para estudos de intervenção. A prevalência aumentada de todos os anticorpos foi estritamente associada à identidade HLA para o caso índice, o DR4 e os alelos DQB1*0302, o fenótipo DR3/4 e o genótipo DQB1*02/0302. Os GADA também foram associados ao DR3 e alelos DQB1*02, e os irmãos portadores do protetor DR2 e dos alelos DQB1*0602-3 foram caracterizados pelas baixas freqüências de ICAs, IA-2A e GADA. No entanto, a redução da sensibilidade também foi resultante de tais combinações, apenas auto-anticorpos, mais do que em combinação com marcadores genéticos, foram recomendados como primeira opção para triagem de irmãos.

---

*N. de T. Western blot – Método que determina, por meio da imunoeletroforese, a reatividade para detectar anticorpos.
**N. de T. Tríptico – Dobrado em três, de três dobras.

Resumindo, pessoas desenvolvem auto-anticorpos para aumentar o número de antígenos das ilhotas pancreáticas durante o período pré-clínico, e múltiplos auto-anticorpos das ilhotas pancreáticas são muito mais preditivos de um futuro DM1 do que um único anticorpo. Embora os auto-anticorpos possam danificar as células-β pela citotoxidade complemento-dependente de anticorpo ou pelas células assassinas naturais que objetivam os antígenos das células-β, passar para um estado de DM1 em modelos animais requer células-T e, conseqüentemente, é improvável um grande papel direto dos anticorpos na lesão às células-β do DM1.

Resposta Imunológica Celular e Citocinas

Cogita-se que o DM1 resulte de uma destruição mediada pelas células-T das células-β pancreáticas. A ativação das células-T por antígeno específico requer dois sinais. Um é transmitido pela interação do complexo (TcR)/CD3 do receptor da célula-T com o antígeno: complexo da proteína CPH classe II expressa pelas células apresentadoras de antígeno (APCs). O segundo sinal é transmitido pelas moléculas da membrana celular e co-estimuladoras secretadas, que, enquanto não transmitirem qualquer especificidade antigênica, estão em sinergia com os sinais TcR/CD3 para aumentar a ativação das células-T. Várias vias de transdução de sinais operam como resultado da ativação das células-T.

Como parte do processo da insulite, uma certa quantidade de citocinas (mediadores polipeptídeos solúveis) é liberada das células imunológicas, infiltrando as ilhotas pancreáticas. Além disso, para sua função imunológica de modular, aumentar e direcionar a resposta imunológica, várias das citocinas são encontradas produzindo efeitos diretos sobre as células-β pancreáticas. Os efeitos diretos potencialmente envolvidos na patogênese do DM1 incluem a inibição da liberação de insulina, citotoxicidade e expressão alterada de antígenos. As citocinas IL-1, TNF e IFN têm sido as mais intensamente estudadas. Em geral, as citocinas já citadas, especialmente quando administradas em combinação, são citotóxicas para as células-β pancreáticas. Além da deficiência na secreção da insulina resultante dessa citotoxidade, a inibição da secreção de insulina, independente da citotoxidade, também é observada. Essa distinção é potencialmente muito importante, porque ela eleva a atraente possibilidade de que, especialmente antes do período pré-clínico do DM1, muito da perda da função secretória de insulina pode ser de natureza funcional e, por isso, mais potencialmente reversível do que devido à destruição irreversível das células-β. Dados de pesquisas *in vitro* e *in vivo* sugerem que as células-β são realmente capazes de se recuperarem depois da lesão.

As citocinas também causam alterações na expressão das células-β de muitas outras proteínas, além da insulina. Algumas proteínas são estimuladas, outras são inibidas. A IL-1 inibe a expressão do GAD e estimula a expressão ou outras proteínas das ilhotas pancreáticas. Temos proposto que algumas dessas proteínas, especialmente a proteína *heat-shock* 70, a hemoxigenase e o superóxido dismutase podem ser protetoras das células-β e/ou auxiliares na recuperação das células-β lesionadas. Reconhecidamente, as citocinas são um importante componente do mecanismo imunológico, determinando se a resposta imunológica das células-T CD4+ contra um antígeno é originalmente celular (Th1) ou humoral (Th2). As células-T auxiliadoras diferenciam-se em, pelo menos, dois subtipos principais, Th1 e Th2, que são funcionalmente distintos e distinguidos pelos diferentes padrões de secreção de citocina. As respostas Th1 e Th2 são mútua e amplamente inibitórias; as citocinas Th2 suprimem as respostas Th1, e vice-versa. Um grande número de fatores, incluindo dosagem de antígenos, afinidade dos antígenos, via de administração, tipos genéticos, como HLA, e tipo de célula apresentadora de antígeno, controlam a diferenciação nas respostas Th1 *versus* Th2. Dados significativos sugerem que as respostas imunológicas do tipo Th1 contra os antígenos das ilhotas pancreáticas estão associadas com a progressão para o DM1 clínico em animais. Em contraste, a predominância da resposta imunológica do tipo Th2 parece conferir proteção contra o DM1. O paradigma Th1/Th2 pode não ser tão distinto em humanos como em camundongos. Por exemplo, em humanos, tanto clones Th1 quanto Th2 produzem IL-10. As observações de que os indivíduos desenvolvem auto-anticorpos para aumentar o número de antígenos das ilhotas pancreáticas durante o período pré-clínico, e que múltiplos auto-anticorpos ilhotas pancreáticas são muito mais preditivos de um futuro DM1 do que um único anticorpo favorecem a defesa do paradigma Th1/Th2 em humanos.

A insulinoterapia parenteral tem se mostrado protetora contra o DM1 em modelos animais, e em estudos-piloto em humanos. Várias observações apóiam um efeito imunológico da insulina como mediadora, pelo menos em parte, na proteção em camundongos NOD. Se a insulina parenteral previne o DM1 clínico e se isso foi mediado por uma resposta imunológica à insulina, provavelmente o mecanismo seria uma alteração na resposta imunológica para um modelo Th2. As respostas imunológicas do tipo Th2 são preferencialmente geradas pela apresentação do antígeno via intestino e, conseqüentemente, a "tolerância oral" e resultante proteção contra doença auto-imune são de alguma maneira análogas ao paradigma Th1/Th2. A *tolerância oral* é um termo usado para descrever a tolerância que pode ser induzida pela administração exógena de antígeno contra o sistema imunológico periférico via intestino. É uma forma de tolerância imunológica periférica direcionada pelo antígeno, e parece envolver dois mecanismos principais que são, em parte, dependentes da dosagem do antígeno. A tolerância induzida por baixas doses de antígeno, administrado via oral, parece ser mediada predominantemente pela supressão da atividade, enquanto que doses mais elevadas tendem a induzir a inatividade clonal e/ou o desaparecimento. A supressão da atividade pelas baixas doses de antígeno oral parece ser mediada pelas células-T reguladoras da produção do antígeno oral, as quais migram para orgãos linfóides e orgãos-alvo que expressam o antígeno administrado oralmente, e confere supressão via secreção de citocinas de baixa regulação, incluindo IL-4, IL-10 e TGF-β. Infelizmente, o *Diabetes Prevention Trial Type 1* (DPT-1) não confirmou o efeito benéfico da insulina parenteral ou oral no processo da doença diabete tipo 1 em humanos. Os achados divergentes poderiam ser explicados por qualquer uma das inúmeras variantes, incluindo gravidade da doença na época do recrutamento para o estudo (diabete estabelecido *versus* pacientes de alto risco), idade, subtipo da doença (LADA ou DM1 Clássico) e fatores étnicos (japoneses ou norte-americanos). É importante não superinterpretar essas descobertas negativas, já que elas se aplicam apenas a pacientes de alto risco, conforme definido pelo DPT-1, à dosagem de insulina e a vias testadas.

FATORES AMBIENTAIS

Epidemiologia

Vários disparadores ambientais, como certas viroses e certos fatores dietéticos, podem iniciar o processo auto-imune, levando à destruição das células-β pancreáticas e conseqüente DM1. Várias observações epidemiológicas, como a idade da manifestação inicial, a estação do ano e as acentuadas diferenças geográficas na incidência e prevalência, fornecem evidência circunstancial no apoio de que os fatores ambientais estão envolvidos no DM1. Estudos iniciais com gêmeos monozigóticos mostraram que menos de 50% desses gêmeos apresentam concordância para DM1. A concordância pode ser o resultado da similaridade genética e/ou ambiental, mas a discordância, especialmente desse grau, sugere que o DM1, pelo menos em parte, é devido a fatores não-genéticos. Estudos longitudinais mais recentes com gêmeos, com 39 anos de acompanhamento desde o início do diabete nos gêmeos índice, mostram que gêmeos idênticos podem desenvolver diabete depois de um prolongado período de discordância, e que aproximadamente dois terços dos gêmeos discordantes, a longo prazo, apresentam evidência de auto-imunidade persistente contra as células-β e/ou lesões nas células-β. Essa presença de discordância da época da manifestação da doença também suporta o papel dos fatores ambientais. O diagnóstico de DM1 segue um padrão sazonal, com picos de incidência no outono e inverno e um ponto mais baixo no final da primavera/início do verão. Essa sazonalidade sugere uma conexão viral, mas é improvável que um único vírus seja o responsável, porque, nas crianças, o pico do outono é fundamentalmente por infecções enterovirais e o pico do inverno por virose respiratória. Além disso, em virtude do fato de a infecção resultar normalmente em imunidade para subseqüentes infecções por vírus similares, por alguns anos, muitos vírus passam através de uma determinada comunidade em ciclos de dois ou mais anos. Como conseqüência, se a sazonalidade fosse devido a infecções virais, diferentes vírus teriam de estar envolvidos para ser consistente com a incidência estável acentuadamente sazonal e anual do DM1. O padrão etário do início do DM1 é, em parte, compatível com uma etiologia infecciosa. O DM1 é raro nos primeiros nove meses de vida, tem um aumento aos 5-6 anos de idade, picos aproximadamente aos 12 anos de idade e um declínio bem-definido do pico entre os 20 e 35 anos de idade. Nenhum agente infeccioso conhecido possui um padrão de incidência similar a este.

Outra observação epidemiológica que suporta o papel patogênico dos fatores ambientes é a acentuada variação geográfica na incidência do DM1. Recentes estudos reportaram taxas de incidência ajustadas à idade para o DM1 com uma diferença de 30 vezes entre os extremos da população; a mais alta taxa de incidência, 29,5 por 100.000 pessoas-ano, foi observada na Finlândia, e a mais baixa, 1,6 por 100.000 pessoas-ano, em Hokkaido, no Japão. O grupo colaborador EURODIAB analisou prospectiva/geograficamente os registros feitos de novos casos diagnosticados de pacientes com idade abaixo dos 15 anos em vários centros, representando a maioria dos países europeus, que cobriu uma população de cerca de 28 milhões de crianças e reportou uma média padronizada anual das taxas de incidência, variando de 3,2 casos por 100.000 por ano na antiga Iugoslávia, república da Macedônia, contra 40,2 casos por 100.000 por ano em duas regiões da Finlândia. O *Diabetes Mondiale (DiaMond) Project Group* reportou que a incidência geral ajustada para idade do DM1 variou de 0,1/100.000 por ano na China e na Venezuela, contra 36,8/100.000 por ano na

Sardenha, e 36,5/100.000 por ano na Finlândia. Isso representa uma variação > 350 vezes na incidência em todo o mundo. Essa acentuada diferença na incidência é muito maior do que para a maioria das outras doenças crônicas.

Estudos epidemiológicos analíticos têm indicado outras exposições, as quais estão associadas a um risco aumentado para a doença. Na vida perinatal inicial, o sistema imunológico é induzível e exposições nesse período podem iniciar a auto-imunidade. As descobertas na Suécia e na Finlândia sugerem que a exposição a enterovírus, durante a vida fetal, pode iniciar a auto-imunidade, levando ao diabete. Além disso, componentes alimentícios, como nitrosamina, proteína do leite de vaca, e gliadina têm sido propostos como iniciadores da auto-imunidade do DM1. Um estudo prospectivo em conjunto da história natural (o estudo BABYDIAB alemão) mostrou que o suplemento alimentício com alimentos contendo glúten, antes da idade de três meses, esteve associado ao aumento significativo do risco de auto-anticorpos das ilhotas pancreáticas (taxa de risco ajustada 4,0) *versus* crianças que receberam apenas aleitamento materno até os três meses de idade. Outro estudo parecido com descendentes, também em conjunto, o de Denver, mostrou que crianças inicialmente expostas a cereais entre as idades de zero a três meses (taxa de risco 4,32) e aquelas que foram expostas aos sete meses ou mais (taxa de risco 5,36) apresentaram um risco aumentado de auto-imunidade das ilhotas pancreáticas, comparadas com aquelas que foram expostas do quarto ao sexto mês, depois do ajuste para genótipo HLA, histórico familiar de DM1, etnicidade e idade materna; pode haver uma janela de exposição a cereais fora da infância, que aumente a exposição inicial do risco de auto-imunidade das ilhotas pancreáticas em crianças suscetíveis. A diversidade dos determinantes que estão associados ao risco de DM1 apontam para uma interação complexa entre o genoma e o meio-ambiente, e análises multivariadas revelaram perfis diferentes de risco em diferentes grupos etários. As evidências reunidas indicam que exposições perinatais podem ser importantes para o início da destruição das células-β. Tais fatores de risco podem ser os alvos para as estratégias fundamentais para prevenção do DM1. Conforme já discutido, evidências significativas suportam o conceito de que uma onda neonatal de apoptose de células-β precede a insulite em modelos com diabete auto-imune espontâneo, induzido e acelerado, e a onda de apoptose fornece os antígenos necessários para aparelhar as células-T específicas de células-β.

Os mecanismos precisos por meio dos quais os fatores ambientais contribuem para a patogênese do DM1 em humanos não são conhecidos. Algumas das principais possibilidades incluem: (1) agentes podem ser diretamente tóxicos para as células-β; (2) os agentes, por um efeito sobre as células-β, podem disparar uma resposta auto-imune direcionada contra as células-β; (3) os agentes, fornecendo peptídeos específicos, que compartilham epítopos antigênicos com a proteína da célula hospedeira ("mimetismo molecular"), podem disparar uma resposta imunológica contra as células-β; (4) os agentes podem causar resistência insulínica; e (5) podem, também, alterar as células-β de forma a aumentar sua suscetibilidade a lesões causadas por outros mecanismos (Tabela 3.7). Esses mecanismos não são mutuamente exclusivos. Mesmo um papel mais protetor do que ofensivo também tem sido sugerido para os antígenos específicos virais e bacterianos. É interessante observar, também, que um ambiente livre de patógenos aumenta o diabete em ratos BB e camundongos NOD, e que nesses últimos os estímulos não-específicos imunológicos são normalmente protetores. Como vivemos em um "ambiente limpo", as chances de reduzir a infecção natural na população em geral podem contribuir para a indução da auto-imunidade,

TABELA 3.7 Possíveis Mecanismos Ambientais no Diabete Tipo 1

1. Diretamente tóxico às células-β.
2. Dispara uma reação auto-imune direcionada contra as células-β.
3. Dispara uma resposta imunológica pelo "mimetismo celular".
4. Induz aumento da necessidade de insulina que não pode ser satisfeita pelas células-β lesionadas.
5. Altera as células-β de forma a aumentar a suscetibilidade às lesões.

porque o sistema imunológico em desenvolvimento não está exposto a estímulos que podem ser necessários para gerar células reguladoras envolvidas na modulação e prevenção da auto-imunidade.

Drogas

Fatores ambientais em potencial estão reunidos em três grupos principais: drogas específicas ou químicas, constituintes nutricionais consumidos na dieta e vírus. Drogas específicas ou químicas incluem aloxan, estreptozocina, pentamidina e Vacor. O principal mecanismo fundamental do diabete nesses pacientes parece estar direcionado para a toxicidade das células-β, mas esses pacientes também apresentam evidência de que as lesões originais das células-β podem resultar na auto-imunidade secundária, uma vez que anticorpos contra as células das ilhotas pancreáticas estão presentes em alguns desses pacientes.

Recentemente, os efeitos adversos de longo prazo da terapia anti-retroviral potente (HAART) tem merecido atenção. Os inibidores da transcriptase reversa de nucleosídeo e de nucleotídeo induzem à toxicidade mitocondrial (inibição da polimerase-y do DNA mitocondrial), o que, provavelmente, é a causa dos efeitos adversos associados a essas drogas. Os pacientes tratados com inibidores de protease do vírus-1 da imunodeficiência humana, em geral, desenvolvem intolerância à glicose ou diabete, muito provavelmente devido a uma indução à resistência insulínica; tem sido observado que o inibidor de protease, indinavir, altera a sinalização da insulina.

Não é provável, exceto em casos raros, que as drogas ou os químicos do ambiente externo sejam fatores etiológicos comuns e/ou principais no DM1 de humanos. As observações citadas são fundamentalmente importantes, porque documentam que as células-β são singularmente sensíveis e podem ser seletivamente destruídas por certos químicos, e que as lesões iniciais às células-β podem induzir uma resposta imunológica direcionada contra as células-β. A última opinião também é suportada por estudos em camundongos transgênicos, expressando vírus coriomeningite linfocitário (VCML) em suas células-β. Os animais são tolerantes à transgene e permanecem não-diabéticos até que sejam infectados de forma exógena com o vírus. Eles, então, desenvolvem uma resposta imunológica contra o VCML, a insulite grave e o DM1.

Fatores Dietéticos

Entre os disparadores ambientais, a exposição ao leite de vaca na vida neonatal inicial e o desenvolvimento do DM1 têm recebido considerável atenção. A hipótese foi desenvolvida há mais de uma década, e o assunto ainda não está concluído. A revisão na literatura mostra que 19 grupos de diferentes partes do mundo apresentam exposições relacionadas à proteína do leite de vaca na vida neonatal inicial e ao desenvolvimento do DM1. No entanto, em seis outros grupos não foi encontrado esse tipo de relação. As principais razões para essa discrepância poderiam ser problemas com os estudos de caso-controle (viés da mãe em relação ao histórico da alimentação infantil inicial), problemas com controles de população e uso de taxas de probabilidade menores (OR)/risco relativo (RR < 2).

As evidências epidemiológicas e experimentais sugeriram que a ausência da proteína do leite de vaca na alimentação inicial da vida protege geneticamente as crianças suscetíveis e os animais contra o DM1. A eliminação das proteínas integrais do leite de vaca da dieta reduziu significativamente a incidência de DM1 em ratos BB espontaneamente diabéticos, sendo que a eliminação foi mais efetiva quando ocorreu durante o período pré-desmame. A albumina de soro bovino (BSA) foi proposta como antígeno candidato do mimetismo da tolerância ao leite, responsável pelo efeito diabetogênico do leite de vaca. Elevados anticorpos anti-BSA têm sido observados em pacientes e roedores diabéticos. Os anticorpos anti-BSA apresentam reação cruzada com as proteínas da membrana das células-β do Mr 69.000 (conhecido como p69 ou ICA 69) e precipitam o p69 dos lisados das células das ilhotas pancreáticas. As células-T específicas BSA têm sido recentemente detectadas no sistema de cultura, e essa resposta é mapeada para uma seqüência de aminoácido-17 do BSA, conhecida como peptídeo ABBOS (pré-BSA posição 152-169), anteriormente identificado como um possível epítopo de mimetismo.

Um estudo multicêntrico está sendo conduzido nos Estados Unidos da América do Norte, no Canadá, na Europa e na Austrália para testar se evitar a dieta de proteína do leite de vaca, pelo menos pelos primeiros seis meses de vida em lactentes geneticamente de risco previne o subseqüente desenvolvimento do DM1 durante os primeiros 10 anos. Esse projeto, chamado de *Trial to Reduce IDDM in Genetically at Risk* (TRIGR), é um estudo randomizado prospectivo que envolve recém-nascidos com parentes de primeiro grau diabéticos tipo 1. Aqueles geneticamente classificados como de alto risco são randomizados para receber uma fórmula infantil sem leite de vaca (a fórmula contém uma proteína não-antigênica hidrolisada) ou uma fórmula convencional baseada no leite de vaca. O período de intervenção é de seis meses, com um acompanhamento de 10 anos. Isso seria uma estratégia de prevenção inicial "verdadeira".

Viroses

As infecções virais podem causar diabete em uma variedade de espécies animais, freqüentemente com similaridades importantes com o DM1 humano. Embora esteja claro que, em certas espécies animais, os vírus possam causar diabete e que às vezes o processo diabetogênico é, em parte, imunomediado, há muito mais controvérsias na situação em humanos.

Entre os muitos vírus potencialmente envolvidos na etiologia do DM1 humano, três recebem maior atenção: caxumba, coxsackie e rubéola. Vários investigadores têm observado associações temporais entre o DM1 e as infecções por caxumba, embora o tempo de intervalo proposto entre a infecção viral reportada e o DM1 varie de vários anos a semanas ou meses. No entanto, os dados disponíveis sobre caxumba e DM1 são incompletos e de difícil interpretação. Recente evidência de estudos animais apresentou a possibilidade de que a imunização por vacinas possa influenciar a patogênese do diabete melito tipo 1. A possibilidade de que a vacinação abrangente contra a caxumba possa oferecer proteção contra o DM1 também tem sido investigada. Um declínio nos anticorpos contra a caxumba nos pacientes diabéticos tipo 1 e um platô na elevação da incidência do DM1, depois da introdução da vacina contra a caxumba, têm sido reportados por estudos realizados na Finlândia. No entanto, não existe evidência de que os programas de vacinação em massa contra caxumba-sarampo-rubéola (MMR) mudaram a incidência do diabete melito em qualquer população.

Vários estudos indicam que especialmente as infecções enterovírus e coxsackievírus B (CVB) são freqüentes no diagnóstico de DM1 clínico ou podem desempenhar um papel de iniciação do processo de destruição das células-β. Estudos prospectivos sugerem que as infecções por enterovírus possam também iniciar o processo vários anos antes da manifestação do DM1 clínico. Uma relação temporal entre as infecções por enterovírus e a indução da auto-imunidade foi demonstrada por Lomnrot *et al.* no estudo *Finnish Diabetes Prediction and Prevention*. Outras três observações suportam um potencial papel da coxsackie B na etiologia do DM1. Primeiro, as células-β de humanos são suscetíveis à infecção viral por coxsackie B; e segundo, tal infecção resulta na redução da produção de insulina; terceiro, a infecção viral por coxsackie B de camundongos diabéticos suscetíveis resulta no aumento da expressão das células-β do GAD e dos anticorpos GAD; por fim, uma porção da molécula GAD compartilha a homologia com o coxsackie B4, e essa porção da molécula GAD parece conter um epítopo dominante imunológico estimulador de células-T em pacientes humanos, diabéticos tipo 1. No entanto, apenas alguns grupos do vírus coxsackie B são diabetogênicos e a exposição de camundongos em outros grupos comuns não-diabéticos, provavelmente, confere proteção contra infecção aos semelhantes dos grupos diabéticos.

O "mimetismo molecular" é um mecanismo pelo qual os agentes infecciosos (ou outras substâncias exógenas) podem disparar uma resposta imunológica contra os auto-antígenos (Tabelas 3.8 e 3.9). A similaridade estrutural (mimetismo molecular) entre os epítopos virais e peptídeos próprios podem levar à indução de respostas auto-agressivas das células-T. Tem sido proposto que um peptídeo próprio poderia substituir um epítopo viral para o reconhecimento da célula-T e, por isso, participar nos processos fisiopatológicos nos quais as células-T estão envolvidas. A tolerância aos auto-antígenos sofre colapso e a resposta imunológica específica ao patógeno gerada reage de forma cruzada com as estruturas do hospedeiro, causando lesões teciduais e doenças. O mimetismo relacionado à infecção viral tem sido proposto com base na

TABELA 3.8 Potenciais Mecanismos Virais no DMID

1. Destruição direta das células-β.
2. Resistência insulínica aumentada e destruição das células-β.
3. "Mimetismo molecular".
4. Proteção do grupo diabetogênico pela infecção anterior do grupo não-diabetogênico.
5. Estímulo das células-T reguladoras.
6. Estímulo das células-T efetoras.

TABELA 3.9 Exemplos de "Mimetismo Molecular" Potencialmente Relacionados ao Diabete Tipo 1

Antígeno pancreático	"Antígeno estrangeiro"
Insulina (IAA)	Proteína p73 de retrovírus endógeno de camundongo
GAD	Proteína PC2 de coxsackievírus
ICA69	Peptídeo ABBOS de albumina de soro bovino
38K	Citomegalovírus
52K	Vírus da rubéola

homologia da seqüência entre GAD65 e coxsackievírus P2-C, uma enzima envolvida na replicação dos coxsackievírus B. No entanto, uma pesquisa nos bancos de dados identificou 17 vírus com alguma homologia com vários fragmentos de GAD65, indicando que a reatividade cruzada entre GAD65 e coxsackievírus não é única. Para concluir, as informações atualmente disponíveis suportam o conceito de que o papel das infecções enterovirais pode ser mais importante do que anteriormente presumido. As infecções por enterovírus estão associadas ao maior risco de DM1, mas ainda não está determinado se essa associação reflete uma relação causal.

A incidência do diabete na síndrome congênita da rubéola é de aproximadamente 10-20%. O mais importante, o diabete induzido pela rubéola, é similar genética e imunologicamente ao DM1, ocorrendo de forma espontânea na ausência da rubéola. Essas similaridades sugerem que o diabete associado à rubéola congênita não é etiologicamente distinto, mas que o vírus da rubéola dispara, pelo menos, alguns dos mesmos mecanismos que são operativos na maioria dos casos espontâneos de DM1. Observa-se que o vírus da rubéola também infecta células-β humanas, resultando em produção deficiente de insulina, e que existe homologia do antígeno entre a proteína capsídea do vírus da rubéola e um epítopo em uma proteína das ilhotas pancreáticas kDa-52 não-identificada. A similaridade entre essas descobertas e aquelas anteriormente resumidas sobre os coxsackievírus fazem com que seja tentadora a especulação sobre se o mimetismo molecular pode ser aplicável a ambos os vírus.

Recentemente, têm sido reportados dados sobre uma associação da infecção por rotavírus e o DM1. O rotavírus, a causa mais comum de gastrenterite em crianças, contém seqüências de peptídeos altamente similares aos epítopos das células-T nos auto-antígenos GAD das ilhotas pancreáticas e tirosina fosfatase IA-2 (IA-2), sugerindo que o rotavírus também poderia disparar a auto-imunidade das ilhotas pancreáticas pelo mimetismo molecular. Parece que a infecção por rotavírus pode disparar ou exacerbar a auto-imunidade das ilhotas pancreáticas em crianças geneticamente suscetíveis.

RESUMO

Nos últimos anos, nosso conhecimento sobre a patogênese do DM1 tem sofrido espantoso desenvolvimento. Utilizando essas informações além dos recursos genéticos e imunológicos, as pessoas não-diabéticas podem ser identificadas de alto risco para um subseqüente DM1 clínico. Por sua vez, essa capacidade de identificar as pessoas de alto risco e predizer o subseqüente DM1 clínico, além do conhecimento dos mecanismos patogênicos, estabelece a fase para estudos de intervenção em grande escala, objetivando testar se o DM1 pode ser evitado (DPT-1 recém-concluído, *Diabetes Prevention Trial-Type 1*, e ENDIT, *European Nicotinamide Diabetes Intervention Trial*; bem como estudos em andamento que incluem DIPP, *Finnish Diabetes Type 1 Prediction and Prevention Project*; e TRIGR, *Trial to Reduce IDDM in Genetically at Risk*). O objetivo a longo prazo dos pesquisadores que trabalham nesse campo poderá ser alcançado em breve; o processo do DM1 pode ser suscetível a uma interrupção e pode ser que se possa evitar que algumas pessoas desenvolvam o DM1 clínico.

AGRADECIMENTOS

O capítulo original foi em parte subvencionado pelo Medical Research Service of the Departament of Veterans Affairs e pelo National Institutes of Health (P30DK17047, RO1HD42444 e UO1DK46639).

LEITURA COMPLEMENTAR

Akerblom HK, Knip M: Putative environmental factors in Type 1 diabetes. *Diabetes Metab Rev* 1995; 14: 31067.
Diabetes Prevention Trial – Type 1 Diabetes Study Group: Effects of insulin in relatives of patients with type 1 diabetes mellitus. *N Engl J Med* 2002; 346: 1685-1691.
Naik RG, Palmer JP. Latent autoimmune diabetes in adults (LADA). *Rev Endocr Metab Disorders* 2003; 4: 233-241.
Palmer JP, Hirsch IB: What's in a name?: Latent autoimmune diabetes in adults, type 1.5, adult-onset, and type 1 diabetes. *Diabetes Care* 2003; 26: 536-538.
Von Herrath MG; Selective immunotherapy of IDDM: a discussion based on new findings from RIP-LCMV model for autoimmune diabetes. *Transplant Proc* 1998; 30(8): 4115-4121.

Para discussão mais detalhada e bibliografia adicional sobre esse tópico, consulte, por favor, Porte *et al*: *Ellenberg & Rifkin's Diabetes Mellitus*, 6th. ed., Capítulo 20.

Fisiopatologia e Genética do Diabete Melito Tipo 2   4
Steven E. Kahn e Daniel Porte, Jr.

Tanto a hiperglicemia de jejum quanto o aumento excessivo da concentração de glicose depois da carga oral de glicose são critérios para o diagnóstico do diabete melito tipo 2 (DM2). Nos estados de pós-ingesta e de satisfação alimentar, três importantes defeitos têm sido observados em indivíduos com DM2: (1) deficiência na secreção de insulina basal ou estimulada; (2) taxa elevada de liberação de glicose hepatoendógena; e (3) utilização ineficaz da glicose tecidual periférica. Neste capítulo revisaremos o ciclo fechado de *feedback* (auto-regulação), que compreende as ilhotas pancreáticas, o fígado e os tecidos periféricos, que, juntos, são responsáveis pela regulação da glicose plasmática. Descreveremos a natureza dos três principais defeitos observados no DM2 e como eles interagem na fisiopatologia da hiperglicemia. Usaremos esse mesmo ciclo de auto-regulação para apresentar uma perspectiva de como as diferentes intervenções terapêuticas agem para alterar o nível de glicose do estado estável (homeostático). Por fim, discutiremos os estudos das bases genéticas das síndromes hiperglicêmicas, como o DM2, *Maturity-Onset Diabetes of the Young* (MODY) e outras raras formas genéticas de DM2.

FISIOLOGIA NORMAL DO EQUILÍBRIO DA GLICOSE

A manutenção de um nível estável de glicose plasmática de jejum depende da relação do ciclo fechado de auto-regulação entre o fígado, os tecidos periféricos e as ilhotas pancreáticas (Figura 4.1). Depois do jejum noturno, a glicose é produzida em abundância no fígado pela quebra do glicogênio e pela gliconeogênese, sendo que a taxa de produção depende da disponibilidade do glicogênio hepático e dos precursores gliconeogênicos. Cerca de 70-80% da glicose liberada pelo fígado é metabolizada, independente da insulina metabolizada pelo cérebro e outros tecidos insulino-não-sensíveis, como o intestino e as hemácias. Os tecidos insulino-sensíveis, como o muscular e o adiposo, utilizam apenas pequenas quantidades. Algumas influências neurais e hormonais regulam a produção hepática de glicose, e, na presença de quantidades adequadas de insulina, o próprio nível de glicose pode regular a liberação da glicose hepática. A curto prazo, os reguladores hormonais de importância fisiológica são a insulina, o glucagon e as catecolaminas; a longo prazo, é exercida uma influência sobre a produção hepática de glicose pelo hormônio do crescimento, pelo hormônio da tireóide e pelos glicocorticóides.

O fígado é muito sensível às mudanças nos níveis de insulina e glucagon, devido ao fato de que esses hormônios drenam diretamente para o fígado, e estão perfeitamente adaptados para regular as alterações momento a momento na saída da glicose hepática. Uma deficiência na função das células-β reduz os níveis de insulina e eli-

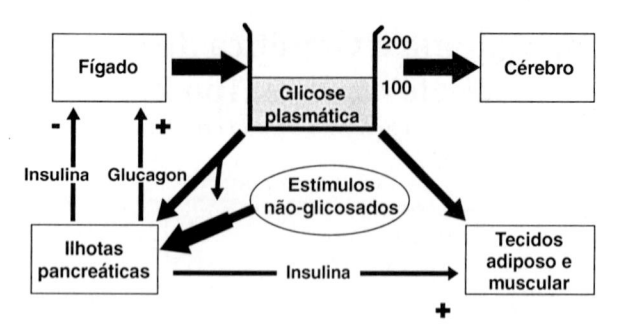

Figura 4.1 Um modelo de equilíbrio do estado homeostático normal do nível de glicose plasmática. A glicose plasmática exerce efeitos diretos sobre o pâncreas modula: a secreção de insulina e glucagon e interage com os estímulos não-glicosados, modificando as respostas das células-α e β a esses estímulos. Durante a hiperglicemia, a secreção da insulina fica elevada e a secreção de glucagon, reduzida. Quando a hipoglicemia prevalece, a secreção de glucagon fica elevada e a secreção de insulina, reduzida. O glucagon estimula a produção hepática de glicose. A insulina inibe a liberação de glicose pelo fígado e estimula a utilização da glicose nos tecidos insulino-sensíveis. A captação da glicose pelo cérebro é não-insulino-dependente, mas a captação da glicose periférica pelos tecidos adiposo e muscular é aumentada pela insulina. Qualquer alteração na concentração de hormônios ou de substratos, ou no uso da glicose, será modulada pelo ciclo para que o uso e a produção da glicose possam permanecer equilibrados. O nível da glicose plasmática no qual isso ocorre é determinado pela eficiência com que os tecidos periféricos fixam a glicose, pela taxa de produção hepática de glicose e pela capacidade responsiva das células-α e β das ilhotas pancreáticas. (Adaptada com autorização de Porte D Jr: β-cells in type II diabetes mellitus. *Diabetes* 1991; 40:166-180.)

mina seu efeito inibidor sobre o fígado, permitindo uma lenta elevação na produção hepática de glicose e o desenvolvimento da hiperglicemia. Essa deficiência também eleva a saída de glucagon, o que aumentaria a produção de glicose pelo fígado, e estaria associada a uma elevação concomitante do nível da glicose plasmática. O elevado nível de glicose ficará estável se o ciclo de auto-regulação ficar intacto, devido ao efeito *feedback* da glicose, da estimulação da insulina pancreática e da inibição da secreção de glucagon.

A ocorrência de mudanças na sensibilidade à insulina também causaria uma tendência de alteração no nível da glicose plasmática. Por exemplo, se a captação ou a utilização da glicose periférica insulino-mediada for reduzida, ocorrerá uma elevação no nível da glicose plasmática de jejum. Se as ilhotas pancreáticas estiverem normais, será apropriado modificar sua secreção por meio da redução da saída de glucagon pelas células-α e do aumento da secreção de insulina pelas células-β. Essas alterações secretórias reduzirão a taxa de saída da glicose hepática, fazendo com que o nível da glicose tenda a alterar-se o mínimo possível. Quando a utilização da glicose periférica aumenta, o oposto ocorre, há o aumento da produção hepática de glicose, e o nível de glicose mais uma vez retorna ao normal. É importante entender que a adaptação total das ilhotas pancreáticas não pode acontecer; caso contrário, nenhum estímulo para as alterações na secreção de insulina e glucagon estará presente. Sendo assim, quando a sensibilidade à insulina tecidual muda, o resultado é um novo estado homeostático de glicose, no valor entre o esperado pela mudança na ação da insulina e aquele esperado pela mudança na secreção do hormônio pancreático, sendo que o nível exato depende da capacidade responsiva das células-α e β das ilhotas pancreáticas e da sensibilidade à glicose e à insulina.

Depois da ingesta, as excursões da glicose plasmática são reduzidas pelas ilhotas pancreáticas. Isso é acompanhado de uma redução na produção hepática de glicose e no aumento da captação da glicose periférica. Essas alterações no metabolismo da glicose surgem como resultado de alterações na secreção de insulina e glucagon, as quais são reguladas minuto-a-minuto pela interação entre a glicose, os aminoácidos, o sistema nervoso autônomo e os hormônios intestinais. Desses, a glicose é o regulador-chave das ilhotas pancreáticas, porque ela não apenas regula diretamente a secreção de insulina e glucagon, mas também modula as respostas a outros substratos, bem como hormônios intestinais e fatores neurais, durante a ingestão de nutrientes.

A partir dessa descrição, está claro que quando o ciclo de auto-regulação for funcional, a interpretação de qualquer aspecto isolado desse mecanismo homeostático não poderá ser significativamente representada sem levar em conta todas as variáveis participantes. É de vital importância que as comparações realizadas da função secretória das ilhotas pancreáticas – saída de glicose hepática ou glicose tecidual periférica entre os diferentes grupos de pessoas com níveis similares de hormônio e substrato – ou que as diferenças nesses níveis sejam levadas em conta. Caso contrário, poderá haver uma interpretação errônea do estado desses vários componentes do ciclo de auto-regulação.

FISIOPATOLOGIA DA DISFUNÇÃO DAS ILHOTAS PANCREÁTICAS NO DM2

Secreção da Insulina Basal

Os níveis de insulina plasmática de jejum em pacientes DM2, quando comparados com pacientes do grupo de controle não-diabéticos, têm sido reportados como baixos, normais e elevados. No entanto, quando pacientes diabéticos tipo 2 são comparáveis na obesidade e têm seus níveis de insulina avaliados nas concentrações de glicose plasmática comparáveis, os resultantes níveis de insulina do estado homeostático nos pacientes diabéticos são mais baixos do que naqueles pacientes de controle comparáveis em peso e provavelmente comparáveis na sensibilidade à insulina. Dessa forma, independente dos níveis absolutos, existe sempre uma deficiência na secreção de insulina basal em pacientes DM2. No DM2, existe uma redução fundamental da capacidade responsiva das células-β no nível de glicose plasmática prevalente, mas o efeito da hiperglicemia resultante é o de estimular a saída de insulina basal para o ponto onde os níveis de insulina, normalmente, aparecerão normais ou, se houver resistência insulínica, estarão mais elevados do que aqueles das pessoas normais propensas à insulino-sensibilidade.

A liberação de insulina não é um processo simplesmente contínuo, mas mais do que isso: ele tanto apresenta características pulsáteis quanto oscilatórias. Os pulsos de 10 a 15 minutos ocorrem no segundo plano das oscilações mais espaçadas, com ciclos a cada 120 minutos, aproximadamente. O exame desses padrões tanto revela ser anormal em pessoas com DM2 quanto em pessoas com alto risco de desenvolver a doença.

As comparações da secreção de insulina basal em pacientes diabéticos do tipo 2 com a mesma secreção em pessoas normais também podem ser confusas pelo fato de que a pró-insulina reage de forma cruzada em muitos radioimunoensaios convencionais de insulina. O emprego de um específico radioimunoensaio para insulina demonstra que a pró-insulina e seus intermediários contribuem, em média, duas vezes para a imunorreatividade da insulina basal (aproximadamente 30%) nos pacientes DM2, bem como em pessoas saudáveis (aproximadamente 15%). Sendo assim, os níveis reais de insulina nesses pacientes são mais baixos do que aqueles medidos de acordo com a insulina imunorreativa.

Secreção de Insulina Estimulada pela Glicose

Embora as medições dos níveis de glicose plasmática durante o teste oral de tolerância à glicose sejam o método-padrão para o diagnóstico de DM2, o uso desse teste como forma de avaliar a função das células-β, em pacientes com essa doença, é difícil e impreciso. Isso se deve ao fato de que é difícil controlar fatores, como o tempo de esvaziamento gástrico, as taxas de secreção do hormônio intestinal e as diferenças nos níveis de glicose, que são variáveis importantes durante o teste. Embora alguns pacientes DM2 venham a demonstrar uma resposta insulínica exagerada depois do teste oral, isso parece ser o resultado de uma resposta deficiente inicial, levando a níveis acentuadamente elevados de glicose, os quais fornecem um estímulo prolongado e exagerado às células-β. Contudo, a magnitude da resposta insulínica nos primeiros 30 minutos depois da administração oral de glicose é reduzida tanto nos pacientes DM2 quanto naqueles com intolerância à glicose. De fato, em pacientes com reduzida tolerância à glicose, poucas alterações na magnitude dessa resposta estão associadas às reduções progressivas na tolerância à glicose.

O uso de uma carga intravenosa de glicose evita muitas das variáveis complicações associadas ao teste oral de tolerância como forma de avaliar a função das células-β. Com esse teste demonstra-se que o DM2 é caracterizado pela total ausência de resposta insulínica aguda ou da primeira fase de secreção de insulina medida durante os primeiros 10 minutos depois da administração intravenosa de glicose (Figura 4-2). A perda dessa resposta pode, de fato, ser provada no nível de glicose plasmática de jejum acima de 115 mg/dL (6,4 mmol/L), agora considerado como intolerância à glicose de jejum. A resposta insulínica após os primeiros 10 minutos é chamada de segunda fase. Assim como o nível da insulina de jejum, ela é uma função do nível de glicose do pré-estímulo. Sendo assim, as respostas insulínicas de segunda fase podem parecer normais ou mesmo elevadas em pacientes com obesidade e resistência insulínica, cujos níveis de glicose plasmática de jejum estão abaixo de 200 mg/dL (11,1 mmol/L) (Figura 4.2). No entanto, quando são realizadas comparações para adiposidade – ou insulino-sensibilidade – em pessoas normais comparáveis com níveis de glicose plasmática iguais, fica evidente que a secreção de insulina na segunda fase é menor nos pacientes diabéticos do tipo 2. Quando os níveis de glicose plasmática elevam-se acima de 200-250 mg/dL (11,1-13,9 mmol/L), surge a glicosúria, evitando uma elevação no nível de glicose, algo suficiente para compensar a secreção deficiente de insulina. Por tal razão, os pacientes com níveis de glicose plasmática de jejum acima

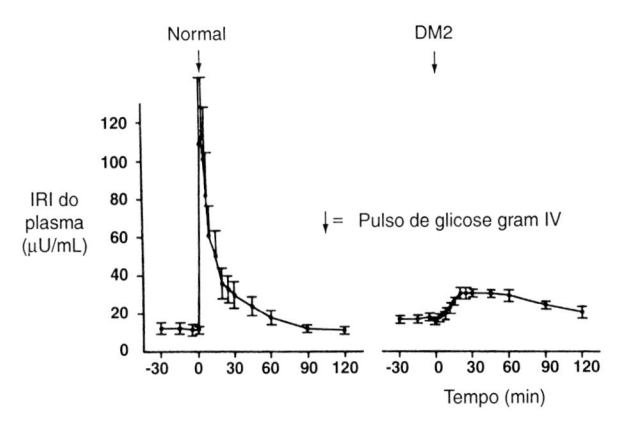

Figura 4.2 Liberação da insulina em resposta à administração intravenosa de glicose em pessoas normais (n=9) e em DM2 (n=9). Concentrações de glicose plasmática de jejum, a saber: pessoas normais, 85 ± 3 mg/dL (4,7 ± 0,2 mmol/L); pessoas diabéticas, 160 ± 10 mg/dL (5,9 ± 0,6 mmol/L). IRI, insulina imunorreativa; ł ± SEM. Observe a preservação relativa da resposta insulínica da segunda fase nos pacientes DM2. (Reproduzido com autorização de Pfeifer MA, Halter JB, Porte D Jr: Insulin secretion in diabetes mellitus. Am J Med 1981; 70: 579.)

de 250 mg/dL (13,9 mmol/L) são, em geral, totalmente deficientes de insulina, e suas respostas na segunda fase são caracterizadas pelas reduções absolutas na liberação de insulina. Essas pessoas são designadas como portadoras de DM2 *descompensado*.

Secreção de Insulina Não-Estimulada pela Glicose

Administrando-se uma das variedades de secretagogos não-glicosados, como o aminoácido arginina, os hormônios gastrintestinais secretina ou glucagon – tipo peptídeo 1 (GLP-1), o agente adrenérgico-β isoproterenol ou a sulfoniluréia tolbutamida também são seguidos por uma resposta insulínica aguda. Em pacientes DM2 com um nível de glicose plasmática de jejum abaixo de 200 mg/dL (11,1 mmol/L), a resposta insulínica aguda a qualquer desses secretagogos é de magnitude normal, quando os indivíduos são comparáveis na adiposidade corporal ou sensibilidade. No entanto, como no caso da secreção de insulina basal e de segunda fase, o elevado nível de glicose plasmática parece ser o responsável pela manutenção dessas respostas insulínicas aparentemente normais ao estímulo não-glicosado. Quando os níveis de glicose plasmática são equilibrados pela infusão de glicose em pessoas normais ou pela infusão de insulina em pacientes diabéticos tipo 2, a resposta insulínica aguda a estímulos não-glicosados também é menor nos pacientes diabéticos comparáveis em peso (Figura 4.3). Esse efeito regulador de glicose, chamado de *potencial de glicose*, pode ser expresso pelo grau de inclinação da linha referente à resposta insulínica aguda a um secretagogo não-glicosado, de acordo com a função do nível de glicose

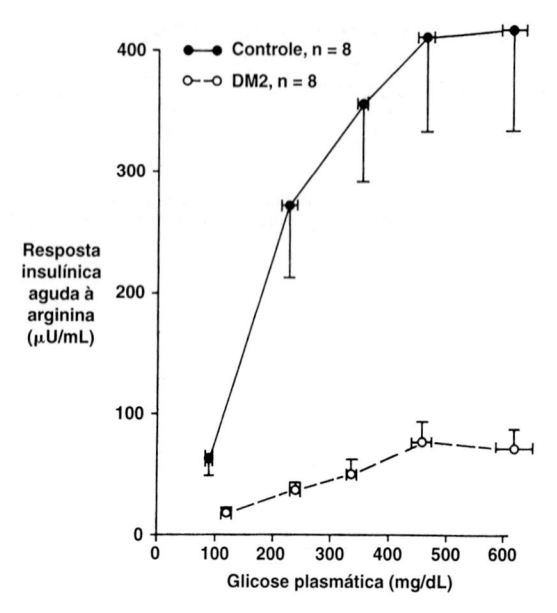

Figura 4.3 Comparação das respostas insulínicas agudas à arginina IV, 5 g (significando acréscimo de insulina de 2 a 5 minutos), em cinco níveis comparáveis de glicose plasmática, em oito pacientes com DM2 e em oito pacientes de controle com idades e pesos corporais similares. O grau de inclinação de potencial é a porção linear da relação entre a glicose plasmática (100-250 mg/dL, 5,5-13,9 mmol/L) e a resposta insulínica aguda, sendo esse grau muito mais constante no grupo dos diabéticos. A resposta insulínica máxima, medida da capacidade secretória das células-β, é a resposta em uma concentração de glicose maior que 450 mg/dL (25 mmol/L). Essa resposta também é mais baixa no grupo dos diabéticos. O nível de glicose meio-máximo, uma medida da sensibilidade à glicose das células-β, está entre 150 mg/dL (8,3 mmol/L) e 200 mg/dL (11,1 mmol/L) e não se altera no grupo dos diabéticos. (Reproduzida com autorização de Ward WK, Bolgiano DC, McKnight B, Halter JB, Porte D Jr: Diminished β-cell secretory capacity in patients with non-insulin-dependent diabetes mellitus. *J. Clin Invest* 1984; 74: 1318-1328.)

plasmática entre 100 e 250 mg/dL (5,6 e 13,9 mmol/L). Os pacientes diabéticos tipo 2 com hiperglicemia de jejum apresentam um grau de inclinação de potencial muito mais constante do que os indivíduos normais.

No nível de glicose acima de 450 mg/dL (25,0 mmol/L), tanto as pessoas normais quanto as diabéticas alcançam suas respostas insulínicas agudas máximas, chamadas de *AIRmax* (Figura 4.3). A redução observada na capacidade de resposta máxima em pacientes diabéticos denota uma redução na capacidade de secreção de insulina. A similaridade do nível de glicose dando uma resposta meio-máxima (PG50) tanto nas pessoas diabéticas quanto nas saudáveis indica uma equivalente sensibilidade das células-β à glicose. No entanto, a AIRmax tem uma relação negativa curvilínea com o nível de glicose plasmática de jejum (Figura 4.4), com uma redução de 50-75% na capacidade secretória até que o nível de jejum de diagnóstico do diabete melito seja alcançado (126 mg/dL, 7,0 mM).

Secreção de Glucagon Basal e Estimulado

Anormalidades na secreção de glucagon também se manifestam no DM2. O equilíbrio normal da liberação de glucagon não está totalmente compreendido, mas parece que depende da inibição das células-α pela glicose ou apenas pela insulina ou pela insulina e glicose juntas. Levando isso em consideração, os pacientes DM2, com níveis de glicose plasmática abaixo de 250 mg/dL (13,9 mmol/L), apresentam níveis de glucagon basal plasmático aparentemente normais. Entretanto, a equiparação dos níveis de glicose plasmática não evidencia se a regulação da glicose ou da insulina das células-α é deficiente, apenas demonstra que esses níveis de glucagon normais estão inadequadamente elevados para a hiperglicemia prevalente.

A resposta do glucagon à carga intravenosa de glicose também é anormal em pacientes DM2. A maciça administração de glicose intravenosa normalmente resulta

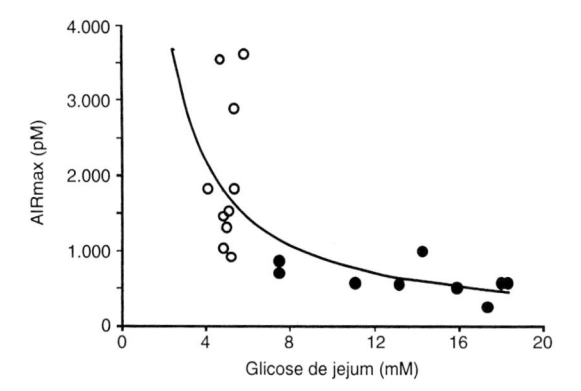

Figura 4.4 Relação curvilínea entre a capacidade secretória das células-β (AIRmax) e a glicose plasmática de jejum em nove pacientes com DM2 (•) e nove indivíduos com tolerância normal à glicose (o). Existe uma grande variação na capacidade secretória das células-β nos indivíduos saudáveis devido a grandes diferenças na sensibilidade à insulina, enquanto que nos pacientes DM2 a faixa de variação é menor, uma manifestação da função deficiente das ilhotas pancreáticas. A relação não-linear entre esses dois parâmetros (r = -0,76; p < 0,0001) demonstra que o grau de função das células-β é um determinante do nível de glicose de jejum. Essa relação prediz que uma perda inicial relativamente grande da função das células-β resultaria em apenas um pequeno aumento no nível de glicose plasmática de jejum. No entanto, pequenos declínios adicionais na função das células-β levariam a aumentos muito maiores no nível de glicose. (Adaptada de Røder ME, Porte D Jr, Kahn SE: Disproportionately elevated proinsulin levels reflect the degree of impaired β-cell secretory capacity in patients with non-insulin dependent diabetes mellitus. *J Clin Endocrinol Metab* 1988; 83: 604-608.)

na supressão da liberação de glucagon, mas a supressão é um fenômeno lento. No DM2, os níveis de insulina são similares, porque as taxas de distribuição de glicose são mais baixas, e por isso um nível mais elevado de glicose prevalece, levando ao que parece ser uma resposta supressiva normal. No entanto, quando os níveis de glicose em pacientes DM2 são comparados com os pacientes de controle, os níveis de glucagon são mais elevados. Além disso, a magnitude da resposta aguda de glucagon ao estímulo aminoácido é maior nos níveis de glicose comparáveis nos pacientes diabéticos tipo 2. Mas existe também uma anormalidade no equilíbrio da função secretória das células-α relacionada à glicose.

A avaliação da função secretória das células-α, por meio do teste oral de tolerância à glicose, é, como na avaliação das células-β, confusa pela incapacidade de controlar o nível de glicose plasmática, a taxa de esvaziamento gástrico e a secreção de peptídeo intestinal. Apesar dessas dificuldades, em geral, quando o teste oral é realizado, os defeitos na função das células-α ficam evidentes. Então, a ingestão de carboidratos no DM2 pode não ser seguida de supressão de glucagon e pode mesmo demonstrar mais um aumento paradoxal do que a supressão usual observada com a hiperglicemia. Além disso, a ingestão de uma refeição somente com proteína produz uma resposta de glucagon exagerada em pacientes diabéticos tipo 2, independente de seus níveis de glicose plasmática de jejum serem normais ou elevados.

Dessa forma, parece que uma anormalidade na função das células-α está presente na maioria dos pacientes com DM2. No entanto, até o momento não está claro se essa anormalidade resulta da reduzida regulação da insulina das células-α, da menor sensibilidade à glicose ou da combinação dos fatores.

Natureza da Lesão das Ilhotas Pancreáticas no DM2

Embora esteja claro que a disfunção das ilhotas pancreáticas esteja presente no DM2, ainda não está certo se os defeitos na secreção de insulina são o resultado de uma redução da massa das células-β, de uma disfunção de um número normal de células-β ou alguma combinação. Além disso, como a regulação fisiológica normal da secreção de glucagon não está completamente compreendida, a contribuição do defeito das células-β para a disfunção das células-α também não está totalmente clara.

A partir de estudos sobre todas essas possibilidades, é evidente que, embora muitas perturbações diferentes possam reproduzir algumas características das anormalidades na secreção das células-β observadas em DM2, nenhuma abordagem experimental única foi capaz de reproduzir totalmente as descobertas dessa doença em seres humanos. Isso sugere a possibilidade de que as anormalidades da característica da função das ilhotas pancreáticas do DM2 são o resultado de uma combinação de uma variedade de lesões, e suporta o conceito de que considerável heterogeneidade está, provavelmente, envolvida na patogênese dos defeitos das células-β desse tipo de doença.

FISIOPATOLOGIA DA RESISTÊNCIA INSULÍNICA E RESISTÊNCIA À GLICOSE NO DM2

A resistência tecidual à insulina é um importante componente da intolerância à glicose do DM2. A etiologia dos defeitos na ação da insulina observada no fígado e nos tecidos periféricos de formas comuns de DM2 não está clara. No entanto, parece que um componente importante dessa anormalidade pode estar relacionado à obesidade, com a distribuição da gordura central, sendo especialmente importante a gordura intra-abdominal. A distribuição da glicose mediada pela glicose, independente da insulina, também é importante para a tolerância à glicose e precisa que seu papel na fisiopatologia do DM2 também seja reconhecido.

Resistência à Insulina Hepática

As taxas basais da produção hepática de glicose em pacientes DM2 têm sido reportadas como normal ou elevada. Como medidas da secreção de insulina, é importante que essas taxas de produção sejam avaliadas no contexto da concentração de glicose no qual elas foram mensuradas. Quando isso é feito, fica evidente que mesmo "normais" os valores são inadequadamente elevados para o nível de glicose ambiente. Na maioria dos estudos, o grau de anormalidade da saída de glicose hepática está positivamente relacionado com o grau de hiperglicemia de jejum, indicando que a taxa de produção hepática de glicose é um determinante importante do nível de glicose plasmática de jejum (Figura 4.5).

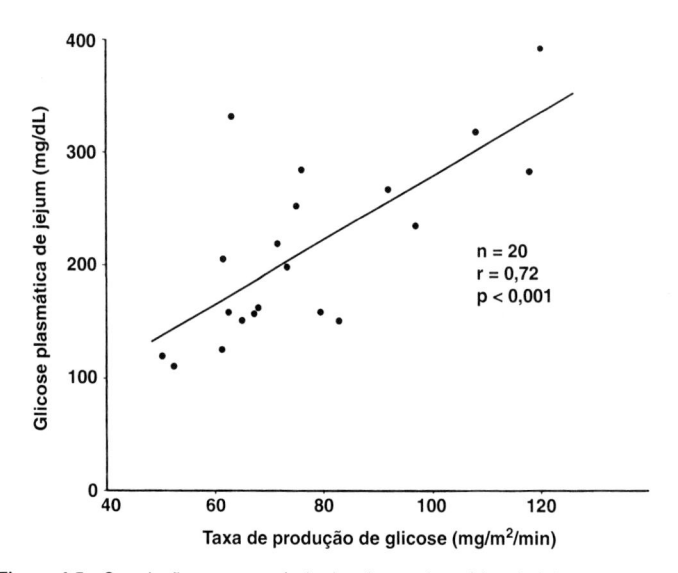

Figura 4.5 Correlação entre os níveis de glicose plasmática de jejum e a taxa de produção de glicose em 20 pacientes com DM2 não-tratado. Independente do efeito supressor da hiperglicemia sobre a produção de glicose, esses pacientes com níveis altíssimos de glicose apresentam taxas de produção altíssimas. (Reimpressa com autorização de Best JD, Judzewitsch RG, Pfeifer MA, Beard JC, Halter JB, Porte D Jr: The effect of chronic sulfonylurea therapy on hepatic glucose production in non-insulin-dependent diabetes. *Diabetes* 1982; 31: 333-338.)

A elevada taxa de produção hepática de glicose resulta de uma deficiência nos efeitos da insulina e glicose de suprimir normalmente a liberação de glicose pelos hepatócitos. Um desvio para a direita na curva de resposta à dosagem de insulina, sem redução na resposta supressiva máxima nos níveis de insulina suprafisiológicos, tem sido observado em pacientes diabéticos estudados na euglicemia. Esse tipo de alteração é compatível com uma redução na sensibilidade hepática à insulina produzida pela redução no número de receptores de insulina. No entanto, quando estudos similares são realizados em pacientes DM2 na hiperglicemia basal, a supressão máxima da produção hepática de glicose ocorre nos níveis mais baixo de insulina, mas a relação dose-resposta ainda demonstra um defeito na ação da insulina quando comparada aos indivíduos de controle estudados na normoglicemia. Sendo assim, parece que a hiperglicemia é capaz de exercer um efeito supressor sobre a saída de glicose hepática independente da insulina, mas é incapaz de compensar totalmente a redução da sensibilidade à insulina encontrada no DM2. Isso sugere que um defeito na capacidade da glicose de inibir sua própria liberação no fígado também contribui para a superprodução de glicose observada no estado basal. O glucagon, importantíssimo na manutenção da liberação da glicose hepática pós-absorção, parece ser responsável por mais da metade da produção hepática de glicose observada no DM2. Como resultado, a regulação anormal da secreção de glucagon nesses pacientes pode ajudar a explicar a resistência hepática observada no DM2 aos efeitos supressores da insulina e glicose.

Durante a ingestão oral calórica, o fígado desempenha um papel crítico na manutenção da homeostase da glicose. As alterações, induzidas pelas refeições, nas concentrações de entrada de glicose, insulina e glucagon no fígado, por meio da circulação portal, contribuem para que o fígado mude seu estado, no jejum, de orgão responsável apenas pela produção de glicose para, durante a realimentação, restabelecer o conteúdo de glicogênio pelo aumento na captação e/ou síntese de glicose. Portanto, considerando os defeitos na sensibilidade hepática à glicose e insulina, não é surpresa que, após uma carga oral de glicose, possa haver uma redução retardada na produção hepática de glicose no DM2. Essa falha do fígado em suprimir adequadamente sua produção de glicose responde por uma proporção bastante significativa da elevação observada nas concentrações de glicose plasmática depois da ingestão de alimentos. Embora uma grande proporção desse defeito na supressão da liberação da glicose hepática possa ser o resultado de uma resposta insulínica deficiente, nem a contribuição da resposta elevada de glucagon, durante as refeições, nem o potencial de variação na sensibilidade hepática a outras respostas neuro-hormonais, depois da ingestão oral, estão ainda definidos.

Resistência Insulínica Periférica

Utilizando a técnica do *clamp* euglicêmico, tem sido efetivamente demonstrado que existe uma significativa redução na taxa média de distribuição de glicose em pacientes com DM2. Análises adicionais da relação da resposta à dosagem, *in vivo*, sugerem que essa redução na resposta insulínica seja o resultado de duas anormalidades. Primeiro, que o desvio para a direita na curva é compatível com uma redução no número de receptores celulares de insulina. Tal redução tem sido reportada em estudos *in vitro*, utilizando monócitos, eritrócitos e adipócitos. Independente da presença de receptores extras ou ociosos, a redução acentuada na taxa máxima da distribuição de glicose igualmente indica a existência de um defeito pós-ligação (intracelular). Estudos sobre a ligação da insulina a adipócitos isolados de indivíduos diabéticos tipo 2 têm mostrado que o fator determinante da gravidade da resistência insulínica periférica, em pacientes não-tratados, é essa redução na ação insulínica pós-receptor. Análises iniciais sugeriram que parte desse defeito na ação insulínica intracelular resultava de uma redução no número de transportadores de glicose. No entanto, parece que a quantidade total de RNAm GLUT-4 e proteína é normal, embora a função ou o movimento intracelular para a membrana celular desse transportador de glicose insulinodependente seja reduzida. Avaliações de um número de moléculas-chave envolvidas na transmissão intracelular do sinal de insulina, depois da ligação da insulina ao seu receptor (p. ex., substrato-1 do receptor de insulina [IRS-1] e o 3-fosfotidilinositol quinase [PI3 quinase]), têm revelado defeitos na atividade ou quantidade dessas moléculas, mas essas alterações não são diferentes daquelas observadas na obesidade.

Todas as observações precedentes sobre a eficácia reduzida da insulina foram realizadas sob condições de euglicemia e, por essa razão, não levam em conta a capacidade da glicose, em virtude da ação de massa, de aumentar sua própria distribuição nos tecidos periféricos, independente de uma alteração na insulina. Quando estudos extras sobre a resposta à dosagem de insulina são realizados no nível basal de hiperglicemia em pacientes DM2, o efeito da insulina sobre a distribuição da glicose periférica é essencialmente idêntico àquele observado nos pacientes equilibrados do grupo de controle estudados na euglicemia. Essas descobertas sugerem que, na presença de hiperglicemia, qualquer deficiência da ação da insulina periférica será superada por um aumento da ação de massa de captação de glicose. Conseqüentemente, como os níveis de glicose elevam-se devido ao aumento na produção hepática de glicose, a captação da glicose periférica aumenta pela ação de massa, de forma que um novo estado homeostático seja criado, no qual os elevados níveis de glicose estão associados a uma maior utilização de glicose, independente da deficiência da ação da insulina.

A eficiência da captação de glicose depois da ingestão oral de glicose também é imperfeita nos pacientes DM2. Normalmente, nos tecidos periféricos, a glicose ingerida é metabolizada por processos oxidativos e não-oxidativos, sendo que a taxa desses processos é controlada pelas enzimas piruvirato desidrogenase e glicogênio sintetase, respectivamente. Em baixas concentrações de insulina, a rota mais importante da distribuição da glicose periférica é via oxidação de glicose, enquanto, em níveis mais elevados, a distribuição ocorre predominantemente pela glicogênio sintetase. No DM2, a eficiência da captação de glicose por ambos os processos é reduzida, predominante anormalidade um defeito na armazenagem de glicose não-oxidativa. À medida que a atividade da glicogênio sintetase é estimulada pela insulina, a reduzida sensibilidade à insulina, formada pela resposta secretória de insulina reduzida às refeições, leva a uma falha na função de estimular a atividade enzimática normal.

Resistência à Glicose

Além da resistência insulínica e da disfunção das ilhotas pancreáticas como causas de redução na tolerância à glicose, a captação da glicose não-insulino-dependente ou a captação de glicose mediada pela glicose é um importante fator determinante na utilização da glicose. De fato, cerca de 80% da captação da glicose tissular no estado de jejum ocorre pelos mecanismos não-insulino-dependentes, inicialmente no cérebro. No entanto, a captação da glicose não-insulino-dependente também ocorre nos tecidos muscular, adiposo e outros. Durante o teste intravenoso de tolerância à glicose, a captação da glicose mediada pela glicose não-insulino-dependente, também conhecida por efetividade de glicose, é importante na determinação da taxa de desaparecimento da glicose.

A captação mediada pela glicose tem sido quantificada pela aplicação de alguns métodos e tem se mostrado comparável em pessoas normais e pacientes anormais com DM2. Conforme sugerido nas discussões precedentes sobre a resistência insulínica hepática e periférica, a distribuição da glicose mediada pela glicose é importante na redução da produção de glicose pelo fígado e no aumento da captação de glicose no músculo. Sendo assim, deverá ser considerado que, no DM2, a resistência à glicose resultará em uma reduzida capacidade do fígado de suprimir a sua produção e/ou em uma redução na efetividade dos tecidos periféricos de captá-la pela ação de massa, contribuindo, dessa forma, para a hiperglicemia.

As alterações básicas na efetividade da glicose dos processos celulares não estão totalmente esclarecidas. Essa função poderia ser dependente do número e/ou da atividade dos transportadores de glicose, bem como dos processos envolvendo o metabolismo de glicose depois da sua entrada na célula. Esses processos pós-transporte poderiam incluir o equilíbrio das enzimas responsáveis pelo uso da glicose, bem como de outras que podem regular a função de transporte, como a enzima glicosamina frutose aminotransferase (GFAT), que metaboliza a glicose por meio de uma derivação do processo de quebra glicolítica. Embora a efetividade da glicose seja independente de uma súbita alteração no nível de insulina, esse processo pode, aparentemente, ser regulado por alterações na insulina circulante ao longo do tempo. Até agora, todas as condições em que a efetividade da glicose está reduzida têm sido associadas à deficiência na função das ilhotas pancreáticas e, por essa razão, associadas aos níveis reduzidos de insulina circulante basal e estimulada. Essa descoberta sugere que os aumentos na secreção de insulina possam estar associados a um aumento na efetividade da glicose, uma hipótese que ainda não foi testada.

Papel da Obesidade, da Secreção do Hormônio Contrarregulador e Deficiência Insulínica

Há muito tempo reconheceu-se que a obesidade está associada à resistência insulínica. Na ausência de intolerância a carboidratos, uma hiperinsulinemia compensatória e dramática está presente. Entretanto, essa resposta adaptativa, efetivamente, mantém a normoglicemia em mais de 85% das pessoas obesas, pois esses níveis elevados de insulina plasmática podem contribuir para alterações na ação insulínica, as quais são características da obesidade. Em graus moderados de obesidade, a alteração predominante é uma redução na ligação da insulina tecidual. À medida que o tamanho das células adiposas e o peso corporal aumentam, ocorre um aumento proporcional na secreção de insulina basal. Essas alterações estão associadas ao desenvolvimento de um defeito pós-receptor, cuja gravidade está relacionada à alteração no peso corporal e na concentração de insulina plasmática. Em virtude da adiposidade central, mais do que da adiposidade corporal mais baixa, ser um importante determinante da resistência insulínica na obesidade, e da adiposidade intra-abdominal parecer ser particularmente crítica, existem dificuldades na estimativa do papel da obesidade na resistência insulínica de qualquer pessoa diabética tipo 2.

A secreção dos hormônios contrarreguladores mostra-se alterada em alguns pacientes com DM2. A hiperglicemia acentuada pela indução da glicosúria e resultante depleção do volume leva à estimulação do barorreceptor e ao aumento da ativação do sistema nervoso simpático, o que pode explicar os elevados níveis de catecolaminas observados em pacientes com DM2 não-controlado. Esse efeito é mais acentuado à medida que a hiperglicemia se torna mais grave devido a maiores perdas de glicose urinária. Então, a hiperglicemia age como um estímulo para uma resposta de estresse neuroendócrino, que leva à secreção do hormônio contra-regulador. Por sua vez, essa excessiva liberação de catecolaminas impede a função das ilhotas pancreáticas, reduzindo tanto a distribuição da glicose insulino-mediada quanto da glicose mediada pela glicose, produzindo mais hiperglicemia. Considerando que todos os hormônios contra-reguladores são capazes de produzir resistência insulínica, parece que mesmo um aumento moderado nas concentrações plasmáticas de tais hormônios, observados nos pacientes DM2, poderia contribuir para sua resistência insulínica. Na hiperglicemia grave, é provável que anormalidades neuroendócrinas mais marcantes contribuam para os elevados graus de resistência insulínica e de resistência à glicose, observados no controle glicêmico precário.

Vários estudos sugerem que a deficiência insulínica, ou as anomalias metabólicas oriundas dela, esteja envolvida no desenvolvimento da resistência à insulina e à glicose. Estudos em animais, nos quais a deficiência insulínica tem sido obtida por meio do uso de agentes tóxicos às células-β, como a estreptozocina, têm provado a existência de uma anormalidade na ação insulínica. Similarmente, pacientes diabéticos tipo 1 (DM1), totalmente insulino-deficientes, são resistentes à insulina, e tanto os pacientes diabéticos tipo 1 quanto tipo 2 aumentam suas taxas de distribuição de glicose mediante um aperfeiçoamento no defeito do pós-receptor na ação da insulina, quando tratados com insulina. Além disso, os estados de resistência à glicose têm sido associados a uma redução absoluta ou relativa na função das células-β. A partir da argumentação precedente, fica evidente que a simultânea presença e interação da obesidade, dos efeitos excessivos do hormônio contra-regulador e dos eventos metabólicos relacionados à hipoinsulinemia contribuem significativamente para a redução da sensibilidade à insulina e à glicose no DM2. A incapacidade de controlar todos esses fatores torna difícil discernir se uma alteração primária na ação da insulina ou da glicose também existe nessa doença. No entanto, em virtude da sua relação com a função das ilhotas pancreáticas, fica claro que a resistência à insulina e à glicose é da maior importância para a determinação do grau de anormalidade metabólica presente no DM2.

A INTERAÇÃO ENTRE A RESISTÊNCIA INSULÍNICA E A SECREÇÃO DE INSULINA NO DM2

O ciclo de auto-regulação – compreendendo o fígado, o pâncreas e os tecidos periféricos – requer que a função das ilhotas pancreáticas seja um importante determinante do nível da glicose basal. Se a capacidade responsiva das ilhotas à glicose for alta, as alterações na ação da insulina não afetarão muito o nível de glicose plasmática.

Então, na presença da função normal das ilhotas, a resistência à insulina isolada, normalmente, não resultará em hiperglicemia de jejum. Uma condição comum que exemplifica isso é a obesidade, em que a maioria das pessoas é insulino-resistente, mas não apresenta tolerância diminuída à glicose (TDG) ou ao diabete. Essa ausência de alteração na glicemia de jejum é devido à existência de um aumento recíproco e proporcional na secreção de insulina, representando um fenômeno adaptativo das células-β normais à resistência insulínica (Figura 4-6). A partir de gráficos percentil baseados em dados comparativos da função das células-β e da sensibilidade à insulina de pacientes saudáveis, é possível determinar a adequação da secreção de insulina (Figura 4.7). Quando a relação estabelece um indivíduo em um percentil baixo, pode-se conjeturar que esse fato estaria associado à reduzida tolerância à glicose.

Embora o mediador exato, responsável por essa alteração na função das células-α e β, não tenha sido identificado, a evidência em pessoas normais sugere que a glicose possa ser responsável por essa alteração. Quando infusões de glicose por 2-3 horas são administradas em pessoas saudáveis, elas demonstram melhoria nas respostas secretórias de insulina a uma posterior carga intravenosa de glicose, independente do fato de os níveis de glicose, nas condições basal e pós-infusão, serem similares no momento do teste. Quando estudos da função secretória das ilhotas pancreáticas são realizados 20 horas após a infusão de glicose, aumentos significativos no grau de inclinação do potencial de glicose evidencia a adaptação das células-β,

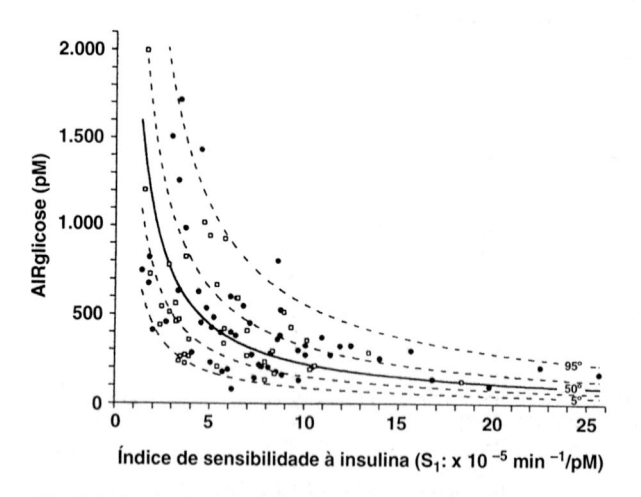

Figura 4.6 Relação entre a sensibilidade à insulina e a primeira fase da resposta insulínica (AIRglicose) em 93 pacientes saudáveis (55 homens [•] e 38 mulheres [□]). A melhor adaptação da relação é descrita pela função hiperbólica, isto é, sensibilidade à insulina x primeira fase da resposta insulínica constante. Percentil 5° na 25°, 50°, 75° e 95° para a relação estão ilustrados. (Reimpressa com autorização de Kahn SE, Prigeon RL, McCulloch DK et al: Quantification of the relationship between insulin sensitivity and β-cell function in human subjects. Evidence for a hyperbolic function. *Diabetes* 1993; 42: 1663-1672.)

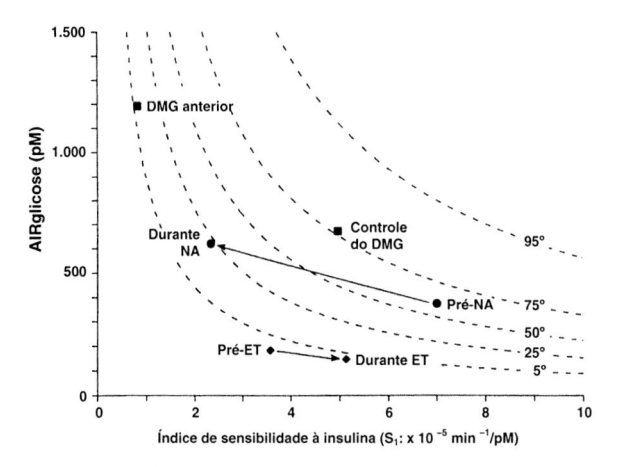

Figura 4.7 Linhas percentil da relação entre a sensibilidade à insulina e a primeira fase da resposta insulínica (AIRglicose). Os dados de três estudos estão traçados graficamente. Os dados específicos do diabete gestacional anterior (DMG anterior) e um indivíduo-controle (controle de DMG) demonstram que, embora a função das células-β possa ser maior em termos absolutos, quando o parente é avaliado para o grau de sensibilidade à insulina, a resposta é inadequadamente baixa no DMG anterior, compatível com disfunção das células-β. Os dados médios mostram que a orientação para exercícios (ET) nos homens idosos não altera a relação entre a sensibilidade à insulina e a primeira fase da resposta insulínica; sendo assim, a tolerância à glicose não se altera. Em contraste, a resistência insulínica induzida pelo ácido nicotínico (NA) em homens jovens resulta em uma alteração na relação entre a sensibilidade à insulina e a primeira fase da resposta insulínica, a qual está associada à redução na tolerância à glicose. (Reimpressa com autorização de Kahn SE, Prigeon RL, McCulloch DK, et al: Qualification of the relationship between insulin sensitivity and β-cell function in human subjects. Evidence for a hyperbolic function. *Diabetes* 1993; 42: 1663-1672.)

enquanto redução significativa nas respostas agudas de glucagon sugere adaptação da função das células-α. Parece que as ilhotas pancreáticas normais possuem uma capacidade adaptativa que envolve tanto as células-α quanto as -β, e essa adaptação, que pode ser mediada pelas alterações no nível de glicose, previne o desenvolvimento de hiperglicemia acentuada em indivíduos com resistência insulínica e função normal das ilhotas pancreáticas. No entanto, quando a disfunção das células-β estiver presente, o grau de glicemia necessário para compensar será maior. Quando a sensibilidade à insulina é normal, não está claro que grau de redução de massa das células-β é necessário antes de ocorrer a hiperglicemia de jejum. Algumas pessoas não desenvolvem diabete melito depois de pancreatectomias de 70-90%. Se esse grau (ou menores) de perda de células-β está associado à hiperglicemia clinicamente significativa e se a resistência insulínica desenvolve-se, ainda não está determinado. Porque essa questão não pode ser facilmente tratada em humanos, o modelo matemático tem sido utilizado para predizer os vários graus de perda de células-β e a resistência insulínica necessárias para produzir a hiperglicemia de jejum. Tais modelos predizem que, na presença de acentuada resistência insulínica, uma redução de 50% na função das células-β resultaria em significativa hiperglicemia. A partir desse tipo de análise, prediz-se que a falta de sensibilidade tecidual à insulina torna-se-á o mais importante determinante da concentração de glicose plasmática, à medida que a perda da função das células-β tornar-se maior. Conclusões sobre o DM2 são compatíveis com tal predição. Dessa forma, a redução na sensibilidade à insulina, como aquela induzida pelo desenvolvimento de adiposidade, causará apenas uma pequena alteração no nível de glicose em uma pessoa com pâncreas normal, mas uma alteração muito mais elevada na concentração de glicose será observada em um paciente com função das ilhotas pancreáticas reduzida (Figura 4-8). Isso é devido à relação

Grau de potencial de glicose $\left(\dfrac{\Delta AIR}{\Delta Glicose}\right)$

Glicose plasmática de jejum (mg/dL)

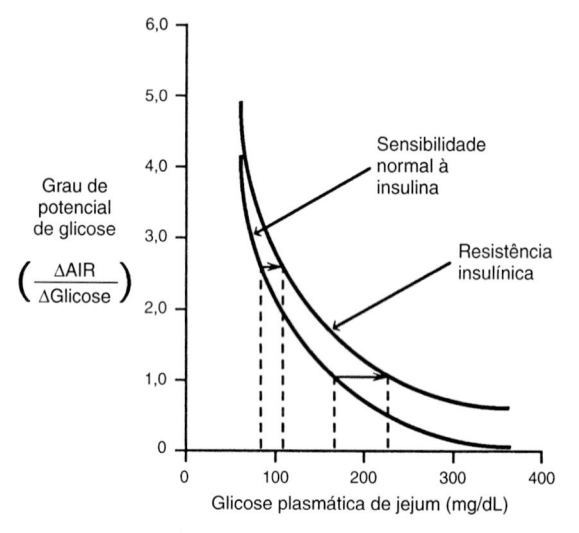

Figura 4.8 Relação da função das células-β com a concentração de glicose plasmática e o impacto da resistência insulínica. A relação curvilínea entre a função das células-β e a concentração de glicose plasmática de jejum determina que, em um indivíduo com sensibilidade normal à insulina, a concentração de glicose de jejum alcançará apenas o nível de diagnóstico de DM2 (126 mg/dL; 7,0 mmol/L), quando aproximadamente 75% da função das células-β estiver comprometida. Quando a resistência insulínica coexiste em um indivíduo com a função das ilhotas pancreáticas intacta e a glicose plasmática de jejum normal, o aumento compensatório na saída de insulina prevenirá uma alteração acentuada na concentração de glicose plasmática. Alternativamente, em um indivíduo com disfunção das ilhotas pancreáticas suficiente para produzir uma elevação na concentração de glicose plasmática de jejum, o efeito adicional da resistência insulínica produzirá uma grande elevação na glicose de jejum. Uma intervenção terapêutica que reduza a resistência insulínica reverterá essa alteração, resultando na redução da concentração de glicose. (Reproduzida com autorização de Porte D Jr: β-Cells in type II diabetes mellitus. *Diabetes* 1991; 40: 166-180.)

curvilínea existente entre a função das células-β e o nível de glicose plasmática, ilustrado na Figura 4.8. É preciso uma perda da função das ilhotas de mais de 75% para que a glicose plasmática fique acima de 126 mg/dL (7,0 mmol/L), mas haverá uma elevação de glicose muito maior à medida que a função das ilhotas se deteriorar. A resistência insulínica desvia a curva para a direita, amplificando esse efeito. Quando a sensibilidade tecidual à insulina aumenta pela perda de peso, novamente apenas pequenas alterações nos níveis de glicose plasmática de jejum serão observadas em pacientes com função normal das células-α e células-β, mas uma acentuada redução da concentração de glicose ocorrerá em pessoas obesas hiperglicêmicas, com deficiente função das células-β.

UM MODELO FISIOPATOLÓGICO DO DM2

A Figura 4.9 ilustra como a concentração de glicose basal é regulada pelo ciclo de auto-regulação, no qual as ilhotas pancreáticas agem como um sensor de glicose para equilibrar a liberação de glicose hepática para a taxa de utilização de glicose insulino-dependente e não-insulino-dependente. A ocorrência de qualquer alteração na produção de glicose pelo fígado ou pela utilização de glicose pelos tecidos periféricos leva a uma alteração nos níveis de glicose. Isso, por sua vez, é sentido pelas ilhotas pancreáticas, levando a alterações na secreção de insulina e glucagon, para minimizar a alteração geral nos níveis de glicose no novo estado homeostático alterado no mínimo possível. Embora esse novo estado homeostático retorne a concentração de glicose ao normal, uma compensação completa não poderá ocorrer, porque isso resultaria na perda de estímulos responsáveis pela alteração adaptativa. A lesão nas células-β no DM2 levaria, se não compensada, a níveis de insulina plasmática redu-

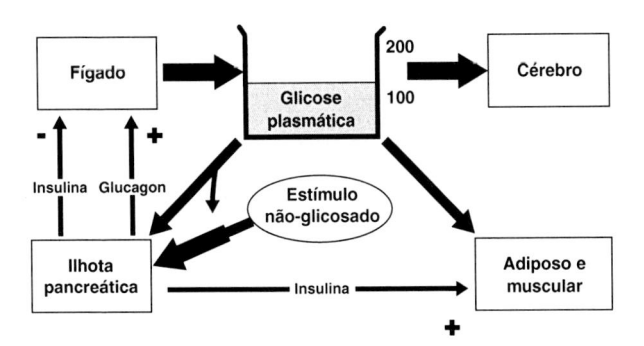

Figura 4.9 Modelo do desenvolvimento da hiperglicemia em DM2: equilíbrio normal da glicose basal. A insulina e o glucagon, por meio de seus efeitos sobre o fígado, os tecidos adiposo e muscular, modulam o nível de glicose plasmática. A glicose plasmática, pela sua interação direta com o pâncreas endócrino e pela modulação da resposta secretória ao estímulo não-glicosado, realimenta as ilhotas para regular a saída de insulina e glucagon. (Reproduzida com autorização de Porte D Jr: β-Cells in type II diabetes mellitus. *Diabetes* 1991;40:166-180.)

zidos. Em virtude de a secreção de glucagon ser total ou parcialmente regulada pelas células-β vizinhas, uma elevação anormal na liberação das células-α de glucagon também ocorreria (Figura 4.10). É esperado que essa redução de insulina e o aumento da drenagem de glucagon para o interior do fígado gerem um aumento na produção hepática de glicose. Ademais, o nível reduzido de insulina periférica impediria a utilização de glicose pelos tecidos adiposo e muscular, enquanto o uso de glicose pelos tecidos não-insulino-dependentes procederia normalmente. Por causa da redução na secreção de insulina, a captação de glicose insulino-mediada não pode aumentar suficientemente para compensar a elevada taxa de liberação de glicose hepática, e o nível de glicose de jejum tende a elevar-se. Tal situação é apenas transitória, porque a elevação no nível de glicose plasmática de jejum levaria ao aumento da estimulação das células-β, produzindo um nível de insulina plasmática mais "normal", conforme demonstrado na Figura 4.11. Além disso, o aumento nas concentrações de glicose e insulina resulta em uma redução na secreção de glucagon, mas no novo estado homeostático, o nível de glucagon não fica adequadamente reduzido para o grau de glicemia. Concomitantemente a essas alterações na secreção do hormônio das ilhotas pancreáticas, a produção e o uso de glicose são moderados. No entanto, no novo estado homeostático, a taxa de liberação de glicose hepática permanecerá elevada, os níveis de glicose estarão elevados e, por essa razão, a captação da glicose total aumentará devido à hiperglicemia. Quando a resistência à insulina hepática e periférica se desenvolve, a deficiência da captação de glicose leva a mais um aumento na glicose plasmática. Essa hiperglicemia adicional leva a mais estimulações das células-β, resultando em níveis de insulina normais ou mesmo supernormais, bem como a mais aumento na liberação de glicose hepática e captação de glicose periférica (Figura 4.12). Embora haja mais uma redução no nível de glucagon, o nível resultante ainda está inadequadamente elevado para o grau da hiperglicemia.

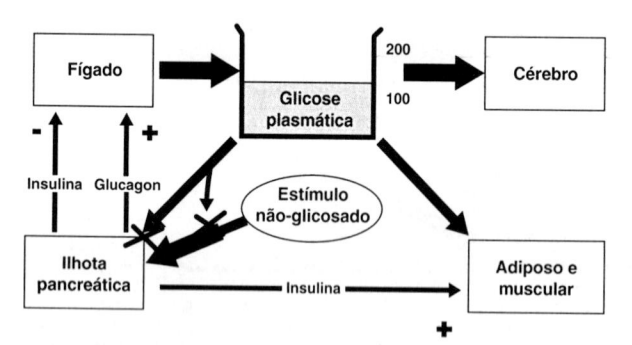

Figura 4.10 Modelo do desenvolvimento da hiperglicemia no DM2: lesão inicial hipotética da ilhota pancreática do DM2. Era de se esperar que a deficiência na função da ilhota pancreática reduzisse a insulina e aumentasse a saída de glucagon, o que resultaria em superprodução de glicose pelo fígado e subutilização de glicose na periferia, com um resultante aumento no nível de glicose. (Reproduzida com autorização de Porte D Jr: β-Cells in type II diabetes mellitus. *Diabetes* 1991; 40:166-180.)

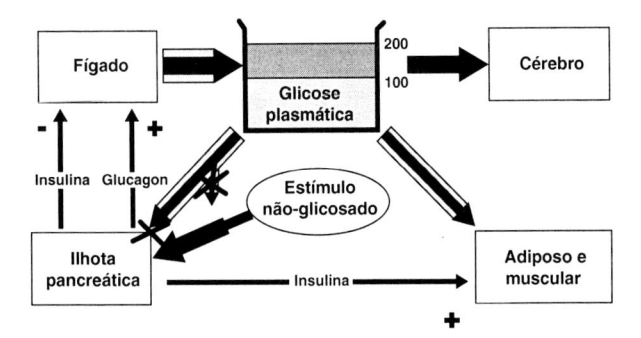

Figura 4.11 Modelo do desenvolvimento da hiperglicemia no DM2: efeito da hiperglicemia para compensar a lesão das ilhotas pancreáticas do DM2. A elevada concentração de glicose, que se desenvolve como resultado da deficiente secreção de insulina e do aumento do glucagon, por sua vez, modula as ilhotas pelo aumento da secreção de insulina e pela redução da liberação de glucagon. O resultado dessas alterações secretórias é a produção e a utilização de glicose retornando ao normal, mas que ainda permanecem elevadas. (Reproduzida com autorização de Porte D Jr: β-Cells in type II diabetes mellitus. *Diabetes* 1991; 40: 166-180.)

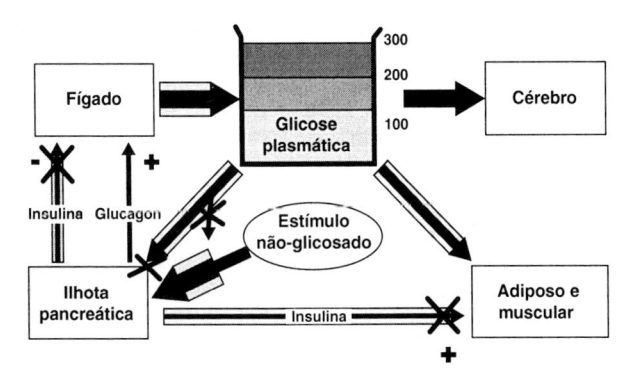

Figura 4.12 Modelo do desenvolvimento da hiperglicemia no DM2: interação da disfunção das ilhotas pancreáticas e resistência à insulina no equilíbrio da glicose basal no DM2. A deficiência da ação insulínica no fígado e nos tecidos periféricos requer um aumento adicional acentuado da concentração de glicose para que, na presença de uma ilhota deficiente, um novo estado homeostático seja obtido. Sob essas condições, a ilhota poderá secretar quantidades "normais" ou mesmo "supernormais" de insulina enquanto secreta quantidades "normais" ou "subnormais" de glucagon, independente da presença de disfunção das células-α e β das ilhotas pancreáticas. O resultado líquido é um aumento adicional na produção de glicose pelo fígado e a utilização de glicose pelos tecidos periféricos, até que o limiar renal seja excedido, quando, então, ocorre a descompensação. (Reproduzida com autorização de Porte D Jr: β-Cells in type II diabetes mellitus. *Diabetes* 1991; 40: 166-180.)

A partir desse modelo, fica evidente que a disfunção das ilhotas pancreáticas pode estar presente independente dos níveis basais de insulina e glucagon serem normais, altos ou baixos no DM2. A hiperglicemia é um mecanismo compensatório que ocorre na tentativa de superar o defeito secretório das ilhotas pancreáticas e a resistência insulínica. Essas alterações adaptativas resultam em uma hiperglicemia do estado homeostático reequilibrado, mas a total compensação só poderá ocorrer nos níveis de glicose abaixo do limite renal. Uma vez que o limite renal tenha sido excedido, ocorrerá a glicosúria e o nível de glicose plasmática não poderá se elevar o suficiente para a compensação. A partir daí, o resultado é o desenvolvimento de um estado de absoluta deficiência de insulina e excesso de glucagon com descompensação metabólica.

TRATAMENTO DO DM2

Até o presente momento, três importantes modalidades de tratamento são empregadas em pacientes DM2: dieta, agentes orais e administração de insulina. Essas intervenções produzem alterações na produção hepática de glicose, sensibilidade à insulina e/ou secreção de insulina, e, conforme está evidente no ciclo de auto-regulação fechado descrito anteriormente, qualquer alteração nessas variáveis poderá resultar em um estado homeostático reequilibrado no novo nível de glicemia.

Redução do Peso Corporal

A redução do peso corporal compreende duas fases distintas: um período de perda de peso, durante o qual existe uma acentuada redução na ingestão de calorias, e, depois, o período de manutenção do peso em um novo nível mais baixo, durante o qual mais calorias são consumidas, embora menos do que a quantidade ingerida antes do início da perda de peso. Contudo, ocorre um declínio no nível de glicose durante essas fases, e o mecanismo pelo qual a glicose diminui é diferente. Para um indivíduo perder peso, é necessária uma redução na ingestão calórica, de forma a existir um estado de equilíbrio calórico negativo. Mas, tem sido sustentado que a restrição calórica está associada a um aumento na sensibilidade à insulina, o que não ocorre durante o período de perda de peso. De fato, durante os períodos de restrição calórica, o contrário é verdadeiro e existe um estado de resistência insulínica. No entanto, a redução inicial no nível de glicose plasmática de jejum, que é observada durante a restrição calórica, resulta da redução nas reservas de glicogênio hepático, um resultante declínio na glicogenólise e uma reduzida taxa de liberação de glicose hepática. À medida que as reservas de glicogênio tornam-se progressivamente escassas, o fígado tende a produzir glicose, predominantemente pela gliconeogênese, com a taxa de produção hepática de glicose permanecendo baixa, ao mesmo tempo que o corpo tenta manter as reservas energéticas e minimizar as perdas de proteínas. Dessa forma, depois de um período de jejum limitado a três dias, os pacientes DM2 demonstrarão uma significativa redução em seus níveis de glicose, mas esses níveis, enquanto próximos daqueles das pessoas saudáveis não em jejum, nunca alcançarão os equivalentes níveis baixos das pessoas normais durante um jejum similar. No entanto, tão logo a ingestão calórica aumente e a manutenção do peso seja obtida, o glicogênio hepático é substituído, a liberação de glicose é aumentada e os níveis de glicose tendem a elevar-se novamente. Embora a elevada ação da insulina não seja um fator de redução dos níveis de glicose, durante a dieta hipocalórica, qualquer redução da glicose plasmática, uma vez que a adiposidade corporal esteja reduzida e o peso esteja estabilizado em um nível mais baixo, será, agora, devido ao aumento da sensibilidade à insulina hepática e periférica. A magnitude da redução do nível de glicose estará em grande parte relacionada a esse aumento da sensibilidade à insulina, esse fato é o maior benefício para aquelas pessoas com deficiência na função das ilhotas pancreáticas e acentuada hiperglicemia, para as quais mesmo um pequeno aumento na ação insulínica poderá reduzir as concentrações de glicose (Figura 4.8). Esse aumento na sensibilidade à insulina periférica é devido ao aumento da ação da insulina do pós-receptor, juntamente com algum aumento no número de receptores de insulina. Alguns desses aumentos no metabolismo da glicose periférica e hepática também podem ser o resultado de um aumento na secreção de insulina. O aumento da secreção de insulina tem sido observado em alguns pacientes DM2, submetidos a uma carga oral de glicose depois de uma acentuada redução de peso, de um grupo de pacientes com hiperglicemia grave, cujo nível de glicose plasmática foi reduzido à metade, para aproximadamente 150 mg/dL (8,3 mmol/L) depois de 4-12 semanas de restrição calórica severa, com um resultante aumento de cerca de 65% na resposta insulínica à tolbutamida.

Agentes Orais

Já estão disponíveis alguns agentes orais capazes de estimular a secreção de insulina, mas esse efeito depende da presença de um pâncreas endócrino responsivo. A administração, a longo prazo, de sulfoniluréias está associada a níveis de glicose plasmática reduzidos, mas os níveis de insulina basal e estimulada normalmente permanecem inalterados. A similaridade dos níveis de insulina é enganosa, porque, quando a glicose é administrada para equiparar os níveis de glicose àqueles anteriores ao início do tratamento, aumentos significativos nos níveis de insulina basal e estimulada se apresentam. As sulfoniluréias também são capazes de reduzir a produção hepática de glicose basal e mantê-la por períodos de até 18 meses. A magnitude dessa redução parece ser um determinante importante da efetividade hipoglicêmica daqueles compostos. Essa redução na taxa de saída de glicose hepática está relacionada à alteração na secreção de insulina basal. A relação existente entre a liberação de glicose hepática e a secreção de insulina basal, junto com uma melhora significativa na capacidade de resposta das células-β à glicose, evidentemente liga uma importante proporção do declínio na produção hepática de glicose e o resultante efeito da redução de glicose desses agentes ao aumento da secreção de insulina. Em muitos pacientes, a administração de sulfoniluréia parece melhorar a sensibilidade à insulina periférica medida *in vivo*, resultando em um aumento na ligação da insulina e em uma melhora na função do pós-receptor, sendo esta última o aumento predominante. Essa capacidade das sulfoniluréias de aumentar a sensibilidade à insulina periférica também parece ser uma função da sua capacidade de melhorar a secreção de insulina. Isso é sugerido pelo fato de que os pacientes diabéticos tipo 1, que são insulinorresistentes e incapazes de aumentar sua saída de insulina, não apresentam aumento da sensibilidade à insulina quando tratados com esses agentes. Contudo, conclui-se que as sulfoniluréias resultam em um reequilíbrio do estado homeostático da glicose plasmática em um nível mais baixo devido aos seus efeitos diretos e persistentes sobre as ilhotas pancreáticas. Recentemente, duas novas classes de secretagogos de células-β foram desenvolvidas e introduzidas na prática clínica. A primeira é a meglitinida repaglinida e a segunda, a nateglinida análoga D-fenilalanina. Assim como as sulfoniluréias, elas parecem ligar-se ao canal de potássio ATP-sensível. No entanto, devido ao fato de essas novas classes de agentes apresentarem um início de ação mais rápido e uma meia-vida mais curta, elas tendem a ter um efeito maior sobre a liberação inicial de insulina pósprandial, quando comparadas com a insulina basal; por isso, são mais eficiente na supressão de produção hepática de glicose relacionada à refeição.

O efeito predominante da biguanida metformina parece ser sobre o fígado, no qual ela primeiramente reduz a produção hepática de glicose basal. Esse efeito pode ser mediado por uma melhora na ação da insulina no fígado ou, talvez, por uma alteração no fluxo de substrato, inicialmente do leito esplênico. Admite-se que a porção do efeito desse agente de melhorar o metabolismo de glicose também pode ser mediada por um aumento na sensibilidade à insulina periférica. No entanto, esse efeito não parece ser consistente; contudo, está claro que o principal efeito benéfico é mediado pelo fígado. As tiazolidinedionas agonistas do PPAR-γ trabalham, inicialmente, para melhorar a sensibilidade à insulina nos tecidos sensíveis à insulina periférica, chamados de tecidos adiposo e muscular, enquanto têm um efeito muito pequeno sobre o fígado. O efeito desses agentes de melhorar a ação da insulina pode ser mediado, em parte, por uma alteração no fluxo dos ácidos graxos livres provenientes dos adipócitos. Estudos de pequeno porte demonstram que a administração desses compostos tem estado associada à redistribuição da adiposidade central, da intra-abdominal para o depósito adiposo subcutâneo. Também parece que esses agentes podem aumentar a função das células-β, à medida que a relação entre sensibilidade à insulina e os níveis de insulina elevam-se e a pró-insulinemia desproporcional é melhorada em parte. A recente sugestão é de que os receptores PPAR-γ possam estar presentes nas ilhotas pancreáticas, gerando a interessante possibilidade de que esse efeito das tiazolidinedionas, de aumentar a função das células-β, possa estar, em parte, ocorrendo via um efeito direto sobre as células-β.

Insulinoterapia

A insulina exógena serve para substituir o defeito das células-β do diabete tipo 2, e, se insulina suficiente for administrada, pode-se obter a normoglicemia. Essa redução no nível de glicose é uma função da capacidade da glicose de suprimir a liberação da glicose hepática e melhorar a captação de glicose periférica. A insulinoterapia intensiva é capaz de reduzir a produção hepática de glicose em apenas três semanas de terapia, aproximando a taxa de saída de glicose àquela observada em pessoas normais. Maior utilização de glicose tem sido observada por períodos de até duas semanas depois da suspensão da insulinoterapia. Embora esse nível de glicose plasmática mais baixo possa oferecer menos estímulos às células-β, resultando na redução da secreção de insulina basal, tem sido demonstrado que o controle intenso da glicose pode melhorar a resposta insulínica à glicose e os estímulos não-glicosados. Embora a resposta insulínica da primeira fase à glicose, há muito considerada um marcador do DM2, não melhore, a resposta insulínica da segunda fase melhorará. Entretanto, uma vez que a insulinoterapia intensiva tenha sido interrompida, uma elevação subseqüente nos níveis de glicose estará novamente associada à constante deterioração da função das células-β. Mesmo que a função das células-β possa melhorar, quando os níveis de glicose declinarem como resultado da insulinoterapia, a estimulação das ilhotas pancreáticas ficará reduzida e, normalmente, o pâncreas endócrino paralisará.

Contudo, a total necessidade de insulina precisará ser satisfeita por meio da administração exógena de insulina, e o programa de tratamento para uma pessoa DM2, tratada com insulina, torna-se muito similar ao regime de um paciente DM1. Sendo assim, o programa de tratamento exigirá refeições bem espaçadas e múltiplas doses de insulina. Quando houver necessidade de completa substituição, a quantidade de insulina necessária não estará relacionada ao grau de hiperglicemia, e se relacionará à adiposidade corporal e a outros fatores que determinam a resistência insulínica. Em pessoas magras, uma dose diária de 40-50 U poderá ser suficiente, enquanto em obesas, a necessidade poderá ser de 150-200 U/dia.

FATORES GENÉTICOS DO DM2

Dois grupos de pacientes com DM2, identificados com defeitos genéticos associados à disfunção das células-β passam a ser comentados. O primeiro grupo consiste em síndromes mitocondriais de herança materna, como o diabete, originalmente descrito como estando associado a várias desordens neuromusculares; porém, recentemente descobriu-se que o diabete está presente em qualquer idade ou antes da doença neuromuscular, com intolerância à glicose ou DM2. O segundo grupo também apresenta intolerância à glicose ou DM2, mas com uma diferença no padrão hereditário, chamado de *Maturity-Onset Diabetes of the Young* (*MODY*), já que, em princípio, foi descrito clinicamente com base na sua manifestação antes dos 40 anos de idade, com um padrão hereditário dominante. Similarmente, estudos moleculares descobriram defeitos em parte raros, associados à resistência insulínica, os quais estão relacionados ao DM2 e a mutações no gene receptor de insulina.

Essas conhecidas síndromes genéticas das células-β e dos receptores de insulina, e a alta correspondência do DM2 em gêmeos idênticos comparados com gêmeos fraternos têm estimulado pesquisas importantes sobre a predisposição a defeitos genéticos em típicos pacientes DM2 com manifestação inicial tardia, mas a provável heterogeneidade dos defeitos tem tornado difícil sua identificação, e, apesar das muitas associações promissoras entre os polimorfismos dos genes e a hiperglicemia, não existe qualquer defeito genético que já tenha sido inequivocadamente identificado como causador da doença que mais freqüentemente acomete os pacientes: o DM2.

Estudos Genéticos do DM2

Uma série de estudos sobre o metabolismo demonstra a deficiente função das células-β e a resistência à insulina em familiares de pessoas DM2 e em gêmeos idênticos de pacientes DM2, com tolerância normal à glicose, que apresentam uma alta probabilidade de desenvolver a síndrome. No paciente característico, ainda não está claro qual dessas duas doenças começa primeiro, o quanto estão relacionados ao meio-ambiente e à disfunção genética, e quanto da síndrome totalmente manifestada é secundária à hiperglicemia. Há evidências de que a função das células-β e a sensibilidade à insulina sejam peculiaridades familiares em certas populações, e as anormalidades na secreção de insulina e a sensibilidade têm sido reportadas para pré-datar o início da intolerância à glicose. Todavia, a esse respeito permanecem muitas incertezas relacionadas à evolução do estado normal para TDG e, eventualmente, para a hiperglicemia de jejum e DM2 clínico.

ESTUDOS GENÉTICOS DE FORMAS RARAS DO METABOLISMO ALTERADO DA GLICOSE ASSOCIADAS A DEFEITOS NOS GENES DAS CÉLULAS-β

Diabete Mitocondrial

Diabetes e Surdez de Herança Materna (MIDD)

Van den Ouweland e colaboradores traçaram uma árvore genealógica com diabete e surdez de herança materna com uma heteroplasmia, mutação substituindo A → G nos *locus* 3243 do gene tRNA $^{leu(UUR)}$ do genoma mitocondrial. O diagnóstico clínico do diabete, em geral, precede a detecção da perda de audição neurossensorial clínica, mas a idade da manifestação em uma grande população japonesa variou de 11 a 68 anos. Quadro clínico idêntico também tem estado associado a muitas outras mutações; mutações mitocondriais menos comuns. Entre as mais comuns, a mutação substituindo A → G no *locus* 8296 do gene tRNA$^{(lys)}$ foi capaz de explicar 1% dos casos de DM2 no Japão, e a mutação substituindo T → C nos locus 3271 do gene tRNA $^{leu(UUR)}$ explicou um décimo dos casos.

Outras Síndromes Mitocondriais

Várias síndromes mitocondriais neuromusculares também estão associadas ao diabete. A mais comum é a síndrome MELAS*, que, muitas vezes, também está associada à mesma mutação substituindo A → G *locus* 3243, que pode levar ao MIDD. Outras mutações têm sido reportadas estando associadas a essa síndrome. Uma outra síndrome mitocondrial rara é a de Kearns-Sayre (síndrome KS), na maioria das vezes associada à deleção do DNA mitocondrial em biópsia muscular e com freqüência associada ao diabete melito.

Maturity-Onset Diabetes of the Young (MODY)

Na grande maioria dos pacientes com DM2, o diagnóstico é feito na idade mediana. No entanto, uma subclasse dessa síndrome inclui familiares, nos quais o diabete pode ser reconhecido em crianças, adolescentes e adultos jovens, e é clinicamente chamado de *MODY*. A hereditariedade autossômica dominante está presente nesses familiares e pelo menos cinco mutações específicas são definidas. No entanto, isso não inclui todos os familiares nos quais tenha sido observado um padrão genético dominante nos membros jovens, o que significa que mais mutações ainda serão descobertas. Às vezes esses pacientes são confundidos com pacientes DM1, porque são jovens; algumas variantes levam a formas relativamente graves do diabete com deficiência de insulina, e porque a grande maioria dos pacientes com essa síndrome é magra. No entanto, a maioria dos pacientes é resistente à cetose, e mesmo aqueles que precisam de insulina para controlar a glicemia, normalmente não são propensos à cetose. Já que a variação mais comum do DM2 também pode estar presente entre esses familiares, é possível que um membro característico da família apresente ambas as síndromes e, por tal razão, uma deficiência relativa de insulina poderá se

---

*N. de T. MELAS – Miopatia mitocondrial-encefalopatia-acidose-láctica.

tornar mais evidente na presença de resistência insulínica e obesidade, e durante os períodos de estresse, infecção ou trauma. A verdadeira prevalência de *MODY* é desconhecida, mas estima-se que varie de 2-5% dos pacientes com DM2 a 10-20% dos familiares com DM2 em múltiplos membros familiares. Estudos sobre os defeitos na secreção de insulina no início do curso da doença podem distinguir entre as várias mutações genéticas.

MODY-1 (Fator Hepatocítico Nuclear-4α [HNF-4 α])

Em 1996, as mutações no gene HNF-4α mostraram ser a causa do *MODY*-1. Nessa primeira grande árvore genealógica, existia uma mutação substituindo C → T no códon 130, levando a uma substituição da treonina pela isoleucina, e uma substituição de C → T no códon 268, que gerou uma mutação sem sentido, substituindo CAG (Gln) → TAG (AM) (Q268X). Tanto a mutação isoleucina 130 quanto a mutação no códon âmbar 268 estavam presentes no mesmo alelo.

Aproximadamente um terço das pessoas afetadas precisarão da insulinoterapia e os pacientes com essa forma de diabete poderão apresentar complicações microvasculares.

MODY-2 (Glucoquinase)

A primeira ligação de gene candidata à síndrome MODY foi reportada em um estudo de 16 famílias francesas com três ou mais gerações de TDG ou DM2, e descobriu-se estar ligada à glucoquinase no cromossomo 7. Em 2002, um grande número de famílias com mais de 130 mutações diferentes envolvendo todos os 10 éxons, em populações distribuídas em todo o mundo, de todos os tipos de raças (caucasianos, negros e asiáticos), foram classificadas. Vinte e oito dessas mutações alteram a seqüência de proteínas, mudando um aminoácido; seis transformam a seqüência no sítio de união do RNA de uma junção íntron-éxon ou éxon-íntron, resultando na expressão de uma espécie anormal de RNA mensageiro; e oito são responsáveis pela síntese de uma truncada proteína pela criação de um códon com terminação prematura por mutação ou deleção da posição. A maioria está apenas presente em famílias singulares.

A glucoquinase está presente em níveis críticos no fígado e no pâncreas, desempenhando um importante papel no armazenamento da glicose hepática pela fosforilação da glicose depois da absorção, e no pâncreas endócrino pela união da primeira fase do metabolismo da glicose à secreção de insulina, por meio da geração do ATP e do equilíbrio da condução de potássio das células-β e dos níveis de cálcio. O grau da hiperglicemia é relativamente moderado, mas, em geral, ela pode ser detectada em crianças. As complicações a longo prazo são relativamente raras nessa forma do diabete. A hiperglicemia permanece estável por muitos anos, se tratada ou não, e progride muito pouco, em contraste com o DM2 típico. Muitas vezes, o tratamento com agentes orais é satisfatório, podendo levar a um aceitável controle por muitos anos.

MODY-3 (Fator Hepatocítico Nuclear-1α [HNF-1α])

Em 1996, Yamagata e associados mostraram que o *MODY*-3 era a codificação do gene HNF-1α, um fator de transcrição envolvido no equilíbrio de tecido específico dos genes do fígado, que também estão expressos nas ilhotas pancreáticas e outros tecidos. Mais de 120 mutações diferentes estão identificadas em famílias *MODY*-3 de várias populações. Esse tipo de *MODY* se parece em sua história natural com o DM2 de início tardio, com pacientes evoluindo rapidamente de TDG para evidente hiperglicemia, com deterioração grave da secreção de insulina. Por tal razão, ele é com freqüência tratado com agentes hipoglicemiantes orais por um tempo, e, normalmente, mais tarde há a necessidade da insulinoterapia. As complicações, como a retinopatia proliferativa, têm sido observadas freqüentemente e em taxas comparáveis àquelas obtidas em pacientes DM2 com início tardio. No entanto, existe uma baixa prevalência de obesidade, dislipidemia e hipertensão arterial e, diferentemente do *MODY*-2, a doença clínica com hiperglicemia, em geral, desenvolve-se depois da puberdade.

MODY-4 (Fator-1 Promotor da Insulina [IPF-1])

Uma família com uma mutação no gene IPF-1 foi reportada. O IPF-1, também conhecido como IDX-1, STF-1 e PDX-1, regula o desenvolvimento precoce do pâncreas e a expressão dos genes-chave específicos das células-β, mais notadamente a insulina.

MODY-5 (Fator Hepatocítico Nuclear-1β [HNF-1β])

Uma família apresentava uma mutação sem sentido no códon 177 (R177X) do HNF-1β e descobriu-se que essa mutação estava associada ao diabete. Essa família *MODY* apresentava diabete em três gerações, com disfunção renal consistindo em cistos renais, proteinúria e/ou elevada creatinina. Famílias adicionais submetidas à triagem para *MODY* ou doença renal, no Reino Unido, revelaram segregação de mutações extras com hiperglicemia e doença renal.

Provavelmente mais mutantes *MODY* serão identificados, visto que apenas 60% das famílias clinicamente dominantes com DM2 apresentaram um defeito identificado em 2002.

ESTUDOS GENÉTICOS DE FORMAS RARAS DO METABOLISMO ALTERADO DA GLICOSE ASSOCIADAS A MUTAÇÕES NO GENE RECEPTOR DE INSULINA

Duas características clínicas observadas nessas síndromes são a acantose nigricans e o hiperandrogenismo (em pacientes mulheres). No entanto, cada conjunto de defeitos é definido pela presença ou ausência de características específicas clínicas.

Leprechaunismo

O leprechaunismo é a mais grave das síndromes causadas pelas mutações no gene receptor de insulina. Esses pacientes apresentam intolerância à glicose, apesar de apresentarem níveis de insulina altos (100 vezes acima da faixa normal). Além da resistência insulínica, os pacientes apresentam múltiplas anormalidades (p. ex., crescimento intra-uterino retardado e hipoglicemia de jejum) e, normalmente, morrem no primeiro ano de vida. Esses pacientes apresentam mutações de inatividade em ambos os alelos do gene receptor de insulina. Nas árvores genealógicas congênitas, em geral os pacientes são homozigóticos para um único alelo mutante. Na ausência de consangüinidade, muitas vezes, eles são complexos heterozigóticos com dois alelos mutantes diferentes.

Resistência Insulínica Tipo A

A maioria dos pacientes com resistência insulínica do tipo A é heterozigótica para um único alelo mutante, freqüentemente uma mutação no domínio tirosina-quinase do receptor. Essa mutação é definida por uma tríade de resistência insulínica, acantose nigricans e hiperandrogenismo na ausência de obesidade ou lipoatrofia. Contudo, alguns heterozigóticos apresentam tolerância anormal à glicose, sendo que a maioria não exibe hiperglicemia de jejum. Normalmente, esses pacientes são menos insulinorresistentes do que os pacientes com dois alelos mutantes. Pacientes com resistência insulínica do tipo A com dois alelos mutantes do gene receptor de insulina poderão desenvolver evidente diabete com hiperglicemia de jejum, durante a infância ou adolescência, mas, normalmente, não apresentarão hiperglicemia de jejum quando crianças.

Síndrome de Rabson-Mendenhall

A síndrome de Rabson-Mendenhall é definida pela presença de várias características clínicas, inclusive extrema resistência insulínica, acantose nigricans, baixa estatura devido ao crescimento retardado, anormalidades nos dentes e nas narinas, e hiperplasia pineal. Assim como no leprechaunismo, os pacientes com a síndrome de Rabson-Mendenhall apresentam mutações de inatividade em ambos os alelos do gene receptor de insulina.

Mutações Específicas

Muitas mutações diferentes têm sido identificadas no receptor de insulina. Entretanto, existem dados insuficientes para haver uma estimativa confiável da prevalência das mutações no gene receptor de insulina, embora os dados atualmente disponíveis sejam consistentes, com estimativas de que cerca de 1% dos pacientes com DM2 possa apresentar tais mutações em seus genes receptores. Em várias ocasiões, a mesma mutação foi identificada em dois pacientes aparentemente não-relacionados. No entanto, a maioria das mutações publicadas foi identificada apenas em parentes singulares.

AGRADECIMENTOS

O capítulo original foi, em parte, apoiado pelo National Institutes of Health pelas subvenções DK-02654, DK-17047, DK-50703 e RR-37, e subvenções do Medical Research Service of the Department of Veterans Affairs, e da American Diabetes Association.

LEITURA COMPLEMENTAR

Bell GI, Polonsky KS: Diabetes mellitus and genetically programmed defects in beta-cell function. *Nature* 414: 778-791, 2001.

DeFronzo RA: Pathogenesis of type 2 diabetes mellitus. *Med Clin North Am* 88: 787-835, 2004.

Kahn SE: The relative constributions of insulin resistance and beta-cell dysfunction to the pathophysiology of type 2 diabetes. *Diabetologia* 46:3-19, 2003.

Kahn SE, Porte D, Jr: β-cell dysfunction in type 2 diabetes: pathophysiologic and genetic bases. *The Metabolic and Molecular Bases of Inherited Disease*, 8ª. edição.

Scriver CR, Beaudet AL, Sly WS, *et al*, editoras New York, McGraw-Hill, 2001, pp. 1401-1431.

Porte D, Jr: β-cell in type II diabetes mellitus. *Diabetes* 40:166-180, 1991.

Para discussão mais detalhada e bibliografia adicional sobre este tópico, consulte, por favor, Porte et al: *Ellenberg & Rifkin's Diabetes Mellitus*, 6th. ed., Capítulo 21.

Resistência Insulínica 5
C. Hamish Courtney, Jerrold M. Olefsky e
Yolanta T. Kruszynska

CONSIDERAÇÕES GERAIS

A resistência insulínica é o estado em que uma determinada concentração de insulina produz uma resposta biológica menos expressiva do que o normal. Uma vez que um dos mais importantes efeitos da insulina é o de promover o metabolismo da glicose em geral, as anormalidades nessa ação da insulina podem levar a vários estados clínicos e fisiopatológicos importantes. À medida que a insulina se desloca das células-β por meio da circulação para o tecido-alvo, os eventos em qualquer *locus* podem influenciar a ação final do hormônio. A resistência insulínica pode ser classificada de acordo com os mecanismos etiológicos conhecidos (Tabela 5.1).

Síndrome Metabólica

O termo *síndrome X* ou *síndrome metabólica* foi criado para designar pessoas que apresentam características da resistência insulínica, e o *National Cholesterol Education Program* (NCEP) explica melhor essa síndrome (Tabela 5.2). Além da resistência insulínica, associada a manifestações da síndrome, há também a hipertensão, dislipidemia e obesidade. Esse grupo de anormalidades reflete as diversas ações da insulina, de forma que essa resistência à ação da insulina não está simplesmente limitada à interrupção da homeostase da glicose.

Clinicamente, a associação de muitas características da síndrome metabólica à aterosclerose prematura e subseqüente doença cardiovascular significa que ela representa uma condição de importância expressiva.

CAUSAS DA RESISTÊNCIA INSULÍNICA

Produto Secretório Anormal das Células-β

Raros pacientes são definidos como secretores de uma molécula de insulina estruturalmente anormal, por causa de uma mutação no gene da insulina ou pelo resultado do processamento defeituoso da pró-insulina nas células-β. Essas síndromes não representam estados insulinorresistentes na utilização genérica do termo.

Antagonistas Circulantes da Insulina

Os antagonistas circulantes podem ser hormonais ou não-hormonais.

TABELA 5.1 Causas da Resistência Insulínica

Produto secretório anormal das células-β
Molécula anormal de insulina
Conversão incompleta de pró-insulina em insulina
Antagonistas circulantes da insulina
Níveis elevados de hormônios contra-reguladores, (p. ex., hormônio do crescimento, cortisol, glucagon ou catecolaminas)
Níveis elevados de ácido graxo livre
Anticorpos antiinsulina
Anticorpos anti-receptores de insulina
Resistina
Citocinas (TNF-α, interleucina-6)
Defeitos do tecido-alvo
Defeitos do receptor de insulina
Defeitos no pós-receptor

Antagonistas Hormonais

Tudo que se conhece sobre os hormônios contra-reguladores, como o cortisol, o hormônio do crescimento, o glucagon e as catecolaminas, é que eles antagonizam a ação da insulina. Existem síndromes clínicas bem conhecidas (doença de Cushing, acromegalia, glucagonoma e feocromocitoma), nas quais os níveis elevados desses hormônios podem induzir à resistência insulínica. No entanto, no caso da obesidade ou do diabete melito tipo 2 (DM2), os níveis elevados de hormônios contra-reguladores não são um fator contribuinte importante para a resistência insulínica.

Antagonistas Não-Hormonais

Ácidos graxos livres. Os níveis de ácido graxo livre (AGL) do plasma, durante o jejum, tendem a ficar mais altos nos pacientes DM2 do que nas pessoas propensas, e a supressão do AGL pós-prandial torna-se deficiente. Randle e colaboradores, há muitos anos, demonstraram que os AGL poderiam competir com a glicose no metabolismo oxidativo no músculo esquelético. Eles postularam que os elevados níveis de AGL circulantes poderiam impedir a utilização da glicose periférica.

TABELA 5.2 Definição do NCEP para Síndrome Metabólica

Pelo menos três das seguintes:
• Glicose plasmática de jejum ≥ 110 mg/dL
• Obesidade abdominal (circunferência da cintura > 102 cm [homens], > 88 cm [mulheres])
• Triglicerídeos séricos ≥ 150 mg/dL
• Colesterol sérico HDL < 40 mg/dL (homens), < 50 mg/dL (mulheres)
• Pressão sangüínea ≥ 130/85 mmHg (ou medicação)

Fonte: Expert Panel on Detection, Evaluation and Treatment of High Blood Cholesterol in Adults: *JAMA* 2001; 285:2486-2497.

Executive Summary of the Third Report of the National Cholesterol Education Program (NCEP) Expert Panel on Detection, Evaluation and Treatment of High Blood Cholesterol in Adults (Adult Treatment Panel III).

Estudos utilizando a técnica do *clamp* confirmaram que AGL elevados podem induzir à moderada resistência insulínica. O mecanismo pode diferir daquele originalmente proposto. De acordo com a hipótese de Randle, o superfornecimento de AGL inibe a oxidação da glicose e da glicólise, levando à elevação dos níveis intracelulares de glicose-6-fosfato, que, por sua vez, inibe a fosforilação da glicose que entra e melhora a captação de glicose. Agora, parece que ocorrem efeitos adicionais diretos dos AGL sobre o transporte da glicose estimulada pela insulina, à medida que os níveis de glicose-6-fosfato do músculo diminuem mais do que aumentam em resposta à elevação do AGL. Dados recentes envolvem a ativação da cascata inflamatória pelo superfornecimento de lipídeos com a subseqüente deficiência da transdução do sinal insulínico. Espera-se que os elevados níveis de AGL circulante promovam o acúmulo de triglicérides dentro do músculo, caso seu suprimento exceda as necessidades imediatas de energia. Os níveis dos triglicerídeos intramiocelulares (TGIM) em pacientes não-diabéticos correlacionam-se inversamente com a sensibilidade à insulina em todo o corpo. Os níveis de TGIM estão aumentados nos pacientes DM2 e nos filhos insulinorresistentes de parentes de pacientes DM2, em relação aos filhos insulinossensíveis comparáveis em idade, índice de massa corporal, atividade física e percentual de gordura corporal. É provável que o aumentado conteúdo TGIM não possa por si só impedir a sinalização da insulina, mas possa agir como um marcador da elevada coenzima acil-CoA graxo de cadeia longa intracelular e intermediários lipídicos, que podem mediar os efeitos deletérios do acúmulo de lipídeos.

Os AGL também desempenham um importante papel na regulação da saída de glicose hepática e podem contribuir para a resistência hepática à insulina na obesidade e no DM2 (veja mais adiante).

Anticorpos antiinsulina. No passado, os pacientes que receberam insulina derivada de animais desenvolveram anticorpos antiinsulina, que mesmo normalmente não resultando na resistência insulínica clinicamente significativa, alterou a farmacocinética da insulina. Recentemente, as insulinas muito purificadas estão disponíveis e provam ser muito menos antigênicas, tornando o desenvolvimento de anticorpos anti-insulina um problema muito menor do que no passado.

Anticorpos anti-receptor de insulina. São raros os casos em que as imunoglobulinas endógenas circulantes direcionadas contra o receptor de insulina têm sido relatadas.

Outros Antagonistas da Insulina

A resistina é uma proteína circulante, secretada pelos adipócitos, que, em alguns estudos com camundongos, antagonizou as ações metabólicas da insulina. Seu papel em humanos ainda não está claro. O fator de necrose tumoral-α (TNF-α), produzido pelos adipócitos, é elevado nas várias formas genéticas de obesidade em modelos animais. Estudos *in vitro* mostram que o TNF-α pode prejudicar a sinalização de insulina. Além disso, a neutralização do TNF-α, pela administração, *in vivo*, de receptores TNF-α solúveis ou anticorpos TNF-α, diminui a resistência insulínica em animais obesos. No entanto, em pacientes DM2 obesos, a infusão intravenosa de um anticorpo neutralizante do TNF-α não teve efeito na resistência insulínica. Sendo assim, se a excessiva produção de adipócito do TNF-α contribui para a resistência insulínica, ela não contribui de forma endócrina, mas de forma autócrina local ou parácrina.

Tem sido sugerido que a interleucina-6 (IL-6) pode desempenhar um papel na resistência insulínica. Ela é produzida pelas células adipócitas e imunológicas, com elevados níveis circulantes na obesidade e DM2. Parece que a IL-6 estimula o eixo hipotálamo-pituitária-adrenal e também eleva os níveis de AGL. Ambas as ações podem contribuir para a resistência insulínica.

RESISTÊNCIA INSULÍNICA, *IN VIVO*, NO DM2 E NA OBESIDADE

Diabete Melito Tipo 2

Patogênese e Etiologia

Anormalidades metabólicas no DM2. A Figura 5.1 resume as anormalidades fisiológicas comumente observadas. Os tecidos-alvo são insulinorresistentes, aspecto característico dessa doença e observado essencialmente em todos os grupos de populações estudados.

- Fígado: A elevada produção hepática de glicose basal é característica de todos os pacientes, essencialmente os DM2 com hiperglicemia de jejum.
- Músculo esquelético: Considerado o protótipo do tecido-alvo da insulina periférica, no estado insulinoestimulado, *in vivo*, 70-80% de toda a glicose captada está no músculo esquelético.
- Pâncreas: A função anormal das células das ilhotas pancreáticas, com redução da secreção de insulina e aumento da secreção de glucagon, desempenha um papel central no eventual desenvolvimento da hiperglicemia no DM2.

Desenvolvimento progressivo do DM2. A Figura 5.1 representa uma visão fisiopatológica em determinado momento após evidente desenvolvimento do diabete. Ela não explica claramente a natureza íntima da história natural da doença, que é progressiva (Figura 5.2).

A questão de a resistência insulínica do DM2 ser um fenômeno primário ou secundário é objeto de intensos estudos. Para resolver essa dúvida, várias populações pré-diabéticas têm sido examinadas prospectivamente. Nesses estudos, a resistência insulínica tem se apresentado no estado pré-diabético, muitos anos antes da manifestação do DM2. Nessa fase, geralmente, a secreção de insulina, em resposta à glicose intravenosa, é elevada. Como conseqüência, quando fatores adquiridos, como a obesidade e o estilo de vida sedentário, estão adicionados, provavelmente, a resistência insulínica seja um componente hereditário primário da doença na maioria dos pacientes.

Na presença de resistência insulínica primária, se a função das células-β estiver normal, surge a hiperinsulinemia com manutenção da homeostase relativamente normal da glicose. A tolerância diminuída à glicose (TDG) eventualmente desenvolve-se em subpopulações de pessoas com resistência insulínica compensada. Aquelas tipicamente TDG também apresentam hiperinsulinemia pós-prandial e de jejum, mas isso é insuficiente para compensar totalmente a resistência insulínica. Pode ser devido a um grau mais intenso de resistência insulínica ou por causa de uma capacidade limitada para aumentar as taxas de secreção de insulina. Embora algumas dessas pessoas com

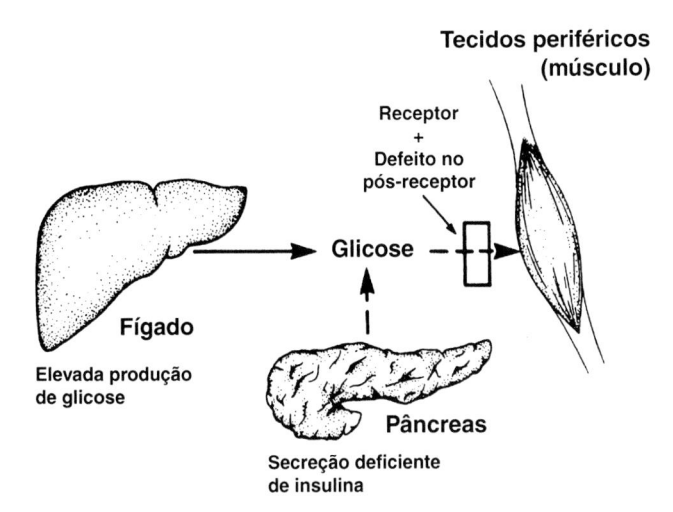

Figura 5.1 Resumo das anormalidades metabólicas no DM2, que contribuem para a hiperglicemia. Elevada produção hepática de glicose, deficiente secreção de insulina e resistência insulínica devido a defeitos no receptor e pós-receptor, cuja combinação gera o estado hiperglicêmico. DMNID, diabete melito não-insulino-dependente.

TDG possam reverter para a tolerância normal à glicose, muitas progredirão para um evidente DM2. Mais tarde, elas exibirão um declínio acentuado na secreção de insulina. Isso pode ser resultante de anormalidades genéticas pré-programadas e/ou lesões adquiridas, como aquelas causadas pelos efeitos crônicos da hiperglicemia moderada ou elevados níveis de AGL, normalmente referidos como glicotoxicidade e lipotoxicidade, respectivamente.

A contribuição da genética para a etiologia do DM2 é bem reconhecida, e é demonstrada nos estudos por uma taxa de concordância acima de 90% para DM2 em gêmeos idênticos. Além disso, a incidência de DM2 é maior em pessoas com parentes de primeiro grau portadores da doença. Em virtude desse forte componente genético para DM2 e pelo fato de a resistência insulínica pré-datar o desenvolvimento de DM2, é provável que, na maioria das populações, a resistência insulínica seja uma lesão inicial hereditária na maioria dos pacientes. Muitos relatórios também indicam que a magnitude da resistência insulínica é maior no DM2 do que no estado TDG pré-diabético. Parece que, uma vez que o DM2 tenha se desenvolvido, algum fator cria um componente secundário de resistência insulínica que é adicionado àquele já existente no estado pré-diabético. Há uma forte evidência de que a hiperglicemia *per se* desempenhe tal papel. Outros fatores associados ao estado hiperglicêmico precariamente controlado, como níveis elevados de AGL, também podem desempenhar esse papel. A obesidade está associada à resistência insulínica. Visto que a maioria dos pacientes DM2 está acima do peso, a resistência insulínica induzida pela obesidade é tida como um fator contribuinte nesses pacientes. No entanto, a obesidade

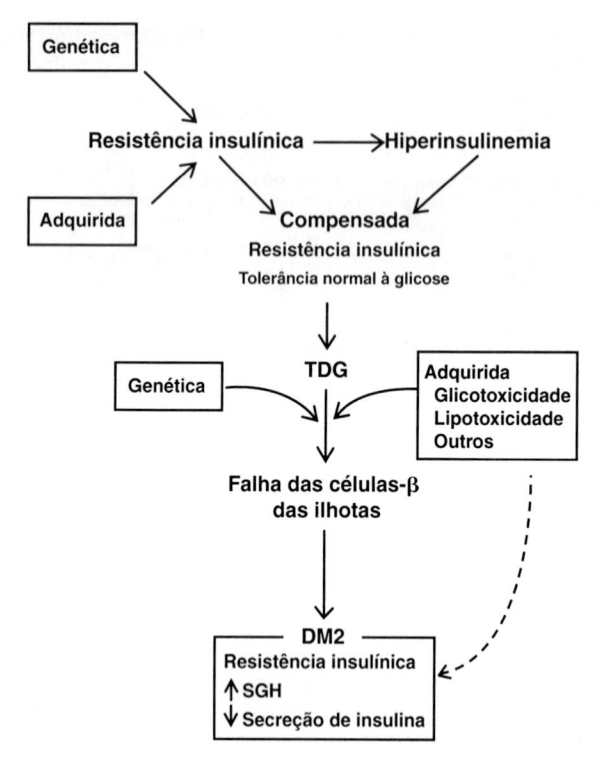

Figura 5.2 Etiologia proposta para o desenvolvimento de DM2. SGH, Saída de glicose hepática.

não responde por toda a resistência insulínica no DM2, já que a resistência insulínica excede aquela causada apenas pela obesidade, e pelo fato de os pacientes não-obesos DM2 também serem insulinorresistentes.

Avaliação In vivo da Sensibilidade à Insulina

Vários métodos são usados para medir a sensibilidade à insulina.

Avaliação do modelo homeostático para resistência insulínica (HOMA-IR): O modelo HOMA usa a glicose e a insulina sangüíneas de jejum para medir a sensibilidade à insulina, calculada pela seguinte fórmula:

$$\text{HOMA-IR} = [\text{insulina (mU/L)} \times \text{glicose (mmol/L)}]/22{,}5$$

A fórmula é baseada no princípio de que, para um determinado nível de glicose, os níveis de insulina refletem a sensibilidade à insulina de um modo geral. Esse teste é fácil de ser realizado, o que o torna útil nas pesquisas epidemiológicas, embora outros métodos sejam preferidos para uma avaliação mais precisa da sensibilidade à insulina.

Estado homeostático de glicose e insulina plasmáticos. Neste método, a insulina e a glicose são infundidas sob taxas fixas, com a secreção endógena de insulina inibida pela combinação da epinefrina e propranolol ou pela somatostatina. A resultante desse estado homeostático do nível de glicose plasmática reflete a ação da insulina concomitantemente infundida, com altos níveis do estado homeostático da glicose associados a maior grau de resistência à insulina.

Método do modelo mínimo. Nesse método, os níveis de glicose e insulina plasmáticas, após a administração intravenosa de glicose, são inseridos em um modelo matemático para gerar um índice de sensibilidade à insulina (Si). O teste foi adaptado para pacientes DM2 com secreção precária de insulina, aplicando-se uma injeção de insulina 20 minutos após a administração da glicose.

Clamp de glicose. Nesse método, a insulina é administrada a uma taxa constante, de modo a manter um nível de insulina plasmática de estado homeostático, com a glicose sanguínea "fixada" em um nível pré-determinado pela titulação de dosagem de uma administração de glicose de taxa variável. Se um isótopo radioativo ou estável de glicose também for administrado, a taxa de saída da glicose hepática, durante a fixação, poderá ser quantificada. Quando estável, a taxa medida de isótopos da distribuição da glicose fornece uma excelente avaliação quantitativa do efeito biológico de uma determinada concentração de insulina do estado homeostático.

Os dados de distribuição da glicose do estado homeostático de um estudo utilizando a técnica do *clamp*, no qual uma taxa de administração de insulina, estimulada de forma submáxima, foi usada em pacientes normais, não-obesos TDG, e em pacientes obesos e não-obesos DM2, estão representados na Figura 5.3. Os níveis de insulina do estado homeostático foram comparáveis em todos os pacientes, mas as taxas de distribuição de glicose apresentaram-se reduzidas nos grupos de pacientes, e a magnitude desse defeito foi maior nos pacientes com a pior intolerância a carboidratos.

Metabolismo de Glicose Hepática

O fígado é capaz de extrair glicose do sangue enviado via veia portal e artéria hepática, bem como liberando glicose derivada da glicogenólise ou gliconeogênese na veia hepática.

Produção de glicose hepática. *Fisiologia normal:* Depois do jejum noturno, cerca de 90% da glicose liberada na circulação é oriunda do fígado. Após a ingestão de carboidratos, a saída de glicose hepática (SGH) diminui, para limitar a elevação nos níveis de glicose plasmática. Conforme a liberação intestinal de glicose diminui, as taxas basais de SGH devem ser restauradas para evitar a hipoglicemia. Essas alterações na SGH são intensamente mediadas pelas alterações na insulina e em outros hormônios que se opõem aos efeitos da insulina na gliconeogênese e glicogenólise hepáticas, por meio das alterações no suprimento de substrato gliconeogênico, e pelos efeitos das concentrações hepáticas de glicose plasmática *per se*.

Fisiologia anormal no DM2. A taxa basal de SGH é elevada nos diabéticos, mas normal nas pessoas com TDG (Figura 5.4A). A Figura 5.4B ilustra a estreita cor-

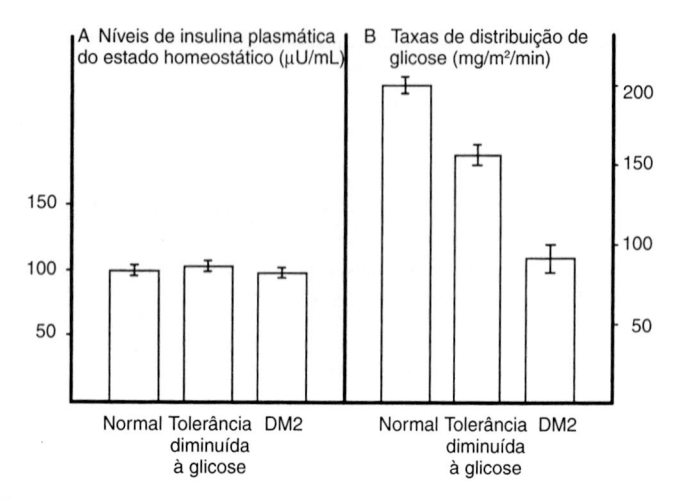

Figura 5.3 Taxas médias da distribuição de glicose do estado homeostático (painel direito) e níveis de insulina plasmática (painel esquerdo) dos pacientes-controle, não-obesos com tolerância diminuída à glicose, e pacientes DM2 durante os estudos utilizando a técnica do *clamp* euglicêmico realizados a uma taxa de infusão de insulina de 40 mU/m^2/min. Os resultados estão representados graficamente conforme médias ± SEM.

relação entre a SGH e o nível de glicose plasmática de jejum, indicando que a taxa de produção hepática de glicose parece ser a responsável mais direta pelo nível de hiperglicemia de jejum no DM2. A gliconeogênese é elevada no DM2 e parece ser a causa da alta SGH basal. O exato mecanismo ainda permanece obscuro, mas é provável que inclua fatores como os níveis elevados de glucagon.

A SGH pode ser completamente suprimida pelos altos níveis de insulina fisiológica ou suprafisiológica no DM2, mas existe a resistência à supressão de SGH nas concentrações de insulina mais baixas. Essa resistência à insulina no fígado, provavelmente também contribui para as taxas exageradas de produção de glicose no diabete. Em virtude do efeito da insulina sobre a SGH poder, em parte, ser indireta, mediada pela supressão da lipólise do tecido adiposo e níveis de AGL plasmático, é possível que o defeito da supressão de SGH no DM2 possa ser secundário na supressão deficiente dos níveis de AGL plasmático pela insulina. No entanto, a resistência aos efeitos diretos da insulina sobre a SGH também está presente no DM2. Além disso, o elevado fluxo de precursores gliconeogênicos – lactato, alanina e glicerol – dos tecidos periféricos para o fígado pode participar da manutenção da elevada da taxa de SGH no DM2.

Captação de glicose hepática. A insulina não estimula diretamente a captação de glicose hepática pós-prandial. No entanto, ela desempenha um papel permissivo. Um aumento na concentração de glicose na veia portal e o estabelecimento de um gradiente positivo de glicose na artéria portal são pré-requisitos para a captação livre

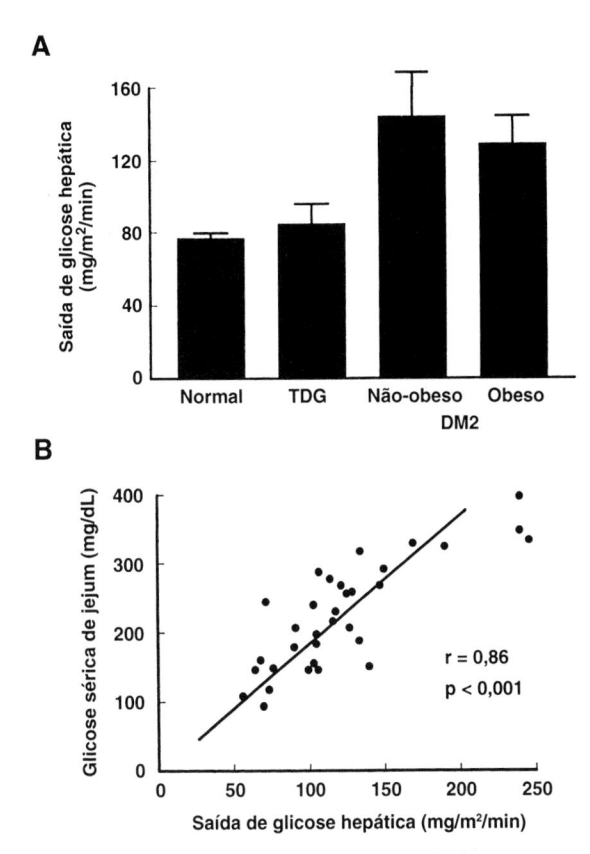

Figura 5.4 (A) Taxas da saída de glicose hepática (SGH) do estado basal (7-9 h da manhã depois do jejum noturno) em pacientes normais, pacientes com TDG e pacientes obesos ou não-obesos com diabetes tipo 2. A SGH é normal em pacientes com TDG mas é elevada nos diabéticos tipo 2. (B) A relação entre as taxas de produção hepática de glicose e os níveis de glicose sérica de jejum em pacientes diabéticos tipo 2.

de glicose hepática, e, sob essas circunstâncias, a insulina aumentará a captação livre de glicose pelo fígado. No DM2, a captação de glicose pelo fígado, depois da ingestão de glicose (recém-absorvida e recirculante), é deficiente.

Captação de Glicose Insulinomediada versus *Não-Insulinomediada e a Patogênese da Hiperglicemia*

No *estado basal*, a captação de glicose insulinomediada (CGIM) é responsável por apenas ~30% de toda a distribuição de glicose, enquanto a captação de glicose não-insulinomediada (CGNIM), inicialmente no sistema nervoso central (SNC), compreende ~70% da distribuição. Por tal razão, a deficiência na CGIM, devido à resistência insulínica, terá pouco efeito sobre a distribuição de glicose basal geral ou sobre os níveis de glicose de jejum. O nível de glicose de jejum reflete o equilíbrio entre a SGH e a distribuição de glicose. Portanto, se a distribuição reduzida de glicose não contribui para uma hiperglicemia de jejum significativa, então a maior entrada de glicose na circulação (SGH aumentada) é o fator mais diretamente responsável pela hiperglicemia de jejum.

No *estado pós-prandial*, em geral predomina a CGIM, e a limitada capacidade dos pacientes DM2 de aumentar a captação permite excursões significativas de glicose pós-prandial. Sendo assim, a hiperglicemia pós-prandial é primária devido à subutilização da glicose pelos tecidos periféricos (fundamentalmente o muscular).

Obesidade

Sensibilidade à Insulina do Organismo

A resistência à insulina tem sido amplamente observada na obesidade. Utilizando-se a técnica do *clamp*, um desvio para a direita na curva de resposta à dosagem para a distribuição da glicose insulinomediada é um dado consistente. A resposta a uma concentração de insulina estimulada ao máximo, no entanto, é absolutamente variável, cobrindo todo o espectro, desde normal até acentuadamente reduzido, o que indica uma contínua resistência insulínica na obesidade de humanos.

Sensibilidade à Insulina Hepática

A SGH basal é similar em pacientes de controle e obesos; no entanto, a curva de resposta à dosagem para a supressão de SGH pela insulina sofre um desvio para a direita nos pacientes obesos, indicando resistência insulínica hepática.

Distribuição de Gordura

Pacientes obesos com uma predominante distribuição central (tronco/abdominal) de gordura corporal são mais insulinorresistentes do que aqueles com obesidade periférica, independente do grau geral da obesidade. Em contraste, o conteúdo de gordura corporal total, mais do que sua distribuição, é um importante determinante da sensibilidade à insulina nos pacientes moderadamente obesos. Uma vez que o paciente exceda 25-30% do peso corpóreo ideal (índice de massa corporal, IMC > 27 kg/m^2), aumentos extras na massa total de gordura têm pouca influência adicional relativa sobre a sensibilidade à insulina, e a distribuição da gordura assume maior importância como um determinante da ação insulínica.

Os efeitos metabólicos adversos, associados à obesidade central, provavelmente são devido ao acúmulo de gordura visceral, que é mais lipoativa. Os AGL liberados diretamente na veia portal podem prejudicar a função do receptor de insulina do hepatócito, resultando na reduzida liberação de insulina hepática. Altos níveis de insulina circulantes podem eliminar a sensibilidade dos tecidos-alvo em várias fases da seqüência de ação da insulina, reduzindo a responsividade à insulina no efeito máximo.

DEFEITOS CELULARES NA AÇÃO DA INSULINA

Ação Normal da Insulina

Primeiramente, a insulina liga-se ao receptor de insulina, resultando em uma autofosforilação da subunidade-β do receptor. A ativação do receptor inicia uma cascata de sinalização, pela qual o sinal insulínico é transmitido no sentido descendente para as várias enzimas reguladas pela insulina, os transportadores e os genes insulinorresponsivos, culminando nos efeitos metabólicos e de crescimento da insulina (Figura 5.5). Obviamente, em virtude do fato de a ação da insulina envolver uma cascata de eventos, as anormalidades em qualquer ponto, ao longo dessa seqüência, podem levar à resistência insulínica.

Ligação da Insulina

A ligação da insulina em uma variedade de tecidos é reduzida nos parentes de pacientes DM2 contra os pacientes-controle e na maioria dos estudos de pacientes obesos. Já que a primeira fase da ação da insulina envolve a ligação ao receptor, está claro que uma redução de receptores de insulina celulares poderá levar à resistência insulínica. No entanto, essa relação em potencial não está clara como deveria estar, porque os tecidos-alvo da insulina possuem receptores "reservas".

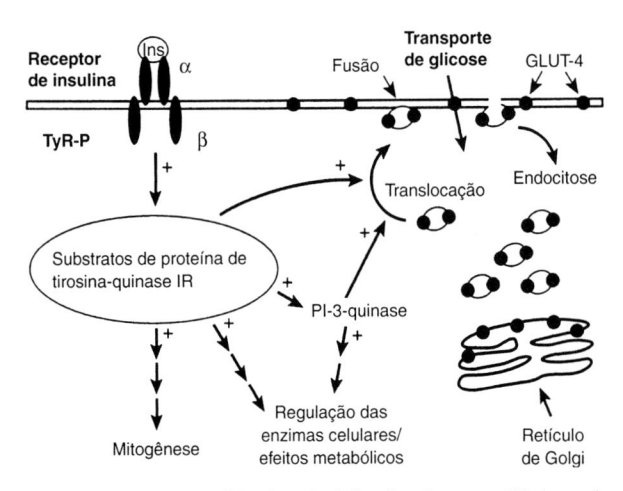

Figura 5.5 Desenho esquemático da ação da insulina. As anormalidades podem ocorrer na fase pré-receptora, envolvendo a biossíntese e a secreção de produtos anormais das células-β; na fase de ligação ao receptor, envolvendo a diminuição das ligações da insulina aos receptores, devido ao reduzido número de receptores ou à afinidade; ou na fase pós-receptor, envolvendo qualquer defeito na cascata de ação da insulina na fase distal em relação ao evento da ligação inicial.

Autofosforilação Estimulada pela Insulina

A autofosforilação do receptor de insulina é menor nos tecidos insulinorresponsivos de pacientes DM2. Entretanto, essa autofosforilação reduzida mais parece ser o resultado da glicotoxicidade do que uma causa hereditária primária da resistência insulínica já que ela não é observada em pacientes obesos não-diabéticos com resistência insulínica e se apresenta normal em pacientes obesos DM2 que perdem peso e melhoram sua hiperglicemia.

Defeitos no Pós-Receptor/Transporte de Glicose

Defeitos no pós-receptor podem ser responsáveis por uma grande porção da resistência insulínica no DM2.

Transporte de Glicose in vitro

Estudos realizados em adipócitos demonstram um desvio para a direita na curva de resposta à insulina no transporte de glicose, sem alteração na resposta do efeito máximo nos pacientes com TDG. Isso é bem explicado pela redução no número de receptores de insulina. Nos pacientes DM2, no entanto, o transporte reduzido de glicose é visto em todas as concentrações de insulina (Figura 5.6). Essa redução, *in vitro*, no transporte de glicose está correlacionada com a redução nas taxas de glicose observadas *in vivo*.

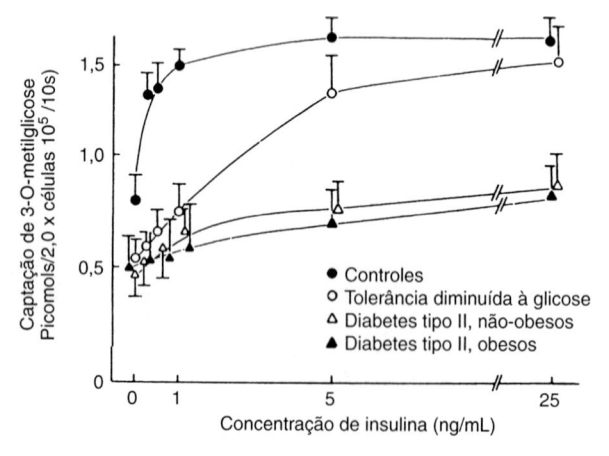

Figura 5.6 Curva de resposta à dosagem para a capacidade da insulina de estimular o transporte de glicose (captação de 3-o-metilglicose) em adipócitos isolados preparados, oriundos de pacientes normais, pacientes com TDG e pacientes obesos e não-obesos com diabete tipo 2. A forma funcional dessas curvas de resposta à dosagem é praticamente comparável à forma das curvas de resposta à dosagem da distribuição de glicose geral insulinoestimulada *in vivo*.

Transporte de Glicose como Fase Determinante da Taxa

Evidências já disponíveis indicam que o transporte de glicose é determinante da taxa no metabolismo de glicose, *in vivo*. Por exemplo, se o metabolismo intracelular, mais propriamente que o transporte, estivesse determinando a taxa de distribuição de glicose, seria esperado um acúmulo de glicose livre intracelular. No entanto, o armazenamento de glicose intracelular não é observado no músculo esquelético. Além do mais, aparentes valores K_m reportados para a distribuição de glicose, *in vivo*, são similares aos valores medidos no transporte de glicose do músculo, *in vitro*, o que é consistente com a visão de que o transporte governa a distribuição de glicose. Cline e colaboradores, usando espectroscopia nuclear de ressonância magnética, mediram os níveis de glicose-6-fosfato do músculo esquelético e os níveis de glicose livre intracelular durante um *clamp* hiperinsulínico e hiperglicêmico, e produziram evidências de que o transporte de glicose também é a fase de controle da taxa de captação de glicose insulinoestimulada do músculo no DM2. Eles descobriram que a redução na captação de glicose do músculo e a glicogênio sintetase estavam associadas aos níveis mais baixos de glicose-6-fosfato do músculo no estado homeostático e a níveis muito baixos de glicose livre intracelular, implicando um defeito no nível de transporte de glicose.

GLUT-4

Um *locus* celular em potencial de um defeito no pós-receptor é o sistema efetor de transporte de glicose. A insulina estimula o transporte de glicose, primariamente, por causar translocação de proteínas GLUT-4 de um compartimento vesicular intracelular para a membrana plasmática, iniciando a captação de glicose. A estimulação da insulina para o transporte de glicose nos tecidos-alvo reflete a atividade GLUT-4.

O RNAm GLUT-4 e os níveis de proteínas, entretanto, são normais no músculo esquelético no DM2. A explicação para a reduzida atividade de transporte de glicose tanto pode ser a translocação reduzida de GLUT-4 insulinomediada para a membrana plasmática quanto a reduzida atividade intrínseca GLUT-4, ou ambas. Evidências apontam para uma deficiente translocação de GLUT-4 insulinomediada no músculo esquelético de pacientes obesos e DM2, associada a uma acentuada deficiência do transporte de glicose do músculo insulinomediado.

A reduzida atividade intrínseca GLUT-4, resultante da alteração na estrutura primária do GLUT-4, devido a uma variação genética no gene GLUT-4, parece ser menos provável. Uma mutação no gene GLUT-4 foi identificada, mas estudos de triagem molecular em grande escala observaram essa mutação em apenas uma pequena porcentagem de DM2, e descobriram que ela também existe em baixa freqüência em pessoas não-diabéticas. Uma vez que nenhuma outra mutação no gene GLUT-4 foi identificada, parece que as anormalidades no gene GLUT-4 são raras.

A translocação do gene GLUT-4 envolve um sistema complexo, e uma grande lista de proteínas envolvidas na translocação de vesículas de GLUT-4, a regulação da fusão da membrana plasmática e eventos endocitóticos estão sendo identificados. É possível que a reduzida translocação de GLUT-4 possa ser devido à expressão alterada ou a um defeito funcional de uma ou mais proteínas da translocação de vesículas de GLUT-4. Uma deficiência no sentido descendente da sinalização de insulina do receptor também pode ser uma causa da reduzida translocação de GLUT-4 insulinoestimulada.

Substrato-1 do Receptor de Insulina (IRS-1)

Depois da autofosforilação do receptor de insulina, vários substratos de proteínas endógenas, incluindo o IRS-1, são fosforilados em resíduos de tirosina pela quinase do receptor de insulina. A capacidade da insulina de estimular a fosforilação do IRS-1 fica reduzida nos adipócitos e no músculo esquelético no DM2. O conteúdo da proteína de IRS-1 do tecido adiposo é reduzido nos pacientes DM2, contribuindo potencialmente para a redução da fosforilação de IRS-1 observada nos adipócitos. No entanto, esse não é um fator do músculo, uma vez que os níveis de IRS-1 do músculo esquelético são similares nos pacientes DM2, nas pessoas propensas e nas normais obesas. As curvas das respostas à dosagem de insulina para estimulação da fosforilação da tirosina do IRS-1 e da subunidade-β do receptor de insulina são quase idênticas nos adipócitos dos pacientes-controle, obesos e DM2, com a capacidade dos receptores de insulina fosforilada para fosforilar IRS-1 também normal. Por isso, provavelmente a redução na fosforilação do IRS-1 no DM2 seja essencialmente secundária no defeito da quinase do receptor de insulina.

PI-3-Quinase

A PI-3-quinase é essencial para os efeitos da insulina sobre a translocação GLUT-4 e para a ativação da glicogênio sintetase. Ela é ativada pela ligação da sua subunidade reguladora ao IRS-1 e IRS-2 fosforilados de tirosina. Vários estudos demonstram que a associação da subunidade reguladora p85 da PI-3-quinase com IRS-1 e IRS-2, em resposta à insulina, é prejudicada no músculo dos pacientes DM2, com um correspondente defeito da ativação PI-3-quinase. Alguns, mas nem todos os estudos, descobriram que a PI-3-quinase do músculo pela insulina também é prejudicada em pacientes obesos não-diabéticos.

Glicogênio Sintetase

A glicogênio sintetase, enzima controladora da taxa do glicogênio sintetase, é outro *locus* em potencial para a resistência insulínica no DM2. A reduzida ativação da glicogênio sintetase, a reduzida distribuição de glicogênio do músculo insulinoestimulado, a distribuição prejudicada de glicose insulinomediada e a distribuição defeituosa de glicose não-oxidativa estão presentes no DM2.

A redução na atividade da glicogênio sintetase no DM2 persiste mesmo quando as taxas de captação de glicose são normalizadas, indicando que o efeito da insulina sobre a glicogênio sintetase é separado do seu efeito sobre o transporte de glicose e que o defeito na atividade de glicogênio sintetase não são devidos simplesmente ao declínio no fluxo de glicose na célula.

ASPECTOS FUNCIONAIS DA RESISTÊNCIA INSULÍNICA

Defeitos Cinéticos na Ação da Insulina

Enquanto a maioria das avaliações quantitativas sobre a resistência insulínica *in vivo* reporta a ação deficiente da insulina com base nas medidas do estado homeostático, os defeitos cinéticos na ação da insulina na obesidade também foram demonstrados.

Nesses relatos, a taxa de ativação do efeito da insulina para estimular a distribuição da glicose é reduzida e a taxa de desativação do efeito da insulina é aumentada. A cinética anormal da ação da insulina na obesidade pode representar uma manifestação funcionalmente importante da resistência insulínica. É possível que, na obesidade, os efeitos da insulina nunca fiquem estáveis na situação fisiológica e que a redução na taxa de início da ação da insulina e a rápida desativação sirvam para minimizar os efeitos biológicos da insulina secretada, depois da glicose oral ou refeições, apesar do fato de que pessoas obesas apresentam hiperinsulinemia.

Estudos funcionais sobre o transporte de glicose dos adipócitos, na obesidade, indicam que as anormalidades cinéticas observadas, *in vivo*, muito provavelmente estão relacionadas a defeitos celulares na ação da insulina. A reduzida taxa, *in vitro*, da ativação do transporte de glicose correlaciona-se com taxas mais baixas de ativação da distribuição de glicose *in vivo*.

Ação de Massa de Glicose na Obesidade

Se a hiperinsulinemia não compensa totalmente a resistência insulínica na obesidade, o que fazer? A partir de análises do perfil de tolerância à glicose oral, está claro que pacientes obesos, enquanto tolerantes à glicose, são um pouco hiperglicêmicos quando comparados aos controles. É essa hiperglicemia, em virtude da ação de massa, que ajuda a compensar a resistência insulínica para levar a distribuição de glicose ao normal durante as refeições. Sendo assim, depois das refeições, as pessoas obesas insulinorresistentes adquirem taxas relativamente normais de distribuição de glicose (e, por isso, podem alojar uma carga de glicose), mas apenas à custa da hiperinsulinemia e relativa hiperglicemia.

Defeitos Cinéticos na Ação da Insulina no DM2

Os defeitos cinéticos comparáveis na ação da insulina são reportados no DM2, sendo que, em geral, a magnitude desses defeitos é maior no DM2 do que na simples obesidade. A presença de resistência insulínica no DM2, associada à deficiente secreção de insulina, explica a acentuada hiperglicemia pós-prandial nessa condição. Essa exposição evidencia que a hiperglicemia é o mais importante fator direcionador da distribuição de glicose no DM2, permitindo que esses pacientes, por vezes, disponham de uma refeição ou carga de glicose. Esses conceitos podem ter implicações em relação ao tratamento dos pacientes DM2. Por exemplo, a insulinoterapia intensiva confia nos algoritmos para a liberação de insulina, os quais eram muito desenvolvidos nos pacientes DM1. É claro que tais algoritmos não respondem pelos defeitos cinéticos presentes nos pacientes DM2 insulinorresistentes. Então, esses defeitos cinéticos dão parte da explicação do motivo pelo qual grandes dosagens diárias de insulina são necessárias para a obtenção do controle ideal em pacientes DM2.

DIABETE MELITO TIPO 1

O termo *insulinorresistente*, quando aplicado ao paciente com diabete melito tipo 1 (DM1), é mais difícil de avaliar. Em geral, ele designa um paciente que precisa de uma grande quantidade de insulina (> 100 U/dia) para manter um aceitável nível de glicemia. Esses pacientes são singulares e podem apresentar altos títulos de anticorpos antiinsulina. Não está claro se o típico paciente DM1 responde normalmente à insulina. Uma razão para esse fato é que a sensibilidade à insulina no DM1 é, pelo menos em parte, dependente do grau de controle do diabete. Pacientes com controle precário são mais hiperglicêmicos, sendo que a hiperglicemia é capaz de induzir *per se* um estado secundário de resistência insulínica, conforme já discutido. Além da hiperglicemia, aumentos na [H^+], nos hormônios contra-reguladores e nas concentrações de AGL podem prejudicar a ação da insulina. No entanto, tem sido reportado que a sensibilidade à insulina pode ser normal se um paciente DM1 for mantido dentro do controle euglicêmico.

Concluindo, está claro que a resistência insulínica não só é uma característica proeminente da obesidade como também fundamental para a patogênese do DM2. Ela é uma importante causa de morbidade e mortalidade no Ocidente, e no mundo desenvolvido. A total compreensão da resistência insulínica subordinada aos mecanismos fisiopatológicos será de grande benefício, já que, potencialmente, permitirá o desenvolvimento de terapias apropriadas.

LEITURA COMPLEMENTAR

Bergman RN, Finegood DT, Ader M: Assessment of insulin sensitivity *in vivo*. *Endocr Rev* 1985;1:45.

Cline GW, Petersen KF, Krssak M, et al: Impaired glucose transport as a cause of decreased insulin-stimulated muscle glycogen synthesis in type 2 diabetes. *N Engl J Med* 1999; 341:240.

Kolterman OG, Gray RE, Griffin J, et al: Receptor and post-receptor defects contribute to the insulin resistance in non-insulin dependent diabetes mellitus. *J Clin Invest* 1981; 68:957.

Reaven GM: Role of insulin resistance in human disease. *Diabetes* 1988; 37:1595.

Roden M, Price TB, Perseghin G, et al: Mechanism of free fatty acid induced insulin resistance in humans. *J Clin Invest* 1996; 97:2859.

Para discussão mais detalhada e bibliografia adicional sobre este tópico, consulte, por favor, Porte *et al: Ellenberg & Rifkin's Diabetes Mellitus*, 6th. ed., Capítulo 21.

A Obesidade e o Diabete Melito 6

P. Antonio Tataranni e Clifton Bogardus

OBESIDADE

A obesidade é clinicamente definida como um índice de massa corporal (IMC) ≥ 30 kg/m^2, o que representa um excesso em peso de 30 lb (14 kg) para qualquer altura. Nos Estados Unidos, durante a década de 1990, um em cada dois adultos estava acima do peso e um em cada quatro era obeso. É muito inquietante o fato da prevalência da obesidade estar se elevando drasticamente entre as crianças. A Organização Mundial de Saúde (OMS) classificou a obesidade como uma das mais significativas doenças crônicas emergentes em todo o mundo. A obesidade aumenta o risco de várias doenças não-transmissíveis (p. ex., diabete tipo 2, hipertensão, dislipidemia) e reduz a expectativa de vida.

A causa exata da obesidade na maioria dos seres humanos não é conhecida. No entanto, é amplamente aceito que ela seja o resultado de um desequilíbrio crônico entre a energia ingerida e sua utilização. Enquanto se julga que o impacto do meio ambiente seja substancial, vários estudos indicam que a obesidade é uma doença hereditária causada primariamente pelo efeito de genes de suscetibilidade múltipla sobre o comportamento alimentar. Por essa razão, um conhecimento mais profundo sobre a sua fisiopatologia vem, basicamente, dos atuais esforços para isolar todos esses genes. O amplo mapeamento do genoma continua sendo realizado nas populações humanas, e os *loci* mais importantes relacionados à obesidade foram identificados em vários cromossomos. Atualmente, essas áreas do genoma estão sob intensa investigação, uma vez que podem levar à clonagem dos genes de suscetibilidade para a obesidade.

OBESIDADE E DIABETE TIPO 2

A presença de obesidade em pessoas diabéticas tipo 2 é tão comum que Sims empregou o termo *diabesidade* para descrever essa síndrome, que ocorre de modo crescente. Além de ser mais obesa que a pessoa não-diabética, a pessoa com diabete tipo 2 possui uma distribuição mais central da gordura corporal.

Dados longitudinais, em um grupo de índios Pima acompanhado por cinco anos, indicaram que a transição da tolerância normal à glicose para a tolerância diminuída à glicose estava associada ao aumento do peso corporal, a uma redução na ação da insulina periférica (isto é, elevada resistência insulínica) e a um declínio na secreção de insulina, mas não estava associada a qualquer alteração na produção hepática de glicose. Ou seja, aumento do peso corporal e maior redução na ação e secreção da insulina, porém um aumento na produção hepática de glicose: progressão característica de TDG para diabete. Por comparação, nos Pimas que mantiveram a tolerância normal à glicose pelo mesmo período de tempo, um aumento duas vezes menor no peso corporal foi associado a um declínio na ação da insulina e a um aumento na secreção de insulina. Esses dados são consistentes com um papel patogênico da obesidade e sua duração na deficiência progressiva da ação e secreção da insulina, que levam ao diabete.

Apesar da evidência predominante mostrando a associação entre a obesidade e o diabete, a obesidade não é necessária nem suficiente para o desenvolvimento do diabete tipo 2. Em todas as populações, uma grande maioria de pessoas obesas não é diabética tipo 2. Embora mais de 50% das pessoas nos EUA estejam acima do peso, menos de 10% são diabéticas do tipo 2. Por fim, a associação entre a obesidade e o diabete é muito influenciada pelo histórico dos pais, sugerindo que a obesidade possa ser mais prejudicial em pessoas geneticamente predispostas a desenvolver o diabete tipo 2. A(s) razão(ões) do porquê da obesidade causar diabete em algumas e não em todas as pessoas permanecerá obscura até que os mecanismos moleculares exatos que ligam a excessiva adiposidade à resistência insulínica e a disfunção na secreção de insulina sejam identificados de forma inequívoca.

OBESIDADE E RESISTÊNCIA INSULÍNICA

O ganho de peso causa hiperinsulinemia e resistência insulínica em animais e humanos, mas uma explicação convincente de como o excesso de adiposidade e/ou suas conseqüências metabólicas/hormonais prejudicam a captação e o armazenamento na musculatura permanece evasivo.

Possível Papel dos Ácidos Graxos Livres (AGL)

Uma elevação aguda dos níveis do AGL plasmático, como aquela causada pela infusão de heparina/intralipídeo, resulta na resistência insulínica. De modo inverso, a redução aguda e crônica do AGL melhora a sensibilidade à insulina. A obesidade é caracterizada pela elevação crônica do AGL circulante, e há a evidência crescente do acúmulo de gordura dentro do músculo e do fígado nos estados insulinorresistentes em serem humanos. No entanto, as ligações causadoras entre o acúmulo tissular de gordura e a reduzida captação de glicose ainda devem ser estabelecidas. Os mecanismos propostos incluem a inibição do metabolismo de carboidratos no nível mitocondrial por meio da competição pelas mesmas vias oxidativas, a inibição direta ou indireta da atividade da glicogênio sintetase e a ativação da via glicosamina.

Possível Papel dos Hormônios Secretados pelo Adipócito

O tecido adiposo é agora reconhecido como um órgão endócrino e parácrina do qual emanam vários sinais. Dentre eles, citamos a leptina, fator de necrose tumoral-α (TNF-α), a interleucina-6 (IL-6), complemento C3 (comp C3) e sua proteína estimulante da acilação do produto de clivagem (ASP), as enzimas do metabolismo das lipoproteínas (LLP, CETP e Apo-E), os fatores de crescimento (TGF-β e IGF-1), o angiotensinogênio, PAI-1, a adiponectina, a resistina e várias outras adipocinas. Tem sido proposto que o papel do tecido adiposo de regular o metabolismo da glicose pode, em parte, ser explicado por meio da ação direta ou indireta desses hormônios secretados pelo adipócito para prejudicar a sinalização da insulina nos tecidos periféricos (Figura 6.1).

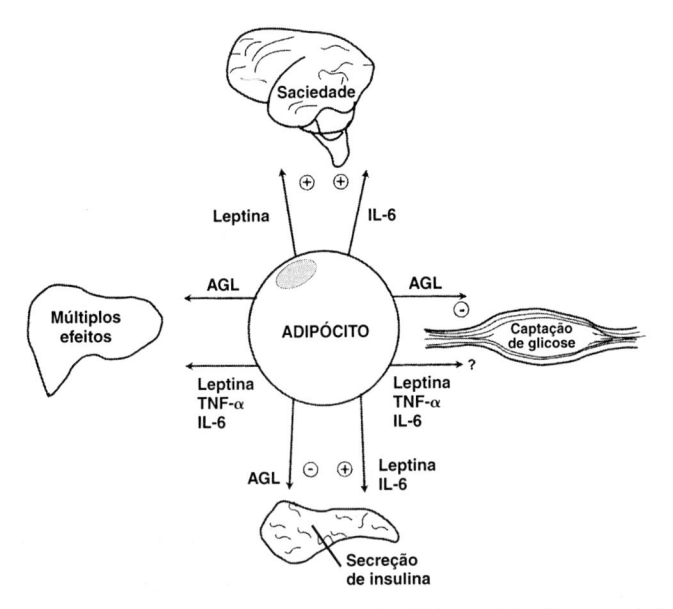

Figura 6.1 O tecido adiposo é um órgão endócrino. Vários sinais (endócrino, parácrino e metabólico) procedem dos adipócitos e, acredita-se, afetam vários órgãos, entre eles o cérebro, fígado, músculo esquelético e pâncreas. A intensidade e a direção do efeito dos sinais que procedem do tecido adiposo para outros órgãos é objeto de intensa investigação.

Possível Papel das Alterações Induzidas pela Obesidade no Músculo Esquelético

A obesidade está associada a um aumento na massa de gordura e na massa de gordura livre. Com o aumento da massa de gordura livre, as células musculares ficam hipertrofiadas e os capilares no músculo ficam mais espaçados. Propõe-se que a associação entre as alterações induzidas pela obesidade na morfologia do músculo esquelético e a ação da insulina possa ser explicada pelo fato de que a menor densidade capilar resulta no acesso reduzido da insulina ao músculo das pessoas obesas.

OBESIDADE E SECREÇÃO DE INSULINA

As ligações entre a obesidade e a função anormal secretória de insulina, que precipita um estado insulinorresistente para uma clara manifestação do diabete, não estão bem-compreendidas. Estudos recentes indicam que a exposição crônica do pâncreas a concentrações excessivas de AGL pode ter efeitos deletérios sobre as células-β. Uma hipótese interessante é que o acúmulo tecidual de gordura desempenha um papel na indução da resistência insulínica do músculo e na hiporresponsividade à glicose pancreática. Mecanismos possíveis de fundamentar os efeitos "lipotóxicos" do AGL sobre as células-β incluem a superprodução de NO, interleucina-1β e/ou ceramida, podendo, mais tarde, ser responsável pela apoptose acelerada observada nas células-β impregnadas de gordura.

Os nervos parassimpático, simpático e sensório inervam ricamente as ilhotas pancreáticas. Evidências experimentais indicam que a secreção da insulina é estimulada pelos nervos parassimpáticos e seus neurotransmissores, e inibida pelos nervos simpáticos e seus neurotransmissores. Por causa dos defeitos nas atividades do sistema nervoso parassimpático e simpático reportados em pessoas obesas, é possível que eles contribuam para uma adaptação anormal das ilhotas pancreáticas à resistência insulínica, com implicações possíveis de desenvolvimento do diabete tipo 2.

OBESIDADE E DIABETE TIPO 2 EM CRIANÇAS E ADOLESCENTES

Um dos aspectos mais preocupantes da atual epidemia da obesidade é a elevada prevalência do diabete tipo 2 entre as crianças e os adolescentes. Até bem pouco tempo atrás, o diabete tipo 1 imunomediado era o único tipo de diabete considerado prevalente entre as crianças. Relatórios recentes indicam que 8-45% das crianças recém-diagnosticadas possuem diabete não-imunomediado. Embora os percentuais variem muito, dependendo da etnia e das estratégias de amostragem, a maioria dessas crianças apresenta diabete tipo 2. A obesidade é a marca registrada do diabete tipo 2 em jovens, sendo que até 85% das crianças afetadas estão acima do peso ou obesas na época do diagnóstico.

Estudos com os índios Pima indicam que filhos de mulheres que manifestam diabete durante a gravidez estão especialmente em risco de obesidade de início precoce e diabete tipo 2. A exposição ao meio ambiente intra-uterino diabético foi responsável por cerca de 40% dos diabetes tipo 2 em crianças de 5-19 anos de idade entre 1987 e 1994, aproximadamente duas vezes o risco atribuído entre 1967 e 1976. É preciso descobrir se o diabete gestacional é um fator da alarmante elevação da obesidade e do diabete tipo 2 nos jovens em todo o país.

RESUMO E CONCLUSÃO

A obesidade é uma doença crônica que rapidamente alcança proporções epidêmicas e aumenta o risco de outras doenças não-transmissíveis, e, por isso, reduz a expectativa de vida. A obesidade é hereditária e resulta do desequilíbrio crônico entre a energia ingerida e sua utilização. No entanto, a etiologia exata é desconhecida.

Apesar de a obesidade ser freqüentemente observada em associação com o diabete tipo 2, ela não é necessária nem suficiente para causar o DM2. Em algumas pessoas/populações predispostas, a obesidade substancialmente aumenta o risco do desenvolvimento do DM2, piorando a resistência insulínica e possivelmente causando a disfunção secretória da insulina. As ligações entre a obesidade e o diabete tipo 2 ainda não foram identificadas de forma inequívoca. Por isso, são necessárias mais pesquisas para determinar a etiologia da obesidade e para saber como a obesidade precipita o desenvolvimento do diabete tipo 2 em pessoas predispostas.

LEITURA COMPLEMENTAR

Dabelea D, Knowler WC, Pettitt DJ. Effect of diabetes in pregnancy on offspring: Follow up research in the Pima Indians. *J Matern Fetal Med* 2000; 9:83-88.

Rajala MW, Scherer PE. Mini Review: The adipocyte–at the cross-road of energy homeostasis, inflammation, and atherosclerosis. Endocrinology 2003; 144:3765-73.

Snyder EE, Walts B, Perusse L, et al. The human obesity gene map: The 2003 update. *Obes Res* 2004; 12:369-439.

Weyer C, Bogardus C, Mott DM, Pratley RE. The natural history of insulin secretory dysfunction and insulin resistance in the pathogenen's of type 2 diabetes mellitus. *J Clin Invest* 1999; 104:787-794.

WHO Report: Obesity, preventing and managing the global epidemic. WHO/NUT/NCD/98.1. WHO, 1997.

Para discussão mais detalhada e bibliografia adicional sobre este tópico, consulte, por favor, Porte *et al: Ellenberg & Rifkin's Diabetes Mellitus*, 6th ed., Capítulo 23.

7 | Controle Nutricional do Paciente Diabético

Abhimanyu Garg e Joyce P. Barnett

INTRODUÇÃO

Orientações nutricionais revisadas da American Diabetes Association (ADA) tratam da importância da otimização dos níveis de glicose plasmática e de lipídeos. Os objetivos terapêuticos específicos estão relacionados na Tabela 7.1. Maior ênfase no controle nutricional ou na terapia nutricional médica deverá ajudar na obtenção de maior controle metabólico e na prevenção das complicações do diabete. Para alcançar os objetivos terapêuticos, uma excelente abordagem é a do tipo "equipe coordenada". As orientações da ADA enfatizam a importância de personalizar a prescrição da nutrição para satisfazer os objetivos específicos da terapia e permitir maior variação na proporção de energia oriunda dos carboidratos e das gorduras, com variação limitada na ingestão de proteínas. O foco da ingestão de carboidratos mudou da restrição de açúcar, ou sacarose, para a quantidade total de carboidratos na dieta. O objetivo deste capítulo é revisar a justificativa científica para o controle nutricional e fornecer critério prático da sua implementação.

RECOMENDAÇÕES NUTRICIONAIS

Necessidades Energéticas

A mais importante decisão para o controle nutricional do diabete requer decisão sobre a ingestão da energia total adequada para cada paciente (Tabelas 7.2 e 7.3). A ingestão da energia total deverá ser apropriadamente aumentada nas crianças em crescimento e nas mulheres grávidas e em período de amamentação. A obesidade é um fator importante de predisposição para o diabete melito tipo 2 (DM2); dessa forma, a ingestão reduzida de energia é um aspecto importante para o controle desses pacientes, bem como para a prevenção do DM2 em pessoas suscetíveis. Mesmo os pacientes DM2 que não aparentam obesidade podem apresentá-la na região do tronco e poderão se beneficiar com a perda de uma pequena quantidade de peso (5-10%). Depois da obtenção de um peso corporal razoável, a ingestão de energia poderá ser ajustada para a manutenção desse peso e para prevenir um futuro aumento. Entre os exemplos de situações em que os pacientes DM2 poderão precisar de maior ingestão de energia, acima dos níveis de manutenção, temos:

- Depois de significativa perda de peso no diagnóstico
- Durante as infecções crônicas
- Durante doença grave
- Durante um período pós-operatório

DIABETE MELITO **121**

TABELA 7.1 Objetivos da Terapia Nutricional Médica (TNM)

Alcançar e manter resultados metabólicos ideais para prevenir ou reduzir os riscos de complicações do diabete:
  Níveis de glicose sangüínea normal ou quase normal
  Perfil lipídico e lipoprotéico ideal
  Controle ideal da pressão sangüínea
Prevenir e tratar as complicações crônicas do diabete modificando:
  A ingestão de nutrientes
  O estilo de vida
Melhorar a saúde por meio de escolhas alimentícias corretas e atividade física
Direcionar as necessidades nutricionais do indivíduo, levando em consideração as preferências pessoais, culturais e de estilo de vida.

Fonte: Alterada com permissão da American Diabetes Association.
American Diabetes Association Position Statement: Evidence-based nutrition principles and recommendations for the treatment and prevention of diabetes and related complications. *Diabetes Care* 2002; 25:202.

Esses pacientes perdem não apenas a gordura corporal, mas também a massa corporal que precisará ser recuperada.

Embora haja controvérsia sobre se as dietas com alto teor de carboidratos ou com alto teor de gordura são mais eficazes na perda de peso, os estudos mostram que se a redução na ingestão de energia total for similar, as dietas causarão igual perda de peso. Ênfase deverá ser dada na redução da ingestão da energia total, não necessariamente na fonte de energia.

TABELA 7.2 Estimativa das Necessidades de Energia para Adultos

Necessidades de energia basal:	20-25 kcal/kg (80-100 kJ/kg) do peso corporal desejável
* Energia adicional necessária para o nível de atividade:	
Sedentário	30% das necessidades estimadas de energia basal
Moderado	50% das necessidades estimadas de energia basal
Ativo	100% das necessidades estimadas de energia basal
* Ajustes:	
Durante a gravidez:	
Segundo trimestre	340 kcal extras (1.420kJ) por dia
Terceiro trimestre	450 kcal extras (1.880 kJ) por dia
Durante a lactação:	
Primeiros seis meses pós-parto	330 kcal extras (1.380 kJ) por dia
Seis a 12 meses pós-parto	400 kcal extras (1.675 kJ) por dia
Para ganho de peso (0,5 kg/semana)	500 kcal extras (2.100 kJ) por dia
Para perda de peso (0,5 kg/semana)	Subtrair 500 kcal (2.100 kJ) por dia

* Os ajustes são aproximados: as alterações no peso deverão ser monitoradas e a ingestão de energia ajustada conforme apropriado, para obtenção do peso corporal desejado.

TABELA 7.3 Estimativa das Necessidades de Energia para Crianças e Adolescentes

Idade em anos	kcal(kJ)/peso corporal em kg*
≤ 3	~100 (~400)
4-6	90 (375)
7-10	70 (300)
11-14 Homens	55 (230)
15-18 Homens	45 (190)
11-14 Mulheres	47 (200)
15-18 Mulheres	40 (165)

*Os ajustes podem ser necessários para o nível de atividade e outras variações individuais.
Fonte: *Recommended Dietary Allowances*, 10th ed., Washington, DC: National Academy Press, 1989.

Duas abordagens podem ser consideradas para reduzir a ingestão da energia total: dieta de baixíssimo teor calórico (DBTC, menos que 800 kcal ou 3.350 kJ por dia) ou dieta de baixa caloria (DBC, 800-1.500 kcal ou 3.350-6.300 kJ por dia). A DBTC promove uma rápida perda de peso e leva à redução da pressão sangüínea, dos níveis de glicose sérica e de lipídeos. Para implementar com segurança a DBTC, é necessária uma cuidadosa supervisão médica. Deve haver cuidado para incluir a proteína adequada (1,0-1,4 g/kg do peso corporal ideal por dia), as vitaminas, os eletrólitos e os líquidos.

Efeitos colaterais significativos da DBTC, incluem:

- Rápida perda de massa corporal sem gordura
- Desequilíbrio dos eletrólitos
- Arritmias cardíacas
- Gota
- Cálculos biliares

As DBTC não poderão ser adotadas para pessoas moderadamente acima do peso (IMC menor que 30 kg/m²) e poderão levar algumas pessoas a transtornos alimentares como o *binge eating*. Mesmo que, a curto prazo, a perda de peso seja maior na DBTC, os resultados a longo prazo não são mais eficazes do que na DBC.

A abordagem preferida para a redução de energia é a DBC, uma redução de 500-1.000 kcal (2.100-4.200 kJ) por dia, produzindo uma perda de peso de 0,5-1 kg por semana. No entanto, a redução na ingestão de energia de 1.000 kcal (4.200 kJ) por dia poderá ser difícil de ser mantida. Uma abordagem alternativa, com maior probabilidade de sucesso, é a redução gradual da ingestão de energia de 250-500 kcal (1.050-2.100 kJ) por dia, para a perda de peso de 0,25-0,5 kg por semana.

Algumas pessoas dizem que as dietas com alto teor de proteínas e baixo teor de carboidratos promovem a perda de peso. Essas dietas sugerem que a ingestão de carboidratos, pela estimulação da secreção de insulina, contribui para a resistência insulínica, obesidade e outras anormalidades metabólicas, devendo, portanto, ser evitadas. As investigações clínicas dessas dietas são limitadas, especialmente as de longo prazo. Uma recente metanálise sugeriu que a perda de peso em tais dietas é o simples

---

*N. de T. *Binge eating* – Transtorno de compulsão alimentar periódico.

resultado de uma menor ingestão de calorias. Os benefícios propostos das dietas com baixo teor de carboidratos são a rápida perda de peso inicial e, a curto prazo, a melhora nos lipídeos séricos. O baixo nível dos carboidratos em algumas dessas dietas leva à cetose. Estudos sobre as dietas cetogênicas, para controle de doenças súbitas, reportaram efeitos adversos:

- Maior risco para cálculos renais
- Constipação
- Desidratação
- Hiperlipidemia
- Osteoporose
- Neuropatia ótica

As dietas cetogênicas de baixíssimo teor energético também são reportadas como tendo um efeito negativo sobre a função cognitiva. A alta ingestão de proteínas pode contribuir para a formação de cálculos renais, gota e possível redução na densidade óssea. A maioria das pessoas pode tolerar a ingestão ilimitada de alimentos ricos em proteínas e gorduras por apenas um curto período de tempo, precedendo a ingestão reduzida de energia total, perda de peso e redução da ingestão de vitaminas e minerais.

Macronutrientes

Carboidratos da Dieta

A ingestão idêntica de energia de carboidratos complexos, como amido, ou a ingestão natural de carboidratos simples, causa similar aumento nas concentrações de glicose plasmática. A frutose causa uma reduzida excursão de glicose, quando comparada à sacarose. No entanto, a ingestão de sacarose ou frutose pode elevar as concentrações de triglicerídeos e de colesterol, quando comparada à ingestão de amido. Por isso, embora pequenas quantidades de açúcares simples possam ser ingeridas como parte de uma dieta saudável, a ingestão em geral deverá ser limitada. Outros adoçantes nutritivos não possuem vantagem ou desvantagem sobre a sacarose.

A quantidade de carboidratos na programação alimentar deverá ser baseada na avaliação personalizada da atual ingestão. Pacientes sob o regime de agentes antidiabéticos orais ou insulina precisam manter a consistência dia-a-dia e refeição a refeição na quantidade de carboidratos consumida. Especialistas aconselham o cálculo da dosagem de insulina com base na dieta de carboidratos para os pacientes diabéticos tipo 1 (DM1). Carboidratos complexos deverão ser encorajados, e açúcares simples das frutas e vegetais são preferidos por causa dos seus altíssimos conteúdos nutritivos.

O índice glicêmico é um *ranking* de alimentos baseado nos seus efeitos imediatos nos níveis de glicose no sangue. As características molecular e física dos carboidratos, bem como os métodos de processamento e os de cozinhar, podem afetar o índice glicêmico. A ingestão, a longo prazo, de alimentos com baixo índice glicêmico não apresenta consistente melhora na glicose plasmática ou nas concentrações de lipídeos em pacientes diabéticos. Muitos especialistas, inclusive a ADA, não recomendam o uso do índice glicêmico no controle do diabete.

Adoçantes

Os alcoóis glicosados (ou polióis), como o sorbitol, fornecem 2-3 kcal (8-12 kJ) por grama. Os polióis podem causar significativa lesão gastrintestinal, se consumidos em grandes quantidades (20-50g). As crianças podem ser especialmente suscetíveis ao desenvolvimento de diarréia pela ingestão, mesmo pequena, de 0,5g/kg de peso corporal de polióis. Estes não deverão ser empregados no tratamento da hipoglicemia.

São considerados adoçantes não-nutritivos a sacarina, o aspartame, o acesulfame K e a sacarose. Em virtude de a sacarina transpassar a placenta, sua utilização durante a gravidez é questionável, mesmo tendo sido retirada da lista de potenciais carcinógenos. Embora o aspartame contenha 4 kcal (17kJ) por grama, ele é consumido em pequeníssimas quantidades, contribuindo para uma energia insignificante. As pessoas com fenilcetonúria não deverão consumir aspartame, porque seu metabolismo produz fenilalanina.

Proteína

A adequada ingestão de proteína, pelos adultos, é necessária para a manutenção da massa corporal magra. As crianças possuem maior necessidade de proteína para o suporte ao crescimento. As necessidades de proteína também são maiores durante a gravidez e a lactação, na doença ou no estresse catabólico e no exercício vigoroso.

A recomendação dietética (RDA) para proteínas é de aproximadamente 10% da energia total (0,8 g/kg). A ingestão de proteína de 10-20% da energia total é recomendada pela ADA e satisfará as necessidades protéicas na maioria das situações.

A redução da ingestão de proteína para 0,8 g/kg é recomendada para os pacientes com insuficiência renal crônica e doença renal diabética; no entanto, a má nutrição protéica pode ocorrer em ingestões muito baixas. Embora os estudos sugiram que a redução da ingestão de proteína por pessoas DM1 possa retardar a progressão de nefropatia, não está claro se todos os pacientes diabéticos se beneficiariam da reduzida ingestão de proteína.

Pelo fato de que as carnes, as aves e os lacticínios são fontes importantes de gordura saturada e colesterol, a opção por baixo teor de gordura deverá ser feita. O consumo de 500 mL (2 xícaras) de leite e 140-170 g de carnes, aves ou peixes por dia pode suprir aproximadamente 20% das necessidades energéticas totais diárias de proteína nos adultos. Ao contrário das dietas lacto-vegetarianas, que fornecem cerca de 12-14% da energia protéica, as dietas vegetarianas fornecem em média 10-12%.

Gorduras da Dieta

As gorduras da dieta, ou os triglicerídeos, normalmente contêm uma mistura de ácidos graxos saturados, monoinsaturados e poliinsaturados. Os ácidos graxos mono e poliinsaturados também podem ser classificados como *cis* e *trans*, dependendo da configuração geométrica das ligações duplas. Dois terços da gordura saturada da dieta são oriundos das gorduras animais, o que enfatiza a necessidade de limitar a quantidade dos produtos animais ingeridos. Está bem sedimentada a importância da redução dos ácidos graxos, que elevam o colesterol (principalmente a variedade saturada e *trans*) da dieta para obter a redução máxima do colesterol-lipoproteína de baixa densidade (LDL). Os objetivos para o controle glicêmico e dos lipídeos séricos podem fornecer a base para a individualização da quantidade de gordura da dieta.

Ácidos graxos saturados. Os ácidos graxos saturados deverão ser limitados a < 10% e preferencialmente < 7% da energia total. Os ácidos graxos com o maior potencial de efeito da elevação do colesterol sérico são:

- Láurico (C12:0, cadeia longa de carbono doze sem ligação dupla)
- Mirístico (C14:0)
- Palmítico (C16:0)

O ácido esteárico (C18:0) não eleva o colesterol-LDL sérico. Estudos descobriram que os ácidos graxos de cadeia média, caprílico (C8:0) e cáprico (C10:0), bem como os ácidos graxos de cadeia longa, be-hênico (C22:0), também elevam o colesterol-LDL sérico.

Ácidos graxos poliinsaturados. Os ácidos graxos poliinsaturados também deverão ser limitados a ≤ 10% da ingestão de energia total. Os ácidos graxos poliinsaturados são classificados como *n*-6 (ω-6) ou *n*-3 (ω-3). O consumo de aproximadamente 2-3% da ingestão de energia total dos ácidos graxos poliinsaturados *n*-6 supre de forma adequada as quantidades de ácidos graxos essenciais. Os ácidos graxos essenciais são o ácido linoléico (*n*-6, C18:2) e o ácido linolênico-α (*n*-3, C18:3). Os ácidos araquidônico e linolênico-γ podem ser formados a partir do ácido linoléico. O ácido linoléico, quando substituído pelos ácidos graxos saturados, diminui o colesterol-LDL, mas não reduz os triglicerídeos. Grandes ingestões de ácido linoléico, no entanto, podem reduzir as concentrações de colesterol-lipoproteína de alta densidade (HDL).

Os ácidos graxos ômega-3 (*n*-3), ácido eicosapentaenóico (C20:5) e o ácido docosa-hexaenóico (C22:6) reduzem os triglicerídeos séricos por inibir competitivamente a síntese do triglicerídeo hepático. A exacerbação da hiperglicemia pode ocorrer com a alta ingestão de óleo de peixe (até 5-10 g de ácidos graxos *n*-3 por dia), mas não em pequenas doses. O menor risco de infarto agudo do miocárdio como resultado da reduzida agregação plaquetária poderia ser um benefício potencial dos ácidos graxos *n*-3. O aumento no consumo de ácidos graxos *n*-3 seria por meio de uma maior ingestão de peixe, exceto os pacientes com hipertrigliceridemia, os quais requerem suplementos de óleo de peixe concentrado.

Ácidos graxos cis-monoinsaturados. Quando o ácido oléico (C18:1) é substituído pelos ácidos graxos saturados, o colesterol-LDL sérico diminui tanto quanto os ácidos graxos poliinsaturados. Uma recente metanálise de vários estudos cruzados randomizados com pacientes DM2 reportou que, em comparação às dietas com alto teor de carboidratos, as dietas com alto teor de ácidos graxos *cis*-monoinsaturados reduziram os triglicerídeos séricos e os níveis do colesterol-lipoproteína de baixíssima densidade (VLDL) em 19% e 22%, respectivamente. As dietas com elevado teor de ácidos graxos *cis*-monoinsaturados também elevaram o colesterol-HDL em 4% e levaram a um aumento modesto nas concentrações apolipoproteína A-I. Nenhuma alteração significativa foi reportada para o colesterol total plasmático, colesterol-LDL e apolipoproteína B. A dieta com alto teor de ácido graxo *cis*-monoinsaturado também diminuiu as concentrações de glicose plasmática e de insulina.

As dietas ricas em ácidos graxos *cis*-monoinsaturados podem aumentar a adesão de alguns pacientes acostumados a uma dieta com alto teor de gordura. Boas fontes de ácidos graxos *cis*-monoinsaturados são apresentadas na Tabela 7.4.

Ácidos graxos trans. Os ácidos graxos *trans* poderão ser limitados ao máximo, porque elevam o colesterol-LDL sérico e podem diminuir o colesterol-HDL sérico. A

TABELA 7.4 Vários Ácidos Graxos *Cis*-Monoinsaturados e suas Fontes Dietéticas

Nome genérico	Notação	Fontes
Lauroléico	C12:1	Óleos de peixe
Miristoléico	C14:1	Óleos de peixe, gordura de carne bovina
Palmitoléico	C16:1	Óleos de peixe, gordura de carne bovina e suína
Oléico	C18:1	Óleos: oliva; canola; amendoim; cártamo e girassol oléicos; abacate; noz de aceituno**; noz de shea; farelo de arroz; gergelim; *Jessenia bataua*; semente de chá
		Castanhas: avelãs, amêndoas, pistaches, nogueira-pecã, macadâmias, caju
		Outros: manteiga de mowrah; manteiga illipe; gordura de gado*, de suínos, de caprinos, de galináceos e carneiros/ovelhas; manteiga de cacau*
Gadoléico	C20:1	Óleos de peixe (como de arenque, sardinhas, cavala), óleo de jojoba
Erúcico	C22:1	Óleo de semente de mostarda, óleo de colza**, óleo de semente de nastúrcio

* Embora seja uma fonte de ácido oléico, essa gordura deverá ser pouco usada, porque possui alto teor de ácidos graxos saturados, os quais elevam o colesterol.

Fonte: Padley FB, Gunstone FD, Harwood JL, em Gunstone FD, Harwood JL, Padley FB (editores): *The Lipid Handbook*, 2nd ed., Londres: Chapman & Hall, 1994, p. 49-183.

**N. de T.: Noz de aceituno – O mesmo que semente de jacarandá caroba. Colza – Variedade de couve comestível (*Brassica campestris*).

ingestão de ácidos graxos *trans* está associada ao altíssimo risco de doença coronariana. Nos países ocidentais, aproximadamente 0,5-3% da energia total diária é fornecida pelos ácidos graxos *trans*.

Substitutos de Gordura

Os benefícios dos produtos com pouca gordura no controle do peso são questionáveis, porque muitos deles apenas reduziram levemente a energia, quando comparados com produtos regulares. A menor satisfação alimentar originada pelos produtos com pouca gordura pode levar a uma maior ingestão em geral. Os substitutos da gordura baseados nos carboidratos podem contribuir com uma significativa quantidade de carboidratos para a dieta.

Colesterol da Dieta

Tanto o colesterol LDL quanto o total ficam aumentados pela grande ingestão de colesterol por meio da dieta. Recomenda-se limitá-lo na dieta a 300 mg ou menos por dia, e a redução para 200 mg ou menos poderá ser necessária para obtenção do mais baixo colesterol LDL. Os produtos animais são apenas as fontes de colesterol da dieta alimentar, devendo ser limitada a sua ingestão.

Fibras da Dieta

A ingestão recomendada de fibras totais da dieta, incluindo os tipos solúveis e insolúveis, dos pacientes diabéticos é de 20-35 g/dia, o que representa um aumento significativo acima da ingestão usual de 16-22 g/dia. Fibras solúveis, exceto insolúveis, reduzem

TABELA 7.5 Conteúdo de Fibras de Alguns Alimentos Especialmente Ricos em Fibra Solúvel

Alimento	Quantidade	Peso (g)	Total de fibra da dieta (g)	Fibras insolúveis (g)	Fibras solúveis (g)
Legumes e grãos (cozidos)					
Feijão lima	1 xícara	188	13,2	6,2	7,0
Feijão branco	1 xícara	182	11,7	7,3	4,4
Aveia	1 xícara	234	4,0	2,1	1,9
Frutas (frescas)					
Toranja (*grapefruit*)*	1/2 média	128	1,4	0,2	1,2
Manga	1 média	207	3,7	2,2	1,5
Nectarina*	1 média	136	2,2	1,4	0,8
Laranja	1 média	131	3,1	1,3	1,8
Mamão Papaia	1 xícara	140	2,5	1,3	1,2
Pêra	1 média	98	2,0	1,2	0,8
Ameixa	1 xícara	165	2,5	1,2	1,3
Vegetais (cozidos)					
Alcachofra	1 xícara	168	9,1	2,5	6,6
Brócolis	1 xícara	184	5,5	2,8	2,7
Repolho	1 xícara	150	3,4	1,9	1,5
Couve-rábano	1 xícara	165	1,8	0,6	1,2
Quiabo	1 xícara	184	5,1	3,1	2,0
Abóbora	1 xícara	240	6,7	2,9	3,8
Batata-doce	1 xícara	255	7,6	4,8	2,8
Abobrinha	1 xícara	180	2,5	1,4	1,1

Fonte: Schakel SF, Pettit, Himes JH. Dietary fiber values for common foods. Em Spiller GA (editor): *CRC Handbook of Dietary Fiber in Human Nutrition*, (3rd ed.,) Boca Raton, Florida: CRC Press Inc., 2001:615.
N. de T. Toranja – Fruto grande, arredondado, de cor branca, vermelha ou alaranjada, oriundo da Malásia, de grande plantio e consumo nos EUA; Nectarina – Variedade de pêssego.

o colesterol sérico em aproximadamente 5%. Um estudo recente com pacientes DM2, empregando uma dieta com fibras totais (50 g total, 25 g solúvel) relatou melhora do controle glicêmico e dos níveis de lipídeos. A seleção de frutas, vegetais e grãos com uma alta proporção de fibras, desde solúveis a insolúveis, é recomendada (Tabela 7.5).

Álcool

A ADA recomenda as mesmas orientações sobre o consumo de álcool para pacientes diabéticos e para a população em geral. Há preocupações extras em relação à utilização do álcool nas seguintes condições:

- Gravidez
- Histórico de consumo abusivo de álcool
- Pancreatite e gastrite

Em grandes quantidades, o álcool causa resistência insulínica periférica e poderá levar à hiperglicemia, hipertrigliceridemia e hipertensão. O álcool também contribui para o desenvolvimento da obesidade no tronco e para a gordura no fígado. Em virtude do fato de a ingestão de álcool poder aumentar a secreção de insulina estimulada pela glicose e reduzir a gliconeogênese, o consumo de álcool em excesso e/ou a falta de consumo de alimentos com álcool aumenta a probabilidade de eventos hipoglicêmicos. Para reduzir o risco da hipoglicemia quando da necessidade de insulina, nunca deverá haver a omissão do alimento para compensar o álcool consumido. Com um bom controle glicêmico e ingestão moderada de álcool (duas doses para os homens e uma para as mulheres), limita-se o efeito agudo nos níveis de glicose sangüínea. O álcool fornece 7 kcal (30 kJ) por grama e, nos pacientes DM2, nos quais o controle do peso é uma preocupação, a energia do álcool deverá ser substituída pela energia das gorduras.

Micronutrientes: Vitaminas e Minerais

Existe uma pequena necessidade de suplemento vitamínico e mineral em pacientes que ingerem uma variedade de alimentos e consomem energia adequada para manter o peso corporal. Exceto se a dieta for deficiente em cromo, sua suplementação não aumentará a tolerância à glicose. Pacientes diabéticos tendem a apresentar baixos níveis de magnésio sangüíneo, muito provavelmente devido à perda urinária do magnésio associada à glicosúria crônica. Reposição com cloreto de magnésio é recomendada apenas para aqueles que apresentam hipomagnesemia evidente.

A redução na ingestão de sódio tem sido provada ser eficaz na diminuição da pressão sangüínea em pacientes com hipertensão. Pacientes idosos, especialmente aqueles diabéticos, parecem ser mais sensíveis ao sódio do que os demais. Para pessoas hipertensas, recomenda-se a restrição moderada de sódio (2.400 mg/dia). Os pacientes com nefropatia diabética deverão limitar a ingestão de sódio a 2.000 mg/dia. Uma dieta baseada fundamentalmente em alimentos frescos, mais do que em alimentos processados, é essencial para reduzir a ingestão de sódio.

Fitoquímicos e Suplementos

Os esteróis ou estanóis oriundos das plantas diminuem o colesterol LDL sérico em 10-15% nos pacientes com hipercolesterolemia moderada, pela competitiva inibição da absorção gastrintestinal do colesterol. Isso poderá ser um adjunto dietético útil nos pacientes diabéticos.

A evidência clínica para suportar a eficácia e a segurança de muitos suplementos botânicos (à base de ervas) é limitada. Por causa do potencial para efeitos deletérios e possível interação com a medicação prescrita, os pacientes deverão ser questionados sobre o uso dos suplementos.

Freqüência e Periodicidade das Refeições

Para os pacientes diabéticos tipo 1, a consistência na periodicidade das refeições e a quantidade de carboidratos são importantes para evitar as flutuações nos níveis de glicose no sangue. Os ajustes deverão ser feitos na periodicidade das injeções de insulina para combinar com o pico da excursão da glicose. Múltiplas injeções diárias ou o emprego de bombas de insulina dão maior flexibilidade nos horários das refeições. Os pacientes que utilizam agentes orais antidiabéticos deverão ser orientados a não pular as refeições, para evitar a hipoglicemia. Várias refeições pequenas (comparadas ao padrão de refeições menos freqüentes) têm apresentado efeito positivo no controle metabólico e nos esforços para perder peso.

QUESTÕES ESPECIAIS

Diabete Melito Tipo 1

Lactentes e Crianças

Providenciar nutrição adequada para o crescimento e o desenvolvimento normais, e evitar os eventos hipoglicêmicos são objetivos mais importantes no controle do diabete em lactentes e crianças. Os fatores importantes no controle do diabete desse grupo são:

- Monitorar o crescimento a cada 3-6 meses.
- Utilizar alvo mais alto em relação à glicose sangüínea pré-prandial:
  — 120-220 mg/dL para lactentes e crianças pequenas
  — 100-200 mg/dL para crianças em idade pré-escolar
  — 70-150 mg/dL para crianças em idade escolar
- Monitorar freqüentemente os níveis da glicose sangüínea.
- Ajustar a insulina para combinar com os carboidratos consumidos.

Adolescentes

O rápido crescimento e as alterações hormonais na fase da adolescência influenciam as necessidades de insulina. A ingestão extra de energia pode ser necessária para o bom crescimento se a criança apresenta perda de peso ou vivenciou crescimento insatisfatório. O controle glicêmico intensivo pode induzir ao excessivo ganho de peso. As crianças com DM1 são tipicamente magras ou mesmo franzinas na época do diagnóstico, mas com a elevada prevalência da obesidade, aproximadamente 25% das crianças diagnosticadas com DM1 estão agora obesas. Quando uma criança pratica atividade física vigorosa, recomenda-se uma orientação periódica de um nutricionista para facilitar os ajustes apropriados no planejamento alimentar da criança.

Diabete Melito Tipo 2

Adultos

O enfoque no bom controle metabólico, mais do que na perda de peso, propicia maior incentivo para mudanças no DM2 a longo prazo. A manutenção, a longo prazo, do reduzido peso é problemática para muitas pessoas. Os fatores-chave dessa manutenção são:

- Contínuo automonitoramento (registros dos alimentos e do peso)
- Elevada atividade física

Muitas doenças crônicas e condições físicas limitam a atividade física do paciente. Algumas medicações também podem adversamente afetar os esforços na perda de peso, como os glicocorticóides, as tiazolidinedionas, os antipsicóticos, os antidepressivos tricíclicos, os antiepiléticos e os anti-histamínicos (estimuladores do apetite), as drogas antiinflamatórias não-esteróides (elevada ingestão devido à gastrite) e os β-bloqueadores (taxa metabólica reduzida).

Crianças e Adolescentes

A prevalência da obesidade no DM2 está aumentando entre as crianças. O objetivo para as crianças é o de manter o peso enquanto providencia-se adequada energia para o crescimento linear contínuo. A modesta restrição energética e elevada atividade física são recomendadas para promover a perda de peso nos adolescentes que passaram da fase do crescimento explosivo. O encorajamento para reduzir o sedentarismo também poderá promover um peso saudável.

Gravidez e Lactação

O planejamento nutricional deverá iniciar 3-6 meses antes da concepção, para obter um controle glicêmico quase normal antes da gravidez. Maior energia deverá ser providenciada durante a gravidez e a lactação. O ganho de peso recomendado para as mulheres diabéticas é o mesmo para as mulheres não-diabéticas. Algumas alterações ocorrem durante a gravidez, entre elas:

- Níveis de glicose sangüínea de jejum mais baixos
- Elevada probabilidade de hipoglicemia com indisposições matutinas
- Aumento da resistência insulínica à medida que a gravidez progride

Aproximadamente 4% das mulheres desenvolvem diabete gestacional. Com freqüência, elas estão acima do peso e no risco de desenvolver o DM2. Há controvérsias em relação à restrição energética durante a gravidez, mas o consumo de energia de 1.600-1.800 kcal (6.700-7.500 kJ) por dia poderá aumentar a hiperglicemia sem causar cetose. A restrição energética grave poderá resultar em cetose e afetar de forma adversa o feto.

Algumas recomendações para a dieta durante a gravidez são:

- Ingestão de energia com base no peso atual da gravidez:
  — 30 kcal/kg se estiver no peso normal
  — 24 kcal se acima do peso
  — 12 kcal/kg se com obesidade mórbida
- Carboidratos limitados a 40% da ingestão de energia total
- Ingestão de alimentos distribuídos em seis refeições
- Proteínas adequadas (adicional de 25 g/dia)
- Perda de peso pós-parto

Toda mãe deverá ser encorajada a amamentar. A lactação tende a reduzir a glicose sangüínea e pode promover uma perda de peso gradual nas mulheres acima do peso com DM2. As recomendações nutricionais durante a lactação são:

- Energia extra de [~330 kcal (primeiros 6 meses) a 400 kcal (6 meses seguintes) ou 1.390-1.680 kJ por dia]
- Proteína adequada (adicional de 25 g/dia)
- Moderada perda de peso (0,5-1,0 kg/mês)
- Lanche extra, especialmente à noite
- Ajustes na insulina para manter os níveis de glicose sangüínea

Desordens na Alimentação

A prevalência das desordens na alimentação entre as pessoas diabéticas é pelo menos tão grande quanto na população em geral: especialmente prevalente nas mulheres jovens, elas podem complicar de forma significativa o controle do diabete.

Doenças Agudas e Crônicas

Orientações para a Indisposição Diária

O controle nutricional durante as doenças agudas requer a manutenção de fluidos adequados, o equilíbrio dos eletrólitos e a ingestão de ≥ 150 g de carboidratos para evitar a cetose. O objetivo nutricional durante os períodos de estresse é evitar a super e a desnutrição. A supernutrição exagera a hiperglicemia causada pelo estresse metabólico. Recomenda-se a manutenção dos níveis de glicose sangüínea entre 100 e 200 mg/dL. Feridas com deficiente cicatrização são observadas quando a glicose sangüínea excede 200 mg/dL.

Suporte à Nutrição Enteral e Parenteral

As indicações de suporte nutricional para pacientes diabéticos são similares àquelas para pessoas não-diabéticas. As necessidades de energia e proteínas deverão ser determinadas com base na avaliação geral da nutrição. O monitoramento da glicose sangüínea e cetonas na urina é recomendado a cada seis horas durante a nutrição enteral e a cada quatro horas durante a nutrição parenteral. Reduzida ingestão de fluidos e fórmulas de elevado teor de carboidratos podem aumentar o risco de coma não-cetótico hiperosmolar. A administração em excesso de glicose (0,5 mg/kg peso corporal/min) poderá causar hiperglicemia e necessitará de uma dose mais elevada de insulina para o controle glicêmico.

Outras Complicações

Nefropatia Diabética

Na insuficiência renal crônica e na síndrome nefrótica, recomenda-se a redução de proteínas para 0,8 g/kg na dieta. A glicose usada na diálise peritoneal poderá ser absorvida e contribuir para a hiperglicemia. A suplementação de certas vitaminas e minerais poderá ser necessária devido às alterações metabólicas na insuficiência renal, bem como na ingestão de uma dieta precária.

Neuropatia Autonômica

Gastroparesia. A gastroparesia é uma complicação do diabete com significativas implicações no controle nutricional. A redução na ingesta e a perda de peso podem resultar em saciedade precoce e sintomas gastrintestinais. O paciente pode apresentar uma hipoglicemia pós-prandial e níveis flutuantes de glicose plasmática. O controle glicêmico ideal é importante, porque a hiperglicemia torna lento o esvaziamento gástrico. As recomendações para o controle nutricional são:

- Dieta com pouca fibra e pobre em gordura
- Refeições pequenas e freqüentes
- Substituir alimentos sólidos por refeições líquidas
- Comer alimentos sólidos pela manhã e depois passar para os líquidos
- Sentar-se durante e depois das refeições
- Usar uma via de alimentação de jejunostomia se a alimentação enteral for necessária.

Diarréia e constipação. A diarréia diabética ocorre em aproximadamente 10-20% dos pacientes com controle precário do diabete. Os ajustes na dieta não são muito eficazes para o controle da diarréia ou constipação que resulta da neuropatia autonômica diabética; por isso, é essencial um bom controle glicêmico para prevenir a neuropatia.

BARREIRAS CONTRA AS MUDANÇAS

A terapia nutricional médica é eficaz na melhora do controle metabólico no diabete. Várias barreiras contra a aceitação da dieta são identificadas. Os fatores que facilitam a aceitação são:

- Simplificação e planejamento personalizado das refeições
- Técnicas de gerenciamento do tempo
- Recomendação médica para a terapia nutricional médica

A falta da recomendação médica é freqüentemente a razão citada para não consultar um nutricionista. Os pacientes diabéticos há muito tempo, com controle precário metabólico e com grande resistência a alterações no estilo de vida, são os mais prováveis de se beneficiarem com a terapia nutricional intensiva.

RESUMO

Os objetivos do controle nutricional no diabete melito podem ser alcançados de várias maneiras. Suprir a ingestão adequada de energia para satisfazer as necessidades durante os períodos de crescimento e desenvolvimento, gravidez e lactação, e nos momentos de estresse, danos ou doença é de importância fundamental. Para os pacientes DM2, a redução na ingesta de energia total e um aumento na atividade física consistente com a capacidade física do paciente deverão ser recomendados para reduzir a gordura corporal, diminuir a resistência insulínica e melhorar o controle glicêmico e dos lipídeos. Tanto a dieta com alto teor de carboidratos quanto a rica em ácidos graxos *cis*-monoinsaturados podem ser empregadas, contanto que a ingestão de colesterol na dieta e de ácidos graxos que aumentam o colesterol seja limitada. A ingestão de glicose extra deverá ser limitada e deverá haver preferência para o consumo de carboidratos ricos em fibras solúveis. As recomendações de proteínas, vitaminas, minerais e fluidos são similares àquelas para as pessoas não-diabéticas. Deverá ser dada ênfase ao estilo de vida saudável com uma dieta saudável rica em grãos integrais, frutas frescas e vegetais. A indicação de um nutricionista qualificado para assistir ao paciente na determinação de um plano personalizado e realista de alimentação é essencial. Pelo fato de que é difícil alterar os hábitos alimentares, um acompanhamento freqüente aumentará a probabilidade de resultados positivos a longo prazo e de prevenção de complicações.

LEITURA COMPLEMENTAR

American Diabetes Asociation Position Statement: Evidence-based nutrition principles and recommendations for the treatment and prevention of diabetes and related complications. *Diabetes Care* 2002; 25:202.

Chandalia M, Garg A, Lutjohann D, et al: Beneficial effects of high dietary fiber intake in patients with type 2 diabetes mellitus. *N Engl J Med* 2000; 342:1392.

Franz MJ, Monk A, Barry B, et al: Effectiveness of medical nutrition therapy provided by dietitians in the management of non-insulin-dependent diabetes mellitus: A randomized, controlled clinical trial. *J Am Diet Assoc* 1995; 95:1009.

Franz MJ, Bantle JP, Beebe CA, et al: Evidence-based nutrition principles and recommendations for the treatment and prevention of diabetes and related complications, Technical Review. *Diabetes Care* 2002; 25:148.

Garg A: High-monounsaturated-fat diets for patients with diabetes mellitus: A meta-analysis. *Am J Clin Nutr* 1998; 67(supl):577S.

Para uma discussão mais detalhada e bibliografia adicional sobre este tópico, consulte, por favor, Porte *et al: Ellenberg & Rifkin's Diabetes Mellitus*, 6th ed., Capítulo 26.

8 | Bases da Educação do Paciente Diabético
Geralyn R. Spollett

A preparação para o automonitoramento é uma parte crítica do planejamento médico das pessoas diabéticas, e o tratamento médico, sem a preparação do paciente para o automonitoramento sistemático, não pode ser considerado como um cuidado satisfatório. Os pacientes com doença crônica devem ser preparados de forma a ajudá-los no automonitoramento bem-sucedido da sua doença. Não é suficiente apenas transmitir as informações. O cuidado do médico inclui, na relação com o paciente, o fato de oferecer educação, orientação e suporte no controle do diabete. Em um esquema de visitas de acompanhamento do tratamento, os pacientes têm a oportunidade de repensar as decisões tomadas em casa e as alterações na estratégia da terapia que podem ajudá-los a alcançar os objetivos do tratamento. A preparação para o automonitoramento foca aquelas habilidades e técnicas completas do propósito de adquirir competência em todos os aspectos do autocuidado do diabete. Basicamente, o paciente é responsável pela tomada de decisões do dia-a-dia, no que se refere à dieta, aos ajustes na medicação e sobre a quantidade e a freqüência dos exercícios físicos. Por tal razão, a educação para o automonitoramento é a base fundamental de todas as terapias para o diabete.

Historicamente, a educação para o automonitoramento do diabete foi dividida em duas categorias: (1) técnicas de sobrevivência e (2) questões sobre o controle do estilo de vida. As técnicas de sobrevivência englobam aquelas habilidades e técnicas que todo diabético deverá saber para o controle doméstico seguro (Tabela 8.1). As questões sobre o estilo de vida eram focadas nos tópicos de educação que, embora importantes, não faziam parte do monitoramento diário da doença – p. ex., viagem, regras para os dias com enfermidade, cuidados com a pele e controle do estresse.

Embora seja essencial para os pacientes compreender os fundamentos do autocuidado do diabete, a forma pela qual esse processo educacional é conduzido é diferente, a fim de permitir que mais informações sejam dadas e que haja a seleção dessas informações pelo paciente.

Os componentes da preparação para o automonitoramento do diabete (AMDM), conforme definidos pela American Diabetes Association (ADA), no consenso do National Standards for Diabetes Self-Management Education, incluem uma avaliação individualizada das necessidades de aprendizado do paciente, desenvolvimento de um plano educacional e reavaliações e aferições periódicas para direcionar a seleção do material educacional apropriado e as intervenções. Na AMDM, a ênfase está na individualização da preparação para o automonitoramento e na formação de um conjunto mútuo de objetivos para o cuidado da saúde.

O currículo para o programa de preparação para o diabete deverá incluir um núcleo sólido de informações (Tabela 8.2) destinado a oferecer ao participante o conhecimento e as técnicas necessários para que ele comece a fazer as escolhas das informações em relação ao controle da sua doença. A incorporação das estratégias para

TABELA 8.1 Técnicas de Sobrevivência

Como tomar a medicação prescrita
  Tempo, ação da medicação, técnica de administração (insulina)
Como testar a glicose sangüínea
  Utilização do medidor, escala para o teste
Sinais de alerta da hipo/hiperglicemia
  Causas e tratamento respectivos
Orientações para a nutrição básica
  Tipos de alimento, horário das refeições, equilíbrio do conteúdo e da quantidade

---

a mudança comportamental (Tabela 8.3) e a utilização das experiências vividas pelo paciente fortalece a base do conhecimento e reforça a aplicação prática do conteúdo curricular. O objetivo do processo educacional é que o paciente aplique os princípios aprendidos, ao mesmo tempo que melhora a tomada de decisões dentro do contexto do automonitoramento da doença.

O automonitoramento da glicemia (AMG) dá ao paciente o *feedback* necessário sobre as mudanças feitas na terapia para alcançar os objetivos do cuidado com a saúde no controle do diabete.

Todos os pacientes diabéticos precisam aprender a realizar o automonitoramento e serem capazes de reportar os resultados da medicação, da dieta ou das mudanças nas atividades. Adquirir essas habilidades para analisar os resultados da glicose leva tempo e requer experiência, mas é uma etapa crítica no processo do automonitoramento do diabete (Tabela 8.4). Considerando os resultados da glicose mais como uma informação para orientar a terapia do que como um relatório das falhas e dos sucessos do paciente, o médico reforça a importância do AMG como uma ferramenta para ajudar o paciente no processo de tomada de decisões. A quantidade de medidores de glicose disponíveis no mercado pode tornar difícil a escolha de um deles. No entanto, a maioria dos medidores é muito simples de ser operada, exigindo um procedimento de duas a três etapas. Um diabetólogo poderá orientar o paciente na escolha do medidor e instrui-lo sobre a sua utilização.

O médico precisará trabalhar com o paciente para estabelecer as faixas dos níveis de glicose-alvo para as várias aferições recomendadas. A ADA definiu os objetivos glicêmicos, mas eles deverão ser considerados como um ponto de partida (Tabela 8.5). Esses objetivos são individualizados para cada paciente e levam em considera-

TABELA 8.2 Áreas dos Assuntos para a AMDM

Processo da doença diabete e opções de tratamento
Manejo nutricional
Atividade física
Utilização de medicamentos para a eficácia terapêutica
Monitoramento da glicose sangüínea e utilização dos resultados para melhorar o controle
Complicações agudas – prevenção, detecção e tratamento
Complicações crônicas – prevenção, detecção e tratamento
Estabelecimento dos objetivos e solução para os problemas
Ajuste psicossocial
Cuidado na pré-concepção, controle durante a gravidez e controle do diabete gestacional

TABELA 8.3 Estratégias para Mudança Comportamental

1. Paciente estabelece um objetivo atingível.
2. Identificar as etapas necessárias para alcançar os objetivos.
3. Avaliar os recursos necessários ou disponíveis para alcançar o objetivo (incluindo sistema de suporte, recursos financeiros, equipamento, etc.).
4. Criar um cronograma para alcançar as etapas iniciais em direção ao objetivo.
5. Realizar uma auto-avaliação e reajustar o planejamento para alcançar o objetivo.

Exemplo:
1. "Aumentarei minha atividade física com um programa de caminhada. Gostaria de caminhar três milhas por semana até o final de novembro."
2. "Iniciarei a caminhada com 15 minutos, três dias por semana, durante meu horário de almoço, pelas próximas duas semanas."
3. "Comprarei um bom sapato para caminhar, convidarei um amigo para caminhar comigo, a fim de encorajar-me, e planejo trazer meu almoço nos dias que caminhar para economizar tempo."
4. "Marcarei no calendário os dias para caminhar: segunda, terça e sexta-feira, pelas próximas duas semanas."
5. "Fui capaz de caminhar segunda e terça, mas sexta-feira estava muito ocupado. Preciso mudar para outro dia. Preciso aumentar meu tempo para 20 minutos e comprar um podômetro para medir as milhas caminhadas."

ção a idade, o estado de saúde, a duração da doença e as complicações secundárias do diabete, como a não-percepção da hipoglicemia.

Outro método de assistência aos pacientes na avaliação do autocuidado é o teste da hemoglobina glicada (HbA_{1c}). Tal teste apresenta um quadro retrospectivo do controle da glicose de um período de 2 a 3 meses e fornece uma visão abrangente do controle da glicose, podendo ajudar o paciente e o médico a fazerem as alterações terapêuticas necessárias para a melhoria do tratamento. Os pacientes deverão saber seus níveis de HbA_{1c} e compreender sua importância no processo do controle da glicose. Assim como o AMG, os objetivos para o HbA_{1c} devem ser estabelecidos pelo paciente e pelo médico. Quando os objetivos determinados não são alcançados, a ADA recomenda uma mudança na terapia.

TABELA 8.4 Orientações para o Monitoramento da Glicose Sangüínea

O paciente demonstra utilizar o medidor durante a visita ao consultório.
Avaliar:
    Codificação correta/calibragem do medidor
    Utilização de dispositivo em forma de lança
    Prazo de validade das fitas e armazenamento adequado dos frascos de fitas já abertos
    Amostra de sangue adequada
    Acesso à memória do medidor
    Uso de solução de controle
    Substituição da bateria
Discutir os métodos de arquivo de registros (registros feitos à mão, passar as informações para o computador).
Identificar o melhor período para os testes de acordo com a terapia do paciente
Estabelecer os objetivos glicêmicos e ajustes na terapia para alcançar os objetivos

TABELA 8.5 Controle Glicêmico de Pessoas Diabéticas Não-Grávidas

	Normal	Objetivo	Sugestão
Valores plasmáticos			
Glicose pré-prandial média (mg/dL)	< 110	90-130	< 90 ou > 150
Glicose na hora de dormir média (mg/dL)	< 120	110-150	< 110 ou > 180
Valores do sangue total			
Glicose pré-prandial média (mg/dL)	< 100	80-120	< 80 ou > 140
Glicose na hora de dormir média (mg/dL)	< 110	100-140	< 100 ou >160
A1c (%)	< 6	< 7	> 8

Fonte: ADA Clinical Practice Recommendation, *Diabetes Care* 2002 (suppl 1); 25:S37.

As alterações direcionadas para o estilo de vida – no nível de dieta e na atividade física – é, normalmente, o melhor ponto de partida.

A terapia nutricional médica (TNM) é o componente central de todos os cuidados do diabete. Um nutricionista, em uma série de visitas para avaliação, planejamento alimentar personalizado e avaliação durante o acompanhamento, é o melhor recurso dessa preparação para o automonitoramento. Quando não houver possibilidade da participação do nutricionista, a melhor estratégia é fazer mudanças simples no padrão alimentar atual do paciente, as quais modificarão ou reduzirão os carboidratos e as gorduras na dieta. Sugestões simples, como limitar o uso de bebidas açucaradas ou trocar para 2% de leite no café em vez de creme, podem ter um impacto nos níveis de glicose e gorduras saturadas. No mínimo, o médico deverá perguntar o que o paciente normalmente come – tamanho da porção, equilíbrio dos nutrientes e horário das refeições – para ter uma idéia das áreas que precisarão ser consideradas quando da escolha da terapia medicamentosa. Enfatizar essas áreas-problema, em referência a um nutricionista, ajuda a personalizar a preparação e o aconselhamento. Pacientes com vida sedentária, que são encorajados a aumentar sua atividade física, precisam compreender o papel vital que a atividade representa na redução da resistência insulínica, manutenção da perda de peso e melhoria da função cardiovascular. O conceito de exercícios diários contínuos corresponde a períodos de 10 minutos de exercícios realizados três ou quatro vezes ao dia, o que pode melhorar muito o diabete. Incorporar a atividade no dia-a-dia – usar mais as escadas do que o elevador, ir a pé até as lojas das proximidades em vez de ir de carro – torna os exercícios factíveis. Para aqueles pacientes com mais de 40 anos, a ADA recomenda que iniciem um programa de exercícios mais vigorosos e que realizem testes para avaliação cardíaca e teste de esforço. Quando os níveis de glicose-alvo não são alcançados pelas mudanças nos exercícios e na dieta, o próximo passo é a iniciação da terapia medicamentosa ou o ajuste no regime farmacológico preexistente. É essencial que os pacientes saibam como tomar a medicação (horário, quantidade ou dose, com ou sem alimentação), qualquer efeito adverso e como certo medicamento age (isto é, sulfoniluréias pelo aumento da saída de insulina pancreática, tiazolidinedionas pelo aumento da resposta corporal à insulina, etc.).

A transição de medicações orais para insulina pode ser difícil para o paciente e para o médico. Identificar os medos do paciente e ajudá-lo a ver a insulina como uma segurança, uma terapia eficaz, é uma importante etapa inicial para a aceitação do paciente. Os componentes básicos para iniciar a insulinoterapia estão relacionados na Tabela 8.6. O médico talvez precise recrutar a ajuda de uma

TABELA 8.6 Início da Insulina

1. Selecionar o método mais fácil para o paciente utilizar, levando em consideração a acuidade visual e a destreza.
2. Ter o paciente já esclarecido antes de ele aprender a técnica.
3. Ensinar a utilização da caneta ou seringa. (Certifique-se de que o paciente demonstra preparação e esclarecimento antes de ele deixar o consultório.)
4. Dê uma amostra do produto insulina ou a caneta, quando possível.
5. Escreva a quantidade de unidades de insulina a ser administrada e o horário das injeções.
6. Forneça ao paciente informações para contato – próxima consulta, horário para contato telefônico ou e-mail.
7. Antecipe as mudanças possíveis devido à insulinoterapia, tais como visão turva, menos noctúria e sintomas de hipoglicemia, e discuta com o paciente.

enfermeira ou um membro da família para supervisionar as primeiras injeções no domicílio do paciente.

Uma vez que o paciente já tenha adquirido as técnicas e a perícia elementares da administração da insulina, se por dispositivo de caneta ou seringa, a próxima etapa é assistir ao paciente nos ajustes da insulinoterapia para alcançar os objetivos do controle da glicose. "Estabelecer um jejum inicial" é uma regra fácil que ajuda o paciente a compreender a importância de começar o dia dentro da faixa glicêmica objetivada. Os ajustes feitos em qualquer uma das insulinas basais (NPH, lenta ou glargina) deverão resultar em uma melhora no nível de jejum. Embora a abordagem deva ser individualizada para cada paciente, um bom começo é aumentar a insulina em duas unidades a cada três dias, até que as faixas objetivadas sejam alcançadas. Encarregar o paciente de fazer esses pequenos ajustes capacita-o e estabelece uma parceria entre ele e o médico. A Tabela 8.7 relaciona regras gerais para ensinar o paciente a realizar os ajustes. Esses ajustes nas dosagens da insulina pré-prandial e prandial requerem a habilidade de sintetizar a informação e tomar as decisões com base nos resultados. Há quatro perguntas que o paciente pode se fazer antes de tomar essa decisão: (1) Qual é o meu atual nível de glicose? (2) Estou pretendendo fazer uma refeição mais farta ou menos do que a habitual? (3) Estarei mais ativo ou menos nas próximas horas do que o usual? (4) O que aconteceu nessas circunstâncias anteriormente? Tais perguntas ajudam o paciente a focar nos fatores que influenciam a quantidade de insulina necessária para a refeição.

Quando o paciente está doente, os níveis de glicose sangüínea elevam-se e os ajustes normais não serão adequados ao tratamento da hiperglicemia. As regras para

TABELA 8.7 Regras para o Ajuste da Insulina

Estabelecer os objetivos para o nível da glicose plasmática.
Em geral, mudar apenas uma dosagem de insulina de cada vez.
Esforçar-se para uma refeição com consistência, especialmente com ingestão de carboidratos, quando estiver realizando ajustes na insulina.
Determinar a dosagem da insulina, observando os padrões de glicose.
Utilizar os níveis da glicose pós-prandial para ajudar no ajuste da dosagem da insulina pré-prandial.

TABELA 8.8 Regras para os Dias com Enfermidade

Aumentar a hidratação – pelo menos 226 g/hora
   Se incapaz de comer, usar bebidas calóricas, como cerveja de gergelim, suco de maçã, ou sopa.
Tentar manter a dieta usual – não suprima ou reduza as refeições em relação aos níveis de glicose.
   Ajustar os tipos de alimentos conforme necessidade para manter a nutrição.
Verificar a glicose sangüínea a cada quatro horas e anotar.
   Para leituras da glicose > 250 mg/dL, verificar as cetonas na urina.
Notificar o médico se a febre, os vômitos ou a diarréia persistirem por > 24 horas ou se os sintomas forem graves.
Descansar; não faça exercícios para tentar diminuir os níveis de glicose.
Não diminuir a dosagem de insulina usual.
   Os suplementos insulínicos usando lispro, aspart ou insulina regular podem ser necessários para reduzir os altos níveis de glicose causados pela doença.
Tomar os medicamentos conforme determinado.
   Pode ser necessário diminuir a metformina se houver desidratação, vômitos e diarréia.

---

os dias com enfermidade (Tabela 8.8) encorajam o paciente a tomar, pelo menos, sua dose habitual de insulina e suplementar com jejum ou insulina de ação rápida a cada 4 horas, até que os níveis de glicose estejam dentro das faixas objetivadas. A todos os pacientes diabéticos devem ser ensinadas as orientações para os dias com enfermidade. A familiaridade com essas orientações fazem uma significativa diferença na capacidade de controlar no ambiente doméstico ou de ser hospitalizado.

Similarmente, todos os pacientes que utilizam secretagogos ou insulina devem aprender a reconhecer os sinais e sintomas da hipoglicemia e seu tratamento (Tabela 8.9). O médico deverá enfatizar para o paciente que é necessária uma ação rápida no tratamento da hipoglicemia. Nas conseqüências de um evento de hipoglicemia, o paciente poderá examinar os fatores que possam ter provocado o episódio – falta de alimentação, quantidade inadequada de medicação ou maior atividade física sem a alimentação adequada – e fazer as alterações necessárias para evitar futuros episódios.

TABELA 8.9 Orientações para o Tratamento da Hipoglicemia

Aumentar o reconhecimento dos sintomas da hipoglicemia:
   Fraqueza, transpiração, palpitações cardíacas, fome
   Mudança na acuidade visual, dor de cabeça, tremores, irritabilidade
Sintomas imediatos do tratamento com 15-20 g de carboidrato:
   113 g de suco de frutas, 226 g de leite desnatado, 2 colheres de açúcar ou mel, 3-6 tabletes de glicose
   1 caixa pequena passas, 5-7 petiscos
Esperar 15-20 minutos pelos sintomas para acalmar-se.
Testar o nível da glicose e retratar, se necessário.
Seguir o tratamento com um pequeno lanche (1 porção de amido, 1 porção de proteína) se o horário da próxima refeição estiver além de 45-60 minutos.
Administrar glucagon pela injeção IM, se o paciente for incapaz de engolir com segurança.

No caso desses pacientes que apresentaram episódios graves de hipoglicemia, caracterizados pela incapacidade de se alimentar ou pela perda da consciência, a um membro da família ou outra pessoa de confiança deverá ser ensinado como administrar injeções de glucagon para estimular a liberação da glicose hepática.

Uma causa freqüente de hipoglicemia é o exercício físico não-planejado ou maior atividade física. Um importante fator de prevenção da hipoglicemia é ensinar aos pacientes que "atividade física extra necessita de alimentação extra". Sempre que possível, o paciente deverá tentar planejar os exercícios de acordo com o ajuste do alimento e/ou a medicação (Tabela 8.10)

Um bom planejamento e uma boa preparação podem ajudar o paciente diabético a evitar problemas quando estiver viajando, o que coloca sua saúde em risco (Tabela 8.11). Seja uma viagem a trabalho ou a lazer, certas medidas preventivas precisam ser tomadas para garantir a segurança. O aconselhamento personalizado em relação aos ajustes da insulina leva em consideração os tipos de insulina utilizados e a posologia para viagens aéreas, cuja duração ultrapasse o horário de duas ou mais dosagens.

O cuidado com os pés é importante para todas as pessoas diabéticas e pode ser facilmente realizado pela maioria dos pacientes (Tabela 8.12). Metade de todas as amputações não-traumáticas de cada ano ocorre na população de diabéticos. A prevenção do trauma nos pés e a rotina de examiná-los são a chave para reduzir as incapacidades e as altas despesas associadas às amputações. Os pacientes com neuropatia periférica e/ou insuficiência circulatória são de altíssimo risco. A importância do cuidado com os pés deve ser superenfatizada nesse grupo de pacientes.

A prevenção, a longo prazo, das complicações em pessoas diabéticas é uma questão fundamental no autocuidado. A maioria dos programas educacionais, se não todos, para os pacientes e de automonitoramento do diabete objetivam promover uma vida longa e saudável na presença de doença crônica. Por isso, a triagem para complicações, macro e microvasculares, é um elemento crítico na preservação da saúde.

TABELA 8.10 Dicas de Exercícios

Sempre aquecer antes e esfriar depois do exercício.
Usar equipamento de proteção adequado e calçar sapatos.
Testar a glicose sangüínea antes e depois do exercício.
    Se exercitar por mais de uma hora, verificar a glicose durante o período do exercício.
Não praticar exercícios se os níveis de glicose estiverem abaixo de 100 mg/dL ou acima de 300 mg/dL.
    Mantenha os níveis de glicose na faixa de segurança antes de iniciar o exercício.
Exercite-se na companhia de um amigo sempre que possível.
Carregue uma medicação apropriada para hipoglicemia e utilize no primeiro sintoma.
Quando o exercício durar mais de 30 minutos, realizar um lanche para manter os níveis de glicose.
Durante exercícios prolongados, durando duas horas ou mais, ajustes na alimentação e na medicação poderão ser necessários.
Exercícios vigorosos durante o dia podem resultar em hipoglicemia até 24 horas depois. O aumento do lanche da noite pode prevenir a hipoglicemia noturna relacionada ao exercício.
Reveja os resultados da glicose a partir dos episódios do exercício anterior e tente aprender com os aspectos negativos e positivos da experiência.

TABELA 8.11 Orientações para Viagem

Leve medicação suficiente para todo o período da viagem. Leve-a sempre consigo.
Leve dois monitores de glicose com fitas, lancetas e baterias extras. Acomode-os em duas embalagens separadas.
Carregue fontes de carboidratos simples, como tabletes de glicose, gel, doces ou caixas de suco para tratar a hipoglicemia.
Use uma pulseira ou colar de identificação médica. Também tenha uma receita do seu médico, atestando sua necessidade de suprimentos médicos para tratar o diabete de forma adequada.
Leve fontes alimentícias portáteis, como lanche misto, biscoitos com pasta de amendoim, barras de granola ou frutas nutritivas para as refeições que não puderem ser feitas ou tardias.
Mantenha um kit de emergência para viajantes com medicação para náuseas, vômitos, diarréia e febre. Inclua bandagens, pomadas de antibióticos, gaze esterilizada e esparadrapo.
Guarde toda a medicação em suas embalagens originais, com os frascos rotulados.
Saiba antecipadamente que cobertura médica está disponível para você durante a viagem.
Tenha os números de telefones apropriados e o cartão do seguro junto com você.
Se utilizar uma bomba: não leve apenas os suplementos da bomba suficientes para todo o período da viagem, leve também a insulina de ação intermediária/prolongada e seringas extras (para o caso de mau funcionamento da bomba).

Fonte: Adaptada de Chandran M, Edelman SV: *Clin Diabetes* (2003); 21:82-85.

TABELA 8.12 Orientações para o Cuidado dos Pés

Lave e seque bem os pés todos os dias.
Calce sapatos confortáveis e limpos, secos, e meias de algodão.
Nunca ande descalço.
Siga o contorno dos dedos do pé, quando cortar as unhas.
  Para evitar unhas encravadas, não as corte nos cantos.
Aplique loção hidratante todos os dias.
  Evite usar loções que sejam perfumadas ou que contenham álcool.
Compareça ao podólogo regularmente para remover os calos, as verrugas e as calosidades.
  Uma avaliação dos pés anualmente é recomendada.
Compre sapatos no meio do dia, quando os pés estão em seu comprimento máximo. Amacie os novos sapatos aos poucos.
  Sapatos de couro cedem e moldam-se aos pés, pressionando menos as áreas.
Notifique seu médico em 24 horas se seus pés infeccionarem ou estiverem lesionados.
  Mantenha a área limpa, seca e coberta. Aplique pomada de antibiótico e cubra com gaze conforme a necessidade. Tente manter-se desligado dos pés o máximo possível até que eles sejam examinados.

Todos os pacientes diabéticos precisam saber da importância da triagem para os rins e os olhos, e da análise de risco cardiovascular (Tabela 8.13).

A preparação dos pacientes para o controle do diabete desempenha um importante papel no cuidado abrangente dessa doença. É fundamental para todos os profissionais que cuidam de pacientes diabéticos compreender os princípios básicos da educação para o diabete. Além disso, é importante para esses cuidadores ajudar seus pacientes a se beneficiarem com os recursos (nutricionistas, diabetólogos, etc.) disponíveis para ajudá-los a controlar essa doença crônica desafiante.

TABELA 8.13 Triagem para Complicações

Triagem para retinopatia diabética – anualmente*
Avaliações de edema macular, glaucoma e catarata incluídas
Triagem para microalbumina na urina – anualmente*
Exame geral dos pés – anualmente*
Inspeção visual a cada visita ao consultório
Avaliação para o risco cardíaco – anualmente
    Avaliação de lipídeos
    Teste de esforços
    Deixar de fumar
    Avaliação de pressão arterial
    Avaliação para terapia com aspirina

*Para pacientes diabéticos tipo 1 com ≥ 5 anos de duração e para os pacientes diabéticos tipo 2 com início no diagnóstico.

Fonte: American Diabetes Association: *Clinical recommendations 2003 – Standards of Medical Care for Patients with Diabetes Mellitus*. 2003: s33-s50

LEITURA COMPLEMENTAR

American Association of Diabetes Educators: Individuation of diabetes-self-management education. *Diabetes Educ* 2002; 28:741.

American Diabetes Association: National Standards for Diabetes Self-Management Education. *Diabetes Care* 2004; 27 (suppl):S143.

American Diabetes Association: Standards of Medical Care in Diabetes. *Diabetes Care* 2004; 27 (suppl): S15.

Franz MJ: 2002 diabetes nutrition recommendations: Grading the evidence. *Diabetes Educ* 2002; 28: 756, 762,766.

Polonsky WH, Earles J. Smith S, et al: Integrating medical management with diabetes self-management training: A randomized control trial of the diabetes Outpatient Intensive Treatment Program. *Diabetes Care* 2003; 26:3048.

Controle Intensivo do Diabete Melito Tipo 1

9

Suzanne M. Strowig e Philip Raskin

INTRODUÇÃO

Os ensaios *Diabetes Control and Complications Trial* (DCCT) e o *Epidemiology of Diabetes Interventions and Complications* (EDIC) demonstraram o benefício do controle glicêmico quase normal na prevenção das complicações diabéticas. Esses resultados levam à recomendação de que a terapia intensiva deverá ser implementada o mais breve possível, e que ela seja mantida pelo máximo de tempo.

Embora as técnicas de tratamento intensivo do diabete sejam recomendadas para a obtenção do controle glicêmico quase normal, algumas pessoas diabéticas tipo 1 (DM1) poderão não ser candidatas ao tratamento intensivo ou não desejar o compromisso pessoal inerente desse tratamento. No entanto, qualquer melhora no controle glicêmico será um benefício para o paciente.

Os pacientes com uma proporção risco-benefício para terapia intensiva menos favorável são aqueles com episódios repetidos de hipoglicemia grave ou desconhecida, crianças com menos de 13 anos de idade, idosos, pacientes com doença coronariana, que poderão ser de risco para seqüela grave pela hipoglicemia, pacientes com retinopatia proliferativa ou não-proliferativa grave, que poderão apresentar uma aceleração transitória da sua retinopatia, e pacientes com complicações avançadas. Essas pessoas poderão não ser candidatas ao tratamento intensivo do diabete, ou poderão precisar de objetivos glicêmicos superiores.

CARACTERÍSTICAS DO TRATAMENTO INTENSIVO DO DIABETE

Plano de Tratamento

- Múltiplas injeções de insulina diárias ou terapia contínua com bomba de infusão subcutânea de insulina
- Monitoramento da glicose sangüínea 4-8 vezes ao dia
- Plano alimentar fundamentado na abordagem sistemática de quantificação do alimento, combinando insulina com a ingestão do alimento

Objetivos do Tratamento

- Individualizados com base nas capacidades e nos fatores de risco
- Objetivos glicêmicos ideais:
  Glicose sangüínea: Antes das refeições: 70-120 mg/dL
  Depois das refeições: < 150 mg/dL

Na hora de dormir: 100-130 mg/dL
Às 3h > 70 mg/dL

- Nível da hemoglobina glicosilada: faixa dos não-diabéticos para o ensaio realizado

Características

- Integra a insulina e os alimentos preferidos nas práticas do estilo de vida.
- Prescrição básica que poderá ser ajustada pelo paciente.
- Liberal, flexível, adapta-se às mudanças circunstanciais e permite a escolha do paciente.

Preparação do Paciente

- Orientação básica, inicialmente: ensinar o que é necessário para implementar o plano de tratamento, isto é, a administração de insulina, o automonitoramento da glicose sangüínea, o planejamento das refeições, o controle da hipoglicemia e da hiperglicemia.
- Orientação contínua integrada às visitas ao consultório; foco nos comportamentos de autocuidado e nas questões relevantes do contexto das práticas do estilo de vida e experiências.
- Enfatizar a solução dos problemas do paciente e a tomada de decisões.
- Enfatizar uma abordagem sistemática combinando insulina, alimento e exercícios, mais do que um regime fixo.

Intervenções

- Intervenções de enfermagem, nutrição, comportamental e médicas são realizadas a cada visita ao consultório
- Uma vez que o plano de tratamento esteja prescrito, ensinado e implementado, as intervenções tornam-se mais comportamentais, direcionadas para a assistência ao paciente para a superação dos obstáculos relacionados à implementação das recomendações do tratamento.

Colaboração da Equipe

- A equipe consiste em paciente, enfermeiro, nutricionista, médico e profissional de saúde mental.
- Cada membro contribui igualmente e é parte do cuidado contínuo do paciente; a comunicação é aberta e contínua.
- As decisões são tomadas em conjunto; uma única mensagem é enviada ao paciente.

REGIMES DE INSULINA

Em geral, os regimes de injeção de insulina consistem em uma combinação de insulina basal [insulina de ação intermediária, como NPH ou lenta, ou insulina de ação prolongada, como ultralenta ou insulina glargina (insulina Lantus)], e a de curta duração (regular) ou de ação rápida, como a insulina lispro (insulina Humalog™) ou insulina aspart (insulina Novolog). A insulina de ação rápida ou de curta duração é usada antes das refeições para controlar os níveis de glicose sangüínea.

REGIMES CONVENCIONAIS DE INSULINOTERAPIA

Injeções de Insulina Duas Vezes ao Dia

Preparados Pré-Misturados de Insulina

Insulina 70/30 (pré-misturada, 70% de NPH e 30% de insulina regular)
Insulina Novolog 70/30 (suspensão de protamina insulina aspart 70% e 30% de insulina aspart)
Mistura Humalog de insulina 75/25 (pré-misturada 75% de supensão protamina de insulina lispro e 25% de insulina lispro)

Aplicação das Injeções

- Insulina 70/30: 30 minutos antes do café da manhã e jantar.
- Mistura Novolog de insulina 70/30 ou mistura Humalog de insulina 75/25: 5-15 minutos antes do café da manhã e do jantar.

Ação da Insulina

- Pico da ação da insulina antes do café da manhã a partir da insulina NPH do jantar, protamina insulina aspart, ou componente protamina de insulina lispro.
- Pico da ação da insulina depois do café da manhã e antes do almoço a partir da insulina regular do café da manhã, insulina aspart, ou componente de insulina lispro (Figura 9.1)
- Pico da ação da insulina antes do jantar a partir da insulina NPH do café da manhã, protamina insulina aspart ou componente protamina de insulina lispro.
- Pico da ação da insulina depois do jantar e antes da hora de dormir a partir da insulina regular do jantar, insulina aspart ou componente de insulina lispro.

Vantagens

- Simples e de fácil utilização; reúne em uma única dose a combinação da insulina em uma seringa.
- Dose mínima de insulina que proporciona 24 horas de cobertura insulínica.
- Mistura Humalog de insulina 75/25 ou mistura Novolog de insulina 70/30 poderá ser administrada 5-15 minutos antes da refeição.

Desvantagens

- Insulina 70/30: deverá esperar 30 minutos depois da injeção de insulina antes da refeição.
- Proporção fixa de insulina intermediária e de curta duração ou de ação rápida poderá não controlar os níveis de glicose sangüínea.
- Não poderá haver ajuste do componente de insulina de ação intermediária sem o ajuste do componente da insulina de curta duração ou de ação rápida.

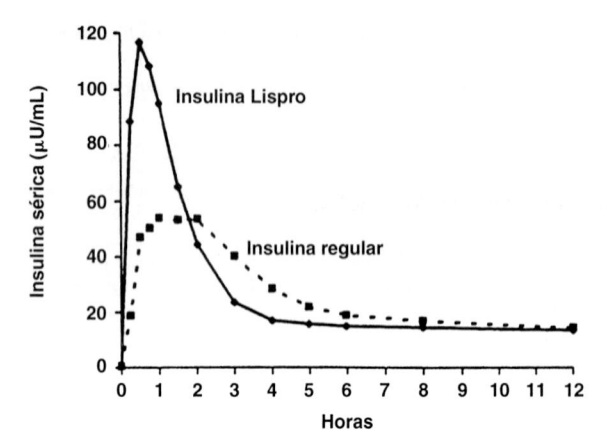

Figura 9.1 Efeitos da administração subcutânea da insulina Lispro e insulina regular nas concentrações séricas de insulina. (Reproduzida com autorização de Holleman F, Hoerkstra JBL: Insulin Lispro. *N Engl J Med* 1997;337:176.)

- Não poderá haver ajuste da insulina regular, insulina aspart ou insulina lispro para as variações na ingestão de alimentos, nível de glicose sangüínea ou exercícios.
- Aplicar a insulina e fazer a refeição no mesmo horário todos os dias (± 1 hora); deverá comer uma quantidade consistente de carboidrato a cada refeição diária.
- É o menos flexível de todos os regimes.

Indicações

- Pacientes com capacidades limitadas.
- Pacientes relutantes em intensificar o regime.
- Regime inicial depois do diagnóstico para aprender e adaptar-se às injeções.
- Diabete tipo 2.

Dose Inicial

- 2/3 da dose total diária antes do café da manhã, 2/3 da dose total diária antes do jantar.
- 0,5-1,0 U/kg/dia.

Insulina NPH e Insulina de Curta Duração (Regular) ou Insulina NPH e Insulina de Ação Rápida (Insulina Lispro ou Insulina Aspart)

Aplicação das Injeções

- Insulina NPH e insulina de curta duração (regular) 30 minutos antes do café da manhã e do jantar, ou insulina NPH e insulina de ação rápida 5-15 minutos antes do café da manhã e do jantar.

Ação da Insulina

- Insulina NPH e insulina de curta duração (regular) como a insulina 70/30 (Figura 9-2).
- Insulina NPH e insulina de ação rápida, assim como insulina mistura Humalog 75/25 ou insulina mistura Novolog 70/30.

Vantagens

- Regime relativamente simples.
- Permite o ajuste da insulina de curta duração ou da insulina de ação rápida antes do café da manhã e do jantar, conforme as variações na ingestão de alimento, leitura da glicose sangüínea e atividade.
- Permite o ajuste da insulina NPH e da insulina de curta duração ou da insulina de ação rápida de forma independente.

Desvantagens

- Aplicar a insulina e fazer a refeição no mesmo horário todos os dias (± 1 hora); flexibilidade limitada.
- A insulina NPH poderá alcançar o seu pico muito cedo, isto é, no meio ou no final da tarde e/ou no meio da noite, levando à hipoglicemia entre as refeições e/ou durante a noite, e à hiperglicemia antes do café da manhã e/ou do jantar.

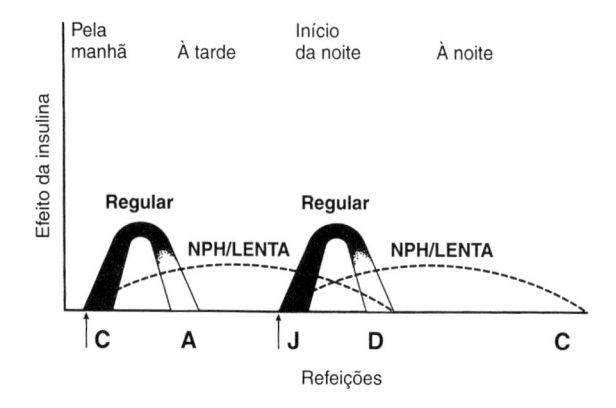

Figura 9.2 Representação dos períodos programados do efeito da insulina para um regime de insulina fracionada-e-misturada, consistindo em duas doses diárias de insulina de curta duração (regular) e insulina de ação intermediária. Legenda: **C**, Café da manhã; **A**, almoço; **J**, jantar; **D**, ao deitar; **setas**, horário da injeção de insulina 30 minutos antes da refeição; **regular**, efeito da insulina regular ou da insulina de curta duração; **NPH/LENTA**, efeito da insulina de ação intermediária. (Reproduzida com autorização de Hirsch IB, Farkas-Hirsch R, Skyler JS: Intensive insulin therapy for treatment of type I diabetes. *Diabetes Care* 1990;13:1265.)

Indicações

- Pacientes com horários consistentes.
- Pacientes com capacidade limitadas ou aqueles que não desejam terapia intensiva.

Dose Inicial

- 2/3 da dose diária total antes do café da manhã, 1/3 da dose diária total antes do jantar.
- Cada injeção deverá consistir em 2/3 de insulina NPH e 1/3 de insulina de curta duração ou de ação rápida.
- 0,5-1,0 U/kg/dia.
- Ajustar a insulina de curta duração ou de ação rápida com base na sensibilidade do paciente (aproximadamente 0,5-2,0 U/15g de carboidrato; nível de glicose sangüínea em 0,5-2,0 U/50 mg/dL; deve ser personalizado para cada paciente).

REGIMES INTENSIVOS DE INSULINA

Injeções de Insulina Três Vezes ao Dia

Insulina NPH e Insulina de Curta Duração (Regular) ou Insulina NPH e Insulina de Ação Rápida (Insulina Lispro ou Insulina Aspart)

Aplicação das Injeções

- Insulina NPH e insulina de curta duração 30 minutos antes do café da manhã, ou insulina NPH e insulina de ação rápida 5-15 minutos antes do café da manhã.
- Insulina de curta duração 30 minutos antes do jantar ou insulina de ação rápida 5-15 minutos antes do jantar.
- Insulina NPH na hora de dormir (insulina de curta duração ou de ação rápida na hora de dormir, se necessário).

Ação da Insulina

- O pico da ação de insulina é alcançado antes do café da manhã a partir da insulina NPH na hora de dormir.
- Pico da ação da insulina alcançado depois do café da manhã e antes do almoço a partir da insulina de curta duração ou de ação rápida do café da manhã.
- Pico da ação da insulina alcançado antes do jantar a partir da insulina NPH do café da manhã.
- Pico da ação da insulina alcançado antes da hora de dormir, a partir da insulina de curta duração ou de ação rápida do jantar (Figura 9.3).

Vantagens

- Reduz o risco de hipoglicemia noturna, que pode resultar da administração da insulina NPH antes do jantar.
- Permite o ajuste da insulina de curta duração ou de ação rápida antes do café da manhã ou do jantar, de acordo com as variações na ingestão de alimento, leitura da glicose sangüínea e atividade.

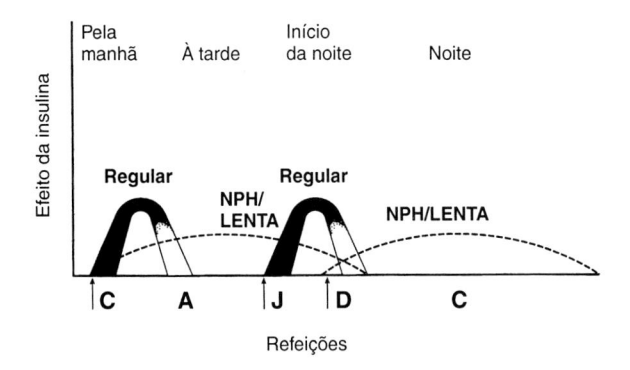

Figura 9.3 Representação dos períodos programados do efeito da insulina para um regime de três injeções ao dia, no qual a dose de insulina fracionada-e-misturada é administrada pela manhã, insulina de curta duração (regular) antes do jantar, e a insulina de ação intermediária é retardada até a hora de dormir. Legenda: **C**, café da manhã; **A**, almoço; **J**, jantar; **D**, ao deitar; **setas**, horário da injeção de insulina 30 minutos antes da refeição; **Regular**, efeito da insulina regular ou da insulina de curta duração; **NPH/LENTA**, efeito da insulina de ação intermediária. (Reproduzida com autorização de Hirsch IB, Farkas-Hirsch R, Skyler JS: Intensive insulin therapy for treatment of type I diabetes. *Diabetes Care* 1990; 13:1265.)

- Permite o ajuste da insulina NPH e da insulina de curta duração ou de ação rápida de forma independente.

Desvantagens

- Preferencialmente, aplicar a insulina e fazer a refeição no mesmo horário todos os dias (± 1 hora).
- É necessária a terceira injeção.

Indicações

- Hipoglicemia noturna, geralmente manifestada quando a dose do jantar de insulina NPH é aumentada no esforço de melhorar os níveis de glicose sangüínea de jejum.
- Para os pacientes que não desejam a administração da quarta injeção de insulina de curta duração ou de ação rápida antes do almoço.
- Horário razoavelmente consistente.
- Para os pacientes que desejam verificar os níveis de glicose sangüínea, pelo menos três a quatro vezes ao dia, antes das refeições e na hora de dormir.

Dose Inicial

- A mesma que a da insulina NPH e da insulina de curta duração ou de ação rápida duas vezes ao dia, exceto a dose da noite de insulina NPH, que é administrada na hora de dormir.

Injeções de Insulina Quatro Vezes ao Dia

Insulina NPH e Insulina de Curta Duração (Regular) ou Insulina NPH e Insulina de Ação Rápida (Insulina Lispro ou Insulina Aspart)

Aplicação das Injeções

- Insulina NPH antes do café da manhã e na hora de dormir ou apenas na hora de dormir (se for usada a insulina de ação rápida, o paciente provavelmente necessitará da insulina NPH duas vezes ao dia, na hora do café da manhã e na hora de dormir).
- Insulina de curta duração 30 minutos antes ou insulina de ação rápida 5-15 minutos antes do café da manhã, do almoço e do jantar; administrar na hora de dormir em caso de lanche noturno ou de leitura elevada da glicose sangüínea na hora de dormir.
- A insulina de curta duração deverá ser administrada com 4-6 horas de intervalo para evitar a sobreposição da ação da insulina.

Ação da Insulina

- O pico da ação da insulina será alcançado antes do café da manhã, a partir da insulina NPH da hora de dormir.
- O pico da ação da insulina será alcançado depois do café da manhã e antes do almoço, a partir da insulina de curta duração ou de ação rápida do café da manhã.
- O pico da ação da insulina será alcançado depois do almoço e antes do jantar, a partir da insulina de curta ou de ação rápida do almoço (ou da insulina NPH da manhã, se administrada).
- O pico da ação da insulina será alcançado antes da hora de dormir, a partir da insulina de curta duração ou de ação rápida do jantar (Figura 9.4, Tabela 9.1).

Vantagens

- Semelhante às das injeções de três vezes ao dia, também permitindo o ajuste da insulina no almoço de acordo com as variações da ingestão de alimentos, exercícios e nível da glicose sangüínea, possibilitando uma maior flexibilidade e um aumento do controle da glicose sangüínea.
- Uso de uma única dose na hora de dormir de insulina NPH evita os problemas associados ao pico da ação da insulina à tarde a partir da dose matinal de insulina NPH (dose única na hora de dormir de insulina NPH não é indicada quando associada à insulina de ação rápida antes das refeições).
- Possibilita o uso do dispositivo caneta para administrar as injeções freqüentes; o dispositivo é portátil e de fácil manuseio, especialmente quando fora de casa; digite a dose desejada e administre a insulina com as agulhas substituíveis disponíveis no cartucho anexo à caneta de insulina.

Desvantagens

- O ideal é que a insulina NPH seja administrada no mesmo horário todos os dias (±1 hora).
- As injeções de insulina de curta duração agem por menos de quatro horas ou por mais de seis horas, o que pode levar a sobreposições ou intervalos na ação insulínica, acarretando hipoglicemia ou hiperglicemia.

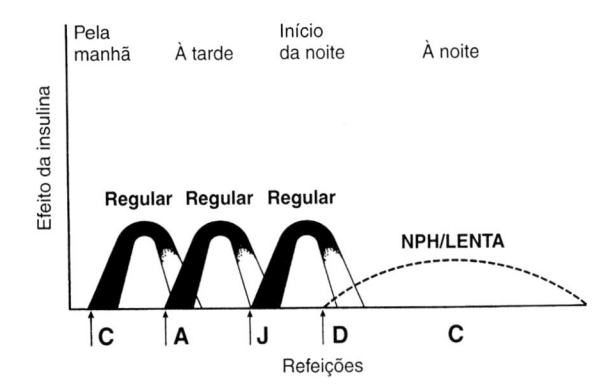

Figura 9.4 Representação dos períodos programados do efeito da insulina para um regime de dosagem múltipla administrando insulina de curta duração (regular) antes de cada refeição, e a insulina de ação intermediária na hora de dormir. Legenda: **C**, café da manhã; **A**, almoço; **J**, jantar; **D**, ao deitar; **setas**, horário da injeção de insulina 30 minutos antes da refeição; **Regular**, efeito da insulina regular ou da insulina de curta duração;**NPH/LENTA**, efeito da insulina de ação intermediária. (Reproduzida com autorização de Hirsch IB, Farkas-Hirsch R, Skyler JS: Intensive insulin therapy for treatment of type I diabetes. *Diabetes Care* 1990;13:1265.)

- A curta duração da ação da insulina de ação rápida, administrada antes das refeições, poderá não controlar adequadamente os níveis de glicose sangüínea antes das refeições subseqüentes.
- São necessárias quatro injeções por dia.

Indicações

- Controle glicêmico inadequado quando da administração de três injeções por dia; a insulina NPH pela manhã não controla adequadamente os níveis de glicose sangüíneas antes do jantar.
- Paciente que deseja maior flexibilidade e aceita assumir uma responsabilidade adicional, associada com o ajuste da insulina de curta duração ou de ação rápida, conforme as variações nos níveis da glicose sangüínea, ingestão de alimentos e atividade.
- Paciente que deseja verificar os níveis de glicose sangüínea quatro vezes ao dia, antes das refeições e antes de dormir.

Dose Inicial

- A insulina NPH deverá ser 35-50% da dose diária total.
- Se as injeções de insulina NPH forem administradas pela manhã e na hora de dormir, administrar 30-40% da dose total de insulina NPH antes do café da manhã e o restante na hora de dormir.
- A insulina de curta duração ou de ação rápida poderá ser administrada no percentual da dose diária total, como: café da manhã, 20-25%; almoço, 10-15%; jantar,

TABELA 9.1 Considerações Clínicas para o Uso da Insulina de Ação Rápida *versus* Insulina de Curta Duração

Os regimes que empregam insulina de ação rápida (insulina Lispro ou insulina Aspart) diferirão daqueles que empregam a insulina de curta duração (insulina regular) como segue:

- A insulina de ação rápida é absorvida e eliminada mais rápido do que a insulina regular, possuindo uma ação de menor duração e alcançando um pico da concentração de insulina sérica duas vezes mais alto e na metade do tempo que a insulina regular (Figura 9.1).
- O pico de ação da insulina de ação rápida é cerca de 1 hora depois da injeção, contra 2-4 horas da insulina regular; a duração de ação da insulina de ação rápida é cerca de 3 horas depois da injeção, contra 4-6 horas da insulina regular.
- A administração da insulina regular é 30 minutos antes da refeição; a insulina de ação rápida deverá ser administrada 5-15 minutos antes da refeição.
- O início rápido e a curta duração de ação da insulina de ação rápida poderá controlar mais adequadamente as leituras da glicose sangüínea pós-prandiais do que a insulina regular, mas poderá não ter uma duração suficientemente prolongada de ação para controlar os níveis de glicose sangüínea antes da refeição subseqüente, assim como faz a insulina regular.
- O início rápido e a curta duração da ação da insulina de ação rápida a tornam útil para corrigir a hiperglicemia, ou para aqueles que fazem uso de injeções freqüentes, porque existe menor preocupação de sobreposição da ação da insulina, cujo efeito poderá ser observado imediatamente.
- Os pacientes que modificam o tratamento de insulina regular para a insulina de ação rápida poderão precisar de menos insulina de ação rápida e mais insulina de ação intermediária, de ação prolongada ou basal. Um regime de quatro injeções ao dia empregando insulina NPH ou insulina ultralenta e insulina de ação rápida, geralmente precisará de uma dose de insulina NPH ou de insulina ultralenta pela manhã e à noite.
- Os pacientes que possuem o hábito de consumir alimentos entre as refeições, que estão sob o uso da insulina regular, poderão não ser capazes de manter esse hábito sob o uso da insulina de ação rápida. Eles talvez precisem fazer uso de uma injeção adicional de insulina ação rápida antes dessa alimentação intermediária para manter o controle glicêmico desejado.
- Os pacientes deverão verificar os níveis de glicose sangüínea freqüentemente durante as duas primeiras semanas depois da substituição para a insulina de ação rápida, com o objetivo de detectar hipoglicemia ou hiperglicemia e para auxílio nos ajustes necessários.

15-20%; na hora de dormir (se necessário), 3-5%, com base na ingestão dietética de acordo com a sensibilidade do paciente (isto é, carboidrato a 0,5-2,0 U/15 g).
- Estabelecer um algoritmo para o ajuste da insulina de curta duração ou de ação rápida pré-prandial (isto é, aumento da insulina em 0,5-2 U para cada 50 mg/dL > 150 mg/dL).

Insulina Ultralenta e Insulina de Curta Duração (Regular) ou Insulina Ultralenta e Insulina de Ação Rápida (Insulina Lispro ou Insulina Aspart)

Aplicação da Injeções

- A insulina ultralenta é administrada como em dose única antes do café da manhã, ou dividida, metade antes do café da manhã e a outra metade antes do jantar.

- A insulina de curta duração é administrada 30 minutos antes das refeições, ou a de ação rápida pode ser administrada 5-15 minutos antes das refeições (tanto a insulina de curta duração quanto a de ação rápida poderão ser administradas em caso de lanche noturno ou de leitura elevada da glicose sangüínea na hora de dormir).

Ação da Insulina

- A insulina ultralenta é considerada estável, insulina "sem pico" de ação prolongada, mas pequenos picos poderão ocorrer 15-24 horas depois da injeção; os picos na ação dessa insulina são difíceis de serem previstos.
- O pico da ação da insulina poderá ocorrer depois do café da manhã e antes do almoço a partir da insulina de curta duração ou de ação rápida do café da manhã.
- O pico da ação da insulina poderá ocorrer depois do almoço e antes da janta a partir da insulina de curta duração ou de ação rápida do almoço.
- O pico da ação da insulina poderá ocorrer depois do jantar e antes da hora de dormir a partir da insulina de ação rápida ou de curta duração (Figura 9.5).

Vantagens

- Flexibilidade na administração e dosagem da insulina; permite o ajuste de acordo com as variações da ingestão de alimentos, os exercícios e o nível de glicose sangüínea.
- A ultralenta também permite maior flexibilidade na administração de injeções por causa de sua atividade estável

Desvantagens

- São necessárias quatro injeções por dia.
- Os picos não-previsíveis na ação da insulina ultralenta poderão ocorrer.
- As injeções de insulina de curta duração agem por menos de quatro horas ou por mais de seis horas, o que pode levar a sobreposições ou a intervalos na ação insulínica, acarretando hipoglicemia ou hiperglicemia.
- A curta duração da ação da insulina de ação rápida poderá não controlar adequadamente os níveis de glicose sangüínea, antes das refeições subseqüentes.

Indicações

- Semelhantes àquelas injeções de quatro vezes ao dia, usando a insulina NPH e a insulina de curta duração ou de ação rápida, mas o perfil de ação da insulina ultralenta é preferível ao da insulina NPH.
- Quando a insulina NPH não supre adequadamente as necessidades de insulina basal ou quando o pico de ação da insulina NPH resulta na hipoglicemia freqüente à tarde ou durante a noite.

Dose Inicial

- Da insulina ultralenta deverá ser 35-50% da dose diária total; a metade poderá ser ministrada antes do café da manhã e a outra metade, antes do jantar.
- Da insulina de curta duração ou de ação rápida antes das refeições é semelhante àquela das quatro injeções diárias, usando insulina NPH e insulina de curta duração ou de ação rápida.

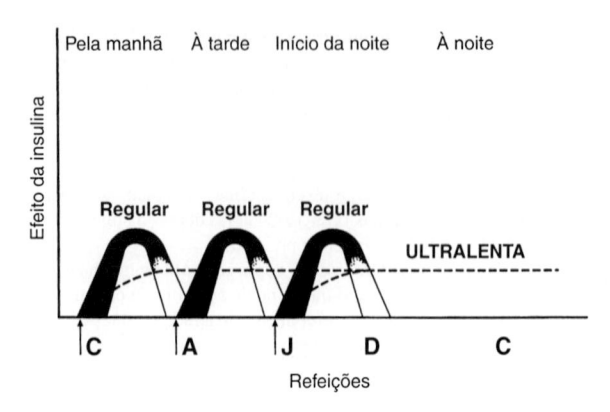

Figura 9.5 Representação dos períodos programados do efeito da insulina para um regime de dosagem múltipla empregando a insulina de curta duração (regular) pré-prandial e insulina basal, como a ultralenta. Legenda: **C**, café da manhã; **A**, almoço; **J**, jantar; **D**, ao deitar; **setas**, horário da injeção de insulina 30 minutos antes da refeição; **regular**, efeito da insulina regular ou da insulina de curta duração. (Reproduzida com autorização de Hirsch IB, Farkas-Hirsch R, Skyler JS: Intensive insulin therapy for treatment of type I diabetes. *Diabetes Care* 1990;13:1265.)

A Insulina Glargina (Lantus) e a Insulina de Curta Duração (Regular) ou a Insulina Glargina e a Insulina de Ação Rápida (Insulina Lispro ou Insulina Aspart)

Aplicação das Injeções

- Injeção única de insulina Glargina na hora de dormir (a injeção única de insulina Glargina poderá ser dada antes do café da manhã, se indicado clinicamente).
- A insulina de curta duração deverá ser administrada 30 minutos antes; ou a de ação rápida, 5-15 minutos antes do café da manhã, almoço e jantar; a insulina de curta duração ou a de ação rápida na hora de dormir poderão ser administradas, se necessário.

Ação da Insulina

- A insulina Glargina fornece uma ação estável de 24 horas, sem picos.
- O pico da ação da insulina poderá ocorrer depois do café da manhã e antes do almoço, a partir da insulina de curta duração ou de ação rápida do café da manhã.
- O pico da ação da insulina poderá ocorrer após o almoço e antes do jantar, a partir da insulina de curta duração ou de ação rápida do almoço.
- O pico de ação da insulina poderá ocorrer após o jantar e antes de dormir, a partir da insulina de curta duração ou de ação rápida do jantar (Figura 9.6).

Vantagens

- Cobertura da insulina basal por 24 horas com uma única injeção, sem picos na atividade.

- Menor potencial para hipoglicemia relacionado ao pico de atividade da insulina de ação intermediária ou insulina ultralenta, especialmente durante a noite (se a insulina Glargina for administrada na hora de dormir).
- Maior grau de flexibilidade para as refeições e para a administração das injeções.
- Podem ser feitos ajustes na insulina de curta duração ou de ação rápida antes de cada refeição de acordo com o nível de glicose sangüínea, ingestão de alimentos e atividade.

Desvantagens

- A insulina Glargina não pode ser misturada com qualquer outra insulina na mesma seringa.
- As injeções de insulina de curta duração agem por menos de quatro horas ou por mais de seis horas, o que pode levar a sobreposições ou intervalos na ação insulínica, acarretando hipoglicemia ou hiperglicemia.
- A curta duração da ação da insulina de ação rápida poderá não controlar adequadamente os níveis de glicose sangüínea, antes das refeições subseqüentes.

Indicações

- Semelhantes àquelas injeções de quatro vezes ao dia, usando a insulina NPH e a insulina de curta duração ou de ação rápida, mas o perfil de ação da insulina Glargina é preferível ao da insulina NPH e ultralenta.
- Quando os objetivos glicêmicos não forem alcançados utilizando-se a insulina NPH ou ultralenta, ou quando o paciente vivenciar freqüente hipoglicemia à tarde ou durante a noite.

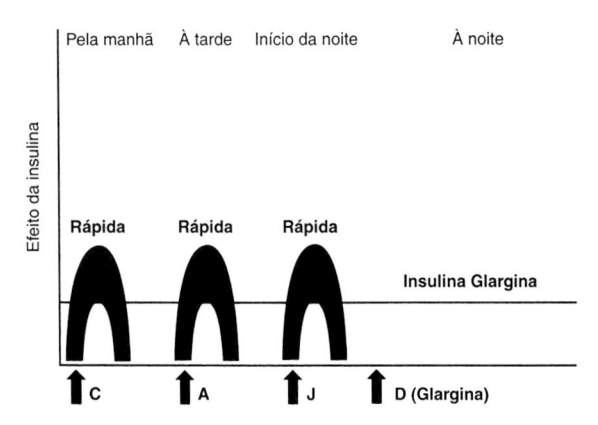

Figura 9.6 Representação dos períodos programados do efeito da insulina para um regime de dosagem múltipla empregando a insulina de ação rápida pré-prandial (insulina Lispro ou insulina Aspart) e a insulina basal, como a Glargina (G). Legenda: **C**, café da manhã; **J**, almoço; **J**, jantar; **D**, ao deitar; **setas**, horário da injeção de insulina 5-15 minutos antes da refeição.

Dose Inicial

- Para os pacientes de única dose diária de insulina NPH ou insulina ultralenta, administrar dose equivalente àquela de uma injeção única de insulina Glargina na hora de dormir ou antes do café da manhã.
- Para os pacientes com duas doses diárias de insulina NPH ou de insulina ultralenta, administrar 80% da dose diária total da insulina NPH ou da insulina ultralenta como dose única de insulina Glargina na hora de dormir ou antes do café da manhã.
- A insulina Glargina deverá constituir 35-50% da dosagem de insulina diária total do paciente.

Terapia com Bomba de Infusão Subcutânea de Insulina

Aplicação das Injeções

- Usar apenas insulina de curta duração (regular) ou insulina de ação rápida armazenada (insulina Lispro ou insulina Aspart).
- A insulina é inserida em uma seringa ou um reservatório, que é colocado na bomba e conectado a um cateter, na extremidade do qual há uma agulha de calibre 27 ou um cateter de Teflon; o cateter é inserido subcutaneamente no abdome (pode-se usar o quadril ou a coxa, mas o abdome é o local preferido), e é fixado com um esparadrapo ou uma fita adesiva.
- A insulina basal de 24 horas é liberada automaticamente, uma vez programada; poderá haver múltiplas taxas basais em 24 horas para o ajuste de acordo com as variações nas necessidades diurnas de insulina (Figura 9.7).
- Os *bolus* de insulina de curta duração ou de ação rápida são administrados antes das refeições e lanches, ou para reduzir os níveis elevados de glicose sangüínea.
- Os *bolus* de insulina de curta duração deverão ser administrados 30 minutos antes da refeição; a insulina de ação rápida deverá ser administrada 5-15 minutos antes da refeição.

Ação da Insulina

- A insulina basal deverá manter os níveis de glicose sangüínea na faixa desejada por toda a noite e na ausência de refeições ou em caso de alteração na atividade; em geral, a taxa basal diária total não deverá exceder 60% da dose diária total.
- Avaliar as taxas basais durante a noite com base na avaliação das 3h e nos níveis da glicose sangüínea de jejum; avaliar as taxas basais durante o dia com base nos níveis de glicose sangüínea quando as refeições são puladas ou retardadas.
- Avaliar os *bolus* com base nos níveis de glicose sangüínea nas duas horas pós-prandial e subseqüente pré-prandial.

Vantagens

- Máxima flexibilidade; permite ajuste da insulina de acordo com as variações diurnas e as alterações nos níveis de glicose sangüínea, a ingestão de alimentos e os exercícios (Figura 9.7, Tabela 9.2).
- As refeições poderão ser puladas ou retardadas sem perda do controle da glicose sangüínea.

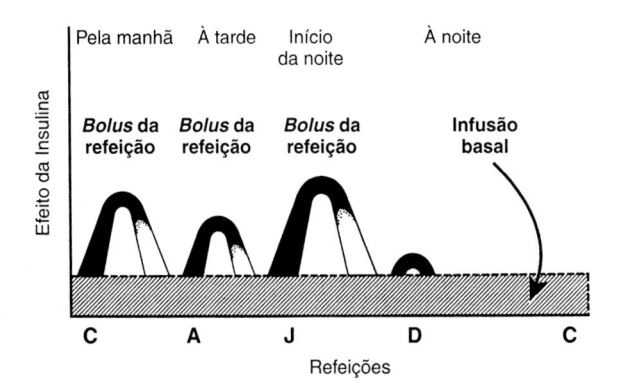

Figura 9.7 Representação do efeito da insulina produzido pela infusão subcutânea contínua de insulina. Uma infusão contínua (taxa basal) é liberada, com os *bolus* pré-prandiais administrados antes das refeições. Somente a insulina de curta duração ou de ação rápida é empregada. Legenda: **C**, café da manhã; **A**, almoço; **J**, jantar; **D**, ao deitar. (Reproduzida com autorização de Hirsch IB, Farkas-Hirsch R, Skyler JS: Intensive insulin therapy for treatment of type I diabetes. *Diabetes Care* 1990; 13:1265.)

- Não há pico de atividade da insulina a partir da insulina intermediária ou de ação prolongada.
- Atividade da insulina mais fisiológica e previsível, relacionada ao uso da insulina de curta duração ou de ação rápida e da forma de liberação da insulina.
- Permite variação nos horários das refeições, do sono, da atividade e do trabalho, permitindo viagens que cruzem os fusos horários sem perda do controle da glicose sangüínea e sem precisar ajustar a dose e a freqüência da insulina intermediária ou da insulina de ação prolongada.
- O conjunto de infusão de insulina precisa ser inserido a cada 2-3 dias, em vez de quatro injeções diárias.
- Permite a remoção ou desconexão da bomba de insulina por curtos períodos de tempo se desejado para a realização de atividades específicas, substituindo por múltiplas injeções diárias de insulina.

Desvantagens
- É dispendioso.
- O dispositivo deverá ser usado 24 horas por dia.
- A interrupção da insulina de curta duração ou de ação rápida poderá resultar na hiperglicemia e cetoacidose dentro de 24 horas; não suspender a liberação da insulina basal por mais de uma hora.
- As infecções poderão ocorrer na área de infusão.
- O mau funcionamento da bomba ou do sistema de infusão (oclusão do cateter, reservatório de insulina vazio, esgotamento das baterias, substituição de agulhas,

TABELA 9.2 Características a Serem Consideradas Quando For Selecionado o Dispositivo de Infusão de Insulina para a Liberação Contínua Subcutânea de Insulina

- Tamanho da bomba
- Tipo e tamanho do reservatório
- Tipo do conjunto de infusão
- Fonte de alimentação (tipo de bateria)
- Facilidade de uso
- Fácil de programar
- Características de segurança e sistemas de alarme
- Características especiais
  — Número de taxas basais programáveis e padrões de taxa basal
  — Unidades de ajuste
  — Opções de liberação do *bolus*, como onda quadrada ou *bolus* estendido
  — Opções temporárias de taxa basal
  — Resistência à umidade
  — Visor
  — Capacidade de armazenar e baixar dados para computador
  — Liberação do *bolus* por áudio
  — Blocos resistentes à adulterações
  — Programação remota
  — Bombas internas
  — Comunicação com um medidor de glicose sangüínea com cálculo automático do *bolus*
- Garantia
- Disponibilidade de assistência técnica autorizada 24 horas

vazamento de insulina do cateter) poderá resultar na perda do controle da glicose sangüínea ou cetoacidose em poucas horas (as bombas possuem alarmes para avisar dos problemas).

Indicações

- No controle glicêmico insatisfatório, usando múltiplas injeções diárias de insulina.
- Quando não ocorrer o controle dos níveis da glicose sangüínea durante a noite, usando insulina intermediária ou de ação prolongada.
- Com hipoglicemia freqüente e/ou noturna.
- Na preconcepção/gravidez.
- Gastroparesia.
- O estilo de vida do paciente precisa de flexibilidade no horário da administração e dosagem da insulina (viagens, variações de trabalho, horários das refeições erráticos e imprevisíveis).
- Paciente motivado, apresentando capacidades cognitiva e física necessárias para operar a bomba de forma segura e prever e avaliar os ajustes a serem realizados na dosagem de insulina de acordo com as diversas circunstâncias.
- Paciente possui recursos financeiros.
- Paciente demonstra boa vontade para verificar os níveis de glicose sangüínea pelo menos quatro vezes ao dia e pode quantificar a ingestão de alimentos.

Dose Inicial

- A dose basal diária total deverá ser de 40-60% da dose diária total (dividida ao longo de 24 horas para a obtenção da taxa basal por hora); a faixa normal é de 0,5-2,0 U/hora para as pessoas diabéticas tipo 1.
- Poderá haver a necessidade de reduzir a dose pré-bomba em 10-20% antes de calcular as dosagens da bomba.
- A dose basal diária total poderá ser calculada multiplicando-se o peso do paciente em kg por 0,3 (dividir por 24 para obter a taxa basal por hora).
- Normalmente as taxas basais de 1 a 3 por um período de 24 horas são o suficiente, isto é, taxa basal mais baixa na hora de dormir, taxa mais elevada durante as horas do pré-alvorecer (3 h-9 h), e uma taxa basal intermediária durante o dia.
- Os *bolus* pré-prandiais poderão ser calculados como uma porcentagem da dose diária total, como: café da manhã, 20%; almoço, 10%; jantar, 15%; hora de dormir (se necessário para nível de glicose sangüínea elevado ou lanchinho noturno), 5%; com base na ingestão dietética de acordo com a sensibilidade do paciente (isto é, 0,5-2,0 U/15 g de carboidratos).
- Estabelecer um algoritmo para o ajuste da insulina de curta duração ou de ação rápida pré-prandial (Tabela 9.3) (isto é, aumento da insulina em 0,5-2 U para cada 50 mg/dL acima do nível de glicose sangüínea desejado).
- Ajustar taxas basais e *bolus* em 10-20% com base nas leituras das glicoses sangüíneas antes e depois das refeições, na hora de dormir e às 3 horas.
- Se ocorrer mau funcionamento da bomba ou o paciente não desejar usar a bomba por um breve período de tempo, administrar a dose normal de insulina de curta duração ou de ação rápida antes das refeições, e administrar a insulina intermediária ou de ação prolongada na hora de dormir; se utilizar a insulina de ação rápida e a ação intermediária, administrar também a dose da insulina de ação intermediária de manhã; a dose recomendada da hora de dormir da insulina intermediária ou da ação prolongada deverá ser cerca de 70-80% da insulina basal diária total do paciente, se usando a bomba de insulina, ou 1,0-1,5 vezes a quantidade da insulina basal que o paciente receberia durante a noite, se usando a bomba.

TABELA 9.3 Exemplos de Escala de Dosagem Variável de Insulina para a Terapia com Bomba de Infusão de Insulina (Apenas Insulina de Curta Duração ou de Ação Rápida) (Taxa Basal 0,8 U/hora)

Glicose plasmática (mg/dL)	Dose de insulina pré-prandial (1 U de insulina de curta duração ou de ação rápida/15 g de carboidratos)
> 80	Menos de 1 U
80-120	Dosagem usual
121-170	Adicionar 1 U
171-220	Adicionar 2 U
221-270	Adicionar 3 U
271-300	Adicionar 4 U
< 300	Adicionar 5 U

EXEMPLOS DE COMO CALCULAR A DOSE INICIAL DE INSULINA COM BASE NO REGIME DE INSULINA DUAS VEZES AO DIA

Regime de Injeção de Insulina Duas Vezes ao Dia

Café da manhã: NPH 20 U, regular 10 U
Jantar: NPH 10 U, regular 5 U
Dose diária total: 45 U

Conversão para o Regime de Injeção de Insulina Quatro Vezes ao Dia

Injeção Única na Hora de Dormir de Insulina NPH e Quatro Injeções Pré-Prandiais de Insulina de Curta Duração (Regular)

Insulina NPH na hora de dormir: 40% de 45 (0,40 x 45) = 18 U
Insulina regular*:
 Café da manhã: 22% de 45 (0,22 x 45) = 10 U
 Almoço: 13% de 45 (0,13 x 45) = 6 U
 Jantar: 20% de 45 (0,20 x 45) = 9 U
 Hora de dormir: nada

Insulina NPH antes do Café da Manhã e na Hora de Dormir e Insulina de Ação Rápida Pré-Prandial (Insulina Lispro ou Insulina Aspart)

Dose diária total de insulina NPH: 50% de 45 (0,50 x 45) = 23 U
Insulina NPH matinal: 35% de 23 (0,35 x 23) = 8 U
Insulina NPH ao deitar: 23-8 = 15 U
Insulina de ação rápida*:
 Café da manhã: 20% de 45 (0,20 x 45) = 9 U
 Almoço: 10% de 45 (0,10 x 45) = 5 U
 Jantar: 15% de 45 (0,15 x 45) = 7 U
 Lanche noturno: 2% de 45 (0,02 x 45) = 1 unidade

Insulina Glargina ao Deitar e Insulina de Ação Rápida Pré-Prandial (Insulina Lispro ou Insulina Aspart)

Dose na hora de dormir de insulina Glargina = 80% de 30 U (dose diária total de insulina NPH no regime de duas injeções diárias) (0,80 X 30) = 24U
Insulina de ação rápida*:
 Café da manhã: 20% de 45 (0,20 x 45) = 9 U
 Almoço: 10% de 45 (0,10 x 45) = 5 U
 Jantar: 15% de 45 (0,15 x 45) = 7 U
 Lanche noturno: 2% de 45 (0,02 x 45) = 1 unidade

Terapia com Bomba de Infusão Contínua Subcutânea de Insulina Usando Insulina Lispro

Reduzir a dose diária total em 10% (0,10 X 45 = 45 − 4,5 = 40,5)
Taxa basal: 50% de 40,5 (0,50 X 40,5) = 20, 25 U/24 horas ÷ 24 = 0,80 U/hora**
*Bolus**:
  Café da manhã: 20% de 40,5 (0,20 x 40,5) = 8 U
  Almoço: 10% de 40,5 (0,10 x 40,5) = 4 U
  Jantar: 15% de 40,5 (0,15 x 40,5) = 6 U
  Lanche noturno: 5% de 40,5 (0,05 x 40,5) = 2 U

Se o ajuste da taxa basal for necessário para a hipoglicemia noturna e a hiperglicemia de jejum:
Taxas basais:
De meia-noite até 3 h e 30 min: 0,7 U/hora
De 3 h e 30 min até 8 h: 1,0 U/hora
De 8 h até 22 h: 0,80 U/hora
De 22 h até meia-noite: 0,70 U/hora

*A dose inicial deverá ser personalizada para cada paciente. A insulina de curta duração ou de ação rápida deverá ser baseada na ingestão dietética do paciente. Esses percentuais representam as distribuições típicas das doses de insulinas pré-prandiais. Uma vez iniciada, ajustar a dose de insulina em 10-20% conforme a necessidade, com base nos níveis de glicose sangüínea.

**A forma alternativa de calcular a taxa basal diária total está baseada no peso (0,3 U/kg); isto é, peso = 70 kg, 70 x 0,3 = 21 U – 10% = 19 ÷ 24 = 0,8 U/hora

ORIENTANDO OS PACIENTES NO AJUSTE DA INSULINA DE CURTA DURAÇÃO OU DE AÇÃO RÁPIDA DE ACORDO COM AS VARIAÇÕES NA INGESTÃO DE ALIMENTOS

1. Orientar o paciente em como quantificar o alimento usando um dos seguintes métodos:
   - Contagem de gramas de carboidratos.
   - Contagem de amido, frutas, vegetais e leite para substituições.
   - Usar o *Healthy Food Choices* (versão simplificada da lista de substituições) e contar os equivalentes de amido: um equivalente de amido é comparável a uma porção de amido, uma porção de fruta, uma porção de leite e três porções de vegetais; um equivalente de amido é igual a aproximadamente 15 g de carboidrato.

2. Conseguir com que o paciente mantenha o registro da dieta alimentar por, pelo menos, três dias; a ingestão dietética deverá refletir os hábitos alimentares usuais do paciente, e não a ingestão de alimentos "ideal".

3. Elaborar um plano de refeições com base no registro da dieta alimentar do paciente de três dias, refletindo os hábitos alimentares do paciente; nenhum alimento é proibido, incluindo alimentos que contêm sacarose; estimular a alimentação saudável, conforme a necessidade com base no estado de

saúde do paciente e a receptividade para mudanças (isto é, baixo teor de gordura, alto teor de fibras, baixo teor de sódio, baixo teor de colesterol e calorias reduzidas).

4. Iniciar o regime de insulina com base na dose diária total e no plano de refeições atuais; a dose média da insulina de curta duração ou de ação rápida pré-prandial é de 1 U por 15 g de carboidrato (1 U por amido), mas pode variar de 0,5 a 2,0 U por amido.

5. Conseguir com que o paciente mantenha os registros da dieta alimentar por 4-8 semanas até que os objetivos glicêmicos sejam alcançados; os registros da dieta alimentar também são úteis para verificar o entendimento do paciente de como quantificar o alimento, além de serem uma boa ferramenta de orientação.

6. Determinar a proporção insulina/carboidrato para cada refeição com base na quantidade de insulina de curta duração ou de ação rápida pré-prandial necessária para alcançar os objetivos glicêmicos; isto é, o paciente precisa de 6 U de insulina Lispro para um almoço de 4 equivalentes de amido (60 g de carboidrato); o paciente precisa de 1,5 U por equivalente de amido ou 1 U por 10 g de carboidrato na hora do almoço.

7. Quando o paciente pode quantificar a ingestão de alimentos de forma competente, ele simplesmente estima a ingestão de alimentos antecipadamente e calcula a dose de insulina.

8. Depois de estimar a quantidade de insulina para a futura ingestão alimentar, o paciente poderá realizar outros ajustes na insulina de curta duração ou de ação rápida pré-prandial, com base na leitura da glicose sanguínea pré-prandial; isto é, o paciente poderá administrar 0,5-2,0 U (média 1,0 U) adicionais para cada 50 mg/dL > 150 mg/dL.

9. Resumir os registros da dieta alimentar quando necessário para ajudar o paciente a alcançar os objetivos glicêmicos, para reorientar o paciente ou para identificar e resolver um problema de automonitoramento.

Ajuste da Insulina para Exercícios

Orientações Gerais

- Verificar o nível da glicose sanguínea antes do exercício.
- Antes de iniciar qualquer atividade, corrigir a hipoglicemia com 15-30 g de carboidrato, e repetir o tratamento até que a leitura da glicose sanguínea seja > 100 mg/dL.
- Verificar a leitura da glicose sanguínea a cada 60-90 minutos durante o exercício e no final do período do exercício
- Ter sempre à mão uma fonte de carboidrato enquanto faz o exercício, como sucos ou tabletes de glicose.
- Beber líquidos a cada hora, especialmente se estiver realizando exercícios sob temperaturas acima da média.
- Evitar os exercícios quando espera um pico na atividade da insulina.

- Ajustar a insulina ou a ingestão de alimentos, se necessário, para evitar a hipoglicemia retardada, que poderá ocorrer muitas horas depois do exercício.
- Atividades do dia-a-dia, como serviços domésticos, trabalhos braçais, compras, deslocamento de mobília e desempacotamento de caixas, envolvem exercícios que podem resultar em baixos níveis de glicose sangüínea, se o paciente não ingerir carboidrato adicional ou não tomar menos insulina.
- Um lanche noturno poderá ser necessário se o paciente se exercitar no início da noite.

Exercício Não-Planejado

- Ingerir 15-30 g de carboidrato a cada 30-45 minutos de exercício moderado.
- Ingerir 1 ou duas porções de proteína antes de um período de exercício contínuo.

Exercício Planejado

- Reduzir a insulina de curta duração ou de ação rápida em 25-50% antes de um nível moderado de atividade planejada.
- O carboidrato adicional poderá ser necessário (15-30 g de carboidrato), dependendo da extensão e da intensidade da atividade.
- Se o paciente tomar insulina NPH pela manhã, reduzir a dose de insulina NPH matinal em 15-25% para o exercício à tarde ou no início da noite.
- Se o paciente usa uma bomba de insulina, reduzir temporariamente a taxa basal em 20-40% para períodos contínuos de exercícios; poderá ser necessário reduzir a taxa basal em 25% por poucas horas depois do exercício; não suspender a taxa basal por mais de 1 hora, em nenhuma circunstância.

HIPOGLICEMIA

Prevenindo a Hipoglicemia

- Orientar o paciente e familiares sobre as causas, os sintomas e o tratamento da hipoglicemia, incluindo a administração de glucagon, se os pacientes não puderem se tratar sozinhos.
- Orientar o paciente para uma abordagem sistemática de combinação de insulina com ingestão de alimento e sobre alterações na rotina.
- O paciente deverá verificar os níveis de glicose sangüínea pelo menos quatro vezes ao dia (antes das refeições e antes de dormir), semanalmente às 3 horas, antes e depois de exercícios, a cada duas horas durante uma doença e a qualquer momento que o paciente saia de sua rotina usual.
- O paciente deverá verificar o nível de glicose sangüínea antes de operar um veículo motorizado e deverá restaurar o nível de glicose sangüínea para > 80 mg/dL antes de dirigir.
- O paciente não deverá receber insulina antes de chegar a um restaurante; deverá apenas receber insulina depois que a refeição tiver sido servida.
- Identificar as situações que provavelmente poderão levar o paciente a uma hipoglicemia; elaborar um plano para lidar com a situação com o objetivo de evitar a hipoglicemia.

- Conseguir com que o paciente preste atenção aos sintomas quando o nível de glicose plasmática for < 70 mg/dL; os sintomas poderão se tornar mais sutis à medida que o controle glicêmico melhore.
- Os pacientes deverão ter sempre à mão uma fonte de carboidrato (no carro, escritório, mesa de trabalho, gaveta, carteira, pasta, bolsa de ginástica, ao lado da cama, durante os exercícios e durante as viagens).
- Os lanches noturnos, consistindo em proteínas e carboidratos, poderão ser necessários para evitar a hipoglicemia noturna.
- Evitar a hipoglicemia poderá recuperar a percepção sintomática da hipoglicemia.
- Alterar os objetivos glicêmicos dos pacientes que não possuem consciência da hipoglicemia.
- Rever qualquer episódio de hipoglicemia para identificar a(s) causa(s), de forma que um planejamento possa ser elaborado e o paciente possa ser orientado para evitar a situação no futuro.

Tratando a Hipoglicemia

- Ingerir 15-30 g de carboidrato de rápida absorção, como suco, bebidas leves açucaradas e tabletes ou geléias comercialmente preparadas.
- Repetir o tratamento a cada 15-20 minutos, até que o nível de glicose sangüínea seja > 70 mg/dL.
- Em caso de uma hipoglicemia antes de uma refeição, tratar a hipoglicemia e administrar insulina pré-prandial quando o nível da glicose sangüínea tiver sido restaurado ao normal.
- Orientar os membros da família, amigos e/ou colaboradores de como administra o glucagon quando o paciente for incapaz de se tratar sozinho (0,5-1,0 mg IM).

Automonitoramento da Glicose Sangüínea

- Selecionar um medidor de glicose sangüínea adequado às necessidades do paciente, suas habilidades, seus recursos e suas preferências pessoais.
- Considerar os atributos do medidor:
  — Tamanho
  — Visor
  — Fácil utilização
  — Quantidade de sangue necessária para o teste
  — Capacidade de usar áreas de teste sangüíneo alternadas
  — Tamanho da fita e método de inserção da fita
  — Dependência da técnica do usuário
  — Tipo de baterias
  — Procedimento de calibragem
  — Custo
  — Suporte e garantia do fabricante
  — Acurácia e precisão
  — Capacidade de armazenagem dos resultados da glicose sangüínea
  — Capacidade de interagir com *software* de computadores

- Fornecer instrução técnica.
- Monitorar a competência técnica do paciente; isto é, observar o desempenho técnico e verificar os resultados obtidos pelo paciente contra os resultados laboratoriais dos testes realizados simultaneamente.
- Especificar a freqüência e as circunstâncias sob as quais o monitoramento da glicose sangüínea foi realizado.
- Especificar os alvos desejáveis para a glicose sangüínea.
- Orientar o paciente sobre o significado dos resultados da glicose sangüínea; identificar a relação entre os níveis de glicose sangüínea e os hábitos de autocuidado.
- Especificar as orientações para lidar com os níveis de glicose sangüínea dentro e fora da faixa desejada.
- Usar um medidor com capacidade de armazenar e baixar dados a cada visita ao consultório para melhorar a acurácia dos registros e aumentar o potencial de um controle glicêmico.
- Fornecer retorno regularmente.
- Sensores (Glucowatch, Cigna; outros em desenvolvimento) que permitem testes de glicose automáticos de glicose freqüentes, com alarmes para estabelecer individualmente as leituras alta e baixa poderão ser úteis para alguns pacientes, especialmente aqueles com hipoglicemia inconsciente.

ORIENTAÇÃO PARA O TRATAMENTO INTENSIVO DO DIABETE

Orientação Inicial

Três a quatro visitas do paciente ambulatorial e uma hospitalização de três dias, ou de três a quatro visitas ambulatoriais e um curso intensivo de três a sete dias no ambulatório.

- Monitoramento da glicose sangüínea.
- Administração da insulina.
- Planejamento das refeições e do sistema para quantificação do alimento.
- Controle da hipoglicemia e da hiperglicemia.

Orientação e Controle Após a Iniciação da Terapia Intensiva

Visitas bissemanais e ligações telefônicas semanais por 1-2 meses.

- Manter os registros da dieta alimentar e de glicose sangüínea.
- Identificar a relação entre a ingestão da dieta e as leituras da glicose sangüínea.
- Confirmar a capacidade do paciente de quantificar com precisão o alimento e calcular a insulina de curta duração ou de ação rápida necessária.
- Identificar as áreas de problema e revisar o plano de refeições conforme a necessidade.

- Orientar sobre como lidar com situações específicas.
- Ajustar as doses de insulina conforme a necessidade para alcançar os objetivos glicêmicos.

Orientação e Acompanhamento Contínuos

Mensalmente por 2-6 meses, depois a cada 2-3 meses.

- Orientar o paciente para interpretar as leituras da glicose sangüínea.
- Orientar o paciente para ajustar a insulina de acordo com as variações na ingestão da dieta e a prática da atividade.
- Identificar os problemas de implementação do plano de tratamento.
- Identificar as estratégias para lidar com os obstáculos que interferem na implementação do plano de tratamento.
- Adaptar as recomendações de tratamento para as situações do estilo de vida.
- Antecipar os problemas e desenvolver estratégias para evitar problemas de interferência na obtenção dos objetivos do tratamento.

Estratégias que Melhoram a Adesão ao Tratamento

- Combinar a dieta com outros aspectos do regime para o estilo de vida atual, os hábitos e as preferências pessoais atuais do paciente.
- Elaborar o regime de insulina para combinar com a dieta do paciente.
- Manter o plano de tratamento como o mais simples possível.
- Não oprimir o paciente com muitas informações; foque na informação que o paciente precisa para implementar o plano de tratamento.
- Integre a orientação a cada visita ao consultório; ensine os conceitos à medida que os problemas surgem e dê as informações relevantes para uma situação ou experiência específica.
- Criar um ambiente no qual o paciente se sinta confortável para ser honesto:
  — Permitir que o paciente discorde de você.
  — Respeitar os sentimentos do paciente.
  — Encorajar o paciente para exprimir os seus pontos de vista.
  — Incorporar as visões do paciente às recomendações do tratamento.
  — Evitar interromper o paciente.
  — Evitar a crítica ou o julgamento.
  — Evitar um tom autoritário.
- Permitir ao paciente um máximo de escolha e opções possíveis; permitir flexibilidade.
- Encorajar o paciente a ser o solucionador do problema e a tomar as decisões; fazer perguntas nas quais o paciente identificará a solução.
- Negociar objetivos específicos e realísticos; estabelecer objetivos que levarão ao sucesso.

- Ajudar o paciente a mudar os hábitos de cuidado com a saúde, quando o paciente estiver pronto; fazer alterações em pequenas etapas a cada vez; considerar os componentes de implementação de um programa de tratamento intensivo de uma forma gradual.
- Fornecer oportunidades freqüentes para retorno positivo e encorajamento.
- Ajudar o paciente a identificar os obstáculos que podem interferir na obtenção dos objetivos do tratamento.
- Ajudar o paciente a desenvolver um plano para reduzir os obstáculos.
- Utilizar objetivos definidos mensuráveis e reais, bem como premiar as contingências.

LEITURA COMPLEMENTAR

Klingensmith GJ, editor: *Intensive Diabetes Management*, 3ª ed. Alexandria, VA: American Diabetes Association; 2003.

Lalli C, Cioffeta M, Del Sindaco P, et al: Long-term intensive treatment of type 1 diabetes with the short-acting insulin analog lispro in variable combination with NPH insulin at mealtime. *Diabetes Care* 1999; 22:468.

Lepore M, Pampanelli S, Fanelli C, et al: Pharmacokinetics and pharmacodynamics of subcutaneous injection of long-acting human insulin analog glargine, NPH insuline and ultralente human insulin and continuous subcutaneous infusion of insulin lispro. *Diabetes* 2000; 49:2142.

Strowig SM: Initiation and management of insulin pump therapy. *Diabetes Educator* 1993; 19:50.

Strowig SM, Rashking P: Improved glycemic control in intensively treated diabetic patients using blood glucose meters with storage capability and computer-assisted analyses. *Diabetes Care* 1998; 21:1694.

Para uma discussão mais detalhada e bibliografia adicional sobre este tópico, consulte, por favor, Porte *et al: Ellenberg & Rifkin's Diabetes Mellitus*, 6th ed., Capítulo 29.

10 | Insulinoterapia do Diabete Tipo 2
David M. Nathan

INTRODUÇÃO

A classificação do diabete melito em insulino-dependente ou diabete melito tipo 1 (DMID) e não-insulino-dependente ou diabete melito tipo 2 (DMNID), pelo National Diabetes Data Group, e pela Organização Mundial de Saúde (OMS), há mais de duas décadas, forneceu um modelo de trabalho dos diferentes fenótipos do diabete. A divisão da população diabética em DMID e DMNID era baseada nas diferenças de suas características, história natural e patogênese presumida. A absoluta dependência dos pacientes DMID da insulinoterapia para a sobrevivência foi conotada pela classificação "insulino-dependente". Infelizmente, muitos médicos continuaram a confundir a insulinoterapia com a dependência da insulina, e pacientes que claramente apresentavam fenótipo de DMNID, mas que eram tratados com insulina, em geral eram imprecisamente descritos nos registros médicos como portadores de DMID.

A mais recente iteração da classificação do diabete pelo Expert Committee em conjunto com a American Diabetes Association (ADA) aperfeiçoou o critério diagnóstico da glicose plasmática para o diabete, reduzindo a glicose plasmática de jejum três vezes, de 140 para 126 mg/dL. Além disso, e, em parte para diminuir os erros na classificação dos pacientes usando a nomenclatura antiga, o diabete melito não-insulino-dependente passou a ser chamado de diabete tipo 2 (DM2).

Este capítulo foca a insulinoterapia dos pacientes com DM2. A população de pacientes DM2 tratada com insulina nos Estados Unidos da América do Norte é, atualmente, duas a três vezes maior em número do que a população diabética tipo 1, e aquela está crescendo com rapidez. Estima-se que a população mundial de DM2, já universal em sua natureza, alcance 300 milhões nos próximos 20 anos. Embora exista inúmeras revisões da insulinoterapia do diabete tipo 1, relativamente poucas revisões significativas da insulinoterapia do DM2 têm surgido. Este capítulo revisa a magnitude do problema, a fisiopatologia do DM2, assim como relaciona com a insulinoterapia os objetivos da terapia, incluindo o papel da terapia intensiva, os atributos relativos da insulinoterapia comparados com outros tratamentos disponíveis, o espectro dos regimes de insulina e novas insulinas que estão sendo testadas e suas vantagens e desvantagens relativas, o uso da terapia combinada, e o critério para a seleção dos pacientes DM2 para a insulinoterapia. O tratamento dos pacientes DM2 que exigem insulina transitoriamente, como durante o período perioperativo ou outro estresse, não é discutido neste capítulo.

HISTÓRICO: A VISUALIZAÇÃO DO PROBLEMA

Independente do acentuado aumento na prevalência do DM2 no século vinte, ele continuou sendo uma doença sub-reconhecida e subdiagnosticada. A falha dos pacientes em reconhecer e dos médicos em diagnosticar o DM2 foi e continua a ser preditora em sua apresentação clínica súbita, comparada com o diabete tipo 1. (Com base na manifestação relativamente freqüente de complicações de longo prazo nos pacientes DM2 "recém-diagnosticados", estima-se que o diabete esteja presente de 4-7 anos, na média, antes de ser diagnosticado.) Provavelmente, o DM2 foi, em parte, raro antes dos aumentos da expectativa de vida, da obesidade e do estilo de vida sedentário, que acompanham a ampla industrialização no final do século vinte.

A difusão do DM2 está alcançando proporções universais. Atualmente, ele afeta 7% da população adulta nos EUA, incluindo 12% da população adulta acima dos 45 anos de idade e quase 20% dos idosos acima de 65 anos. Nos países em desenvolvimento da Ásia e África, onde o DM2 foi historicamente de relativa raridade, a mudança para economias mais industriais com estilo de vida sedentário e dietas ocidentais resultou no início do aumento de DM2.

Atualmente, pelo menos dois milhões de pacientes DM2 nos EUA (30% de todos os pacientes diagnosticados) são tratados com insulina, comparados com a estimativa de 600.000 a 1.200.000 pacientes com DM1 (Figura 10.1). O aumento do tamanho da população DM2, os resultados decepcionantes a longo prazo da terapia dietética (a primeira escolha no tratamento da maioria dos pacientes DM2 obesos) e as taxas de falha primária e secundária, relativamente altas da terapia hipoglicemiante oral, sugerem que a porção da população DM2 e o número total de pacientes DM2 tratados com insulina crescerão.

FISIOPATOLOGIA DO DM2: IMPLICAÇÕES DA TERAPIA

A patogênese do DM2 é multifatorial e inclui a redução da sensibilidade à ação da insulina (resistência insulínica) subseqüente à obesidade e fatores genéticos, e reduzida secreção de insulina. Enquanto a resistência insulínica pode ser o defeito herdado, que acompanha a maioria dos casos de intolerância à glicose, a progressiva piora da

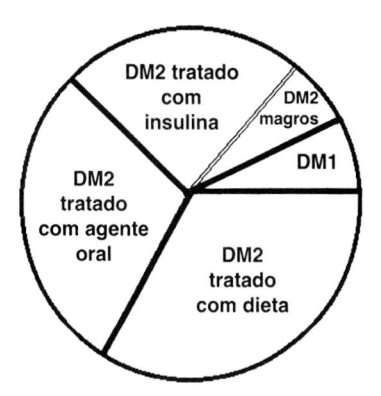

Figura 10.1 Prevalência dos diferentes tipos do diabete melito.

tolerância à glicose, com o desenvolvimento da hiperglicemia de jejum e DM2, é normalmente precedida da redução da secreção de insulina. A hiperglicemia de jejum é primariamente uma conseqüência do aumento da saída de glicose hepática em um cenário de níveis de insulina relativamente baixos. Além disso, o desenvolvimento da hiperglicemia compromete a secreção de insulina e aumenta a resistência (Figura 10.2). Esse efeito da hiperglicemia, freqüentemente chamado de glicotoxicidade, é, no mínimo, parcialmente reversível se a glicemia basal for recuperada para o normal. O efeito benéfico da obtenção da normoglicemia no DM2 (glicemia mais baixa produz melhora na glicemia com secreção de insulina endógena recuperada) tem sido demonstrado com dieta, sulfoniluréia e insulinoterapia.

As implicações desses estudos em relação à terapia são as seguintes:

1. Até o DM2 estar estabelecido, a secreção de insulina é relativamente reduzida e o nível absoluto pode ser muito baixo.
2. Com uma duração prolongada, o controle metabólico piora com os níveis glicêmicos muito altos. Isso é muito atribuído à deterioração progressiva da secreção de insulina.
3. A secreção de insulina residual no DM2, pelo menos no início do curso, fornece um grau de estabilidade aos níveis de glicose, grau este ausente no diabete tipo 1. Os regimes de insulina não precisam ser tão complexos no tratamento do DM2 quanto no tratamento do diabete tipo 1.
4. Embora os pacientes DM2 possam apresentar grave deficiência na secreção de insulina, eles raras vezes ficam cetóticos. Existem várias populações identificadas, incluindo uma população afro-americana no Brooklyn, Nova Iorque, que parecem ser mais vulneráveis ao desenvolvimento da cetoacidose. Os pacientes DM2, que são magros e/ou cetonúricos, provavelmente deverão ser tratados, pelo menos no princípio, como se fossem diabéticos tipo 1.

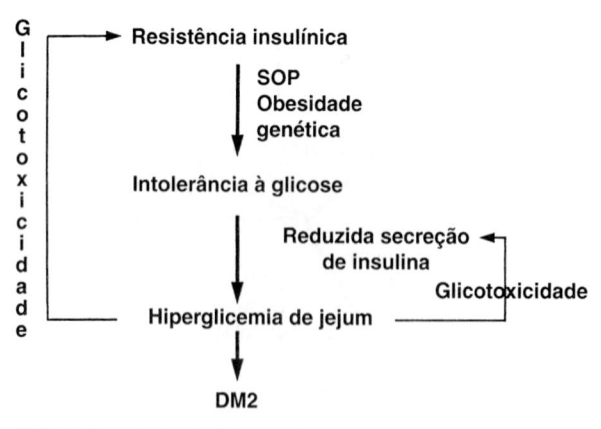

Figura 10.2 Fisiopatologia do diabete melito tipo 2.

5. A correção da hiperglicemia de jejum por qualquer método tem demonstrado resultar no aumento da secreção de insulina e modesta melhora na resistência. A terapia com insulina no início do curso do DM2 pode resultar na remissão por vários anos, sem necessidade de medicamentos hipoglicemiantes e glicemia normal.
6. De forma ideal, a supressão do aumento da saída de glicose hepática durante a noite deverá normalizar a glicose sangüínea de jejum e aumentar a secreção de insulina endógena na resposta às refeições durante o dia. Esse efeito é supostamente mediado pela diminuição dos efeitos tóxicos da hiperglicemia nas ilhotas pancreáticas.
7. A insulina administrada pela manhã cobrirá as excursões da glicose pós-prandial, mas poderá suprimir a secreção de insulina endógena durante o dia.

OBJETIVOS METABÓLICOS DA TERAPIA

O *Diabetes Control and Complications Trial* (DCCT) conclusivamente estabeleceu os objetivos da glicose sangüínea para o diabete tipo 1. As características clínicas similares das complicações microvasculares e neurológicas no diabete tipo 1 e tipo 2, e a relação similar entre a ocorrência de complicações de longo prazo e o nível da glicemia demonstrado nos estudos epidemiológicos do diabete tipo 1 e tipo 2 suportam um benefício similar no DM2 conforme demonstrado no DCCT. O mais importante, o *estudo de Kumamoto* e o *United Kingdom Prospective Diabetes Study* (UKPDS) estabeleceu o papel da terapia intensiva no diabete melito tipo 2. O UKPDS comparou o tratamento "ativo" com sulfoniluréia ou insulina (ou metformina em pacientes obesos) com uma dieta supervisionada. Em mais de 10-12 anos de acompanhamento, em média, o tratamento ativo reduziu a HbA$_{1c}$ em aproximadamente 1%, comparada com a dieta supervisionada que foi associada a uma redução de 12% no risco para complicações agregadas ao diabete. O efeito mais importante foi mediado através de 25% de redução nas complicações microvasculares.

Os estudos suportam a utilização da terapia intensiva, com o objetivo de obter níveis de glicose quase normais no DM2. Digno de nota, o UKPDS demonstrou uma evidente piora do controle metabólico ao longo do tempo, o que exigiu a adição progressiva de mais agentes hipoglicemiantes e insulina.

COMPARAÇÃO DA INSULINA COM OUTRAS TERAPIAS DISPONÍVEIS PARA O DM2

Eficácia

Estudos de curto prazo randomizados da resposta glicêmica à insulina *versus* sulfoniluréia, incluindo um que foi duplo-cego, demonstraram apenas modestas diferenças no controle glicêmico nas primeiras semanas a meses de terapia. A grande maioria dos estudos que examinaram e compararam os benefícios metabólicos da dieta, sulfoniluréia e insulinoterapia são estudos de curto prazo; os estudos controlados de longo prazo são poucos. Embora os estudos de observação de longuíssimo prazo e estudos clínicos controlados, incluindo o UGDP, o estudo de Kumamoto e o UKPDS, tivessem de 6-12 anos de duração, eles foram relativamente breves para uma doença crônica como o DM2. No conjunto, esses estudos demonstraram uma eficácia muito limitada, a longo prazo, da terapia dietética. A maioria dos benefícios em relação à perda de peso e à redução da glicemia, normalmente observada no primeiro ano, foi perdida em 2-3 anos, com reganho de peso. No UKPDS, mais de 50% dos pacientes com início recente do DM2 que aceitaram a terapia dietética precisaram subseqüente aceitação à terapia farmacológica para manter um módico controle glicêmico.

Similarmente, a redução dos níveis glicêmicos com sulfoniluréias ou biguanidas é transitória, com fracasso da terapia em 50% dos pacientes tratados com sulfoniluréia, nos primeiros três meses de terapia (fracasso primário) ou depois de uma resposta inicial salutar (fracasso secundário). Os resultados com a sulfoniluréia ou biguanida são bastante similares. Nos UGDP e UKPDS, os níveis glicêmicos foram reduzidos abaixo dos níveis iniciais, nos primeiros vários anos de terapia, mas voltaram aos níveis iniciais aos 3-5 anos de terapia. No UKPDS, a piora do controle metabólico, em pacientes originalmente concordantes com a sulfoniluréia ou metformina, ocorreu independente da adição ou substituição de terapias alternativas em 30% dos pacientes, originalmente concordantes com os hipoglicemiantes orais, à medida que os níveis glicêmicos elevaram-se ao longo do tempo. Não há dados disponíveis de longo prazo comparáveis com tiazolidinedionas ou meglitinidas.

Ao contrário das sulfoniluréias, biguanidas e tiazolidinedionas, a insulina não possui limite máximo de dosagem e pode ser ajustada ao longo do tempo, para a obtenção de níveis glicêmicos normais ou quase normais. Esse atributo da insulinoterapia demonstra que ela produz níveis mais baixos de glicemia, no qual os agentes orais falharam ou quando a insulinoterapia intensiva foi comparada com um regime de insulina convencional no UGDP, Kumamoto ou *Veterans Administration Cooperative Study of Diabetes Mellitus* (VACSDM). Na maioria dos estudos com pacientes tipicamente obesos com DM2, doses relativamente grandes de 50-200 U/dia (em geral 0,65 U/kg) são necessárias para a obtenção da glicemia quase normal (Tabela 10.1). As doses de insulina precisam ser elevadas de forma progressiva, de aproximadamente 25 U/dia, na linha basal, para 90 U/dia por dois anos, para manter a glicemia quase normal no VACSDM.

Outros Efeitos e Eventos Adversos

Uma comparação com a dieta, sulfoniluréias, biguanidas e insulina em relação a outros efeitos, diferentes do controle da glicose, é apresentada na Tabela 10.2. A terapia dietética apresenta a melhor taxa de risco-benefício com perda de peso, resultando na melhora dos níveis de lipídeos, da pressão sangüínea e outros fatores de risco cardiovasculares. As sulfoniluréias e a insulina compartilham vários benefícios metabólicos diferentes do controle glicêmico, como a redução dos níveis dos ácidos graxos livres. A insulina eleva o colesterol-lipoproteína de alta densidade (HDL) mais do que a terapia com sulfoniluréia. A freqüência de hipoglicemia grave, definida no DCCT como qualquer episódio carente de assistência, em geral, é baixa; no entanto, o modesto ganho de peso (2-5 kg) é relativamente comum na insulinoterapia ou na terapia com sulfoniluréia (Tabela 10.1). A hipoglicemia associada ao uso da sulfoniluréia pode ser mais prolongada e perigosa do que a usual hipoglicemia autolimitada, observada com a insulina. Por fim, complicações oriundas de drogas específicas podem ocorrer.

TABELA 10.1 Regimes de Insulinoterapia para Obtenção da Normoglicemia em Pacientes Diabéticos Tipo 2

Duração (m)	Pacientes (#)	Regime*	Dose (U/kg)	Glicemia obtida (HbA$_{1c}$ ou HbA$_1$/limite acima do normal)	Eventos adversos[†] (ganho de peso em kg/% hipoglicemia grave)
9	15	NPH pela manhã	0,66	7,1/6,4	3,8/0
4	12	NPH à noite ao deitar	0,86	7,2/6,7	2,4/0
120	911	UL ou NPH[‡] pela manhã	0,42	7,1/6,2	6/2,3[‡]
6	21	NPH duas vezes ao dia	0,63	9,5/7,4	4,7/0
4	10	NPH/REG duas vezes ao dia	0,65	10,6/7,8	4,2/0
2	10	NPH/REG duas vezes ao dia	NA	5,7/5,0	NA/0
6	14	NPH/REG duas vezes ao dia	0,98	5,1/NA	8,7/0
3	29	NPH/REG duas vezes ao dia	0,53	7,9/6,0	1,8/NA
6	34	70/30 duas vezes ao dia	0,58	8,2/6,2	4,0/0
3	30	NPH + REG três vezes ao dia	0,55	8,0/6,0	2,9/NA
2	10	NPH + REG três vezes ao dia	NA	5,6/5,0	NA/0
27	75	1-3 injeções[§]	NA	7,2/6,1	NA/3,0
6	21	REG três vezes ao dia	0,55	9,7/7,0	3,3/0
4	10	CSII	0,58	9,2/7,8	4,5/0
1	12	CSII	0,81	NA	NA
1	12	CSII	0,61	NA	NA
12	51	Insulina IP pela bomba implantada	NA	7,1/6,1	NA/1,0
24	3	Insulina IV pela bomba implantada	0,75	6,2/6,3	9/0

*UL, Insulina ultralenta; REG, Insulina CZI; NPH, Insulina Hagedorn protamina neutral; CSII, Infusão contínua de Insulina subcutânea; NA, Informação não-disponibilizada.
[†] Definida como hipoglicemia necessitando de assistência para o tratamento e inclui coma, convulsões, e/ou tratamento com glucagon ou dextrose IV (episódios/100 pacientes/ano).
[‡] UL ou NPH diário (+ regular se pré-prandial BG > 126 mg/dL). Hipoglicemia "importante" em 2,3% dos pacientes.
[§] Terapia gradual com insulina de ação prolongada ou intermediária à noite, precedendo a insulina mais sulfoniluréia duas vezes ao dia.
Insulina de ação intermediária e, finalmente, para múltiplas injeções diárias (≥ 3).

TABELA 10.2 Comparação das Terapias do Diabete Tipo 2 Atualmente Disponíveis nos EUA Quando Usadas como Monoterapias

	Dieta	Sulfoniluréia	Biguanidas	Inibidores da glicosidase	Tiazolidinedionas	Insulina
Efeitos metabólicos						
Melhora						
Resistência	+	+	++	+	+++	++
Secreção	+	++	+	+	+	+
HGO noturno	+	+	++	+	+	+
Excursões pós-prandial	+	++	+	++	+	++
Hemoglobina glicosilada	+	++	++	+	+	+++
Reduz AGL	+	+	+	+	+	++
Ganho de peso	–	+	–	–	+	++
Hipoglicemia	–	+	–	–	–	++
Fenômeno alérgico	–	+	+	–	+	+
Outros efeitos colaterais						
Efeito antabuse	–	+*	–	–	–	–
Hiponatremia	–	+*	–	–	–	–
Acidose láctica†	–	–	+	–	–	–
Gastrintestinal	–	–	+	++	–	–
Disfunção hepática	–	–	–	–	+‡	–

*Muito incomum com sulfoniluréias de segunda geração, como a gliburida e a glipizida. Muito comum com clorpropamida.
†Muito raro com metformina (< 3/100.000 pacientes tratados).
‡Insuficiência grave hepática idiossincrática em aproximadamente 1/35.000-50.000 pacientes tratados com troglitazona (interrompido em março de 2000). Rosiglitazona e pioglitazona: probabilidade menor de causar disfunção hepática.

A metformina é um medicamento relativamente antigo, que foi desenvolvido em 1959, mas não disponibilizado nos EUA até 1995, podendo propiciar vários benefícios interessantes. Quando usado como terapia única, ele apresenta potência similar à das sulfoniluréias, mas não parece promover ganho de peso ou causar hipoglicemia. Os efeitos colaterais gastrintestinais de distensão abdominal e diarréia, que são observados com doses mais elevadas e com rápida elevação da dose, são normalmente transitórios e podem ser basicamente eliminados quando do aumento lento da dosagem. O risco da acidose láctica com metformina é quase nulo se os pacientes com redução da função renal, doença hepática, insuficiência cardíaca congestiva grave e alcoolistas forem excluídos do tratamento.

As tiazolidinedionas são agentes hipoglicemiantes orais relativamente novos, que parecem agir pela ligação com o receptor-γ ativado pelo proliferador de peroxissomas (PPAR-γ) e pela redução da resistência insulínica. Elas parecem ser mais eficazes quando usadas em combinação com outros medicamentos hipoglicemiantes, incluindo a insulina. Devido à rara, mas grave toxicidade hepática idiossincrática, a primeira tiazolidinediona aprovada, a troglitazona, precisou ser retirada do mercado norte-americano. A pioglitazona e a rosiglitazona não parecem sofrer do mesmo problema, embora a retenção fluídica possa ser problemática.

As meglitinidas são secretagogos da insulina não-sulfoniluréia, que foi introduzida no mercado recentemente. Com uma meia-vida menor, apresentam menor probabilidade de causar hipoglicemia, quando comparadas com as sulfoniluréias, mas precisam ser administradas antes de cada refeição.

INSULINOTERAPIA

Doses

Conforme já observado, a dose de insulina necessária para normalizar a glicemia no DM2 é, em geral, maior que 60 U/dia. Mais obesos, os pacientes insulinorresistentes, invariavelmente, precisam de mais insulina. Quando calculada com base na massa corporal, a maioria dos estudos têm requerido 0,6-1,0 U/kg. Em geral, a insulinoterapia é iniciada com doses conservadoras, com ajuste empírico fundamentado nos níveis de glicose. Uma vez que a maioria dos pacientes DM2 é insulinorresistente, eles, normalmente, podem tolerar, de forma razoável, altas doses iniciais de insulina, sem apresentarem hipoglicemia. Por outro lado, a hiperglicemia é muito responsiva à dieta no DM2, e se os pacientes iniciarem seus esforços em prol da dieta concorrentemente com o início da insulina, eles poderão desenvolver hipoglicemia com doses relativamente pequenas. Pelas razões anteriores, é prudente iniciar com 10-15 U de insulina de ação intermediária, à noite ou antes do café da manhã. Como alternativa, uma insulina de ação muito prolongada, como a insulina glargina, poderá ser iniciada ao anoitecer. Os ajustes podem ser feitos com relativa rapidez, orientados pelo automonitoramento dos resultados da glicose sangüínea.

Conforme observado na Tabela 10.1, muitos estudos na tentativa de normalizar a glicemia no DM2 exigem grandes doses de insulina. No entanto, quando calculada com base nas unidades por quilo, essas doses são apenas modestamente mais elevadas do que a faixa de doses utilizada no DCCT para tratar adultos com diabete melito tipo 1 (DM1) intensivamente (0,66-0,73 U/kg). As grandes doses são, em geral, necessárias na maioria dos obesos, pacientes mais DM2 mais resistentes.

A difundida possibilidade do automonitoramento, que poderá ser implementado em todos os pacientes tratados com insulina, faz ajustes das doses da insulina de forma mais segura e mais fácil. Os resultados dos ajustes da insulina podem ser monitorados pelo paciente, e a taxa e magnitude dos demais ajustes podem ser determinadas nas bases do automonitoramento. A decisão de quando parar a insulina de uma única dose diária e passar para duas ou mais doses também poderá ser orientada pelos resultados do automonitoramento. Para os pacientes que não podem fazer o automonitoramento, a relativa estabilidade da glicemia no DM2 torna possível o monitoramento da glicemia, visitando o enfermeiro ou o consultório médico para orientações sobre o ajuste das doses. Os níveis de glicose medidos em jejum e/ou antes do jantar são muito úteis.

Regimes

Embora muitos regimes da insulinoterapia tenham sido tentados (Tabela 10.3), a maioria dos estudos obtiveram controle glicêmico na faixa quase normal, apesar dos períodos de tempo relativamente curtos, com apenas uma ou duas injeções diárias de insulina (Tabela 10.1). O UKPDS, que falhou em manter a glicemia estável com seu regime intensivo, talvez devido à dosagem inadequada, usou um regime baseado na dose única uma vez ao dia da insulina ultralenta ou NPH suplementada com a insulina regular, conforme a necessidade. O VACSDM empregou regimes complexos para o aumento, com base na glicemia. Com o objetivo de manter a glicemia estável em um período de acompanhamento de mais de 10 meses, 64% dos pacientes passaram para duas ou três injeções diárias de insulina ao final do estudo. Se as injeções únicas de insulina de ação prolongada ou intermediária, em grandes doses, agirão tão bem quanto as doses divididas, é algo que não tem sido adequadamente estudado, mas é improvável.

Surpreendentemente, existem poucos dados disponíveis sobre o melhor horário para as injeções. Como convenção, a insulinoterapia é iniciada com insulina de ação intermediária pela manhã, com ou sem insulina de ação rápida. Antes do jantar, insulina de ação intermediária, novamente com ou sem insulina de ação rápida, ou

TABELA 10.3 Regimes de Insulina para o Diabete Tipo 2

Intermediária pela manhã*
Intermediária ou de ação prolongada à noite ao deitar
Intermediária + rápida[†] pela manhã
Intermediária + rápida[‡] pela manhã com intermediária à noite ao deitar
Intermediária e rápida pela manhã e antes do jantar
De ação prolongada (ultralenta) com rápida no jantar ou pela manhã
Intermediária pela manhã e à noite ao deitar e rápida antes do café da manhã e antes do jantar (múltiplas injeções diárias – MID)
Ultralenta ao anoitecer com rápida (MID) antes da refeição
Infusão de insulina subcutânea contínua com uma bomba externa (ICIS)
Insulina inalada antes da refeição com intermediária à noite ao deitar
Intermediária à noite ao deitar com sulfoniluréia pela manhã ou metformina diária, tiazolidinediona, ou inibidor α-glicosidase (terapia combinada).

*De ação intermediária: NHP ou lenta.
[†] Ação rápida: CZI (regular) ou lispro (ação muito rápida).
[‡] Pode ser administrada como pré-misturada (p. ex., 70/30 NPH/insulina regular).

insulina de ação intermediária antes de dormir pode ser adicionada conforme a necessidade. Como na terapia intensiva no DM1, a escolha das doses de ação rápida (regular) ou de ação muito rápida (lispro ou aspart), antes das refeições, é determinada pelos resultados do automonitoramento da glicose sangüínea. No entanto, já que os níveis da glicose sangüínea no DM2 são menos instáveis do que no diabete tipo 1, provavelmente mediado pela secreção de insulina endógena, ajustes freqüentes na insulina são menos necessários.

O uso de insulina noturna tem sido advogado com base na sua capacidade de suprimir a liberação da glicose noturna e não inibir a secreção endógena em resposta às refeições; no entanto, alguns poucos estudos recomendaram esse uso sobre os regimes matutinos mais convencionais. Todavia, é sensato iniciar a insulinoterapia com insulina de ação intermediária à noite ao deitar; ajustando a dose até que os níveis da glicose sangüínea de jejum estejam na faixa terapêutica. Essa estratégia pode normalizar os níveis de glicose de jejum e HbA_{1c}. Se os níveis de glicose sangüínea durante o dia permanecerem elevados, a insulina de ação intermediária, com ou sem insulina de ação rápida ou de ação muito rápida, poderá ser adicionada. Insulinas pré-misturadas, como as misturas 70:30 ou 50:50 de NPH e de ação rápida ou misturas 75:25 ou 70:30 envolvendo insulinas de ação muito rápida, são permitidas. Essas misturas são relativamente estáveis, preservando os perfis de tempo de ação individuais dos componentes, e podem ser usadas no DM2, quando as doses de insulina do dia-a-dia permanecerem relativamente estáveis.

O uso de insulina de ação prolongada também tem sido divulgado como uma maneira de suplementar a insulina endógena basal sem os picos exógenos, o que poderia suprimir a secreção endógena. Uma nova insulina análoga, a glargina, tem uma meia-vida longa sem aparente pico. Nos estudos clínicos, ela tem sido comparável com NPH, uma ou duas vezes ao dia, mas pode resultar em menor hipoglicemia noturna.

Outros regimes mais complicados, incluindo a infusão contínua de insulina subcutânea (ICIS) com uma bomba externa, têm sido empregados. Se eles são constantemente necessários ou vantajosos, quando comparados com regimes menos complexos, não está esclarecido. Um estudo cruzado, do tipo *crossover*, entre a insulina pré-prandial de ação rápida, duas vezes ao dia (antes do café da manhã e do jantar) e a insulina de ação intermediária, não revelou benefícios significativos no regime de injeções mais freqüentes. Em oposição aos regimes intensivos no diabete tipo 1, que são acompanhados de um relativo alto risco de hipoglicemia (60-100 episódios/100 paciente/anos), a terapia intensiva do diabete tipo 2 apresenta um risco de hipoglicemia muito menor.

A insulinoterapia intermitente ou de curto prazo (intensiva) tem sido testada em estudos clínicos. A idéia atrás dessa abordagem é diminuir a glicemia até a faixa normal e, pela eliminação da glicotoxicidade, aumentar a secreção de insulina endógena e reduzir a resistência insulínica. Após dias ou semanas com essa terapia, o tratamento com insulina é abandonado. Os níveis de glicose são mantidos na faixa quase normal por dois a três anos. Essas remissões são demonstradas com mais confiabilidade no DM2 relativamente recém-iniciado.

TERAPIA COMBINADA

A insulina tem sido usada em combinação com praticamente todas as demais modalidades terapêuticas. Por convenção, as recomendações para dieta e exercícios acompanham a insulinoterapia. Além disso, a terapia combinada com sulfoniluréia (insulina à noite ao deitar e sulfoniluréia durante o dia, duas vezes ao dia) também tem sido empregada. O objetivo da terapia combinada é fazer com que a insulinoterapia noturna suprima a glicemia noturna, e a sulfoniluréia, de ação rápida pela manhã, estimule a insulina endógena. O racional da combinação é que a terapia com insulina noturna suprime a glicemia à noite, e a sulfoniluréia durante o dia estimula a insulina endógena. O único potencial benefício da insulina combinada com a sulfoniluréia, que é mais dispendiosa do que apenas o uso da insulina, é uma modesta redução nas doses de insulina exigidas para obter um nível similar de glicemia.

Outros regimes de combinação, usando drogas com mecanismos primários de ação diferentes da insulina, como metformina ou tiazolidinedionas, têm sido estudados. A maioria dos estudos não estabelece ajustes agressivos de insulina quando a intervenção é somente insulina; então, se quaisquer benefícios ocorridos, quando agentes orais são adicionados, são os únicos da terapia combinada, ou se resultados similares poderiam ser obtidos meramente pelo ajuste da insulina, não está claro. A acarbose inibidora da glicosidase diminuirá os níveis de HbA_{1c} obtidos apenas com a insulina em 0,5%. A tiazolidinediona (com a maioria dos dados disponíveis usando a troglitazona, que não está mais disponível) pode diminuir o HbA_{1c}, quando adicionada à insulina, ou pode manter o HbA_{1c} com doses menores de insulina. Apenas raras vezes a terapia com tiazolidinediona possibilita aos pacientes tratados com insulina parar sua insulinoterapia. O uso de metformina com insulina também tem sido investigado. Embora os níveis de HbA_{1c} sejam apenas modestamente mais baixos com a metformina adicional, o ganho de peso é menor com essa combinação terapêutica. Se a despesa extra, a necessidade de monitoramento adicional das funções renal e hepática (para metformina e tiazolidinediona), o potencial para a toxicidade adicional e as interações medicamentosas e o menor número de adesões associadas à terapia combinada são responsáveis pelos aumentos modestos no HbA_{1c}, o ganho de peso limitado (com metformina) não está evidente.

COMO SELECIONAR OS PACIENTES DM2 PARA A INSULINOTERAPIA

Os pacientes com evidência de deficiência grave de insulina e estado catabólico, com base na cetonúria, significativa perda de peso ou desidratação, ou que são magros, deverão ser tratados como se fossem DM1 (Tabela 10.4). Tal procedimento protegerá esses pacientes da descompensação metabólica profunda se, de fato, eles forem diabéticos tipo 1, e rapidamente levará todos para um estado metabólico seguro. Embora o critério fundamentado nos níveis de peptídeo C estimulados e de jejum sejam propostos para ajudar a identificar esses pacientes, a maioria deles poderá ser identificada com base nos critérios clínicos listados anteriormente. Além disso, os pacientes que são sintomáticos para hiperglicemia e não respondem inicialmente, ou falham em responder depois do sucesso preliminar com a dieta e/ou sulfoniluréia ou metformina, deverão ser tratados com insulina. Por fim, os pacientes com níveis de triglicerídeos muito altos, que são de risco para pancreatite, deverão ser tratados com insulina e dieta, mais do que com um agente hipoglicemiante oral, como a forma mais eficaz de rapidamente diminuir os níveis anormais de lipídeos.

TABELA 10.4 Indicações para a Insulinoterapia no Diabete Melito Tipo 2

Presença de cetonúria em estado de não-estresse
Não-obesos com persistentes níveis elevados de glicose
Perda de peso e hiperglicemia não-controlados
Desidratação secundária à glicosúria e não-responsiva à dieta e/ou agentes orais
Hipertrigliceridemia grave
Falha da dieta ou do agente oral, com ou sem hiperglicemia sintomática
Hiperglicemia com ajuda para obter glicemia quase normal e/ou para induzir a remissão

As implicações dos estudos UKPDS e de Kumamoto são que a insulina deverá ser iniciada nos pacientes DM2, cujo nível de glicemia não esteja na faixa do quase normal com dieta e/ou agentes orais, independente da presença de sintomas. No passado, em geral, os médicos implementavam a intervenção de forma graduada do DM2, de maneira relativamente não-agressiva, reservando a insulina como o derradeiro recurso, e depois, com freqüência, os pacientes apresentavam diabete por muitos anos e tinham complicações. Os benefícios agora demonstrados do controle rígido do DM2 e o reconhecimento de que as intervenções para dieta e agente oral estão, em muitos casos, contemporizando, na melhor das hipóteses, a progressiva piora do controle metabólico ao longo do tempo, sugerem que a insulinoterapia deverá ser implementada precoce e agressivamente no curso do DM2. Além disso, relatos de "remissões" do DM2 com insulinoterapia precoce e intensiva sugerem que a insulina deverá ser considerada como um tratamento preventivo, mais do que de estágio final.

CONCLUSÃO

A insulina é o tratamento farmacológico mais eficaz para os pacientes com diabete. A metformina, cuja aprovação nos EUA foi ansiosamente esperada por muito tempo, e a introdução de novos agentes, como os inibidores α-glicosidase e a tiazolidinediona, provavelmente não reduzirão a necessidade de insulina em muitas populações com DM2, que está rapidamente se tornando a doença crônica mais comum do mundo. A insulina é, basicamente, mais poderosa do que as outras drogas utilizadas nos tratamentos de DM2, bem como a única substância parecida com a natural usada para tratar o DM2, até que a alta taxa de falhas com a dieta e os agentes orais possam ser abolidos, seu uso freqüente é garantido.

Os benefícios antecipados da obtenção da normoglicemia no DM2, assim como no DM1, deverão estimular da mesma maneira os médicos e os pacientes a usar a terapia que fornece controle glicêmico tão próximo da faixa dos não-diabéticos quanto a maior segurança possível. Quando os esforços da dieta falharem, a insulina poderá ser considerada a terapia com maior probabilidade de alcançar e manter os níveis de glicemia prováveis de prevenir e/ou retardar as complicações a longo prazo. Embora o melhor regime de uso da insulina no DM2 ainda precise ser solidamente estabelecido, um grande número de regimes é investigado. A insulinoterapia, com doses adequadas e em comum acordo com a atenção cuidadosa para reduzir todos os fatores de risco cardiovascular, deverá permanecer sendo o principal suporte da terapia do DM2.

LEITURA COMPLEMENTAR

Cusi K, Cunningham ER, Comstock JP: Safety and efficacy of normalizing fasting glucose with bedtime NPH insulin alone in NIDDM. *Diabetes Care* 1995; 18:843.

Ilkova H, Glaser B, Tunckale A, et al: Induction of long-term glycemic control in newly diagnosed type 2 diabetic patients by transient intensive insulin treatment. *Diabetes Care* 1997; 20:1353.

Nathan DM: Initial management of glycemia in type 2 diabetes mellitus. *N Engl J Med* 2002; 347:1342.

UK Prospective Diabetes Study Group. Intensive blood-glucose control with sulphonylureas or insulin compared with conventional treatment and risk of complications in patients with type 2 diabetes. *Lancet* 1998;352:857.

Yki-Jarvinen H, Ryysy L, Nikkila K, et al: Comparison of bedtime insulin, regimes in patients with type 2 diabetes mellitus: A randomized, controlled trial. *Am Int Med* 1999; 139:389.

Para uma discussão mais detalhada e bibliografia sobre este tópico, consulte, por favor, Porte *et al: Ellenberg & Rifkin's Diabetes Mellitus*, 6th ed., Capítulo 30.

Hipoglicemia   11
Pierre J. Lefèvre e André J. Scheen

Falando especificamente, a definição de hipoglicemia é bioquímica; isto é, a hipoglicemia está presente quando o nível de glicose sangüínea fica abaixo do limite normal das flutuações fisiológicas (Tabela 11.1). Além disso, observa-se um conjunto de sintomas e sinais na prática clínica, os quais apontam para o diagnóstico.

Nos adultos, os sintomas da hipoglicemia são causados pela reação adrenérgica à rápida queda da glicose sangüínea ou à desnutrição celular no nível neurológico ("o suprimento de carboidratos metabolizados para o neurônio é inadequado para a função normal"), com sintomas associados mais proeminentes, quando a hipoglicemia se desenvolve lentamente. Em determinado paciente, os sintomas associados com a hipoglicemia tendem a ser repetitivos e estereotipados.

Deve-se notar que os episódios recorrentes de hipoglicemia grave podem resultar em deficiência cognitiva cumulativa e permanente, embora, recentemente, isso tenha sido recusado. Além do mais, os episódios repetitivos de hipoglicemia, especialmente à noite, induzem ao não-reconhecimento da hipoglicemia, uma situação na qual o paciente com diabete não vivencia os sintomas de alerta autonômicos adequados antes do desenvolvimento da neuroglicopenia. O princípio glicêmico para a disfunção cognitiva hipoglicêmica, como aquelas para as respostas autonômicas e sintomáticas à hipoglicemia, alteram para níveis de glicose plasmática mais baixos depois de hipoglicemia antecedente recente em pacientes com diabete melito tipo 1 (DM1).

ETIOLOGIA DA HIPOGLICEMIA

Existem duas formas principais de hipoglicemia: hipoglicemia exógena atribuível a injeções ou à ingestão de um composto hipoglicêmco, e a hipoglicemia endógena (Tabela 11.2).

Hipoglicemia Exógena

Insulina

A insulina é a mais freqüente causa da hipoglicemia, ocorrendo nos pacientes diabéticos e nos não-diabéticos. O *EURODIAB IDDM Complications Study* indicou que a proporção de pacientes DM1, com um ou mais ataques de hipoglicemia grave em um ano, foi em média de 32%, com um mínimo de 12% em um centro e 48% em outro. Os preditores da hipoglicemia grave nos pacientes com DM1 incluem prévia hipoglicemia grave, determinação do paciente em obter a normoglicemia, classe social (mais baixa) e negatividade para peptídeo C.

TABELA 11.1 Sinais e Sintomas da Hipoglicemia

Glicose sangüínea:	
Adultos	50 mg/dL (2,8 mmol/L)
Durante as primeiras 48 horas de vida	30 mg/dL (1,7 mmol/L)
Recém-nascidos pouco desenvolvidos para a idade	20 mg/dL (1,1 mmol/L)
Sintomas:	
Adultos	Adrenérgica: palidez, sudorese, taquicardia, palpitações, sensação de fome, inquietação, ansiedade. Neuroglicopênica: fadiga, irritabilidade, cefaléia, perda de concentração, sonolência, desordens psiquiátricas ou visuais, defeitos sensoriais ou motores transitórios, confusão, convulsões, coma.
Crianças maiores	Bocejos freqüentes, desmaios episódicos, comportamento bizarro, contração muscular súbita involuntária, palidez, ausência, parestesia, distúrbios visuais, perda de concentração.
Recém-nascidos	Choro altamente vigoroso, palidez da pele ou cianose, dificuldade para respirar, apnéia, preguiça, irritabilidade, hipotonia ou contração muscular súbita involuntária intermitente, convulsões ocasionais.

Nos pacientes diabéticos, a hipoglicemia pode resultar da administração de uma superdose de insulina ou da concomitante administração de drogas, que, quando administradas sozinhas, favorecem a hipoglicemia. A superdose pode ser absoluta ou relativa: erro na avaliação da dosagem, injeção repetida em virtude de erro (do paciente ou da equipe de enfermagem), compreensão precária das instruções médicas, ingestão insuficiente de alimentos (problemas gastrintestinais, jejum pré-cirúrgico ou de procedimento, etc.), exercício físico ou menor necessidade de insulina (imediatamente após o parto, depois de perda de peso, depois de redução gradual da dose dos corticóides, etc.)

As respostas secretórias do glucagon às reduções da glicose plasmática tornam-se deficientes precocemente no curso do DM1, na grande maioria dos pacientes, em geral dentro de poucos anos após o diagnóstico. No entanto, em virtude de a epinefrina compensar a secreção deficiente de glucagon, a contrarregulação é adequada em muitos desses pacientes. Todavia, a resposta secretória da epinefrina às diminuições da glicose plasmática, tipicamente, tornam-se deficientes mais tarde no curso da doença. Os pacientes com deficiências combinadas de glucagon e epinefrina são de substancial risco para hipoglicemia grave, pelo menos durante a terapia intensiva. Os pacientes que apresentam respostas contrarregulatórias defeituosas para a hipoglicemia induzida pela insulina têm 20 a 25 vezes mais chances de desenvolver hipoglicemia grave do que aqueles que contrarregulam adequadamente.

No *Diabetes Control and Complications Trial* (DCCT), a incidência de hipoglicemia grave foi aproximadamente três vezes maior no grupo de terapia intensiva

TABELA 11.2 Etiologia da Hipoglicemia

Hipoglicemia exógena	Hipoglicemia endógena	Hipoglicemias funcionais
Insulina	Hipoglicemias orgânicas	Hipoglicemia alimentar
Agentes antidiabéticos orais	Insulinomas e desordens relacionadas	Hipoglicemia reativa espontânea
Álcool	Insulinoma	Hipoglicemia reativa promovida pelo álcool
Outros agentes exógenos	Nesidioblastose e hiperplasia celular-β	Hipoglicemia pós-hiperalimentação
Salicilatos	Neoplasias extrapancreáticas	Estados de deficiência endócrina
Hipoglicinas	Anomalias congênitas do metabolismo	Hipoglicemia devido à deficiência em glicocorticóide
Pentamicina	Intolerância hereditária à frutose	Hipoglicemia na deficiência em GH
Perexilina	Deficiência em frutose-1,6-difosfatase	Hipoglicemia e deficiência em catecolamina
Drogas bloqueadoras do receptor-β	Galactosemia	Hipoglicemia e deficiência em glucagon
Outras drogas	Deficiência em fosfoenolpiruvirato carboxicinase	Insuficiência hepática grave
	Anomalias congênitas no metabolismo glicogênico	Desnutrição profunda
		Exercícios musculares prolongados
		Síndrome da insulina auto-imune
		Anticorpos anti-receptor de insulina
		Hipoglicemia funcional ou transitória na infância
		Hipoglicemia transitória neonatal
		Crianças de mães diabéticas
		Eritroblastose fetal
		Hipoglicemia induzida pela leucina
		Hipoglicemia cetótica
		Doença da urina do xarope de bordo
		Hiporresponsividade adrenal

do que no de terapia convencional. De fato, no grupo de terapia intensiva, houve 62 episódios hipoglicêmicos por 100 pacientes ano, nos quais a assistência exigiu provisão de tratamento, quando comparado a 19 episódios por 100 pacientes/ano no grupo de terapia convencional. Isso inclui 16 e 5 episódios de coma ou convulsões por 100 pacientes/ano nos respectivos grupos. Especialmente a hipoglicemia grave foi reportada em alguns pacientes tratados com infusão contínua de insulina subcutânea (ICIS, bombas de insulina). Durante a ICIS, a incidência de episódios de hipoglicemia grave variou de 0,1 a 1,2 por paciente ao ano.

Uma recente metanálise dos efeitos da insulina de ação rápida análoga, a lispro, sobre a hipoglicemia, em pacientes com DM1, mostrou uma discreta, mas significativa, redução na incidência de hipoglicemia grave, quando comparada com a terapia com insulina regular; de 2.327 pacientes recebendo lispro, 72 (3,1%) apresentaram um total de 102 episódios graves, comparados com o grupo de 2.339 recebendo insulina humana regular, no qual 102 (4,4%) apresentaram um total de 131 episódios (p = 0,024).

O efeito da hipoglicemia da insulina pode ser exacerbado pela ingestão simultânea de etanol (discutido adiante) ou de numerosas drogas. Essas incluem sulfoniluréia, biguanidas, tiazolidinediona, e agentes bloqueadores do receptor β não-seletivos, tais como o propranolol, inibidores da monoaminoxidase (IMAO), inibidores da enzima conversora da angiotensina (ECA), salicilatos e tetraciclinas. Quando o bloqueio do receptor β é necessário em diabéticos por razões cardiovasculares agentes β-bloqueadores seletivos (por exemplo, atenolol, metoprolol, bisoprolol, acebutol) devem ser usados. A potencialização do efeito hipoglicêmico da insulina nos pacientes diabéticos pode ser observada na insuficiência coexistente adrenocortical ou pituitária. É de interesse histórico a ablação da pituitária, a irradiação e a crioablação, que foram empregadas, no passado, no tratamento da retinopatia diabética avançada. Esses procedimentos, com freqüência, resultaram no aumento da sensibilidade à insulina e, como conseqüência, no risco de hipoglicemia.

Em pacientes não-diabéticos, bem como em diabéticos, a insulina tem sido empregada com objetivos homicidas e suicidas. A hipoglicemia grave inexplicável em uma pessoa não-diabética sempre deverá lançar a possibilidade de superadministração intencional de insulina exógena. Dessa forma, a hipoglicemia factícia, devido ao auto-emprego clandestino ou à administração criminal de insulina, sempre deverá ser considerada no diagnóstico diferencial de hipoglicemia.

Agentes Antidiabéticos Orais

Os pacientes diabéticos podem se tornar hipoglicêmicos quando consumindo agentes antidiabéticos orais. A superdose ou alimentação insuficiente, em geral, explica a ocorrência de hipoglicemia. Os pacientes com insuficiência hepática ou renal, que podem interferir com a excreção ou metabolismo (ou ambos) dessas drogas, são especialmente suscetíveis à hipoglicemia, à medida que ingerem sulfoniluréias de ação prolongada (p. ex., clorpropamida, glibenclamida) ou capazes de potencializar altamente a sulfonilurréia (p. ex., glibenclamida, gliburida ou glipizida).

A potencialização das propriedades hipoglicêmicas da sulfoniluréia pode ocorrer quando outras drogas são usadas de forma simultânea. A Tabela 11.3 resume os diversos mecanismos envolvidos e a Tabela 11.4 relaciona os agentes farmacológicos específicos considerados.

TABELA 11.3 Mecanismos pelos quais Várias Drogas Aumentam o Efeito Hipoglicêmico das Sulfoniluréias

1. Aumento na meia-vida devido à inibição do metabolismo ou da taxa de excreção: etanol, fenilbutazona, anticoagulantes cumarínicos, cloranfenicol, doxiciclina, sulfonamidas, feniramidol, alopurinol.
2. Competição para sítios de ligação para albumina: fenilbutazona, salicilatos, sulfonamidas antibacterianas.
3. Inibição da gliconeogênese, aumento na oxidação da glicose ou estimulação da secreção de insulina: etanol, drogas β-adrenérgicas, inibidores da MAO, tranilcipromina, trometamina.

Em virtude do seu rápido metabolismo, os novos secretagogos da insulina não-sulfoniluréia (repaglinida, nateglinida) parecem produzir um menor risco para hipoglicemia, quando comparados com a sulfoniluréia convencional. Em oposição à sulfoniluréia, as biguanidas, quando ingeridas sozinhas, raras vezes causam hipoglicemia, exceto no caso de jejum prolongado simultâneo ou restrição grave de calorias e carboidratos. Similarmente, os inibidores da α-glicosidase ou a tiazolidinediona usados na monoterapia não causam hipoglicemia. No entanto, quando combinados com secretagogos de insulina, eles certamente poderão causar.

Álcool

O álcool não induz apenas à hipoglicemia, ele também pode promover a hipoglicemia reativa (discutida na seção sobre hipoglicemias funcionais). A hipoglicemia de jejum induzida pelo álcool, caracteristicamente, desenvolve-se em pessoas cronicamente desnutridas ou mais privadas de alimento por 6-36 horas a partir da ingestão de uma quantidade, de moderada a grande, de álcool. A hipoglicemia de jejum induzida pelo álcool resulta, primariamente, da redução da saída de glicose hepática devido a gliconeogênese deficiente. Conforme observado anteriormente, o álcool também potencializa os efeitos hipoglicêmicos da insulina e os agentes hipoglicemiantes orais.

Outros Agentes Exógenos

Vários outros agentes ou drogas exógenos podem causar hipoglicemia.

Salicilatos: o ácido salicílico e seus derivados possuem propriedades hipoglicêmicas associadas ao aumento da utilização da glicose pelos tecidos periféricos, e

TABELA 11.4 Drogas Capazes de Induzir os Episódios Hipoglicêmicos em Pacientes Diabéticos Tratados com Sulfoniluréias

Sulfonamida antibacteriana: sulfafenazole, sulfametosima, sulfadimidina, sulfatiazole, sulfadiazona, sulfisoxazola, outros.
Drogas analgésicas e antiinflamatórias: salicilatos, fenilbutazona, oxifenbutazona
Drogas que afetam a concentração de lipoproteína plasmática: clofibrato, fenofibrato
Antibióticos: cloranfenicol, novobiocina, tetraciclinas, doxiciclina
Diversos: alopurinol, probenecida, feniramidol, inibidores da MAO, trometamina, isoniazida, sulfimpirazona, inibidores da enzima conversora da angiotensina (ECA)

de redução da gliconeogênese. No envenenamento por salicilato, especialmente em crianças com idade abaixo dos 2 anos, a hipoglicemia poderá ser observada junto com as mais comuns das alterações do equilíbrio do ácido-base: a alcalose respiratória inicial devido ao estímulo do centro respiratório e a subseqüente acidose metabólica causada pela própria droga. As crianças com febre e desidratação são especialmente propensas à intoxicação com doses relativamente pequenas de salicilato. A hipoglicemia poderá ser observada em adultos que fazem uso da aspirina, principalmente sob circunstâncias excepcionais, como quando grandes doses são dadas ao paciente com insuficiência renal. Os salicilatos potencializam os efeitos hipoglicêmicos das sulfoniluréias.

Hipoglicinas: as hipoglicinas são componentes encontrados na fruta tropical verde *Blighia sapida*. Elas são responsáveis pela doença "vômitos da Jamaica", uma síndrome caracterizada por vômitos, choque e coma hipoglicêmico; o óbito é comum. A hipoglicemia resulta da inibição da gliconeogênese hepática e elevada utilização da glicose periférica; essas alterações, aparentemente, resultam da inibição da oxidação dos ácidos graxos de cadeia longa causada por agente tóxico.

Quinina: a administração de quinina estimula a secreção de insulina. Como conseqüência, hipoglicemia e hiperinsulemia graves podem ocorrer em pacientes com malária, que são tratados com quinina intravenosa.

Agentes bloqueadores do receptor-β: os β-bloqueadores podem promover a hipoglicemia pelo seu efeito inibitório sobre a lipólise do tecido adiposo, que produz nutriente alternativo quando a concentração de glicose é baixa. A hipoglicemia tem sido observada em crianças pequenas que consomem β-bloqueadores, normalmente depois de 6 a 10 horas de jejum. A terapia materna com β-bloqueadores pode afetar o feto e exagerar a hipoglicemia neonatal. Os agentes bloqueadores do receptor-β não-seletivos potencializam a ação hipoglicêmica tanto da insulina quanto das drogas do tipo sulfoniluréia.

Pentamidina: a pentamidina, agora de utilização rara no tratamento da infecção *Penumocystis carinii*, uma infecção oportunista freqüentemente observada em pacientes com a síndrome da imunodeficiência adquirida (SIDA), causa citólise das células-β, levando a uma hiperinsulemia e hipoglicemia temporárias, freqüentemente, seguidas de diabete insulinopênico.

Drogas diversas que podem causar hipoglicemia: o ouabain, o mebendazol, o isoproterenol, o tris(hidroximetil) aminometano (THAM), o mesoxilato, a disopiramida, a tranilcipromina e, possivelmente, os IMAOs podem causar hipoglicemia pela estimulação da liberação de insulina. O potássio paraaminobenzoato, o haloperidol, o propoxifeno, os esteróides anabólicos, a perexilina e a guanetidina têm sido incriminados como possíveis causas da hipoglicemia por meio de mecanismos desconhecidos. O clofibrato e os inibidores ECA potencializam as propriedades hipoglicêmicas dos agentes antidiábeticos orais.

Hipoglicemia Endógena

A hipoglicemia endógena pode ser orgânica (insulinoma, neoplasias extrapancreáticas, devido a anomalias congênitas do metabolismo) ou funcional.

Hipoglicemia Orgânica

Insulinomas e doenças relacionadas
Insulinoma: os insulinomas são neoplasias neuroendócrinas raras derivadas das células-β pancreáticas. A maioria (até 85%) desses tumores são simples adenomas benignos; múltiplos adenomas ou microadenomas dispersos são observados em 10-19% dos casos; os carcinomas das células das ilhotas pancreáticas são menos freqüentes (2-11% dos casos). Às vezes, o insulinoma pode ser observado como parte da síndrome da neoplasia endócrina múltipla (MEN), do tipo I.

Nesidioblastose e hiperplasia das células-β: a nesidioblastose é uma doença rara que leva à hipoglicemia hiperinsulinêmica, persistente na infância. Ela é histologicamente caracterizada pelo enxerto do epitélio do duto das células endócrinas e pela presença no pâncreas de microadenomatas. A hiperinsulemia congênita com nesidioblastose focal ou difusa pode estar associada a mutações genéticas graves, afetando as células-β. Os sintomas podem ocorrer durante os primeiros dias de vida, mas é mais comum a manifestação dentro dos primeiros seis meses de vida. Em pequena escala, a pancreatectomia parcial curou a maioria dos neonatos submetidos a esse procedimento.

Neoplasias extrapancreáticas: os tumores celulares não-ilhotas pancreáticas são causas raras da hipoglicemia. Quase a metade desses tumores possui uma origem mesequimal (síndrome de Doege-Potter); 23% são hepatomas (síndrome de Nadler-Wolfer-Elliott); 10% são carcinomas adrenocorticais (síndrome de Anderson); 8% são tumores gastrintestinais; 6% são linfomas e leucemias; e 8% são diversos. A hipoglicemia tumoral pode ocorrer em qualquer faixa etária, mas é mais comum em adultos entre 40 e 70 anos de idade. A forma do fator de crescimento-II do tipo insulina (IGF-II), provavelmente, é reponsável pela hipoglicemia (pela ação direta do tipo insulina nos tecidos não-hepáticos e supressão da secreção do hormônio do crescimento). A hipoglicemia grave, causada pelos elevados níveis de IGF-II, também é reportada para pacientes com carcinoma celular acinar do pâncreas, tumor fibroso solitário da pleura, metástase de um hemangiopericitoma meningeal e câncer de mama disseminado.

Anomalias congênitas do metabolismo: embora algumas das anomalias congênitas do metabolismo possam ser consideradas funcionais, nós as temos classificado como uma causa da hipoglicemia orgânica, porque elas são caracterizadas pelo defeito enzimático bem-definido e, por isso, são orgânicas no nível molecular. Os defeitos hereditários do metabolismo incluem intolerância hereditária à frutose, deficiência em frutose-1,6-disfosfatase, galactosemia, deficiência em fosfoenolipiruvato carboxicinase e doenças do armazenamento do glicogênio. Entre as 11 variedades das doenças do armazenamento do glicogênio agora reconhecidas, apenas poucas delas levam à hipoglicemia (tipos I [doença de von Gierke], III [doença de Forbe], VI [doença de Her] e IX b).

Hipoglicemia Funcional

Hipoglicemia alimentar: o rápido esvaziamento gástrico, pode ser observado seguindo a gastrectomia e no hipertireoidismo, resulta em hiperglicemia precoce seguida de hiperinsulinemia reativa e hipoglicemia alimentar. Além disso, vários fatores intestinais (isto é, secretina, peptídeo-I como glucagon [GLP-I], colecistocina, polipetídeo inibidor gástrico [GIP]) liberados depois da ingestão de glicose agem em sintonia com a glicose, ou mesmo antes da glicose, para estimular a secreção de insulina.

Hipoglicemia reativa: o termo *hipoglicemia reativa espontânea* é normalmente aplicado à síndrome com as seguintes características: (1) sintomas similares àqueles observados na hipoglicemia induzida pela insulina (sudorese, taquicardia, tremores e cefaléia, entre outros) e em geral acompanhados de outros sintomas menos típicos de hipoglicemia (isto é, fadiga, sonolência, sensação de síncope incipiente, despersonalização, irritabilidade e perda da motivação); (2) sintomas que podem ser episódicos e são, às vezes, agravados pelas refeições ricas em carboidratos; e (3) concentração de glicose plasmática a 45 mg/dL (2,5 mmol/L) ou menos em, no mínimo, uma amostra coletada meia hora após o início do teste oral de tolerância à glicose (TOTG) de 5 a 6 horas. Se ocorrer mais tarde (em até 30% das pessoas aparentemente saudáveis), sem sintomas de hipoglicemia, o diagnóstico deverá ser restrito a indivíduos com níveis de glicose baixos no momento dos sintomas e após as refeições que produzem sintomas (depois do TTOG).

A causa da hipoglicemia reativa tem sido avaliada. Alguns pacientes apresentam um limite glicêmico alterado (um nível de glicose muito alto) para induzir uma resposta adrenérgica, que resulta na confusão. Elevada sensibilidade à insulina também tem sido observada, embora as anormalidades nos hormônios contrarreguladores não tenham sido.

Hipoglicemia reativa promovida pelo álcool: quantidades moderadas de álcool (50 g) aumentam a resposta insulínica induzida pela ingestão de carboidratos insulinotrópicos, como a sacarose, mas não de não-insulinotrópicos, como a frutose. Por tal razão, bebidas que contêm álcool e glicose ou sacarose (cerveja, gim e tônica, rum e coca-cola, whiski e cerveja, entre outros) são mais prováveis de provocar hipoglicemia em um estômago vazio do que aqueles que contêm apenas álcool e sacarina ou álcool e frutose. A ingestão aguda de álcool prejudica a resposta da epinefrina e suprime acentuadamente a liberação do hormônio do crescimento em resposta a uma queda nos níveis da glicose sangüínea.

Hipoglicemia pós-hiperalimentação: a hipoglicemia tem sido reportada depois da descontinuação total da alimentação parenteral. Ela é considerada como secundária aos efeitos residuais da insulina das células das ilhotas pancreáticas estimuladas cronicamente.

Estados de deficiência endócrina: *Hipoglicemia devida à deficiência de glicocorticóide*: a deficiência de glicocorticóide pode causar hipoglicemia de jejum como resultado da gliconeogênese defeituosa. Essa condição pode ser encontrada na insuficiência adrenal aguda ou crônica (doença de Addison), em hiperplasia adrenal congênita, como uma conseqüência da remoção ou destruição das adrenais, no pan-hipopituitarismo, na deficiência isolada ACTH e em outras condições. A hipoglicemia espontânea em pacientes com deficiência em glicocorticóides ocorre principalmente se outros fatores precipitantes – como ingestão de álcool, gravidez ou jejum prolongado – estiverem presentes. A administração de insulina ou sulfoniluréia pode ser perigosa para alguns pacientes com insuficiência adrenal.

Hipoglicemia na deficiência do hormônio do crescimento: a deficiência isolada do hormônio do crescimento ou como parte do pan-hipopituitarismo leva ao aumento da sensibilidade insulínica e à hipoglicemia durante os jejuns prolongados. A prevalência da hipoglicemia de jejum é de aproximadamente 20% em crianças com hipopituitarismo. No entanto, ela não é observada em adultos com deficiência isolada do hormônio do crescimento. Conforme já observado, a hipofisectomia, que leva à secreção inadequada de glicocorticóide, bem como do hormônio do crescimento, resulta no aumento da sensibilidade à insulina e, por isso, na menor necessidade de insulina.

Hipoglicemia e deficiência em catecolaminas: por muitos anos, a deficiência em epinefrina foi considerada como a possível causa da hipoglicemia nas crianças. A conhecida síndrome de Zetterström é observada predominantemente em crianças do sexo masculino, nascidas com baixo peso, que não aumentam sua excreção urinária de catecolaminas em resposta à hipoglicemia induzida pela insulina.

Doença hepática grave: a hipoglicemia de jejum pode ser resultante da saída de glicose hepática deficiente seguida de lesão hepática grave. O risco de hipoglicemia deverá ser considerado para pacientes com hepatite (hepatite fulminante), ingestão de vários venenos (tetraclorido de carbono, clorofórmio, derivados de benzeno, toxina *Amanita phalloides*, hipoglicinas e outros), carcinoma hepático primário ou trombose das veias sub-hepáticas (síndrome de Budd-Chiari).

Desnutrição profunda: a desnutrição extrema leva à hipoglicemia. Ela também é observada com relativa freqüência na Kwashiorkor*. Nas crianças, a hipoglicemia pode ser resultante da diarréia crônica ou aguda.

Exercícios prolongados: durante exercícios prolongados, a troca de glicose é aumentada. Se a ingestão de nutrientes e o estoque de carboidratos forem insuficientes, a hipoglicemia poderá se desenvolver.

Síndrome da insulina auto-imune: desde a descrição do primeiro caso de síndrome da insulina auto-imune, em 1970, mais de 200 pacientes com essa síndrome foram reportados, principalmente no Japão. Pelo menos um terço dos pacientes com a síndrome foi tratado com uma medicação contendo um grupo de sulfidril, como o metimazol ou a penicilamina. Os pacientes com a síndrome espontânea desenvolvem anticorpos contra a insulina, e a hipoglicemia resulta da liberação inadequada de insulina dos complexos anticorpos contra a insulina. A afinidade constante dos anticorpos dos pacientes com a síndrome da insulina auto-imune é em geral muito menor do que a do diabete tratado com insulina.

Anticorpos contra o receptor de insulina: os auto-anticorpos contra o receptor de insulina são normalmente observados em pacientes com acantose nigricans e associados à resistência insulínica. A hipoglicemia está atribuída a uma ação insulinomimética do anticorpo.

Hipoglicemia funcional ou transitória na infância: a hipoglicemia neonatal e da infância tem sido revista de forma abrangente por Lteif e Schwenk. Muitas das causas desse tipo de hipoglicemia neonatal já foram mencionadas, e outras causas serão discutas resumidamente adiante.

Hipoglicemia neonatal transitória: quando ocorre durante os primeiros três dias de vida, pode ser observada em cerca de 10% dos recém-nascidos, sendo 30% sintomáticos.

Lactentes de mães diabéticas: lactentes de mães diabéticas freqüentemente desenvolvem grave hipoglicemia durante as primeiras horas de vida. Ela é resultante da hiperinsulinemia causada pela hiperplasia das células-β, que é induzida pela hiperglicemia fetal de origem materna. A hipoglucagonemia relativa pode ser um fator contribuinte.

---

*N. de T. Kwashiorkor – Doença nutricional prevalente entre as crianças da África do Sul, caracterizada pelo suor nas mãos, nos pés e na face, com aparentes manchas descoloridas no corpo.

Eritroblastose fetal: a hipoglicemia está freqüentemente associada à eritroblastose fetal, como conseqüência da imunização resus. A hiperplasia das células das ilhotas pancreáticaas leva à hiperinsulinemia e à hipoglicemia associada.

Hipoglicemia induzida pela leucina: certos lactentes desenvolvem quando recebem leucina ou um alimento contendo leucina. Digno de nota, o leite de vaca é mais rico em leucina do que o materno. A excessiva resposta insulínica à leucina é característica da síndrome, e o hiperinsulinismo basal também é observado na presença da hipoglicemia de jejum. A hipertrofia e a hiperplasia das ilhotas pancreáticas são comuns. Na maioria dos casos, os sintomas são observados durante os primeiros seis meses de vida. O retardo mental grave ocorrerá se o diagnóstico for tardio.

Hipoglicemia cetótica ou cetogênica: essa forma de hipoglicemia na infância é caracterizada pelos ataques esporádicos de hipoglicemia e cetose, que ocorrem, preferencialmente, depois da precária alimentação entre as idades de um a oito anos, normalmente com recuperação espontânea antes dos 10 anos de idade. A hipoglicemia cetótica não é uma entidade específica, mas pode representar uma desorganização metabólica na presença de várias anormalidades bioquímicas (p. ex., distúrbio do mecanismo gliconeogênico devido a um bloqueio enzimático ou a uma reduzida disponibilidade do substrato). Além disso, na forma idiopática, a hipoglicemia cetótica ou cetogênica tem sido reportada na deficiência em frutose 1,6-difosfatase, hipoalaninemia, deficiência em hormônio do crescimento, hiporresponsividade da medula adrenal, além de insuficiência adrenocortical, aminoacidemia de cadeia ramificada, deficiência em glicose-6-fosfatase e deficiência em amilo-1,6-glicosidase.

Doença do xarope da urina de bordo: a hipoglicemia é freqüentemente encontrada nos pacientes com a doença do xarope da urina de bordo. Seu mecanismo não está ainda claro, mas, normalmente, melhora com o tratamento dietético apropriado.

Hiporresponsividade adrenal: a hipoglicemia com hiporresponsividade adrenal é observada muito freqüentemente em crianças de tamanho incompatível com a idade, nascidas depois de uma gravidez complicada. Os ataques de hipoglicemia ocorrem esporadicamente entre 6 meses e 5 anos de idade, sem palidez ou transpiração. A elevação insuficiente na epinefrina urinária durante a hipoglicemia geralmente associada à elevação insuficiente do cortisol sugere disfunção do centro da hipoglicemia hipotalâmica.

INVESTIGAÇÃO DE UM PACIENTE COM POSSÍVEL HIPOGLICEMIA

A hipoglicemia deverá ser suspeitada em todos os pacientes que apresentam os seguintes sinais e sintomas:

1. Os sintomas já observados (Tabela 11.1).
2. Convulsões ou síndromes psiquiátricas episódicas.
3. Coma de origem desconhecida.
4. Padrões dos sintomas estereotipados relativos a circunstâncias similares ou idênticas, como no estado de jejum, depois de exercício muscular ou poucas horas depois de uma refeição.
5. E em alguns pacientes com risco de desenvolver hipoglicemia (pacientes diabéticos tratados com insulina ou sulfoniluréia, alcoolistas, etc.)

No entanto, antes que uma investigação detalhada seja realizada, a hipoglicemia deverá sempre ser confirmada pela dosagem precisa da concentração de glicose no sangue.

Histórico

É essencial um histórico completo dos pacientes com uma possível doença hipoglicêmica (Tabela 11.5). Por exemplo, se os sintomas ocorrem depois da refeição, provavelmente a hipoglicemia é alimentar ou reativa, mas aqueles que ocorrem durante o jejum ou depois de exercícios sugerem uma hipoglicemia orgânica.

Em pacientes com suspeita de insulinoma, freqüentemente o histórico revela que os sintomas hipoglicêmicos são precipitados pelo jejum ou pelos exercícios, e liberados pela ingestão de alimento ou açúcar. Tal situação também é encontrada em pacientes com hipoglicemia por tumor extrapancreático. Nesses pacientes, no entanto, a descoberta do tumor com freqüência precede os sintomas de hipoglicemia. Quando os sintomas ocorrem precocemente depois da ingestão de alimentos, sugerem hipoglicemia alimentar; quando ocorrem de 90 minutos a cinco horas depois da refeição; sugerem hipoglicemia reativa. O conteúdo das misturas das bebidas e coquetéis consumidos permitirão o diagnóstico de hipoglicemia reativa promovida pelo álcool. Questionar os pais dos lactentes que apresentam hipoglicemia poderá levar ao diagnóstico. Por exemplo, os sintomas que ocorrem depois da ingestão do leite sugerem hipoglicemia induzida pela leucina ou intolerância à galactose, embora a ocorrência súbita de vômitos e de hipoglicemia, quando uma criança em aleitamento materno recebe seu primeiro suco de laranja, sugere fortemente intolerância à frutose. Por definição, o histórico não é bem-conduzido na hipoglicemia factícia.

Em pacientes com suspeita de síndrome da insulina auto-imune, a ingestão prévia de medicamento que contenha grupos sulfidril (p. ex., metimazole, penicilamina) deverá ser cuidadosamente investigada.

Exame Físico

Certas observações feitas durante o exame físico podem sugerir hipoglicemia. Deve-se prestar especial atenção aos seguintes sinais:

TABELA 11.5 Investigação da Hipoglicemia: Histórico do Paciente

---
Qualidade, quantidade e horário da alimentação
Características e horário dos sintomas
Tipo, intensidade e horário da atividade física
Horário dos sintomas/alívio do sintoma relativos a outros eventos (refeições, jejum, exercícios)
Consumo de álcool (quantidade e horário)
Consumo de medicamentos (questões específicas sobre medicamentos que podem aumentar a atividade hipoglicêmica dos agentes antidiabéticos)
Uso de insulina (dose, freqüência, lugar de administração)
Uso de agentes antidiabéticos orais (dose e horário da administração)

- O ganho de peso pode ocorrer em certos pacientes, se os epidódios hipoglicêmicos forem freqüentes; isso tem sido reportado na hipoglicemia orgânica (p. ex., insulinona) e na funcional (p. ex., alimentar ou reativa).
- A perda de peso pode ser observada na hipoglicemia associada ao tumor não-pancreático, bem como na insuficiência pituitária ou adrenal.
- Os possíveis locais de injeção subcutânea ou intramuscular deverão ser observados na hipoglicemia factícia, suicida ou criminosa.
- A acantose nigricans pode estar presente em pacientes que apresentam hipoglicemia devido a anticorpos contra o receptor de insulina com propriedades insulinomiméticas.
- A hepatomegalia está, normalmente, presente na síndrome de Nadler-Wolfer-Elliott e em várias hipoglicemias da infância (p. ex., galactosemia e glicogenose dos tipos I, VI IX e X).
- As evidências de massa abdominal e torácica deverão ser vistas na hipoglicemia tumor-associada.
- Os sintomas psiconeuróticos estão freqüentemente associados à hipoglicemia reativa.

Investigações Laboratoriais e Técnicas na Hipoglicemia Endógena

Suspeita de Insulinoma

Deverá haver suspeita de insulinoma no paciente que apresenta a tríade descrita por Whipple: hipoglicemia sintomática, sintomas precipitados pelo jejum ou pelos exercícios, e alívio dos sintomas pela glicose. No entanto, a base do diagnóstico é o hiperinsulinismo, no qual os níveis de insulina endógena plasmática são inadequadamente altos, com base na prevalência dos níveis de glicose sangüínea.

Níveis basais da glicose e insulina plasmáticas: o hiperinsulinismo basal relativo pode, com freqüência, ser demonstrado pela quantificação simultânea repetida (5-12 vezes) da glicose sangüínea e insulina plasmáticas após o jejum noturno. Em pessoas normais, a concentração de glicose plasmática de jejum normalmente está entre 70 e 110 mg/dL (3,9-6,1 mmol/L), com concentrações de insulina plasmática normalmente na faixa entre 5 e 15 μU/mL. Nos obesos, a insulina basal plasmática está em geral elevada como resultado da resistência insulínica e valores até 40-50 μU/mL são relatados.

Níveis da glicose, da insulina e do peptídeo C circulantes durante um jejum prolongado: um jejum de 24 a 48 horas em pessoas normais é acompanhado de um modesto declínio na glicose sangüínea e um significativo declínio na insulina plasmática e no peptídeo C. Nos pacientes com insulinoma, a glicose sangüínea diminui muito durante o jejum, enquanto os níveis de insulina e peptídeo C permanecem estáveis ou apenas discretamente reduzidos, resultando no hiperinsulinismo relativo. Um nível de insulina > 5 μU/mL e/ou nível de peptídeo C acima de 0,2 nmol/L, no final de um prolongado jejum, é altamente sugestivo da presença de um insulinoma. Na maioria dos pacientes com insulinoma, a hipoglicemia sintomática ocorre de 8-24 horas a partir do jejum. Em alguns pacientes, porém, uma extensão formal do jejum por 72 horas poderá ser necessária.

Testes de supressão da insulina: a supressão da secreção da insulina endógena pela hipoglicemia induzida pela insulina é uma maneira sutil para distinguir entre a secreção de insulina sob controle fisiológico e a descontrolada liberação de insulina pelo tumor. Em pessoas normais, a hipoglicemia induzida pela insulina resulta em > 50% de redução nos níveis de peptídeo C circulante, indicando a inibição da secreção de insulina endógena. Essa inibição não é observada em 90% dos casos de insulinoma. Testes com administração de infusão de diazóxido (600 mg por mais de 1 hora em solução salina de 500 mL) ou oral (600 mg) podem fornecer confirmação (isto é, mostrando a supressão da insulina e a correção da hipoglicemia de jejum). Esses testes podem ser úteis na projeção da efetividade da terapia crônica com diazóxido, quando a remoção cirúrgica de um tumor não puder ser realizada. O teste de somatostatina intravenosa tem pouco valor para o diagnóstico de insulinoma.

Outras determinações: em pessoas normais, a pró-insulina plasmática representa apenas 10-15% do total de insulina imunorreativa. Em 85% dos pacientes com insulinoma, o componente pró-insulina é elevado (> 25% do total da atividade da insulina imunorreativa de jejum). Os valores de até 80% têm sido reportados para insulinomas malignos. Os níveis plasmáticos de glucagon e polipeptídeo pancreático podem ser elevados, e níveis de HbA_{1c} baixos têm sido reportados para 25% dos pacientes com insulinoma.

Localização do tumor: normalmente, o pequeno tamanho dos insulinomas torna o diagnóstico pelo exame radiológico difícil. A arteriografia seletiva via eixo celíaco e artéria mesentérica superior localiza o(s) tumor(es) em aproximadamente 50% dos casos. A tomodensitometria e a ultra-sonografia ajudam no diagnóstico de tumores relativamente grandes (diâmetro > 2-3 cm). A imagem por ressonância magnética (RM), usando um magneto 0,5-T de gradiente de alta potência, tem se mostrado bastante útil na localização pré-operatória de insulinomas. A endoscopia por ultra-som também pode ser útil. A caterização transepática percutânea das veias esplênica e portal poderá ser útil se usada para angiografia venosa retrógada seletiva e para amostragem sangüínea seletiva e subseqüente medidas da insulina plasmática: níveis muito altos de insulina plasmática são encontrados na veia (ou nas veias) que drenam o tumor. Digno de nota, há mais de um tumor secretando insulina em cerca de 10% dos casos. Observando o desempenho da combinação da operação cirúrgica e a ultra-sonografia intra-operativa, alguns profissionais consideram que a localização pré-operatória dos insulinomas não é necessária.

Suspeita de Hipoglicemia de Tumor das Células Não-Ilhotas Pancreáticas

Níveis basal e de jejum da glicose e insulina: assim como nos pacientes com insulinoma, os pacientes com síndrome hipoglicêmica de grande tumor das células não-ilhotas pancreáticas normalmente apresentam glicose sangüínea de jejum baixa, e a glicose sangüínea desce continuamente no teste de jejum. Em contraste com os pacientes com insulinoma, os níveis de insulina plasmática são baixos e diminuem a quase zero durante o jejum.

Testes dinâmicos: testes de supressão e estimulação da insulina possuem pouco valor. Normalmente, a insulina é muito suprimida pela predominante hipoglicemia. Nos testes estimulantes (com tolbutamida, glucagon ou leucina), a resposta insulínica é normalmente baixa. No TOTG, a tolerância anormal à glicose com resposta insulínica baixa é freqüentemente observada. A resposta glicêmica ao glucagon é em geral normal, indicativa da persistência de significativas quantidades de estoque de glicogênio.

Outras determinações: os níveis de IGF-II podem ser medidos em raras malignidades, quando a hipersecreção desse hormônio é suspeito de ser o responsável pela hipoglicemia.

Localização do tumor: a maioria dos tumores são grandes ou muito grandes e são de fácil localização com base no exame clínico cuidadoso, investigação rotineira por raio X (radiografia de tórax ou abdominal), RM ou ultra-sonografia.

Suspeita de Hipoglicemia Alimentar ou Reativa

Conforme já mencionado, seria ideal restringir o diagnóstico de hipoglicemia alimentar ou reativa aos indivíduos cuja hipoglicemia pudesse ser demonstrada nas amostras de sangue, tomadas todos os dias ou depois das refeições típicas, que são consideradas capazes de induzir os sintomas. Por razões práticas, no entanto, esse raramente é o caso, e o TOTG ainda é utilizado com freqüência para o diagnóstico da hipoglicemia pós-prandial.

Teste oral de tolerância à glicose: no TOTG, um ou mais valores para a glicose sangüínea abaixo de 45 mg/dL são encontrados nesses pacientes. O ponto mais baixo da glicose pode ocorrer em 90 ou 120 minutos, e quando isso ocorre, normalmente é precedido por uma elevação inicial excessiva na hiperglicemia alimentar. Na hipoglicemia reativa, o ponto mais baixo da glicose é normalmente encontrado 3-5 horas depois da ingestão da glicose. Na última fase do TOTG, uma elevação inequívoca no cortisol, glucagon e hormônio do crescimento ocorre seguindo o ponto mais baixo da glicose.

Investigação do esvaziamento gástrico: o esvaziamento gástrico rápido, o fator causador na hipoglicemia alimentar, pode ser demonstrado pelos estudos de raios X ou isotópicos do trato gastrintestinal superior.

Suspeita de Hipoglicemia Factícia

A auto-administração clandestina de insulina ou sulfoniluréia é difícil de detectar e pode levar a um falso diagnóstico da doença das ilhotas pancreáticas.

Medidas do peptídeo C: a associação de níveis de glicose sangüínea baixa com níveis altos de insulina plasmática e níveis baixos de peptídeo C sugere a administração exógena de insulina, em contraste com a superprodução de insulina endógena, em que os níveis de glicose sangüínea baixa e de insulina plasmática alta são acompanhados de níveis de peptídeo C normais ou altos.

Detecção de hipoglicemia factícia devido à administração de sulfoniluréia: a administração clandestina de compostos de sulfoniluréia pode imitar um insulinoma clínico ou biológico. A triagem do plasma e da urina para compostos de sulfoniluréia pode estabelecer o diagnóstico.

Reconhecimento da Deficiência Hormonal como Causa da Hipoglicemia

As investigações endocrinológicas de rotina confirmarão facilmente um diagnóstico de suspeita de deficiência em glicocorticóide ou hormônio do crescimento, pan-hipopituitarismo e deficiência em catecolaminas. Aparentemente muito rara, a síndrome da deficiência de glucagon poderá ser diagnosticada com base na falta de elevação do glucagon durante um teste de tolerância à glicose, bem como em resposta a uma infusão intravenosa de alanina ou arginina.

O teste de tolerância à insulina é o mais comumente usado para revelar um estado de elevada sensibilidade à insulina, bem como para medir as respostas dos vários hormônios contrarreguladores. O teste é realizado depois do jejum noturno. A insulina é administrada (0,1 U/kg de peso corporal em adultos e 4 U/m^2 em crianças) e múltiplas amostras de plasma são feitas entre 20 e 120 minutos depois da injeção para as medidas de ACTH, cortisol e desoxicorticosterona 18-OH, adrenalina e noradrenalina, e hormônio do crescimento e glucagon. A excreção de catecolamina pela urina, durante as 3 horas seguintes à administração da insulina, dá uma visão geral do quadro da resposta simpático-adrenomedular, principalmente em crianças jovens. Em adultos com suspeita de apresentar deficiência do hormônio do crescimento ou de glicocorticóide, um teste inicial poderá ser realizado usando 0,05 U/kg de peso corporal de insulina para evitar a hipoglicemia grave.

TRATAMENTO DA HIPOGLICEMIA

Prevenção da Hipoglicemia

Em muitas circunstâncias, a hipoglicemia poderá ser evitada. Para os pacientes diabéticos tratados com insulina, sua preparação adequada é de fundamental importância: eles deverão saber como ajustar seu regime de insulina de acordo com suas necessidades diárias, sua ingestão de alimentos e sua atividade física. O uso de infusão contínua de insulina subcutânea tem sido defendido nos adolescentes para diminuir o risco de hipoglicemia grave, melhorar o controle metabólico e melhorar o cuidado. Uma avaliação das interações farmacológicas entre as várias drogas, ambos agentes antidiabéticos orais e insulina, permitirá os ajustes necessários da dosagem, quando compostos interferentes são prescritos de forma simultânea.

A hipoglicemia de jejum induzida pelo álcool poderá ser evitada, advertindo o paciente para consumir uma quantidade adequada de carboidratos dentro de 6-36 horas da ingestão de quantidades moderadas ou grande de álcool. Em pacientes portadores de hipoglicemia reativa provocada pelo álcool, a incidência e a gravidade dos sintomas são reduzidas pela diminuição da quantidade de sacarose (ou glicose) ingeridas e substituindo-a pela sacarina ou frutose.

A administração do ácido acetilsalicílico em crianças com menos de dois anos de idade deverá ser evitada; se usada, a dosagem diária não deverá exceder 10-20 mg/kg de peso corporal a cada seis horas. Deve-se ter especial cuidado com crianças desidratadas. Em crianças predispostas à hipoglicemia cetótica, os ataques poderão ser evitados pela insistência do consumo de um lanche noturno rico em carboidratos e pelo freqüente consumo de quantidades pequenas a moderadas de alimentos ricos em carboidratos, especialmente durante os períodos de doença leve.

A prevenção da hipoglicemia neonatal exige a identificação pré-natal das crianças de risco (p. ex., lactentes de mães diabéticas; aquelas que sofrem de eritroblastose, pequenos para a idade gestacional (PIG) ou prematuros; o menor dos gêmeos).

As medidas para evitar a hipoglicemia em lactentes de risco incluem: reduzir o gasto calórico não-essencial, conservar a temperatura ideal, mantendo a lactente em uma incubadora assistida por uma equipe de enfermagem e assegurar a ingestão calórica adequada por meio de um regime de alimentação inicial. As alterações específicas na dieta podem evitar os ataques hipoglicêmicos em pacientes com intolerância à frutose (remoção da sacarose, frutas e suco de frutas), galactosemia (dieta isenta de galactose) e hipoglicemia induzida pela leucina.

A alimentação freqüente (a cada 2-3 horas) previne a hipoglicemia grave na doença de depósito de glicogênio tipo I; a transposição porta-cava associa-se a um resultado promissor em poucos casos. A hipoglicemia após NPT é evitada pela administração inicial de infusão IV de 10% de glicose, na época da discontinuação, e gradual redução da carga de glicose IV para mais de 12 horas.

Controle da Hipoglicemia Aguda

Normalmente, quando o paciente está consciente, a ingestão de alguma forma de açúcar (bebida contendo sacarose, cubos de açúcar, tabletes de glicose ou solução equivalente a 5-20 g de carboidrato) é seguida de rápido alívio dos sintomas. No paciente inconsciente, a injeção intravenosa de glicose deverá ser administrada, aproximadamente 0,5 g/kg do peso corporal nas crianças. Nos diabéticos com hipoglicemia grave, as doses de glicose, na faixa de 25-50 mL em solução de 30-50%, deverão ser administradas. A glicose intravenosa deverá ser mantida o tempo necessário (possivelmente dias na hipoglicemia devido à sulfoniluréia de ação prolongada) até que a euglicemia persistente ou leve hiperglicemia esteja presente.

Os sintomas de hipoglicemia desaparecerão quase imediatamente após a glicose intravenosa, exceto se a hipoglicemia foi suficientemente prolongada para induzir alterações orgânicas no cérebro. Se um paciente em coma hipoglicêmico prolongado permanecer inconsciente, apesar dos níveis de glicose sangüínea de cerca de 200 mg/dL, a glicose deverá ser mantida naquele nível por gotejamento até que 100 mg de hidrocortisona tenham sido adicionadas a cada 4 horas, para as primeiras 12 horas, para minimizar o edema cerebral. Em pacientes com diabete tipo 1, insulina suficiente deverá ser administrada para evitar a cetose. Por fim, a recuperação rápida da consciência tem sido descrita nos casos em que os pacientes são refratários à glicose e à hidrocortisona, utilizando-se infusão intravenosa lenta de 200 mL após uma solução de manitol a 20%. Os possíveis efeitos colaterais desse tratamento devem ser considerados.

O glucagon intravenoso, subcutâneo ou intramuscular (0,5-1,0 mg) também poderá ser utilizado para tratar reações hipoglicêmicas graves em pacientes diabéticos tratados com insulina. Com freqüência, o paciente se tornará consciente dentro de 5-20 minutos da administração de glucagon; caso contrário, uma segunda dose deverá ser dada. Uma vez que o glucagon é eficaz por apenas 1 hora e 30 minutos, o paciente deverá ingerir um lanche ou uma refeição (> 20 g de carboidratos) imediatamente depois de recobrar a consciência, para evitar a recorrência da hipoglicemia. O glucagon é menos adequado para tratar os ataques hipoglicêmicos em pacientes tratados com sulfoniluréia, porque a hipoglicemia, nessas circunstâncias, é prolongada.

Manejo Etiológico e Casos Específicos

Insulinoma

Adenomas benignos únicos são mais comuns e sua remoção pela cirurgia pancreática é a primeira escolha óbvia de tratamento. Recomenda-se a localização pré-operatória do tumor. O risco cirúrgico está relacionado à localização do tumor: mínimo, com a ressecção do adenoma ou ressecção pancreática distal; maior, se a pancreatectomia subtotal, ou, especificamente, pancreatoduodenectomia for realizada. A excisão laparoscópica tem sido descrita. O controle clínico de um tumor benigno é reservado para os pacientes que recusam a cirurgia ou para aqueles com significativas contra-indicações ao êxito da cirurgia. Naqueles casos, o controle incluirá dieta com refeições freqüentes, diazóxido, que inibe diretamente a liberação de insulina pelas células-β e também tem efeitos hiperglicêmicos extrapancreáticos, e um diurético tiazídico. Diazóxido em doses diárias na faixa de 150 a 600 mg; doses mais elevadas induzem à retenção de sódio e edema, que são neutralizados pelos tiazídicos. Em alguns casos de insulinoma, o anticonvulsivante difenil-hidantoína (300-600 mg/dia) tem sido usado com sucesso para controlar a hipoglicemia refratária.

Hiperinsulinismo Neonatal Devido à Nesidioblastose

O tratamento inicial consiste em glicose (até 15-25 mg/kg/min), hidrocortisona (10 mg/kg/dia) e diazóxido (20 mg/kg/dia), bem como injeções de glucagon intermitentes (0,1 mg/kg, IM). Se a situação ficar instável com essa terapia, remoção do pâncreas em 75% e, às vezes, uma segunda cirurgia, de 95-100%, será necessária para evitar a grave hipoglicemia e, secundariamente, o retardo mental.

Síndrome da Insulina Auto-Imune

Os medicamentos que aceleram a produção de anticorpos contra a insulina incluem metimazole, tiopronina, glutationa e pencilamina. O uso desses medicamentos deverá ser evitado em pacientes com síndrome da insulina auto-imune, porque a recorrência imediata da síndrome foi descrita depois da readministração do medicamento em questão.

Anticorpos Contra o Receptor da Insulina

O prognóstico é reservado para os pacientes que apresentam hipoglicemia de jejum devida aos anticorpos contra o receptor de insulina com propriedades insulinomiméticas. As remissões poderão ser obtidas pela plasmaférese, imunossupressão com agentes alquilantes ou terapia com glicocorticóides.

Tumores Malignos

A estreptozocina, em combinação com o fluoracil ou a doxorrubicina, é o agente antitumoral mais eficaz para o tratamento de insulinoma maligno metastático, possivelmente depois da redução cirúrgica da massa tumoral e/ou da remoção da metástase hepática. A estreptozocina causa destruição seletiva das células-β pancreáticas, levando ao controle da hipoglicemia em muitos e a uma redução significativa do tamanho do tumor em até metade dos casos. O tratamento médico, em geral, envolve diazóxido e um diurético tiazídico; as doses necessárias, na maioria das vezes, são maiores do que para os tumores benignos. Outros compostos capazes de aliviarem a hipoglicemia incluem glicocorticóides que aumentam a gliconeogênese e a resistência insulínica, e altas doses de propranolol ou clorpromazina, que reduzem os níveis de insulina plasmática em um pequeno número de pacientes. Alguns pacientes com insulinoma maligno podem ter uma melhora com o análogo do octreotide ou pela radioterapia.

Hipoglicemia Alimentar e Reativa

As alterações dietéticas são o primeiro tratamento da hipoglicemia alimentar e reativa. Os açúcares simples deverão ser omitidos e substituídos pelos carboidratos complexos. O consumo de álcool também deverá ser limitado. Se os sintomas persistirem, pequenas, mas freqüentes, refeições (normalmente seis) com alto teor de proteínas e baixo conteúdo de carboidratos deverão ser consumidas. Quando o controle dietético é insuficiente, fibras dietéticas ou medicamentos anticolinérgicos (como atropina ou propantelina), ou ambos, podem ser usados para reduzir o esvaziamento gástrico e a taxa de absorção de carboidratos. Com freqüência, isso é necessário em pacientes submetidos à cirurgia gástrica. As biguanidas (como metformina) podem ajudar alguns pacientes. Em nossa experiência, o tratamento de escolha é acarbose, um inibidor α-glicosidase que retarda a digestão dos carboidratos e a absorção da glicose intestinal. Com uma dose de 50-100 mg no início da refeição, a acarbose reduz de forma significativa a hipoglicemia pós-prandial.

Hipoglicemia Sensível à Leucina

O tratamento da hipoglicemia sensível à leucina consiste na alimentação freqüente e em uma dieta com baixo teor de leucina. Em alguns casos, é necessária a prescrição de diazóxido, em doses que variam entre 5 e 10 mg/kg/dia. O hirsutismo pode complicar o tratamento com diazóxido a longo prazo.

LEITURA COMPLEMENTAR

Bolli CB, Pampanelli S, Porcellati F, et al: Recovery and prevention of hypoglycaemia unawareness in type 1 diabetes mellitus. *Diabetes Nutr Metab* 2002; 15(6): 402.
Cryer PE: Hypoglycaemia: the limiting factor in the glycaemic management of type I and type II diabetes. *Diabetologia* 2002; 45:937.
Cryer PE, Davis SN, Shamoon H: Hypoglycaemia in diabetes. *Diabetes Care* 2003; 26:1902.
Smith D, Amiel AS: Hypoglycaemia unawareness and the brain. *Diabetologia* 2002; 45:949.
Yki-Jarvinen H: Strategies to prevent hypoglycaemia during insulin therapy in type 2 diabetes. *Diabetes Nutr Metab* 2002; 15:411.

Para uma discussão mais detalhada e bibliografia adicional sobre este tópico, consulte, por favor, Porte *et al: Ellenberg & Rifkin's Diabetes Mellitus*, 6th ed., Capítulo 58.

Agentes Antidiabéticos Orais | 12

Sunder Mudaliar e Robert R. Henry

Três importantes anormalidades fisiopatológicas estão associadas ao diabete melito tipo 2 (DM2): a secreção insulínica deficiente, a excessiva saída de glicose hepática e a resistência insulínica no músculo esquelético, fígado e tecido adiposo. O objetivo do tratamento é o alívio dos sintomas pela normalização dos níveis de glicose sangüínea e pela prevenção das complicações agudas e de longo prazo. Esse objetivo pode ser obtido por vias farmacológicas e não-farmacológicas. As medidas não-farmacológicas incluem educação sobre o diabete e controle dietético por toda a vida, exercícios e perda de peso. Embora a dieta e os exercícios continuem sendo as bases do tratamento, para a grande maioria dos pacientes com DM2, os agentes farmacológicos são invariavelmente necessários para a obtenção de um controle glicêmico ideal e a redução da incidência de complicações microvasculares e possíveis macrovasculares, conforme mostrado no *United Kingdom Prospective Diabetes Study* (UKPDS).

Quatro importantes classes de agentes orais farmacológicos estão disponíveis para o tratamento. Eles agem nos principais sítios de defeitos no DM2, como a seguir: (1) pelo aumento da disponibilidade de insulina (os secretagogos, isto é, as sulfonilureias e as meglitinidas); (2) pela supressão da excessiva saída de glicose hepática (as biguanidas, isto é, a metformina); (3) pelo aumento da sensibilidade à insulina (as tiazolidinedionas ou glitazonas, isto é, a rosiglitazona e a pioglitazona); e, por fim, (4) pelo retardo da absorção da glicose gastrintestinal (os inibidores α-glicosidase acarbose e miglitol) (Figura 12.1). Os objetivos terapêuticos recomendados pela American Diabetes Association (ADA) incluem glicose plasmática de jejum GPJ de 90-130 mg/dL, pico pós-prandial da glicose plasmática <180 mg/dL, e hemoglobina glicosilada (HbA$_{1c}$) < 7% (Tabela 12.1). Todos os agentes mencionados anteriormente são eficazes como monoterapia para pacientes adequados e ajudam a manter o controle glicêmico nas fases iniciais. No entanto, o DM2 é uma doença progressiva. A partir de um certo período de tempo, o controle glicêmico inevitavelmente deteriora e por vezes a terapia oral combinada ou (em muitos pacientes) a insulinoterapia serão necessárias para a obtenção dos níveis ideais de glicose. Isso ficou claramente demonstrado no UKPDS. Neste capítulo, revisamos a farmacologia, a modalidade de ação e as aplicações clínicas de vários agentes antidiabéticos sozinhos ou combinados.

SECRETAGOGOS DE INSULINA

Os secretagogos de insulina possuem potentes efeitos hipoglicêmicos pela estimulação da secreção de insulina das células-β pancreáticas. Essa classe de agentes inclui as sulfoniluréias e as meglitinidas.

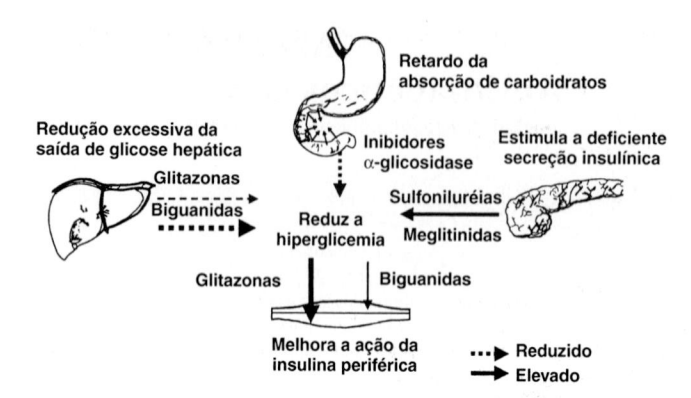

Figura 12.1 Os mais importantes sítios de ação das várias classes de agentes antidiabéticos orais.

Sulfoniluréias

As sulfoniluréias estão disponíveis para o tratamento de DM2 desde a década de 1950. Elas continuam a ser usadas como terapia farmacológica inicial, especialmente quando a hiperglicemia é acentuada e há evidência de secreção deficiente de insulina. Além disso, as sulfoniluréias, freqüentemente, são a base da terapia combinada por causa da sua capacidade de aumentar ou manter a secreção de insulina. Elas têm uma longa história de utilização e poucos efeitos colaterais sérios (incluindo hipoglicemia), e são relativamente menos dispendiosas. A mais importante desvantagem é a falha secundária, que pode ocorrer com todos os agentes orais como um resultado da natureza progressiva do DM2. Uma relação de sulfoniluréias é apresentada na Tabela 12.2.

Mecanismos de Ação

A ação hipoglicêmica das sulfoniluréias é devida à estimulação dos canais de potássio (K^+)-ATP dependentes (canais K_{ATP}) nas células das ilhotas pancreáticas. Quando as sulfoniluréias ligam-se aos receptores, elas fecham os canais K_{ATP}. Isso resulta na

TABELA 12.1 Objetivos para o Controle Glicêmico

Índice bioquímico	Objetivo
Glicose plasmática de jejum/pré-prandial (mg/dL)	90-130
Pico da glicose plasmática pós-prandial (mg/dL)	< 180
Hemoglobina glicosilada (%) (faixa normal: 4-6)	< 7

Fonte: American Diabetes Association: clinical practice recommendations. *Diabetes Care* 2002; 25 (suppl1):S33

TABELA 12.2 Compostos da Sulfoniluréia de Primeira e Segunda Gerações*

Nome	Dose inicial (mg/dia)	Faixa de dosagem diária (mg/dia)	Dosagem diária máxima recomendada (mg/dia)	Doses/dia
Primeira geração				
Tolbutamida	500-1.500	500-3.000	3.000	2-3
Clorpropamida	100-250	100-500	500	1
Tolazamida	100-250	100-1.000	1.000	1-2
Aceto-hexamida	250-500	250-1.500	1.500	1-2
Segunda geração				
Gliburida	1,25-2,50	1,25-20	20	1-2
Formulação micronizada	0,75-1,50	0,75-12	12	1
Glibenclamida	1,25-2,50	1,25-2,50	20	1-2
Glipizida	2,5-5	2,50-40	40	1-2
Glipizida XL	5	5-20	20	1
Gliclazida	40	40-320	320	1-2
Glimepirida	1-2	4-8	8	1

diminuição da permeabilidade K^+ da membrana das células-β, despolariza a membrana e abre os canais de Ca^{2+} dependentes de voltagem, levando a um aumento no cálcio intracelular. Os íons de cálcio ligam-se à calmodulina, resultando na exocitose dos grânulos secretórios contendo insulina. Recentemente, foi demonstrado que o canal K_{ATP} é um complexo de 140-kd receptores de sulfoniluréia (SUR) e uma proteína do canal interno do retificador (KIR 6.2). Os canais K_{ATP} também são inibidos pela glicose e outros fluidos geradores de ATP das ilhotas pancreáticas. Incidentalmente, os canais de potássio (K^+)-ATP dependentes que se ligam às sulfoniluréias também estão presentes no miocárdio, músculo liso vascular, tecido adiposo e cérebro, além das células-β. O papel desses receptores nos tecidos vascular e cardíaco é discutido adiante; a importância da ligação da sulfoniluréia no cérebro ainda não está definida.

Farmacocinética

Todas as sulfoniluréias são rapidamente absorvidas a partir do trato GI depois da administração oral. A farmacocinética e o metabolismo das sulfoniluréias são apresentados na Tabela 12.3. Observa-se que a meia-vida da clorpropamida é muito longa, na faixa de 25 a 60 horas, com uma duração de ação de 24-72 horas.

Uso Clínico e Eficácia

As sulfoniluréias têm sido usadas como agentes hipoglicemiantes orais por aproximadamente 50 anos, e independente da disponibilidade de múltiplas classes de agentes orais, essas drogas continuam a ser usadas de forma freqüente como terapia farmacológica inicial. Além disso, em virtude da sua capacidade de aumentar ou manter a secreção de insulina, esses agentes são, em geral, a base da terapia combinada. O efeito de redução da glicose plasmática é um pouco melhor em pacientes recém-diag-

---

*N. de T. As sulfoniluréias tolbutamida, tolazamida, aceto-hexamida e gliburida não estão disponíveis comercialmente no Brasil.

TABELA 12.3 Metabolismo das Sulfoniluréias

Compostos e data da introdução	Meia-vida no plasma biológico (horas)	Duração da ação hipoglicêmica (horas)	Modalidade do metabolismo	Atividade dos metabólitos	Excretada na urina (%)
Tolbutamida	4-6,5	6-10	Carboxilação hepática	Inativa	100
Clorpropamida	36	60	Hidroxilação hepática ou clivagem de cadeia lateral	Ativa	80-90
Tolazamida	7	12-14	Metabolismo hepático	Três inativas Três fracas	85
Aceto-hexamida	4-6	12-18	Redução hepática para 1-hidroxi-hexamida	2,5 x original	60
Gliburida (glibenclamida)	4-11*	24	Metabólitos hepáticos	Maioria inativa	50
Glipizida	2,5-4,7	Até 24	Metabólitos hepáticos	Inativa	50
Gliclazida	8-11	Até 24	Metabólitos hepáticos	Provavelmente inativa	60-70
Glimepirida	5-9	24	Metabólitos hepáticos	Atividade média	60

*Micronizada em 4 horas.
Fonte: Dados de Gerich JE: Oral hypoglycemic agents. *N Engl J Med* 1989; 321:1231; Zimmerman BR: Sulfonylureas. *Endocrinol Metab Clin No Am* 1997; 26:511.

nosticados. Estudos controlados com placebo mostram que as sulfoniluréias reduzem os níveis de GPJ em cerca de 54-72 mg/dL e os níveis de HbA$_{1c}$, em 1,5-2% nos pacientes com DM2 de longo tempo.

Embora similares na eficácia aos agentes de primeira geração (tolbutamida, clorpropamida, tolazamida e aceto-hexamida), as sulfoniluréias de segunda geração (gliburida, glipizida e glimepirida) são mais potentes e não provocam alguns dos efeitos colaterais observados com agentes mais antigos. Como resultado, elas praticamente substituíram os agentes de primeira geração na prática clínica. A glimepirida é a sulfoniluréia mais potente baseada no critério "por miligrama", e parece ser tão eficaz quanto outras sulfoniluréias na redução dos níveis de glicose, quando são administradas na dosagem de 1-8 mg por dia.

Tendo em vista que elas possuem potente efeito secretório de insulina, a falha primária da terapia com sulfoniluréia será rara se os pacientes forem cuidadosamente selecionados. É possível que alguns pacientes que apresentaram insucesso na terapia com sulfoniluréia sejam diabéticos tipo 1 não-reconhecidos (DM1). Quando reconhecidos, esses pacientes deverão sempre ser tratados com insulina. A falha secundária da terapia com sulfoniluréia também é o mais importante problema terapêutico a longo prazo e parece estar relacionado, principalmente, ao histórico natural de DM2 e à redução da função das células-β. A incidência da falha secundária também é difícil de avaliar, já que sua definição varia de estudo para estudo, mas, em geral, é reportado para uma faixa de 5% a 10% por ano. Há sugestões de que a falha secundária das sulfoniluréias possa ser devido à exaustão das células-β pancreáticas. Tal hipótese, no entanto, não possui evidências para seu suporte. No UKPDS, a deterioração das células-β ocorreu na mesma proporção nos pacientes tratados com dieta, com metformina e com sulfoniluréia. Parece difícil identificar as características clínicas que predizem a falha secundária das sulfoniluréias. O fator preditivo de falha primária parece ser a duração do diabete. Estudos orientados para pesquisar se a redução do tempo da hiperglicemia com a insulinoterapia repara a efetividade da terapia com sulfoniluréia não foram bem-sucedidos. Os pacientes que não alcançarem os objetivos determinados pela ADA deverão ser tratados com terapia combinada com um dos demais agentes orais ou iniciar com insulina.

Efeitos Extrapancreáticos

Adicionalmente aos seus efeitos sobre as células-β pancreáticas, as sulfoniluréias possuem ações extrapancreáticas que são independentes da sua capacidade de melhorar a glicemia. Esses efeitos são pesquisados tanto *in vitro* quanto *in vivo*, em estudos com animais e com humanos, e incluem efeitos sobre a sensibilidade à insulina, efeitos cardíacos e efeitos sobre os lipídeos. Nos estudos com humanos, Beck-Nielsen e colegas demonstraram que o tratamento com sulfoniluréia de pacientes obesos com DM2 melhora a utilização da glicose periférica insulinoestimulada no tecido adiposo e no tecido musculoesquelético, em parte por meio da potencialização da ação insulínica sobre o tecido adiposo, o transporte de glicose e a lipogênese, e a glicogênio sintetase no músculo esquelético. Por outro lado, Prigeon e colegas, em seu estudo com 15 pacientes DM2, descobriram que o tratamento com gliburida não produziu qualquer efeito na captação de glicose periférica, conforme medido pelo índice de sensibilidade à insulina. Recentemente, Shi e colaboradores demonstraram que os adipócitos humanos expressam um receptor de sulfoniluréia (SUR1) que regula o cálcio intracelular e controla a lipogênese e a lipólise.

Desde que os resultados do estudo do *University Group Diabetes Program* (UGDP) foram publicados, têm surgido controvérsias em relação aos efeitos cardíacos potencialmente prejudiciais das sulfoniluréias. Isso se deve ao fato de os canais de K_{ATP} do miocárdio mediarem o pré-condicionamento isquêmico, que é crítico para a proteção do miocárdio e a limitação da área do infarto. A ligação da sulfoniluréia a esses canais tem mostrado inibir a resposta à isquemia, promovendo uma recuperação potencialmente demorada da função contrátil e o aumento da área do infarto durante um infarto do miocárdio. Em um recente estudo, a terapia com sulfoniluréia foi associada ao aumento da mortalidade hospitalar entre os pacientes que estão sendo submetidos a uma angioplastia primária em virtude de infarto do miocárdio.

Por outro lado, vários estudos reportaram não haver ligação entre o uso de sulfoniluréia a longo prazo e o aumento da mortalidade. O UKPDS documentou claramente que a terapia com sulfoniluréia a longo prazo não está associada ao aumento da morbidade ou mortalidade cardiovascular. Um estudo recente da Clínica Mayo não descobriu elevada mortalidade a longo prazo, acima de 8,4 anos, em um grupo de 102 pacientes DM2, tratados com insulina ou sulfoniluréia, na época da admissão hospitalar com infarto agudo do miocárdio.

Aumentando ainda mais as controvérsias, é sabido que a prevenção da abertura do canal K_{ATP} durante a isquemia reduz o efluxo de potássio das células do miocárdio e também a ocorrência de fibrilação ventricular durante a isquemia. De fato, em um recente estudo europeu, a terapia com sulfoniluréia foi realmente associada à reduzida morbidade e mortalidade dos pacientes diabéticos no período pós-infarto. Também é possível que o elevado risco cardiovascular possa não ser um efeito relativo às sulfoniluréias. Também existe uma variável eficácia das várias drogas sulfoniluréias que inibem os canais de K_{ATP} cardioprotetores; por tal razão, a interação entre as drogas sulfoniluréias e os canais de K_{ATP}, durante o estresse metabólico, é complexa, com vários fatores governando a válvula inibidora de sulfoniluréia do canal. Os efeitos clínicos da aparente oposição das ações miocardiais das sulfoniluréias podem não ser prejudiciais. Se algumas sulfoniluréias (glipizida ou glimepirida) são mais benéficas para as conseqüências cardiovasculares dos DM2, ainda não está determinado.

Efeitos nos Lipídeos

Diferente dos sensibilizadores de insulina, o tratamento com sulfoniluréia provavelmente não possui efeitos redutores de lipídeos diferentes daqueles, devido ao melhor controle glicêmico.

Dosagem

A dose inicial do agente sulfoniluréia depende do nível prevalente da hiperglicemia. Se a GPJ inicial for < 200 mg/dL, as sulfoniluréias deverão ser iniciadas com uma dose baixíssima, com aumentos graduais da dosagem em intervalos semanais de forma a obter uma GPJ de 90-130 mg/dL. Se a GPJ inicial for > 200 mg/dL, doses iniciais mais elevadas de sulfoniluréia poderão ser usadas. Se um paciente apresenta-se com sintomas acentuados e hiperglicemia, o agente sulfoniluréia poderá ser iniciado em doses elevadíssimas e o paciente deverá ser acompanhado cuidadosamente. Estudos mostram que as sulfoniluréias são mais bem absorvidas e mais eficazes se administradas cerca de 30 minutos antes da refeição. No entanto, isso poderá criar um problema de adesão de parte dos pacientes. Para os agentes de dosagem única diária, a dose deverá ser administrada com o café da manhã ou na principal refeição do dia. Em adultos idosos, acima dos 65 anos de idade, pacientes com doença hepática ou outros pacientes que possam ser mais sensíveis aos agentes hipoglicemiantes, a menor dose inicial deverá ser usada, e os ajustes de dosagem deverão ser feitos de forma mais cautelosa.

Alguns pacientes DM2 sob o tratamento com insulina podem passar para a terapia oral com sulfoniluréia de forma bem-sucedida. Para os pacientes tratados com < 20 U de insulina por dia, uma dose inicial mais baixa de sulfoniluréia, uma vez ao dia, poderá ser tentada. Para pacientes tratados com 20-40 U de insulina por dia, uma dose mais elevada (metade da máxima) poderá ser tentada. Para os pacientes tratados com > 40 U de insulina por dia, recomenda-se que a dose diária de insulina seja reduzida em 50% e que a sulfoniluréia seja iniciada com uma dose correspondente à metade da máxima, embora seja improvável que esse paciente possa ser dispensado completamente da insulinoterapia.

Efeitos Colaterais

Os agentes antidiabéticos sulfoniluréis são, geralmente, bem-tolerados e apresentam uma baixa incidência de efeitos colaterais. A hipoglicemia é o efeito colateral mais comum durante a terapia com sulfoniluréia e manifesta-se como fome, palidez, náuseas/vômitos, fadiga, sudorese, cefaléia, palpitações, dormência na boca, formigamento nos dedos, tremores, fraqueza muscular, visão turva, hipotermia, bocejos incontroláveis, irritabilidade, confusão mental, taquicardia sinusal, respiração curta ou perda da consciência. A hipoglicemia pode ser o resultado de dosagem excessiva, mas também poderá ser devida a outros fatores, como uma dieta inadequada ou o excesso de atividade física. A hipoglicemia induzida pela sulfoniluréia pode ser grave e exigir reavaliação e ajuste imediatos da dosagem e da dieta do paciente. O risco de hipoglicemia também é aumentado nos idosos e quando existe desnutrição, consumo de álcool, doença gastrintestinal ou insuficiência renal.

Outros efeitos adversos da sulfoniluréia raras vezes ocorrem durante as primeiras seis semanas de tratamento. Os efeitos GI moderados são comuns, embora as reações da pele e as complicações hematológicas sejam raras. Os pacientes, com freqüência, experimentam algum ganho de peso com o uso das sulfoniluréias.

Contra-Indicações

O uso das sulfoniluréias é contra-indicado na gravidez, porque não há estudos apropriados com humanos dos efeitos no feto, embora estudos da reprodução animal tenham mostrado alguns efeitos adversos para o feto. Se elas forem usadas em todos, a decisão de administrar as drogas sulfoniluréias deverá levar em consideração os riscos potenciais para o feto contra os benefícios potenciais para a mãe. Em virtude de as concentrações anormais de glicose serem, por si só, um fator de risco para as anormalidades congênitas, a insulina é recomendada para manter a glicose sangüínea o mais próximo possível do normal. No entanto, em um recente estudo, Langer e colaboradores demonstraram que o controle adequado pode ser obtido, apresentando uma hipoglicemia significativamente menor, com a gliburida, quando comparada à insulina, em mulheres com diagnóstico de diabete gestacional após as 11 semanas de gravidez. O mais importante: não houve evidência de nenhuma das complicações temidas que possam resultar da hiperinsulinemia fetal ou neonatal, devido à passagem transplacentária das drogas sulfoniluréias, e a gliburida não foi detectada no soro do cordão umbilical de nenhum lactente, independente das concentrações séricas medidas em algumas das mães. No entanto, esse estudo não nos permite uma firme conclusão sobre a teratogenicidade dos agentes hipoglicemiantes orais no início da gravidez (quando ocorre a organogênese). Além disso, já que não é sabido se as sulfoniluréias são excretadas no leite materno, recomenda-se que elas não sejam usadas em mulheres que estão amamentando, para evitar a hipoglicemia nos lactentes no período de amamentação.

A insuficiência renal ou a doença hepática podem causar elevações nas concentrações sangüíneas de sulfoniluréia. Além disso, a doença hepática também poderá reduzir a capacidade gliconeogênica. Ambos os problemas aumentam o risco de hipoglicemia, e as sulfoniluréias poderão ser administradas cuidadosamente nesses pacientes. Algumas sulfoniluréias, como a clorpropamida e a aceto-hexamida, podem exacerbar a porfíria hepática e deverão ser usadas com cautela em pacientes com um histórico dessa condição.

Os pacientes idosos podem ser mais suscetíveis aos efeitos hipoglicêmicos das sulfoniluréias. A clorpropamida pode causar hipoglicemia prolongada e grave nos idosos, bem como a síndrome da secreção inapropriada do hormônio antidiurético (SSIHA). Portanto, essa medicação não é recomendada para o uso na população geriátrica. O uso das sulfoniluréias não tem sido sistematicamente estudado em crianças com DM2.

Interações Medicamentosas

Embora as interações das drogas com as sulfoniluréias de segunda geração (gliburida e glipizida) sejam, teoricamente, menos preocupantes do que com os agentes de primeira geração, recomenda-se cuidado na prescrição de quaisquer das seguintes drogas para pacientes que recebem sulfoniluréia oral, por causa do potencial para interações da ligação protéica e hipoglicemia: clofibrato, salicilatos, AINEs e sulfonamidas. Além disso, a interação entre os anticoagulantes orais e as sulfoniluréias orais é complexa, e é prudente que os médicos monitorem os parâmetros de coagulação de forma cuidadosa, quando a sulfoniluréia e o warfarin forem usados em conjunto.

Repaglinida

A repaglinida é um derivado do ácido carbamoilmetilbenzóico (CMBA), que pertence a uma nova classe de agentes antidiabéticos, estruturalmente relacionada às meglitimidas. Como as sulfoniluréias, a repaglinida é um secretagogo de insulina e seu mecanismo de ação envolve os canais de potássio (K^+)-ATP. A repaglinida é a única que possui um início rápido e uma ação de curta duração; quando ingerida exatamente antes das refeições, ela replica os perfis da insulina fisiológica. Ela tem sido associada à redução da HbA_{1C} em 1,6-1,9%.

Mecanismos de Ação

A repaglinida liga-se a um sítio característico nas células-β pancreáticas, próximo aos canais de potássio-ATP. A captação intracelular das repaglinidas é muito limitada; no entanto, ela não é necessária para estimular a secreção de insulina. A atividade da repaglinida é dependente da dosagem e da glicose. A partir de estudos *in vitro* utilizando células das ilhotas pancreáticas de camundongos, observou-se que a repaglinida foi mais potente na estimulação da secreção de insulina do que a sulfoniluréia gliburida na presença de moderadas concentrações de glicose; no entanto, na ausência de glicose, a gliburida, mas não a repaglinida, estimulou a secreção de insulina. Embora a repaglinida e a gliburida tenham potências iguais como bloqueadores dos canais de potássio, a atividade da repaglinida nos canais de potássio diminui à medida que as concentrações de glicose elevam-se, de moderada para alta. Além disso, a repaglinida não mimetiza uma ação secundária da gliburida na exocitose da insulina cálcio-dependente. Tal ação secundária da gliburida pode explicar o porquê da gliburida ser mais potente do que a repaglinida em altas concentrações de glicose.

Farmacocinética

A repaglinida é administrada via oral e é rápida e completamente absorvida no trato GI. A biodisponibilidade média absoluta é de 56%, e os níveis de glicose máximos são obtidos dentro de uma hora a partir da administração. Recomenda-se cuidado com pacientes portadores de deficiência hepática e intervalos mais longos entre as doses, para avaliar a extensão da precisão do controle da glicose.

Uso Clínico e Eficácia

Em estudos clínicos nos EUA, a repaglinida, em doses de até 4 mg quatro vezes ao dia, reduziu os níveis de GPJ em ~50 mg/dL e de HbA_{1c} em 1,9%, quando comparada ao placebo. Em outros estudos, a repaglinida proporcionou controle glicêmico que foi, no mínimo, tão eficaz e potencialmente seguro quanto aquele proporcionado pela gliburida. Nesse estudo de um ano, a eficácia da repaglinida foi mantida por mais tempo, e apesar da segurança geral e alterações no perfil do lipídeo e peso corporal terem sido similares em ambos os agentes, os dados de ganho de peso para o subconjunto de pacientes desconhecedores da farmacoterapia sugeriram que os pacientes de repaglinida ganharam menos peso do que os pacientes de gliburida. Por isso, aqueles que, nesse estudo, usaram repaglinida receberam os mesmos benefícios terapêuticos que aqueles usando gliburida, e podem ter recebido benefícios adicionais.

Adicionalmente à sua eficácia, quando usada como monoterapia, a repaglinida também é útil na terapia combinada. Vários estudos documentaram que o tratamento combinado de repaglinida com metformina ou tiazolidinediona proporciona controle glicêmico superior, quando comparado com a monoterapia com qualquer agente sozinho.

Uma vez que a repaglinida é rapidamente absorvida e possui uma meia-vida curta, ela pode ser vantajosa em pacientes que são propensos a retardar ou pular refeições. Realmente, os resultados do estudo sugerem que o tratamento com repaglinida em pacientes DM2 bem-controlados, que esquecem ou retardam uma refeição, é superior ao tratamento com drogas sulfoniluréias de ação prolongada (como a gliburida), em relação ao risco de episódios hipoglicêmicos.

Dosagem

Pelo fato de a repaglinida ter um perfil farmacodinâmico de ação rápida e de curta duração, ela é mais eficaz quando administrada antes das refeições. Para pacientes que desconhecem o tratamento ou os cuja HbA_{1c} é < 8%, a terapia poderá ser iniciada com uma dose de 0,5 mg (imediatamente antes de uma refeição ou 15 a 30 minutos antes de comer) e, dependendo da resposta (objetivando um pico prós-prandial da glicose plasmática de < 180 mg/dL), aumentar para 2 mg antes das refeições até quatro vezes ao dia. Para pacientes que utilizam agentes hipoglicemiantes orais e para aqueles com HbA_{1c} > 8%, uma dose inicial mais elevada, de 1 ou 2 mg, poderá ser usada antes de cada refeição. Depois de cada ajuste da dosagem, deverá haver, pelo menos, uma semana de intervalo para avaliação da efetividade. A dose máxima de repaglinida é de 4 mg em cada refeição até quatro vezes ao dia (total de 16 mg em um período de 24 horas). Se um agente sulfoniluréia for substituído pela repaglinida, esta deverá ser iniciada um dia depois da administração da última dose do outro agente. Uma vez que efeitos sobrepostos são possíveis, o monitoramento cuidadoso da hipoglicemia deverá ser mantido por uma semana. Se apenas a monoterapia não for capaz de alcançar os objetivos glicêmicos, a terapia combinada com metformina ou glitazona poderá ser iniciada.

Pacientes com Insuficiência Hepática

A repaglinida é metabolizada principalmente no fígado e sua liberação é bastante reduzida em pacientes com insuficiência hepática. Além disso, a doença hepática pode reduzir a capacidade gliconeogênica. Portanto, a repaglinida deverá ser administrada com cautela nesses pacientes, a fim de evitar o risco de hipoglicemia.

Pacientes com Insuficiência Renal

A repaglinida é segura e bem-tolerada por pessoas com deficiência renal de vários graus. Embora os ajustes das doses iniciais de rapaglinida não sejam necessários para a insuficiência renal, uma deficiência grave poderá exigir mais cuidado, quando ajustes para doses mais elevadas forem realizados. A hemodiálise não afeta de forma significativa a liberação da repaglinida.

Contra-Indicações/Precauções

A repaglinida é contra-indicada apenas para pacientes com conhecida hipersensibilidade ao medicamento e para pacientes diabéticos tipo 1, já que ela não é eficaz na ausência da função das células-β pancreáticas. Não existem estudos adequados em humanos sobre os efeitos dessa droga no feto, e a repaglinida é contra-indicada na gravidez, como todos os outros agentes antidiabéticos orais. Ela também não deverá ser usada em conjunto com outro secretagogo de insulina.

Efeitos Colaterais

Uma vez que a repaglinida é um secretagogo de insulina como as sulfoniluréias, a hipoglicemia é o efeito colateral mais comum. Durante os estudos clínicos, as ocorrências hipoglicêmicas, devido à repaglinida, tenderam a ser mais baixas (16%) do que aquelas causadas pelas sulfoniluréias (20%). Devido à sua meia-vida metabólica curta, a hipoglicemia é raramente longa.

Interações Medicamentosas

A repaglinida é metabolizada no fígado e pela enzima citocromo P-450 CYP3A4. As drogas que estão envolvidas na indução ou supressão desse sistema enzimático podem alterar a ação hipoglicêmica esperada desse agente. Os agentes predominantemente ligados à proteína também podem potencializar os efeitos hipoglicêmicos da repaglinida. Esses incluem os β-bloqueadores, cloranfenicol, inibidores monoaminaoxidase IMAOs, os AINEDs, a probenecida, os salicilatos, as sulfonamidas e o warfarin, que podem reduzir os níveis séricos de glicose, quando usados concomitantemente com a repaglinida. Em um estudo recente, a concentração de repaglinida no plasma de sete horas foi aumentada 28 vezes pelo genfibrozil e 70 vezes pela combinação de genfibrozil e itraconazol ($p < 0,001$). Por isso, genfibrozil sozinho e em combinação com itraconazol aumenta e prolonga de forma considerável o efeito de redução da glicose sangüínea da repaglinida. É melhor evitar o uso concomitante de genfibrozil e repaglinida. Se a combinação for considerada necessária, a dosagem de repaglinida deverá ser bastante reduzida e as concentrações de glicose sangüínea monitoradas com cuidado.

Nateglinida

A nateglinida (um derivado D-fenilalanina), como a repaglinida, exerce seu efeito de redução da glicose pela estimulação da secreção de insulina. Também como a repaglinida, as características farmacocinéticas da nateglinida incluem absorção e eliminação rápidas. No entanto, sua singular rapidez cinética pode ser explicada pela afinidade da ligação relativamente baixa da droga com o receptor SUR.

Farmacocinética

A nateglinida é administrada oralmente em doses de 60-120 mg dadas 10 minutos antes da refeição. A absorção é rápida, apresentando uma biodisponibilidade média absoluta de ~75% e os níveis máximos plasmáticos são obtidos dentro de uma hora. Quando a nateglinida é administrada logo após a refeição, uma taxa reduzida de absorção (diminuição de 35% nos níveis máximos plasmáticos, aumento de 22% no tempo para os níveis máximos) é observada. A nateglinida apresenta metabolismo hepático de primeira passagem.

Efeitos na Glicemia

Em estudos clínicos, quando comparada ao placebo, a nateglinida, 120 mg antes das refeições, reduziu a HbA_{1c} em 0,6-1%. Deve-se enfatizar que o efeito predominante da nateglinida é reduzir a hiperglicemia pós-prandial. Quando usada em combinação com a metformina, enquanto a nateglinida reduz os níveis de glicose no momento da refeição, a metformina primeiramente afeta a glicose plasmática de jejum. Em um estudo, enquanto a monoterapia com nateglinida e com metformina reduziu a HbA_{1c} em 1% e 1,3%, respectivamente (comparada com placebo), a combinação de metformina e nateglinida resultou em efeitos aditivos, com mais diminuições na HbA_{1c} em 1,4% e GPJ em 43 mg/dL. Então, cada uma das monoterapias com nateglinida e com metformina melhoraram o controle glicêmico em geral, mas por mecanismos diferentes.

Pacientes com Insuficiência Renal

O ajuste de dosagem é desnecessário em pacientes com insuficiência renal de moderada a grave.

Pacientes com Insuficiência Hepática

A nateglinida é metabolizada principalmente no fígado e sua liberação é reduzida em pacientes com insuficiência hepática. Além disso, a doença hepática pode reduzir a capacidade gliconeogênica. Portanto, a nateglinida deverá ser administrada com cuidado nesses pacientes, a fim de evitar o risco de hipoglicemia.

Contra-Indicações/Precauções

A nateglinida é contra-indicada para pacientes com conhecida hipersensibilidade ao medicamento e para pacientes diabéticos tipo 1. Além disso, a nateglinida não deverá ser usada em combinação com um outro secretagogo de insulina. Como todos os demais agentes antidiabéticos orais, a nateglinida é contra-indicada na gravidez.

Interações Medicamentosas

Não existem interações medicamentosas significativas com a nateglinida.

BIGUANIDAS

A fenformina e a metformina são agentes orais biguanidas que foram introduzidos para o tratamento do DM2 no final da década de 1950. A fenformina foi retirada do uso clínico no final da década de 1970 por causa da substancial associação com a acidose láctica. O risco de acidose láctica é bem mais baixo com a metformina, a qual foi usada em muitos outros países e finalmente aprovada para utilização nos EUA em 1995, para o tratamento do DM2, para monoterapia ou em combinação com sulfoniluréias, inibidores α-glicosidase ou insulina. Subseqüentemente, ela também foi aprovada para uso em combinação com rosiglitazona, pioglitazona e repaglinida.

Mecanismo de Ação

Embora seu mecanismo de ação não esteja claramente determinado, a reduzida gliconeogênese hepática é julgada ser o efeito terapêutico primário da metformina no DM2. Além disso, a metformina parece aumentar a utilização da glicose no músculo esquelético e no tecido adiposo pelo aumento do transporte de glicose da membrana celular. Outros mecanismos incluem a redução da absorção da glicose intestinal; no entanto, isso tem sido observado apenas em animais. A metformina não tem efeitos diretos na secreção de insulina e, portanto, em contraste com as sulfoniluréias que têm um efeito hipoglicêmico, ela geralmente não causa hipoglicemia quando administrada sozinha. Na prática clínica, a metformina demonstra mais uma ação anti-hiperglicêmica do que uma ação hipoglicêmica. Diferente da fenformina, a metformina não inibe a oxidação mitocondrial do lactato, exceto se as concentrações plasmáticas de metformina tornarem-se excessivas (isto é, em pacientes com insuficiência renal) e/ou se a hipoxia estiver presente. Recentemente foi reportado que os benefícios da metformina na redução da produção de glicose hepática e no aumento da utilização da glicose periférica envolvem a proteína quinase ativada-AMP (AMPK), que é um importante regulador celular do metabolismo dos lipídeos e da glicose. Nesse estudo, a ativação da AMPK nos hepatócitos pela metformina resultou na reduzida atividade acetil-CoA carboxilase (ACC) com indução da oxidação dos ácidos graxos e supressão da expressão das enzimas lipogênicas.

Farmacocinética

A biodisponibilidade da metformina é de 50-60%. O alimento reduz a extensão e levemente retarda a absorção de metformina; no entanto, ela deverá ser ingerida com as refeições. A metformina não é metabolizada pelo fígado, o que pode explicar o fato de o risco de acidose láctica ser muito menor para a metformina do que para a fenformina. A metformina é excretada pelos rins, basicamente inalterada, por meio de um processo tubular ativo. A meia-vida no plasma é aumentada nos pacientes com insuficiência renal.

Uso Clínico e Eficácia

A metformina está aprovada para uso como monoterapia e para terapia combinada com sulfoniluréia, repaglinida, nateglinida, inibidores α-glicosidase e tiazolidinediona. Vários estudos clínicos controlados da monoterapia com metformina demonstraram reduções significativas tanto nos níveis de glicose sangüínea de jejum (60-70 mg/dL) quanto nos níveis de HbA$_{1c}$ (1-2%), quando comparada com os pacientes em uso de placebo, que foram precariamente controlados apenas pela dieta. A eficácia da metformina na redução dos níveis de glicose plasmática em uma população predominantemente acima do peso é comparável àquela observada com sulfoniluréia. Em virtude do seu potencial para melhorar a resistência insulínica, prevenir o ganho de peso e melhorar os níveis de lipídeos, a metformina pode ser o agente de melhor adaptação para a monoterapia inicial de pacientes obesos com resistência insulínica mais grave e dislipidemia. Quando apenas a monoterapia não resulta no controle glicêmico aceitável, a metformina deverá ser combinada com a sulfoniluréia e/ou outros agentes antidiabéticos orais. A ação anti-hiperglicêmica da metformina é adicionada à atividade das sulfoniluréias. Nos pacientes diabéticos tipo 2 tratados com sulfoniluréia, que não alcançam o controle ideal ou que vivenciam falha secundária, é importante não descontinuar a terapia com sulfoniluréia, mas adicionar a metformina. A descontinuação da terapia com sulfoniluréia e a substituição pela metformina não diminuirão a GPJ além do observado com a monoterapia com sulfoniluréia. A sulfoniluréia é combinada com a metformina para manter seu efeito na secreção de insulina pancreática.

Efeitos na Sensibilidade Insulínica

A maioria dos estudos documenta um aumento de ~20-30% na captação de glicose mediada pela insulina na terapia com metformina. Esse aumento na captação de glicose é devido, principalmente, à estimulação da distribuição da glicose não-oxidativa (primeiramente glicogênio sintetase). Nos pacientes diabéticos tratados com metformina, tanto os níveis de insulina de jejum quanto os pós-prandiais diminuíram secundariamente para a resposta compensatória normal do pâncreas, tornando menores os níveis de glicose prevalentes e melhorando a sensibilidade insulínica.

Efeitos no Peso

Diferente dos secretagogos de insulina e de tiazolidinediona, a terapia com metformina não resulta no ganho de peso em pacientes diabéticos tipo 2, que recebem apenas metforminam, e minimiza o ganho de peso quando usada em combinação com outros agentes orais ou insulina. A maioria dos estudos mostra modesta perda de peso (2-3 kg) durante os primeiros seis meses de tratamento. A terapia com metformina também está associada à perda de peso em pacientes não-diabéticos. Os mecanismos exatos pelos quais a metformina previne o ganho ou induz a perda de peso não está determinado, mas vários mecanismos têm sido postulados. Dentre eles inclui-se uma diminuição no consumo de alimentos, um aumento no gasto de energia e uma redução da hiperinsulinemia. Alguns desses estudos sugerem um efeito anorético, mas nos estudos em humanos não foi possível diferenciar entre um efeito central da metformina na redução da ingestão de calorias *versus* um aumento no gasto de energia.

Efeitos nos Lipídeos

Adicionalmente aos seus efeitos glicêmicos, a metformina é conhecida por apresentar efeitos favoráveis nos lipídeos plasmáticos, tanto em pessoas diabéticas quanto nas não-diabéticas. Como monoterapia, a metformina reduz o triglicerídeo plasmático e os níveis do colesterol-LDL de baixa densidade em 10-15%, e também reduz a hiperglicemia pós-prandial, os níveis dos ácidos graxos plasmáticos livres (AGL) e a oxidação de AGL. A redução na concentração de triglicerídeo plasmático é independente das alterações no nível da glicose plasmática, porque a metformina reduz os níveis de triglicerídeos em pacientes não-diabéticos com hipertrigliceridemia. A terapia com metformina não parece afetar os níveis do colesterol-HDL de alta densidade de forma consistente, que não se alteram nem aumentam levemente depois da terapia com metformina.

Efeitos em Outros Fatores de Risco Cardiovascular

A resistência insulínica é conhecida por estar associada ao estado de hipercoagulação e ao aumento em muitos fatores de risco cardiovascular, incluindo o inibidor do ativador do plasminogênio (PAI-1). A metformina apresenta muitos efeitos benéficos nos fatores de risco cardiovascular. Os níveis elevados de PAI-1 são reduzidos na terapia com metformina em pacientes com e sem diabete. No estudo *French Biguanides and the Prevention of the Risk of Obesity* (BIGPRO), a terapia com metformina também reduziu o antígeno do ativador plasminogênio do tipo tissular (tPA) e os níveis do fator de von Willebrand (vWF). Esses dois fatores são secretados, principalmente, pelas células endoteliais e a terapia com metformina pareceu ter efeitos supressores na produção ou no metabolismo dessas duas proteínas hemostáticas. Em outro estudo de 18 meses, o tratamento com metformina em pacientes idosos DM2 foi associado a reduções significativas nos marcadores da função plaquetária, geração de trombina e inibição da fibrinólise (atividade PAI-1, antígeno PAI-1). No entanto, nesse estudo, os aumentos em alguns marcadores de ativação fibrinolítica (tPA e antitrombina (AT)-III; $p < 0,01$) foram também observados.

Efeitos na Doença Cardiovascular

Os efeitos da metformina, a longo prazo, nos lipídeos séricos e em outros fatores de risco metabólico, parecem ter benefícios cardiovasculares. No UKPDS, a terapia com metformina em obesos, pacientes recém-diagnosticados com DM2, foi associada a uma redução significativa na mortalidade geral e cardiovascular. Se esse benefício do tratamento com metformina foi devido à ausência de ganho de peso ou outros efeitos benéficos na síndrome metabólica do diabetes, ainda não está determinado.

Efeitos na Síndrome do Ovário Policístico (SOP)

As mulheres com SOP caracterizam-se pela não-ovulação crônica e pela infertilidade devido à produção excessiva de androgênio. Há evidência que sugere que esse hiperandrogenismo pode ser secundário à resistência insulínica e à hiperinsulinemia crônica. Boa parte dos estudos mostra que em pacientes com SOP a metformina melhora a tolerância à glicose e a sensibilidade insulínica, e também normaliza a proteína ligadora dos hormônios sexuais e os níveis da testosterona livre. Em um recente estudo com 43 mulheres apresentando amenorréia com SOP, o tratamento com metformina por seis meses reduziu a endocrinopatia da SOP e permitiu a normalização das menstruações na maioria (91%) das mulheres anteriormente amenorréicas com SOP.

Dosagem

A metformina deverá ser ingerida com as refeições, e a dose inicial (500 ou 850 mg com o café da manhã ou 500 mg com o café da manhã e jantar) aumentada lentamente em intervalos semanais ou bissemanais, para minimizar os efeitos colaterais gastrintestinais. A metformina diminui a glicose plasmática de jejum e a HbA$_{1c}$ conforme a dose, e embora os benefícios sejam observados em doses mais baixas, respostas glicêmicas significativas à metformina são, em geral, observadas em doses de aproximadamente 1.500 mg/dia ou mais. Dados de certo estudo sugerem que a maioria dos pacientes alcançará a eficácia máxima com a dosagem diária de 2.000 mg (1.000 mg duas vezes ao dia), mas alguns pacientes poderão alcançar benefícios adicionais se a dosagem for aumentada para 2.500 mg. A dosagem máxima diária de metformina é de 2.550 mg. As doses acima de 2.000 mg diárias podem ser mais bem toleradas quando administradas três vezes ao dia com as refeições. O objetivo glicêmico deverá ser uma GPJ entre 80 e 120 mg/dL e HbA$_{1c}$ < 7%. Se o adequado controle glicêmico não for alcançado com a dosagem máxima de metformina (HbA$_{1c}$ > 8%), a terapia combinada deverá ser considerada.

Efeitos Colaterais

Efeitos adversos GI são observados em pelo menos 30% dos pacientes que utilizam a metformina. Dentre eles estão: anorexia, náuseas/vômitos, desconforto abdominal, dispepsia, flatulência, diarréia e gosto metálico. Esses efeitos colaterais tendem a diminuir com o uso continuado, e podem ser minimizados pela terapia inicial com doses baixas de metformina. O risco de hipoglicemia é muito menos comum com a metformina do que com a sulfoniluréia. A hipoglicemia é mais comum quando é co-administrada com outros agentes hipoglicemiantes orais, especialmente secretagogos de insulina, ou quando existe ingestão calórica deficiente ou excesso de exercícios não-compensados pela suplementação calórica. A deficiência em vitamina B12 assintomática foi reportada com a monoterapia com metformina em 9% dos pacientes durante os estudos clínicos. As concentrações do ácido fólico sérico não diminuíram significativamente. A perda de peso ocorreu durante a terapia com metformina, talvez como resultado de sua capacidade de causar anorexia. Em contraste, as sulfoniluréias e a insulina tendem a causar ganho de peso. Cinco por cento dos pacientes não toleraram a metformina e solicitaram a descontinuação dessa medicação.

Contra-Indicações/Precauções

Uma vez que a metformina é basicamente eliminada inalterada na urina, via filtragem glomerular e secreção tubular, ela é contra-indicada para pacientes com doença renal ou insuficiência renal (creatinina sérica > 1,5 mg/dL nos homens e > 1,4 mg/dL nas mulheres). Em pacientes com reduzida massa muscular, como os pacientes idosos (especialmente aqueles com mais de 80 anos de idade), as concentrações séricas de creatinina podem subestimar a taxa de filtragem glomerular e esta deve ser determinada. Se a depuração da creatinina endógena (DCE) for < 70 mL/min, a metformina não deverá ser prescrita. A disfunção renal também aumenta o risco de reações adversas, como a acidose láctica da metformina. A acidose láctica também pode ocorrer em pacientes predispostos à acidose láctica, como aqueles com doença hepática, cardiopatia (p. ex., insuficiência cardíaca ou infarto agudo do miocárdio), infecção e trauma graves, desidratação, queimaduras graves, coma não-cetótico hiperosmolar, grande cirurgia ou alcoolismo. A metformina é contra-indicada para esses pacientes.

A metformina também não poderá ser usada em pacientes diabéticos com insuficiência cardíaca congestiva, que necessitem de terapia farmacológica, porque, nessa situação, a reduzida perfusão renal e taxa de filtragem glomerular podem prejudicar a excreção da metformina. Ela também deverá ser suspensa no momento ou antes de procedimentos de raio X, envolvendo agentes intravenosos de contraste radiológico, por causa do aumento no risco de insuficiência renal e possível acidose láctica. A metformina deverá ser reinstituída apenas depois que a função renal tiver sido reavaliada, após 48 horas, e se apresentar normal.

A segurança da metformina para mulheres grávidas e no período de lactação não está estabelecida. Recentemente, a metformina recebeu a aprovação da U.S. Food and Drug Administration (FDA) para ser empregada em adolescentes diabéticos tipo 2.

Interações de Drogas

A metformina também pode inibir a absorção da cianocobalamina (vitamina B12), bloqueando competitivamente a ligação dependente de cálcio do fator intrínseco do complexo vitamínico B12 ao seu receptor. Os pacientes deverão ser monitorados para possível desenvolvimento de anemia.

INIBIDORES α-GLICOSIDASE*

Dois inibidores α-glicosidase, acarbose e miglitol, são atualmente comercializados nos EUA. Em doses recomendadas, ambos os agentes apresentam apenas modestos

---

*N. de T. Miglitol – Inibidor da α-glicosidase; não está disponível comercialmente no Brasil.

efeitos nos níveis de HbA1c (reduções de 0,5-1,0%). Os inibidores α-glicosidase são alternativas adequadas para pacientes com hiperglicemia leve a moderada (especialmente hiperglicemia pós-prandial) e, por causa da sua relativa segurança são, em geral, úteis como monoterapia em pacientes idosos com DM2 leve. Além disso, embora não tenha sido aprovada pelo FDA para DM1, a acarbose é utilizada como um adjunto à insulinoterapia para reduzir os níveis de glicose plasmática pós-prandial nesses pacientes.

Mecanismos de Ação

A acarbose e o miglitol são inibidores potentes das enzimas α-glicosidase presentes na margem interior dos enterócitos, localizados na porção proximal do intestino delgado. Clinicamente, isso leva à produção retardada intraluminal de monossacarídeos (isto é, glicose), elevações retardadas e prolongadas pós-prandiais na glicose plasmática e uma resposta insulínica plasmática fraca. Quando usados como monoterapia, ambos os agentes não aumentam a secreção de insulina e na superdosagem não resultarão em hipoglicemia.

Farmacocinética

Os dois agentes são bastante diferentes em suas taxas de absorção sistêmica. A absorção sistêmica da acarbose ativa é de apenas 2%. Depois da administração oral de uma dose de 25 mg de miglitol, há uma absorção sistêmica rápida e quase completa da droga. A absorção sistêmica baixa da acarbose é terapeuticamente desejável, já que a droga age localmente no trato GI. A acarbose é metabolizada no trato GI, e o metabolismo ocorre, em especial, pela flora microbiana intestinal, hidrólise intestinal e atividade das enzimas digestivas. A eliminação plasmática da meia-vida da acarbose é de cerca de duas horas em adultos saudáveis e a maior parte da dose oral (~51%) é excretada pelas fezes.

Diferente da acarbose, o miglitol é absorvido sistemicamente via mecanismo de transporte jejunal similar àquele da absorção da glicose. A absorção oral de miglitol é saturável em altas doses; apenas 50-70% de uma dose de 100 mg é absorvida de forma sistêmica. Não há evidência, até a presente data, de que a absorção sistêmica seja necessária para a atividade do miglitol, mas parece que ele se concentra nos enterócitos intestinais para agir localmente no trato GI. Diferente da acarbose, ele não é metabolizado de forma alguma e é excretado inalterado pelos rins. Em pacientes com deficiência renal grave (isto é, CrCl* < 25mL/min), tanto a acarbose quanto o miglitol atingem o pico sistêmico e as concentrações na área abaixo da curva (AUC) mais altos do que os pacientes com função renal normal. Por tal razão, espera-se que pacientes com insuficiência renal acumulem ambas as drogas em algum grau. A farmacocinética da acarbose não foi estudada em pacientes com cirrose. Em virtude de o miglitol não ser metabolizado pelo fígado, a farmacocinética em pacientes com cirrose não foi alterada. Em ambas as drogas, nenhuma diferença significativa na farmacocinética foi observada com base na idade, na raça ou no gênero.

---

*N. de T. CrCl – *Clearance* da creatinina ou DCE.

Uso Clínico e Eficácia

A acarbose está aprovada para uso na monoterapia ou em terapia combinada com insulina, metformina ou sulfoniluréia. O miglitol está aprovado apenas para uso em monoterapia e na terapia combinada com sulfoniluréia. Para serem totalmente eficazes, ambas as drogas devem ser administradas no início da refeição principal. Isso se deve ao fato de elas serem inibidores competitivos e deverem estar presentes no local da ação enzimática no mesmo momento em que os carboidratos estiverem presentes no intestino delgado. Tomando a medicação antes ou mais de 15 minutos depois do início da refeição, reduz o impacto da medicação na glicose sangüínea pós-prandial. Além disso, para ser clinicamente eficaz, o paciente deve estar consumindo uma dieta que tenha alto teor de carboidratos complexos ($\geq$ 50% de calorias), já que a resposta glicêmica à acarbose e ao miglitol depende do conteúdo de carboidratos da dieta. Vários estudos randomizados, duplo-cegos, controlados por placebo demonstram que a adição da acarbose ou do miglitol à terapia dietética reduz de forma significativa a glicose pós-prandial e os níveis de HbA_{1c}, comparada com placebo. A monoterapia com esses agentes diminui os níveis médios da glicose pós-prandial em ~40-60 mg/dL e os níveis médios da glicose de jejum em 10-20 mg/dL; no geral, os níveis médios de HbA_{1c} foram reduzidos em 0,5-1,0%.

Na terapia combinada com sulfoniluréia, metformina e insulina, a acarbose reduz mais a média de HbA_{1c}, entre 0,3% e 0,5%, e a média da glicose pós-prandial, entre 25 e 30 mg/dL. O miglitol na terapia combinada com sulfoniluréia reduz a média de HbA_{1c} em 0,7% e a média da glicose pós-prandial de 1 hora em ~60-70 mg/dL. Comparados com as sulfoniluréias ou a metformina, a acarbose e o miglitol possuem efeitos menos potentes na glicose de jejum e são tipicamente reservados para uso como monoterapia em pacientes com hiperglicemia leve a moderada, especialmente hiperglicemia pós-prandial. Além disso, a ausência de hipoglicemia com esses agentes, quando usados como monoterapia, faz com que eles sejam especialmente úteis e, em parte, seguros em pacientes idosos com DM2.

Efeitos na Hipoglicemia Reativa e Síndrome de *Dumping**

Os inibidores α-glicosidase parecem ter efeitos benéficos nas pessoas com hipoglicemia reativa e naquelas com a síndrome de *Dumping*. Em um estudo com 21 pacientes não-obesos (6 homens e 15 mulheres) com hipoglicemia reativa, o tratamento com acarbose por três meses abrandou os aumentos pós-TOTG na insulina e nos níveis de peptídeo C, e reduziu a freqüência dos ataques hipoglicêmicos de quatro vezes por semana para uma vez. Os efeitos benéficos similares foram reportados em outro estudo.

Efeitos no Peso

Devido ao metabolismo dos polissacarídeos pela microflora colônica e da capacidade do intestino grosso de conservar as calorias, existe uma perda calórica mínima associada

---

*N. de T. *Dumping* – É a passagem rápida dos alimentos presentes no estômago para o intestino, principalmente os ricos em açúcar.

à terapia com acarbose e miglitol. A perda de peso, caso ocorra, é tipicamente leve (isto é, 0,8-1,4 kg por 1 ano de tratamento nos estudos clínicos). Em humanos, a acarbose e o miglitol também parecem compensar os efeitos insulinotrópicos e o ganho de peso, associado ao tratamento com sulfoniluréia, quando eles são adicionados na terapia combinada. O metabolismo ou o(s) mecanismo(s) farmacológico(s) exato, responsável pela perda de peso induzida pela α-glicosidase, ainda é desconhecido.

Efeitos nos Lipídeos

Em alguns estudos, os inibidores α-glicosidase estão associados à redução nos níveis de triglicerídeos. Também existe evidência de que a acarbose pode reduzir os níveis de triglicerídeos em pacientes não-diabéticos e que a droga possa ser útil na terapia dietética de pacientes afetados por hipertrigliceridemia grave.

Dosagem

A acarbose e o miglitol são administrados com a primeira garfada de cada refeição principal. Se os pacientes não fazem ingestão oral da alimentação, não poderão ser tratados com esses agentes. Para minimizar os efeitos colaterais GI, tanto a acarbose quanto o miglitol deverão ser iniciados com 25 mg, via oral, três vezes ao dia, tomados juntos com a primeira garfada de cada refeição principal. Para reduzir os efeitos colaterais GI ainda mais, alguns pacientes podem se beneficiar de uma dose inicial de 25 mg, via oral, uma vez ao dia, por uma semana, com aumento gradual da dosagem conforme tolerado, até 25 mg, via oral, três vezes ao dia. Depois de 4-8 semanas de 25 mg, via oral, três vezes por dia, a dosagem poderá ser aumentada, se necessário, para 50 mg via oral, três vezes por dia. Os níveis de glicose pós-prandial de 1 hora por todo o tratamento e um nível de HbA_{1c} aos três meses deverão ser usados para determinar a resposta à terapia. Se, aos três meses, o nível HbA_{1c} não for satisfatório, deverá haver um aumento para a dose máxima recomendada de 100 mg, via oral, três vezes ao dia. A manutenção usual da dosagem varia de 50-100 mg, via oral, três vezes ao dia. Os níveis da glicose pós-prandial de 1 hora são usados para determinar a resposta à terapia e para alteração na dosagem. Em adultos pesando < 60 kg, a dose máxima recomendada de acarbose é de 50 mg três vezes ao dia. Os pacientes que não respondem à monoterapia deverão trocar para outro tipo de terapia ou serem considerados para uma terapia oral combinada para a obtenção dos objetivos glicêmicos ideais.

Pacientes com Insuficiência Renal

Não há experiência com acarbose ou miglitol em pacientes com creatinina sérica > 2 mg/dL e o tratamento desses pacientes com acarbose ou miglitol não é recomendado.

Contra-Indicações

A acarbose e o miglitol são contra-indicados para pacientes com doença intestinal inflamatória, ulceração colônica, ileíte, predisposição para obstrução GI parcial, ou doença GI envolvendo alterações de absorção ou digestão. Se um paciente tem uma ingestão oral precária, vômitos contínuos ou diarréia, a terapia com acarbose e com miglitol deverá ser suspensa até que a adequada ingestão oral da dieta seja restabelecida. Uma vez que a eliminação do miglitol depende da filtragem glomerular, a droga pode ficar acumulada nos pacientes com insuficiência renal. Portanto, ela não deverá ser usada em pacientes com CrCl < 25 mL/min ou creatinina sérica > 2,0 mg/dL. A acarbose é contra-indicada para o uso em pacientes com cirrose. Se as elevações nas enzimas hepáticas ocorrerem durante a terapia com acarbose, a redução da dose ou sua descontinuação podem ser necessárias, especialmente se essas elevações persistirem. No entanto, existem dois estudos cujos resultados documentam a boa tolerabilidade e a eficácia da terapia com acarbose em pacientes com doença hepática crônica.

A acarbose e o miglitol não foram ainda estudados na gravidez e não deverão ser usados em mulheres grávidas ou no período de lactação.

Efeitos Colaterais

Hipoglicemia

Quando usados na monoterapia, a acarbose e o miglitol não causam hipoglicemia. No entanto, quando esses agentes são usados em combinação com a insulina ou outros secretagogos de insulina (sulfoniluréia ou repaglinida), pode ocorrer a hipoglicemia. É importante lembrar que essa hipoglicemia associada ao uso da acarbose ou do miglitol mais a insulina, ou um secretagogo de insulina, deverá ser tratada com glicose oral (dextrose) e não sacarose ou outros carboidratos complexos, que podem ser ineficazes. A hidrólise da sacarose (açúcar da cana) para frutose e glicose é inibida pela acarbose, e os produtos contendo sacarose são inadequados para a correção rápida da hipoglicemia. Os pacientes deverão estar cientes da necessidade de ter sempre à mão uma fonte de glicose (dextrose, *d*-glicose) para tratar episódios hipoglicêmicos.

Gastrintestinal

As reações adversas mais comuns da acarbose e do miglitol são de natureza gastrintestinal, incluindo o desconforto abdominal, o aumento da flatulência e a diarréia. Esses sintomas ocorrem com altíssima incidência durante o início da terapia e acabam ou diminuem na intensidade com o uso continuado. Pelo menos, 50-60% dos pacientes que recebem acarbose e miglitol vivenciam as reações adversas GI descritas anteriormente, que são causadas, primeiramente, pelo aumento da formação de gases e, secundariamente, pela fermentação de carboidrato não-absorvido no intestino grosso. Nos ensaios clínicos, o uso de antiácidos, ou substâncias fibrosas para modificar os efeitos colaterais GI adversos da acarbose, não é bem-sucedido. O aumento gradual da dosagem, no entanto, pode ajudar a aumentar a tolerância do paciente dos eventos adversos relacionados ao trato GI (ver item Dosagem, na página anterior).

Os eventos adversos sistêmicos com acarbose são relativamente raros. Em um estudo norte-americano, as elevações assintomáticas das enzimas hepáticas ocorreram em 3,8% dos pacientes que recebiam acarbose contra 0,9% que recebiam placebo. As elevações nas transaminases séricas parecem estar relacionadas à dosagem, com uma freqüência aumentada naqueles com > 300 mg/dia.

Interações Medicamentosas

Os preparados de enzimas digestivas contendo enzimas oriundas do rompimento de carboidratos (p. ex., amilase, pancreatina e pancrelipase) podem reduzir o efeito farmacológico dos inibidores α-glicosidase (p. ex., acarbose e miglitol) e não deverão ser administrados concomitantemente. Também é possível que a administração concomitante de acarbose ou miglitol com seqüestrantes de ácidos biliares, como a colestiramina ou o colestipol, possa reduzir os efeitos desses agentes antidiabéticos. Além disso, a neomicina pode eliminar as bactérias intestinais responsáveis pelo metabolismo dos carboidratos, aumentando a redução na glicose pósprandial, bem como exacerbando os efeitos GI adversos. A documentação clínica dessas interações, no entanto, está faltando. Não se sabe se os antiácidos afetam a ação da acarbose.

Os inibidores da α-glicosidase podem prejudicar a absorção oral de digoxina e levar a concentrações de digoxina sérica subterapêuticas em alguns pacientes. Recomenda-se que esses agentes sejam administrados seis horas depois da dose oral de digoxina, garantindo tempo suficiente para sua absorção. Além disso, os pacientes deverão ser cuidadosamente observados para a perda do efeito clínico da terapia com digoxina, se a acarbose ou o miglitol forem adicionados ao regime medicamentoso. Em alguns casos, o monitoramento da concentração sérica de digoxina pode ser útil. Deverá ser tomado cuidado com pacientes sob a terapia concomitante com warfarin, e o tempo da protrombina deverá ser observado cuidadosamente durante o primeiro mês da terapia com acarbose e miglitol.

A combinação da acarbose com acetaminofen e etanol deverá ser evitada, já que tanto o álcool quanto a acarbose aumentam a atividade da izoenzima hepática CYP2E1, que é responsável pelo metabolismo dos acetaminofens para um metabólito reativo tóxico.

TIAZOLIDINEDIONAS

As tiazolidinedionas ou glitazonas são agentes antidiabéticos orais, também chamados de *sensibilizadores da insulina*; eles agem primariamente pela redução da resistência insulínica, que é considerada o centro do desenvolvimento do DM2 e suas complicações cardiovasculares. Esses agentes são química e funcionalmente nãorelacionados com outros agentes antidiabéticos orais. Dois compostos dessa classe estão aprovados para utilização nos EUA: rosiglitazona e pioglitazona. O primeiro agente dessa classe, troglitazona, foi comercializado nos EUA a partir de março de 1997 até sua retirada do mercado em março de 2000, quando o FDA determinou que o risco de hepatotoxicidade idiossincrática associada à terapia com troglitazona era mais importante do que seus potenciais benefícios. No uso clínico, a rosiglitazona e a pioglitazona parecem livres da hepatotoxicidade fulminante. A monoterapia com glitazona resulta em melhoras significativas na GPJ em 59-80 mg/dL e na HbA$_{1c}$ em 1,4-2,6%, quando comparadas com placebo. A rosiglitazona e a pioglitazona foram aprovadas para uso como monoterapia e para terapia combinada com insulina, metformina ou secretagogos.

Mecanismos de Ação

As tiazolidiedionas são altamente seletivas e agonistas potentes do receptor-γ ativado pelo proliferador de peroxissomas (PPARγ). Os receptores PPARγ são encontrados nos tecidos-chave alvo da ação insulínica, como o tecido adiposo, musculoesquelético e fígado, e a evidência nas referências indica que esses receptores podem ser importantes reguladores da homeostase de lipídeos, da diferenciação de adipócitos e da ação insulínica. É provada a existência de uma estreita relação entre a capacidade de várias tiazolidinedionas de estimular o PPARγ e sua ação antidiabética.

As tiazolidinedionas têm mostrado estimular a expressão de várias proteínas que aumentam a sensibilidade à insulina e melhoram a glicemia, como GLUT-1, GLUT-4, p-85 α-fosfatidilinositol-3-quinase (p85αPI-3K) e a proteína-2 desacoplante (UCP). Além disso, as glitazonas também interferem na expressão e na liberação dos mediadores da resistência insulínica, como o fator de necrose tumoral-α (TNF-α), a leptina, etc. Os efeitos hipotensores e antiateroscleróticos das glitazonas também podem ocorrer através do agonismo do PPARγ. A ativação farmacológica do PPARγ com as glitazonas inibe a proliferação e a migração das células do músculo liso vascular, com potencial para limitar a reestenose e a aterosclerose. Recentemente, maior atenção tem sido dada à adiponectina, que é um hormônio derivado do tecido adiposo com propriedades antidiabéticas e antiateroscleróticas. A hipoadiponectinemia observada na obesidade está associada ao diabete insulinorresistente e à aterosclerose, e vários pesquisadores mostram que as tiazolidinedionas aumentam os níveis de adiponectina plasmática pela indução da transcrição no tecido adiposo. Estudos recentes mostram que a adiponectina aumenta a sensibilidade à insulina pelo aumento da oxidação da gordura no tecido, resultando nos reduzidos níveis de ácido graxo circulante e reduzido conteúdo de triglicerídeo intracelular no fígado e músculo. A adiponectina também suprime a expressão de moléculas de adesão nas células endoteliais vasculares e a produção de citocinas dos macrófagos, inibindo os processos inflamatórios que ocorrem durante as fases iniciais da aterosclerose. Por isso, as tiazolidinedionas agem, no mínimo em parte, pela ligação com o PPARγ em vários tecidos para influenciar a expressão de certas proteínas codificadoras de genes envolvidas no metabolismo de glicose e lipídeos, na função endotelial e na aterosclerose.

Farmacocinética

Depois da administração oral, tanto a rosiglitazona quanto a pioglitazona são rapidamente absorvidas, e as concentrações séricas máximas ocorrem em 1 hora para a rosiglitazona e em 2 horas para a pioglitazona. Os alimentos não alteram a farmacocinética da rosiglitazona, mas retardam levemente o tempo para a concentração sérica máxima da pioglitazona em 3-4 horas, embora a absorção total permaneça inalterada. As concentrações séricas do estado homeostático de ambas as drogas são obtidas em 7 dias e são altamente ligadas à proteína (> 99%), primariamente para albumina sérica. A rosiglitazona é bastante metabolizada, sem alteração da droga detectada na urina. Os metabólitos são ativos, mas apresentam menos atividade significativa do que o composto de origem. Por outro lado, a pioglitazona é muito metabolizada pela hidroxilação e oxidação. A meia-vida plasmática varia de 3 a 4 horas para a rosiglitazona e de 3 a 7 horas para a pioglitazona, e 16 a 24 horas para os metabólitos da pioglitazona.

Uso Clínico e Eficácia

Tanto a rosiglitazona quanto a pioglitazona estão aprovadas para utilização na monoterapia e na terapia combinada com metformina, secretagogos e insulina. Nos estudos clínicos, a rosiglitazona em doses de 4 e 8 mg/dia (dose única diária ou dividida em duas doses ao dia) melhorou a GPJ em até 55 mg/dL, e a HbA_{1c}, em até 1,5%, quando comparadas ao placebo. Nesses estudos, quando administradas na mesma dosagem diária, a rosiglitazona foi, de modo geral, mais eficaz na redução da GPJ e HbA_{1c}, quando administrada em doses divididas duas vezes ao dia, comparada com doses únicas diárias. No entanto, para a HbA_{1c}, a diferença entre as dosagens de 4 mg uma vez ao dia e 2 mg duas vezes ao dia não foi estatisticamente significativa. Em outro estudo norte-americano, quando comparada diretamente com as doses máximas estáveis de gliburida, a rosiglitazona reduziu a GPJ em 25 mg/dL (4 mg/dia) e em 41 mg/dL (8 mg/dia), comparada com a redução em 30 mg/dL com a gliburida (15 mg/dia). Embora a queda inicial da GPJ tivesse sido maior com a gliburida nesse estudo, a melhora no controle glicêmico com rosiglitazona foi mantida pelas 52 semanas do estudo. A adição de 2-8 mg/dia de rosiglitazona para a existente terapia com sulfoniluréia, metformina ou insulina também proporciona mais reduções na GPJ e HbA_{1c} em ~50 mg/dL e ~1-1,3%.

A outra tiazolidinediona atualmente comercializada, a pioglitazona, também possui propriedades de redução da glicose similares à rosiglitazona, quando usada como monoterapia e em terapia combinada, em doses de até 45 mg, uma vez ao dia. Na falta de estudos comparativos não foi possível avaliar qual glitazona é mais potente no uso clínico.

Outros Efeitos Benéficos

As glitazonas apresentam múltiplos efeitos benéficos não apenas na sensibilidade à insulina periférica, no metabolismo da glicose hepática e no metabolismo de lipídeos, mas também na função endotelial, aterogênese, fibrinólise e esteroidogênese ovariana.

Efeitos na Sensibilidade à Insulina

A resistência insulínica é uma característica do diabete tipo 2 e para manter o seu papel como sensibilizador de insulina, a tiazolidinediona, em adição à redução da glicose sangüínea, também aumenta a sensibilidade à insulina. Usando a técnica do *clamp* hiperinsulinêmico-euglicêmico, vários pesquisadores demonstraram aumentos significativos na sensibilidade à insulina hepática e muscular, tanto com rosiglitazona quanto pioglitazona, independente dos aumentos no peso corporal e na adiposidade. Contudo, tanto a metformina quanto as glitazonas são classificadas como sensibilizadoras de insulina. Em estudos comparativos, o uso da glitazona está associado a aumentos mais pronunciados nos indicadores de sensibilidade à insulina.

Efeitos nos Lipídeos

No DM2, as alterações quantitativas mais importantes nos níveis de lipídeos são uma elevação nas lipoproteínas ricas em triglicerídeos e uma redução nas concentrações do colesterol HDL, e as alterações qualitativas na composição da molécula de LDL (incluindo um aumento na proporção do LDL de baixa densidade e pequeno, que é propenso à glicação e à oxidação, e que tem o potencial de se tornar mais aterogênico). Esse perfil dislipidêmico diabético está estritamente relacionado com a resistência insulínica fundamental e pode ser responsável, em parte, pelo aumento da morbidade e pela mortalidade cardiovascular em pacientes DM2. Pela melhora da tolerância à glicose e pela redução da resistência insulínica, as glitazonas apresentam o potencial de influenciar favoravelmente a dislipidemia diabética. Em um recente estudo randomizado, controlado por placebo, a pioglitazona na dose de 30 e 45 mg diários reduziu os triglicerídeos em 5% e 16% e aumentou os níveis de HDL em 16 e 20%, respectivamente. No entanto, no caso da rosiglitazona, independente da redução significativa nos níveis de AGL em até 22%, estudos iniciais não demonstraram redução significativa dos triglicerídeos, embora os níveis de HDL tivessem aumentado em até 19%. As razões para essas diferenças não estão claras até o momento. Na falta de estudos comparativos, não é possível dizer se as diferenças observadas nos estudos clínicos são devido a diferenças nas propriedades intrínsecas das drogas em si ou a diferenças na população estudada. Além disso, embora na maioria dos estudos com glitazonas realizados até hoje exista um aumento de aproximadamente 10-15% nos níveis do colesterol LDL, tal preocupação é compensada pelo fato de que os estudos estabeleceram que, depois do tratamento com glitazona, as partículas de LDL tornaram-se maiores e mais flutuantes. Também é digno de nota o fato de que recentes relatórios documentam um pequeno mas significativo aumento nos níveis da lipoproteína (a) [Lp(a)] com o tratamento com glitazona. Já que Lp(a) pode estar associada ao desenvolvimento da doença coronariana, estudos maiores, a longo prazo, são necessários para avaliar o impacto da terapia com glitazona na mortalidade por aterosclerose e cardiovascular. A curto prazo, no entanto, o tratamento com glitazona tem estado associado a melhora nos marcadores indiretos da aterosclerose, como espessura da membrana interna da carótida e reestenose coronariana, conforme avaliado pela ultra-sonografia intravascular (discutido a seguir).

Efeitos no Tecido Adiposo

O uso da glitazona está associado ao aumento na adipogênese e, em alguns pacientes, ao aumento no peso corporal. Sendo assim, parece paradoxo que, por outro lado, as tiazolidinedionas, como os agonistas PPARγ, aumentem a adipogênese, que leva a um aumento na gordura e no peso corporais e potencialmente piorem a sensibilidade à insulina, enquanto que o uso clínico desses agentes resulta em aumentos significativos na sensibilidade à insulina e tolerância à glicose. Existem vários mecanismos possíveis pelos quais esse paradoxo poderá ser explicado. No nível do tecido, as glitazonas demonstram promover especificamente a diferenciação dos pré-adipócitos em adipócitos apenas na gordura subcutânea, não na gordura omental. Em estudos clínicos, o tratamento com glitazona também resulta em uma mudança na distribuição da gordura dos depósitos adiposos viscerais para os subcutâneos. Em estudos com rosiglitazona, também existiu uma redução significativa no conteúdo do triglicerídeo hepático e musculoesquelético, conforme medição pela análise através de ressonância magnética. Sendo assim, é possível que a redução nos adipócitos viscerais leve a níveis mais baixos das moléculas que promovem a resistência insulínica, como TNF-α e leptina, e ao aumento no tamanho do tecido adiposo SQ mais metabolicamente ativo para menores concentrações de ácidos graxos plasmáticos, e uma redistribuição dos lipídeos intracelulares dos órgãos insulinorresponsivos (como fígado e músculos) para dentro dos adipócitos periféricos.

Hipertensão e Função Cardíaca

A prevalência de hipertensão em pacientes diabéticos é de 1,5 a 2 vezes maior do que em indivíduos não-diabéticos e a hipertensão é um dos componentes da síndrome da resistência insulínica. No DM2 e em outros estados insulinorresistentes, existe uma deficiente vasodilatação induzida pela insulina, e é possível que pelo aumento da ação insulínica as tiazolidinedionas possam aumentar a resposta vasodilatadora tônica à insulina e, por isso, reduzir a resistência vascular periférica e a pressão arterial. Além de reduzir a hiperinsulinemia e os níveis de insulina plasmática, esses agentes podem reduzir as ações potenciais da insulina de elevar a pressão sangüínea, como a retenção de sódio renal e o aumento da atividade simpática. Os dados compilados demonstram que as glitazonas apresentam modestos efeitos benéficos na pressão arterial sistólica e diastólica.

Efeitos na Aterogênese

Os pacientes com diabete melito apresentam um maior risco para desenvolver aterosclerose extensa e doença arterial coronariana prematura. Durante o desenvolvimento plaquetário, as células vasculares, como monócitos/macrófagos, células-T, células endoteliais e células vasculares do músculo liso, liberam mediadores inflamatórios, como as citocinas, incluindo interleucina-6 (IL-6), fator de necrose tumoral-α, moléculas solúveis de adesão e reagentes de fase aguda, como a proteína C reativa (PCR), todos orquestrando uma resposta inflamatória contínua na parede dos vasos. Em adição a essas quimiocinas, a matrix de metaloproteinases degradantes (MMPs), como MMP-2, -8, e -9, também estão envolvidas na ruptura plaquetária. Dados de recente pesquisa sugerem que as tiazolidinedionas apresentam potentes propriedades antiinflamatórias nas paredes dos vasos. Além disso, em estudos clínicos preliminares, as glitazonas reduziram a espessura da membrana interna da carótida e também a hiperplasia interna coronariana em pacientes com e sem *stent* coronariano. Esses efeitos das glitazonas, se persistentes por longos períodos, poderão ser altamente benéficos, retardando ou prevenindo o desenvolvimento da aterosclerose acelerada do diabete.

Efeitos na Função das Células-β

Em conjunto com a resistência insulínica, a disfunção das células-β é uma das principais características do diabete tipo 2. As tiazolidinedionas, além de serem sensibilizadores de insulina, também apresentam efeitos favoráveis nas células-β. Em um estudo de três meses de tratamento com rosiglitazona, em pacientes com DM2, não houve alteração na capacidade secretória de insulina (conforme avaliado por uma série de diferentes testes das células-β), a terapia com rosiglitazona aumentou a capacidade das células-β de perceber e responder às alterações nas concentrações de glicose, sugerindo um papel protetor do tratamento com rosiglitazona nas células-β, tanto pelo melhor controle metabólico como pelas ações diretas do medicamento. Em outro estudo, o tratamento com troglitazona retardou ou preveniu o início do DM2 em mulheres de origem hispânica de alto risco, com um histórico de diabete gestacional. Esse efeito protetor foi associado à preservação da função das células-β pancreáticas, e pareceu ser mediado por uma redução nas demandas secretórias estabelecidas nas células-β pela resistência insulínica crônica.

Dosagem

A dose inicial usual de rosiglitazona é de 4 mg, via oral, em dose única, uma vez ao dia, ou em doses divididas em duas vezes ao dia. Para pacientes que respondem inadequadamente depois de 12 semanas, a partir do início do tratamento com rosiglitazona, a dose poderá ser aumentada para 8 mg, via oral, em uma única dose, uma vez ao dia, ou em doses divididas em duas vezes ao dia. Para a pioglitazona, a terapia poderá iniciar com 15 ou 30 mg, via oral, uma vez ao dia. Para pacientes que respondem inadequadamente à dose inicial, a dose poderá ser aumentada até 45 mg, via oral, uma vez ao dia. Os pacientes que não respondem adequadamente à monoterapia com rosiglitazona nem com pioglitazona deverão ser considerados para a terapia combinada com outros agentes antidiabéticos. A segurança e a eficácia de ambos os medicamentos em adolescentes e crianças não foram ainda estabelecidas.

Pacientes com Insuficiência Hepática

Se um paciente exibir evidência clínica ou laboratorial de doença hepática ativa ou elevados níveis de transaminase sérica (TGP > 2,5 vezes o limite máximo normal), no início do tratamento, a terapia com rosiglitazona ou pioglitazona não deverá ser iniciada (veja as complicações adiante).

Pacientes com Insuficiência Renal

Não há diferenças relevantes clínicas na farmacocinética da rosiglitazona ou pioglitazona em pacientes com insuficiência renal leve a grave, ou em pacientes em hemodiálise, comparados com pacientes que apresentam função renal normal. Portanto, os ajustes de dosagem não são necessários para pacientes que recebem esses agentes. No entanto, já que a metformina é contra-indicada para pacientes com insuficiência renal, a administração concomitante de rosiglitazona ou pioglitazona com metformina também é contra-indicada para pacientes com insuficiência renal.

Efeitos Colaterais

As glitazonas aumentam o volume plasmático em 6-7% e o edema está freqüentemente associado ao seu uso. A partir de evidências divulgadas, parece que o edema é um efeito característico das tiazolidinedionas e de origem multifatorial. A incidência de edema nos estudos clínicos norte-americanos variou de em torno de 3% a 7% com as tiazolidinedionas, contra 1-2,2% com placebo ou outros agentes antidiabéticos. É importante observar que a elevadíssima incidência de edema foi reportada quando as tiazolidinedionas eram usadas em combinação com a insulina. Nos estudos clínicos, esses pacientes apresentaram uma incidência de edema de 15,3%, quando tratados com insulina mais pioglitazona, e de 14,7% quando tratados com insulina mais rosiglitazona, contra 7% e 5,4% nos pacientes tratados com insulina mais placebo, respectivamente. Além do edema periférico, também houve relatos sucintos de edema pulmonar associado aos agentes tiazolidinediona. Conseqüentemente, a terapia com glitazonas deverá ser iniciada em doses baixas e os pacientes deverão ser avaliados inicialmente para edema e para insuficiência cardíaca congestiva nas primeiras semanas. Mais cuidado deverá ser dado quando se usar tiazolidinedionas em pacientes com risco ou com histórico de insuficiência cardíaca e naqueles com insuficiência cardíaca Classe I e Classe II, de acordo com a New York Heart Association (NYHA). Até a presente data, esses agentes não deverão ser usados em pacientes com insuficiência cardíaca Classe III e Classe IV-NYHA. O controle do edema nos pés e generalizado poderá variar dependendo das características individuais do paciente e será melhor determinado pelo médico responsável pelo tratamento. As opções incluem redução de dosagem, descontinuação do medicamento e terapia sintomática com diuréticos. Com certeza serão necessários outros estudos para esclarecer o(s) mecanismo(s) responsável(eis) por causar edema em pacientes diabéticos tipo 2, tratados com tiazolidinedionas, e para determinar se é possível predizer aqueles pacientes suscetíveis de desenvolver o edema e, especialmente, a insuficiência cardíaca congestiva.

O ganho de peso relacionado ao tipo de dosagem também tem sido reportado mais freqüentemente com a terapia com glitazona. Tanto o tratamento com rosiglitazona quanto com pioglitazona estão associados ao ganho de peso, e são usados como monoterapia ou terapia combinada. É importante observar que o ganho de peso é moderado quando a metformina é usada em combinação com as glitazonas, e existe um ganho de peso maior quando as glitazonas são usadas com a insulina. Em estudos norte-americanos, o tratamento com rosiglitazona foi associado ao ganho médio de peso entre 0,8 e 5,4 kg, enquanto o tratamento com pioglitazona foi associado ao ganho médio de peso entre 0,9 e 3,6 kg.

Como resultado dos aumentos no volume plasmático e no efeito dilucional, as reduções na hemoglobina e no hematócrito também ocorrem de forma relacionada à dosagem, em pacientes tratados com rosiglitazona e pioglitazona, sozinhas ou combinadas. Essas alterações ocorrem primariamente durante as primeiras 4-12 semanas de terapia e permanecem relativamente constantes depois disso. Essas alterações não estão associadas a quaisquer efeitos clínicos hematológicos significativos.

Em estudos clínicos pré-aprovados, não houve casos de reações idiossincráticas ao medicamento, levando à insuficiência hepática reportada para rosiglitazona ou pioglitazona.

As tiazolidinedionas não estimulam a secreção de insulina e, portanto, quando usadas como monoterapia não é esperado que causem hipoglicemia. No entanto, a hipoglicemia leve a moderada poderá ocorrer e tem sido reportada durante a terapia combinada com sulfoniluréias ou insulina.

Interações Medicamentosas

O metabolismo oxidativo da rosiglitazona e da pioglitazona ocorre de maneiras citocrômicas distintas: a pioglitazona envolve CYP3A4 e CYP2C8, enquanto a rosiglitazona é metabolizada principalmente pela CYP2C8. A pioglitazona pode reduzir a biodisponibilidade dos contraceptivos orais contendo etinilestradiol e noretindrona pela indução da CYP3A4, e a co-administração de pioglitazona com contraceptivos orais pode reduzir a eficácia desses agentes. As concentrações do contraceptivo oral foram reduzidas em até 30% com a co-administração de troglitazona. Formulações contraceptivas orais com dosagem mais alta poderão ser necessárias para aumentar a eficácia contraceptiva durante o uso de pioglitazona. Alternativamente, o uso de um método anticoncepcional alternativo ou adicional é recomendado. Por outro lado, estudos com rosiglitazona não mostraram qualquer efeito clínico relevante na farmacocinética dos contraceptivos orais (etinilestradiol e noretindrona). Doses repetidas com rosiglitazona não apresentam efeito clínico relevante na farmacocinética do estado homeostático de outros medicamentos normalmente usados.

Contra-Indicações/Precauções

Nos estudos clínicos com rosiglitazona e pioglitazona, a incidência de hepatotoxicidade e elevações das enzimas hepáticas foram similares àquelas com placebo. Não houve relatos de hepatotoxicidade relacionada ao uso de rosiglitazona e pioglitazona. Sendo assim, embora o risco de hepatotoxicidade seja muito baixo, é prudente que a rosiglitazona e a pioglitazona sejam usadas com cautela em pacientes com doença hepática, já que tanto a rosiglitazona quanto a pioglitazona são estruturalmente muito similares à troglitazona.

As enzimas hepáticas deverão ser verificadas antes do início da terapia com rosiglitazona ou pioglitazona em todos os pacientes. A terapia com glitazonas não deverá ser iniciada em pacientes com níveis de enzimas hepáticas elevados na fase inicial (TGP > 2,5 vezes o limite máximo normal). Em pacientes com enzimas hepáticas normais, depois do início da terapia com rosiglitazona ou pioglitazona, recomenda-se que as enzimas hepáticas sejam monitoradas a cada dois meses durante os primeiros 12 meses e periodicamente depois. Recentemente, as necessidades de monitoramento durante a terapia com pioglitazona foram modificadas, e depois da avaliação inicial da TGP sérica, por conseqüência, os níveis TGP apenas precisarão ser medidos periodicamente, a critério do médico. Os pacientes com enzimas hepáticas moderadamente elevadas (níveis TGP 1-2,5 vezes o limite máximo normal), no início ou durante a terapia com rosiglitazona ou pioglitazona, deverão ser avaliados para determinar a causa da elevação das enzimas hepáticas. O início ou a continuação da terapia com uma glitazona, em pacientes com pouca elevação das enzimas hepáticas, deverá proceder com cautela e incluir acompanhamentos adequados o mais freqüentemente possível, incluindo monitoramento mais freqüente das enzimas hepáticas, para determinar se as elevações dessas enzimas foram resolvidas ou pioraram.

Se os níveis TGP elevarem-se, a qualquer momento, mais do que três vezes o limite máximo normal nos pacientes sob terapia com rosiglitazona ou pioglitazona, os níveis das enzimas hepáticas deverão ser reavaliados o mais breve possível. Se os níveis TGP permanecerem mais de três vezes o limite máximo normal, a terapia com glitazona deverá ser descontinuada. Se qualquer paciente desenvolver os sintomas sugestivos de disfunção hepática, que podem incluir náuseas inexplicadas, vômitos, dor abdominal, fadiga, anorexia e/ou urina escura, as enzimas hepáticas deverão ser verificadas. A decisão de continuar a terapia do paciente com rosiglitazona ou pioglitazona deverá ser orientada pelo critério clínico até que a avaliação laboratorial seja feita. Se for observada icterícia, a terapia medicamentosa deverá ser descontinuada.

Muito cuidado ao usar pioglitazona ou rosiglitazona em mulheres com ciclos menstruais não-ovulatórios na pré-menopausa, com resistência insulínica, as quais podem recuperar a ovulação como resultado da terapia com glitazona. Essas pacientes correm o risco de engravidar se contraceptivos adequados não forem usados. No caso da pioglitazona, as pacientes sob terapia oral contraceptiva também poderão correr esse risco em virtude da indução da enzima CYP3A4 (ver anteriormente).

Em virtude dos aumentos no volume plasmático, as glitazonas deverão ser usadas com cautela tanto em pacientes com edema periférico quanto com insuficiência cardíaca congestiva precoce (em especial quando usada em combinação com insulina). Os pacientes com insuficiência cardíaca congestiva grave, definida como insuficiência cardíaca congestiva de Classe III e IV-NYHA, não deverão receber glitazonas, exceto se o benefício esperado for julgado maior do que o risco em potencial.

A rosiglitazona e a pioglitazona são contra-indicadas na gravidez. Embora estudos em animais sugiram ausência de efeitos teratogênicos, não há estudos adequados bem-controlados com mulheres grávidas. Também, não é sabido se esses medicamentos são secretados no leite humano, e, portanto, elas não poderão ser administradas em mulheres no período de amamentação.

As tiazolidinedionas são ativas apenas na presença da insulina. Elas não são indicadas para pacientes com DM1.

ESTRATÉGIAS DE TRATAMENTO NO DIABETE TIPO 2

A resistência insulínica é uma importante anormalidade nos pacientes com DM2, que além da hiperglicemia, freqüentemente manifestam hiperlipidemia, hipertensão e um estado hipercoagulável. Essas anormalidades têm sido coletivamente referidas como "quarteto fatal" e compreendem a *síndrome da resistência insulínica* ou *síndrome metabólica*. Portanto, além do tratamento da hiperglicemia desses pacientes, também devemos tentar melhorar as outras anormalidades da síndrome metabólica. O objetivo para o controle glicêmico é HbA$_{1c}$ de < 7%; o objetivo para o controle do lipídeos é LDL < 100 mg/dL, HDL > 40 mg/dL para os homens e > 50 mg/dL para as mulheres, triglicerídeos < 200 mg/dL (as estatinas são possíveis agentes de primeira escolha); o objetivo para o controle da pressão arterial é < 130/80 mmHg ou 120/70 mmHg (se houver proteinúria; inibidores da ECA são prováveis medicamentos de primeira escolha); e para o estado hipercoagulável, todos os pacientes DM2 com > 40 anos de idade deverão tomar aspirina (se não for contra-indicada).

A terapia de primeira escolha para o DM2 inclui a prática do controle dietético para fornecer composição e conteúdo calóricos ideais, bem como auxiliar na obtenção do peso corporal desejável. A terapia dietética com perda de peso é a forma mais eficaz de terapia para os pacientes obesos DM2, mas a adesão a longo prazo permanece insatisfatória. A terapia de exercícios possui benefícios adicionais e independentes na síndrome metabólica do diabete, e facilita o sucesso da dieta. Quando a dieta, os exercícios e a perda de peso são incapazes de alcançar os objetivos glicêmicos já descritos, a próxima etapa usual é proceder com a medicação oral antidiabética, sozinha ou combinada. Quando o controle glicêmico adequado não puder ser obtido com agentes orais, a insulina deverá ser adicionada ou deverá substituir como terapia única.

Monoterapia

A escolha dos agentes orais iniciais para pacientes diabéticos depende de muitos fatores, incluindo o perfil do paciente, o nível inicial da hiperglicemia e as considerações econômicas e normativas (Figura 12.2 e Tabela 12.4). Um resumo dos efeitos

```
┌─────────────────────────────────────────────────────┐
│              Objetivos glicêmicos:                  │
│ Glicose plasmática de jejum e pré-prandial:  90-13 mg/dL │
│ Glicose plasmática máxima pós-prandial:      < 180 mg/dL │
│ Hemoglobina glicosilada:                     < 7%   │
└─────────────────────────────────────────────────────┘

                Diagnóstico do Diabete Tipo 2
                           ↓
         ┌──────────────────────────────────────┐
         │ Dieta permanente, exercícios, controle do peso │
         └──────────────────────────────────────┘

Objetivos glicêmicos não-alcançados   • Sintomas graves   • Cetose
              ↓                       • Hiperglicemia grave • Gravidez  ↓

┌─────────────────────────────────────────────────────┐
│            Monoterapia com agente oral              │
│ Magro, insulinopênico              Secretagogos     │
│ Obeso, insulinorresistente         Biguanidas       │
│ Insulinorresistente, insuficiência renal  Glitazonas│
│ Hiperglicemia pós-prandial         Inibidor α-glicosidase │
│                                    Meglitinida      │
└─────────────────────────────────────────────────────┘
                           ↓
         Objetivos glicêmicos não-alcançados
                           ↓
┌──────────────────────────┬──────────────────────────┐
│   Terapia combinada      │   Regimes de insulina    │
│   com agente oral        │ Combinação de insulina intermediária de │
│ Secretagogo + glitazona  │ ação prolongada* e de ação de curta │
│ Secretagogo + biguanida  │ duração* (duas ou mais injeções) │
│ Secretagogo + inibidor α-glicosidase │ Bomba de infusão de insulina SC │
│                          │ contínua (pode continuar/acrescentar │
│ Biguanida + glitazona    │ um sensibilizador/secretagogo para │
│ Biguanida + glitazona + secretagogo │ reduzir as exigências de insulina) │
│ *Nem todas as combinações acima │ *Humalog/glargina não estão aprovados │
│  estão aprovadas pela FDA. │  pela FDA para uso na gravidez. │
└──────────────────────────┴──────────────────────────┘
              ou
┌─────────────────────────────────────────────────────┐
│   Agente oral/terapia combinada com insulina        │
│ Insulina de ação intermediária à noite ao deitar (iniciar com │
│ 10-15 U/h) e ajustar para manter uma GPJ matinal < 140 mg/dL) │
└─────────────────────────────────────────────────────┘
                           ↓
   Se a glicemia diurna não for alcançada ─────────────
```

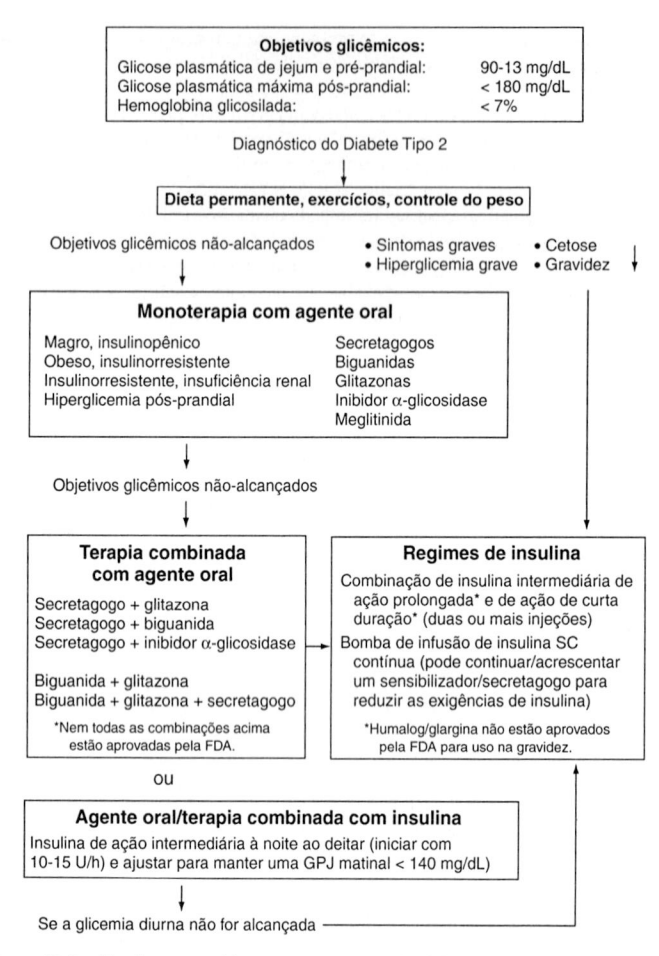

Figura 12.2 Algoritmo sugerido para o tratamento do diabete tipo 2.

redutores da glicose reportados da monoterapia consta na Tabela 12.5. Considerando que esses estudos não foram simultâneos, os dados comparativos são apenas uma aproximação grosseira da eficácia relativa desses agentes.

Em geral, os pacientes com hiperglicemia acentuada (> 300 mg/dL), cetonúria ou cetonemia, pacientes grávidas e pacientes com infarto agudo do miocárdio, e todas as situações agudas deverão ser tratados com insulina. Na maioria dos demais pacientes, a sulfoniluréia (em pacientes magros) ou metformina (em pacientes obesos) poderá ser iniciada e aumentada a cada 1-2 semanas, dependendo da resposta.

TABELA 12.4 Agentes Antidiabéticos Orais como Monoterapia Inicial

Agente	Principal(is) mecanismo(s) de ação	Perfil mais adequado de paciente	Benefício glicêmico
Secretagogos de insulina			
Sulfoniluréias	↑↑ Secreção de insulina pancreática ao longo do dia	Magro/insulinopênico	Glicemia de jejum e pós-prandial
Meglitinidas	↑↑ Secreção de insulina pancreática pós-prandial	Magro/insulinopênico	Glicemia pós-prandial
Biguanidas (metformina)	↓↓ Produção de glicose hepática	Obeso/insulinorresistente	Glicemia de jejum e pós-prandial
	↑ Utilização de glicose periférica		
Inibidores α-glicosidase (acarbose/miglitol)	↓ Absorção de carboidrato pós-prandial	Magro/insulinopênico ou obeso/insulinorresistente	Glicemia pós-prandial
Tiazolidinedionas/glitazonas (rosiglitazona/pioglitazona)	↑↑ Utilização de glicose periférica ↓ Produção de glicose hepática	Obeso/insulinorresistente	Glicemia de jejum e pós-prandial

TABELA 12.5 Eficácia Relativa dos Agentes Antidiabéticos Orais como Monoterapia (Conversão do Placebo)*

Agente	Redução na glicose plasmática de jejum (mg/dL)	Redução na HbA$_{1c}$ (%)	Redução na glicose plasmática pós-prandial (mg/dL)
Secretagogos de insulina			
Sulfoniluréias (vários agentes/doses)	54-70	1,5-2,0	92
Repaglinida	61	1,7	104
Nateglinida	—	0,6-1,0	—
Metformina (2.550 mg/dia)	59-78	1,5-2,0	83
Rosiglitazona (8 mg/dia)	62-76	1,5	—
Pioglitazona (45 mg/dia)	59-80	1,4-2,6	—
Acarbose (300 mg/dia)	20-30	0,5-1,0	40-50
Miglitol (300 mg/dia)	—	0,5-0,8	40-60

*Esses dados não foram obtidos de estudos simultâneos. Sendo assim, as comparações são apenas uma aproximação grosseira da relativa eficácia conforme a etapa; a gravidade da hiperglicemia e o tipo de pacientes estudados variaram nos estudos dos quais esses dados foram originados.

É muito importante que os pacientes monitorem regularmente a glicose sangüínea, com testes de glicemia capilar. O objetivo para a glicose sangüínea capilar de jejum está entre 80 e 120 mg/dL, e para glicose sangüínea capilar pós-prandial máxima < 160 mg/dL. Em pacientes idosos e naqueles com perfis de refeições irregulares, um secretagogo de ação rápida, como a repaglinida, poderá ser preferível a uma sulfoniluréia, que poderá causar hipoglicemia, se as refeições forem puladas. Em pacientes com predominante hiperglicemia pós-prandial, a acarbose ou miglitol podem ser as escolhas, especialmente para aqueles com alta ingestão de carboidratos. Os pacientes obesos com insuficiência renal poderão iniciar com glitazona em vez de metformina, que é contra-indicada para esses pacientes. Resumo dos efeitos metabólicos e da segurança dos agentes antidiabéticos orais, usados como monoterapia, são apresentados nas Tabelas 12.6 e 12.7.

Infelizmente, por causa da natureza progressiva do DM2 e do declínio contínuo na função das células-β, a maioria dos estudos de monoterapia demonstra eventual insucesso na obtenção do controle adequado da glicose na maioria dos pacientes com DM2, e, com freqüência, a terapia combinada é uma necessidade, especialmente se

TABELA 12.6 Efeitos Metabólicos dos Agentes Antidiabéticos Orais como Monoterapia

	Sulfoniluréias/ meglitinidas	Acarbose	Metformina	Rosiglitazona/ pioglitazona
Peso	↑	↔	↓ ou ↔	↑
Colesterol LDL	↔	↔	↓	↔ ou ↑
Colesterol HDL	↔	↔	↑ ou ↔	↑↑
Triglicerídeos	↔	↔	↓	↔ ou ↓

TABELA 12.7 Eficácia Relativa dos Agentes Orais em Combinação

Agente	Redução na glicose plasmática de jejum (mg/dL)	Redução na HbA$_{1c}$ (%)	Redução na glicose plasmática pós-prandial (mg/dL)
Sulfoniluréia + metformina	64	1,7	87
Sulfoniluréia + acarbose	—	0,5 a 1,0	85
Sulfoniluréia + rosiglitazona (8 mg)	38	0,9	—
Sulfoniluréia + pioglitazona (30 mg)	52	1,2	—
Metformina + acarbose	—	0,8	38
Metformina + repaglinida	39	1,4	—
Metformina + nateglinida	—	0,9	—
Metformina + rosiglitazona (8 mg)	54	1,3	—
Metformina + pioglitazona	38	0,8	85

o paciente estiver determinado a alcançar o controle glicêmico ideal (HbA$_{1c}$ < 7%). Essa estratégia de tratar os pacientes com doses gradualmente mais elevadas com um agente oral e aos poucos adicionar agentes quando o controle glicêmico não for mais satisfatório, tem sido chamada de estratégia de "tratar para o insucesso". No UKPDS, a deterioração progressiva do controle da glicose, após três anos, foi de apenas 50% dos pacientes que alcançaram o objetivo para HbA$_{1c}$ < 7%, com a monoterapia, e depois de nove anos diminuiu para < 25% dos pacientes. É importante determinar primeiro a possibilidade de que o insucesso do tratamento secundário é devido à não-adesão; dessa forma não haverá necessidade de agentes adicionais. Também existe um conceito emergente de que pode ser vantajoso iniciar a terapia combinada no início do curso da doença do que escalar a dose de um único agente em vigor para obter melhor efeito na redução da glicose. Essa prática está baseada no conceito de que a terapia direcionada para mais de um mecanismo de ação poderá proporcionar um controle glicêmico mais rápido, sustentado e com relação custo-eficácia. Mais estudos serão necessários para confirmar a utilidade clínica dessa prática.

Terapia Combinada

O objetivo da terapia combinada é tirar vantagem dos diferentes mecanismos de ação dos vários agentes farmacológicos e criar um plano de tratamento personalizado para obter o controle glicêmico eficaz. A combinação de dois agentes normalmente resulta em uma sinergia, mais do que em um mero efeito aditivo de redução de glicose. Em alguns casos, doses mais baixas de ambos os agentes podem ser usadas, o que pode minimizar mais os efeitos colaterais. A terapia oral combinada é vantajosa, porque em geral retarda a necessidade de insulina. De forma ideal, a terapia combinada deverá ser instituída antes da manifestação dos sintomas hiperglicêmicos. Uma comparação de alguns estudos é apresentada na Tabela 12.7. Enfatizamos que a heterogeneidade dos pacientes e a gravidade e o estágio da doença tornam as comparações apenas aproximadas.

Combinação de um Secretagogo de Insulina e um Sensibilizador de Insulina

A combinação de um secretagogo e um sensibilizador de insulina pode ser sinérgica e tratar duas das mais importantes anormalidades fisiopatológicas no DM2. Se a monoterapia com uma sulfoniluréia ou metformina falhar na obtenção do nível de controle de glicose desejado, outro agente oral, o segundo (se não for contra-indicado), deverá ser adicionado, com escalonamento da dose por mais de 4-8 semanas até o máximo. De fato, o uso de uma sulfonilurréia mais metformina é a combinação mais ampla e extensivamente estudada de agentes orais e reduz a HbA_{1c} em 1,7% adicional. A combinação de uma sulfonilurréia e uma glitazona também é útil. A adição de rosiglitazona, 4 mg, duas vezes ao dia, a uma sulfonilurréia resultou na redução da GPJ em 38 mg/dL e da HbA_{1c} em 0,9%, por mais de seis meses. Similarmente, 30 mg de pioglitazona diários, quando adicionada a uma sulfonilurréia, reduziu a GPJ em 52 mg/dL e a HbA_{1c} em 1,2%, depois de 26 semanas.

Quando uma glitazona é usada em combinação com uma sulfonilurréia, a dose atual da sulfonilurréia deverá ser mantida, e a glitazona deverá ser iniciada na dose mais baixa. Se a resposta não for adequada, a dose poderá ser aumentada depois de aproximadamente 2-4 semanas até o máximo. Se os pacientes apresentarem hipoglicemia na combinação com a sulfonilurréia, a dose desse agente poderá ser reduzida, conforme a necessidade, para otimizar a terapia. A adição de secretagogos não-sulfonilurréia repaglinida e nateglinida à metformina, ou uma glitazona, também tem mostrado conferir um controle glicêmico bem melhor do que a monoterapia com cada agente.

Combinação de Dois Sensibilizadores de Insulina

Uma vez que a metformina e as glitazonas agem através de mecanismos diferentes, espera-se que sua combinação seja mais eficaz. Contudo, já que a metformina predominantemente restringe a produção de glicose hepática e as glitazonas agem primariamente na resistência insulínica nos tecidos muscular e adiposo, sua combinação também melhora duas importantes anormalidades fisiopatológicas no DM2. A combinação de metformina e rosiglitazona, 8 mg diários por 26 semanas, reduziu a GPJ em 54 mg/dL e a HbA_{1c} em 1,3%, comparada com placebo. A combinação de metformina e pioglitazona, 30 mg diários, reduziu a GPJ em 38 mg/dL e HbA_{1c} em 0,8%, comparada com placebo, depois de 26 semanas.

Outras Combinações Orais

A adição de acarbose à terapia com sulfonilurréia ou metformina representa outra opção para aumentar o controle glicêmico nos pacientes com DM2, em especial naqueles com significativa hiperglicemia pós-prandial; ela também reduz a HbA_{1c} em mais de 0,5-1%. Deverá ser reiterado que, embora a monoterapia com acarbose não cause hipoglicemia, a combinação com sulfonilurréias poderá aumentar o potencial hipoglicêmico da sulfonilurréia. Essa hipoglicemia deverá ser tratada com dextrose e não com sacarose, que, conforme já mencionado, poderá não ser eficaz.

Alguns médicos podem escolher adicionar a insulina à noite, ao deitar, a uma monoterapia com agente oral, em vez de adicionar um segundo agente oral. No entanto, tem sido mostrado que a adição de metformina à terapia contínua com sulfonilurréia, em pacientes vivenciando o insucesso secundário, alcança reduções na GPJ e HbA_{1c} que não são estatisticamente diferentes daquelas obtidas com a adição de insulina à terapia atual, ou a mudar totalmente para insulina. Por isso, o uso dessa combinação poderá retardar a necessidade do uso de insulina.

Se a terapia combinada com dois agentes orais não alcançar o objetivo desejado, opções possíveis incluem (1) adicionar um terceiro agente oral; (2) adicionar insulina ao deitar enquanto mantém a terapia com um ou ambos os agentes orais; ou (3) mudar o paciente para um regime de insulina com divisão mista (insulina de curta duração mais insulina de ação prolongada administradas de duas a quatro injeções por dia). Embora o uso da terapia combinada possa exigir maior adaptabilidade e aceitação do paciente, a maioria dos pacientes prefere a terapia combinada contra a alternativa de uso exclusivo de insulina. Por isso, é importante individualizar a terapia com base nas preferências do paciente.

Terapia Oral Combinada Tripla

A combinação de uma sulfoniluréia, metformina e uma glitazona, ou uma sulfoniluréia, metformina e acarbose é normalmente usada na prática clínica. Os mecanismos de ação únicos desses agentes podem potencialmente complementar um ao outro, para melhorar o controle glicêmico nos pacientes com DM2. Essa combinação pode prevenir a necessidade da insulinoterapia, mas as questões de eficácia, custo, benefício e adesão precisam ser determinadas. Futuros estudos serão necessários para testar a eficácia dessas várias combinações.

Adicionando Insulina à Terapia Oral

No passado recente, os pacientes que não eram adequadamente controlados com sulfoniluréia eram trocados para a terapia com insulina apenas. Vários estudos da década de 1980 e desta década demonstraram uma modesta mas significativa melhora no controle glicêmico com a terapia combinada, sulfoniluréia e insulina, além daquele observado com a insulina sozinha. A continuação da sulfoniluréia neste exemplo resultou no melhor controle glicêmico, primariamente devido ao efeito da insulina noturna na restrição da saída da glicose hepática durante a noite e nas primeiras horas da manhã (uma característica do DM2). Uma vez controlada a hiperglicemia de jejum, parece que as sulfoniluréias, no período diurno, são mais eficazes na manutenção da glicemia pós-prandial diurna. O uso simultâneo desses dois agentes permite iniciar com uma dose baixa de insulina, e resulta em melhor controle glicêmico durante a transição. A terapia combinada, sulfoniluréia e insulina, também reduz a variabilidade diária nos níveis da glicose de jejum, comparada com uma única injeção de insulina diária.

A adição de insulina de ação intermediária, ao deitar, na terapia contínua com sulfoniluréia, tem oferecido controle glicêmico comparável àquele dos vários regimes de insulina e combinações de insulina e sulfoniluréia. Contudo, a administração de insulina ao deitar resultou em menos ganho de peso e reduziu a hiperinsulinemia. Esse regime, conhecido como insulinoterapia/insulina ao deitar/sulfoniluréia durante o dia, pode ser melhor do que a terapia com insulina durante o dia, porque a superprodução de glicose hepática é anormal durante a noite.

A seleção do paciente é um importante determinante no sucesso desse regime, e é mais provável ser bem-sucedido com pacientes obesos, que foram diagnosticados com diabete depois dos 35 anos de idade, com diabete há menos de 10-15 anos, e com valores de glicose consistentes < 250-300 mg/dL. Para implementar essa terapia, a atual terapia com sulfoniluréia do paciente deverá ser mantida e uma insulina de ação intermediária (0,1-0,2 U/kg) deverá ser administrada à noite, ao deitar (normalmente entre 21 e 23 horas). A dose de insulina será ajustada até que o nível da GPJ matinal seja < 120 mg/dL. A dose da sulfoniluréia deverá ser reduzida se a hipoglicemia diurna for um problema. Os pacientes que continuarem a apresentar hiperglicemia antes do jantar, independente dos níveis de glicose de jejum aceitáveis, talvez precisem trocar para as múltiplas injeções de insulina e a descontinuação da sulfoniluréia. Existem poucos, se algum, benefícios aparentes em manter as sulfoniluréias quando os pacientes estão sob o regime de múltiplas doses de insulina. O regime anteriormente descrito também é adequado para ser usado com aqueles pacientes que não foram bem-sucedidos com a combinação de uma sulfoniluréia e uma metformina. A metformina é mantida nesse regime por causa do seu efeito poupador de insulina, junto com seu efeito favorável no perfil dos lipídeos, podendo ser benéfica para melhorar o risco cardiovascular.

Adicionando Agentes Orais à Insulinoterapia

Se as terapias orais combinadas com agente e insulina descritas anteriormente falharem, o tratamento será substituído para a terapia apenas com insulina; a insulina de ação intermediária (NHP ou lenta) poderá ser administrada duas vezes ao dia (pela manhã e ao deitar, à noite). No entanto, a combinação da insulina de ação intermediária com a regular (pela manhã e no jantar) é mais comumente usada para um controle ideal. Em alguns casos, múltiplas injeções (três ou mais) poderão ser necessárias para a obtenção do controle glicêmico aceitável. Vários regimes específicos de insulina para tratar o DM2 estão disponíveis.

Até recentemente, a única opção para os pacientes, que não eram adequadamente controlados com a insulina, era aumentar sua dose de insulina. No entanto, essa prática aumenta mais a probabilidade da hiperinsulinemia e ganho de peso. Existe uma pesquisa em andamento nessa área e parece que ela adiciona agentes orais, como a acarbose, metformina ou glitazona à insulinoterapia – sozinha ou em combinação – é uma maneira plausível de aumentar ou normalizar o controle glicêmico em um significativo número de pacientes. Também pode ser possível descontinuar a insulinoterapia em pacientes selecionados e reiniciar a combinação do tratamento com hipoglicemiante oral.

Insulina e metformina: a metformina pode ser útil para os pacientes que são precariamente controlados com a insulina depois que os agentes sulfoniluréia alcançaram o efeito máximo. Nesses pacientes, a metformina oferece a vantagem de não estimular a secreção de insulina e, por isso, exacerba a hiperinsulinemia. A metformina também não contribui para o ganho de peso, que pode exacerbar a resistência insulínica. A terapia combinada com a insulina e a metformina ao deitar não apenas previne o ganho de peso, mas também parece superior a outros regimes de insulina ao deitar com sulfoniluréias, em relação à melhora do controle glicêmico e à freqüência da hipoglicemia.

Em pacientes sob um regime total de insulina, se não for obtido o controle glicêmico ideal, pode-se tentar iniciar a metformina e fazer aumentos de dosagem até 500 mg, três vezes ao dia. Se a GPJ permanecer > 120 mg/dL consistentemente, a dose de metformina poderá ser gradualmente aumentada até o máximo de 850 mg, três vezes ao dia (ou 1.000 mg duas vezes ao dia). Se o controle glicêmico for adequado (GPJ permanecer < 120 mg/dL por dois dias consecutivos), pode-se tentar reduzir a dose da insulina em 25% e monitorar cuidadosamente os valores da glicose sangüínea para descompensação. Se isso ocorrer, ou se o controle glicêmico não for adequado com a dose máxima de metformina e doses mais baixas de insulina, existe a opção de adicionar uma sulfoniluréia, uma vez ao dia (glipizida ou glimepirida de liberação prolongada), e fazer aumentos de dosagem conforme a necessidade. A adição de uma glitazona e acarbose ao regime anteriormente descrito também permanece uma opção para a alternativa do tratamento exclusivo com insulina. As questões de custo-eficácia e adesão permanecem indeterminadas.

Insulina e acarbose: a adição de acarbose à terapia com insulina poderá ser uma opção se a hiperglicemia pós-prandial continuar a ser um problema. A acarbose pode reduzir a HbA_{1c} em aproximadamente 0,4% em pacientes que são precariamente controlados na insulinoterapia. A acarbose poderá ser iniciada em pacientes sob insulinoterapia, iniciando com uma dose baixa de 25 mg com o café da manhã, e aumentos de dosagem de 25 mg semanais até 50-100 mg, três vezes ao dia com as refeições (dose de 100 mg três vezes ao dia para pacientes pesando mais de 60 kg), dependendo da tolerância GI e eficácia.

Insulina e glitazona: as glitazonas primariamente melhoram a sensibilidade à insulina e podem ser benéficas para a combinação com a insulina. Quando iniciado o tratamento com glitazona em pacientes DM2, sob o regime de insulina, que apresentam controle de glicose insatisfatório, a atual dose de insulina deverá ser mantida e a dose mais baixa de uma glitazona (4 mg de rosiglitazona ou 30 mg de pioglitazona) deverá ser adicionada, uma vez ao dia. Se os níveis de GPJ permanecerem consistentemente acima de 120 mg/dL, a dose de glitazona deverá ser aumentada a cada 2-4 semanas, até o máximo de 8 mg por dia para a rosiglitazona, e 45 mg por dia para a pioglitazona, até que os níveis da GPJ estejam consistentemente dentro da faixa objetivada. Nesse momento, pode-se tentar reduzir a dose total diária de insulina em 10-25%. Maior ganho de peso tem sido observado com essa combinação.

Reiniciação da Terapia Oral em Pacientes Tratados com Insulina

A recente disponibilização de novos agentes antidiabéticos orais permitiu a possibilidade de descontinuar o tratamento com insulina e reiniciar com agentes orais em pacientes selecionados com DM2. Essa estratégia terapêutica, no entanto, ainda está sob investigação. Em um recente estudo-piloto, com 55 pacientes diabéticos tipo 2, que eram tratados com insulina, duas vezes ao dia, por mais de 10 anos, e tinham um nível de peptídeo C > 0,8 mg/dL, 42 pacientes foram substituídos com sucesso para uma combinação de gliburida e metformina e descontinuaram o tratamento com insulina. Essa mudança para uma combinação de agentes orais foi acompanhada de um melhor controle glicêmico significativo (uma redução na HbA_{1c} de 1,3%) e redução no peso corporal (5 lb. ou aproximadamente 5,455 kg) por mais de seis semanas. Nesse estudo, fatores significativos predizendo uma troca bem-sucedida para agentes orais nos pacientes respondedores incluíram uma taxa de índice de massa corporal mais baixa (30 *versus* 34,8), duração menor do tratamento com insulina (5,0 *versus* 8,6 anos) e dose total diária de insulina menor (0,8 *versus* 1,2 U/kg de peso corporal).

CONCLUSÕES

Até 1994, o controle farmacológico do DM2 (diabete melito não-insulinodependente [DMNID], como era chamado) era totalmente seqüencial. Apenas duas classes de agentes estavam disponíveis. No momento do diagnóstico inicial, era prescrita uma sulfoniluréia, e quando os pacientes tornavam-se muito sintomáticos ou ficavam muito hiperglicêmicos, o tratamento com insulina era adicionado ou substituía o anterior. Nos últimos 10 anos, no entanto, ocorreram dois importantes avanços. Primeiro, agora temos evidência inequívoca de estudos importantes de longa duração, como o UKPDS, que determinaram que o controle estrito da hiperglicemia no DM2 tem benefícios significativos na prevenção e na progressão da doença microvascular e, possivelmente, macrovascular. Segundo, para obter esse controle ideal, várias novas classes de agentes antidiabéticos orais foram disponibilizadas para uso como monoterapia; os secretagogos de insulina (sulfoniluréias, repaglinida, nateglinida), biguanidas (metformina), inibidores α-glicosidase (acarbose e miglitol) e tiazolidinedionas (rosiglitazona e pioglitazona). No entanto, o DM2 é uma doença progressiva e ao longo dos anos o controle rígido da glicose sangüínea, em geral, envolve a terapia combinada como uma forma de otimizar o controle glicêmico. As combinações de agentes orais podem, freqüentemente, retardar a necessidade de insulina. Os agentes orais também podem ser usados na combinação com a insulina, para ajudar na obtenção dos objetivos glicêmicos e reduzir a hiperinsulinemia.

Qual combinação de agentes orais ou insulina é mais benéfica, até o momento, não está claro, e estudos para responder a essa questão estão em andamento. Vários novos agentes sensibilizadores de insulina também estão em desenvolvimento, e a possibilidade da insulina inalada ou mesmo oral poderá se tornar uma realidade em breve. O objetivo final, naturalmente, é a prevenção do diabete. Vários estudos recentes demonstram que tanto o estilo de vida quanto as medidas farmacológicas são bem-sucedidos na prevenção da progressão do DM2, em pacientes com intolerância à glicose. Se as estratégias usadas nesses dois estudos podem ser traduzidas como um cenário "do mundo real" nas nações desenvolvidas e em desenvolvimento, e em todos os grupos étnicos, isto ainda não está claro até o presente. Todavia, o fato de que o DM2 pode ser prevenido (ou pelo menos retardado) com modificações no estilo de vida ou com medidas farmacológicas é um avanço extraordinário para aqueles que cuidam de pacientes com alto risco de desenvolver o DM2.

AGRADECIMENTOS

O capítulo original teve o apoio do Department of Veterans Affairs e do VA San Diego Healthcare System, Califórnia.

LEITURA COMPLEMENTAR

American Diabetes Association: Clinical Practice Recommendations. *Diabetes Care* 2004; 27:S15.
Inzucchi SE: Oral antihyperglycemic therapy for type 2 diabetes: Scientific review. *JAMA* 2002; 287:360.
Moller DE: New drug targets for type 2 diabetes and the metabolic syndrome. *Nature* 2001; 414:821.
UK Prospective Diabetes Study (UKPDS) Group. Intensive blood-glucose control with sulphonylureas or insulin compared with conventional treatment and risk of complications in patients with type 2 diabetes (UKPDS 33). *Lancet* 1998; 352:837.
UK Prospective Diabetes Study (UKPDS) Group. Effect of intensive blood-glucose control with metformin on complications in overweight patients with type 2 diabetes (UKPDS 34). *Lancet* 1998; 352:854.

Para uma discussão mais detalhada sobre este tópico e bibliografia adicional consulte, por favor, Porte *et al*: *Ellenberg & Rifkin's Diabetes Mellitus*, 6th ed., Capítulo 32.

A Mãe na Gravidez Complicada pelo Diabete Melito   13

Boyd E. Metzger, Richard L. Phelps e Sharon L. Dooley

A gravidez afeta muito uma grande variedade de funções fisiológicas, desde a concepção até o parto. O metabolismo intermediário não é uma exceção. As alterações são acentuadas, resultando em diferenças na forma de expressão do diabete melito e exigindo modificações no seu tratamento.

ADAPTAÇÕES METABÓLICAS NA GRAVIDEZ NORMAL

Características Clínicas do Metabolismo dos Carboidratos na Gravidez

As alterações no metabolismo dos carboidratos são especialmente acentuadas durante a segunda metade da gravidez. A distribuição da glicose administrada é alterada de forma mínima, ao passo que a resposta hipoglicêmica à insulina é bastante reduzida. Isso indica que um aumento na quantidade de insulina é necessário para manter uma tolerância normal à glicose. Por isso, a gravidez é um desafio fisiológico à reserva insulinogênica. A hiperplasia das células das ilhotas pancreáticas maternas, durante a gestação normal e em estudo clínico com pacientes com reduzida ou ausência de reserva de células-β pancreáticas são consistentes com essa premissa. Portanto, a gravidez poderá ser observada como início ou a primeira manifestação de intolerância aos carboidratos (isto é, o diabete melito gestacional [DMG]), e os aumentos substanciais nas necessidades de insulina, normalmente, ocorrem nas mulheres com diabete melito pré-gestacional requerente de insulina (DMPG). As alterações assemelham-se ao crescimento do feto e da placenta: elas aumentam rapidamente à medida que o feto aumenta de tamanho, a partir da 20^a-24ª semanas de gravidez, e são imediatamente revertidas depois ao parto. No período imediatamente após o parto, a tolerância à glicose retorna ao normal na maioria das mulheres portadoras de DMG, e as necessidades de insulina declinam rapidamente em pacientes portadoras de DMPG. Essas correlações temporais apresentam implicações para o feto nos efeitos diabetogênicos da gravidez.

Efeitos do Feto no Metabolismo Materno

Várias propriedades funcionais do feto exercem efeitos metabólicos durante seu desenvolvimento. Essas propriedades e o impacto resultante no metabolismo materno estão resumidos adiante.

Cinética e Circulação da Insulina

A degradação intraplacentária é responsável por um modesto aumento na liberação da insulina materna.

Ação Insulínica

As dramáticas alterações ocorrem na sensibilidade à insulina e na secreção da insulina.

Sensibilidade à insulina: a sensibilidade à insulina começa a diminuir no final do primeiro trimestre da gravidez e fica bastante reduzida no final da gestação. A resistência à insulina é encontrada no fígado, tecido adiposo e músculo esquelético. O acoplamento da insulina aos seus receptores não diminui na gravidez humana; ao contrário, a resistência à insulina é devida a fatores intracelulares.

Secreção insulínica: no início da gravidez, as concentrações de insulina basal não se alteram e a resposta insulínica à glicose oral ou intravenosa aumenta de forma mínima. A secreção da insulina basal e estimulada aumenta fortemente no final da gravidez (em dobro ou triplo) para compensar a redução acentuada na ação insulínica.

Hormônios Placentários

A placenta secreta estrogênio, progesterona e lactogênio placentário humano (LPH; somatomamotropina coriônica humana [SCH]) em quantidades que acompanham o crescimento da placenta no decorrer da gravidez. Cada hormônio pode promover a secreção da insulina e a redução da sensibilidade periférica à insulina. A prolactina, de origem pituitária e decidual, e a variante do hormônio do crescimento humano (hGH-V), de origem placentária, também podem contribuir para a resistência à insulina na gravidez. Os potenciais papéis do fator de necrose tecidual-α e a leptina estão sendo investigados intensamente. Contudo, a importância específica e a magnitude desses efeitos permanecem indefinidas.

Outras Alterações nas Funções Endócrinas

Algumas alterações endócrinas, não diretamente de origem intra-uterina, também podem ser importantes. As concentrações de glicocorticóides séricos dobram no final de gravidez e o cortisol livre circulante materno também aumenta. Não é provável que os glicocorticóides sejam de origem fetal ou controlados pelo fator liberador da corticotrofina placentária, uma vez que o ritmo normal diurno da secreção de cortisol é preservado. Ao contrário, o *feedback* hipotálamo-pituitária materno poderá operar a um valor mais elevado, talvez como um resultado do aumento da disponibilidade de esteróides sexuais.

Metabolismo Nutricional Materno

A transferência de nutrientes maternos para o feto em crescimento ocorre continuamente. Muitos nutrientes são transferidos da mãe para o feto em uma concentração que depende da forma de como são usados para o crescimento e desenvolvimento estruturais e das necessidades oxidativas. Os fluxos são consideráveis e desafiam os mecanismos maternos a conservar os substratos-chave metabólicos intermediários, conforme as necessidades de nutrientes da placenta e do feto aumentam.

Jejum acelerado: o jejum, durante a última metade da gravidez, resulta em uma rápida mobilização e oxidação de ácidos graxos e significativos aumentos, e nas cetonas urinárias e plasmáticas. Uma redução maior e mais rápida na glicose sangüínea materna e nos aminoácidos também é observada. A queda de glicose sangüínea poderá progredir para uma evidente hipoglicemia. Isso tem sido considerado como uma falha na mobilização dos aminoácidos para prover substratos gliconeogênicos suficientes para compensar as taxas de remoção da glicose. Tais alterações no metabolismo de jejum no final da gravidez são chamadas de "jejum acelerado". As implicações práticas do "jejum acelerado" na prática clínica comum têm sido questionadas. Contudo, significativos aumentos nos ácidos graxos livres plasmáticos (AGL), glicerol e cetonas, e a redução nos aminoácidos e glicose plasmáticos são encontrados próximo ao meio-dia em mulheres grávidas que não consumiram o café da manhã. Dessa forma, essa prática clínica, que tem sido comumente utilizada na marcação de testes laboratoriais e outros procedimentos, pode provocar conseqüências metabólicas importantes no final da gravidez.

Anabolismo facilitado: as alterações metabólicas têm sido observadas após a alimentação (no estado pós-prandial). Na gravidez, o aumento na glicose plasmática é maior e perdura bastante; um grande aumento na lipoproteína plasmática de densidade muito baixa tem sido constatado e a concorrente queda no glucagon plasmático é maior do que nas mulheres não-grávidas. A resistência à insulina é determinante dessas alterações, que são facilitadas pelos níveis mais altos dos ácidos graxos livres (devido à supressão incompleta da lipólise pela insulina). Uma vez que a transferência transplacentária da glicose depende da concentração, uma hiperglicemia mais prolongada, após a ingestão oral no final da gravidez, resulta em maior disponibilidade de glicose para ser liberada para o feto. Um aumento nos triglicerídeos plasmáticos poderá servir como nutriente oxidativo alternativo para a mãe, "disponibilizando" glicose para o fluxo transplacentário. Por fim, a grande supressão de glucagon também poderá desempenhar um papel, moderando a gliconeogênese e a cetogênese, disponibilizando, dessa forma, os aminoácidos ingeridos para as necessidades do feto ou da mãe. O modelo metabólico resumido anteriormente é designado "anabolismo facilitado".

FISIOPATOLOGIA DO DIABETE E DA GRAVIDEZ

Uma mulher grávida diabética e seu filho estão em risco de morbidade e mortalidade. Na era pré-insulina, a gravidez era rara e poucos fetos igualmente sobreviviam, e a mortalidade materna aproximada era de 25%. Atualmente, sob circunstâncias ideais, os óbitos maternos são raros, as mortes intra-uterinas dos fetos igualmente, e a incidência de óbito neonatal (exceto aqueles devido a malformações congênitas graves) aproxima-se àquela da população obstétrica em geral. Contudo, outros resultados mórbidos menos extremos ainda são comumente observados.

Efeitos do Diabete na Gravidez

Aparentemente, as morbidades nos nascimentos são devidas mais a anormalidades no ambiente metabólico materno do que devido a influências genéticas, porque filhos de pais diabéticos desenvolvem-se normalmente. As morbidades específicas resultantes são dependentes do tempo da gravidez em que os distúrbios metabólicos se apresentam. Esse conceito, designado "teratogênese mediada pelo nutriente" (Figura 13.1), foi formulado pelo recentemente falecido Norbert Freinkel, na sua Conferência Banting, em 1980. Consulte Capítulo 14 para mais detalhes.

Efeitos da Gravidez em Diabete

Controle Glicêmico

Em uma gravidez normal, a resistência à insulina surge principalmente pelo aumento na produção de insulina materna, que resulta nas concentrações de glicose sangüínea parecidas com aquelas encontradas nas mulheres não-grávidas. Existindo deficiência de insulina, um substancial aumento na glicose sangüínea e em outros nutrientes sensíveis à insulina ocorrem, a menos que sejam contrabalanceados pelo aumento das doses de insulina.

Efeitos da alterada sensibilidade à insulina: como observado anteriormente, as pacientes com um controle normal apresentam uma pequena, porém significativa, redução na sensibilidade à insulina próximo ao término do primeiro trimestre (Figura 13.2). As mulheres portadoras de DMG anterior e tolerância à glicose normal são insulinorresistentes antes da gravidez, mas apresentam um pequeno, porém significativo, aumento na sensibilidade à insulina próximo ao término do primeiro trimestre. Algumas mulheres com diabete tipo 1 experimentam mais freqüentemente hipoglicemia grave próximo ao fim do primeiro trimestre, necessitando, temporariamente, reduzir as doses de insulina. Ativos esforços para atingir um controle glicê-

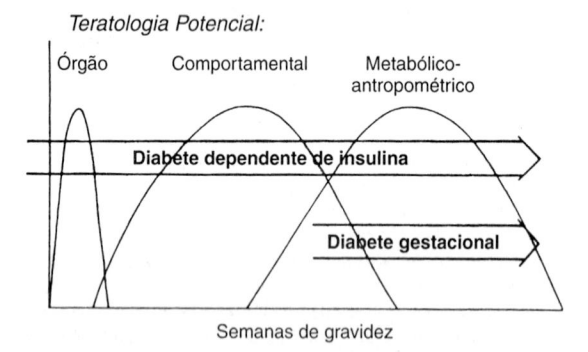

Figura 13.1 A hipótese da "teratogênese mediada pelo nutriente". Tem sido postulado que a expressão do gene do fenótipo na formação de novas células do feto pode ser modificada pelos nutrientes e pelos produtos relacionados ao nutriente vindos do ambiente, durante o desenvolvimento intra-uterino. Potenciais efeitos de longo alcance dependerão do período da gestação, no qual os nutrientes e produtos relacionados a nutrientes de origem materna são aberrantes, e das células que estão em desenvolvimento nesse período. (Adaptada de Freinkel N: *Diabetes* 1980; 29:1023.)

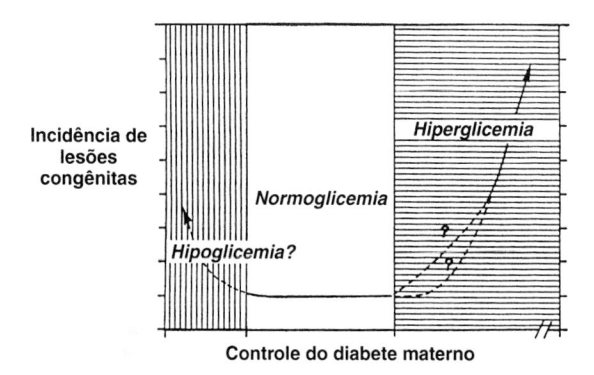

Figura 13.2 O dilema terapêutico no tratamento com insulina durante o início da gravidez humana. A hipoglicemia durante o período de dependência glicolítica nos embriões de roedores tem se mostrado teratogênica. Ainda não está estabelecido se o embrião humano é similarmente vulnerável durante o correspondente intervalo de desenvolvimento (isto é, cerca de 16-18 dias até 24-25 dias de gestação). Além disso, os limites para os vários fatores no soro materno, que são responsáveis pela teratogênese do diabete (amplamente designada anteriormente como "hiperglicemia"), ainda não foram descobertos. Assim, o valor-alvo ideal para a regulação metabólica antes e durante as 4-6 semanas após a concepção ainda não foi precisamente estabelecido. (Adaptada de Freinkel N: *Horm Met Res* 1988;20:463-475.)

mico satisfatório o mais rápido possível poderão contribuir para essa tendência. Em outras pacientes, o mal-estar matinal pode resultar em uma errática e imprevisível ingestão calórica, em alternâncias acentuadas no controle glicêmico e em episódios de graves hipo e/ou hiperglicemia. Qualquer que sejam os fatores responsáveis, os médicos deverão estar atentos à tendência de um controle metabólico menos estável no início da gravidez.

Normalmente, durante o segundo trimestre, a insulina precisa ser aumentada com regularidade, muitas vezes até em doses duas ou três vezes maiores do que às do início da gravidez. Nas últimas semanas de gravidez, o controle glicêmico é freqüentemente muito estável, requerendo apenas modificações pequenas nas doses de insulina. Nas duas semanas anteriores ao parto, algumas pacientes reapresentam hipoglicemia e as doses de insulina poderão necessitar de redução. Imediatamente após o parto, a sensibilidade à insulina normal ou supranormal é recuperada. Reduções dramáticas nas doses de insulina (75-90%) poderão ser necessárias por vários dias. Depois, as necessidades de insulina, normalmente, retornam a um patamar similar àquele necessário antes da gravidez.

Doença Microvascular

Retinopatia: grave deterioração na retinopatia diabética durante a gravidez tem sido reportada. Alterações ameaçadoras da visão são encontradas originalmente nas pacientes com histórico de severidade ou retinopatia proliferativa não-tratada, já manifestada antes da gravidez. Progressões importantes raramente ocorrem durante a gravidez, nas mulheres com retinopatia proliferativa previamente tratada com fotocoagulação e consideradas "inativas" antes da concepção. Associações foram encontradas entre a piora da retinopatia durante a gravidez e a duração do diabete, a gravidade da hiperglicemia na época do registro, a magnitude da melhora do controle do diabete alcançado na primeira metade da gestação e a presença de hipertensão materna. Dados do *Diabetes Control and Complications Trial* (DCCT) indicam que a gravidez também contribui para o risco de progressão transitória da retinopatia, e que ela poderá continuar progredindo após a gravidez ou manifestar-se pela primeira vez em 6-12 meses após o parto. Contudo, a tendência de progressão durante a gestação aparenta ser transitória, uma vez que nenhum efeito adverso permanente da gravidez na retina foi encontrado. Contudo, a terapia por fotocoagulação poderá ser utilizada efetivamente durante a gestação, sendo melhor postergar a concepção nas mulheres portadoras de retinopatia ativa até que seja estabilizada pelo tratamento.

Nefropatia: as adaptações fisiológicas normais da gravidez levam à hiperfiltração glomerular. Uma adaptação inadequada poderá ocorrer na presença de doença renal e/ou hipertensão preexistentes. A gravidez também está associada a uma maior ocorrência de infecções do trato urinário e de pielonefrite. Tanto a nefropatia diabética quanto a insuficiência renal, ambas leves e preexistentes (creatinina < 1,4 mg/dL [124 mmol/L]), aparentemente não aceleram de forma permanente a nefropatia, embora a piora transitória da proteinúria e/ou do *clearance* da creatinina possam ocorrer durante a gravidez. Contudo, nas pacientes diabéticas com insuficiência renal mais grave (creatinina > 1,4 mg/dL [124 mmol/L]), existe a evidência de que a gravidez pode acelerar a deterioração da função renal, conforme tem sido observado na insuficiência renal moderada de etiologia não-diabética. A nefropatia está associada a riscos mais altos de hipertensão/pré-eclâmpsia, aceleração da retinopatia e morbidade fetal/neonatal, por exemplo, prematuridade e retardo de crescimento intra-uterino (RCIU). Esforços para preservar a função renal deverão incluir o excelente controle glicêmico e da pressão sangüínea, além dos respectivos exames minuciosos e tratamento imediato, e controle das infecções do trato urinário.

Neuropatia: pouco tem sido reportado sobre os efeitos da gravidez nas neuropatias diabéticas. Contudo, a presença de neuropatia autonômica, em particular a gastroparesia, pode apresentar potenciais efeitos adversos na morbidade materna e no resultado da gravidez. O esvaziamento gástrico irregular poderá resultar em uma nutrição inadequada, flutuação significativa da glicose sangüínea ou na aspiração materna. As pacientes portadoras de disfunção na bexiga estão em risco de infecções recorrentes do trato urinário.

Doença Macrovascular

As pacientes portadoras de doença macrovascular apresentam significativos riscos de morbidade materna e do feto. A gravidez pode exacerbar uma doença vascular preexistente. Em um pequeno número de casos reportados nas últimas três décadas, o infarto do miocárdio foi associado a uma taxa de mortalidade de 50%. Felizmente, os resultados serão melhores com as opções atualmente disponíveis para o controle das doenças da artéria coronariana.

CLASSIFICAÇÃO DO DIABETE NA GRAVIDEZ

O diabete preexistente tratado com insulina complica aproximadamente 0,2-0,5% de todas as gestações nos Estados Unidos da América do Norte. Em algumas populações, metade ou mais dessas gestações são de mulheres diabéticas do tipo 2 (DM2). O DMG afeta outros 3-8%. Esses números apontam para um crescimento no futuro, devido ao aumento da incidência de obesidade e DM2 nos adolescentes e adultos jovens, especialmente entre as populações minoritárias. Uma vez que existem mais de 3.000.000 de nascimentos bem-sucedidos nos EUA a cada ano, o diabete, durante a gestação, representa um aumento significativo nos problemas da saúde pública.

O diabete gestacional, definido como "intolerância a carboidratos iniciada ou primeiramente diagnosticada na gravidez atual", está subdividido em função da gravidade do distúrbio metabólico, utilizando-se o nível da glicose plasmática de jejum (GPJ) (Tabela 13.1). O DMG é designado como Classe A_1 quando a GPJ permanece em uma faixa normal para gravidez (< 95 mg/dL [5,3 mmol/L]) e como Classe A_2 quando os valores são iguais ou excedem esse limite.

Para os objetivos epidemiológicos, grávidas com tolerância anormal à glicose que apresentaram DMG em uma gravidez anterior não são classificadas como DMG na gravidez atual. Preferencialmente, elas são classificadas como "DMG anterior" e subdivididas, com base na concentração de GPJ, em Classes A_1 ou A_2 (Tabela 13.1).

Procuramos separar as pacientes portadoras do diabete pré-gestacional que possuem diabete melito tipo 1 (DM1) daquelas portadoras do DM2. As medidas-padrão, normalmente são adequadas para esse objetivo. Os determinantes mais importantes do resultado materno e do feto são a presença ou a ausência de complicações vasculares maternas, oriundas do diabete e o grau de controle metabólico alcançado durante

TABELA 13.1 Classificação da Intolerância aos Carboidratos Durante a Gravidez

Classe	Critério de classificação
Diabete melito gestacional (DMG)	Veja texto para diagnóstico
Classe A_1 (DMG)	GPJ* normal (< 95 mg/dL)
Classe A_2 (DMG)	GPJ elevada (≥ 95 mg/dL)
Diabete gestacional anterior (DMG anterior)	Pacientes com diabete apenas durante a gravidez anterior
Classe A_1 (DMG anterior)	GPJ normal (< 95 mg/dL)
Classe A_2 (DMG anterior)	GPJ elevada (> 95 mg/dL)
Diabete melito pré-gestacional (DMPG)	Diagnóstico do diabete melito realizado antes da gravidez atual
Diabete melito tipo 1	
Não-complicado	Ausência de retinopatia, nefropatia, neuropatia, hipertensão, doença arterial periférica e coronariana
Complicado	Presença de um ou mais dos citados acima
Diabete melito tipo 2	
Não-complicado	O mesmo para DM1
Complicado	O mesmo para DM1

*GPJ, Glicose plasmática de jejum.

a gravidez. Assim, uma gestação será classificada como DM1 ou DM2, apresentando ou não complicações (Tabela 13.1). A idade da mãe no diagnóstico e a duração do diabete não mais parecem ser importantes fatores de risco independentes para as complicações da gravidez. Em conformidade com isso, a tradicional *White Classification*, criada há mais de 50 anos, apresenta utilidade limitada.

CONTROLE

Diabete Pré-Gestacional

Aconselhamento sobre a Pré-Concepção

De forma ideal, o controle da gravidez complicada pelo diabete começa antes do início da gravidez. No início da puberdade, potenciais complicações da gravidez para a mãe e para a criança, de todas as mulheres diabéticas, deverão ser conhecidas. Enfatizamos que a gravidez exige que precauções especiais sejam tomadas *antecipadamente*. Por isso, uma discussão sobre o planejamento familiar deverá ser realizada a cada visita ao consultório. É óbvio que a concepção planejada, após avaliação médica, e a melhora do controle metabólico reduzem em muito o risco de aborto espontâneo e malformações fetais.

Avaliação médica: uma avaliação da condição da saúde materna, enfocando uma possível complicação vascular por diabete, deverá ser realizada sempre que a mulher buscar aconselhamento antes da concepção. Um exame físico completo, incluindo exame pélvico e, na maioria dos casos, uma consulta com um oftalmologista, é a recomendação. As medições dos valores da glico-hemoglobina, do hormônio estimulante da tireóide do *clearance* de creatinina e a análise quantitativa da excreção urinária de proteína de 24 horas, CBC e exame químico automatizado são necessárias. A imunidade contra a rubéola deverá ser avaliada com imunização, se necessário. O estilo de vida deverá ser revisto, incluindo avaliação de estresse, tabagismo e uso de drogas ou álcool. Alguns medicamentos prescritos anteriormente poderão ser descontinuados, em particular inibidores da enzima conversora da angiotensina (ECA), agentes conhecidos por afetarem o feto de forma desfavorável.

Questões específicas relacionadas ao diabete: a informação sobre potenciais efeitos do diabete sobre o crescimento e o desenvolvimento fetal (Capítulo 14) deverá ser revista com pais em potencial. Deverá ser enfatizado que os riscos de aborto espontâneo e de malformações congênitas estão associados ao metabolismo materno alterado na época da concepção e durante as 7-8 semanas subseqüentes (Figura 13.1). Contudo, o fator metabólico ou os fatores responsáveis não são conhecidos com precisão (Figura 13.3). Estudos clínicos documentam que uma acentuada redução na incidência desses eventos ocorre quando esforços para o controle efetivo do diabete iniciam antes da concepção. Também é discutido se a obesidade, o DM2 e os déficits neurocomportamentais poderão ser mais preponderantes na vida posterior dos filhos de mães diabéticas, particularmente se o controle metabólico não for excelente durante toda a gravidez. A possibilidade de efeitos deletérios da gravidez nas complicações vasculares maternas também deverá ser discutida quando as condições clínicas da mãe assim justificarem. Finalmente, a paciente e seu(s) ente(s) querido(s) deverão ser lembrados

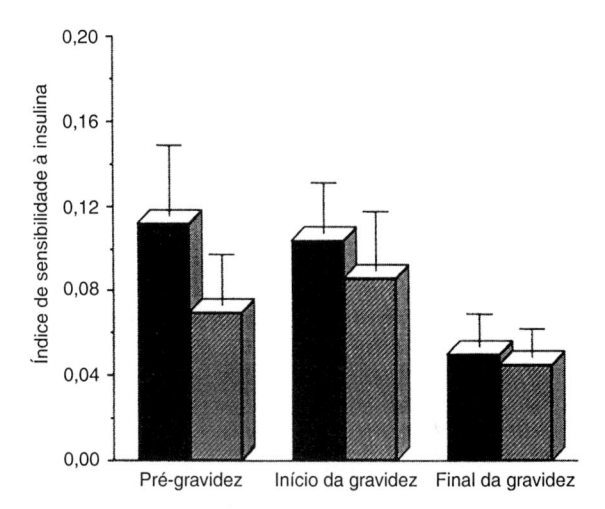

Figura 13.3 Alterações longitudinais na sensibilidade à insulina em mulheres com gravidez normal ou com diabete melito gestacional. Os dados anteriores à gravidez (pré-gravidez), do início e do final da gravidez estão expressos como "índice de sensibilidade à insulina" (média ± DP). Os resultados dos "controles" estão ilustrados com barras sólidas; os resultados das mulheres que desenvolveram DMG estão ilustrados com barras tracejadas. (Reproduzida com modificações do Catalano PM, Tyzbir ED, Wolfe RR, et al: *Am J Physiol* 1993; 264:E60.)

de que o cuidado pré-natal é intensivo e requer tempo e dedicação consideráveis, além de uma possível reorganização das prioridades, antes e durante a gravidez.

Estratégias gerais: para minimizar a probabilidade de defeitos ao nascimento e abortos espontâneos, devemos objetivar um bom e estável controle metabólico *antes* da concepção (Figura 13.3). Isso requer renovados esforços para as pacientes que já estão familiarizadas com o controle intensivo, e a introdução do conceito de *controle rígido* para as outras pacientes. A suplementação periconcepcional com ácido fólico pode reduzir o risco de defeitos ao nascimento do tubo neural, que ocorrem mais comumente quando a gravidez é complicada pelo diabete. Uma multivitamina contendo 0,8 mg de ácido fólico é prescrita antes da concepção e continuada durante as 6 primeiras semanas de gestação.

Rumo a um ótimo controle metabólico: a glicemia poderá ser autocontrolada por meio do acompanhamento da glicemia capilar, e as estimativas da hemoglobina A1c (HbA_{1c}) poderão ser realizadas serialmente. As dietas poderão ser prescritas baseadas no "sistema de substituições". Algoritmos para múltiplas doses de injeção de insulina poderão ser desenvolvidos. Os resultados dos testes de glicemia no sangue capilar deverão ser revistos semanalmente. Em graus variados, as mulheres estão familiarizadas com a "contagem de carboidratos" na qual a dose (*bolus*) pré-prandial de insulina de curta duração é determinada, principalmente, pelos gramas de carboidratos que serão consumidos. Muitas utilizam esse procedimento de forma efetiva, ao mesmo tempo que mantêm balanceada a ingestão de proteína, gorduras e micronutrientes. Encorajamos as pacientes a manter maior consistência diária na hora da refeição e na mesma quantidade que faziam antes. Outras precisam de mais orientação para garantir o consumo adequado de calorias e um ótimo balanceamento nutricional. Objetivamos a obtenção da concentração da HbA_{1c} dentro ou bem próximo da faixa anterior à suspensão da contracepção. Em muitos casos, esse objetivo leva de 3 a 6 meses para ser alcançado.

Controle Após a Concepção

A freqüência com que o diabete do tipo 1 complica a gravidez é pequena, e a necessária experiência para o controle só poderá ser obtida se uma quantidade suficiente de pacientes for examinada com certa periodicidade. Por tal razão, normalmente o tratamento é melhor realizado em clínicas especializadas, de referência, que empregam uma equipe bem-integrada que, dependendo da população atendida, poderá ser constituída por médicos, enfermeiros educadores, nutricionistas e assistentes sociais.

Dieta

Abordagem básica: o diabete não altera a dieta básica recomendada para a gravidez, exceto pelo fato de que os carboidratos complexos deverão substituir os açúcares "simples". Por causa da elevada propensão para o jejum acelerado, o lanche leve noturno é recomendado. A administração de carboidratos raramente é restrita a ficar abaixo de 180 g/dia, e o regime alimentar é distribuído para evitar períodos de jejum que excedam a 4-5 horas, exceto para as horas de sono. A proporção da dieta recomendada para períodos específicos é individualizada, de acordo com as preferências da paciente, e também poderá ser manipulada para resultar na estabilidade do controle metabólico. Contudo, qualquer que seja a programação alimentar, a consistência diária é essencial.

Refeições e lanches leves: no interesse da simplicidade, que incentiva a adesão, a dieta consiste em três refeições normais e um lanche leve antes de dormir. Alguns médicos recomendam múltiplas refeições pequenas (seis a sete) de forma a impedir a hiperglicemia pós-prandial. Não se sabe se o valor médio em 24 horas da glicose sangüínea é mais baixo nesse tipo de regime. Alguns relatos fundamentados na análise retrospectiva mostram uma correlação mais forte entre a glicemia pós-prandial e o peso no nascimento do que entre o jejum, a glicemia pré-prandial e o peso no nascimento. Também não está certo que influência a magnitude das flutuações da glicose sangüínea, em contraste com o nível médio de glicemia, poderá ter no resultado perinatal.

Objetivos para o ganho de peso: a prescrição de dietas é individualizada e modificada com freqüência, durante a gestação. Recomendamos que o ganho de peso seja inversamente proporcional ao grau de adiposidade na mãe antes da concepção, que poderá ser considerado pelo índice de massa corporal (IMC), definido como peso/altura^2. Uma grávida com IMC entre 20-26,0 kg/m^2 é considerada normal e, nesse caso, o ganho de peso de 25-35 libras (11-16 kg) é considerado como desejável. Para aquelas que são magras, com IMC < 20 kg/m^2, o ganho de peso recomendado é de 28-40 libras (12-18kg) e, para aquelas que são obesas (IMC > 26 kg/m^2), de 15-25 libras (6-11kg). Alguns especialistas estimam que o custo calórico da gravidez é de apenas 100-150 kcal/dia acima dos valores mínimos para períodos fora da gravidez, substancialmente menos do que 250-300 kcal/dia como totalmente aceito no passado. Por isso, é importante monitorar constantemente o ganho de peso durante a gravidez e modificar a ingestão calórica para atingir os objetivos resumidos anteriormente.

Estratégia inicial: antes da concepção e durante o primeiro trimestre de gravidez, a prescrição de dieta é baseada na estimativa da ingestão calórica para manutenção do peso da mulher, se confiável, ou 32 kcal/kg do peso corpóreo ideal (PCI). A prescrição será aumentada para 35-38 kcal/kg PCI após o primeiro trimestre, dependendo do apetite, da atividade física e do ganho de peso. As proteínas da dieta são responsáveis por 1,5-2,0 g/kg PCI, os carboidratos compreendem 50-55% do total das calorias e a gordura 30-35%. As mulheres que focam na contagem de carboidratos deverão tomar o cuidado para ingerir adequadamente todo o espectro de nutrientes necessários na gravidez.

Modificações para atingir os objetivos: variações no total de calorias entre 25-30% poderão ser necessárias para manter o ganho ideal de peso, conforme descrito anteriormente. Para muitas mulheres portadoras de DM2, que estão acima do peso ,uma restrição moderada de calorias (20-25% abaixo do número anterior citado) poderá reduzir a hiperglicemia sem aumentar a cetonemia ou cetonúria. Contudo, quando a ingestão calórica está muito restrita (p. ex., 33% de redução), poderá ocorrer elevações significativas dos AGLs e cetonas plasmáticas; portanto, esse grau de restrição calórica deverá ser evitado. Dietas com alto teor de fibras não estão associadas a reduções consistentes na hiperglicemia pós-prandial durante a gravidez. Dietas "isocalóricas" contendo somente 30-40% de calorias, como carboidratos (mais do que os 50-55% citados anteriormente), diminuem a hiperglicemia, mas os efeitos do aumento concomitante nas proteínas da dieta e gordura nos aminoácidos, lipídeos e cetonas maternos não foram investigados.

Insulina: A terapia ideal requer uma abordagem individualizada.

Escolhas do análogo de insulina: na maioria dos casos, a insulina de ação prolongada (p. ex., NPH) é administrada no café da manhã, no jantar ou ao deitar, para manter a insulinização *basal*, e outros análogos com insulina de curta duração (insulina regular ou análogos de insulina rápida, lispro ou aspart) são administrados antes das refeições. Os perfis após a injeção dos análogos da insulina citada imitam os perfis da insulina secretada por pessoas normais, de forma mais próxima do que os padrões observados após a injeção de insulina regular humana. Nas mulheres não-grávidas, a superioridade dos análogos da insulina rápida tem sido demonstrada no controle da hiperglicemia pós-prandial, juntamente com uma redução paralela na freqüência da hipoglicemia, em alguns casos. Em alguns pacientes, as injeções de *bolus* de insulina lispro ou aspart devem ser complementadas com baixas doses de insulina de ação intermediária ou regular, para evitar a hipoglicemia antes da próxima refeição, devido ao total desaparecimento do análogo da insulina naquele momento. O análogo da insulina de ação prolongada, a insulina glargina (Lantus^{TM}), tem sido introduzido como uma alternativa para a liberação de insulina *basal*. Nenhum ensaio clínico em grávidas está disponível, e seu emprego durante a gestação deverá ser considerado somente após uma discussão completa sobre os potenciais benefícios e os inúmeros potenciais riscos desconhecidos. Algumas preocupações têm surgido em relação ao potencial estímulo dos receptores IGF a partir de limitados estudos em modelos animais.

Estratégias de tratamento específico: as doses de insulina são ajustadas para atingir as concentrações de glicose sangüínea de jejum e pré-prandial de 65-85 mg/dL (3,6-4,7 mmol/L) e valores pós-prandiais de 1-2 horas de < 140-150 e 120-130 mg/dL (7,7-8,3 e 6,7-7,2 mmol/L), respectivamente. Algoritmos personalizados estão sendo desenvolvidos para fornecerem diretrizes para a dose de insulina a cada injeção. Eles poderão ser alterados sempre que necessário por meio de um contato telefônico ou em uma visita clínica. O uso de bomba de insulina (infusão subcutânea contínua de insulina [ICSI]) não tem demonstrado conferir mais benefícios à gravidez do que a terapia convencional intensiva. Recomendamos a ISCI para pacientes que já utilizam esse método antes da concepção; contudo, raramente iniciamos seu uso durante a gravidez.

Modificações para o DM2: a maioria das pacientes com DM2 retém alguma secreção de insulina endógena, fazendo com que seja mais fácil para elas atingir os objetivos do tratamento do que as pacientes portadoras de DM1. Os objetivos do tratamento são freqüentemente atingidos com um regime de duas doses diárias de insulina "mista" (combinação de insulinas de curta duração com insulina intermediária administrada antes do café da manhã e do jantar). Se a dieta for cuidadosamente seguida em relação à duração e ao conteúdo, os níveis de glicose sangüínea serão praticamente estáveis e as modificações na dosagem de insulina poderão ser feitas a cada 1-2 semanas, de acordo com a necessidade.

Expectativas: pacientes que apresentam valores de glicemia sangüínea próximos ao normal, durante o primeiro trimestre, poderão experimentar uma modesta redução na necessidade de insulina entre as semanas 10-14. Esse é o momento de vulnerabilidade à hipoglicemia grave. Subseqüentemente (em particular, durante o intervalo entre a 20^a e 30ª semanas de gestação), as necessidades de insulina aumentam substancialmente na maioria das pacientes antes de estabilizar, por volta do final do terceiro trimestre, em um nível duas ou três vezes maior do que o experimentado antes da gravidez. A redução da necessidade de insulina é observada, algumas vezes, uma ou duas semanas antes do parto. O desafio da terapia é modificar a dosagem de insulina em paralelo com essas alterações na sensibilidade à insulina.

Monitorando o controle do diabete

Testando a glicose sangüínea: a cada visita da paciente ambulatorial, as medições da glicose plasmática e de glicemia capilar (nas pacientes que possuem medidores e fitas reagentes) são obtidas simultaneamente para verificar a acurácia das medições registradas. A glicemia capilar deverá ser monitorada em casa, antes de cada refeição e antes de dormir; ao menos duas vezes por semana, a paciente deverá medir os valores 1 ou 2 horas após cada refeição. Descobrimos que as medições de glicemia capilar, tanto pré quanto pós-prandial, são freqüentemente necessárias para determinar a dosagem ideal da insulina de ação rápida. O fator limitante na dosagem da insulina de ação rápida, que pode ser administrada antes da refeição, é o ponto mais baixo (nível nadir) da glicemia capilar, que ocorre antes da refeição subseqüente, independentemente da magnitude dos picos entre as refeições. A medição pré-prandial da glicemia capilar é particularmente importante nas pacientes que apresentam "hipoglicemia insuspeita". Quando a hiperglicemia pós-prandial ocorre, a despeito de apresentar níveis pré-prandiais aceitáveis, ajustes na quantidade de alimento e/ou na freqüência alimentar são recomendados. Como mencionado anteriormente, quando houver o uso de insulina lispro ou aspart, as concentrações pré-prandiais de glicose maiores do que o valor ideal poderão refletir tanto a necessidade de um *bolus* maior de insulina de curta duração, com uma alimentação precedente, ou a necessidade de mais insulina de ação prolongada.

Hemoglobina A_{1c}: as medições da hemoglobina glicosilada são realizadas na primeira visita da grávida e, a partir desse ponto, a cada 4-6 semanas de intervalo. O valor inicial da hemoglobina glicosilada fornece um índice do grau do controle metabólico materno no momento da concepção, e uma indicação do risco de importantes malformações congênitas. As medições da frutosamina ou albumina glicosilada poderão ser desejáveis quando o valor da HbA_{1c} não for um indicador confiável da glicemia (p. ex., na presença de hemoglobinopatias ou hemólises).

Cetonas: as pacientes são solicitadas a realizar o teste de cetona na urina com a amostra da primeira urina matinal todo dia, e a qualquer momento em que o valor estimado da glicose sangüínea pré-prandial exceder 200-250 mg/dL. Atualmente, algumas pacientes realizam os testes de sangue para hidroxibutirato-β nesse esquema. Os testes dos níveis de cetona são úteis para detectar dieta alimentar inadequada, particularmente de carboidratos, e descompensação metabólica antes da ocorrência de cetoacidose diabética (CAD). Monitorar os valores da glicose na urina é de pouco valor.

Exame obstétrico: Além dos exames obstétricos de rotina, as mulheres diabéticas são submetidas a uma abrangente análise anatômica do feto, através de ultra-sonografia, devido ao grande risco de diversas anomalias fetais, com melhor acurácia após a 18ª semana. A taxa de detecção varia em função da anomalia.

Os exames através da ultra-sonografia para a idade gestacional e biometria, são realizados pelas seguintes razões:

- Confirmação do tempo de gestação é mais precisa entre a 6ª e a 12ª semanas de gravidez.
- A presença do desenvolvimento de macrossomia fetal poderá ser detectada através da medição periódica da circunferência da cabeça e do abdome do feto, em conjunto com o peso fetal estimado, no final do segundo e terceiro trimestres de gravidez.

A análise biofísica do bem-estar do feto pode reduzir ainda mais o baixo risco de óbito fetal, que ocorre mesmo com um excelente controle metabólico. Normalmente, os testes semanais são iniciados próximo à 32ª semana, mas testes mais cedo e mais freqüentes são indicados se existir hipertensão significativa, doença vascular ou outras complicações na gestação.

- O principal suporte da avaliação é o teste de cardiotocografia de repouso: a observação de duas ou mais acelerações em resposta ao movimento fetal durante 20 minutos de monitoramento contínuo do ritmo cardíaco do feto, designado como teste reativo, é altamente preditivo da ausência de óbito fetal na semana subseqüente.
- Uma modalidade alternativa é o perfil biofísico por ultra-som, que é também usado como teste redundante na falta de reatividade ao teste de cardiotocografia de repouso: um sistema de pontuação é utilizado para a avaliação da atividade fetal, tônus fetal, respiração fetal e volume do líquido amniótico.

Uma análise meticulosa em busca de complicações na gravidez é realizada nas visitas pré-natais freqüentes, geralmente em base semanal após as 30-32 semanas, especialmente para pré-eclâmpsia, que é mais prevalente na gravidez complicada pelo diabete melito, particularmente naquelas grávidas com vasculopatia preexistente.

O critério clínico tradicional utilizado para o diagnóstico da pré-eclâmpsia são o súbito aumento da pressão sangüínea e a ocorrência de proteinúria de > 300 mg em 24 horas; em função disso, o diagnóstico poderá ser difícil de ser realizado em mulheres portadoras de hipertensão e nefropatias.

O diagnóstico de pré-eclâmpsia na gestação pré-termo justifica hospitalização para um acompanhamento cuidadoso do estado materno e do feto; o diagnóstico no termo ou próximo justifica ponderações sobre a interrupção da gestação.

Cuidados no Parto e Após o Parto

Aspectos diabéticos: o controle médico durante o parto consiste em monitorar a glicemia capilar a cada 1-4 horas e em infusões intravenosas contínuas de glicose (5-10 g/h). A insulina é administrada tanto pela via de infusão intravenosa quanto por um acesso separado a uma taxa de 0,01-0,04 U/h/kg do peso corporal atual (isto é, 0,7-2,8 U/h para uma mulher de 70 kg), ou por injeção subcutânea de insulina de curta duração (regular, lispro e aspart) a cada 3-6 horas, ou ainda por ISCI nas pacientes que utilizam a bomba de insulina. O objetivo é manter a glicose sangüínea dentro da variação fisiológica (70-120 mg/dL [3,9-6,7/L]). Uma relação entre os valores mais altos da glicose sangüínea do cordão umbilical no parto e subseqüente hipoglicemia neonatal, observada no passado, não tem sido encontrada quando o controle do diabete no terceiro trimestre da gestação é ideal.

Parto cesário eletivo: nem glicose nem insulina adicional são administradas antes de um parto cesário eletivo, se a glicemia capilar estiver na faixa de 70-140 mg/dL (3,9-7,8/L). Valores de glicemia capilar fora dessa faixa exigem infusão de glicose, insulina, ou ambos. A necessidade de insulina diminui dramaticamente no período imediatamente após o parto (75-90%), e a dose administrada poderá precisar ser reduzida, por poucos dias, para 25% ou menos da dose anterior ao parto. A falha em observar essa queda na necessidade de insulina poderá ser um prenúncio de eventos como endometrite ou retenção de placenta. Após um período variável, as necessidades de insulina retornam aos níveis anteriores à gravidez.

Amamentação: mulheres que desejam amamentar são mantidas até ou exatamente em 300 cal, acima da sua ingestão calórica durante a gravidez. Devido ao fato de que os agentes orais podem ser secretados no leite materno, e causar hipoglicemia no lactente, eles não deverão ser utilizados após o parto nas mulheres que desejam amamentar e que sejam portadoras de DM2, sem uma prévia consulta ao pediatra da paciente. As mulheres que não planejam amamentar deverão retornar imediatamente à dieta apropriada para mulheres não-grávidas (30-32 kcal/kg PCI [125-135 kJ/kg]). As pacientes são encorajadas a empregar as técnicas que aprenderam durante a gestação para controlar o diabete.

Aspectos obstétricos: o objetivo do controle obstétrico é um parto normal de uma criança com maturidade gestacional normal, de uma gravidez assumida sem complicações.

- O parto cesário deverá ser reservado para as indicações obstétricas padrão, devido à grande morbidade materna.
- O parto induzido deverá ser planejado para > 38 semanas, quando o colo do útero é considerado favorável; a maturidade cervical deverá ser considerada em torno da 40ª semana.

- As seqüelas de prematuridade são mais prevalentes em lactentes de mães diabéticas, se comparadas com lactentes com o mesmo período gestacional de mães não-diabéticas; assim, a amniocentese deverá ser realizada se a data estimada para o parto for incerta, ou se o parto induzido for realizado em < 38 semanas de gestação (< 39ª semana, se parto cesário).

Os lactentes correm aproximadamente o dobro do risco de um parto com distocia de ombro, comparados com os lactentes normais, nos casos em que há um aumento assimétrico na circunferência do abdome e do tórax em relação ao tamanho da cabeça. A distocia de ombro incorre em risco de lesão no plexo braquial, geralmente apresentando paralisia de Erb; felizmente > 90% das paralisias desaparecem. O uso de um protocolo para evitar a distocia de ombro pela indicação de cesariana eletiva quando o peso estimado do feto, p. ex., > 4.500 g, não é uma estratégia totalmente efetiva, uma vez que a estimativa baseada na fórmula do tamanho pela insatisfatória precisão do ultra-som, com 95% de confiabilidade, em apenas ±15-20%; uma combinação de estimativa por ultra-som e julgamento clínico deverão ser utilizados.

Diabete Melito Gestacional

Definição e Magnitude do Problema

O diabete melito gestacional, definido como "intolerância aos carboidratos, de gravidade variável, com início ou primeiro reconhecimento durante a gravidez", pode complicar cerca de 3-8% das gestações nos centros norte-americanos, sendo 10 vezes mais comum que o diabete pré-gestacional. Números ainda mais altos (até 20%) foram reportados em algumas populações étnico-raciais, especialmente quando outros critérios diagnósticos são utilizados.

Estudos realizados na década de 1970 e início da década de 1980 descobriram que o risco de perda perinatal e morbidade neonatal aumenta nas mulheres com DMG. Contudo, estudos recentes não verificaram um aumento na perda perinatal ou na freqüência de algumas morbidades neonatais (hipoglicemia, hipocalcemia, policitemia e hiperbilirrubinemia). Isso pode refletir uma melhora geral na prática obstétrica ou nas abordagens atuais de diagnóstico e tratamento da DMG. Independente dessa melhora nos resultados, os filhos de mães com DMG permanecem em risco de hiperinsulinismo fetal e de tamanho fetal resultante excessivo (macrossomia), aumentando a probabilidade de trauma no nascimento e parto cesáreo, e a possibilidade de risco de anormalidades a longo prazo (veja acima).

Essa probabilidade ficará evidente se houver qualquer aumento de risco de anomalidade no DMG. Um maior risco é encontrado nas populações em que o DM2 pré-gestacional não-diagnosticado é mais comum. As considerações anteriores são um incentivo para a detecção e tratamento do DMG, utilizando métodos atuais, bem como uma justificativa para ensaios clínicos de tratamento mais precoce e agressivo.

Triagem e Diagnóstico

O DMG é quase sempre assintomático, e a triagem seletiva para intolerância à glicose, com base nos "fatores de risco" clínicos e/ou no histórico obstétrico anterior, falha em identificar de um terço à metade das pacientes afetadas. Estimativas ao caso de glicose sangüínea e medição da hemoglobina glicosilada ou frutosamina não fornecem uma aceitável sensibilidade diagnóstica. Apesar da medição do conteúdo insulínico do líquido amniótico oferecer uma sensibilidade razoável para o diagnóstico antecipado do DMG, essa abordagem é dispendiosa, invasiva e apresenta seus riscos.

Avaliação do risco: todas as grávidas devem se submeter ao teste de glicose sangüínea para DMG, com exceção daquelas que apresentam um risco muito baixo. Recomenda-se que a avaliação de risco seja feita na primeira visita pré-natal (Tabela 13.2). Pacientes de baixo risco que não precisam do teste de glicose sangüínea deverão apresentar *todas* as características indicadas na tabela. Aquelas consideradas de alto risco para DMG deverão ser testadas imediatamente, repetindo o teste nas 24^a-28ª semanas, se o teste inicial não for diagnóstico para DMG. Todas as demais deverão sofrer triagem nas 24^a-28ª semanas de gestação.

Teste de sobrecarga de glicose: na América do Norte, uma estratégia de triagem para diagnóstico de dois passos é comumente empregada. O primeiro passo, teste de sobrecarga com 50 g de carga oral de glicose (TS-50 g), é administrar sem respeitar qualquer período de distanciamento da última refeição ou horário do dia. A glicose plasmática venosa é medida uma hora depois e um valor ≥ 140 mg/dL (7,8 mmol/L) é considerado como positivo. Baixando-se o limiar da triagem para 130 mg/dL (7,2 mmol/L), aumenta modestamente a constatação de casos de DMG e aumenta a proporção de mulheres que necessitarão de outro teste, de 15-18% para 23-25%. Apesar de ser conveniente e rápida, a medição da glicemia capilar não deverá ser utilizada para DMG devido à relativa baixa precisão do procedimento, resultando em variabilidade intrateste de 10-15%.

TABELA 13.2 Estratégia de Triagem para Detectar o DMG

A avaliação do risco de DMG deverá ser pesquisada na primeira consulta pré-natal	
Baixo risco	O teste da glicose sangüínea não será rotineiramente necessário se todas as características a seguir estiverem presentes: • Membro de um grupo étnico com baixa prevalência de DMG • Desconhecimento de diabete nos parentes de primeiro grau • Idade < 25 anos • Peso normal antes da gravidez • Sem histórico de metabolismo de glicose anormal • Sem histórico de resultado obstétrico insatisfatório
Risco médio	Realizar o teste da glicose sangüínea nas 24^a-28ª semanas utilizando: • O procedimento de dois passos: teste de sobrecarga de 50 g de glicose (TS-50 g), seguindo-se o diagnóstico pelo teste oral de tolerância à glicose para as pacientes que obtiveram o valor limite no (TS-50 g) (consulte o texto para detalhes). • Procedimento de um passo: teste oral de tolerância à glicose realizado em todas as pacientes.
Alto risco	Realizar o teste da glicose sangüínea tão logo quanto possível, utilizando os procedimentos descritos anteriormente. • Se o DMG não for diagnosticado, o teste da glicose sangüínea deverá ser repetido nas 24^a-28ª semanas, ou a qualquer momento em que a paciente apresente os sintomas ou sinais de sugestiva existência de hiperglicemia.

Teste oral de tolerância à glicose com sobrecarga de 100 g de glicose: uma triagem positiva para DMG é seguida do teste oral de tolerância à glicose (TOTG) para um diagnóstico definitivo. Nos Estados Unidos da América do Norte, geralmente uma sobrecarga de 100 g de dextrose é usada nos TOTGs, e os resultados da glicose plasmática venosa são interpretados de acordo com os critérios de O'Sullivan e os de Mahan. Esses critérios foram originalmente desenvolvidos para identificar mulheres que apresentavam risco de desenvolver o diabete melito após o parto. Não há nenhum critério fundamentado nas relações entre a hiperglicemia e o resultado perinatal adverso. Os critérios originalmente utilizados para diagnóstico do DMG baseavam-se na medição da concentração da glicose no sangue total. Subseqüentemente, valores para a glicose plasmática foram extrapolados para se adequarem às atuais metodologias laboratoriais. Carpenter e Coustan ajustaram os valores para aproximarem-se àqueles obtidos com ensaios enzimáticos utilizados atualmente pela maioria dos laboratórios (Tabela 13.3). Os dados extraídos de várias populações indicam que, nos casos diagnosticados pelo critério de Carpenter-Coustan, os riscos para morbidade perinatal são similares para DMG aos diagnosticados pelo critério do NDDG. Por isto, a Fourth International Workshop Conference sobre o DMG concluiu que a derivação de Carpenter-Coustan do estudo de O'Sullivan deverá ser recomendada para a interpretação do TOTG-100-g na gravidez.

Etiologia e Patogênese

Heterogeneidade: mulheres portadoras de DMG são heterogêneas em relação ao genótipo e ao fenótipo. A *severidade* da intolerância aos carboidratos no diagnóstico representa uma forma de heterogeneidade fenotípica, e é a base para o uso da GPJ para subclassificar o DMG (Tabela 13.1). Também é um importante preditor do risco para a progressão do diabete depois da gravidez. Embora as mulheres portadoras de DMG tendam a ser mais velhas e ter maior peso do que suas correspondentes não-diabéticas, há uma significativa heterogeneidade entre os casos em relação à idade e ao peso. Finalmente, o DMG é heterogêneo em relação à resistência insulínica e à função das células-β.

TABELA 13.3 Diagnóstico do DMG: Teste Oral de Tolerância à Glicose com Sobrecarga de 100 g de Glicose*

	O'Sullivan-Mahan Somogyi-Nelson Sangue total (mg/dL [mmol/L])	NDDG plasmático Auto-análise (mg/dL [mmol/L])	Carpenter-Coustan Oxidase da glicose plasmática (mg/dL [mmol/L])
Jejum	90 [5,0]	105 [5,8]	95 [5,3]
1 hora	165 [9,2]	190 [10,6]	180 [10,0]
2 horas	145 [8,1]	165 [9,2]	155 [8,6]
3 horas	125 [6,9]	145 [8,1]	140 [7,8]

* O teste oral de tolerância à glicose com sobrecarga de 100 g de glicose é realizado de manhã, após um jejum noturno de, pelo menos, 8 horas, mas não maior do que 14 horas, e após três dias, no mínimo, de uma dieta irrestrita ($\geq$ 150 g de carboidratos/dia) e de atividade física. A paciente deverá permanecer sentada e não deverá fumar durante o teste. Duas ou mais concentrações de plasma venoso deverão ser suficientes ou exceder a necessidade para um diagnóstico positivo.

Resistência à insulina: como dito anteriormente, a resistência insulínica é característica da gravidez. Descobriu-se que mulheres com DMG anterior, mas com tolerância normal à glicose, são insulinorresistentes quando comparadas com as mulheres do grupo de controle da mesma idade e IMC. No final da gestação, tanto as pacientes normais do grupo de controle quanto aquelas com DMG são muito resistentes à insulina, mas, na média, a resistência à insulina é maior nas mulheres com DMG.

Funções das células-β: as mulheres com o metabolismo de carboidratos normal compensam a resistência à insulina, no final da gestação, com o aumento da função das células-β (secreção aumentada da insulina). Por contraste, aquelas portadoras de DMG não apresentam suficiente aumento da função das células-β para manter a tolerância à glicose normal.

Manejo

Dieta: a terapia nutricional é a pedra angular do controle e deverá ser iniciada logo após o diagnóstico de DMG. As recomendações alimentares para a última metade da gravidez são idênticas para as grávidas portadoras de DMG, para as grávidas normais e para as grávidas com complicações diabéticas pré-gestacionais (veja discussão anterior).

Insulina: o papel preciso da insulina na terapia do DMG não está completamente definido.

Indicações para o uso da insulina baseadas na glicemia: nas pacientes com diagnóstico de hiperglicemia de jejum (p. ex., glicose plasmática de jejum [GPJ] > 126 mg/dL [7,0 mmol/L]), existe pouca ou nenhuma controvérsia, e o tratamento com insulina começa imediatamente, porque o risco neonatal iguala-se àquele para as pacientes com diabete pré-gestacional. A maioria dos autores também prescreve a insulinoterapia para DMG quando a GPJ está entre 105 e 126 mg/dL (5,8 e 7,0 mmol/L) em duas medições sucessivas depois de um breve período sob a terapia com dieta. O uso da insulinoterapia é mais controvertido nas mulheres portadoras de DMG, nas quais a GPJ é consistentemente normal (< 95 mg/dL [5,3 mmol/L]), ou quase normal (< 105 mg/dL [5,8 mmol/L]). A maioria das pacientes portadoras de DMG está nessa categoria, e seus filhos apresentam algum risco de fetopatia diabética e suas conseqüências. Em conformidade com isso, alguns médicos recomendam a insulinoterapia para *todas* as mulheres portadoras de DMG que estão com mais de 25 anos de idade. Outros prescrevem objetivos rigorosos para o controle glicêmico, resultando em 50-85% das pacientes com DMG sob o regime da insulinoterapia. Tal tratamento agressivo tem reduzido a média do peso ao nascimento, mas também aumenta a freqüência de lactentes pequenos para a idade gestacional (PIG). O custo-benefício do tratamento com insulina para o DMG leve, em termos de morbidade neonatal, obesidade na infância e tolerância à glicose, não tem sido explorado. Na ausência dessa informação, somos a favor de uma abordagem mais conservadora e um tratamento com insulina restrito às portadoras de DMG, às pacientes com GPJ, dentro ou próxima à faixa normal, e para aquelas que apresentam, 1 hora após o café da manhã, glicose plasmática ≥ 140 mg/dL ou, em 2 horas, valores ≥ 120 mg/dL, que persistem a despeito da terapia com dieta.

Outros parâmetros para a escolha da terapia com insulina: definir o critério ideal para o tratamento com insulina apenas pelos valores da glicose sangüínea é problemático, porque outros fatores metabólicos e nutrientes maternos também exercem um impacto no crescimento do feto. O uso de outros indicadores além dos níveis de glicemia sangüínea materna para determinar a necessidade de terapia com insulina é objeto de investigação. Entre esses outros indicadores, citamos as medidas por ultrasom das várias dimensões fetais para detectar o desenvolvimento de macrossomia. Os conceitos de segurança restringem a medição dos níveis de insulina no líquido amniótico (que reflete a secreção de insulina fetal) como uma ferramenta clínica de rotina. Há esperanças de que futuros ensaios clínicos controlados levem a recomendações mais definitivas a respeito do uso do ultra-som para direcionar o tratamento com insulina.

Algoritmos terapêuticos: quando a insulina é utilizada, doses variando entre 0,5 e 1,4 U/kg de peso corporal/dia são necessárias para manter os valores da glicose de jejum e pré-prandial de 65-85 mg/dL (3,6-4,7 mmol/L), e 1 hora pós-prandial, valores < 140 mg/dL (7,8 mmol/L). Geralmente, um regime de insulina "mista" é empregado duas vezes ao dia, embora múltiplas injeções devam ser utilizadas.

Medicamentos com sulfonilúreias: conforme a classe, os medicamentos com sulfonilúreias são evitados durante a gravidez, porque alguns deles transpassam a placenta, estimulando a secreção de insulina fetal e promovendo a hipoglicemia neonatal. Recentemente, Langer e colaboradores reportaram que a sulfonilúreia gliburida não transpassa a placenta em significativas quantidades no final da gestação, e que ela é segura e eficaz como insulinoterapia intensiva. Se essas descobertas se confirmarem, a gliburida poderá se tornar uma importante alternativa para tratamento do DMG.

Exercício: os exercícios condicionadores da musculatura cardiovascular podem aumentar a sensibilidade à insulina e a distribuição da glicose pelo recrutamento dos seus transportadores. Ele é freqüentemente empregado no tratamento de pacientes diabéticas adequadas. Na gravidez, as preocupações a respeito do aumento da contratilidade uterina, RCIU, prematuridade, bradicardia fetal e cetonúria têm superado os potenciais efeitos benéficos dos exercícios extremos. Estudos empregando o regime de exercícios moderados, para reduzir a glicemia no DMG, têm produzido resultados inconsistentes.

Monitorando o metabolismo dos carboidratos:

Procedimentos gerais de monitoramento: as pacientes portadoras de DMG devem monitorar os valores de cetonas no sangue antes do café da manhã e antes do jantar, para detectar possíveis deficiências na dieta de carboidratos. Realizamos as medidas de glicose plasmática de jejum e de 1 hora ou 2 horas após o café da manhã, em cada visita clínica das pacientes que não estavam sendo tratadas com insulina. Muitas mulheres sob terapia dietética optaram por monitorar os valores da glicose por meio do sangue capilar. As pacientes tratadas com insulina deverão monitorar a glicose no sangue capilar antes das refeições (quatro vezes ao dia) e rever os resultados com seu médico ou uma enfermeira clínica a cada duas semanas.

Existe algum momento ideal para a monitoração? Como descrito anteriormente para o DMPG, recomendamos que essas pacientes também monitorem os níveis de glicose sangüínea pós-prandial, pelo menos dois dias por semana. Monitorar a glicemia capilar pós-prandial, exclusivamente para guiar as doses de insulina, é considerado um procedimento superior ao teste pré-prandial. Contudo, se valores-alvo forem estabelecidos e seguidos com igual obstinação, as duas abordagens poderão ser equivalentes. Para analisar a acurácia em base contínua, a glicose plasmática das pacientes deverá ser medida em cada visita clínica, para ser comparada com o valor do teste de glicemia capilar do dedo, realizado pela paciente. Alguns sistemas de automonitoração da glicose sangüínea têm consistentemente super ou subestimado a glicose sangüínea em 10-15%. Isso deverá ser determinado de forma personalizada, levando em conta quando a dosagem da insulina é modificada.

ACOMPANHAMENTO PÓS-PARTO

Metabolismo dos Carboidratos

Critérios para a Avaliação Pós-Parto

O diagnóstico do diabete gestacional possui significativas implicações para a saúde materna a longo prazo. Durante a gravidez, não se pode distinguir com precisão entre a evolução dos tipos 1 ou 2 e a intolerância transitória à glicose, que persistirá após o parto. O acompanhamento pós-parto a longo prazo é, por conseguinte, essencial. Durante o primeiro ano após o parto, uma significativa quantidade de pacientes portadoras de DMG apresenta tolerância à glicose deficiente ou diabete melito, e essa proporção tem aumentado com o tempo. Quando a GPJ fica elevada durante a gravidez, no nível que diagnostica o diabete (> 125 mg/dL), a incidência de diabete ao longo do primeiro ano após o parto é muito alta (75-90%). É provável que em muitas dessas pacientes a existência de anormalidades na tolerância à glicose seja anterior à gravidez.

Fatores Prognósticos

Certas características, que foram identificadas ao longo da gravidez, aumentam o risco de intolerância à glicose pós-parto. Elas são: (1) deficiência relativa de insulina (níveis de insulina basal baixos e resposta insulínica moderada na fase aguda à glicose oral); (2) gravidade da hiperglicemia; e (3) obesidade. Outras associações, como baixa idade gestacional no momento do diagnóstico, origem étnica-racial (aumentada em hispânicos) e histórico familiar do diabete materno são, provavelmente, mediados primariamente por um ou mais dos fatores relacionados anteriormente.

Quando e Como Testar

Devido aos riscos descritos anteriormente, todas as mulheres portadoras de DMG deverão ser testadas para intolerância à glicose nas 6-12 semanas após o parto, tanto utilizando o método da glicose plasmática de jejum quanto o de sobrecarga oral de 75 g de glicose no TOTG, e os resultados interpretados segundo a American Diabetes Association Expert Committee on Diagnosis and Classification of Diabetes Mellitus. Aquelas com intolerância à glicose (glicemia de jejum alterada, tolerância diminuída à glicose ou DM2) deverão receber aconselhamento apropriado e/ou terapia. As mulheres com GPJ ou TOTG normais pós-parto precisarão de testes anuais para a glicose de jejum ou de pós-sobrecarga.

Para um Estilo de Vida Mais Saudável

As pacientes são aconselhadas a manter um peso corporal ideal, a realizar exercícios regulares e a evitar o uso de contraceptivos orais com apenas progesterona, tiazidas, niacinas e corticosteróides orais, se possível. Também é enfatizado que a intolerância aos carboidratos tanto poderá piorar quanto melhorar nas futuras gestações. Kjos e colaboradores identificaram características de pós-parto que predizem o risco da progressão para o diabete. Essas características são o nível mais elevado de glicemia na imediata avaliação após o parto, o ganho de peso adicional, o uso oral de pílula anticoncepcional contendo apenas progesterona e a gravidez subseqüente. Ensaios clínicos programados para "evitar" ou retardar o desenvolvimento do diabete nas mulheres de alto risco (incluindo mulheres com DMG anterior), utilizando agentes farmacológicos, intervenção intensiva no estilo de vida, ou ambos, confirmaram a importância dessas recomendações.

Contracepção e Outras Considerações

O período pós-parto é o momento ideal para reorientar as pacientes quanto à importância dos cuidados contraceptivos. Os benefícios de um bom controle metabólico durante toda a vida, especialmente antes de uma gravidez planejada, deverão ser reforçados.

Após o Diabete Pré-Gestacional

Para as mulheres portadoras de DM1, existem poucas razões substanciais para selecionar um método contraceptivo em preferência a outro, e o desejo da mulher deverá ser o fator decisivo da escolha.

- Optar por métodos por barreira (preservativo masculino, diafragma) é a escolha menos ideal, porque a taxa de falha é de, no mínimo, 5% por mulher/ano.
- Os dispositivos intra-uterinos são efetivos e seguros nas mulheres com diabete melito e são uma excelente escolha para a contracepção de longo prazo.
- As formulações mais modernas de combinações de baixas doses de contraceptivos orais possuem efeitos colaterais metabólicos atenuados, e oferecem excelente contracepção; sistemas de liberação transdérmica poderão aumentar as complicações. Preparados apenas com progesterona também estão disponíveis, incluindo os implantes de levonorgestrel e a depomedroxiprogesterona.
- O risco cardiovascular de contraceptivos hormonais nas mulheres não-diabéticas, particularmente infarto do miocárdio, tem estado associado à prática concorrente do fumo e ao consumo de altas doses de formulações. Não existem apropriados estudos controlados com mulheres portadoras do diabete melito; dessa forma, o importante benefício de evitar uma gravidez não-planejada deverá ser pesado contra os riscos teóricos para mulheres portadoras de vasculopatias.

Após o Diabete Gestacional

Embora o aconselhamento contraceptivo seja similar ao das mulheres portadoras de DM1, existe o consenso de que contraceptivos orais poderão resultar no recrudescimento da intolerância a carboidratos. Esse consenso não surgiu com o uso de recentes formulações de baixa dosagem. Contudo, agentes contraceptivos orais com apenas progesterona têm sido associados a um aumento do risco de diabete após o DMG. É prudente documentar a tolerância normal aos carboidratos pós-parto antes de iniciar qualquer contraceptivo hormonal e é recomendada a avaliação regular a cada 6-12 meses de intervalo.

LEITURA COMPLEMENTAR

Buchanan TA, Catalano PM: The pathogenesis of GDM: Implications for diabetes after pregnancy. *Diabetes Revs* 1995; 3:584.

Freinkel N: The Banting Lecture 1980: Of pregnancy and progeny. *Diabetes* 1980; 29:1023.

Herman WH, Janz NK, Becker MP, et al: Diabetes and Pregnancy: Preconception care, pregnancy outcomes, resource utilization and costs. *J Reprod Med* 1999; 44:33.

Kjos SL, Buchanan TA: Current concepts: Gestacional diabetes mellitus. *N Engl J Med* 1999; 341:1749.

Metzger BE, Custan DR: The Organizing Committee. Summary and Recommendations of the Fourth International Workshop-Conference on Gestacional Diabetes Mellitus. *Diabetes Care* 1998; 21 (suppl 2)161.

Para uma discussão mais detalhada e bibliografia adicional sobre este tópico, consulte, por favor, Porte *et al: Ellenberg & Rifkin´s Diabetes Mellitus*, 6th ed., Capítulo 38.

Filhos de Mães Diabéticas 14
*Bernard L. Silverman, Edward S. Ogata e
Boyd E. Metzger*

GRAVIDEZ COMO UMA "EXPERIÊNCIA DE DESENVOLVIMENTO TISSULAR"

A importância do ambiente intra-uterino, como determinante da função metabólica ao longo de toda a vida, está sendo extremamente reconhecida. Jorgen Pedersen foi o primeiro a propor um mecanismo pelo qual os fluidos maternos podem exercer um efeito direto no feto. Ele antecipou a hipótese hiperglicemia-hiperinsulemia, em que postulou que uma glicose materna extra ganha acesso ao feto quando a insulina materna está inadequada, e que essa glicose extra estimula a liberação de insulina no feto e produz o aumento da massa fetal.

Subseqüente trabalho demonstrou que *todos* os fluidos maternos podem ficar mal-ajustados, mesmos nas formas mais leves do diabete gestacional. Portanto, a hipótese de Pedersen pode ser modificada para incluir outros *fluidos maternos além da glicose*, que também são regulados pela insulina materna (Figura 14.1). Sendo assim, espera-se que as ações de aumento do crescimento desses fluidos afetem a estrutura fetal insulinossensível em um maior grau do que as estruturas que são relativamente não-insulinossensível. Por isso, a característica da macrossomia diabética seria o crescimento *assimétrico*, em que o peso (como um índice de depósito adiposo) seria afetado mais do que o diâmetro biparietal (como um índice de crescimento cerebral) ou comprimento (como um índice do crescimento do esqueleto). A gravidez pode estar ligada à "experiência de desenvolvimento tissular", já que a maioria desses fluidos cruza a placenta de uma forma que depende das concentrações. As suas concentrações na circulação materna podem determinar as características quantitativas, bem como qualitativas, do "meio de incubação" no qual o feto se desenvolve.

CARACTERÍSTICAS CLÍNICAS DE MORBIDADES ESPECÍFICAS

As morbidades em lactentes de mães diabéticas (LMDs) são compreendidas mais corretamente no contexto das alterações, já mencionadas, na liberação de múltiplos blocos formadores da mãe para o feto, e no concomitante desenvolvimento morfológico e funcional prematuro das células-β do pâncreas fetal, levando ao hiperinsulinismo. De modo inverso, a freqüência e a gravidade das morbidades neonatais são reduzidas substancialmente quando o diabete melito é bem-controlado durante toda a gravidez.

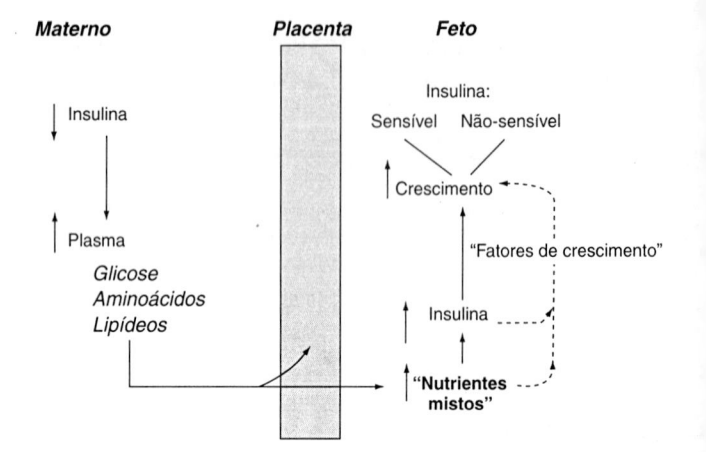

Figura 14.1 Efeito dos fluidos maternos no desenvolvimento fetal. A clássica hipótese de Pederson "hiperglicemia-hiperinsulinismo" foi modificada para incluir as contribuições de outros fluidos maternos além da glicose que também são responsivos à insulina materna. Todos esses podem influenciar o crescimento do feto e a maturação da secreção de insulina fetal. Nesse raciocínio, o crescimento será bem maior nos tecidos insulinossensíveis do que nos não-insulinossensíveis no feto. (De Freinkel N, Metzger BE: Pregnancy as a tissue culture experience: The critical implications of maternal metabolism for fetal development. Em Pregnancy Metabolism, Diabetes and the Fetus. CIBA Foundation Symposium No. 63. *Excerpta Medica*; 1979:3.)

Perda Inexplicada do Feto no Final da Gravidez

O maior controle metabólico do diabete durante toda a gravidez e na avaliação obstétrica do bem-estar do feto tem reduzido de forma significativa a freqüência de perda inexplicada do feto no final da gestação. As seqüências fisiopatológicas responsáveis pelo aumento do risco de morte fetal intra-uterina e pela precária capacidade de suportar o trabalho de parto, quando a gravidez complicou pelo fato de o diabete melito não ter sido controlado de forma ideal, não estão bem esclarecidas.

Defeitos ao Nascimento

Os elevados riscos de malformações congênitas e de abortos espontâneos nas gestações complicadas pelo diabete estão ligados aos distúrbios no metabolismo materno na época da concepção. No entanto, quando orientações e melhor controle do diabete melito são iniciados antes da concepção, vários grupos reportam taxas de importantes malformações congênitas menos altas do que o esperado na população obstétrica em geral. Infelizmente, nos Estados Unidos da América do Norte, a maioria das mulheres diabéticas grávidas não participam de regimes de rígido controle metabólico antes da concepção. Como conseqüência, a maioria das malformações congênitas ainda são comumente encontradas.

Cuidado Neonatal de LMD com Malformações Importantes

Os lactentes de mães diabéticas com malformações deverão ser avaliados se a causa da malformação não for em virtude do diabete materno. Por essa razão, a orientação genética e estudos com outros sistemas instrumentais (p. ex., imagem ultra-sônica do coração, rins, etc.) podem ser justificados. É sempre apropriado realizar um estudo de imagem do cérebro para buscar por quaisquer anormalidades graves.

Uma abordagem multidisciplinar para apoiar a família é fudamentalmente importante para identificar suas necessidades emocionais, sociais e financeiras. Se necessário, planejamentos a longo prazo devem ser projetados e todos os aspectos do planejamento de alta devem ser bem-organizados, antes de o lactente deixar o hospital.

Distúrbios no Crescimento Fetal

Conforme já observado, as alterações nos fluidos metabólicos maternos exercem uma influência direta no estado funcional das células-β pancreáticas do feto, e na regulação do crescimento do feto. A normalização do ambiente metabólico durante toda a gravidez é a chave para a prevenção do hiperinsulinismo e da macrossomia diabética do feto. No entanto, a incidência de bebês grandes apresentou uma tendência de aumento nos últimos anos, especialmente no diabete melito tipo 1 (DM1). Exercer melhor controle do diabete no início da gravidez (evitando o crescimento retardado no início) e a suspensão da rotina de parto antes do termo podem explicar a raridade das restrições do crescimento intra-uterino e a aumentada prevalência de macrossomia. As taxas de macrossomia elevadas em 30-40% têm sido reportadas nos últimos anos, e o risco de trauma no nascimento (distocia de ombro) tem aumentado.

Hipoglicemia

O feto humano normal a termo é maduro metabolicamente o suficiente para sua adaptação à vida extra-uterina. Ele tem tecido adiposo, estoque de triglicerídeos, estoque de glicogênio hepático e capacidades gliconeogênicas. Esses depósitos interagem na forma homeostática no nascimento, como ondas de secreções de catecolaminas e glucagon, enquanto a secreção de insulina diminui. As relações integradas favorecem a produção de glicose endógena, de forma que o neonato possa se adaptar à interrupção repentina da glicose derivada da mãe. A hipoglicemia sintomática ocorre quando essa produção endógena de glicose é insuficiente para sustentar as exigências do cérebro.

A partir da triagem de um grande número de lactentes durante o período neonatal, as concentrações de glicose plasmáticas de 1,4-1,7 mmol/L (25-30 mg/dL) são usadas com freqüência como referência da hipoglicemia neonatal. No entanto, tem sido sugerido que o fornecimento de glicose para os tecidos nem sempre é adequado quando as concentrações de glicose plasmáticas estão nesses limites mais baixos derivados estatisticamente, e que o valor de 2,2 mmol/L (40 mg/dL) é mais consistente com os níveis de segurança do fluxo de glicose. Dentro dessa estrutura, aproximadamente 20-25% de todos os LMD apresentam hipoglicemia neonatal, normalmente durante as primeiras 4-6 horas. É preciso enfatizar que o nível da concentração de glicose plasmática correspondente à provisão inadequada de glicose para o cérebro é difícil de avaliar, e que a duração da hipoglicemia necessária para prejudicar o sistema nervoso central ainda não foi determinada. Dentro dessa estrutura, a hipoglicemia transitória ou persistente (definida como duas ou mais concentrações de glicose plasmática < 1,7 mmol/L [30 mg/dL] nas primeiras 48 horas de vida), quando diagnosticada e tratada, não afeta de forma adversa o desenvolvimento cognitivo dos LMD aos 2-5 anos de idade. Isso enfatiza a importância da excelência no cuidado materno e neonatal.

O potente papel do hiperinsulinismo na hipoglicemia neonatal está estabelecido. As manifestações clínicas de hipoglicemia neonatal podem variar substancialmente. Os lactentes hipoglicêmicos podem permanecer assintomáticos ou tornarem-se flácidos, embotados, nervosos, trêmulos, suados ou cianóticos. As convulsões podem se desenvolver e uma profunda hipoglicemia poderá causar lesões cerebrais. Se a hipoglicemia for prolongada, a contractilidade miocardial diminuirá e a insuficiência cardíaca congestiva poderá se desenvolver. É consenso que todos os LMD sejam testados para hipoglicemia de hora em hora até a primeira alimentação completa, e em intervalos freqüentes durante as primeiras 24 horas de vida. Se fitas reagentes forem utilizadas como teste para hipoglicemia neonatal, os valores anormais deverão ser confirmados com determinações sangüíneas ou plasmáticas reais realizadas pelo laboratório. Enquanto se espera os resultados laboratoriais, os lactentes assintomáticos, que podem se alimentar via oral, deverão receber solução glicosada para corrigir a hipoglicemia. Os lactentes sintomáticos deverão ser tratados com 10-15 mL/kg de solução glicosada a 10%, preferencialmente as soluções mais concentradas de glicose, que arriscam uma precipitação da liberação de insulina mais aguda. Medidas de acompanhamento da glicose deverão sempre ser seguras para garantir a adequacidade da terapia e a triagem para recorrência potencial da hipoglicemia.

Síndrome da Angústia Respiratória (SAR)

Os lactentes filhos de mães diabéticas são considerados de maior risco para o desenvolvimento da SAR. No entanto, esse risco pode ser eliminado pelo controle rígido do metabolismo materno. A suscetibilidade excessiva dos filhos de mães diabéticas insatisfatoriamente controladas para SAR está ligada ao retardo nos processos, levando à maturação do pulmão do feto. O advento da terapia com substância tensoativa exógena tem melhorado substancialmente a capacidade de tratar a SAR.

Hipocalcemia e Hipomagnesemia

As concentrações de cálcio deverão ser medidas depois do nascimento em LMD saudáveis e doentes, já que uma significativa hipocalcemia poderá se desenvolver no período neonatal. A hipomagnesemia, que limita a secreção do hormônio da paratireóide mesmo na presença de hipocalcemia, pode ser um fator contribuinte importante. A hipomagnesemia desenvolve-se em mulheres diabéticas como resultado do aumento das perdas renais associadas à glicosúria. Isto, por sua vez, causa hipomagnesemia fetal e neonatal.

Os sinais clínicos da hipocalcemia incluem nervosismo, contração muscular súbita involuntária ou convulsões; e arritmias também podem ocorrer. O neonato pode não desenvolver o prolongamento do intervalo QT associado à hipocalcemia no adulto.

A hipocalcemia sintomática deverá ser tratada com uma infusão de 10% de gluconato de cálcio (2 mL/kg de peso corporal por mais de 5-10 minutos) durante a infusão, o monitoramento com um eletrocardiograma é importante. Os LMD podem precisar de 75 a 200 mg/kg de cálcio elementar/dia, administrado enteral ou parenteralmente. Os LMD hipocalcêmicos com base na hipomagnesemia não se tornarão normocalcêmicos até que sua hipomagnesemia seja corrigida. Uma solução de magnésio a 50% em dosagem de 0,25 mg/kg poderá ser administrada intramuscularmente para corrigir a hipomagnesemia.

Policitemia/Hiperviscosidade

Os LMD apresentam um maior risco para policitemia e para o desenvolvimento da síndrome policitemia/hiperviscosidade. A massa celular vermelha aumentada está diretamente correlacionada com a hiperviscosidade. A hiperviscosidade ou mancha celular vermelha pode ter graves conseqüências, incluindo convulsões e lesões gastrintestinais. A terapia primária para essa síndrome é a transfusão parcial para reduzir a massa celular vermelha.

Hiperbilirrubinemia

A hiperbilirrubinemia neonatal ocorre mais freqüentemente em LMD por causa do aumento do colapso da massa celular vermelha. Além disso, a macrossomia do LMD pode aumentar o risco de lesão na liberação, aumentando a produção de bilirrubina.

Cardiomiopatia Hipertrófica

Muitos neonatos LMD apresentam o septo interventricular e a parede ventricular esquerda ou direita espessos. Enquanto a maioria desses lactentes são sintomáticos, alguns deles desenvolvem insuficiência cardíaca congestiva como resultado da obstrução do fluxo do ventrículo esquerdo. Essas anormalidades, em geral, regridem depois de 3-6 meses.

"Cólon Esquerdo Preguiçoso"

Uma anomalia funcional do intestino exclusiva nos LMD pode se apresentar como obstrução gastrintestinal neonatal. Estudos de contraste com bário são sugestivos de megacólon aganglônico. No entanto, a função intestinal normal, por vezes, prevalece.

IMPLICAÇÕES A LONGO-PRAZO DO AMBIENTE INTRA-UTERINO: TERATOGÊNESE MEDIADA PELO FLUIDO

Freinkel propôs que o fluido anormal liberado *in utero* poderia exercer efeitos permanentes a longo prazo nos filhos ("teratogênese mediada pelo fluido"). Por exemplo, a hiperglicemia materna, a hiperaminoacidemia ou os ácidos graxos elevados, durante a segunda metade da gravidez, quando os adipócitos fetais, as células musculares, as células pancreáticas e as redes de neuroendócrinos estão sendo submetidas à proliferação e à diferenciação, poderiam conferir maior vulnerabilidade para obesidade ou diabete melito tipo 2 (DM2), posteriormente; as misturas anormais dos fluidos durante o primeiro e segundo trimestres, quando o cérebro se estabelece e as células cerebrais estão sendo formadas, poderiam resultar em subseqüente déficit neurológico, psicológico ou cognitivo; e distúrbios na fase inicial do primeiro trimestre, durante a embriogênese, poderiam comprometer a organogênese, produzindo defeitos no nascimento (teratogênese orgânica mediada pelo fluido).

Funções Comportamentais e Intelectuais

A possibilidade de déficits neurológicos a longo prazo nos filhos de mães diabéticas tem sido reconhecida há alguns anos. Fatores óbvios, como hipoglicemia neonatal grave prolongada, trauma de nascimento, icterícia neonatal e outros, estão envolvidos em muitos desses casos do passado. No entanto, efeitos mais adversos súbitos também são atribuídos à patologia relacionada ao metabolismo do fluido.

As observações longitudinais do Northwestern University Diabetes in Pregnancy Center incluem análises detalhadas do desenvolvimento neuropsicológico de filhos de mães diabéticas. Na média, esses filhos experimentaram exposições mínimas de fluido intra-uterino anormal. A deficiência mental significativa não foi diferente da estimativa nacional nesse grupo de filhos de mães diabéticas, com diabete gestacional e pré-gestacional bem-controlado. Correlações diretas foram encontradas entre glicorregulação materna precária, durante o segundo e o terceiro trimestres, e desempenho insatisfatório no nascimento pela Escala de Avaliação Comportamental Neonatal de Brazelton. Similarmente, as correlações diretas entre cetonemia materna leve, no segundo e no terceiro trimestres, e desempenho insatisfatório pelo Índice de Desenvolvimento Mental da Escala Bayley para o Desenvolvimento do Lactente na idade de 2 anos e a Escala de Inteligência Stanford-Binet dos 3-5 anos de idade, têm sido reportadas. Por fim, a pontuação média pela Escala Completa de QI WISC-R entre 7-11 anos de idade foram inversamente correlacionados com a HbA_{1c} materna, no segundo trimestre, e a β-hidroxibuterato, no terceiro trimestre. As análises do progresso educacional da criança demonstrou pontuações baixas pelo índice aritmético, o que ficou correlacionado com os níveis de ácidos graxos mais elevados da mãe, no terceiro trimestre. As correlações anteriores entre o metabolismo intra-uterino e o desenvolvimento na infância não são substancialmente diferentes na gestação do que no diabete melito pré-gestacional.

Os dados reportados da Dinamarca também são consistentes com o postulado de efeitos comportamentais mediados pelo fluido congênito. Também, Sells e colegas compararam o neurodesenvolvimento, do nascimento até os 36 meses de idade, de 109 lactentes, filhos de mães DM1, e 90 lactentes do grupo-controle. As mães que participaram do programa de controle rígido glicêmico, antes ou dentro de 21 dias da concepção, apresentaram hemoglobinas glicosiladas mais baixas do que as mães que participaram mais tarde. O neurodesenvolvimento dos filhos das mães que entraram no programa inicialmente foi similar àquele dos lactentes do grupo de controle. Contudo, os filhos das mães que entraram no programa mais tarde apresentaram uma pontuação menor nos testes de desenvolvimento da linguagem.

Esses estudos não são universais. Várias pesquisas retrospectivas falharam em comprovar uma maior incidência de déficits grosseiros neurológicos ou de QI nos filhos de mães diabéticas. No entanto, os relatórios negativos necessariamente não excluem a possibilidade de pequenas correlações entre as perturbações do metabolismo materno nas fases-chave da gravidez e o desempenho comportamental e/ou intelectual a longo prazo.

Obesidade

Várias análises de filhos de pais diabéticos revelaram disparidades no peso em relação à altura, durante a infância e a adolescência. Observa-se que a obesidade é bem mais freqüente nos filhos de mães diabéticas do que de pais diabéticos.

No estudo do Northwestern University Diabetes in Pregnancy Center, a macrossomia neonatal nos filhos de mães diabéticas desapareceu aos 12 meses de idade. Depois de 2-3 anos de idade, os filhos de mães diabéticas apresentaram uma tendência para ganhar peso mais rápido do que as outras crianças, e o rápido ganho de peso foi observado depois dos cinco anos de idade. Pelos oito anos de idade, quase a metade dos filhos de mães desse conjunto apresentava peso maior do que o $90^{\underline{o}}$. percentil. Tal tendência continua na adolescência, com aumentos mais dramáticos no índice de massa corporal para o mais elevado quartil* (Figura 14-2). Diferenças significativas não foram observadas entre os filhos de mães com diabete melito gestacional (DMG), quando comparados com filhos de mães com diabete melito pré-gestacional (DMPG). A obesidade relativa na infância, dos seis aos oito anos de idade, está significativamente correlacionada à secreção de insulina *in utero*, assim como está correlacionada à obesidade na adolescência, entre as idades de 14-17 anos.

Em um estudo com 71 filhos de mães com DM1, Weiss e colaboradores descobriram correlações entre a insulina do líquido amniótico medida no $31^{\underline{o}}$ dia, ± 2 semanas de gestação, e o índice de massa corporal dos 5-15 anos de idade.

Outros dados, que suportam um efeito da glicorregulação materna do ante-parto, no subseqüente desenvolvimento antropométrico dos filhos, são oriundos de estudos com os índios Pima, um grupo genético relativamente puro, que apresenta a mais alta incidência e prevalência reportadas de diabete melito tipo 2.

Pettit e colaboradores correlacionaram a resposta de 2 horas de mães do grupo Pima à glicose oral, durante a gravidez, com a ocorrência de obesidade em seus filhos. Eles descobriram que a obesidade estava presente nas idades de 15 a 19 anos em dois terços dos filhos, cujas mães ficaram diabéticas durante a gestação. De modo inverso, eles encontraram obesidade em apenas 40% dos nativos de 15 a 19 anos de idade, cujas mães apresentavam a propensão genética para obesidade e diabete, mas não ficaram diabéticas até depois da gravidez, e em 30% dos filhos, cujas mães nunca se tornaram diabéticas. Contudo, os filhos de mulheres diabéticas eram mais pesados do que os filhos de mulheres não-diabéticas e pré-diabéticas, independente do peso ao nascimento.

---

*N. de T. Quartil – Qualquer das separatrizes que dividem a área de uma distribuição de freqüência em domínios de área igual a múltiplos inteiros de um quarto da área total (definição do *Novo Dicionário da Língua Portuguesa*, Aurélio Buarque de Holanda).

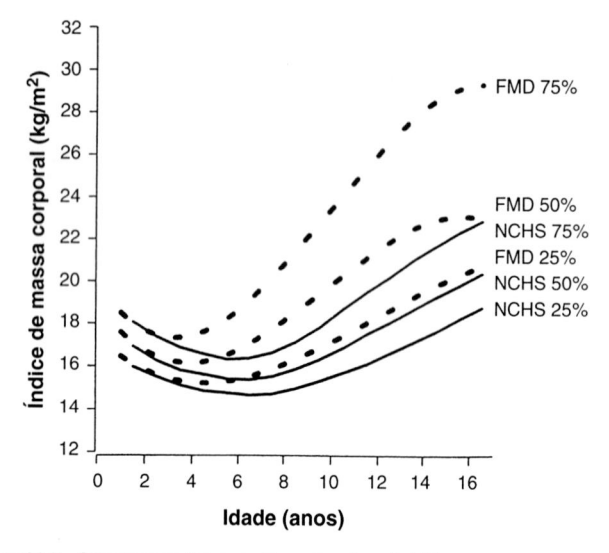

Figura 14.2 Crescimento físico de filhos de mães diabéticas expresso como índice de massa corporal (IMC). As linhas sólidas indicam percentil para o IMC de crianças normais norte-americanas, conforme publicado pelo National Center for Health Statistics (NCHS); as linhas tracejadas representam percentil 25º, 50º e 75º para FMD. Os dados foram analisados pelo ajuste até uma regressão de terceira ordem. (De Silverman BL, Rizzo TA, Cho NH, et al: Long-term effects of the intrauterine environment: The Northwestern University Diabetes in Pregnancy Center. *Diabetes Care* 1998; 21(Suppl 2):B142.)

Glicorregulação Anormal e Diabete Melito

O diabete foi classicamente visto como uma doença genética e os "genes diabéticos" têm sido chamados para explicar o aumento na incidência do diabete nos filhos de pais diabéticos. No entanto, a evidência de modelos animais e de estudos epidemiológicos sugere que o distúrbio na função ou no desenvolvimento das ilhotas pancreáticas, durante a vida intra-uterina e a vida pós-natal inicial, também predispõe a distúrbios metabólicos e intolerância à glicose, posteriormente.

Os filhos de grávidas, que participaram do acompanhamento a longo prazo (FMD) do Northwestern University Diabetes in Pregnancy Center, demonstram um aumento na freqüência da intolerância à glicose. Aos 14-17 anos de idade, a média da glicose de jejum e das concentrações de insulina nos FMD não são diferentes do que em 80 pacientes do grupo de controle; no entanto, duas horas depois da sobrecarga de glicose, tanto a glicose quanto a insulina ficaram elevadas. A taxa de intolerância à glicose aumentou (Figura 14.3); o risco relativo de intolerância à glicose foi de 4,7 para os filhos que apresentaram uma elevada concentração média de insulina no líquido amniótico. Plagemann e colegas também reportaram um aumento na incidência da intolerância à glicose nos filhos de mães com diabete gestacional e diabete tipo 1 (DM1).

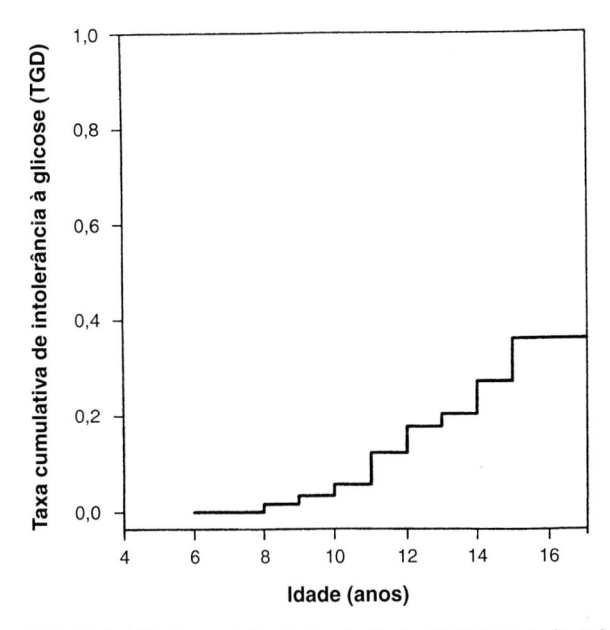

Figura 14.3 Probabilidade cumulativa (estimador Kaplan-Meir) da intolerância à glicose (TGD) ou ao diabete em filhos de mães diabéticas. (De Silverman BL, Rizzo TA, Cho NH, et al: Long-term effects of the intrauterine environment: The northwestern University Diabetes in Pregnancy Center. *Diabetes Care* 1998; 21(Supl 2):B142.)

Os estudos com os índios Pima fornecem evidências adicionais. Pettitt e associados reportaram que o DM2 esteve presente na idade de 20-24 anos em 45,5% dos filhos de "mães diabéticas", mas em apenas 8,6% e 1,4% dos filhos de mães "pré-diabéticas" ou "não-diabéticas", respectivamente. Em um estudo com irmãos Pima, nascidos antes ou depois do desenvolvimento do diabete da mãe, aqueles que foram expostos ao diabete materno *in utero* apresentaram 3,7 vezes mais risco de desenvolver o diabete.

As relações congênitas inversas também podem relacionar-se ao DM1. Estudos retrospectivos, realizados por Warram e colaboradores, revelaram um risco duas a cinco vezes maior para desenvolver o DM1 nos filhos de pais do que de mães com DM1. Esses pesquisadores sugeriram que a aparente proteção maternal contra um subseqüente DM1 pode ser devido a uma indução da tolerância imunológica aos auto-antígenos das células-β, durante o desenvolvimento intra-uterino. Weiss e colaboradores examinaram os filhos de mães diabéticas de 5-15 anos de idade.

Eles descobriram concentrações mais altas de glicose, insulina e peptídeo C, especialmente naqueles filhos que apresentaram concentrações mais altas de insulina no líquido amniótico, *in utero*, no 31º dia, ± 2 semanas. Embora os impactos direcionais possam ser diferentes, os dados atuais indicam que a natureza (conforme personificado pelas tendências genéticas) pode ser modificada pela criação (conforme determinado pelas contribuições congênitas via ambiente metabólico intra-uterino) na patogênese do DM1 e do DM2.

Outros Fatores de Risco Cardiovasculares

No estudo do Northwestern University Diabetes in Pregnancy Center, o índice de massa corporal, pressão sangüínea e concentrações de lipídeos foram examinados em 99 filhos de mães diabéticas (FMD) e 80 do grupo de controle. Os FMD eram mais obesos e apresentavam a pressão sangüínea arterial média (PA) e a sistólica mais elevadas, mas PA e diastólica similar quando comparados com o grupo de controle. Os FMD apresentaram concentrações em jejum mais baixas da lipoproteína (LDL) de baixa densidade e colesterol total. Em ambos os grupos, o índice de massa corporal, os triglicerídeos e as concentrações de glicose de jejum e de 2 horas foram correlacionados com as medidas PA. O aumento na prevalência da obesidade, a intolerância à glicose e a elevada pressão sangüínea podem predispor os filhos de mães diabéticas a um elevado risco para cardiopatia na vida adulta.

De Relevância Geral para o Desenvolvimento ao Longo da Vida

A proposição de que o metabolismo do fluido materno pode exercer efeitos de longo prazo no desenvolvimento está sendo corroborado por muitos estudos retrospectivos e prospectivos. Por exemplo, agora existem mais razões do que antes para normalizar o metabolismo materno em todas as gestações complicadas pelo diabete e para observar o sucesso do resultado da gravidez em termos de toda a vida dos descendentes, bem como do critério perinatal tradicional.

Contudo, esses fenômenos relacionados ao fluido não precisam ficar apenas relacionados a gestações complicadas pelo diabete. As mesmas relações entre os fluidos ambientais, a secreção de insulina do feto e a expressão do gene *in utero* podem ser aplicadas a todas as gestações; dessa maneira o potencial para a teratogênese mediada pelo fluido poderá estar presente quando o metabolismo materno for perturbado por qualquer razão. Hales e colegas descobriram que a deficiência no crescimento *in utero* e na infância estava associada à intolerância à glicose e ao DM2 na vida adulta. Sendo assim, o diabete na gravidez tem servido meramente de paradigma para uma verdade mais geral, e as ramificações abrangentes de toda medicina do feto-mãe estendem-se para muito além de uma preocupação mais provinciana com o diabete *per se*. Para citar Freinke e Metzger, "nenhum único período no desenvolvimento humano propicia maior potencial (do que a gravidez) de 'compensação' a longo prazo, através de um período relativamente curto de iluminada manipulação metabólica".

AGRADECIMENTOS

Os autores estão agradecidos a seus vários colaboradores nos Departamentos de Medicina, Obstetrícia e Pediatria, que contribuíram para os estudos do Northwestern University Diabetes in Pregnancy Center citados neste capítulo. O capítulo original foi patrocinado, em parte, pelo National Institutes of Health (NIH), por meio de créditos para pesquisa DK10699, HD11021, HD19070, HD62903, IID23141 e RR-48; pelo crédito de treinamento DK07169 do U.S. Public Health Service; e por um crédito do Ronald McDonald Foundation.

LEITURA COMPLEMENTAR

Cornblath M, Schwartz R, Aynsley-Green A, et al: Hypoglicemia in infancy: The need for rational definition. *Pediatrics* 1990; 85:834.

Freinkel N, Metzger BE: Pregnancy as a tissue culture experience. The critical implications of maternal metabolism for fetal development. In: Pregnancy Metabolism, Diabetes and the Fetus. CIBA Foundation Symposium No. 63. Excerpta Medica; 1979:3.

Kitzmiller JL, Gavin LA, Gin GD, et al: Preconception care of diabetes. Glycemic control prevents congenital anomalies. *JAMA* 1991; 265:731.

Pettitt DJ, Nelson RG, Saad MF, et al: Diabetes and obesity in the offspring of Pima Indian women with diabetes during pregnancy. *Diabetes Care* 1993; 16:310.

Silverman BL, Rizzo TA, Cho NH, et al: Long-term effects of the intrauterine environment. The Northwestern University Diabetes in Pregnancy Center. *Diabetes Care* 1998; 21(Suppl 2):B142.

Para uma discussão mais detalhada e bibliografia adicional sobre este tópico, consulte, por favor, Porte *et al: Ellenberg & Rifkin's Diabetes Mellitus*, 6th ed., Capítulo 39.

15 | O Diabete e a Cirurgia
Stephanie A. Amiel e K. George M. M. Alberti

Uma pessoa diabética tem 50% de chance de ser submetida a uma cirurgia durante sua vida. Certamente, essa chance aumenta com a maior expectativa de vida do diabético e com a maior proporção de ser submetido às intervenções cardiovasculares. A cirurgia dos pacientes diabéticos é complicada por causa da necessidade do controle metabólico durante a própria cirurgia e no período pós-operatório, quando a alimentação é restabelecida. Complicações crônicas também poderão atrapalhar a recuperação, especialmente em relação à nefropatia autonômica e à doença macrovascular. Uma dificuldade adicional é o grande número de cirurgias diárias (ambulatoriais) realizado atualmente. A cirurgia e a anestesia apresentam efeitos metabólicos profundos, que serão exacerbados no diabete pela deficiência da insulina ou hipossecreção, e pela falta de sensibilidade à insulina. Os pacientes diabéticos com precário controle glicêmico já estarão em um estado catabólico, que será amplificado com efeitos da cirurgia. Haverá redução da função fagocitária, com deficiente resistência à infecção e retardo na cicatrização da ferida. Junto com as complicações crônicas do diabete, esses fatores estarão adicionados à morbidade e à mortalidade dos próprios procedimentos cirúrgicos. O objetivo do tratamento do paciente diabético submetido à cirurgia deverá ser o de controlar o quadro metabólico de forma que os riscos não sejam muito grandes e que os resultados não sejam piores daqueles das pessoas não-diabéticas.

Neste capítulo, os aspectos práticos dos controles pré e pós-operatórios do paciente diabético serão revistos.

EFEITOS METABÓLICOS DA ANESTESIA E DA CIRURGIA NOS ESTADOS NORMAIS E DIABÉTICOS

Anestesia

O impacto dos modernos agentes anestésicos no controle metabólico é relativamente pequeno. A anestesia epidural bloqueia a liberação da catecolamina e poderá reduzir o catabolismo das proteínas pós-operatórias. Tanto a anestesia locorregional quanto a geral poderão ser usadas com segurança. Muito importante é a presença de neuropatia autonômica ou de doença cardiovascular no paciente.

Cirurgia

Por contraste, a cirurgia induz ao estado de estresse do tipo trauma e provoca uma situação hiperglicêmica clássica. A resposta do estresse à condição na qual a cirurgia está sendo executada e de qualquer ansiedade associada incluem ativação adrenérgica e simpática e elevações das catecolaminas, cortisol, e hormônio do crescimento circulantes. Esses aspectos poderão ser suficientes para converter o diabete bem-controlado em hiperglicemia – até mesmo cetoacidose, especialmente quando a condição cirúrgica é aguda. Além disso, a imobilidade reduz o consumo de glicose pelo músculo e contribui para a hiperglicemia. A cirurgia está associada à redução na sensibilidade à insulina, que persiste por várias semanas. A deprivação do alimento piora mais o estado catabólico. Na saúde, as pequenas quantidades circulantes de insulina ainda presentes limitam a extensão dos processos catabólicos, o que não diz respeito à cirurgia. Os mecanismos moleculares de resistência insulínica da cirurgia ainda não foram esclarecidos, mas um efeito muito importante na utilização da glicose periférica tem sido observado. Efeitos neurais também são importantes na resposta catabólica. A anestesia epidural, os bloqueios de nervos espinhais e os nervos esplâncnicos também parecem melhorar as respostas endócrina e metabólica.

Diabete

O paciente diabético não-controlado já estará no estado catabólico. A superimposição do estresse metabólico da cirurgia resultará em uma piora desse estado. Para reduzir os efeitos adversos desses eventos metabólicos no paciente diabético, é necessário uma atenção meticulosa para o controle metabólico. A resposta da cirurgia relaciona-se à gravidade da cirurgia. Os pacientes diabéticos do tipo 1 precisarão de reposição de insulina, mas os pacientes diabéticos tipo 2, provavelmente, serão capazes de apresentar uma resposta insulínica adequada a uma pequena cirurgia e não será mais necessária a insulinoterapia. Em contraste, normalmente, esses pacientes precisam de insulina para uma cirurgia mais importante.

Objetivos da Terapia

O principal objetivo da terapia deverá ser o de evitar qualquer morbidade e mortalidade excessivas, quando comparado com a população não-diabética. Para conseguir esse objetivo, a hipoglicemia, a excessiva hiperglicemia, o elevado catabolismo protéico e os inadequados distúrbios eletrolíticos deverão ser evitados. Além disso, atenção deverá ser dada ao estado cardiovascular e aos problemas criados pelas complicações a longo prazo do diabete. Esses objetivos são melhor obtidos pelo controle do estado metabólico do paciente. Em geral, é sensato objetivar níveis de glicose sangüínea em que a resistência à infecção e a função fagocitária não sejam deficientes e que a cicatrização normal da ferida possa ocorrer. O limite para esses efeitos provavelmente está em torno de 200 mg/dL (11 mmol/L), de forma que o alvo aceitável para a glicemia varia de 125-180 mg/dL (7-10 mol/L). Deve-se observar que recentes estudos sobre o estabelecimento do cuidado de pacientes em UTI sugerem que mesmo os alvos mais rigorosos reduzem a morbidade e a mortalidade (isto é, glicose sangüínea < 110 mg/dL) nos pacientes pós-operados.

Controle Pré-Operatório

Todos os pacientes precisam de uma avaliação pré-operatória completa. O paciente diabético indicado para a cirurgia apresenta maior probabilidade de co-morbidades do que o paciente não-diabético. A avaliação do controle glicêmico e um regime terapêutico atual são obrigatórios. A hemoglobina glicosilada indicará o controle habitual do paciente. A glicose ao acaso não é útil até que o controle perioperatório inicie. O estado cardiovascular deverá ser avaliado pelo histórico e pelo ECG em repouso. A neuropatia autonômica sintomática não é comum no diabete, mas graus menores de denervação cardíaca são. O anestesista deverá estar ciente dos defeitos potenciais nas respostas cardiovasculares normais à hipotensão na indução anestésica. Uma resposta exagerada da pressão arterial à intubação foi reportada para pacientes indicados para a cirurgia vítrea. Todos apresentaram algum grau de disfunção autonômica pré-operatória, bem como não apresentaram uma freqüência cardíaca elevada quando houve queda da pressão sangüínea. Isso é particularmente importante, uma vez que se sabe da ocorrência de parada cardiorrespiratória em pacientes com neuropatia autonômica, e os pacientes diabéticos apresentam maior probabilidade de paradas respiratórias no período pós-operatório.

A hipertensão coexiste com o diabete, é comum, e o seu controle deverá ser otimizado antes da cirurgia. O exame clínico para doença vascular periférica e neuropatia periférica é vital. O paciente com pulsação dos pés impalpável, especialmente se os pés forem insensíveis, é muito vulnerável à ulceração por pressão. O estado da retina é improvável de ser adversamente afetado pela cirurgia, embora o prejuízo da função renal seja um problema comum no diabete de longa duração; a função renal deverá ser avaliada no pré-operatório.

Avaliação cuidadosa do estado metabólico é essencial. Nos pacientes diabéticos tipo 1, todos os esforços deverão ser feitos no sentido de obter um bom controle glicêmico antes da admissão do paciente. Os pacientes deverão estar sob o regime de combinação de insulina de ação rápida e de insulina intermediária. Nos pacientes diabéticos tipo 2, as sulfoniluréias deverão ser suspensas, por causa do risco de hipoglicemia. A metformina deverá ser suspensa no dia da cirurgia, exceto naqueles pacientes com função renal anormal, nos quais ela deverá ser suspensa imediatamente. As tiazolidinedionas poderão ser mantidas, embora seja prudente a sua suspensão no dia da cirurgia. Os inibidores α-glicosidase são ineficazes quando o paciente está em jejum.

Todas essas medidas (Tabela 15.1) deverão ser tomadas na pré-admissão. O ideal é que os pacientes sejam admitidos um ou dois dias antes da cirurgia, para possibilitar uma avaliação final. No entanto, isso raramente ocorre, o que torna a triagem de pré-admissão muito importante.

Os diabéticos, especialmente do tipo 2, poderão ser diagnosticados pela primeira vez quando são admitidos para uma cirurgia de rotina. Este fato é especialmente verdadeiro para os pacientes idosos. A operação deverá ser postergada até que o controle glicêmico tenha sido obtido e que o paciente tenha sido totalmente avaliado. Em geral, os níveis de glicose alvo de jejum deverão ser de < 125 mg/dL (7 mmol/L) e os níveis pós-prandiais de < 180 mg/dL (10 mmol/L). Na cirurgia de urgência – p. ex., doença maligna –, o controle poderá ser rapidamente estabelecido no hospital por dias de insulinoterapia; em situações menos urgentes, levará algum tempo para estabelecer o controle convencional com a dieta, os exercícios e os agentes hipoglicemiantes orais.

De forma ideal, os cuidados pré e pós-operatórios deverão ser realizados em conjunto com as equipes de diabetólogos, anestesistas e cirurgiões.

TABELA 15.1 Avaliação Pré-Operatória e Preparação do Paciente Diabético para a Cirurgia

Medidas Gerais
 Avaliação cardiovascular
  Histórico de angina, infarto
  Histórico de hipertensão
  ECG
  Pressão sangüínea
  Exame completo, incluindo pulsos periféricos
 Avaliação neurológica
 Neuropatia periférica
 Exame autonômico: intervalo R-R
 Avaliação renal
  Proteinúria
  Creatinina sérica
 Urocultura
 Eletrólitos (sódio, potássio)
Avaliação metabólica
 Hemoglobina glicosilada
 Controle doméstico da glicose
 DM1: Suspender a insulina de ação prolongada e substituir por regime misto duas vezes ao dia ou regimes três vezes ao dia.*
 DM2: Suspender as sulfoniluréias de ação prolongada (p. ex., gliburida); substituir por agentes de ação de curta duração; suspender a metformina e todos os demais agentes orais no dia da cirurgia.

*Para a cirurgia ambulatorial, omitir ou usar metade da dose de insulina de ação intermediária na noite antes da cirurgia.

Controle Perioperatório

Nos pacientes diabéticos tipo 1, a necessidade da reposição contínua de insulina é evidente. Nos pacientes do tipo 2, as indicações também são claras. No paciente que é muito bem-controlado apenas com a dieta, é possível o controle, especialmente em pequenos procedimentos, como nos pacientes não-diabéticos, com exceção da glicose sangüínea, que deverá ser controlada freqüentemente, com a necessidade de iniciar a reposição de insulina quando os níveis de glicose estiverem acima de 200 mg/dL (11 mmol/L). Com todos os outros pacientes diabéticos do tipo 2 sob qualquer forma de terapia farmacológica para reduzir a glicose sangüínea, a substituição dessa terapia pela insulinoterapia intravenosa monitorada geralmente é necessária.

A cirurgia ambulatorial provoca exigências especiais, e o melhor é evitá-la, exceto nos pacientes diabéticos tipo 2, bem-controlados. As operações com anestesia local, como a de catarata, poderão ser seguramente realizadas sem a terapia na manhã da cirurgia. Observa-se que as cirurgias de catarata com anestesia local causam relativamente menos distúrbios hormonais e metabólicos quando comparadas com a anestesia geral.

Controle da Glicose Sangüínea

O alvo glicêmico deverá ser determinado para cada paciente. O risco de hipoglicemia é uma preocupação, à medida que os sinais clássicos poderão estar mascarados pela anestesia e ausentes nos pacientes diabéticos há muito tempo, que estejam sob o uso de insulina. O alvo glicêmico de 125-200 mg/dL (7-11 mmol/L) é o aceitável durante a cirurgia e poderá ser rígido no período pós-operatório. Isso manterá os níveis de glicose abaixo daqueles que causam a glicosúria e a desidratação, e também não inibirão a função fagocitária e a cicatrização da ferida.

A glicose sangüínea deverá ser mensurada na manhã da cirurgia, com o paciente deitado, de duas em duas horas, até que o paciente seja anestesiado, de hora em hora durante a cirurgia e de 2-4 horas durante as primeiras 24 horas, dependendo da gravidade do procedimento.

Pacientes Diabéticos Tipo 1

Todos os pacientes diabéticos tipo 1 deverão ser tratados com insulina durante a cirurgia, envolvendo o anestesista geral, independente da gravidade da operação (Tabela 15.2). As cirurgias deverão ser marcadas pela manhã.

Insulinoterapia

Através dos anos, um grande número de diferentes regimes tem sido defendido para o controle glicêmico durante a cirurgia. Esses regimes variam desde a ausência total de insulina até o uso de infusão de insulina SC de baixa dose sem adição de glicose. Os primeiros apresentam óbvias seqüelas catabólicas indesejáveis, enquanto que os últimos eram seguros apenas porque os pacientes eram hiperglicêmicos no período pré-operatório e por isso não ficaram hipoglicêmicos.

As principais recomendações, no entanto, variam entre duas possibilidades: (1) insulina SC com glicose IV; e (2) infusão IV de glicose e insulina tanto separadamente quanto em conjunto, geralmente com adição de potássio.

Regimes Subcutâneos (SC)

Os regimes SC permitem pequena flexibilidade, e a absorção da insulina, sempre variável, poderá se tornar mais comprometida pelas alterações na circulação e perfusão periférica, induzida pela anestesia. Parece pouco razoável a continuação do seu uso, exceto, talvez, no dia da cirurgia, com anestesia local.

Regimes Intravenosos (IV)

Uma série de diferentes rotinas são propostas para o uso da insulina IV. Alguns administram uma taxa fixa de infusão de insulina, modificando a infusão de glicose de acordo com os níveis de glicose sangüínea, considerando a proposição inversa, também sugerida, de manter a infusão de glicose constante e variando a taxa de infusão de insulina. Outros variam a dose inicial de insulina de acordo com o nível da glicose sangüínea no pré-operatório ou com a dose anterior de insulina, e também foram úteis os complexos algoritmos para determinar a taxa de administração da insulina.

TABELA 15.2 Orientações para o Controle do Diabete Durante a Cirurgia

	Tratamento diabético atual		
	Dieta	Agentes orais	Insulina
Pequena cirurgia	Verificar GS no pré-operatório. Se, < 200 mg/dL continuar. Se > 200 mg/dL, início do GIK	Verificar GS no pré-operatório. Se < 200 mg/dL continuar. Se > 200 mg/dL, início do GIK. Retardo dos agentes orais no dia da cirurgia até a primeira refeição	Verificar GS no pré-operatório. Se < 270 mg/dL, continua. Se > 270 mg/dL, estabiliza na infusão de insulina até GS < 200 mg/dL e/ou retardo da cirurgia.
Grande cirurgia	Uso do GIK conforme para DM1. Se GS > 270 mg/dL, estabiliza na infusão de insulina até GS < 200 mg/dL e/ou retardo da cirurgia.	Uso do GIK conforme para DM1. Se GS > 270 mg/dL, estabiliza na infusão de insulina té GS < 200 mg/dL e/ou retardo da cirurgia. Suspender sulfoniluréias.	Conforme acima.

Para os pacientes sob GIK, monitorar glicose sangüínea (GS) pré-operatória e intra-operatória (se cirurgia > 2 horas), imediatamente no pós-operatório, sendo assim 2 horas até GS estável. Para os demais, verifique a GS pré-operatória e pós-operatória. Use o teste das fitas reagentes mais o medidor para monitoramento da GS (ver texto para cuidados). GIK, Glicose/insulina/potássio ou insulina (bomba) mais infusão de glicose:potássio.

Duas variantes principais de protocolos de infusão de insulina são, atualmente, recomendadas. São elas: (1) insulina combinada e infusões de glicose com adição de potássio (GIK); e (2) insulina administrada pela bomba de infusão com glicose (e potássio) administrada por meio de infusão separada (IB/GK). Em ambas as possibilidades, é necessário o potássio, já que a infusão de insulina reduz os níveis de potássio plasmático. Ambos os regimes apresentam vantagens, sendo a GIK mais segura, mas as infusões separadas são o padrão-ouro dos centros bem-equipados e seguros.

Regime de glicose, insulina e potássio: Esse sistema foi originalmente destinado para uso nos hospitais gerais e precisava ser simples, seguro e reproduzível. A segurança é garantida pela glicose e insulina na mesma infusão, de forma que a velocidade de infusão possa ser acelerada e retardada. Permanece essencial, conforme descrito em 1979. A infusão compreende 10 U de insulina regular mais 10 mmol de cloreto de potássio em 500 mL de glicose a 10% administrados em 100 mL/h. Com base nos dados originais, subseqüentemente, aumentamos o conteúdo da insulina para 15 U (0,30 U/g glicose). Em um estudo, os níveis de glicose plasmática permaneceram dentro da faixa-alvo em 82% dos casos, e inexplicadas hipoglicemia e grave hiperglicemia foram evitadas. A quantidade de insulina necessária varia um pouco, dependendo do estado do paciente e das condições preexistentes (Tabela 15.3). Essas poderão ser usadas como doses iniciais.

Alguns recomendam mais o uso de 5% do que a 10% de glicose. Preferimos esse último, administração de 240 g de carboidrato (960 Kcal) em 24 horas, mais do que 120 g (480 Kcal). Tem sido sugerido que pelo menos 150 g de carboidrato por dia mais insulina são necessários para inibir a produção de glicose hepática e o catabolismo protéico, embora isso seja um pouco arbitrário. As taxas mais baixas de administração de soluções mais concentradas de glicose são adequadas, quando há necessidade de restringir a administração de líquidos ou quando os complexos regimes de reposição de líquidos são necessários por outras razões. Sendo assim, 50 mL/h de glicose a 20% ou 20 mL/h de glicose a 50% poderá ser utilizado através de um acesso central.

Existem algumas desvantagens com o regime GIK. Entre elas, a necessidade de mudar toda a infusão se uma alteração na dosagem de insulina for necessária, embora isso seja surpresa rara na rotina cirúrgica. Talvez, o mais importante seja o fato de a insulina ser absorvida nos conjuntos de porções líquidas IV. O problema pode ser reduzido pelo fluxo de infusão através de determinado conjunto. Isso não é o maior problema na prática, mas é evitado pelo uso de uma solução mais concentrada de insulina em uma bomba de infusão com seringa.

TABELA 15.3 Necessidades de Insulina Durante a Cirurgia

Condição	Insulina (U)/glicose (g)
Peso normal	0,25-0,35
Obesidade	0,4
Doença hepática	0,4-0,6
Terapia com esteróides	0,4-0,5
Sepse grave	0,5-0,7
Revascularização cardiopulmonar	0,9-1,2

Regimes de insulina e glicose separadas: Muitos centros, especialmente nos EUA, preferem administrar insulina em separado, usando uma bomba de infusão. Esse regime é mais preciso na liberação da insulina e permite alteração na velocidade de infusão, conforme a necessidade. Ele também é empregado com extrema eficácia em crianças e adolescentes. É provável que ele seja o padrão-ouro, oferecendo extrema flexibilidade, mas, caso não seja monitorado com cautela, apresenta o risco de administrar glicose sem insulina e vice-versa. As mesmas regras se aplicam em relação às unidades de insulina por grama de glicose.

Orientações Práticas

A glicose sangüínea e o potássio deverão ser verificados na manhã da cirurgia. A glicose poderá ser lida pelo teste da fita reagente e medidor. Uma amostra simultânea deverá ser enviada para o laboratório, para uma verificação posterior. Se a glicose sangüínea estiver mais elevada do que 270 mg/dL (15 mmol/L), a cirurgia deverá ser adiada, especialmente se for o caso de uma cirurgia de grande porte. Assim, poderá ser feita uma tentativa para a obtenção de um rápido controle, usando a infusão glicose-insulina-potássio (GIK), com duas vezes o conteúdo usual de insulina (60 U/L de glicose a 10%), ou adiar o procedimento cirúrgico. Alternativamente, a insulina poderá ser administrada em 4-6 U/h através da bomba de infusão com seringa. Se a glicose sangüínea for maior do que 400 mg/dL (22,2 mmol/L), será obrigatório o adiamento e a restabilização.

A insulina intravenosa e a infusão de glicose poderão ser iniciadas quando o paciente cirúrgico estiver na sua primeira dose de insulina depois de ser feita a NPO. O paciente marcado para cirurgia matinal, que normalmente é controlado pela terapia de injeção de insulina intermitente, não precisará iniciar a insulina intravenosa (conforme suas necessidades, para o monitoramento da glicose sangüínea de hora em hora) até o café da manhã do dia do procedimento, independente de ter parado de se alimentar depois da refeição noturna do dia anterior. Isso possibilita ao paciente uma noite de sono quase normal. A glicose plasmática deverá ser verificada na hora de dormir e às 3 horas da manhã, já que esses serão os horários quando a ação da insulina regular subcutânea da noite e da de ação intermediária, respectivamente, forem diminuídas. A insulina regular subcutânea suplementar (25-50% da dose pré-prandial usual do paciente) poderá ser prescrita para esses horários se a glicose sangüínea estiver acima de 11 mmol/L (200 mg/dL), para evitar a inicialização da insulina intravenosa em um estado hiperglicêmico. Similarmente, ao paciente marcado para uma cirurgia à tarde poderá ser oferecido um café da manhã leve com uma dose adequadamente ajustada de insulina regular, e a insulinização intravenosa iniciada no meio da manhã.

O regime GIK poderá ser baseado na glicose a 10% (de preferência) ou a 5% (Tabela 15.4). A chave do sucesso é o monitoramento cuidadoso da glicose plasmática. A primeira verificação depois da amostra de jejum deverá ser em duas horas ou, imediatamente, no período pré-operatório, seja qual for o primeiro. A glicose plasmática e o potássio serão medidos novamente na sala de recuperação e durante o período intra-operatório nas cirurgias de longa duração.

Para o regime de bomba de insulina, é normal o preparo de uma solução de insulina regular com soro fisiológico de 1 U/mL, colocando 50 U de insulina em uma seringa de 50 mL e fazendo a solução até 50 mL com o diluente. A glicose é administrada como no regime GIK – preferencialmente soluções a 10%, 50-100 mL por hora, cada litro contendo 20 mmol de potássio. A taxa de infusão de insulina é estabelecida

TABELA 15.4 Protocolos de Infusão de Glicose-Insulina-Potássio (GIK)

Glicose plasmática	Protocolo A*	Protocolo B[†]
(mg/dL)	Dosagem de insulina (U/L)	
< 80	↓ 10	↓ 5
< 120	↓ 5	↓ 3
120-180	Deixar inalterada	
> 180	↑ 5	↑ 3
> 270	↑ 10	↑ 5

*A 30 U de insulina regular (humana) + 20 mmol de KCl em 1.000 mL de glicose a 20%. Administrar em 100 mL/h.

[†]B 15 U de insulina regular (humana) + 20 mmol de KCl em 1.000 mL de glicose a 5%. Administrar em 100 mL/h.

em levemente menor do que o exigido, normalmente, por hora (dosagens de insulina subcutâneas diárias distribuídas em 24 horas, ou 0,3 U/g de glicose IV para adultos se a dose não é conhecida) para o nível de glicose de 120-180 mg/dL, e ajustada até ou abaixo de acordo com as medidas de glicose plasmática por hora realizadas à beira do leito (Tabela 15.5). A escala deverá ser revista regularmente e ajustada para manter a glicose plasmática na faixa de 121-160 mg/dL.

Pacientes Diabéticos Tipo 2

Todos os pacientes deixados sob sua medicação usual hipoglicêmica arriscam-se a uma hiperglicemia na resposta ao estresse da cirurgia e à hipoglicemia em resposta

TABELA 15.5 Exemplo de Regime de Glicose Intravenosa e Insulina Separadas*

Glicose plasmática (mg/dL)	Insulina (U/h)	Insulina (mL/h)
< 80	0,5	0,5
80-120	1,0	1,0
121-160[†]	2,0[†]	2,0[†]
161-200	3,0	3,0
201-250	4,0	4,0
251-300	5,0	5,0
> 300	6,0	6,0

*Glicose: glicose a 10% contendo 20 mmol de KCl/L, 100 mL/h.

Insulina: 50 U de insulina regular adicionada a 50 mL de 0,9% de solução salina = 1 U/mL.

[†]O regime deverá ser personalizado para cada paciente, de forma que a dose seja calculada conforme a dose de insulina total diária usual do paciente (dosagens de insulina regular e intermediária ou de ação prolongada administrada em um dia normal) dividida em 24. As doses para a glicose plasmática medidas fora dessa faixa são aumentadas ou reduzidas em 1 U/h para cada faixa acima ou abaixo desse alvo. A escala de insulina poderá ser reescrita se a necessidade para manter a glicose plasmática estiver na faixa de 121-160 mg/dL.

para a falta da ingestão de alimento. Os pacientes sob metformina são improváveis de tornarem-se hipoglicêmicos, mas qualquer queda na perfusão renal associada à anestesia ou à cirurgia aumenta seu risco de acidose láctica. As sulfoniluréias carregam o risco de hipoglicemia, especialmente os agentes de ação muito prolongadas, como a gliburida (glibenclamida), que é provável de ser tanto tarde no início e prolongada. Não há dados sobre a cirurgia nos pacientes sob o uso de tiazolidenedionas ou meglitinidas. Em todos os casos, os medicamentos não deverão ser tomados no dia da cirurgia. Isso é especialmente verdade para os secretagogos de insulina. As tiazolidinedionas poderão ser continuadas já que, como em monoterapia, elas não resultam em hipoglicemia; no entanto, deverá ser prudente a sua suspensão no dia da cirurgia. Independente da recomendação anterior, a metformina também poderá exatamente ser suspensa no dia da cirurgia.

As principais determinantes da terapia no paciente diabético tipo 2 são: (1) a magnitude do procedimento cirúrgico pretendido; e (2) o estado metabólico do paciente no dia da cirurgia. A exceção é o paciente diabético tipo 2 tratado com insulina, que deverá ser tratado como o paciente diabético tipo 1.

O paciente que é bem-controlado com apenas dieta ou com dieta e agentes orais não precisa de qualquer terapia específica para pequenas cirurgias. Temos encontrado valores de glicose pré e pós-operatório de 140-155 mg/dL, em tais pacientes, bem dentro da faixa-alvo desejável.

Existe mais um argumento sobre como o paciente diabético tipo 2 precariamente controlado deverá ser tratado para uma pequena cirurgia. Alguns ainda advogam a terapia não-específica, mas isso parece insensato e o regime de infusão glicose/insulina pareceria apropriado. Uma glicose plasmática de jejum de 200 mg/dL (11,1 mmol/L) parece um corte apropriado nessa deterioração metabólica para ocorrer com pequenas cirurgias apenas em níveis mais altos.

Muitos regimes diferentes são sugeridos para o controle metabólico durante uma grande cirurgia nos pacientes diabéticos tipo 2. É lógico e simples usar o mesmo regime como os pacientes diabéticos tipo 1. Isso dá resultados similares em termos de regulação glicêmica.

Orientações Práticas: Pequena Cirurgia

O controle poderá ser melhorado pré-operatoriamente e as sulfoniluréias de ação prolongada suspensas, se possível. No dia da cirurgia, todos os agentes orais são suspensos e a glicose plasmática de jejum é verificada na beira do leito. Se a glicose plasmática for < 200 mg/dL, a cirurgia é realizada conforme planejada. Se a glicose plasmática for > 200 mg/dL, um protocolo-padrão GIK e IB/GK é iniciado e o paciente tratado como um diabético tipo 1. Deve ser observado que muitos pacientes diabéticos tipo 2 são obesos e podem precisar de 40 U de insulina/L, glicose a 10%, mais do que o padrão 30 U.

Grande Cirurgia

O controle deverá ser otimizado pré-operativamente e a terapia com insulina de ação rápida, usada nas 24-48 horas antes da operação, se o controle não for realizado satisfatoriamente. Na manhã do dia da cirurgia, a terapia com sulfoniluréia é suspensa, um regime de infusão é iniciado e o nível de glicose plasmática de jejum, verificado. Depois disso, o controle é semelhante ao do paciente diabético tipo 1.

Controle Pós-Operatório

Em todos os pacientes que receberam GIK, a glicose plasmática deverá ser verificada a cada 1-2 horas depois da cirurgia até que a glicemia fique estável, e a cada 4 horas. O potássio deverá ser verificado seis horas depois da cirurgia e novamente no dia seguinte, embora seja raro ter que alterar o conteúdo de potássio da infusão. A GIK ou as infusões insulina/glicose separadas são continuadas até que o paciente comece a comer novamente. No período pré-operatório normal, a dose de insulina SC é administrada. A mistura GIK deverá ser continuada por mais uma hora ou para permitir a absorção de alguma dose de SC. Se a retomada da alimentação for demorada, a nutrição parenteral poderá ser instituída com a insulina ainda administrada pela via IV. Nessa situação, ela deverá ser administrada por um acesso separado usando uma bomba de infusão.

O bom controle glicêmico pós-operatório é superior. Está claramente mostrado que as infecções da ferida operatória são poucas nos pacientes mais bem controlados, embora um limite preciso não tenha sido estabelecido.

SITUAÇÕES ESPECIAIS

Dia da Cirurgia (Ambulatorial)

Durante os últimos anos tem ocorrido um aumento dramático de cirurgias ambulatoriais. Certamente não é necessário que todos os pacientes diabéticos sejam excluídos dessa tendência.

O dia da cirurgia nos pacientes diabéticos tipo 2 é adequado para todos os procedimentos menores. A avaliação progressiva pré-operatória poucos dias antes da cirurgia é, no entanto, uma condição *sine qua non*. Os pacientes deverão ser tratados como ambulatoriais e marcados para operação pela manhã. A cirurgia de catarata sob anestesia local nos pacientes diabéticos do tipo 2 é totalmente segura como um procedimento de paciente ambulatorial.

Os pacientes tratados com insulina podem apresentar um problema maior, mas com avaliação pré-operatória adequada, disponibilidade de equipamento de monitoramento da glicose sangüínea e ajustes na dosagem de insulina, juntos com o uso da metade da dose de insulina intermediária na noite anterior à cirurgia, podem também ser tratados como pacientes diários. Além disso, deverão ser escalonados para cirurgia pela manhã e deverão receber insulina IV, conforme discutido anteriormente. A insulina subcutânea é recomendada tão logo quanto possível no pós-operatório. Isso se aplica naturalmente para cirurgias pequenas. Os níveis de glicose sangüínea deverão ser verificados no leito de hora em hora.

Cirurgia de Emergência

A cirurgia de emergência é, pelo menos, tão provável no diabético como no paciente não-diabético. O controle dependerá para uma grande extensão da condição metabólica do paciente. As emergências cirúrgicas, especialmente se existir infecção basal, poderão causar descompensação metabólica rápida, com desidratação, hiperglicemia e cetoacidose. O diabete descontrolado também poderá ser precipitado nos pacientes que desconheciam ser diabéticos. A cetoacidose diabética também poderá estar presente com sintomas indistinguíveis de um abdome agudo. Nesses pacientes, os sinais e sintomas resolvem-se com a correção metabólica. Se tais pacientes são mais jovens do que 25 anos de idade, o problema provavelmente é metabólico. Se eles são mais velhos, uma emergência cirúrgica deverá ser suspeita. Tais pacientes deverão ser controlados conservadoramente nas etapas iniciais, com correção da doença metabólica. Se o problema for mais metabólico do que cirúrgico, ele se resolverá nas próximas 3-4 horas.

Orientações Práticas

Em todos os casos, o sangue deverá ser enviado para análise imediata de glicose, uréia e eletrólitos, bem como pH arterial e gases, se clinicamente for necessário. Plasma, urina ou ambos poderão ser verificados para cetonas. Deverá ser notado que na CAD uma elevação da contagem de células brancas não necessariamente indica infecção, mas correlaciona-se aos níveis de cetona.

Se o paciente está com CAD inicial ou estabelecida, a cirurgia deverá ser retardada por 3-4 horas, se possível. Isso colocará o paciente em melhor estado para resistir ao estresse da cirurgia. O tratamento compreende infusão salina rápida e liberação de insulina via bomba de infusão em 6 U/h. O potássio deverá ser dado na solução salina (20 mmol/h), se a função renal estiver adequada. A glicose deverá ser monitorizada de hora em hora, e os eletrólitos, após 3-4 horas. Uma vez que a concentração de glicose sangüínea caiu abaixo de 270 mg/dL (15 mmol/L), um regime-padrão de bomba de insulina GIK é iniciado, mas com 40 U de insulina /L glicose a 10%, porque os pacientes serão resistente à insulina. A glicose sangüínea deverá ser monitorada de hora em hora, e o conteúdo de insulina da infusão, aumentado, se necessário.

Nos pacientes sem doença metabólica grave, o controle diabético inicial é com um protocolo GIK ou IB/GK. Novamente, uma concentração de insulina mais alta que a normal provavelmente será necessária.

Cirurgia de Revascularização Cardiopulmonar

A cirurgia de revascularização da artéria coronariana é comum em diabéticos. A morbidade e a mortalidade são mais elevadas do que nos pacientes não-diabéticos, e é possível que o controle intra-operatório do diabete contribua para isto.

A cirurgia de revascularização cardiopulmonar (RCP) envolve o uso de grandes volumes de líquido exógeno, hipotermia e agentes adrenérgicos, todos dos quais podem afetar a homeostase metabólica. A RCP é conhecida por estar associada à resistência insulínica grave. Quando a GIK é utilizada para o controle glicêmico, as proporções insulina:glicose de 1 para 1,6 são necessárias, mudando de 0,3 para 0,4 usada para cirurgia de rotina. Bons resultados poderão ser obtidos pela infusão de insulina apenas com monitoramento da glicose plasmática a cada 15-30 minutos no ambiente cirúrgico. As necessidades de insulina variam entre 5 e 12 U/h. A GIK é introduzida no período pós-operatório. A clara indicação dos benefícios do uso da terapia GIK nos pacientes diabéticos submetidos à cirurgia da artéria coronariana foram reportados.

A hiperglicemia também poderá estar associada aos resultados insatisfatórios nos pacientes diabéticos submetidos à cirurgia cardiovascular, enfatizando a necessidade de um bom controle glicêmico.

RESUMO E CONCLUSÕES

A cirurgia no paciente diabético apresenta problemas especiais. Não apenas os problemas metabólicos do diabete, mas também a predisposição do paciente à doença cardiovascular, neuropatia e infecção colocam o paciente em um risco especial. O estresse cirúrgico é acompanhado pelo aumento da secreção dos hormônios contrarreguladores e das citocinas, com resultante resistência insulínica, inibição da secreção insulínica e hiperglicemia. Nos pacientes diabéticos do tipo 1, isso levará à deterioração metabólica. Nos pacientes diabéticos do tipo 2, já existe a resistência insulínica, e a piora metabólica também ocorrerá. A extensão da resposta do estresse à cirurgia depende, no entanto, da gravidade da cirurgia. Pequena cirurgia leva apenas a descontrole metabólico menor.

Nos pacientes diabéticos do tipo 2 bem-controlados, por apenas dieta ou dieta e agentes orais, é suficiente suspender a terapia atual no dia da pequena cirurgia. Nos pacientes diabéticos do tipo 2, com precário controle, e em todos os pacientes diabéticos do tipo 1 submetidos a uma pequena cirurgia, a insulinoterapia é necessária. O regime mais simples é a infusão combinada de glicose-insulina-potássio (GIK), que poderá ser utilizado para o monitoramento da cirurgia até que o paciente esteja se alimentando novamente. Nos centros melhor equipados e com maior segurança, a insulina pode ser administrada pela bomba de infusão separada. O monitoramento cuidadoso da glicose plasmática é essencial, e rotinas para a conduta são utilizadas.

Com atenção apropriada à avaliação pré-operatória, a cirurgia do paciente ambulatorial é segura para os pacientes diabéticos em pequenas cirurgias. A cirurgia de emergência é comum na pessoa diabética. É imperativo que qualquer descontrole metabólico grave seja corrigido antes de iniciar a cirurgia. O GIK ou regime de bomba de insulina é usado. A cirurgia de revascularização cardiopulmonar também é um problema particular nos pacientes diabéticos, por causa da resistência insulínica maciça. Aqui, a insulina é administrada no período intra-operatório sem acompanhamento de glicose, com o padrão insulina/glicose IV sendo reinstituído no pós-operatório.

Com o cuidado adequado, o resultado da cirurgia no paciente diabético deverá ser pior do que no paciente não-diabético, quando igualado ao estado clínico.

LEITURA COMPLEMENTAR

Gill GV, Alberti KGMM: The care of the diabetic patient during surgery. No: Ferrannini E. Zimmet P. DeFronzo RA, Keen H, editores. *International Textbook of Diabetes Mellitus.* Chichester: Wiley; 2004:1741.

Glister BC, Vigersky RA: Perioperative management of type 1 diabetes mellitus. *Endocrinol Metab Clin North Am* 2003; 32: 411.

Hoogwerf BJ: Postoperative management of the diabetic patient. *Med Clin North Am* 2001; 85: 1213

McAnulty GR, Robertshaw HJ, Hall GM: Anaesthetic management of patients with diabetes mellitus. *Br J Anaesth* 2000; 85: 80.

Lazar HL, Chipkin S, Philippides G, et al: glucose-insulin-potassium solutions improve outcomes in diabetics who have coronary artery operations. *Am Thorac Surg* 2000; 70:145.

Para uma discussão mais detalhada sobre este tópico e bibliografia adicional, consulte, por favor, Porte *et al: Ellenberg & Rifkin's Diabetes Mellitus,* 6th ed., Capítulo 37.

Cetoacidose Diabética 16

Elizabeth Delionback Ennis e Robert A. Kreisberg

A cetoacidose diabética (CAD) é uma complicação importante e séria do diabete melito descompensado. A cada ano existem aproximadamente 798.000 pessoas recém-diagnosticadas com diabete melito (DM).

A CAD é a manifestação de apresentação do diabete melito tipo 1 (DM1) em apenas 20-25% dos casos; a maioria dos casos de CAD não ocorre em pessoas com diabete melito recém-iniciado. Oitenta por cento dos episódios de CAD ocorrem em pacientes que já apresentam o diabete melito há tempos.

A CAD ocorre com igual freqüência em homens e mulheres; no entanto, ela não ocorre com igual freqüência em todas as raças. Os afro-americanos apresentam CAD mais freqüentemente, e os dados mostram que eles têm 2,3 vezes mais altas hospitalares pela CAD do que os brancos (15,7 episódios *versus* 6,8 episódios por 1.000 da população diabética).

Em geral, a cetoacidose é considerada como o problema dos jovens diabéticos; no entanto, a média de idade dos pacientes com cetoacidose é de 43 anos, e 50-85% dos episódios de CAD ocorrem em adultos. Alguns pacientes idosos são DM1 e predispostos ao desenvolvimento de CAD, exatamente como são os pacientes jovens. Muitos pacientes com CAD, provavelmente têm o diabete melito tipo 2 (DM2), já que 19% dos pacientes em uma série eram obesos.

PATOGÊNESE DA CETOACIDOSE DIABÉTICA

Embora a CAD seja um distúrbio metabólico complexo do metabolismo da glicose, da gordura e das proteínas, os sinais e os sintomas são essencialmente devido a anormalidades no metabolismo dos carboidratos e das gorduras.

A hiperglicemia e, conseqüentemente, a hiperosmolaridade ocorrem como um resultado da superprodução de glicose pelo fígado e da subutilização da glicose pelos tecidos periféricos. Quando a concentração de glicose sangüínea excede o limite de reabsorção tubular renal de glicose, ocorre a glicosúria e, como resultado da diurese osmótica, a água sai do compartimento intracelular para o extracelular por causa do aumento na osmolaridade extracelular. Com o desenvolvimento de acentuada hipovolemia, a filtração glomerular e as perdas de glicose renal diminuem, resultando em uma hiperglicemia mais grave.

Em virtude da forte ligação metabólica da gliconeogênese com a cetogênese, a produção corporal de cetonas é ativada na CAD; em geral sua magnitude é paralela àquela da produção de glicose. A cetoacidose é fundamentalmente devida à superprodução de cetoácidos pelo fígado, embora a subutilização das cetonas contribua em menor escala para a cetonemia. O aumento na produção de cetoácido causa a perda de bicarbonato e outros tampões*, resultando no desenvolvimento da acidose metabólica.

A CAD desenvolve-se como uma conseqüência de uma deficiência de insulina e um excesso de hormônios contrarreguladores de glicose: catecolaminas, cortisol, glucagon e hormônio do crescimento. A deficiência de insulina pode ser mais relativa do que absoluta. Os hormônios contrarreguladores de glicose ficam elevados na CAD, como um resultado do estresse ou da doença física e emocional coexistente, ou simplesmente como uma conseqüência da deficiência insulínica. Além disso, a resposta biológica a uma determinada concentração ou dose de um hormônio contrarregulador de glicose é exagerada na CAD.

O glucagon é de particular importância no desenvolvimento da CAD, porque ele influencia a gliconeogênese e a cetogênese. Na ocorrência da deficiência insulínica, o glucagon, estimula diretamente a gliconeogênese e a cetogênese. Os ácidos graxos livres (AGL) promovem o substrato necessário para suportar a cetogênese hepática estimulada pelo glucagon. O glucagon pode, diretamente, aumentar a produção de corpos cetônicos na falta de maior liberação de AGL pelo tecido adiposo, ativando a lipólise de triglicerídeo hepático. No entanto, a produção sustentada de corpos cetônicos requer um suprimento adequado de substrato AGL. Quando a insulina é retirada dos pacientes diabéticos, os fatores hormonais principais que levam à CAD, provavelmente, são a deficiência insulínica e o excesso de glucagon.

A presença de elevadas concentrações de cortisol, epinefrina, hormônio do crescimento e norepinefrina acentua a deficiência na utilização da glicose periférica e aumenta a lipólise produzida pela deficiência de insulina. Além disso, a epinefrina e o cortisol são capazes de aumentar a produção de glicose hepática, tanto pela glicogenólise quanto pela gliconeogênese (Tabela 16.1).

FATORES PRECIPITANTES

A doença intercorrente e a descontinuação da insulina representam dois dos fatores mais precisamente identificáveis que levam ao desenvolvimento da CAD. Outros fatores precipitantes comuns estão relacionados na Tabela 16.2

Uma atípica forma de cetoacidose tem sido descrita em jovens, obesos, afro-americanos, mas recentemente também foi observada em outras raças e grupos étnicos. Não existe histórico de diabete melito precedente e nenhum evento precipitante óbvio. Os níveis de peptídeo C são normais, e os anticorpos anticélulas das ilhotas pancreáticas são negativos. Por causa da ausência de marcadores auto-imunes e da falta de associação com alelos HLA específicos, e da elevada secreção de insulina, ela parece ser uma forma do diabete melito tipo 2 (DM2). Isso é suportado pela alta prevalência de hipertensão coexistente nesses pacientes. Depois do controle da CAD, freqüentemente esses pacientes podem ser controlados inicialmente com dieta e baixas doses de agentes sulfoniluréia.

DIAGNÓSTICO (VEJA TABELA 16.3)

Tradicionalmente, a CAD é definida por um nível de glicose ≥ 300 mg/dL, HCO_3^- ≤ 18 mEq/L com um pH $\leq 7{,}30$. Um pH menor que 7,35, em um paciente com ce-

---

*N. de T. Tampões – Substâncias químicas que resistem a mudanças em acidez e alcalinidade.

TABELA 16.1 Efeitos da Insulina e dos Hormônios Contra-Reguladores de Insulina

	Gliconeogênese, fígado	Cetogênese, fígado	Utilização de glicose, músculo	Lipólise, tecido adiposo
Insulina	↓	↓	↑	↓
Glucagon	↑	↑	→	→
Epinefrina	↑	↑	↓	↑
Cortisol	↑	↑	↓	↑
Hormônio do crescimento	→	↑	↓	↑

tonemia e uma concentração de glicose maior que 300 mg/dL, identifica uma CAD leve. Em função de a hiperventilação aguda poder reduzir o bicarbonato sérico para 5 mEq/L, a presença de um bicarbonato menor que 18-19 mEq/L, em um paciente com hiperglicemia apropriada, também deverá sugerir esse diagnóstico. A concentração de glicose sangüínea usada como critério para CAD é difícil de definir, porque existem pacientes com concentrações de glicose sangüínea acima de 300 mg/dL que não apresentam evidência de CAD, e um significativo número de pacientes com CAD instalada, cujas concentrações de glicose sangüínea são menores que 300 mg/dL. Isso enfatiza a expressão variável da descompensação diabética. A hiperglicemia não precisa ser significativa e aproximadamente 15% dos pacientes com CAD apresentam concentrações de glicose menores que 350 mg/dL. Baixas concentrações de

TABELA 16.2 Fatores Precipitantes da CAD

Doença aguda
   Infecção, 30-40%
   Acidente cerebrovascular
   Infarto do miocárdio
   Pancreatite aguda
DM recém-iniciado, 20-25%
Falta de insulina/falha ICIS,* 15-20%
Menstrução
Diabete gestacional com terapia glicocorticóide
Outra doença médica
Medicamentos
   Interferon-α (INF-α)
   Clozapina
   Cocaína
   Êxtase seguido de esforço físico
   Lítio
   Olanzapina
   Orlistato
   Inibidor de protease (indinavir, outros ?)
   Terbutalina

*ICIS, Infusão icontínua de insulina subcutânea (terapia com bomba de insulina).

TABELA 16.3 Características Diagnósticas da Cetoacidose Diabética*

Glicose (mg/dL)	$\geq 300^\dagger$
pH	$\leq 7,3$
HCO_3^- (mEq/L)	≤ 18
S_{osm} (mOsm/kg)	< 320
Cetonas[‡]	++ – +++
Desidratação	+ – ++

*HCO_3^-, bicarbonatos; S_{osm} osmolaridade sérica; +, leve; ++, moderada; +++, grave.
[†]Exceto "cetoacidose diabética euglicêmica".
[‡]Método de reação nitroprússica.

glicose podem ser observadas em situações em que possa existir inibição da gliconeogênese, como com o uso do álcool, e naquelas em que a utilização da glicose não é completamente insulino-dependente, como nas mulheres grávidas, em quem a unidade fetoplacentária utiliza a glicose na falta da insulina. O jejum também pode ser um fator importante no paciente com CAD e hiperglicemia leve. O jejum na situação de uma deficiência de insulina está associado a uma hiperglicemia não tão grave e a uma cetoacidose mais grave. É importante perceber que independente da relativa "euglicemia" os pacientes podem estar criticamente doentes como um resultado da acidose metabólica grave.

O pH de um paciente com CAD depende do grau de compensação respiratória, bem como da presença de distúrbios ácido-base coexistentes. Na acidose metabólica que ocorre na CAD, existe um aumento no ânion *gap*, que é calculado pela subtração da soma das concentrações de cloro e bicarbonato da concentração de sódio "não-corrigida" [$Na^+ - (Cl^- + HCO_3^-)$] (Tabela 16.4). Tal diferença representa os ânions não-mensurados que estão presentes no plasma, essencialmente a albumina e o fosfato. A faixa normal é de 8 a 14 mEq/L; o valor de 12 mEq/L em geral é usado para determinar se o ânion *gap* aumentou (na CAD, esse aumento em geral é igual à redução na concentração de bicarbonato). No entanto, muitos pacientes com CAD podem se afastar desse padrão e demonstrar graus variados de ânion *gap* e acidose metabólica hiperclorêmica. Uma grande variedade de tipos da acidose metabólica será detectada se o aumento no ânion *gap* for comparado com a redução na concentração de bicarbonato (assumindo que o nível normal de bicarbonato do limite básico existiu antes de a cetoacidose ter sido desenvolvida) em pacientes CAD. Na apresentação, ~46% dos pacientes com CAD têm uma predominante acidose com ânion *gap*, 43% têm uma acidose mista com ânion *gap* e hiperclorêmica, e 11% têm, predominante-

TABELA 16.4 Cálculos

Ânion *gap* (AG) = [$Na^+ - (Cl^- + HCO_3^-)$]	Normal = 8-14 mEq/L
	Média = 5-12 mEq/L
$\Delta AG = (AG - 12)$	
Acidose primária com AG = $\Delta AG/HCO_3^- \geq 0,8$	
Acidose primária sem AG = $\Delta AG/HCO_3^- \leq 0,4$	
Na^+ com sódio corrigido, SNa^+ sódio sérico	

TABELA 16.5 Distúrbios Ácido-Base na CAD: Na Admissão e Durante a Terapia

	Acidose hiperclorêmica	Acidose mista	Acidose com AG
ΔAG/HCO$_3^-$*	< 0,4	0,4-0,8	> 0,8
Admissão	11%	43%	46%
4 horas	46%	36%	17%
8 horas	72%	19%	9%

*ΔAG = iΔ AG calculado (mEq/L) − 12.
ΔHCO$_3^-$ = 24 mEq/L − HCO$_3^-$ medido.
Fonte: Reimpressa com autorização de Adrogue HJ, Wilson H, Boyd AE 3d, et al: *N Engl J Med* 1982; 307:1603-1610.

mente, acidose metabólica hiperclorêmica (Tabela 16.5). Por isso, em oposição ao pensamento tradicional, na apresentação, aproximadamente 54% dos pacientes têm uma acidose metabólica hiperclorêmica ou um componente de hipercloremia. O grau variável da hipercloremia na CAD correlaciona-se com a magnitude da hipovolemia que existe no paciente. Os pacientes com hipovolemia grave desenvolvem a típica alteração recíproca no ânion *gap* e na concentração de bicarbonato, devido à retenção do íon de hidrogênio e do ânion cetoácido. Em contraste, aqueles pacientes que podem manter o volume e a filtração glomerular adequados enquanto desenvolvem a CAD excretam os ânions cetoácidos na urina enquanto reabsorvem cloro, o que leva à hipercloremia.

A coexistência de outros distúrbios ácido-base – como alcalose metabólica oriunda de náuseas e vômitos ou uso de diuréticos, alcalose respiratória oriunda de febre, infecção, sepse ou pneumonia, e a acidose metabólica hiperclorêmica oriunda de diarréia – pode confundir o diagnóstico de CAD. Por isso, pacientes com problemas médicos coexistentes podem não ter simples distúrbios ácido-base.

No paciente com CAD sem complicações, a resposta respiratória poderá ser capaz de reduzir a PCO_2 para 10 mm Hg, e a concentração de bicarbonato poderá ser 5 mEq/L. Reduções mais graves nas concentrações de bicarbonato ou menores do que a redução ideal na Pco_2 indicam a coexistência de distúrbios ácido-base.

O intervalo osmolar (diferença entre a osmolaridade sérica medida e calculada) pode estar elevado na CAD. Normalmente, esse valor é < 10mOsm/L. Quando aumentado, ele sugere a presença de alcoóis de baixo peso molecular, que também causam uma "acidose com intervalo". O aumento parece ser devido, em parte, à acetona e aos aminoácidos, e à hemoconcentração.

ANORMALIDADES LABORATORIAIS E DISTÚRBIO HIDRELETROLÍTICO

Déficits substanciais de sódio, potássio, magnésio, fósforo e água podem ocorrer em pacientes com CAD (Tabela 16.6). No entanto, independente desses déficits, a maioria dos pacientes apresenta concentrações plasmáticas normais ou elevadas de potássio, magnésio e fósforo na apresentação (Tabelas 16.7 e 16.8). A presença de concentrações de eletrólitos normais ou elevadas não deverá ser interpretada como

TABELA 16.6 Déficits Médios de Água e Eletrólitos na CAD

Parâmetro	CAD
Água (L)	6
Água (mL/kg)*	100
Na (mEq/kg)	7-10
Cl (mEq/kg)	3-5
K (mEq/kg)	3-5
Mg (mEq/kg)	1-2
PO_4 (mmol/kg)	1-1,5
Cálcio (mEq/kg)	1-2

*Por quilograma de peso corporal.

Fonte: Reimpressa com autorização de Ennis ED, Stahl EjvB, Kreisberg RA: *Diabetes Rev* 1994; 11:115-126.

indicando que os depósitos corporais desses elementos são normais ou elevados. O déficit no potássio é o mais importante; o reconhecimento e o tratamento da deficiência em potássio são da maior importância terapêutica.

O déficit de potássio em pacientes com CAD é de 3-5 mEq/kg. Durante o curso da terapia, a concentração de potássio sérico diminui rapidamente, alcançando o ponto mais baixo em aproximadamente 4-12 horas depois do início da insulinoterapia, especialmente se o potássio for administrado em quantidades inadequadas. A hipercalemia que existe em pacientes com CAD normalmente é atribuída a uma mudança do íon de hidrogênio do compartimento extracelular para o compartimento intracelular, e do potássio do compartimento intracelular para o compartimento extracelular. Outros fatores identificados podem ser determinantes mais importantes da concentração de potássio na CAD. A concentração de potássio em pacientes com CAD correlaciona-se melhor com a gravidade e a magnitude da cetoacidose e da hiperglicemia existentes. A deficiência de insulina mostra-se ser uma importante causa da hipercalemia que se desenvolve em pacientes com CAD. Por fim, quando a contração de volume torna-se suficientemente grave, de forma a reduzir a taxa de filtração glomerular, a excreção de potássio diminui, e a glicose na urina acentua a hipercalemia. Dessa forma, a tendência da concentração de potássio sérico de diminuir rapidamente, durante a terapia,

TABELA 16.7 Níveis de Eletrólitos Séricos no Início e Depois da Terapia em Pacientes com CAD

	Início			12 Horas		
	Baixo %	Normal %	Alto %	Baixo %	Normal %	Alto %
Sódio	67	26	7	26	41	38
Cloro	33	45	22	11	41	48
Bicarbonato	100	0	0	46	50	4
Cálcio	28	68	4	73	23	4
Potássio	18	43	39	63	33	4
Magnésio	7	25	68	55	24	21
Fosfato	11	18	71	90	10	0

Fonte: Reimpressa com autorização de Martin HE, Smith K, Wilson IL: *Am J Med* 1958; 20:376-388.

TABELA 16.8 Média dos Resultados Laboratoriais na CAD

	Cetoacidose diabética
Glicose (mg/dL)	475
S_{osm} (mosm/kg)	309
Na^+ (mEq/L)	131
K^+ (mEq/L)	4,8
HCO_3^- (mEq/L)	9
BUN (mg/dL)	21
Ânion *gap* (mEq/L)	29
ΔAG (ânion *gap* − 12) (mEq/L)	17
pH	< 7,3
Cetonúria	≥ 3+
Hormônio do crescimento (ng/mL)	7,9
Cortisol (μg/dL)	49
AGL (mmol/L)	2,26
Glucagon (pg/mL)	400-500
Lactato (mmol/L)	4,6
β-hidroxibutiraro (mmol/L)	13,7
Catecolaminas (ng/mL)	1,78 ± 4

Fonte: Reimpressa com autorização de Ennis ED, Stahl EJvB, Kreisberg RA: *Diabetes Rev* 1994; 1:115-126.

pode ser um reflexo da ação direta da insulina na captação celular de potássio, das alterações no pH sistêmico, da redução na concentração de glicose sérica e da hiperosmolaridade associada, e do aumento da excreção de potássio via renal.

Um déficit de fósforo ocorre durante o desenvolvimento da CAD e pode alcançar 1,0-1,5 mmol/kg de peso corporal. No entanto, já que o depósito total corporal fosfórico é de 6.000-8.000 mmol, isso representa um grau leve de deficiência de fósforo. A hiperfosfatemia, que existe no diagnóstico de CAD, é atribuída aos efeitos da acidose metabólica na função celular e na liberação de fosfato.

Com freqüência, a hipofosfatemia desenvolve-se durante o curso da terapia, e os efeitos adversos são raros. Complicações graves de hipofosfatemia são encontradas apenas quando a concentração de fosfato sérico diminui para menos de 1 mg/dL. Entretanto, estudos mostram que as funções do diafragma e do músculo esquelético podem ser adversamente afetadas pelas mais modestas reduções na concentração de fosfato, e que a hipofosfatemia pode levar a uma deficiência na contratilidade miorcárdia. O uso rotineiro da suplementação de fosfato não tem alterado a morbidade ou mortalidade, e não é recomendado.

A hiponatremia é observada em aproximadamente dois terços dos pacientes com CAD avançada, independente da diurese osmótica e da perda de água no excesso de eletrólitos. A presença de hiponatremia é devida aos efeitos da hiperglicemia e da hiperosmolaridade na distribuição de água nos compartimentos intra e extracelulares. A hipernatremia seria esperada por causa da diurese osmótica e da excreção de água no excesso de solutos, mas a hiperglicemia mantém um relativo excesso de água no compartimento extracelular e contribui para a persistência da hiponatremia até mesmo o déficit de água extremo. Por tal razão, a quantidade desproporcional de água corporal no compartimento extracelular existe em face à contração de volume (hipovolemia). A mudança da água do compartimento intracelular para o extracelular poderia produzir uma previsível redução na concentração de sódio sérico se a água permanecesse exclusivamente dentro do compartimento extracelular; no entanto, porque ela é excretada na urina, essa relação é menos precisa. Como uma regra, uma redução de 1,6-1,8 mEq/L na concentração de sódio sérico pode ser esperada para cada aumento de 100 mg/dL na concentração de glicose (Tabela 16.4). Recentemente, foi sugerido que o sódio sérico reduz para ~2,4 mEq/L para hiperglicemia ≤ 400 mg/dL e para 4,0 mEq/L para concentrações de glicose > 400 mg/dL. Esses dados sugerem que a alteração no sódio sérico devido à hiperglicemia é subestimada pelo uso do fator 1,6-1,8 mEq/L. Tal aproximação é valiosa, porque permite a identificação daqueles pacientes cujo grau de hiponatremia é excessivo para a hiperglicemia prevalente. As concentrações de sódio sérico que são menores de 120 mEq/L são raras e, quando presentes, sugerem a presença de hipertrigliceridemia ou outras desordens que estão associadas à hiponatremia. Os níveis séricos de sódio, potássio e cloro são falsamente reduzidos na presença de triglicerídeos muito elevados. Similarmente, a "pseudonormoglicemia" tem sido reportada. Isso ocorre porque os eletrólitos e a glicose estão presentes na porção aquosa do plasma ou no soro, considerando que as concentrações são medidas e reportadas pelo volume total da amostra. É essencial que o laboratório reporte a presença de lipemia, de forma que a natureza falsa das concentrações baixas não-antecipadas dos eletrólitos e da glicose possam ser avaliadas.

A hiponatremia grave pode ser encontrada em pacientes com doença renal em fase terminal, em quem nem a glicose nem a água, que se deslocaram da célula, podem ser excretadas. Nesses indivíduos, a redução da concentração de glicose com insulina pode ser tudo que é necessário para corrigir a hiponatremia. Quando a concentração do sódio sérico é normal ou elevada no paciente com CAD, a redução da concentração de glicose sérica pode estar associada ao desenvolvimento da hipernatremia, especialmente naqueles pacientes que recebem grandes volumes de solução salina isotônica. Isso se deve á perda de água do compartimento extracelular para o compartimento intracelular e à queda na concentração de glicose, bem como à elevada reabsorção tubular renal de sódio induzida pela contração do volume.

Embora a deficiência em magnésio se desenvolva em pacientes com CAD, o déficit em geral não é significativo. Ela está raras vezes associada aos sinais ou sintomas, e, em geral, corrige por si só quando a dieta regular é retornada. Porque a deficiência em magnésio impede a secreção e a ação do hormônio da paratireóide, os pacientes poderão desenvolver hipocalcemia sintomática se receberem suplementos de fosfato. O fosfato reduz a concentração de cálcio ionizado plasmático, que não pode ser restaurado ao normal por causa da deficiência em magnésio. Esses pacientes precisam de suplemento de cálcio para corrigir precisamente a hipocalcemia sintomática e de reposição de magnésio para manter um cálcio sérico normal.

A hiperamilasemia pode ocorrer em pacientes com CAD: pelo fato desta estar freqüentemente associada à dor abdominal, a presença de hiperamilasemia é considerada de importância clínica. Estudos das isoenzimas indicam que a amilase em pacientes com CAD é normalmente não-pancreática na origem. A presença de hiperamilasemia correlaciona-se fracamente com queixas abdominais ou achados físicos em pacientes com CAD. Além disso, a hiperamilasemia pode ocorrer em 30% dos pacientes com acidose metabólica, que não têm pancreatite, indicando que ela não é específica para pancreatite nem um problema médico intra-abdominal. A acentuada hiperlipasemia, na ausência de evidência clínica ou radiográfica de pancreatite, tem estado presente em pacientes com CAD. A avaliação clínica do paciente é importante em relação à possibilidade de um problema intra-abdominal ou uma pancreatite. No começo, os sinais e os sintomas sugestivos de um problema intra-abdominal deverão ser investigados a fundo. Se existir hiperamilasemia ou hiperlipasemia, mas nenhuma evidência física que sugira outro processo intra-abdominal, o paciente deverá ser acompanhado com cautela. A dor abdominal, em geral, desaparece nos pacientes com CAD, à medida que a acidose metabólica é resolvida.

CETONAS SANGÜÍNEAS

Na CAD, as concentrações plasmáticas de β-hidroxibutirato (B), acetoacetato (A) e acetona ficam aumentadas. A proporção de **B** para **A** (**B:A**), representando o estado redox mitocondrial, mostra considerável variação interindividual; no entanto, o valor médio da proporção é pouco elevado quando todos os pacientes com CAD são considerados. Raras vezes a proporção B:A pode ser muito alta e a acidose devido quase exclusivamente à produção de β-hidroxibutiril, o ácido do qual resulta níveis de β-hidroxibutirato aumentados. Esse é um problema diagnóstico importante, porque as medidas quantitativas da cetona plasmática não estão rotineiramente disponíveis, considerando que os testes qualitativos, que detectam acetoacetato, podem ser negativos ou fracamente positivos nessa situação. A tendência para uma proporção mais alta B:A na CAD é atribuída ao estado redox mais reduzido de todas as células que acompanham o elevado metabolismo dos AGL. A elevada proporção B:A também pode refletir deficiência na conversão de β-hidroxibutirato para acetoacetato e utilização reduzida de cetonas que ocorre com a deficiência insulínica. A proporção B:A é alterada para β-hidroxibutirato quando existe um estado redox intracelular mais reduzido, como com a acidose láctica resultante de baixo fluxo e hipoxia tecidual, ou do uso do álcool. Os pacientes com cetose alcoólica podem apresentar cetose significativa, mas um teste de cetona plasmática fracamente positivo ou negativo. A presença de uma combinação cetoacidose láctica poderá ser investigada nessas circunstâncias.

As concentrações de acetona plasmática são bastante elevadas em pacientes com CAD. A acetona, um composto solúvel em água e de dispersão livre, é distribuído por toda a água corporal, de forma que o conjunto de acetona é acentuadamente expandido. A acetona é de baixa toxicidade, mas em grandes concentrações pode produzir narcose. Tem sido sugerido que a sonolência de alguns pacientes com CAD seja devida às altas concentrações de acetona plasmática. A acetona plasmática pode permanecer elevada por até 48 horas após as concentrações de glicose, β-hidroxibutirato e acetoacetato terem retornado ao normal. Provavelmente, isso explica a cetonúria que é observada por vários dias depois da terapia de CAD bem-sucedida.

As cetonas plasmáticas e da urina são detectadas e semiquantificadas pelo uso da reação nitroprússica. O reagente nitroprússico não reage com o β-hidroxibutirato e na base molar é apenas um vigésimo como reativo com acetona como com acetoacetato. Por isso, independente das concentrações, que são três vezes maiores que aquelas do acetoacetato, a acetona contribui pouco para a reação cromática. O acetoacetato, contudo, é o determinante predominante da reação nitroprússica. Então, por uma série de razões, esse teste correlaciona-se fracamente com o grau de cetonemia. Além disso, vários medicamentos estão associados com os testes falso-positivos, usando a reação nitroprússica. Os medicamentos que contêm um grupo de sulfidril, como captopril, dimercaprol, mesna, acetilcisteína e penicilamina, podem dar um resultado falso-positivo. Adicionalmente, a ingestão muito alta de ácido ascórbico pode causar acidificação urinária e resulta em uma reação nitroprússica falsa-negativa. O monitoramento de rotina das cetonas durante o tratamento com CAD não mostra fornecer dados adicionais significativos àqueles fornecidos pela medição do ânion *gap* e da glicose.

TRATAMENTO DA CETOACIDOSE DIABÉTICA

O tratamento bem-sucedido da CAD exige um cuidado atento para com o paciente, bem como o uso de doses eficazes de insulina, correção dos déficits de volume e suplementação adequada de eletrólitos. A aceitação dessas orientações resulta em uma significativa redução na mortalidade da CAD (Tabela 16.9).

A maioria das autoridades recomenda o uso de uma dosagem de insulina regular de 0,1 U/kg de peso corporal (5-10 U intravenosamente), seguida do uso de dose baixa na insulinoterapia, doses de insulina regular de 0,1 U/kg/h (5-10 U/h intramuscular ou intravenosamente). Embora a taxa na qual a concentração de glicose diminui varie de paciente para paciente, ela é razoavelmente constante em alguns. A redução média na concentração de glicose sangüínea é para 75-100 mg/dL/h e ocorre a uma taxa previsível. A insulina pode ser administrada intramuscular ou intravenosamente, e essas doses produzem concentrações plasmáticas bem dentro da faixa fisiológica máxima (100-200 μU/mL). Embora a maioria dos pacientes responda a essas doses de insulina, nem todos respondem. Os pacientes que são resistentes a baixas doses de insulina não podem ser identificados antecipadamente por qualquer parâmetro clínico ou laboratorial; como conseqüência, as medidas de glicose sangüínea deverão ser realizadas em intervalos de uma hora. Na presença de infecção, a taxa de declínio na glicose sangüínea pode ficar reduzida em 50% para aproximadamente 50 mg/dL/h.

Durante o curso da terapia, a concentração de glicose plasmática alcança um objetivo de 250-300 mg/dL em aproximadamente 4-6 horas, considerando que a correção da acidose (pH $\geq$ 7,30 ou concentração de bicarbonato de $\geq$ 18 mEq/L) exige aproximadamente 8-12 horas.

Os regimes de insulina com baixa dose intravenosa ou intramuscular parecem ser igualmente eficazes para resolver a hiperglicemia e a acidose. No entanto, a administração intramuscular de baixa dose de insulina não é recomendada para o paciente muito hipovolêmico por causa da absorção imprevisível. A administração subcutânea de insulina não deverá ser usada.

A redução inicial nas concentrações de glicose plasmática serão basicamente uma conseqüência da administração do fluido e, portanto, não pode ser usada como uma indicação de adequacidade da dose de insulina. A reidratação adequada contribui significativamente para a redução na concentração de glicose sangüínea, não apenas como uma conseqüência da diluição da glicose em um grande volume e da elevada taxa de filtração glomerular (TFG), mas porque ela também pode diminuir o estímulo para a liberação dos hormônios contrarreguladores de glicose. Durante as fases iniciais da terapia, a re-hidratação apenas e a diluição da glicose na área da glicose podem ser responsáveis por 30-50%, e talvez 50-70%, da redução da concentração de glicose que ocorre. A glicosúria é responsável por aproximadamente 15-20% da redução na concentração de glicose quando a insulina e a reidratação são feitas juntas. Os efeitos reais da insulina no metabolismo da glicose, durante o tratamento

TABELA 16.9 Terapia da CAD

Insulina
1. 0,1 U/kg do peso corporal de insulina regular como *bolus* intravenoso, seguida de 0,1 U/kg/h (5-10 U/h), depois como uma infusão contínua até que a concentração de glicose seja de 250-300 mg/dL e o pH ≥ 7,3 ou HCO_3^- ≥18 mEq/L.
OU
   10 U de insulina regular intravenosa como dose seguida de 5-10 U/h intramuscular
2. Reduzir administração para 2-3 U/h, quando a glicose plasmática for 250-300 mg/dL e o HCO_3^- ≥ 18 mEq/L

Fluidos
0-1 hora
   1.000-2.000 mL de solução salina a 0,9% para imediata correção da hipotensão/hipoperfusão
1-4 horas
   750-1.000 mL/ de solução salina a 0,9% ou 0,45% com base na ingestão, na excreção urinária, na avaliação clínica do estado do volume e nos valores laboratoriais.
Glicose
   Quando a glicose plasmática alcançar 250-300 mg/dL, administrar glicose a uma taxa de 5-10 g/h, para infusão simples ou combinada com solução salina.

Reposição de Eletrólitos*
Potássio (reposição conforme o cloro ou fosfato)[†]
   Assegurar a excreção urinária antes da suplementação de potássio
   Manter o K^+ entre 4 e 5 mEq/L
   K^+ > 5,0 mEq/L; sem suplementação
   K^+ = 4-5 mEq/L; 20 mEq/L de fluido de reposição
   K^+ = 3-4 mEq/L; 30-40 mEq/L de fluido de reposição
   K^+ ≤ 3,0 mEq/L; 40-60 mEq/L de fluido de reposição
Fosfato
   Não é recomendado como rotina; se indicado, 30-60 mmol de fosfato como fosfato potássio (K_2PO_4) por 24 horas
Magnésio
   Se Mg^{2+} < 1,8 mEq/L ou houver a presença de tetania, administrar sulfato de magnésio ($MgSO_4$), 5 g em 500 mL em solução salina 0,45% por 5 horas.
Cálcio
   Para hipocalcemia sintomática, administrar 10-20 mL de gluconato de cálcio a 10% (100-200 mg cálcio elementar conforme indicado).
Bicarbonato
   Não é recomendado como rotina no tratamento da CAD; considerar se outras indicações estiverem presentes.

Laboratório
Perfil na admissão abrangente
Gasometria arterial
Medidas da cetona plasmática/urina
glicose h/h, eletrólitos 4/4h, Ca^{2+}, Mg^{2+}, fosfato 4/4 horas
Culturas de sangue, urina, investigar conforme indicado

Cuidado Geral
Realizar ECG antes da administração do suplemento de potássio.
Revisão da excreção urinária, dos sinais vitais, do estado neurológico e dos dados laboratoriais por hora.

(Continua)

TABELA 16.9 Terapia da CAD (Continuação)

Cuidado Geral
Avaliação freqüente do estado clínico e repetição do exame físico.
Proteção das vias aéreas em pacientes inconscientes.
Passar sonda nasogástrica conforme indicado para obstrução intestinal, vômitos ou pacientes com vias aéreas vulneráveis.
Realizar radiografia do tórax e outros estudos por imagem, conforme a necessidade, Considerar características para PVC, Swan-Ganz em pacientes selecionados.

*As doses dos medicamentos deverão ser modificadas no paciente com insuficiência renal significativa.
†Dosagem sugerida usando KCl.
‡Modificado conforme a necessidade, dependendo da avaliação clínica.

Fonte: Modificada com autorização de Ennis ED, Stahl EjvB, Kreisberg RA: *Diabetes Rev* 1994; 1:115-126.

da CAD, são menores e são devidos essencialmente à inibição da produção de glicose hepática (responsável por 75% do efeito da insulina) e não à elevada utilização da glicose (responsável por 25% do efeito da insulina).

As alterações no pH sistêmico, em geral, não ocorrem em pelo menos 1-2 horas depois do início da terapia. Se depois de 3-4 horas não houver uma redução na concentração de glicose e um aumento no pH, doses maiores de insulina deverão ser usadas.

Se os déficits de fluidos forem inadequadamente tratados, a hipovolemia persistente continuará a estimular a liberação dos hormônios contrarregualdores, bem como a prejudicar a excreção de glicose na urina. A sensibilidade dos pacientes com CAD para doses relativamente baixas de insulina não poderá ser interpretada como significando que esses pacientes são insulinossesíveis e que não existe resistência insulínica. Os pacientes com CAD, que recebem 5-10 U/h de insulina, são obviamente insulinorresistentes. Em pessoas normais, a infusão de insulina a uma taxa de aproximadamente 8 U/h exige a concomitante administração de 40 g de glicose por hora para manter a concentração de glicose sangüínea constante. Os mecanismos da resistência insulínica nos pacientes com CAD são pouco compreendidos e são multifatoriais, incluindo os hormônios contra-reguladores de glicose; a hiperosmolaridade, que reduz a utilização da glicose insulinomediada; acidemia (reduz o metabolismo da glicose mediada pelo receptor); a deficiência em fosfato (produz um defeito de grau leve de pós-ligação na utilização da glicose); e os cetoácidos, que induzem uma anormalidade de pós-ligação na ação da insulina.

Uma causa rara de extrema resistência insulínica em pacientes com CAD é a presença de anticorpos antiinsulina que se ligam à insulina. Uma vez que a resposta biológica máxima à insulina é significativamente reduzida no tipo pós-ligação da resistência insulínica, e porque a resistência desaparece lentamente, não está claro como e porque altas doses de insulina dominam a resistência insulínica rara dentro de um curto espaço de tempo do tratamento da CAD. As alterações ocorrem lentamente (mais de 96 horas) na sensibilidade à insulina e no metabolismo da glicose, depois da obtenção da euglicemia. Isso leva à freqüente observação de que se precisa de mais insulina para ter os pacientes sob controle do que para mantê-los no controle.

A discrepância entre as taxas de correção da hiperglicemia e da acidemia têm importantes implicações clínicas. A administração de insulina deve ser mantida independente da euglicemia relativa, até que o pH e os objetivos para o bicarbonato sejam alcançados. Como conseqüência, a glicose deverá ser administrada para "amortecer" outra redução na concentração de glicose durante a administração contínua de insulina. Em virtude da distribuição da glicose ser 5-10 g/h sob essas circunstâncias, a glicose deverá ser, inicialmente, administrada nessas taxas. Se a concentração de glicose aumentar, a taxa de administração de glicose deverá ser reduzida; se a concentração de glicose continuar a diminuir, glicose extra será necessária. Em alguns casos, a concentração de glicose plasmática é menor do que 300 mg/dL no início da terapia e a glicose deverá ser incorporada nos fluidos iniciais usados para corrigir a hipovolemia. Contudo, tem sido considerada a discussão sobre se o fluido hipotônico ou isotônico deva ser usado na CAD; a maioria concorda que a hipovolemia deva ser corrigida com solução salina isotônica, 2-4 L. No entanto, a decisão de usar solução salina a 0,45% ou 0,9% deverá ser orientada pelas considerações hemodinâmicas, pelo equilíbrio dos fluidos e pelas concentrações prevalentes de sódio e cloro séricos. Em pacientes adultos sem déficits graves de volume, uma taxa mais baixa de infusão com solução salina está associada à maior rapidez de recuperação do bicarbonato plasmático.

ALTERAÇÕES ÁCIDO-BASE DURANTE A TERAPIA DE CAD

O pH sistêmico fica inalterado durante as primeiras 1-2 horas depois do início da terapia com insulina e fluidos. Contudo, o pH começa a elevar-se e, em 6-12 horas, ele normalmente está entre 7,25 e 7,35. Depois de 24 horas, o pH sistêmico fica normal ou quase normal, mas a P_{CO_2} arterial e o bicarbonato ainda estão reduzidos, um padrão consistente com acidose metabólica leve compensada. É normal que a freqüência respiratória e a P_{CO_2} normalizem-se durante as primeiras 24 horas, porque o centro respiratório continua a direcionar a ventilação. A alcalose deverá ser evitada, porque ela reduz o fluxo sangüíneo cerebral e aumenta a afinidade da hemoglobina pelo oxigênio, reduzindo a liberação de oxigênio para os tecidos. Ela também predispõe para a hipocalemia e hipofosfatemia.

Há controvérsias sobre o uso rotineiro de bicarbonato no tratamento da CAD. Sob circunstâncias normais, o pH do compartimento intracelular fica substancialmente mais baixo do que a área extracelular e relativamente bem-protegido contra os efeitos adversos da acidemia na acidose metabólica aguda. Considerando que o bicarbonato equilibra lentamente através da membrana celular, o CO_2 equilibra rapidamente. Então, quando o pH extracelular diminui, a respiração é estimulada e a P_{CO_2} diminui, minimizando as alterações intracelulares do pH. De fato, o pH intracelular realmente aumenta de forma aguda. Enquanto o pH intracelular hepático é muito reduzido na CAD devido à produção de ácido metabólico nessa área, outras células corporais são, a princípio, protegidas contra os efeitos adversos da acidemia.

Por causa do início do surgimento das anormalidades na hemodinâmica, quando o pH diminui, ficando abaixo de 7,1-7,2, o bicarbonato costuma ser considerado para pacientes com acidemia com essa gravidade. Por outro lado, alguns pesquisadores não recomendam os suplementos de bicarbonato, exceto se o pH for menor do que 7,0. A terapia com bicarbonato não afeta de maneira favorável à correção da hiperglicemia, acidose ou nível de consciência na CAD. Ela prolonga a liberação das cetonas e dos lactatos, e aumenta as exigências de potássio suplementar na CAD. Os pacientes tratados com bicarbonato podem precisar significativamente de mais potássio suplementar. Por isso, o uso rotineiro de bicarbonato na CAD parece não oferecer vantagens terapêuticas. Deve-se observar que, nos pacientes com uma acentuada redução na concentração de bicarbonato e com uma compensação respiratória máxima, qualquer redução extra na concentração de bicarbonato estará associada a uma drástica alteração no pH. Conseqüentemente, o uso de pequenas quantidades de bicarbonato em indivíduos, cujo bicarbonato plasmático está na ordem de 5-10 mEq/L, deverá ser prudente.

Os pacientes em recuperação de uma CAD normalmente demonstram hipercloremia e desenvolvem uma acidose metabólica sem ânion *gap*. Durante o tratamento de CAD, a acidose metabólica com ânion *gap* desaparece rapidamente e é substituída por uma acidose metabólica mista, com a presença de características de acidose metabólica hiperclorêmica e de ânion *gap*. A acidose metabólica hiperclorêmica começa a se desenvolver com a terapia e evolui de maneira progressiva até que se torna o distúrbio dominante ácido-base. Durante o curso da recuperação, os pacientes com uma acidose metabólica hiperclorêmica na apresentação podem ter uma concentração de bicarbonato final mais baixa do que aquelas presentes na típica acidose metabólica com ânion *gap*. O desenvolvimento da acidose hiperclorêmica, durante a fase de recuperação, é atribuída a vários fatores: (1) o déficit de bicarbonato e os tampões nesses pacientes são maiores do que é evidente da redução na concentração de bicarbonato plasmático, porque o tampão no osso e em outros tecidos também foi perdido; (2) a disponibilidade de substrato (cetonas) para a regeneração do bicarbonato é menor do que a exigida para repor estoiquimetricamente o tampão que foi perdido, por causa de consideráveis quantidades de cetonas já perdidas na urina; (3) a expansão rápida do volume aumenta mais a excreção de cetonas na urina, acentuando o déficit no substrato disponível exigido para regenerar o bicarbonato; (4) uma maior reabsorção do cloro tubular proximal ocorre devido à limitada disponibilidade do bicarbonato; e talvez (5) se a reposição do volume for excessiva, haverá também redução na reabsorção tubular proximal do bicarbonato. Embora a persistência da acidemia nas fases iniciais do tratamento da CAD seja uma indicação para a administração continuada de insulina, é importante reconhecer que essa recomendação não é válida para a acidose metabólica hiperclorêmica, que emerge no final da terapia ativa, quando outras anormalidades metabólicas estão corrigidas. Quando a hiperglicemia está controlada, o pH alcançou 7,3, o bicarbonato é ≥ 18 mEq/L e o paciente está se sentindo bem, sem quaisquer sinais ou sintomas de CAD, e a taxa de administração de insulina poderá ser reduzida. A acidose metabólica hiperclorêmica adquirida desaparecerá em alguns dias, à medida que os rins ajustam a secreção do ácido e o bicarbonato é recuperado.

ALTERAÇÕES NA FUNÇÃO E NA ESTRUTURA DO SISTEMA NERVOSO

Existe um grande interesse no sistema nervoso central dos pacientes com CAD. Esse interesse é o resultado de raro, mas devastador, desenvolvimento de edema cerebral em alguns pacientes na fase de recuperação da CAD. Embora rara, a síndrome do edema cerebral normalmente ocorre durante o tratamento do primeiro episódio de cetoacidose, mas seus mecanismos são pouco conhecidos. Nem a hiponatremia nem a taxa de administração de fluido parece ser o fator precipitador. A redução excessiva da concentração de glicose durante a terapia, provavelmente, não é importante, já que ela é menor que 200 mg/dL em apenas aproximadamente 25% dos pacientes que desenvolvem essa complicação. Um papel etiológico para a taxa em que a hiperglicemia é corrigida não pode ser demonstrada.

Em pacientes com hiponatremia coexistente, a osmolaridade plasmática pode ser normal ou pouco elevada, independente da presença de hiperglicemia grave. A correção da hiperglicemia durante a terapia, sem elevação simultânea da concentração de sódio plasmático, permite a criação de gradientes osmolares adversos, os quais favorecem a reposição de fluido dentro do compartimento intracelular do cérebro e o desenvolvimento de edema cerebral. A ingestão cuidadosa e as medidas de excreção indicam que a simples sobrecarga de fluido provavelmente não é responsável por esse problema. Altas doses de glicocorticóides ou manitol, ou ambos, são recomendadas como terapia, mas há poucos resultados publicados em relação ao problema, e é difícil de saber se são tão benéficas quanto uma abordagem.

A teoria contrária ao desenvolvimento de gradientes osmóticos durante a terapia da CAD é mais bem-fundamentada do que qualquer outra, até a presente data. Em geral, o edema cerebral é imprevisível; no entanto, 50% dos pacientes em uma série apresentaram pródromos de cefaléia, confusão, incontinência, alterações comportamentais, alterações nas pupilas, alterações na pressão sangüínea, bradicardia, distúrbio na regulação térmica ou convulsões. O desenvolvimento de cefaléia ou confusão durante o curso da terapia, em especial em pacientes jovens ou sendo tratados pelo primeiro episódio de CAD, sugere edema cerebral incipiente e necessidade de uma intervenção agressiva. Por isso, o edema cerebral pode ser uma ocorrência subclínica comum, durante o curso ou tratamento da CAD. Se essa hipótese for verdadeira, a diferença entre aqueles pacientes que desenvolvem e os que não desenvolvem edema cerebral sintomático é quantitativa e não qualitativa. Todos os pacientes podem desenvolver edema cerebral, mas apenas aqueles com altíssimo grau são passíveis de apresentar complicações clínicas. A questão do edema cerebral foi recentemente revista, e sua causa permanece desconhecida e digna de controvérsias.

COMPLICAÇÕES DIVERSAS

É bem conhecido que a PO_2 de pacientes com CAD é significativamente elevada e pode sofrer redução drástica durante o curso da terapia. A hipoxemia tem sido observada em 53% dos pacientes, durante o tratamento da CAD. Em associação com a acentuada redução que ocorre na pressão oncótica (do volume) do sistema coloidal plasmático durante a terapia, a PO_2 arterial pode diminuir para uma média de 33 mm Hg e o gradiente PAO_2-Pao_2 pode indicar a disfunção pulmonar, da qual o edema pulmonar pode ser uma das várias causas. O desenvolvimento de edema pulmonar não-cardíaco como uma complicação do tratamento da CAD tem sido reportado. Uma redução na pressão oncótica plasmática em combinação com reduzida pressão pleural podem predispor o paciente ao desenvolvimento de edema pulmonar. O edema pulmonar também tem sido reportado em pacientes com insuficiência renal crônica durante a terapia da CAD.

A aspiração de conteúdos gástricos com subseqüentes problemas respiratórios ou óbito é uma complicação rara no tratamento da CAD. A descompressão gástrica pode evitar essa complicação em pacientes selecionados.

A presença de hipotermia em pacientes com CAD está associada ao resultado insatisfatório. Independente da hipotermia ou ausência de elevação de temperatura, uma pesquisa para infecção e consideração de concomitante endocrinopatia (isto é, mixedema), como um evento precipitador da CAD, foram justificadas. As taxas de mortalidade de 30-60% são encontradas em pacientes hipotérmicos. Hipertermia maligna fulminante também tem sido associada à CAD e ao coma.

MORBIDADE E MORTALIDADE

Existe um erro conceitual comum de que a taxa de mortalidade na CAD é baixa. Em virtude de um substancial número de pacientes com CAD ser de idosos, a mortalidade é esperada. As doenças intercorrentes, provavelmente, são mais sérias em pacientes idosos com doença multissistêmica coexistente. Nos idosos, a doença intercorrente, em geral, é um fator limitante da sobrevivência, não a cetoacidose.

Embora a taxa de mortalidade da CAD tenha diminuído, permanece uma maior freqüência para CAD na população afro-americana, que manifesta CAD 2,3 vezes mais. Os recursos educacionais e econômicos devem ser alocados para esse segmento da população, a fim de melhorar a taxa de mortalidade da CAD. Acima dos 15 anos de idade, a mortalidade de CAD aumenta progressivamente, alcançando 15-28% dos pacientes acima dos 65 anos de idade.

Embora o coma, agora, seja raras vezes encontrado em pacientes com CAD, sua presença é um sinal de prognóstico ruim e a alta mortalidade deverá ser esperada. A mortalidade pode chegar a 45% quando existe coma.

A prevenção da CAD pelo melhor reconhecimento dos fatores precipitantes, do diagnóstico e da terapia precoces, e da educação deverá reduzir a incidência da CAD e melhorar mais a morbidade e a mortalidade associadas.

LEITURA COMPLEMENTAR

American Diabets Association: Hyperglycemic crises in patients with diabetes mellitus. *Diabetes Care* 2001; 24:1998.

DeFronzo RA, Matsuda M, Barrett EJ: Diabetic ketoacidosis: A combined metabolic-nephrologic approach to therapy. *Diabetes Rev* 1994; 2:209.

Ennis ED, Stahl EjvB, Kreisberg RA: The hyperosmolar hyperglycemic syndrome. *Diabetes Rev* 1994; 2:115.

Kitabchi AC, Kreisberg RA, Umpierrez GE, et al: Management of Hyperglycemic Crises in Patients with Diabetes. *Diabetes Care* 2001; 24:131.

Kreisberg RA. Diabetic ketoacidosis: new concepts and trends in pathogenesis and treatment. *Ann Intern Med* 1978; 88:681.

Para uma discussão mais detalhada e bibliografia adicional sobre este tópico, consulte, por favor, Porte *et al: Ellenberg & Rifkin's Diabetes Mellitus*, 6th ed., Capítulo 34.

Síndrome Hiperosmolar Hiperglicêmica

Robert Matz

DEFINIÇÃO

O termo *síndrome hiperosmolar hiperglicêmica* (SHH) foi utilizado por Ennis *et al.*, em 1994, para substituir denominações anteriores, tal como o coma hiperosmolar não-cetótico (CHNC). Essa síndrome é caracterizada por uma grave hiperglicemia (glicose plasmática $\geq$ 600 mg/dL ou $\geq$ 34 mmol/L), hiperosmolaridade (osmolaridade efetiva $\geq$ 320 mOsm/L) e desidratação na ausência de cetoacidose significativa (a presença de alguma cetonúria ou cetonemia leve, e um pH arterial de 7,3 ou bicarbonato sérico de 15 mEq/L não impedem o diagnóstico) (Tabela 17.1). Ela ocorre mais freqüentemente em idosos diabéticos tipo 2, normalmente leve; desenvolve-se de forma mais insidiosa do que a cetoacidose diabética (CAD); está freqüentemente associada à disfunção do sistema nervoso central; está tipicamente associada à grave redução de líquidos e ao prejuízo na função renal; e é reconhecida por possuir uma mortalidade extraordinariamente alta. Essa síndrome é parte de um espectro clínico de desordens hiperglicêmicas graves que variam desde a hiperosmolaridade hiperglicêmica sem cetose até a CAD totalmente manifestada, com um grau significativo de sobreposição. Por isso, 50-75% dos pacientes com diabete não-controlado encaminhados para internação, para cuidados intensivos, apresentarão hiperosmolaridade hiperglicêmica.

DIABETE NÃO-ACIDÓTICO HIPEROSMOLAR HIPERGLICÊMICO

Os fatores comuns precipitantes e contribuintes da SHH são similares àqueles da CAD (Tabela 17.2). Esse diabete tem sido denominado de não-cetótico e não-acidótico, mas está incorreto, porque a metade dos adultos e a maioria das crianças portadores de hiperosmolaridade hiperglicêmica apresentam algum grau de acidose metabólica, com aumento do ânion *gap*, refletindo excesso de lactato, azotemia ou um grau leve de cetonemia.

A osmolaridade sérica normal é de 290 ± 5 mOsm/L. Uma aproximação do valor real poderá ser obtida como a seguir:

Osmolaridade sérica (mOsm/L) =

$$2[Na^+(mEq/L)\ K^+(mEq/L)] + \frac{\text{glicose plasmática (mg/dL)}}{18} + \frac{Ur\ (mg/dL)}{5,6}$$

Em alguns cálculos, o K^+ sérico é omitido. Em virtude de a uréia difundir-se livremente através das membranas celulares, ela pouco contribui para a osmolaridade sérica efetiva relativa ao espaço intracelular, sendo a efetiva osmolaridade o determinante crítico nos estados hiperosmolares. A SHH é denominada diabete "hiperosmolar", e distinção deverá ser feita entre osmolaridade, que é a concentração de uma solução osmolar, e tonicidade, que é a pressão osmótica de uma solução. A tonicidade, mais apropriadamente, reflete o que entendemos por *osmolaridade efetiva* ou Eosm.

A osmolaridade sérica efetiva (Eosm) é calculada da seguinte maneira:

$$Eosm = 2[Na^+(mEq/L) + K^+(mEq/L)] + \frac{glicose\ plasmática\ (mg/L)}{18}$$

Quando a Eosm excede 320 mOsm/L, existe uma significativa hiperosmolaridade; quando ultrapassa 350 mOsm/L, existe uma grave hiperosmolaridade.

PATOGÊNESE (TABELA 17.2 E FIGURA 17.1)

O evento crítico inicial é o desenvolvimento e uma diurese glicosúrica persistente. A glicosúria desenvolve-se quando a quantidade de glicose presente no túbulo proximal excede o limite renal de glicose (~ 225 mg/min). Quando a carga tubular de glicose excede o valor máximo de reabsorção tubular (TmG), de aproximadamente 320 mg/min, quase toda a glicose excedente, que chega aos túbulos, é excretada na urina. Enquanto a ingestão de líquidos for adequada e o volume intravascular e a taxa de filtração glomerular (TFG) forem mantidos, a perda de glicose acima do limite e as funções TmG, agindo como "válvula de segurança" renal, evitarão o acúmulo no líquido extracelular de glicose insolúvel e a grave hiperosmolaridade associada. A perfusão normal dos rins não permitirá que uma acentuada hiperglicemia se apresente, mesmo que por curtos períodos de tempo. Uma vez que pacientes portadores de SHH não apresentam insuficiência renal após o tratamento, sua TFG deverá estar reduzida devido a um mecanismo reversível chamado de contração acentuada do volume extracelular. É impossível manter as funções renais adequadas, devido à doença renal primária ou secundária e à redução do volume intracelular e queda associada na TFG, que resulta em significativas elevações da glicose plasmática. Durante o curso da diurese osmótica glicosúrica, os pacientes apresentam maciças perdas de água e eletrólitos, mas a perda de água junto com glicose sempre excede a perda eletrolítica.

Os pacientes poderão sofrer "choque latente pela desidratação", que poderá se manifestar pela rápida correção da hiperosmolaridade hiperglicêmica sem a reposição adequada do volume. Se a concentração da glicose plasmática cair rapidamente,

TABELA 17.1 Síndrome Hiperosmolar Hiperglicêmica

- Glicose sangüínea > 600 mg/dL ou ≥ 34 mmol/L
- Eosm* ≥ 320 mosm/L
- pH arterial ≥ 7,30
- Bicarbonato sérico > 15 mEq/L

Alguns autores omitem o K^+ sérico quando calculam a Eosm.

*Eosm = osmolaridade efetiva = $2[Na^+ + K^+(mEq/L)] + \dfrac{glicose\ sangüínea}{18}$

TABELA 17.2 Fatores Precipitantes/Contribuintes na SHH

Doença aguda
  Infecção (pneumonia, UTI, sepse) ~ 25-30%
  Infarto do Miocárdio
  SNC (AVC, hematoma subdural)
  GI (pancreatite aguda, trombose mesentérica, obstrução intestinal, gastrenterite)
  Insuficiência renal
  Diálise peritoneal
  Hipo e hipertermia
  Queimaduras agudas
  Endócrino (tireotoxicose, acromegalia, síndrome de Cushing)
Medicamentos
  Boas evidências
    Diuréticos tiazida
    Glicocorticóides
    Agonistas β-adrenergéticos
    Diuréticos de alça (furosemida, ácido etacrínico)
    Pentamidina
    Diazóxido
    Ciclosporina
    Asparginase-L
    Pentamidina
    Clozapina
    Olanzepina
    Didanosina (DDI)
    Dapsona
  Relatos de Casos
    Encainida
    Loxapina
    Cimetidina
    Bloqueadores β-adrenérgicos
    Ácido nalidíxico
Outros
  Omissão ou suspensão da insulina nos diabéticos diagnosticados
  Novos casos do diabete melito (até 25%)
  Não-adesão à terapia
  Isolamento social, especialmente no idoso diabético (até 25%)
  Alimentação nasogástrica/PEG de soluções hipertônicas
  Falha na adequada ingestão de água livre nos diabéticos hospitalizados/acamados (p. ex., devido a náuseas, vômitos, contenção, grades laterais, extremos da idade, sedação excessiva, confusão, deficiência mental, resposta deficiente à sede)
  Diurese glicosúrica não-reconhecida e não-controlada
  Perdas GI não-repostas (p. ex., vômitos, diarréia, sucção N-G)
  Capacidade de concentração renal deficiente (diminuição da capacidade de responder à ADH*; idade avançada; insuficiência renal) resultando na incapacidade de conservar a água livre
  Residência em casas geriátricas (negligência, falha em reconhecer os sintomas ou as alterações no estado mental)
  Obesidade nos adolescentes/jovens adultos

*N. de T. ADH – Nomes alternativos: hormônio antidiurético; AVP, vasopressina-arginina, angiovasopressina.

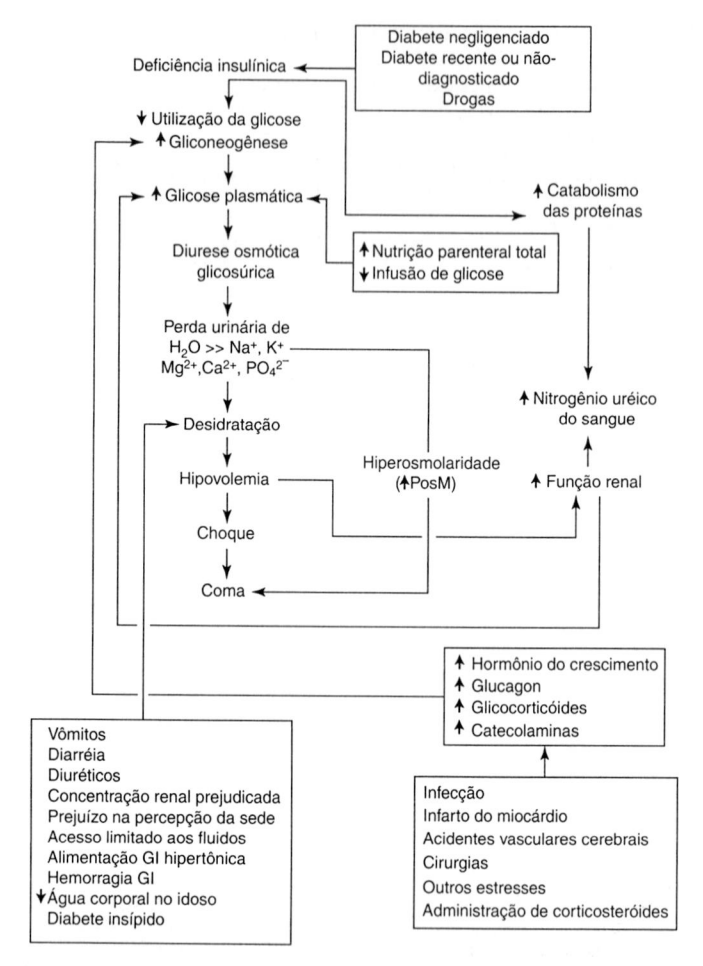

```
                    ┌─────────────────────────────┐
                    │ Diabete negligenciado       │
   Deficiência insulínica ◄──│ Diabete recente ou não-   │
         │          │ diagnosticado               │
         │          │ Drogas                      │
         ▼          └─────────────────────────────┘
   ↓ Utilização da glicose
   ↑ Gliconeogênese
         │
         ▼
   ↑ Glicose plasmática                    ↑ Catabolismo
         │                                   das proteínas
         ▼
   Diurese osmótica      ↑ Nutrição parenteral total
   glicosúrica           ↓ Infusão de glicose
         │
         ▼
   Perda urinária de
   H₂O >> Na⁺, K⁺
   Mg²⁺, Ca²⁺, PO₄²⁻
         │                              ↑ Nitrogênio uréico
         ▼                                do sangue
   Desidratação
         │          Hiperosmolaridade
         ▼              (↑PosM)        ↑ Função renal
   Hipovolemia
         │
         ▼
   Choque
         │
         ▼
   Coma
```

                    ↑ Hormônio do crescimento
                    ↑ Glucagon
                    ↑ Glicocorticóides
                    ↑ Catecolaminas

Vômitos
Diarréia
Diuréticos
Concentração renal prejudicada
Prejuízo na percepção da sede   Infecção
Acesso limitado aos fluidos   Infarto do miocárdio
Alimentação GI hipertônica   Acidentes vasculares cerebrais
Hemorragia GI   Cirurgias
↓ Água corporal no idoso   Outros estresses
Diabete insípido   Administração de corticosteróides

Figura 17.1 Patogênese da síndrome hiperosmolar hiperglicêmica.

o espaço intracelular, que apresenta severa redução na água e no equilíbrio osmótico, e o compartimento extracelular absorverão a água disponibilizada pelo metabolismo da glicose em um gradiente osmótico, favorecendo o movimento da água do espaço extracelular para o intracelular. Isso provocará um espaço intracelular contraído com concomitante hipotensão e oligúria. A prevenção é realizada por meio da infusão de grandes volumes de solução cristalóide no início da terapia ou no primeiro reconhecimento da complicação.

Existe uma redução na capacidade de concentração renal, relacionada com a idade, associada a um baixo grau de resistência a arginina vasopressina (ADH) no rim idoso. Entre as alterações que acontecem por causa da idade, podemos citar uma redução de 30-50% na TFG, no fluxo sangüíneo renal (FSR) e na massa dos rins, em torno dos 70 anos de idade. Os idosos também apresentam uma redução no volume total de água corporal. Um indivíduo jovem é aproximadamente 70% água, enquanto que um idoso é 60% de água por peso. Isso significa que uma pessoa de 30 anos com 70 kg (155 libras) possui 7-8 L a mais de água corporal do que uma pessoa de 75 anos do mesmo peso. Os idosos possuem um volume total de água menor, para compensar as perdas de água e as alterações na osmolaridade, e um reduzido senso, ou resposta, de sede nas osmolaridades séricas, em que indivíduos jovens são levados a beber, fazendo com que não bebam voluntariamente água para corrigir uma significativa hiperosmolaridade e desidratação. Então, os idosos, devido a várias razões, são mais vulneráveis a apresentar uma capacidade limitada para lidar com uma diurese osmótica ou com qualquer perda significativa de água livre.

MANIFESTAÇÕES CLÍNICAS

A gliconeogênese no fígado é a responsável primária pela hiperglicemia, que causa uma maciça diurese de solutos, exaustão total da água corpórea e desidratação intracelular, resultando nas características clássicas do diabete melito não-controlado: poliúria e polidipsia levando à hipovolemia, hipotensão, hipoperfusão orgânica e taquicardia. A diurese osmótica resulta na perda da glicose, água e vários eletrólitos. No paciente hiperosmolar não-acidótico, a síndrome como um todo evolui ao longo de um grande período de tempo (usualmente dias ou semanas), se comparada com a clássica CAD, e a cetose não se sobressai nem é um elemento insignificante do quadro.

O paciente típico tem mais de 60 anos, mas a SHH é observada nos lactentes, nas crianças e nos jovens adultos. À medida que a atual epidemia de obesidade se alastra por todo o mundo, a SHH está sendo bastante constatada (tipicamente com cetonúria) nos adolescentes. Com freqüência, o paciente não é um diabético diagnosticado previamente, ou a doença é leve e controlada com dieta, com um agente hipoglicemiante oral ou uma pequena dosagem de insulina. A ocorrência poderá incluir uma condição de depressão do estado mental, e 45% dos pacientes que apresentam uma Eosm > 350 mOsm/L poderão ser comatosos. O histórico é de dias a semanas para o aumento da sede, poliúria e, freqüentemente, no histórico uma doença como acidente vascular cerebral ou insuficiência renal. Os pacientes apresentam glicosúria grave e pouca ou nenhuma cetonúria ou cetonemia. Um histórico de perda de peso, fraqueza, distúrbios visuais e cãibra nas pernas durante os dias ou as semanas precedentes, poderá ser esclarecedor. Normalmente, mas nem sempre, os pacientes aparentam estar muito doentes. O exame físico constata profunda desidratação, turgor tecidual insatisfatório, olhos levemente fundos, extremidades frias e, às vezes, um pulso fraco e rápido. Em contraste com a CAD, a respiração não se apresenta como de Kussmaul e o aroma de acetona não é sentido no hálito.

Náuseas, vômitos e dores abdominais ocorrem com menos freqüência do que na CAD, mas a constipação e a anorexia são ocasionalmente observadas. A estase gástrica e a ileíte são menos freqüentes do que na CAD clássica. A hiperglicemia (níveis ≥ 250 mg/dL) reduz a velocidade do esvaziamento gástrico e da motilidade gástrica, mas não pode explicar sozinha as náuseas e os vômitos presentes. O sangramento gastrintestinal leve da gastrite hemorrágica ocorre em 25% dos pacientes. Essas ocorrências são tipicamente revertidas pela hidratação e insulina. Dor abdominal, sensibilidade ao toque, náuseas e vômitos, ausência de ruídos intestinais e ileíte no diabete não-controlado não deverão obscurecer possíveis processos intra-abdominais que necessitam de atenção urgente (p. ex., isquemia mesentérica ou colecistite). A resposta à terapia e o histórico são de importância vital. Normalmente, as manifestações secundárias do diabete não-controlado melhoram dramaticamente depois da rápida infusão de fluidos e insulina, e seu desenvolvimento acontece depois do início dos sintomas do diabete não-controlado ao invés de precedê-lo. Outra causa para a ocorrência de dores abdominais e sensibilidade ao toque nos pacientes com diabete não-controlado é a infiltração de gordura no fígado, resultando na distensão da cápsula de Glisson.

A hipotermia (temperatura retal ≤ 96,8°F ou 36°C, ou temperatura oral abaixo de 95°F ou 35°C) ou normotermia é a regra na CAD, e a hipotermia profunda é um sinal de pior prognóstico na presença de cetoacidose. Na SHH, a temperatura retal média na admissão dos nossos 130 pacientes foi de 99,8°F (37,7°C), e, em um episódio fatal, 100,7°F (38,2°C).

O desenvolvimento da síndrome de angústia respiratória aguda (SARA), no diabete não-controlado, tem sido amplamente reportado por Carroll e Matz, mas é raramente observado na SHH sozinha. Apesar de tudo, 75% dos pacientes com essa complicação apresentaram uma Eosm acima de 320 mOsm/L.

Atualmente, poucos pacientes com SHH ou CAD apresentam coma verdadeiro, e muitos não apresentam qualquer redução da consciência. O estupor profundo assemelha-se à hiperglicemia e correlaciona-se melhor com o grau de hiperosmolaridade e com a rapidez com que se desenvolve. A acidose está fracamente correlacionada com o desenvolvimento de um estado mental alterado. Quando a "osmalidade efetiva" ou "tonicidade" é calculada, os pacientes com níveis < 320 mOsm/L, tipicamente, não apresentam alteração no seu estado mental, mas aqueles com níveis > 320mOsm/L poderão apresentar, e nos níveis Eosm > 340-350 mOsm/L o estupor e o estado mental alterado são comuns (acima de 45% em uma série). A "mensagem que fica" é que o coma ou estado mental obnubilado, nos casos de diabete não-controlado, é primeiramente causado pela hiperosmolaridade não-acidótica, desde que a hipoglicemia tenha sido excluída. A ausência de uma hiperosmolaridade significativa (pelo menos > 320 mOsm/L) no paciente diabético não-hipoglicêmico obnubilado sugere que a alteração da consciência não é devida à descompensação metabólica e demanda a pesquisa de outra etiologia.

Uma variedade de anormalidades neurológicas, que são raras na CAD, podem ser encontradas na SHH (Tabela 17.3) e são tipicamente reversíveis após a correção bem-sucedida da SHH.

A hipotensão poderá estar presente na admissão ou desenvolver-se posteriormente se a água corporal e o volume intravascular não forem adequadamente recompostos. Essa situação será rara se houver o reconhecimento precoce da síndrome e o uso mais agressivo de grandes volumes de infusões.

As oclusões vasculares têm sido reportadas como sendo a complicação mais importante na SHH. Dentre elas, cita-se a oclusão arterial mesentérica, síndrome de baixo-fluxo e coagulação intravascular disseminada. As tromboses arteriais são con-

TABELA 17.3 Manifestações Neurológicas da SHH

Convulsão focal/grande mal
Hemiparesia transitória
Reflexos do extensor plantar [(+) Babinski]
Afasia
Hemianopsia homônima
Déficits hemissensoriais
Alucinações visuais
Fasciculação muscular
Opsoclono-Mioclono
Nistagmo
Quadriplegia aguda (reversível)
Exacerbação da síndrome mental orgânica anterior
Recrudescência de sinais neurológicos focais anteriores

Quase todas as manifestações acima são reversíveis com a correção da anormalidade metabólica.

sideradas responsáveis por 33% dos óbitos nos diabéticos comatosos, e especula-se a respeito dos benefícios potenciais no uso de anticoagulantes e inibidores da função plaquetária nesses pacientes. Algumas recomendações têm sido feitas para o uso de baixas doses de heparina nos pacientes idosos comatosos ou naqueles portadores de hiperosmolaridade grave. Observamos que a incidência de oclusões vasculares é baixa (2%), e esses eventos ocorreram na presença de hipotensão grave, desidratação com hemoconcentração associada, e hiperviscosidade associada ao baixo fluxo em uma circulação já comprometida. Uma vez que a agregação plaquetária está aumentada nos indivíduos diabéticos, a vasodilatação, mediada pela insulina via liberação endotelial de óxido nítrico, fica prejudicada nos estados de resistência insulínica, e tanto o diabete tipo 2 quanto a resistência à insulina estão associados à fibrinólise deficiente e a elevados níveis do inibidor do ativador do plasmiogênio-1 (PAI-1), e o surgimento de coagulopatia adicional na SHH é questionado. O conteúdo gástrico hemopositivo tem sido encontrado em até 25% dos casos de diabete não-controlado. Se a anticoagulação total se tornar uma rotina, um aumento na incidência e severidade da hemorragia gastrintestinal poderá acontecer. Nenhum estudo prospectivo demonstrou a segurança ou o benefício da anticoagulação total profilática ou baixas doses de heparina. Como em qualquer doença aguda, pacientes acamados, idosos, que apresentam estado circulatório comprometido, doença vascular subjacente e hipercoagulabilidade poderão ser beneficiados com baixas doses de heparina ou de heparina de baixo peso molecular, se não houver contra-indicações e se a circulação periférica for adequada à absorção. Se houver indicações específicas para uma anticoagulação total, seu uso deverá ser baseado na relação risco/benefício.

Raramente, ocorre dor por atrito pleural, pleuropericardial e pericardial nos pacientes gravemente desidratados com cetoacidose, assim como nos pacientes hiperosmolar hiperglicêmicos. Alterações transitórias nas ondas T e ST compatíveis com a pericardite têm sido observadas nos pacientes com SHH e naqueles com CAD. Essas aparições passageiras são tipicamente encontradas na apresentação e rapidamente desaparecem com a hidratação.

ACHADOS LABORATORIAIS

Consulte as Tabelas 17.4 e 17.5.

TABELA 17.4 Perdas de Líquidos, Eletrólitos, Minerais e Vitaminas na SHH

Substância	Comentários
H_2O	Perda média de 100-200 mL/kg. Resulta na desidratação, hipovolemia e hiperosmolaridade. As perdas são hipotônicas em relação aos eletrólitos; assim, inicialmente, a reposição deverá ser com grandes volumes de soluções eletrolíticas balanceadas hipotônicas no início do tratamento.
Na^+	Perda de 5-13 mEq/kg. Fator de correção para Na^+ sérico na hiperosmolaridade hiperglicêmica: para cada 100 mg/dL de aumento no soro de glicose plasmática, o Na^+ poderá ser reduzido para 2,4 mEq/L.
Cl^-	Perda de 3-7 mEq/kg. O uso de solução isotônica ou meio-normal (com Na^+ e Cl^- na proporção de 1:1) não é fisiológico, havendo risco de causar hipercloremia (especialmente na CAD), devido ao excesso de Cl^-; retarda a restituição do bicarbonato na CAD/SHH.
K^+	Perda de: 5-15 mEq/kg. Os níveis iniciais podem ser altos, mesmo com depleção das reservas corporais. Os sintomas de hipocalemia incluem fraqueza neuromuscular, anormalidades de condução cardíaca, rabdomiólise, parada cardíaca, paralisia muscular respiratória. Início da reposição com fosfato de K^+ ou acetato de K^+ para evitar excessos de Cl^-. O objetivo da reposição precoce de K^+ não é para corrigir as freqüentes e maciças perdas corpóreas totais, mas para manter a normocalemia.
Mg^{2+}	Perda de 50-100 mEq. Perdas semelhantes às do K^+. A grave depleção interfere na reposição do K^+. Os níveis iniciais podem ser altos. Os sintomas de hipomagnesemia incluem letargia, fraqueza, estado mental alterado, convulsões, estupor, coma, náuseas, vômitos, arritmias refratárias. O Mg^{2+} é um componente-chave para mais de 300 sistemas enzimáticos vitais.
Ca^{2+}	Perda de 50-150 mEq. Os sintomas de hipocalcemia são raros. Incluem tetania, cãibras, anormalidades de condução cardíaca, alteração no estado mental.
P	Perda de 70-140 mM. Níveis séricos iniciais normalmente altos; podem cair para níveis baixos com a insulina e glicose, mesmo que as reservas totais corporais estejam normais. Os sintomas de hipofosfatemia não são percebidos nos níveis > 2 mg/dL e uma significante morbidade é observada apenas nos níveis < 0,5 mg/dL. Sintomas: fraqueza, rabdomiólise, coma, convulsão, hiporreflexia, hemólise. O fosfato é necessário como ânion acompanhando o Mg^{2+} e K^+ dentro do compartimento intracelular, à medida que o tratamento progride.
Tiamina	Pode ser exaurida nos estados catabólicos em uma semana. Pode levar à encefalopatia de WerniCPKe, disfunção cardíaca quando manifestada por "realimentação" (isto é, restauração do anabolismo com insulina/glicose). Sua ocorrência é rara. O uso de tiamina é preventivo.
Vitaminas do complexo B	Também exauridas nos estados catabólicos crônicos. Podem ser repostas por via IV no início da terapia.

TABELA 17.5 Valores Laboratoriais na SHH

Glicose plasmática	> 600 mg/dL (média de 998 mg/dL)
CSB	10.000-15.000/mm³ (podendo exceder 50.000).
HCT	"Elevado" (um HCT na apresentação poderá prenunciar anemia após o tratamento); freqüentemente ≥ 55%.
VCM	Pode ser artificialmente elevado pela técnica de Coulter, uma vez que o líquido diluidor é isotônico com soro normal, e causa CSV hipertônicos no edema.
EH	Enzimas anormais em 20-65%. Talvez devido à esteatose hepática, Reversível com tratamento.
Tireóide	↓ T_3, T_4 TSH (eutireóideo "doente").
Colesterol	Tipicamente elevado
Triglicerídeos	Elevado. Podendo ser acentuadamente elevado com soro leitoso ("lipemia retinal" no exame de fundo de olho) e quando o Na^+ é determinado volumetricamente é responsável pela "pseudo-hiponatremia".
Amilase/Lipase	Poderá ser elevada na ausência de pancreatite; reversível com tratamento apesar da possibilidade da elevação da lipase ser prolongada.
Creatinina-fosforoquinase (CPK)	Elevada (> 1.000 U) em até 25%; reversível com tratamento.
Na^+	Média de 143 mEq/L, apesar de onde volumetricamente é medido, poder ser artificialmente baixo na presença da hipertrigliceridemia e baixo na presença de níveis de glicose muito altos.
K^+	Média de 5,0 mEq/L. Pode cair muitíssimo com reposição de líquidos e insulina. Valores inicialmente baixos ou normalmente baixos de K^+ podem refletir a grave depleção corporal total e justifica a reposição antes de a insulina ser administrada.

CSB, Células sangüíneas brancas; HCT, Hematócrito; VCM – Volume corpuscular médio; RBC, Células sangüíneas vermelhas; EH, Enzimas hepáticas.

TRATAMENTO (TABELA 17.6)

Em geral, os aspectos aceitos da terapia incluem pesquisa para precipitantes corrigíveis, como as infecções, e o seu pronto tratamento. Nos pacientes idosos e naqueles com doenças cardiovasculares, normalmente justifica-se um acesso venoso central capaz de monitorar a pressão venosa central ou um cateter de Swan-Ganz. Se o paciente está alerta e é capaz de urinar, o uso doméstico de sondagem vesical deverá ser evitado; contudo, nos pacientes com obnubilação, a sondagem vesical será necessária até que possam urinar normalmente e a urina excretada possa ser monitorada continuamente.

A sonda nasogástrica poderá ser necessária por causa da ileíte, da distensão gástrica e do sangramento gastrintestinal leve, que ocorrem em certo número de pacientes, e os pacientes obnubilados são suscetíveis a vomitar e a aspirar os conteúdos gástricos, complicando a terapia.

Nem a temperatura do corpo ou a contagem dos glóbulos brancos sangüíneos são indicadores confiáveis de infecções nesses pacientes. Se apropriadas culturas forem realizadas e se houver forte suspeita de infecção, é consenso a indicação de uma terapia com antibióticos.

TABELA 17.6 Tratamento da Síndrome Hiperosmolar Hiperglicêmica

Geral
- Realizar um histórico objetivo e exame físico.
- Obter a glicose plasmática, P, K^+, Ca^{2+}, Mg^{2+}, uréia, creatinina, eletrólitos, hemograma, urinálise, raio X do tórax, eletrocardiograma, culturas apropriadas e ABG.
- Aspirar o estômago se o paciente estiver nauseado ou com vômitos, ou se houver distensão, ou se os ruídos intestinais estiverem ausentes. Mantenha a sonda nasogástrica posicionada na sucção se precisar obter grandes volumes de conteúdo gástrico, ou se o conteúdo for positivo pelo método Guaiac.
- Inserir uma sonda vesical se não puder urinar ou estiver obnubilado. Controlar a diurese.
- Administrar tiamina e vitaminas do complexo B, IV.
- Administrar antibióticos conforme for apropriado para a infecção ou suspeita de infecção.
- Verificar hipotensão, estado de consciência (coma, estupor ou obnubilação), hipotermia ou hipertermia.
- Outros estudos direcionados se necessário (p. ex., punção lombar, se houver suspeita de meningite).
- Considerar proteção das vias aéreas nos casos de pacientes inconscientes ou obnubilados.

Líquidos
- Administrar 0,5 N de solução eletrolítica (hipotônica) se Eosm > 320 mOsm/L, a uma taxa de 1.500 mL/h (15-30 mL/kg/h) na primeira hora, 1.000 mL/h na segunda e terceira horas, e 500-700 mL/h na quarta hora.
- Quando Eosm < 320 mOsm/L, a prescrição de líquido cristalóide deverá ser mudada para 1 N de concentração (isotônico).
- Se hipotensivo, administrar 2.000 mL/h de solução eletrolítica (dependendo da osmolaridade na Eosm, como acima).
- Se a hipotensão não responder às soluções cristalóides, considerar o uso de colóides e vasoconstritores.
- Poderá haver a necessidade de pressão venosa central e/ou monitoração da pressão capilar pulmonar para guiar o tratamento. (Em casos complicados, monitorar o débito cardíaco, a resistência periférica e outros parâmetros poderá ser essencial.)
- Adicionar SG a 5% quando a glicose plasmática for 250-300 mg/dL.
- Atenção! Reduzir a administração de líquidos na presença de insuficiência renal.

Insulina
- Administrar 15 U de *bolus* de insulina regular intravenosamente, seguida de infusão intravenosa (ou intramuscular ou subcutânea) de insulina regular na taxa de 0,1 U/kg/h (5-10 U/h).
- Diminuir a dose para 2-3 U/h quando a glicose plasmática estiver em 250-300 mg/dL.
- Se a glicose plasmática não diminuir em 2-4 horas, e o débito urinário, a administração de líquidos e a pressão sangüínea forem adequadas, dobrar a dose de insulina a cada hora.

Potássio
- Não administrar K^+, se o K^+ plasmático for > 5,0 mEq/L.
- Administrar 20 mEq/h de K^+, sendo metade de acetato de potássio e metade de fosfato de potássio, se o K^+ plasmático for de 4-5 mEq/L.
- Administrar 40 mEq K^+/h duas vezes, se o K^+ plasmático for de 3-4 mEq/L, e administrar 20 mEq/h enquanto reavalia o K^+
- Administrar 60 mEq/h uma vez, se o K^+ plasmático for < 3,0 mEq/L, e 40 mEq/h uma vez, enquanto o K^+ plasmático é reavaliado.
- Monitorar o ECG a cada hora (derivações V4 e V5) para as ondas T com o objetivo de ajudar a guiar a terapia entre as determinações de K^+.

(Continua)

TABELA 17.6 Tratamento da Síndrome Hiperosmolar Hiperglicêmica (Continuação)

Fosfato
- Administrar 0,1 mmol/kg/h (5-10 mmol/h) até o máximo de 80-120 mmol/24 h.
- Se o P sérico ficar abaixo de 1,0 mg/dL, aumentar a infusão para 0,15 mmol/kg/h (10-15 mmol/h).
- Se houver desenvolvimento de tetania, interromper a infusão de fosfato, administrar Ca^{2+}/Mg^{2+} e verificar os níveis de Ca^{2+} e Mg^{2+}.
- Não utilizar na presença de insuficiência renal.

Magnésio
- Utilizar soluções fisiológicas multieletrolíticas contendo Mg^{2+} (3-5 mEq/L) como veículo líquido intravenoso padrão.
- Administrar 0,05-0,1 mL/kg intramuscular de $MgSO_4$ a 20% (ou IV) (isto é, 4-8 mL de $MgSO_4$ a 20% [0,08-0,16 mEq/kg]).
- Se o Mg^{2+} estiver baixo ou houver desenvolvimento de tetania, administrar 500 mL de solução intravenosa de $MgSO_4$ a 2% por 4 horas além de doses adicionais IM de 6-12 mEq a cada 6-8 horas.
- Não utilizar na presença de insuficiência renal.

Cálcio
- Se o Ca^{2+} estiver baixo ou houver desenvolvimento de tetania, administrar 10 mEq como *bolus* intravenoso e repetir conforme indicado.

Comentários
- Repetir o K^+ a cada hora conforme indicado.
- Repetir o Na^+, bicarbonato venoso, uréia a cada 2-4 horas.
- Se a glicose plasmática for < 600 mg/dL, fazer o teste, à beira do leito, de glicose sangüínea capilar a cada hora, objetivando o monitoramento. Confirmar com valores laboratoriais químicos a cada 2-4 horas.
- Monitorar a pressão sangüínea, freqüência cardíaca, temperatura e a freqüência respiratória a cada hora, até que estabilizem por 2-4 horas.
- Repetir o exame físico pertinente conforme necessário, com especial atenção para o estado neurológico (mental); repetir o exame dos pulmões, buscando por evidências de pneumonia, IC ou SARA; realizar exame abdominal se a sonda nasogástrica tiver sido inserida.
- Monitorar o balanço hídrico a cada hora por pelo menos 8 horas, ou até estabilizar.
- Repetir os testes pertinentes quando indicado clinicamente; ABGs, Hb/Hct, Mg^{2+} e raio X de tórax.
- Na ausência de contra-indicações, considerar baixas doses profiláticas de heparina ou de heparina de baixo peso molecular.

Se a hipotensão estiver presente, grandes volumes de solução cristalóide ou um expansor de volume deverão ser administrados, e a correção da hipoperfusão será precedente sobre todas as demais considerações. Se necessário, vasoconstritores deverão ser adicionados ao regime, quando a hipotensão for refratária à reposição do volume. Quando os pacientes hiperosmolares tornam-se hipotensos, não há reserva volumétrica para ser utilizada, uma vez que o estado hiperosmolar já realizou a máxima remoção da água do espaço intracelular, para manter a integridade do compartimento intravascular. Essa "autotransfusão" serve para preservar o volume vascular e a perfusão orgânica à custa do volume intracelular. Por isso, quando ocorre o choque, a água deverá ser rapidamente reposta para restaurar a integridade da circulação. Se a hipotensão persistir após grandes volumes de infusão e/ou de vasoconstritores, outras causas deverão ser consideradas (p. ex., infarto do miocárdio, sepse, pancreatite ou hemorragia gastrintestinal).

Como a resistência à insulina está presente em praticamente todos os diabéticos, e apesar de a hiperosmolaridade resultar na deficiência do metabolismo da glicose mediado pela insulina e na reduzida secreção da insulina pancreática, as grandes doses de insulina anteriormente utilizadas para tratar o diabete não-controlado não são necessárias. Se existir alguma dúvida a respeito da adequação da perfusão periférica, a via intravenosa para a administração da insulina é a mais confiável. Recomendamos um *bolus* intravenoso de aproximadamente 10-15 U de insulina regular para obter um rápido nível sangüíneo, seguido de infusão contínua de 0,1 U/kg/h (no adulto médio, 5-10 U/h). Em todos os regimes reportados, a taxa de glicose plasmática declina linearmente e de forma previsível entre 75 e 150 mg/dL/h, desde que nenhuma outra característica complicadora esteja presente. A quantidade de insulina requerida para tratar a SHH é comparável àquela necessária na CAD.

Uma vez que a insulina intravenosa tenha sido suspensa e a insulina subcutânea intermitente iniciada, o controle será realizado com base nos valores predeterminados para a cobertura insulínica conforme os níveis da glicemia capilar. Esse método de tratamento nunca foi submetido a uma avaliação objetiva e viola o que é conhecido sobre a fisiologia da ação da insulina, o que indica que a administração antecipada é necessária para controlar a hiperglicemia e reparar o caos metabólico do estado diabético não-controlado. É intelectual, intuitiva e praticamente impossível regular a glicose sangüínea de forma retroativa, e a cobertura conforme os níveis de glicemia capilar retarda o estabelecimento de um regime de tratamento prospectivo adequado e prolonga o tempo de hospitalização. Apesar disso, o uso de insulina intermediária ou a de ação prolongada, talvez em *combinação* com a insulina de ação rápida, ao invés da insulina intravenosa, seja preferido por muitos.

Devido à segurança da função renal normal, na presença de concentrações de glicose plasmática que excedam ao TmG, poderá ocorrer uma significativa hiperglicemia, mas somente se TFG e FSR estiverem reduzidos. No início do tratamento, o mecanismo primário de distribuição da glicose é a excreção urinária mais do que o aumento da utilização insulinomediada da glicose. Três mecanismos são responsáveis pela queda inicial da glicose plasmática na SHH. A diluição através dos líquidos infundidos é responsável por 24-34% da redução total, enquanto a glicosúria, naqueles com TFG preservada e um mínimo de redução de líquido extracelular (LEC), é responsável pela maior parte da redução (uma queda de 29-76% na glicose). O aumento da TFG na presença de alta glicose plasmática resulta na excreção de grandes quantidades de glicose. A queda inicial remanescente na concentração de glicose sangüínea é devida ao metabolismo da glicose nos órgãos não-insulino-dependentes, como o cérebro e os rins.

A queda na concentração da glicose plasmática durante as primeiras horas de tratamento serve como índice de adequação da reidratação e a recuperação do fluxo sangüíneo renal. A falha na redução da glicose plasmática implica tanto o volume de expansão inadequado quanto a função renal deficiente. Por isso, o médico deverá estar atento com os pacientes portadores de diabete não-controlado e de insuficiência renal. Para a hiperglicemia acompanhada de insuficiência renal, a terapia apenas com insulina, geralmente em altas doses, é apropriada. A insulina reduzirá os elevados níveis de potássio, e à medida que a glicose plasmástica diminuir, a água liberada sairá do LEC para o espaço intracelular, reduzindo as manifestações de congestão circulatória. A perda súbita do controle do diabete na presença de insuficiência renal avançada poderá causar edema pulmonar e uma fatal hipercalemia, ambos reversíveis apenas com o uso de insulina.

O líquido perdido na SHH é hipotônico em relação aos eletrólitos. Por isso, as perdas deverão ser repostas por uma solução eletrolítica hipotônica (0,45% de NaCl ou solução eletrolítica balanceada a 0,5 N). As soluções eletrolíticas balanceadas meio-normais (p. ex., Plasmalyte^{TM}, Isolyte S^{TM}, Normosol^{TM} ou Ringer lactato) evitam a administração excessiva de cloro, que ocorre quando a solução salina é utilizada para repor a perda de água livre. As soluções isotônicas, enquanto inicialmente hipotônicas em relação ao soro do paciente, produzem quantidades excessivas de sódio e, no caso das soluções salinas, excesso de cloro, resultam na hipernatremia ou na hipercloremia ao mesmo tempo em que agravam a tendência para edema induzido pela insulina (Tabela 17.7).

Os argumentos contra o uso de soluções hipotônicas na SHH incluem o consenso de que será muito rápida a queda na osmolaridade LEC, que as soluções isotônicas já são hipotônicas em relação ao compartimento do líquido hiperosmolar do paciente, e que as soluções salinas oferecem melhores meios de manter o volume adequado de LEC. As soluções salinas isotônicas, inicialmente, reduzem a osmolaridade, fornecem mais cloro e sódio relativamente à água do que os pacientes hipertônicos necessitam. À medida que a água liberada pela força osmótica da glicose flui para dentro do espaço intracelular hiperosmolar, as partículas ativas, osmoticamente, de glicose são substituídas pelas partículas igualmente ativas, de sódio, resultando no prolongamento do estado hiperosmolar e no desenvolvimento da hipernatremia.

Genuth sugere que o aumento dos níveis de Na$^+$ sérico, algumas vezes de 160-170 mEq/L, durante a terapia da SHH, e a ocasional persistência da hipernatremia, na faixa de 150-155 mEq/L por dias após a correção da hiperglicemia em alguns pacientes, estão associados a elevados níveis de creatina sérica, altos níveis de hormônio antidiurético (ADH) e à não-responsividade à arginina vasopressina exógena (AVP), todos sugerindo um diabete insípido nefrogênico temporário. Nesses pacientes, a administração adicional de água livre, na forma de soluções hipotônicos, poderá ser essencial para corrigir os valores elevados de Na$^+$.

Se as soluções hipotônicas forem deixadas para mais tarde no curso do tratamento, no momento em que forem administradas, o espaço intracelular não será mais hiperosmolar como inicialmente, e não mais será um espaço para qualquer excesso de líquidos infundidos, estruturando o caminho para a sobrecarga circulatória. Inicialmente, na terapia do paciente desidratado hiperosmolar, o espaço intracelular hipertônico, que é grande em comparação com o espaço LEC e intravascular, atua como se fosse uma esponja, absorvendo o líquido administrado e prevenindo a sobrecarga de volume. Essa capacidade diminui progressivamente a exaustão dos líquidos, fazendo com que as tentativas de "resolver" e reduzir persistentemente as elevadas osmolaridades séricas, posteriores no curso do tratamento, sejam perigosas. As primeiras horas de reposição de fluidos são a chave para a rápida reposição, na proporção correta, de água e eletrólitos perdidos.

A SHH, tipicamente, desenvolve-se por dias ou semanas. Durante esse tempo, o paciente está catabólico e poderá demonstrar muitas das características de desnutrição protéica-calórica. Quando os pacientes desnutridos recebem pela primeira vez suplemento nutricional, eles poderão desenvolver a chamada "síndrome de realimentação". Esse termo descreve a seqüela provocada por uma realimentação rápida e inclui hipofosfatemia (com rabdomiólise, hemólise, disfunção neurológica e fraqueza muscular associadas), hipocalemia, hipomagnesemia (que poderá contribuir mais do que a hipofosfatemia ou a hipocalemia para a síndrome clínica), deficiência vitamínica (especialmente a tiamina), insuficiência cardíaca congestiva e edema de realimentação benigno (que poderá compartilhar características patogênicas com o edema insulínico). Essa síndrome está bem-representada nos pacientes com desnutrição crônica (p. ex., vítimas de campos de concentração), alcoolistas crônicos e aqueles com anorexia nervosa; ela também se desenvolve em 7-10 dias após o estresse hipermetabólico com suplemento nutricional inadequado (ou seu equivalente, a incapacidade de anabolizar nutrientes). O diabete não-controlado, especialmente a síndrome hiperosmolar, e seu tratamento subseqüente poderá ser a causa comum da síndrome de realimentação. Ele poderá continuar não-reconhecido, enquanto apenas parte do quadro bioquímico (p. ex., hipocalemia, hipofosfatemia, hipomagnesemia) ou clínico (edema insulínico, fraqueza muscular) estiver presente, mas é prudente a profilaxia. Alguns exemplos de potenciais armadilhas que poderão ocorrer no tratamento da SHH e uma abordagem para sua análise são apresentados na Tabela 17.7.

COMPLICAÇÕES

A ocorrência de edema cerebral nos pacientes que chegaram ao óbito por uma causa diferente de uma CAD não-complicada está apropriadamente reportada. A maioria dos pacientes com essa síndrome é de jovens que possuem CAD em vez de SHH, o que é um fato contrário às expectativas. Essa complicação é responsável por, pelo menos, 50% dos óbitos associados à CAD e por mais de 30% de todos os óbitos nos pacientes diabéticos com menos de 20 anos de idade. A maioria esmagadora dos diabéticos capaz desenvolver edema cerebral manifesto é de adultos jovens ou crianças com CAD. Isso também é verdade para raros pacientes com SHH, que desenvolvem edema cerebral fatal. A atrofia cerebral, que acompanha o processo de envelhecimento, poderá fazer com que o edema cerebral nos diabéticos idosos permaneça clinicamente silencioso pela acomodação do excesso de água cerebral sem dano significativo. Ninguém até hoje demonstrou que reduzir a velocidade da correção da hiperglicemia hiperosmolar evita o edema cerebral. Muitos pacientes chegam ao óbito devido a um subtratamento ou devido ao supertratamento do diabete não-controlado. Por isso, qualquer recomendação que reduza a taxa de correção dos riscos de hiperglicemia, aumentando a taxa de mortalidade, deverá ser vista como um alerta.

Outras complicações observadas na SHH incluem eventos tromboembólicos e possível coagulação intravascular disseminada, aspiração pulmonar do conteúdo gástrico, na presença de estase gástrica e obnubilação, e a rara ocorrência de insuficiência renal e rabdomiólise.

As elevações da creatinina-fosforoquinase acima de 1.000 UI/L têm sido reportadas em mais de 25% dos pacientes com SHH na ausência de acidente vascular cerebral, infarto do miocárdio ou doença renal terminal. Por isso, a rabdomiólise subclínica não é rara na SHH, mas as manifestações clínicas são leves ou ausentes.

TABELA 17.7 Potenciais Armadilhas Durante a Terapia da Síndrome Hiperosmolar Hiperglicêmica

Problema	Considerar	Abordagens
1. Hipotensão	(a) Infarto do miocárdio, sepse, sangramento (b) Redistribuição interna de líquidos à medida que a hiperglicemia é corrigida (c) Exaustão total do líquido corpóreo devido à diurese osmótica com reposição inadequada de volume (d) Diurese osmótica contínua	(a) Procedimento-padrão/terapia específica (b-d) Aumentar líquidos IV
2. Piora no nível de consciência	(a) Meningite, AVC, medicamentos, trauma craniano (b) Hipovolemia/hipoperfusão (c) Aumento da Eosm (aumentando o SNa⁺) (d) Edema cerebral (muito raro na SHH) (e) Hipoglicemia (f) Encefalopatia de Wernicke (síndrome de realimentação) (g) $\downarrow Mg^{2+}$	(a) Procedimento-padrão/terapia específica (b) Aumentar líquidos IV (c) Administrar líquidos hipotônicos (d) Manitol IV/esteróides IV/ $\downarrow$ insulina (e) Administrar glicose; reduzir insulina (f) Tiamina/vitaminas do complexo B (g) Administrar Mg^{2+}
3. Convulsões	(a) AVC, desordens convulsivas anteriores, ausência, medicamento, etc. (b) Precoce na SHH (percebido em aproximadamente 19%) (c) Edema cerebral (muito raro na SHH) (d) $\downarrow P, \downarrow Mg^{2+}$	(a) Procedimento-padrão/terapia específica (evitar difenil-hidantoína) (b) Insulina/líquidos hipotônicos IV (c) Manitol IV/ esteróides IV/ $\downarrow$ insulina (d) Repor P, Mg^{2+}
4. Tetania	(a) $\downarrow Ca^{2+}, \downarrow Mg^{2+}$ (b) Infusão de potássio (causando $\downarrow Ca^{2+}, \downarrow Mg^{2+}$); raro quando Mg^{2+} é administrado rotineiramente/previamente	(a) Repor Ca^{2+}, Mg^{2+} (b) Suspender P; repor Ca^{2+}/Mg^{2+} (c) Repor Mg^{2+} previamente

(Continua)

TABELA 17.7 Potenciais Armadilhas Durante a Terapia da Síndrome Hiperosmolar Hiperglicêmica *(Continuação)*

Problema	Considerar	Abordagens
5. Fraqueza muscular (podendo estar associada à insuficiência respiratória)	(a) ↓K⁺, ↓Mg²⁺, ↓P (b) Rabdomiólise (comumente assintomática)	(a) Repor K⁺, Mg²⁺, P (b) Obter creatinina-fosforoquinase (CPK); se CPK > 1.000 cuidar Necrose tubular aguda (NTA/insuficiência renal e manter excreção urinária alta. (c) Insuficiência respiratória poderá exigir ventilação mecânica.
6. Anormalidades cardíacas/ECG	(a) Ondas-T precordiais em pico, PR prolongado, fibrilação ventricular: ↑K⁺ (b) Ectopia, taquiarritmias, ondas-U (+), ondas-T planas: ↓K⁺ (c) QRS alargado: ↓K⁺, ↓Ca²⁺ (d) QT curto: ↓Ca²⁺ (e) QTᶜ prolongado: ↓Ca²⁺, ↑Mg²⁺ (f) Taquicardia ventricular: ↑Mg²⁺ (g) Doenças coronarianas subjacentes (na presença de arritmias, IC, etc.) (h) AVC (especialmente hemorragia subaracnóide) com ondas T precordiais profundamente invertidas. (i) Elevação do segmento ST; atrito (pericardites subjacentes X desidratação grave)	(a)-(f) Monitorar ECG a cada hora, especialmente as ondas-T. Medir K⁺, Mg²⁺, Ca²⁺, corrigindo quando necessário; rotineiramente administrar K⁺, Mg²⁺, a menos que os níveis estejam muito altos. (g) Procedimento-padrão/terapia específica (h) Procedimento-padrão/terapia específica (i) Se devido a uma grave desidratação, especialmente com CAD, será rapidamente resolvido com reposição de líquidos
7. Hiperglicemia persistente	(a) Infusão inadequada de líquidos ou oligúria (b) Insuficiência renal (rabdomiólise crônica ou aguda) (c) Resistência insulínica	(a) Aumento de líquidos – hipotônico (b) Poderá ser necessário reduzir os líquidos e aumentar a insulina (c) Dobrar a dose de insulina a cada hora.

(Continua)

TABELA 17.7 Potenciais Armadilhas Durante a Terapia da Síndrome Hiperosmolar Hiperglicêmica *(Continuação)*

Problema	Considerar	Abordagens
8. Hiperosmolaridade persistente	(a) Hiperglicemia persistente (b) Hipernatremia – evidente conforme as quedas da glicose ou o excesso de Na^+ nas soluções isotônicas de infusão, ou reposição inadequada de água livre (c) Diabetes nefrogênico insípido relacionado à SHH (resistência à ADH)	(a) Veja item 7. (b) Aumentar os líquidos IV; usar soluções eletrolíticas hipotônicas (c) Manter a ingestão de altos volumes de líquidos hipotônicos
9. Oligúria	(a) Oclusão vascular renal ou obstrução urinária, ou necrose papilar (b) Insuficiência renal crônica (IRC) (c) Insuficiência renal aguda (IRA) (d) Hipovolemia: redistribuição interna de líquidos à medida que a hiperglicemia é corrigida, reposição inadequada de volume, diurese osmótica contínua ou uma combinação de todos estes (e) Rabdomiólise (↑↑CPK)	(a) Procedimento-padrão/terapia específica (b) Histórico; reduzir líquidos IV; cautela na reposição de volume; ↑ dose de insulina (c) Procedimento-padrão; se a tentativa de aumento do volume de infusões falhar, tratar como IRC (acima). (d) Aumentar a reposição de líquidos IV (e) Avalie K^+, P, Mg^{++} e corrigir; ajustar o volume de líquido IV para tentar manter o débito urinário alto.
10. Edema	(a) Cardiopatia subjacente, doença hepática, renal ou GI (b) Excesso de administração de $Na+/H_2O$ (c) "Edema insulínico"	(a) Histórico/procedimento-padrão/terapia específica (b) Restringir Na^+ e/ou H_2O; diuréticos (c) Se assintomático, reconhecer, certificar-se novamente e observar; se sintomático, administrar diuréticos e restringir Na^+
11. Hipercloremia	(a) Doença renal subjacente; RTA (b) CAD com cetonúria resultando na retenção de Cl^- (c) Administração excessiva de Cl^- no tratamento (p.ex., uso de soluções de NaCl e KCl)	(a) Histórico/procedimento-padrão/terapia específica (b) Usar soluções eletrolíticas fisiológicas (hipotônica se associada com SHH); evitar o uso de NaCl e KCl. (c) Ver (b) acima. Usar Plasmalite, Isolite, Normosol, Ringer lactato, etc. para reposição de K^+ usar acetato de K/fosfato de K

(Continua)

TABELA 17.7 Potenciais Armadilhas Durante a Terapia da Síndrome Hiperosmolar Hiperglicêmica *(Continuação)*

Problema	Considerar	Abordagens
12. Hipocalemia	(a) Estado catabólico típico do diabete não-controlado e evidente à medida que o anabolismo inicia (b) Insulina (e síndrome de realimentação) (c) Catabolismo contínuo, perdas diuréticas osmóticas e, no caso de CAD, como o cátion que acompanha o cetoácido na urina. (d) Hipomagnesemia (hipocalemia refratária) (e) Terapia diurética exógena (f) Administração de bicarbonato	(a) Começar com reposição de K^+ no início da terapia, a menos que ocorra hipercalemia, alterações no ECG ou insuficiência renal (b) Repor K^+ previamente e terapêutico (c) Insulina mais K^+ (d) Repor K^+ mais Mg^{++} (e) Histórico; interromper o diurético; repor K^+ (f) Suspender HCO_3^-; repor K^+
13. Hipofosfatemia	(a) Depleção catabólica (b) Redistribuição interna (insulina/glicose) (c) Como parte da síndrome de realimentação [veja (a) & (b) acima] (d) Quando grave, poderá causar hemólise.	(a)-(c) Administrar P; ânion intracelular necessário para permitir que o K^+ e Mg^{++} atravessem as membranas celulares e entrem na célula durante o anabolismo; Cl^- não atravessa as membranas celulares facilmente ou facilita o deslocamento do K^+ e Mg^{++} para o interior da célula (d) Administrar P
14. Hipomagnesemia	(a) Estado de deficiência catabólica crônica observado em > 50% dos diabéticos precariamente controlados (b) Perda diurética osmótica (c) Redistribuição interna (síndrome de realimentação)	(a)-(b) Repor Mg^{++}; componente de mais de 300 sistemas enzimáticos críticos e de todos os sistemas geradores de energia do corpo.

(Continua)

TABELA 17.7 Potenciais Armadilhas Durante a Terapia da Síndrome Hiperosmolar Hiperglicêmica *(Continuação)*

Problema	Considerar	Abordagens
15. Anemia	(a) Preexistente; poderá manifestar-se após a reidratação (b) Hemólise: (1) deficiência em G-6-PD, (2) ↓P (c) Sangramento; visto como "borra de café" no conteúdo gástrico em até 25% das CAD/SHH	(a) Procedimento-padrão/terapia específica (b) (1) Originalmente observada em afro-americanos e nativos típicos do mediterrâneo (2) Avaliar os valores de P e repor; usualmente não-observados, a menos que P seja < 0,5 mg/dL (c) Procedimento-padrão/terapia específica; gastrite hemorrágica solucionada com o tratamento; poderá haver necessidade de drenagem NG
16. Eventos trombóticos	(a) Hiperviscosidade, baixo fluxo, hipotensão (b) Estado de hipercoagulabilidade (observado no diabete melito em geral) não necessariamente específico para SHH.	(a) Rápidas infusões cristalóides de grandes volumes; vasoconstritores se necessário, Mg^{++}; profilaxia com baixas doses de heparina (b) Considerar a anticoagulação conforme a necessidade, a forma apropriada e segura
17. Angústia respiratória (SARA)	(a) Pneumonia, insuficiência cardíaca (IC) (b) Insuficiência renal (c) Pneumotórax (iatrogênica devido aos acessos centrais) (d) Pneumomediastisno ou pneumotórax na CAD (e) SARA (f) Rabdomiólise	(a) Procedimento-padrão/terapia específica (b) Histórico; reduzir líquidos, se IC e o aumento de insulina puder melhorar a circulação geral e o excesso de líquido pulmonar pela redistribuição do líquido para os compartimentos intracelulares (c) CXR; terapia específica (d) CXR; terapia específica (e) Monitoração central para excluir IC ou sobrecargas circulatórias; terapia de suporte e monitoração em UTI-padrão; prognóstico ruim. (f) Avaliar CPK; terapia de suporte.

(Continua)

TABELA 17.7 Potenciais Armadilhas Durante a Terapia da Síndrome Hiperosmolar Hiperglicêmica *(Continuação)*

Problema	Considerar	Abordagens
17. Angústia respiratória (SARA)	(g) ↓P, ↓K⁺, ↓Mg⁺⁺ (h) Embolia pulmonar	(a) Monitoramento dos níveis séricos e repor quando necessário (b) Procedimento-padrão/terapia específica
18. Hipoxemia	(a) Pneumonia, êmbolo pulmonar, IC (b) SARA, especialmente com CAD (c) Pnemotórax, espontâneo na CAD	(a) Procedimento-padrão/terapia específica (b) Prognóstico ruim; monitorar com pressão capilar pulmonar para diferenciar da IC; tratamento de suporte. (c) CXR; terapia específica
19. Hipotermia	(a) Sepse/infecção (b) Hipoglicemia (c) CAD	(a) Procedimento-padrão/terapia específica (b) Monitoramento da glicose plasmática, administrar glicose. (c) Prognóstico ruim sinalizado na CAD
20. Dores abdominais	(a) Cirurgia abdominal aguda (p. ex., apendicite, pancreatite, colecistite, isquemia mesentérica) (b) Gordura no fígado (c) CAD	(a) Procedimento-padrão/terapia específica (b) Monitoramento de enzimas hepáticas: normalmente, hidratação mais insulinas resolve o problema. (c) Especialmente em crianças, poderá imitar uma condição de cirurgia abdominal aguda; resposta rápida à hidratação e à insulina.
21. Hiperamilasemia/Hiperlipasemia	(a) Pancreatite, isquemia intestinal (b) CAD	(a) Procedimento-padrão/terapia específica (b) Responde à hidratação/insulina
22. Leucocitose	(a) Sepse (b) CAD	(a) Procedimento-padrão/terapia específica (b) Resolve com hidratação/insulina

PROGNÓSTICO

O melhor preditor para o diabete não-controlado é a idade do paciente. Em duas grandes séries de SHH, a idade avançada, uma uréia elevada, e uma alta concentração de Na^{2+} são indicadores de um pior prognóstico. Nessas séries, a taxa de óbitos para SHH foi de 10 a 17%.

PREVENÇÃO

A melhora no resultado desse potencial desastre metabólico requer uma estratégia preventiva efetiva. Pacientes portadores de SHH são idosos, são diabéticos do tipo 2, freqüentemente vivem sozinhos e o isolamento social é um agente precipitador em 25-30% dos episódios. A possibilidade de outros relacionamentos significativos (amigos, vizinhos ou membros familiares) que mantenham contato diário com o diabético idoso é essencial. Essas pessoas deverão ser orientadas para reconhecer as alterações no estado mental do paciente e os sintomas de perda do controle do diabete, e prontamente reportar essa situação ao médico. A orientação pública a respeito dos atuais sintomas do diabete ajudará a reduzir de um quarto para um terço os pacientes portadores de SHH na admissão hospitalar.

Residir em casas geriátricas predispõe à SHH, e os residentes são propensos a desenvolver desidratação e hiperosmolaridade. Sendo assim, o treinamento dos membros do corpo de enfermagem dessas instituições na detecção e prevenção dessa síndrome é essencial. O pronto reconhecimento e o tratamento de infecções, e o uso de vacinação pneumocócica e as imunizações anuais contra a gripe são importantes medidas preventivas nos diabéticos idosos.

Os médicos deverão levar em conta o potencial das medicações prescritas para os idosos por causar ou piorar a intolerância à glicose; realizar intensivo monitoramento doméstico da glicose sangüínea nos diabéticos idosos; intensificar os esforços para melhorar o controle da glicose sangüínea e reforçar a orientação dos pacientes e familiares a respeito da adesão à dieta e aos agentes hipoglicemiantes.

A atual pandemia da obesidade nos adolescentes e em jovens adultos acompanhada de um dramático aumento do diabete tipo 2 nesse grupo é comparável ao aumento da SHH nos grupos em que ela era anteriormente uma raridade. Isso requer que técnicos que cuidam dessa população desenvolvam a percepção dessa síndrome e suas manifestações. A prevenção primária depende da identificação dos indivíduos de alto risco (p. ex., obesos, americanos nativos, afro-americanos, latinos, aqueles que apresentam histórico familiar de diabete tipo 2, etc.) e da ênfase nos hábitos dietéticos apropriados (principalmente, evitar alimentos fritos altamente calóricos), aconselhamento a respeito dos perigos de um estilo de vida sedentário e encorajamento para os exercícios aeróbicos regulares.

LEITURA COMPLEMENTAR

Clement S, Braithwaite SS, Magee, et al: Management of diabetes and hyperglycemia in hospitals. *Diabetes Care* 2004; 27:553.

Ennis D, Stahl EJvB, Kreisberg RA: The hyperosmolar hyperglycemic syndrome. *Diabetes Rev* 1994; 2:115.

Genuth SM. Diabetic ketoacidosis and hyperglycemic hyperosmolar coma. *Curr Ther Endocrinol Metab* 1997; 6:438.

Kitabchi AE, Umpierrez GE, Murphy MB, et al: Management of hyperglycemic crisis in patients with diabetes (Technical Review). *Diabetes Care* 2001; 24:131.

Matz R: Hyperosmolar nonacidotic diabetes [HNAD]. Em Porte D, Sherwin RS, editores: *Ellenberg and Rifkin's Diabetes Mellitus: Theory and Practice*, 5ª edição, Norwalk, CT: Appleton & Lange;1987:845.

Para uma discussão mais detalhada e bibliografia adicional sobre este tópico, consulte, por favor, Porte *et al: Ellenberg & Rifkin's Diabetes Mellitus*, 6th ed., Capítulo 35.

Defesa do Hospedeiro e Infecções no Diabete Melito

18

Brian P. Currie e Joan I. Casey

PROBLEMAS GERAIS DA INFECÇÃO NOS PACIENTES DIABÉTICOS

As revisões da literatura que examinam a associação das infecções com o diabete melito são geralmente difíceis de serem interpretadas e cheias de contradições. Um importante fator de contribuição é o fato de o diabete melito ser uma doença heterogênea e, sendo assim, o estudo das populações precisa ser cuidadosamente identificado para permitir comparações entre os estudos (p. ex., diabete tipo 1 *versus* tipo 2, doença bem-controlada *versus* doença precariamente controlada). Além disso, o diabete melito é uma doença relativamente comum e, como conseqüência, os relatos de várias infecções em pacientes diabéticos podem levar a falsas associações. Entretanto, já é reconhecido que certas infecções ocorrem quase que exclusivamente em pacientes diabéticos, que têm um prognóstico pior do que os pacientes não-diabéticos depois de adquirirem certas infecções, como a pielonefrite aguda complicada pela necrose papilar ou a pielonefrite enfisematosa.

Conhecer os mecanismos normais de defesa do hospedeiro e aqueles que são anormais das pessoas diabéticas poderá ser útil para a compreensão da incomum preferência por certas doenças infecciosas entre os pacientes diabéticos.

MECANISMOS NORMAIS DE DEFESA DO HOSPEDEIRO

Pele

A pele normal é impenetrável para a maioria das bactérias, e raras vezes ocorre infecção, a menos que a pele esteja lesionada. A flora bacteriana normal da pele mantém um ambiente hostil à maioria das bactérias patogênicas. O suprimento nervoso da pele é importante na manutenção da integridade e da barreira mecânica, avisando sobre lesões potenciais por pressão prolongada ou por penetração de corpos estranhos.

Suprimento Sangüíneo

A manutenção da nutrição e tensão de oxigênio normais dos tecidos, bem como a liberação de componentes humorais e celulares para o sistema imunológico, depende do suprimento sangüíneo adequado.

Imunidade Humoral

Os dois componentes mais importantes da imunidade humoral são os anticorpos e o sistema complementar. Os anticorpos podem neutralizar o efeito das bactérias, das toxinas bacterianas ou dos capsídeos virais pela combinação com os organismos e prevenindo seu acoplamento às superfícies celulares. Outros anticorpos agem pela aglutinação dos organismos, por isso aumentam a liberação através do sistema reticuloendotelial ou pela lise bacteriana. As opsoninas, anticorpos que podem ser específicos ou não-específicos, revestem as bactérias e melhoram a fagocitose. A maioria dessas reações exige ou é melhorada pela ação do complemento, através da vias clássica ou alternativa (properdina).

Função Fagocitária

Esse componente da resposta imunológica está especialmente relacionado às células polimorfonucleares e aos macrófagos. Essas últimas células são nômades (macrófagos alveolar, peritoneal e da pele e histiócitos teciduais) ou fixas no endotélio vascular do fígado, do baço e dos nódulos linfáticos. Várias funções dos fagócitos têm sido reconhecidas, inclusive a migração ao acaso, a quimiotaxia e o acoplamento, a ingestão e a morte intracelular de bactérias. Depois da ingestão de bactérias pelas células fagócitas, uma explosão metabólica oxidativa leva à produção do peróxido de hidrogênio, que se combina com a mieloperoxidase e halogênio (iodeto ou cloreto). Isso resulta na morte rápida da maioria das bactérias patogênicas.

Linfócitos

Existem informações consideráveis sobre os tipos e as funções dos linfócitos e sobre as substâncias elaboradas por essas células, quando expostas a antígenos ou mitógenos. Atualmente, pelo menos três tipos de linfócitos são conhecidos: o derivado do timo ou linfócito-T, o derivado da medula óssea ou linfócito-B, e o não-linfócito-B, não-linfócito-T. As células-B podem transformar-se em reservatórios de anticorpos ou em células plasmáticas. Entretanto, as células-T estão relacionadas às células responsáveis pela defesa celular mediada contra vírus, fungos e micobactérias. As células-T podem auxiliar ou suprimir as funções imunológicas de outras células, como os linfócitos-B, normalmente pela produção de linfocinas.

ANORMALIDADES NA DEFESA DO HOSPEDEIRO NO DIABETE MELITO

Pele

Freqüentemente, a flora da pele e a nasal dos pacientes diabéticos são estudadas, apresentando variados resultados. Alguns estudos sugerem um aumento na prevalência de colonização por *Staphylococcus aureus* entre os diabéticos. Smith e colaboradores descobriram que 53% dos diabéticos adultos do tipo 1 eram portadores nasais de *E. aureus*, contra 34% dos adultos não-diabéticos e 35% dos adultos diabéticos tipo 2. Das crianças diabéticas, 76% eram portadoras nasais, contra 44% das crianças não-diabéticas.

A neuropatia periférica nos pacientes diabéticos favorece o rompimento não-detectável da barreira dermal, o que pode servir de porta de entrada para patógenos. Essa redução na sensibilidade tátil impede o aviso de uma lesão potencial pela pressão prolongada ou das lesões por penetração. Além disso, uma vez rompida a barreira dermal e estabelecida a infecção, essa redução na sensibilidade tátil contribui para retardar o reconhecimento e o tratamento.

Suprimento Sangüíneo

Os problemas vasculares nos pacientes diabéticos, secundários à microangiopatia do diabete e ao curso acelerado da aterosclerose nesses pacientes, podem predispô-los à infecção pelo rompimento da liberação normal de nutrientes e oxigênio, bem como pelo rompimento da função imunológica normal.

A reduzida aderência das células polimorfonucleares e reduzida diapedese são observadas nos pacientes diabéticos, e há evidências de que essa atividade é uma função das células endoteliais dos vasos sangüíneos, bem como da própria célula polimorfonuclear. Além disso, o precário controle metabólico poderá resultar no aumento da permeabilidade vascular, levando ao aumento da difusão de nutrientes e formação de edema. Por fim, a redução no suprimento sangüíneo pode ser traduzida como uma redução na liberação de antibióticos, quando do tratamento de infecções instaladas em pacientes diabéticos.

Imunidade Humoral

A produção de anticorpos, depois da exposição a uma variedade de antígenos bacterianos, tem sido estudada nos pacientes diabéticos. Redução dos anticorpos de aglutinação para um certo número de patógenos têm sido reportados em parentes de diabéticos e até pessoas não-diabéticas. No entanto, outros estudos, incluindo aqueles que usaram polissacarídeo pneumocócito, mostram que pacientes diabéticos respondem bem às vacinas. Do mesmo modo, os resultados conflitantes reportados, em relação ao estudo da capacidade bactericida dos pacientes diabéticos, e a maioria dos estudos do complemento sérico, nos pacientes diabéticos, encontram níveis normais ou elevados.

Baker e associados estudaram a opsonização do estreptococo do grupo B em neonatos, pacientes diabéticos do tipo 1 e em adultos saudáveis, usando o estreptococo do grupo B tipo II. Eles descobriram que a ineficácia da atividade bactericida, presente entre os neonatos e os diabéticos, era comparável aos soros normais. Apenas seis dos 15 pacientes diabéticos apresentaram soros com função bactericida eficaz para o estreptococo do grupo B tipo II. A atividade bactericida não foi dependente do nível dos anticorpos, e o anticorpo específico não foi capaz de corrigir certas deficiências opsonofagocitárias.

Função Fagocitária

A fagocitose das bactérias não poderá ocorrer na ausência da opsonização, exceto em raras circunstâncias. Na verdade, muitos problemas de interpretação dos dados inconsistentes, relativos à função fagocitária em pacientes diabéticos, poderão ser devido ao fato da existência, nesse processo, de muitas etapas independentes.

A migração ao acaso dos leucócitos, que provavelmente é a primeira etapa no processo da fagocitose, tem sido reportada como anormal nos diabéticos do tipo 1. A capacidade das células polimorfonucleares e macrófagos de atingirem uma área de infecção também depende da sua capacidade de aderência e da capacidade de migrar através do endotélio das paredes capilares. Conforme observado anteriormente, essa diapedese das células fagocíticas poderá ser dependente, em parte, das paredes dos vasos. A migração e a quimiotaxia das células têm sido testadas pelo uso da janela de pele de Rebuck, e dois estudos indicaram uma demora significativa na resposta à abrasão da pele em pacientes diabéticos que eram cetoacidóticos. Brayton e colegas testaram pacientes cetóticos e não-cetóticos e descobriram respostas deficientes em ambos os grupos. A quimiotaxia das células polimorfonucleares dos pacientes diabéticos e não-diabéticos foi estudada por Donovan e colaboradores, usando a microcinematografia com intervalo de tempo e técnicas de vídeo, revelando que as células diabéticas movem-se em taxas normais. No entanto, outros estudos, *in vitro*, reportaram quimiotaxia retardada em ambos os grupos, de pacientes diabéticos do tipo 1 e do tipo 2.

Os defeitos no engolfamento e na morte intracelular das bactérias são reportados por vários autores. Nos estudos em que o *E. aureus* foi usado, a ingestão de organismos foi observada ser normal nos pacientes diabéticos, exceto naqueles com cetoacidose. Nolan e colaboradores descobriram um engolfamento e morte celular deficientes do *E. aureus* entre os pacientes diabéticos. Eles também observaram que os neutrófilos dos pacientes diabéticos não-infectados controlados de forma precária não mataram o *E. aureus*, o mesmo ocorrendo naqueles pacientes diabéticos bem-controlados ou pessoas não-diabéticas. A deficiência na ingestão do *Estreptococos penumoniae* também foi reportada, e esse defeito foi especialmente corrigido pelo aumento do controle metabólico do diabete. Em um recente estudo, Bagdad e colaboradores sugeriram que o defeito estaria relacionado a fatores séricos, porque foi parcialmente corrigido pelo soro do grupo-controle dos pacientes normais, enquanto o soro diabético causou deficiência na função fagocitária nas células do grupo-controle de não-diabéticos. Em contraste, Crosby e Allison foram incapazes de demonstrar qualquer deficiência na ingestão do *E. pneumoniae* nos pacientes diabéticos que não eram cetoacidóticos.

Linfócitos

A imunidade celular mediada, conforme mensurada pela transformação blástica dos linfócitos sangüíneos periféricos, foi medida em pacientes diabéticos. Quando o estímulo da fitoemaglutinina foi usado, a resposta dos pacientes diabéticos com bom controle metabólico foi normal, considerando que a dos pacientes hiperglicêmicos foi reduzida. A resposta dos linfócitos ao estímulo estreptoquinase-estreptodornase também foi registrada ser deficiente nos pacientes diabéticos com controle glicêmico precário, e esse defeito normalizou-se com a instituição do controle metabólico. Quando o antígeno estafilococo foi usado no ensaio de transformação bástica, a resposta dos linfócitos dos pacientes diabéticos tipo 1 e tipo 2 foi menor do que a dos pacientes não-diabéticos. Essa resposta deficiente ao antígeno estafilococo pareceu não estar relacionada aos fatores séricos ou ao controle metabólico.

Resumo

Existe uma forte evidência sugerindo múltiplos defeitos imunológicos no subconjunto de pacientes diabéticos, resumidos na Tabela 18.1. A fortíssima evidência, em relação a um defeito imunológico em pacientes diabéticos, está relacionada a anormalidades da função dos neutrófilos em pacientes com precário controle metabólico (cetoacidose ou hiperglicemia). Estudos usando sistemas *in vitro* documentaram respostas deficientes, tanto quimiotáticas como atividade fagocitária dos neutrófilos nesses subconjuntos de pacientes diabéticos. No entanto, mesmo entre esses pacientes, os mecanismos dos defeitos não foram identificados e a significância clínica da função neutrófila deficiente permanece indeterminada.

Além disso, está claro que existe uma complexa interação entre as células polimorfonucleares, células endoteliais e fatores séricos que controlam a função dos neutrófilos.

INFECÇÕES GRAVES CAUSANDO MORBIDADE E MORTALIDADE NO DIABETE MELITO

Embora o sistema imunológico como um todo provavelmente seja alertado para defender contra a invasão microbiana, certos defeitos podem estar mais diretamente associados a certos tipos de infecções. Algumas das infecções para as quais os pacientes diabéticos são particularmente vulneráveis podem estar relacionadas a alguns ou a todos os defeitos anteriormente descritos, considerando-se outros fatores que ainda não foram esclarecidos. As relações desses defeitos do hospedeiro com as síndromes da doença estão resumidas na Tabela 18.2.

Infecções da Pele e de Partes Moles

Se as infecções por estafilococos, ou não, da pele são mais comuns nos diabéticos do que nas pessoas não-diabéticas, é uma controvérsia que nunca foi resolvida. O maior número de portadores nasais ou da pele observado em pacientes diabéticos poderá

TABELA 18.1 Resumo da Disfunção Leucocitária Potencial Reportada Entre os Pacientes Diabéticos

Neutrófilos	↓ Leucócitos
	↓ Quimiotaxia
	↓ Fagocitose
	↓ Morte intracelular
	↓ Explosão metabólica
Linfócitos	↓ Função do anticorpo/opsonização
	↓ Fator quimiotático
	↓ Linfocinas

TABELA 18.2 Relação do Déficit Defensivo do Hospedeiro com a Síndrome da Doença nos Pacientes Diabéticos

Déficit defensivo do hospedeiro	Síndrome da doença nos pacientes diabéticos
Integridade da pele	Eritrasma, celulite
Neuropatia	Infecções secundárias ao trauma e à ulceração; infecções urinárias
Suprimento sangüíneo	Doença vascular periférica com úlceras, gangrena e infecções sinergéticas; invasão dos vasos pelas bactérias e por fungos, resultando em otite maligna ou mucormicose; possivelmente doença periodontal
Imunidade humoral	Possibilidade de infecções bacterianas devido a *Pseudomonas* e *Estreptococos* do grupo B

levar a uma maior suscetibilidade à infecção. Farrer e MacLeod descobriram que as infecções por estafilococos são duas vezes mais comuns entre os pacientes diabéticos do que entre os não-diabéticos, que apresentam outras doenças debilitantes graves.

As infecções da pele por *Candida* ocorrem, geralmente, em áreas úmidas e quentes ao redor das mamas, das coxas e da genitália, e são especialmente comuns em pacientes diabéticos que estão acima do peso ou que fazem uso de antibiótico.

As infecções do pé diabético são responsáveis por, pelo menos, um quarto de todas as internações hospitalares dos pacientes diabéticos, e são a causa mais comum das amputações parciais ou totais do pé. A maioria dessas infecções provavelmente começa com uma lesão não-identificada nas partes moles, secundária à neuropatia periférica. O edema tissular subseqüente, a inflamação e a necrose rompem a barreira dermal e criam uma porta de entrada para as infecções. A doença vascular periférica concomitante contribui para a redução da cicatrização e para o início de infecções crônicas. Freqüentemente, a úlcera infectada do pé diabético resultante envolve tecidos profundos, e uma osteomielite basal crônica poderá ser estabelecida. As infecções são caracteristicamente polimicrobianas e incluem organismos aeróbicos gram-positivos ou gram-negativos junto com organismos microaerofílicos e anaeróbicos. De 32-80% das úlceras infectadas de pé diabético, por peptoestrepetococo, podem ser curadas, e o *P. magnus* é a espécie isolada mais comum. Krepel e colaboradores demonstraram que 94% do *P. magnus* isolado das úlceras de pé diabético produziram colagenase, contra 18% dos isolados das infecções intra-abdominais, e sugeriram que a produção de colagenase do *P. magnus* poderia ser um fator patogênico significativo, contribuinte para o estabelecimento de úlceras infectadas de pé diabético.

Infecções graves, e que geralmente põem a vida em risco, da pele e dos tecidos basais podem ocorrer quando microrganismos aeróbicos gram-positivos (p. ex., *S. aureus* normal ou estreptococo) ou gram-negativos (p. ex., *Enterobacteriaceae* ou *Pseudomonas*) agem sinergeticamente com microrganismos microaerofílicos ou anaeróbicos gram-positivos (p. ex., peptococo ou peptoestreptococo) ou gram-negativos (p. ex., *Bacteroides*) para produzir infecções necrosantes da pele ou de partes moles. Essa síndrome, provavelmente, está relacionada à neuropatia e doença vascular periférica, que favorece o estabelecimento de infecções menores; os organismos aeróbicos consomem o suprimento de oxigênio já comprometido e permitem que os organismos anaeróbicos prosperem. Nessa situação, freqüentemente, a doença é persistente e destrutiva. A manifestação inicial poderá variar desde uma úlcera leve até uma infecção fulminante, causando toxicidade sistêmica acentuada e óbito. Stone e Martin observaram 63 pacientes com celulite necrosante, dos quais 47 eram diabéticos. A taxa de mortalidade foi de 85% para os pacientes diabéticos e 44% para os não-diabéticos.

Esses pacientes apresentaram febre alta, toxicidade e úlceras de pele, drenando secreção purulenta serossangüinolentos. Quantidades variáveis de necrose de pele foram observadas, mas a gangrena necessariamente não foi extensiva. A estranha maciez local inconsistente com a quantidade de pele envolvida é um aspecto característico. O gás subcutâneo poderá ou não estar presente. A infecção do músculo e da fáscia é comum, e a necrose da pele ocorre à medida que os vasos basais tornam-se trombosados.

Essas infecções podem iniciar na região do períneo ou na pelve, onde organismos anaeróbicos são comuns, ou nas extremidades, onde o suprimento vascular está comprometido. Quando o processo infeccioso envolve a genitália masculina e a região adjacente, ela é conhecida como gangrena de Fournier. Os planos fasciais profundos do pescoço poderão estar infectados, a partir dos dentes ou das amígdalas. Bessman e associados descobriram que os enterococos eram mais sinergéticos com o crescimento de *B. fragilis* do que *E. coli*. Nas infecções mistas, às vezes, os enterococos estão mais relacionados a incômodos do que a patógenos verdadeiros, mas no estudo de Bressman ficou claro que esse não era o caso.

Bressman e Wagner relataram 48 pacientes diabéticos com gangrena gasosa não-clostridial das extremidades mais inferiores. Dos 83 organismos culturados, retirados desses pacientes, apenas três eram anaeróbicos. Essa entidade é muito mais comum nos diabéticos do que é na infecção gasosa clostridial. É importante fazer distinção, porque os organismos são muito diferentes em relação à sua sensibilidade antibiótica. O *Clostridium perfringens* é sensível à penicilina, considerando anaeróbicos como *Bacteroides,* que normalmente exigem metronidazol, clindamicina, cefoxitina ou possivelmente ticarcilina + clavulanato ou imipenem. A Enterobacteriaceae poderá ser sensível a uma variedade de antibióticos, como aminoglicosídeos, cefalosporina de terceira geração, penicilina de amplo espectro ou imipenem. O debridamento cirúrgico extensivo em geral é necessário e deverá ser feito no início do curso dessas infecções.

Goodman e colaboradores descreveram os fatores de risco para complicações entre 172 pacientes diabéticos, submetidos a operações locais em virtude de gangrena diabética. O aumento da gravidade da infecção, mensurado pela temperatura, contagem de leucócitos e gás subcutâneo, esteve associado a essa insuficiência. Os autores sugerem retardo dos procedimentos cirúrgicos até que o controle médico da infecção seja obtido. No entanto, deve ser enfatizado que o controle médico deverá ser realizado o mais rapidamente possível em virtude do debridamento cirúrgico extensivo ser geralmente necessário, e deverá ser feito o mais cedo possível no curso dessas infecções.

As infecções das mãos, embora não tão comuns quanto aquelas das extremidades mais inferiores, exigem comentários por causa da natureza grave do problema. Dos 20 pacientes diabéticos admitidos no hospital com infecções na mão, seis sofreram amputação para o controle da infecção, e um por causa da função deficiente da extremidade. Apenas seis pacientes recuperaram a função normal. A maioria dessas infecções era sinergética.

O eritrasma é uma doença rara da pele causada pelo *Corynebacterium minutissimum* (bacilo gram-positivo). Em 19 pacientes com eritrasma extensivo, nove eram diabéticos e seis apresentavam evidência clínica de diabete.

Otite Externa Maligna

Essa doença é conhecida por estar associada a uma mortalidade acima de 50%. Mais de 90% dos casos ocorreram em pacientes diabéticos com mais de 35 anos de idade. A natação e o uso de protetor de ouvido foram fatores adicionais predisponentes. A *Pseudomonas aeruginosa* é o agente infeccioso usual, e apenas raramente outros organismos estão envolvidos. As manifestações presentes são aquelas de infecção crônica de ouvido (isto é, dor e drenagem purulenta). No entanto, a presença de maciez e edema dos tecidos adjacentes, e em particular pólipos ou tecido granuloso no canal externo, sugerem fortemente esse diagnóstico. A infecção se difunde através das fendas entre a cartilagem e o osso no canal auditivo, envolvendo partes moles profundas, a glândula parótida, a articulação temporomandibular, o osso mastóide e, por vezes, os nervos cranianos. A infecção também poderá se difundir para o lado externo, envolvendo toda a pinna. A *P. aeruginosa* invade os pequenos vasos sangüíneos e produz uma vasculite infecciosa, que compreende a microangiopatia do diabete e torna essa infecção especialmente virulenta. Em geral, o diagnóstico demora de 6-8 semanas, porque os pacientes são diagnosticados erradamente com otite externa não-invasiva. O alto índice de suspeição e de diagnóstico precoce são essenciais para o sucesso do tratamento. Os antibióticos parenterais (normalmente um β-lactâmico com atividade contra *Pseudomonas* e um aminoglicosídeo), gotas otológicas de antipseudomonal tópico e debridamento cirúrgico são as principais orientações da terapia.

Mucormicose

A mucormicose é outra infecção rara, mas altamente virulenta que ocorre mais comumente em pacientes diabéticos, particularmente naqueles com cetoacidose. A doença é causada por uma série de espécies de fungos Mucorales, sendo o *Rhizopus* e o *Rhizomucor* os agentes mais comumente isolados. As espécies *Rhizopus* são fungos cinza-pretos ubíquos encontrados no pão e nos vegetais. A suscetibilidade especial dos diabéticos a essas infecções poderá estar relacionada à redução da mobilização dos leucócitos. Artis e colegas também demonstraram que o soro cetoacidótico dos pacientes diabéticos apresentava insuficiente capacidade de ligação com o ferro. Eles sugeriram que o ferro livre melhora o crescimento do *Rhizopus oryzae*, e que isso poderá ser um mecanismo para o aumento da suscetibilidade das pessoas diabéticas cetóticas a esses fungos. É importante observar que esse organismo é capaz de invadir os vasos sangüíneos, e que essa combinação de fatores poderá explicar o porquê de os pacientes diabéticos serem especialmente vulneráveis a essa infecção.

Provavelmente, o organismo coloniza primeiro o nariz ou os seios paranasais e espalha-se pela extensão direta para a órbita e os tecidos adjacentes. A invasão da lâmina cribriforme e da cavidade craniana poderá acontecer rapidamente. A manifestação clínica é, em geral, aguda, com dor periorbital, endurecimento e descoloração da pálpebra e secreção nasal sangüínea. O infarto isquêmico nas pálpebras e nos conteúdos orbitais poderão suceder a invasão dos vasos. A amaurose e a perda da sensibilidade na distribuição da divisão oftálmica do nervo trigêmeo são indícios diagnósticos, porque eles são raros em outras infecções orbitais. O tecido necrosado preto poderá ser observado no nariz ou no palato rígido posterior. A veia jugular interna ou o seio cavernoso poderão ficar trombosados, e a quemose, a proptose e a hemorragia retiniana poderão ocorrer.

Embora essa doença pareça uma otite externa maligna, em que os vasos sangüíneos são invadidos e ocorre a infecção progressiva, a extensão para as meninges e o cérebro é mais comum na mucornicose. A morbidade e a mortalidade dessa infecção são muito altas, e a terapia poderá iniciar com base nas descobertas clínicas, mesmo na ausência de evidência laboratorial da constatação para mucormicose. A biópsia nasal ou dos tecidos faringianos deverá ser feita precocemente com o objetivo de diagnóstico. O debridamento cirúrgico extensivo é necessário. A anfotericina ainda é a terapia antifúngica de escolha, e mesmo com a terapia ideal e precoce da doença, essa é extensivamente desfigurante.

Infecções Orais

O problema da doença periodontal nos pacientes diabéticos recebeu significativa atenção na literatura odontológica, e tem sido reportado que essa desordem foi mais comum e mais grave nos pacientes diabéticos do que nos não-diabéticos. Os fatores associados foram a idade do paciente, o tempo de duração do diabete, a ocorrência de complicações e a gravidade da hiperglicemia. Em um estudo com pacientes que apresentavam periodontite de progressão rápida, 48% tinham leucotaxia deficiente. Manouchehr-Pour e associados também demonstraram redução significativa nas respostas quimiotáticas das células polimorfonucleares dos pacientes diabéticos com doença periodontal grave, relacionada às células de pacientes diabéticos e não-diabéticos com doença periodontal leve, ou pacientes não-diabéticos com doença periodontal grave.

A candidíase oral é um problema bem-conhecido dos pacientes diabéticos. As taxas de portadores e densidade da *Candida albicans* na boca têm sido reportadas como mais altas nos pacientes diabéticos do que naqueles não-diabéticos.

Infecções Gastrintestinais

Recentemente, Telzak e colaboradores investigaram uma enorme deflagração, oriunda de alimento nosocomial, de *Salmonella enteritides,* já reportada nos Estados Unidos da América do Norte. A investigação de múltiplos fatores de potenciais riscos indicou que o diabete (definido como um paciente tratado com insulina ou um agente hipoglicemiante oral) foi o único fator de risco independente identificado no desenvolvimento de infecção depois da exposição a uma refeição contaminada por *Salmonela*. Observa-se que os pacientes diabéticos podem apresentar anormalidades nos granulócitos e nas células-T, e os autores sugerem que a redução da produção do ácido gástrico associada ao diabete e à redução da motilidade do intestino possam ser fatores contribuintes. Bem recentemente também foi reportada uma associação entre a gastrenterite *Campylobacter* e o diabete.

Infecções do Trato Urinário

Os dados relativos às infecções do trato urinário nos pacientes diabéticos foram examinados em duas revisões de grande credibilidade, que chegaram a conclusões contraditórias. Nos estados produtores de trigo, a maioria dos estudos controlados observou uma incidência duas a quatro vezes maior de bacteriúria nas mulheres diabéticas, considerando que Gocke e Grieco concluíram que, no diabete bem-controlado, as infecções do trato urinário não são mais prováveis nos pacientes diabéticos do que nos não-diabéticos. Vários estudos suportam ambas as teorias. Nas crianças diabéticas, a taxa de prevalência observada é similar àquela das crianças não-diabéticas e ela parece ser verdadeira para os homens diabéticos. Entre os pacientes com infecções do trato urinário adquiridas no hospital, os pacientes diabéticos são mais suscetíveis do que os pacientes não-diabéticos.

Parece que nas populações em que a prevalência da infecção do trato urinário é alta, o indivíduo diabético é mesmo mais provável de desenvolver uma infecção do trato urinário do que o não-diabético. Algumas das razões são que o paciente diabético: poderá apresentar bexiga neurogênica com estase urinária, freqüentemente caracterizada; poderá ter doença renal; e poderá ter defesas do hospedeiro deficientes. Tudo isso corresponde a fatores de predisposição para infecção do trato urinário.

Existe um consenso universal de que as infecções do trato urinário são mais prováveis de causar sérias complicações em pacientes diabéticos do que em outros tipos de pacientes. Ooi e colegas descobriram que 63% das mulheres diabéticas com bacteriúria assintomática apresentavam envolvimento do trato superior, considerando que Forland e associados descobriram que 80% desses pacientes apresentavam envolvimento do trato superior. No entanto, um estudo prospectivo sugeriu que as mulheres diabéticas com bacteriúria assintomática não apresentavam aumento na incidência de infecção do trato urinário sintomática subseqüente, incluindo a pielonefrite.

Os pacientes diabéticos poderão apresentar taxas muito altas de complicações quando desenvolvem infecções renais. Em um grupo de 52 pacientes com abscessos perinéfricos, 36 eram diabéticos. Os organismos causadores são, normalmente, aqueles associados às infecções do trato urinário, embora o *S. aureus* possa causar abscessos corticais pela via hematogênica.

As infecções formadoras de gases nos rins, na pelve renal, no ureter ou na bexiga são incomuns, mas não raras, e a maioria ocorre em pacientes diabéticos. A gravidade dessa doença está relacionada à área da infecção. Quando o gás fica confinado ao sistema coletor, as taxas de sobrevivência são muito melhores do que quando o parênquima renal está envolvido. Assim como com outras complicações renais, essa doença deverá ser suspeitada em qualquer paciente diabético que não responda rapidamente aos antibióticos adequados, especialmente se estiverem presentes náuseas, vômitos e diarréia. A maciez, uma massa palpável ou raramente áspera poderá ser sentida no ângulo costovertebral. O diagnóstico é feito pela tomografia computadorizada abdominal ou RM, já que as radiografias comuns identificam o gás em apenas um terço dos pacientes. A patogênese dessa doença é obscura, mas acredita-se que esteja relacionada à capacidade dos organismos, como *E. colli* ou *Klebsiella pneumoniae*, de utilizar a glicose com formação subseqüente de dióxido de carbono e hidrogênio. Quando a infecção por esses organismos ocorre em uma área com insuficiência vascular, uma infecção necrosante grave poderá ocorrer. O que não está claro é porque isso acontece tão raramente, considerando a ocorrência freqüente de infecções do trato urinário nos pacientes diabéticos com doença vascular e hiperglicemia.

As infecções fúngicas do trato urinário não são raras nos pacientes diabéticos. Elas poderão ser o resultado do uso de antibióticos no tratamento das infecções bacterianas e subseqüente supercrescimento das espécies *Candida* ou dos fungos, que poderão se difundir a partir de uma infecção perineal por candidíase. O fluconazol oral é altamente eficaz no tratamento da cistite por *Candida albicans*.

Pneumonia

A fagocitose pelo macrófago pulmonar é o mecanismo de maior defesa contra as bactérias inaladas e poderá ser deficiente no paciente diabético. A acidose impede os mecanismos bactericidas do pulmão, o que poderá ser um fator adicional no paciente diabético não-controlado.

As infecções por *S. aureus* ou bacilos aeróbicos gram-negativos poderão produzir pneumonias graves, necrosantes. A terapia com antibióticos por 2-4 semanas normalmente é necessária e a taxa de mortalidade poderá ser alta, em torno de 40-50%.

Não há qualquer evidência documentada de que a pneumonia pneumocócica é mais comum nos hospedeiros diabéticos do que nos não-diabéticos; contudo, a natureza séria dessa doença em qualquer paciente com doença crônica garante o uso da vacina pneumocócica nesses pacientes, especialmente naqueles do grupo de idosos.

Colecistite Enfisematosa

Embora seja difícil de documentar um aumento na incidência de colecistite entre os pacientes diabéticos, um percentual significativo de infecções mais graves e fulminantes, envolvendo organismos produtores de gás, ocorre entre os diabéticos. Em 136 casos de colecistite enfisematosa, o diabete melito foi encontrado em 38%. Essa doença difere da pielonefrite enfisematosa, na qual o *C. perfringens* é isolado em cerca de metade dos casos. Em uma série de 109 casos, nos quais a bile da vesícula biliar foi culturada, 95 foram culturas positivas, com *Clostridia* spp. isolada em 46% e *E. coli* em 33%.

A manifestação clínica dessa doença é parecida com a colecistite aguda, mas o resultado é radicalmente diferente. A perfuração da vesícula biliar e a gangrena são freqüentes, e a taxa de mortalidade é de 3-10 vezes maior do que na colecistite aguda. A proporção homens-mulheres é cerca de 3:1, o oposto do observado na colecistite aguda. A doença vascular diabética é tida como um fator na patogênese dessa síndrome incomum, da mesma forma que outras infecções formadoras de gases. O diagnóstico é feito pelo achado de evidência radiográfica de gás nas paredes da vesícula biliar. A cobertura antibiótica inclui a combinação tríplice com ampicilina (ou uma penicilina de amplo espectro, como a piperacilina ou mezlocilina), metronidazol e um aminoglicosídeo. O imipenem poderá ser útil como cobertura antibiótica alternativa, porque ele é eficaz contra bactérias anaeróbicas e bacilos aeróbicos gram-negativos. Esse medicamento não possui a ototoxicidade ou a nefrotoxicidade dos aminoglicosídeos, um fato importante para os pacientes diabéticos. Assim como em outras infecções formadoras de gases, a cobertura antibiótica é útil apenas quando usada associada com a precoce terapia cirúrgica.

Bacteremia

A invasão da circulação sangüínea poderá resultar da infecção pela maioria dos patógenos bacterianos. Certas bactérias são reportadas como ameaças específicas aos pacientes diabéticos.

Bacteremia por Estafilococos

Há muito tem sido sugerido que os pacientes diabéticos são pré-dispostos à bacteremia por estafilococo, mas isso nunca foi estabelecido pelos estudos controlados. O diabete é reconhecido como uma doença basal em 8-36% dos pacientes com bacteremia por estafilococos, mas os estudos destinados a avaliar especificamente a freqüência da bacteremia por estafilococos nos pacientes diabéticos e não-diabéticos ainda não foram realizados.

Bacteremia por Estreptococo do Grupo B

O estreptococo β-hemolítico de Lancefield grupo B emergiu como a causa líder de sepse em neonatos e mulheres grávidas. No entanto, em uma avaliação baseada na população sobre doença invasiva devido ao estreptococo do grupo B, Farley e colegas descobriram que 68% dos casos ocorreram entre homens adultos e mulheres não-grávidas. Desses pacientes, 31% eram diabéticos. Essa forte predileção por pacientes diabéticos confirmou relatórios anteriores que reportaram uma associação entre essas duas doenças.

A taxa de portadores do estreptococo do grupo B foi estudada em um grupo de diabéticos, comparados com pessoas não-diabéticas. Nenhuma diferença foi encontrada entre os dois grupos. Os estudos realizados por Baker e colaboradores, que documentam a opsonização ineficaz do estreptococo do grupo B nos pacientes diabéticos, sugerem pelo menos uma razão para a elevada prevalência dessas infecções entre os pacientes diabéticos.

O medicamento de escolha para o tratamento da infecção por estreptococo do grupo B é a penicilina. O organismo é menos sensível à penicilina do que o estreptococo do grupo A e, por isso, são necessárias doses mais elevadas. Em pacientes alérgicos à penicilina, as sensibilidades deverão ser obtidas por laboratório, porque várias cepas são resistentes à clindamicina, eritromicina e tetraciclina. As cefalosporinas poderão ser usadas, mas existe um risco de 10% de reação cruzada nos casos de alergia à penicilina.

Bacteremia por Bacilo Gram-Negativo

A bacteremia por bacilos aeróbicos gram-negativos normalmente resulta da infecção do trato urinário, doença gastrintestinal, doença da vesícula biliar ou, em pacientes hospitalizados, dos cateteres intravenosos. No paciente diabético, a gangrena sinergética e as pneumonias por bacilo gram-negativo são um perigo adicional. Vários estudos documentam a alta prevalência do diabete entre os pacientes com bacteremia por bacilo gram-negativo, e a taxa de mortalidade associada entre esses pacientes foi quase duas vezes a taxa geral de mortalidade. A infecção por bacilos gram-negativos freqüentemente exige o uso de um aminoglicosídeo e esses antibióticos poderão ser especialmente tóxicos para os pacientes diabéticos com função renal comprometida. A dosagem desses medicamentos deverá ser cuidadosamente monitorada, os níveis do medicamento deverão ser mensurados e os testes da função renal deverão ser realizados todos os dias ou em dias alternados.

Tuberculose

O diabete é sugerido como fator de risco potencial para reativação da tuberculose latente. Um estudo comparando 5.290 casos de tuberculose com 37.366 controles identificou o diabete melito como um fator de risco para a tuberculose, especialmente entre os hispânicos de idade mediana. Essa associação espera por outras confirmações.

RESUMO

Independente dos avanços no conhecimento da defesa do hospedeiro no diabete, existem vários aspectos da complexa inter-relação hospedeiro-patógeno nos indivíduos diabéticos que permanecem inexplicados. O porquê de os pacientes diabéticos parecerem possuir mais problemas com organismos piogênicos, como o *S. aureus* e estreptococo do grupo B, e não com patógenos comuns, como pneumococo, não está ainda esclarecido. Independente das várias perguntas não-respondidas, existe uma evidência clara do aumento da morbidade e da mortalidade dos agentes infecciosos na população diabética. Conhecer esses problemas em conjunto com as medidas adequadas preventivas e terapêuticas poderá reduzir o impacto dessas doenças no hospedeiro diabético.

LEITURA COMPLEMENTAR

Brodsky JW, Schneidler C: Diabetic foot infections. *Orthop Clin North Am* 1991; 22:473.
Gocke TM: Infections complicating diabetes mellitus. In: Greieco MH, ed. *Infections in the Abnormal Host*. New York: Yorke Medical: 1980; 585.
Huang J, Tseng C: Emphysematous pyelonephritis: clinicoradiological classification, management, prognosis and pathogenesis. *Arch Intern Med* 2000; 160:797.
Joshi N, Caputo G, Weitekamp MR, et al: Infections in patients with diabetes mellitus, *N Engl J Med* 1999; 341:1906.
Zaky DA, Bently DW, Lowy K, et al: Malignant external otitis: A severe form of otitis in diabetic patients. *Am J Med.* 1976; 61:298.

Para uma discussão mais detalhada e bibliografia adicional sobre este tópico, consulte, por favor, Porte *et al: Ellenberg & Rifkin's Diabetes Mellitus*, 6th ed., Capítulo 36.

19 | Relação do Controle Glicêmico com as Complicações Diabéticas
Jay S. Skyler

A questão mais importante e desafiadora pra os médicos que cuidam de pacientes com diabete é até onde a freqüência ou gravidade das complicações crônicas podem ser influenciadas pelo grau de controle da glicemia. Por muitos anos, essa foi uma das questões de maior controvérsia no campo do diabete, apesar das substanciais evidências acumuladas que demonstraram que a freqüência, a gravidade e o progresso da retinopatia, nefropatia e neuropatia estão relacionados ao grau da hiperglicemia ao longo do tempo. Essa conclusão tem origem nos estudos epidemiológicos, clínicos e patológicos realizados em seres humanos; nos estudos usando modelos animais de diabete; e na elucidação de uma série de mecanismos bioquímicos, envolvidos na patogênese dessas complicações, que são influenciadas diretamente pela hiperglicemia. As controvérsias sobre esse assunto continuam, principalmente por causa dos estudos de intervenção randomizados, prospectivos, longitudinais que estão faltando. Agora, no entanto, ficou estabelecido, sem dúvida alguma – por estudos clínicos controlados, randomizados – que o controle cuidadoso da glicemia pode realmente reduzir o risco de complicações microangiopáticas e neurológicas do diabete. Isso foi demonstrado para o diabete tipo 1 nos estudos-referência *Diabetes Control and Complications Trial* (DCCT), no *Stockholm Diabetes Intervention Study* (SDIS) e em uma série de estudos de intervenção, prospectivos, de pequeno porte. Também foi demonstrado para o diabete tipo 2 pelos estudos *United Kingdon Prospective Diabetes Study* (UKPDS) e o *Kumamoto Study*, estudo de pequeno porte do Japão. As análises do estudo de *Wisconsin Epidemiologic Study of Diabetic Retinopathy* (WESDR) (que examinou outras complicações além da retinopatia) e de outros estudos epidemiológicos confirmam uma forte relação entre a glicemia e as complicações microvasculares e neurológicas.

Um número crescente de estudos epidemiológicos também mostrou que existe uma relação entre o grau da glicemia e a incidência e prevalência de complicações macrovasculares do diabete, isto é, doença cardiovascular, doença cerebrovascular e doença vascular periférica. Realmente, a relação entre a glicemia e a doença macrovascular abrange toda a faixa da glicemia, incluindo pessoas não-diabéticas. No entanto, grandes estudos clínicos randomizados e controlados falharam em provar convincentemente que a doença macrovascular é afetada pelo controle glicêmico.

Neste capítulo, o foco estará em dois grandes estudos clínicos randomizados e controlados: DCCT e UKPDS. Entretanto, por causa da sua importância histórica, o estudo de Bruxelas e o estudo WESDR também são resumidamente discutidos.

ESTUDOS EPIDEMIOLÓGICOS E OBSERVACIONAIS

Estudo de Bruxelas

O Estudo de Bruxelas, reportado em 1978, representou uma referência em estudos da relação entre a glicemia e as complicações diabéticas. Entre 1947 e 1973, Jean Pirart de Bruxelas, Bélgica, acompanhou pessoalmente 4.400 pacientes por 25 anos, e meticulosamente registrou as observações sobre o controle glicêmico e o surgimento das complicações diabéticas. Ele descobriu que a freqüência e a gravidade da retinopatia, nefropatia e neuropatia diabéticas estavam relacionadas à duração da doença e ao controle cumulativo glicêmico. O controle insatisfatório avaliado cumulativamente ao longo dos anos foi associado a uma prevalência e incidência mais altas de microangiopatia e neuropatia, especialmente a retinopatia grave. Mas Pirart não alocou aleatoriamente os pacientes, *a priori*, tanto para controle "bom" quanto para "fraco". Por isso, foi impossível excluir a possibilidade de pacientes com diabete leve terem conseguido um controle "bom" e terem escapado das complicações, considerando que os pacientes com diabete grave conseguiram controle "fraco" e sofreram mais complicações. Além disso, o estudo foi conduzido em uma época anterior à disponibilização das determinações da hemoglobina glicada (glicosilada) para avaliar o controle glicêmico.

Estudo de Wisconsin

O *Wisconsin Epidemiologic Study of Diabetic Retinopathy* (WESDR) é um estudo populacional, da evolução das complicações diabéticas, especialmente a retinopatia, entre os pacientes diabéticos recebendo cuidado comunitário em 11 municípios ao sul de Wisconsin, Estados Unidos. O WESDR incluiu um grupo com início recente – provavelmente a maioria dos indivíduos tinham diabete tipo 1 – e um grupo com início antigo, que por meio de muitas análises foi dividido em pacientes tratados com insulina e pacientes não-tratados com insulina; este último grupo, possivelmente, com diabete tipo 2, e aqueles pacientes tratados com insulina formaram um grupo misto, muito provavelmente, com diabete tipo 2.

Em todos os três grupos (de início recente, de início antigo tratado com insulina, de início antigo não-tratado com insulina), acompanhamento de 4 a 10 anos nos grupos de início recente, e acompanhamento de 14 anos no grupo de início antigo, houve uma relação estatisticamente significativa entre a HbA1 do início e (1) a incidência de retinopatia, (2) a progressão da retinopatia por duas ou mais etapas em uma escala de 15 etapas, e (3) a progressão para retinopatia proliferativa. O WESDR também descobriu que houve uma relação significativa entre a HbA1 e a incidência após 4 anos de proteinúria e microalbuminúria evidentes, e a incidência após 10 anos de proteinúria evidente. Também houve uma relação significativa entre a HbA1 inicial e a incidência de amputação das extremidades inferiores após 10 anos e 14 anos.

Em termos de mortalidade, em ambos os grupos de recentes e antigos, depois do controle para outros fatores de risco, e considerando a causa fundamental do óbito, a HbA1 esteve significativamente associada à mortalidade após 10 anos de todas as causas do diabete *per se* e de doença cardíaca isquêmica, e no grupo de início antigo de acidente vascular cerebral.

Os dados do estudo de Wisconsin demonstram uma relação forte e consistente entre a glicemia e a incidência e progressão de complicações microvascular (retinopatia diabética, perda da visão e nefropatia) e macrovascular (amputação e mortalidade por doença cardiovascular) nas pessoas com diabete tipo 1 e com diabete tipo 2. A relação foi tal que os investigadores puderam calcular o efeito no risco de desenvolvimento de complicações a partir de um aumento de 1% na hemoglobina glicosilada da avaliação inicial, conforme ilustrado na Figura 19.1.

ESTUDOS DE INTERVENÇÃO

Os mais importantes estudos explorando a relação entre o controle glicêmico e as complicações diabéticas são: o *Diabetes Control and Complications Trial* (DCCT) e o *United Kingdon Prospective Diabetes Study* (UKPDS).

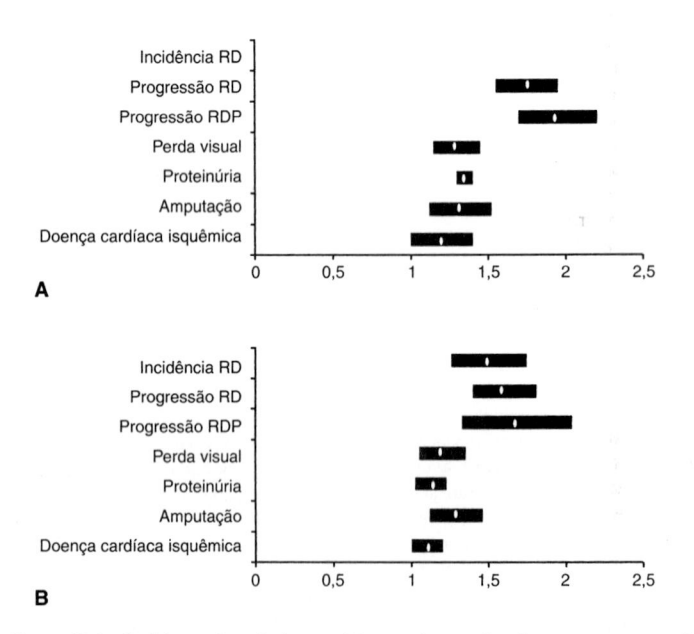

Figura 19.1 O efeito no risco de desenvolvimento de complicações com o aumento de 1% na hemoglobina glicosilada na avaliação inicial no (Painel A) grupo de início recente e (Painel B) no grupo de início antigo, no Estudo de Wisconsin. Em cada caso, os pontos são a estimativa e as barras representam o intervalo da estimativa com 95% de acerto. DR, retinopatia diabética; PDR, retinopatia diabética proliferativa. (Adaptada de Klein R: *Diabetes Care* 1995;18:258-268, com autorização da American Diabetes Association.)

O Estudo *Diabetes Control and Complications Trial* (DCCT)

O DCCT examinou se o tratamento intensivo com o objetivo de manter as concentrações de glicose sangüínea próximas às da faixa normal poderia diminuir a freqüência e a gravidade das complicações microvasculares e neurológicas do diabete. Um total de 1.441 pacientes com diabete tipo 1 foram inscritos. Desses, 726 pacientes foram recrutados dentro dos primeiros cinco anos depois do desenvolvimento do diabete (duração média na admissão 2,5 anos) e não apresentavam evidências de retinopatia diabética nem microalbuminúria na avaliação inicial (grupo de prevenção primária). Outros 715 pacientes foram recrutados dentro dos primeiros 15 anos (duração média na admissão 8,8 anos) depois do desenvolvimento do diabete e apresentavam histórico de retinopatia diabética, de leve a moderada, com normoalbuminúria e microalbuminúria (grupo de intervenção secundária). Os pacientes foram randomizados para a terapia intensiva (TI) e para a terapia convencional (TC). Eles aceitaram participar da alocação randomizada e manter o tratamento designado durante o tempo do estudo. A terapia TI envolveu insulina administrada por infusão contínua subcutânea (ICSI), com uma bomba externa de insulina, e múltiplas injeções de insulina diárias (MID) (três ou mais injeções por dia); orientadas pelo freqüente automonitoramento da glicose sangüínea (AMG), 3-4 vezes ao dia, com amostras especificadas adicionais, incluindo uma amostra semanal noturna; atenção meticulosa com a dieta; e visitas mensais ao médico responsável pelo tratamento. A terapia TC envolveu, no máximo, duas injeções de insulina diárias; monitoramento da glicose na urina ou AMGS, no máximo, duas vezes ao dia; revisão periódica da dieta; e visitas ao médico a cada 2-3 meses. A glicemia foi avaliada por medições trimestrais de HbA_{1c}. A retinopatia foi avaliada por 7 fotografias da fundoscopia a cada seis meses. A função renal foi avaliada pela medição anual do *clearance* da creatinina e da excreção de albumina em amostras de urina de 4 horas. A neuropatia foi avaliada pelo exame clínico (histórico neurológico e exame físico), eletrofisiologia (velocidades de condução do nervo periférico) e teste do nervo autonômico, na admissão, 5 anos e no final do estudo. Os pacientes foram acompanhados por um mínimo de 4 anos até 9 anos, com uma média de acompanhamento de 6,5 anos, e um total de aproximadamente 9.300 paciente/anos de observação. Dos 1.430 pacientes vivos ao final do estudo, 1.422 voltaram para a avaliação dos resultados. Por todo o período do estudo, 98-99% dos dados foram coletados.

O grupo TI alcançou uma HbA_{1c} mediana ao longo do estudo de 7,2% *versus* 9,1% no grupo TC ($p < 0,001$) (Figura 19.2). O limite máximo normal e do tratamento no grupo intensivo foi de 6,05%. Por isso, mesmo no grupo TI, o objetivo de normalização da HbA_{1c} não foi obtido, ainda que a "separação glicêmica" ou a diferença entre os dois grupos tenha sido significativa ao longo do estudo. A glicose sangüínea média, obtida nos perfis de glicose periódicos, foi de 155 mg/dL (8,6 mmol/L) no grupo intensivo e 231 mg/dL (12,8 mmol/L) no grupo convencional, considerando o valor correspondente para indivíduos não-diabéticos de 110 mg/dL (6,1 mmol/L).

Resultados

O DCCT foi projetado com um poder de detectar 33,5% do efeito do tratamento para retinopatia diabética. Os resultados excederam dramaticamente essas projeções. As taxas cumulativas de 8,5 anos da progressão sustentada, importante clinicamente, da retinopatia diabética, isto é, mudança de três ou mais etapas na escala de graduação

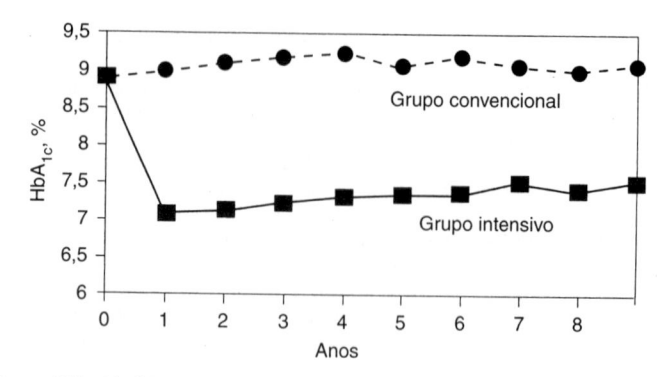

Figura 19.2 Medida da hemoglobina glicosilada (HbA_{1c}) dos pacientes do DCCT com diabete tipo 1, designados para a terapia convencional ou intensiva. Os valores médios são apresentados. As diferenças são estatisticamente significativas em todos os pontos depois da avaliação inicial ($p < 0,001$). (Adaptada do The Diabetes Control and Complications Trial Research Group: *N Engl J Med* 1993; 329:683-689, com autorização do New England J Journal of Medicine.)

quantitativa sustentada, em duas visitas por seis meses consecutivos, foram de 54,1% com TC e 11,5% com TI no grupo de prevenção primária, e 49,2% com TC e 17,1% com TI, no grupo de intervenção secundária (Figura 19.3). Então, a progressão da retinopatia foi bastante reduzida, em 70,3% no geral – em 78,5%, para aqueles no grupo de prevenção primária e, em 64,5%, para aqueles no grupo de intervenção secundária. A análise ao longo do período sugeriu que esses benefícios podem realmente ser subestimados, já que as taxas de eventos aumentaram muito no grupo TC ao longo do período, enquanto alterou relativamente pouco no grupo TI.

No grupo de intervenção secundária, a progressão para retinopatia não-proliferativa grave ou para piora foi reduzida em 60,8%, e a progressão para neovascularização foi reduzida em 46,3%. A necessidade de fotocoagulação a *laser*, em um índice de progressão para retinopatia com ameaça à visão, foi significativamente reduzida em 56% nos grupos combinados. Além disso, a manifestação inicial de *qualquer* retinopatia no grupo de prevenção primária foi bastante reduzida em 27%.

Os pesquisadores do DCCT observaram que a progressão lenta da retinopatia foi substancial em magnitude, elevada com o passar do tempo e consistente em todas as medidas do resultado avaliadas, estando presente no espectro de gravidade da retinopatia inscrita no DCCT.

A nefropatia diabética também foi examinada no DCCT e, mais uma vez, melhora dramática foi observada, ainda que esse efeito não fosse evidente nos primeiros 3-5 anos do período do estudo. A incidência de microalbuminúria, um sinal de lesão renal precoce, definida como uma excreção urinária de albumina (EUA) maior do que 28 μg/min (40 mg/24 horas), foi significativamente reduzida em 39% nos dois grupos, e em 34% no grupo de prevenção primária, e em 43% no grupo de intervenção secundária (Figura 19.4). A incidência de microalbuminúria sustentada, isto é, uma EUA ≥ 28 μg/min (40 mg/24 horas) em duas avaliações consecutivas anuais, foi significati-

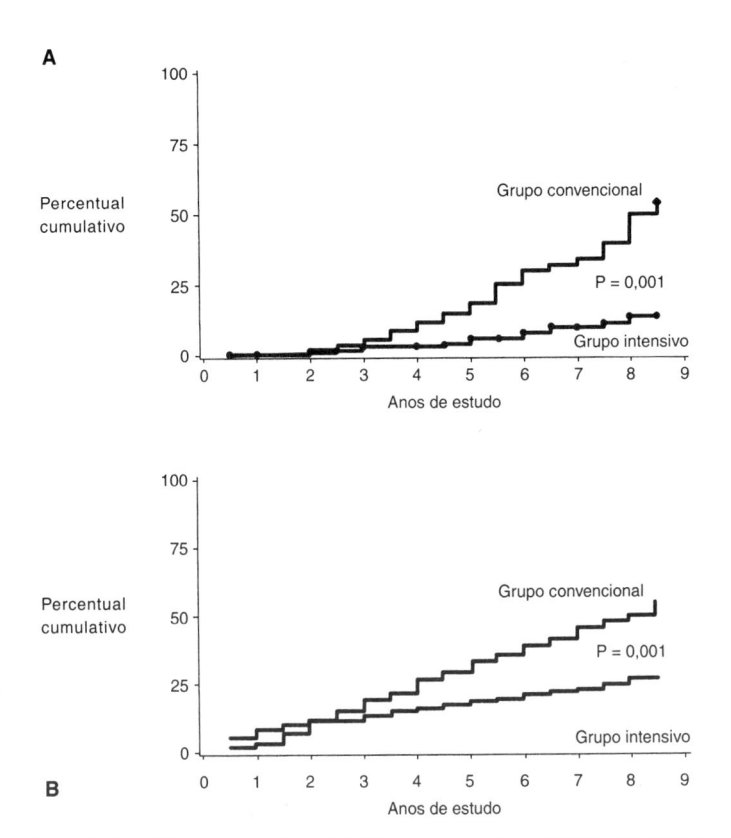

Figura 19.3 Incidência cumulativa no DCCT de uma alteração sustentada na retinopatia (definida como uma alteração na fotografia da fundoscopia de pelo menos três etapas da escala gradual a partir da avaliação inicial, que foi sustentada por pelo menos seis meses) de pacientes com diabete tipo 1, recebendo terapia intensiva ou convencional: no Painel A, grupo de prevenção primária e no Painel B, grupo de intervenção secundária. (Adaptada do The Diabetes Control and Complications Trial Research Group: *N Engl J Med* 1993;329:683-689, com autorização do *New England Journal of Medicine*.)

vamente reduzida em 60% nos grupos combinados, em 56% no grupo de prevenção primária e em 61% no grupo de intervenção secundária. A lesão renal clinicamente significativa, chamada de albuminúria de valor clínico e definida como uma EUA > 208 μg/min (300 mg/24 horas), foi significativamente reduzida em 54% nos grupos combinados. Esse evento esteve em grande parte restrito ao grupo de intervenção secundária, no qual a redução foi de 56% (para manifestação inicial e sustentada) (Figura 19.4). No grupo de prevenção primária, houve uma redução de 44%, mas a taxa de eventos foi tão baixa que não obteve significância estatística (Figura 19.4).

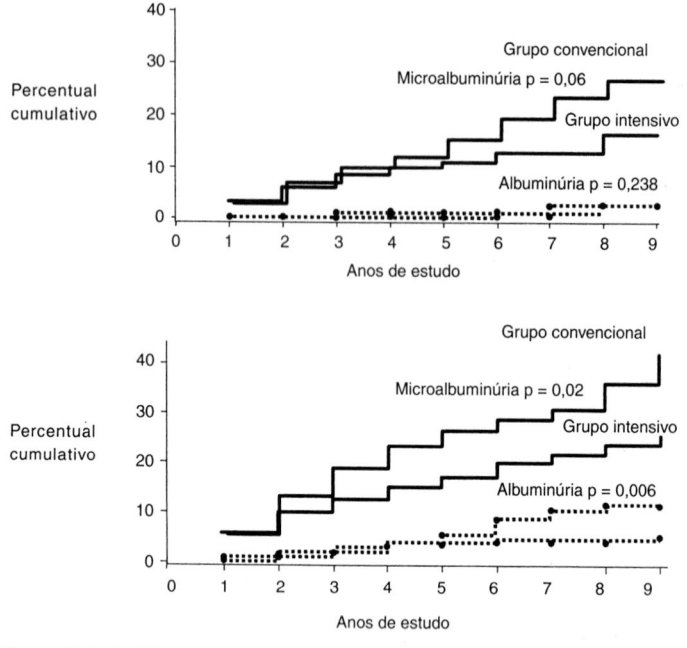

Figura 19.4 Incidência cumulativa no DCCT de nefropatia clínica (excreção urinária de albumina ≥ 300 mg/24 horas) (linhas pontilhadas) e microalbuminúria (excreção urinária de albumina ≥ 40 mg/24 horas) (linhas cheias) em pacientes com diabete tipo 1, recebendo terapia intensiva ou convencional, no grupo de prevenção primária (Painel A) e no grupo de intervenção secundária (Painel B). (Pacientes com excreção urinária de albumina na avaliação inicial ≥ 40 mg/24 horas foram excluídos da análise de desenvolvimento de microalbuminúria.) (Adaptada do The Diabetes Control and Complications Trial Research Group: *N Engl J Med* 1993;329:683-689, com autorização do New England Journal of Medicine.)

Melhora acentuada nos resultados neuropáticos também foi observada, independente do fato de que a maioria desses pacientes foi apenas avaliada na admissão, em cinco anos e no final do estudo. (O teste do nervo autonômico foi realizado a cada dois anos.) A neuropatia clínica confirmada foi definida como um histórico e/ou exame físico consistente com a neuropatia clínica, confirmada pelo teste do nervo autonômico ou pelo teste da condução do nervo periférico anormais. A incidência de tal neuropatia clínica confirmada nos grupos combinados, depois de cinco anos de acompanhamento, foi de 13% com TC e 5% com a TI. Isso correspondeu a uma redução do risco de 64% nos grupos combinados, de 71% para os pacientes do grupo de prevenção primária e de 61% para os pacientes do grupo de intervenção secundária. A prevalência do teste do nervo autonômico anormal foi reduzida em

53% nos grupos combinados, em 56% no grupo de prevenção primária e em 51% no grupo de intervenção secundária.

Esses efeitos benéficos da terapia intensiva tiveram riscos associados. O evento principal adverso, associado à terapia intensiva, foi um aumento de três vezes na hipoglicemia grave, definida como os episódios que precisaram de assistência de uma outra pessoa para a recuperação. Isso incluiu um risco três vezes maior de coma ou convulsões conseqüentes da hipoglicemia. O atendimento emergencial ou hospitalar para hipoglicemia aumentou 2,3 vezes no grupo de terapia intensiva. Não houve óbitos atribuíveis à hipoglicemia entre os pacientes dos grupos de tratamento. Contudo, um paciente do estudo sofreu um acidente com veículo motorizado que levou à morte uma pessoa que não era participante do estudo. Importante: 53% dos episódios hipoglicêmicos graves ocorreram durante o sono e 35% ocorreram sem sintomas de alerta, quando os pacientes estavam acordados. Observou-se que 23% dos episódios hipoglicêmicos graves estavam associados a refeições que foram puladas.

A média de ganho de peso foi de 10,1 pounds (aproximadamente 4,582 kg) a mais no grupo de terapia intensiva. Tal grupo teve um risco aumentado em 33% para sobrepeso, definido como um excesso de 120% do peso corporal ideal.

Os eventos macrovasculares, tanto cardíaco quanto vascular periférico, não foram significativamente reduzidos nas análises primárias, tendo em vista que o resultado, quando episódios de eventos cardíacos e vasculares periféricos estavam combinados, mostrou uma redução no risco de 41%, sem significância estatística ($p = 0,06$). Certamente, não houve a evidência, temida por alguns avaliadores, de um aumento na taxa de eventos macrovasculares no grupo TI.

Em análises subseqüentes, os pesquisadores do DCCT examinaram a relação da exposição glicêmica com o risco de desenvolvimento e progressão de complicações diabéticas. Dentro de cada grupo, a média de HbA_{1c}, durante o estudo, foi a preditora dominante de progressão da retinopatia (e as outras medidas do resultado), com um gradiente de risco contínuo sem um limite glicêmico aparente. A Figura 19.5 apresenta um modelo estilizado do tipo de gradientes de risco contínuo demonstrado pelos resultados do DCCT, em que a taxa de evento para qualquer medida de resultado foi estabelecida em "1" para uma HbA_{1c} de 6%.

Ao final do estudo DCCT, aos pacientes do grupo TC foi oferecida a terapia intensiva (TI), o cuidado de todos os pacientes foi transferido para seus próprios médicos e a maioria dos pacientes foi inscrita em um estudo de observação de longo prazo – o *Epidemiology of Diabetes Interventions and Complications* (EDIC). A retinopatia foi avaliada pela fotografia da fundoscopia e a nefropatia, com base nas amostras de urina. A diferença na média dos valores de HbA_{1c} entre os grupos TC e TI, durante o DCCT (média, 9,1% *versus* 7,2%), foi reduzida durante o acompanhamento (média durante os primeiros quatro anos de acompanhamento, 8,2% *versus* 7,9%, $p < 0,001$), e em torno de seis anos, e ambos os grupos apresentaram níveis de HbA_{1c} de 8,1%. Contudo, durante oito anos de acompanhamento do EDIC, uma proporção menor de pacientes no grupo TI do que no grupo TC apresentou piora da retinopatia ou nefropatia. O acompanhamento do EDIC demonstrou que os efeitos de qualquer nível de hiperglicemia aumentam exponencialmente ao longo do tempo e continuam mesmo depois das diferenças entre os grupos terem diminuído. Eles sugerem que a terapia intensiva oferece um benefício prolongado em termos de redução no risco de complicações.

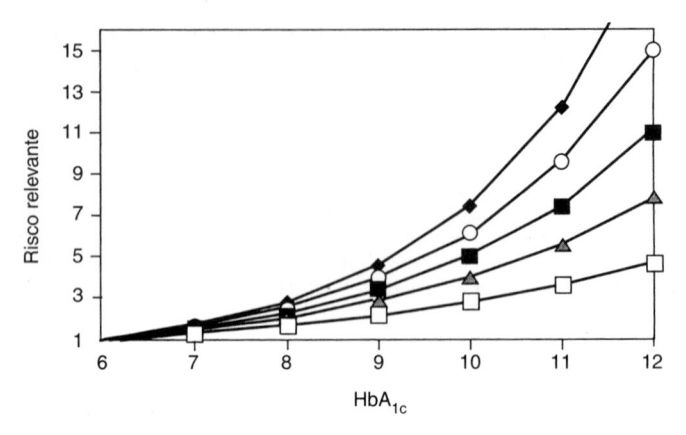

Figura 19.5 Riscos relativos estilizados do desenvolvimento de várias complicações conforme a função da HbA_{1c} média durante o período de acompanhamento no DCCT. Com o propósito ilustrativo, o risco relativo de várias complicações é estabelecido em 1 para HbA_{1c} de 6%. As linhas ilustram uma relação estilizada do risco: (A) progressão sustentada de retinopatia (♦), (B) progressão para nefropatia clínica (excreção urinária de albumina ≥ 300 mg/24 horas) (O), (C) progressão para retinopatia severa não-proliferativa ou proliferativa (■), (D) progressão para neuropatia clínica (▲) e (E) progressão para microalbuminúria (excreção urinária de albumina ≥ 40 mg/24 horas) (□). (Adaptada do Skyler JS: Diabetic complications. The importance of glucose control. *Endocrinol Metab Clin N Am* 1996;25:243, com autorização do Medical Clinics of North América.)

Por essa razão, a terapia intensiva efetivamente retarda o início e lentifica a progressão da retinopatia diabética, nefropatia diabética e neuropatia diabética em pacientes com diabete tipo 1. Isso resulta em aumento da expectativa de vida e maior período sem complicações. Talvez haja efeitos benéficos na doença macrovascular, mas eles não foram ainda convincentemente demonstrados. Os riscos da terapia intensiva são freqüência aumentada de hipoglicemia grave e maior ganho de peso. Os benefícios sobrepuseram-se aos riscos na maioria dos pacientes com diabete tipo 1. Contudo, a terapia intensiva, com o objetivo de alcançar níveis de glicose o mais próximos possível daqueles da faixa dos não-diabéticos, deverá ser empregada na maioria dos pacientes diabéticos tipo 1.

O Estudo United Kingdom Prospective Diabetes Study (UKPDS)

O estudo *United Kingdom Prospective Diabetes Study* (UKPDS), randomizado, multicêntrico, controlado, demonstrou que uma política de tratamento intensivo em pacientes diabéticos tipo 2, com o objetivo do controle rígido glicêmico, poderia reduzir as complicações clínicas diabéticas. O UKPDS foi conduzido em 23 centros. As inclusões de pacientes foram feitas entre 1977 e 1991, e as avaliações no final do estudo foram realizadas durante o ano de 1997. Esse estudo fez triagem de 7.616

pacientes recém-diagnosticados que apresentavam o fenótipo clínico de diabete tipo 2. Desses, 5.102 foram recrutados e completaram um tratamento dietético rigoroso por três meses durante o período. Um total de 4.209 pessoas, recém-diagnosticadas com diabete tipo 2, foram randomizadas no protocolo principal. Na admissão, elas estavam entre 25-63 anos de idade (média de 53 anos).

Os pacientes foram randomizados para a "política de tratamento intensivo" (PTI) (originalmente chamada de "política de tratamento ativo") ou para a "política de tratamento convencional" (PTC). A PTI objetivou a obtenção da glicose plasmática de jejum (GPJ) de 108 mg/dL, usando vários agentes farmacológicos. A PTC objetivou o controle com dieta apenas, adicionando a terapia farmacológica quando surgiam sintomas ou a GPJ ultrapassava 270 mg/dL. A randomização não foi equilibrada, já que houve vários recursos no grupo de intervenção. Esses recursos incluíram insulina, sulfoniluréias e, entre os pacientes obesos, metformina. No entanto, esse grupo de intervenção foi um pouco mais complicado do que o outro. Nos primeiros 15 centros (dos 23), as sulfoniluréias foram a gliburida (glibenclamida) ou clorpropamida, e somente nesses 15 centros os pacientes obesos receberam metformina. Nos outros oito centros, as sulfoniluréias foram glipizida e clorpropamida. Contudo, nesses últimos centros, o protocolo foi diferente e envolveu adição inicial de insulina se a GPJ não fosse mantida abaixo de 108 mg/dL. É importante observar que as adições terapêuticas (em contraste com as titulações de dosagem) não puderam, por outro lado, ser feitas, exceto se a GPJ alcançasse 270 mg/dL, com a exceção de alguns subgrupos que serão discutidos adiante.

As medidas dos resultados primários no UKPDS foram agrupadas em três desfechos: "qualquer desfecho relacionado ao diabete" (morte súbita, morte por hiperglicemia ou hipoglicemia, infarto do miocárdio, angina, insuficiência cardíaca, acidente vascular cerebral, insuficiência renal, amputação, hemorragia vítrea, retinopatia com fotocoagulação, amaurose em um dos olhos ou extração de catarata); "morte relacionada ao diabete" (morte por infarto do miocárdio, acidente vascular cerebral, doença vascular periférica, doença renal, hiperglicemia ou hipoglicemia e morte súbita); e mortalidade de todas as causas. Vários outros desfechos clínicos e subclínicos indiretos também foram avaliados. As inclusões adicionais de resultados finais clínicos usadas foram infarto do miocárdio (fatal ou não) e morte súbita; acidente vascular cerebral (fatal ou não), amputação ou morte devido à doença vascular periférica; e complicações microvasculares (retinopatia com fotocoagulação, hemorragias vítreas e insuficiência renal).

A análise primária foi baseada no princípio "intenção de tratar" – comparando pacientes designados para PTI com aqueles designados para PTC. Inexplicavelmente, os pacientes obesos, randomizados para metformina, não foram incluídos na análise primária de "intenção de tratar". Uma vez que esses pacientes foram randomizados com outros pacientes, não parece haver razão para eles terem sido excluídos da análise. Embora os pesquisadores digam que nunca pretenderam incluí-los na análise primária, o que poderia ser inapropriado, já que o aspecto mais importante do princípio "intenção de tratar" é incluir todos os pacientes randomizados.

As análises secundárias dos efeitos dos tratamentos individuais também foram reportadas. Em uma publicação, os resultados do tratamento com gliburida, clorpropamida ou insulina, entre os pacientes dos primeiros 15 centros, foram comparados. Em uma segunda publicação, os resultados do tratamento com metformina, entre os pacientes obesos nos primeiros 15 centros, também foram comparados.

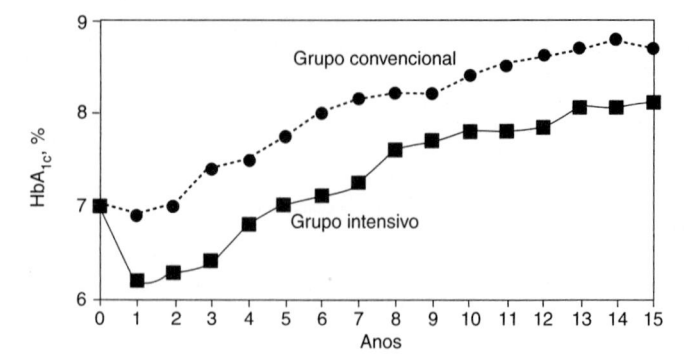

Figura 19.6 Medida da hemoglobina glicosilada (HbA_{1c}) em pacientes do UKPDS com diabete tipo 2, designados para a política de tratamento intensivo ou para a política de tratamento convencional. Valores médios são apresentados. As diferenças ao longo do curso do estudo são estatisticamente significativas ($p < 0,0001$). (Adaptada do UK Prospective Diabetes Study [UKPDS] Group: *Lancet* 1998; 352: 837-853, com autorização de Lancet.)

O grupo PTI alcançou uma média de HbA_{1c} de 7,0% *versus* 7,9% do grupo PTC ($p < 0,001$) (Figura 19.6). Inicialmente, com a terapia dietética rigorosa, durante três meses do período, houve uma redução bastante significativa na HbA_{1c}, de ~9,0% para 7,08%, acompanhada de uma perda de peso de ~5 kg (~11 libras). Nos primeiros anos, o grupo PTI alcançou níveis de HbA_{1c} na faixa de 6%, enquanto o grupo PTC manteve os níveis de HbA_{1c} na faixa de 7%. Subseqüentemente, houve uma deterioração progressiva na glicemia ao longo do tempo. Contudo, quase o mesmo grau de separação glicêmica foi mantido por 6-20 anos, com uma duração média de acompanhamento de até 11,1 anos.

TABELA 19.1 Redução do Risco no UKPDS para a Terapia Intensiva (*Versus* Terapia Convencional)

Evento	Análise principal	Subgrupo de metformina
Qualquer desfecho relacionado ao diabete	12%	32%
Óbitos relacionados ao diabete	NS	42%
Mortalidade por todas causas	NS	36%
Infarto do miocárdio	16% ($p = 0,52$)	39%
Desfechos microvasculares	25%	NS
Infarto fatal do miocárdio	NS	50%
Fotocoagulação a *laser*	29%	NS
Extração de catarata	24%	NS
Retinopatia após 12 anos	21%	NS
Microalbuminúria após 12 anos	33%	NS

NS, Não-significativo.

Conforme observado, os desfechos primários dos resultados no UKPDS foram agrupadas em três tipos de resultados finais: "qualquer resultado final relacionado ao diabete", "morte relacionada ao diabete" e mortalidade por todas as causas. Desses, apenas o resultado final relacionado ao diabete foi significativamente afetado: uma redução no risco de 12%. Outras reduções no risco estão resumidas na Tabela 19.1.

Com a terapia com sulfoniluréia, não houve evidência de efeito deletério no infarto do miocárdio, morte súbita ou óbitos relacionados ao diabete. Com a insulinoterapia, não houve evidência de outras doenças relacionadas a ateroma. Sendo assim, não houve evidência no UKPDS de um efeito adverso da insulina ou secretagogos de insulina na doença macrovascular, o que nega o conceito errado (mas bastante divulgado) de que aumentando a disponibilidade da insulina poderá, de alguma forma, haver prejuízo para os pacientes diabéticos.

No subestudo de monoterapia com metformina com pacientes acima do peso, embutidos no UKPDS, o tratamento com sensibilizador de insulina foi associado a reduções significativas em qualquer desfecho relacionado ao diabete, óbitos relacionados ao diabete, mortalidade por todas as causas e infarto do miocárdio (Tabela 19.1). Esses dados sugerem um efeito benéfico nos desfechos de doença macrovascular para metformina, que podem ser mais importantes do que os observados com sulfoniluréias ou insulina. Em uma análise subseqüente, realizada em todos os pacientes do UKPDS, foi determinada a relação entre a exposição à glicemia por um longo tempo e o risco de complicações macrovasculares ou microvasculares. A incidência de complicações clínicas esteve significativamente associada à glicemia. Cada redução de 1% na média atualizada de HbA_{1c} foi associada a reduções no risco de 21%, por qualquer desfecho relacionado ao diabete ($p < 0,0001$), 21% para óbitos relacionados ao diabete ($p < 0,0001$), 14% para infarto do miocárdio ($p < 0,0001$), 43% para doença vascular periférica ($p < 0,0001$) e 37% para complicações microvasculares ($p < 0,0001$). Nenhum limite de risco foi observado para qualquer desfecho. A Figura 19.7 ilustra a relação entre a média atualizada de HbA_{1c} (exposição glicêmica) e a incidência de doença microvascular e de infarto do miocárdio.

Então, o UKPDS fornece substancial evidência de que o controle glicêmico também afeta o diabete tipo 2. A relação contínua da exposição glicêmica com o risco de complicações, sem um limite, é similar àquela observada no diabete tipo 1 no DCCT. Juntos, esses dados sugerem que o alvo para o controle glicêmico deverá ser um nível de HbA_{1c} tão próximo quanto possível do normal.

CONCLUSÕES

Não há dúvidas de que a hiperglicemia é essencial para o desenvolvimento da microangiopatia diabética. Vários estudos de intervenção controlados e randomizados demonstram isso de forma convincente. Particularmente, os resultados gerais reportados pelo DCCT excederam em muito todas as expectativas. Os benefícios da terapia intensiva incluem um início e uma progressão mais lentos da retinopatia, da nefropatia e da neuropatia diabéticas. Os riscos da terapia intensiva são aumento da freqüência de hipoglicemia grave e maior ganho de peso. Esses riscos, claramente, deverão ser considerados se a terapia intensiva for contemplada. No entanto, embora no DCCT tenha havido um limitado aumento do risco para hipoglicemia no grupo de terapia intensiva, para coma ou convulsão, isso equivale a um episódio a cada

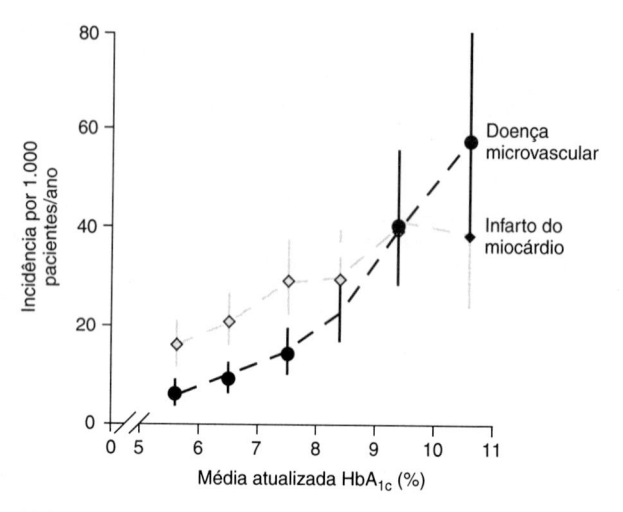

Figura 19.7 Análise epidemiológica do UKPDS ilustrando a relação entre a média atualizada de HbA$_{1c}$ (exposição glicêmica) e a incidência de doença microvascular (●) e do infarto do miocárdio (◇). (Adaptada de Stratton IM, Adler Al, Neil HAW, et al, em nome do UK Prospective Diabetes Study Group: *Br Med J* 2000; 321:405-412, com autorização do Britsh Medical Journal.)

6,25 paciente/anos durante o acompanhamento *versus* um episódio a cada 20 paciente/anos durante o acompanhamento no grupo de tratamento convencional. O que pode ser muito bem-tolerado. Então, os benefícios da terapia intensiva pareceriam ser dignos dos riscos na maioria dos pacientes diabéticos tipo 1. Sendo assim, a terapia intensiva, com o objetivo de obter níveis de glicose tão próximos quanto possível daqueles da faixa dos não-diabéticos, deverá ser a abordagem de controle-padrão para a maioria dos pacientes diabéticos tipo 1.

Os resultados do UKPDS sugerem que o controle glicêmico rígido também deve ser o objetivo terapêutico no diabete tipo 2. No entanto, já que a morbidade e mortalidade no diabete tipo 2 são uma conseqüência da aterosclerose acelerada, que é de natureza multifatorial e não meramente relacionada à glicemia prevalente, atenção também deverá ser dada a outros fatores de risco, como pressão sangüínea, lipídeos e tabagismo.

Existe também uma relação geral entre o grau da hiperglicemia, conforme manifestada pelo nível médio de HbA$_{1c}$ (ou glicemia-anos, análoga a maço de cigarro-anos de tabagismo), a freqüência, gravidade e progressão da microangiopatia. Em ambos os estudos, UKPDS e DCCT, a relação entre a exposição glicêmica e o risco de desenvolvimento de complicações foi evidente por meio da faixa de HbA$_{1c}$ e sem evidência de um limite. Isso suporta a teoria de que quanto menos exposição glicêmica menor o risco de complicações.

LEITURA COMPLEMENTAR

The Diabetes Control and Complications Trial Research Group. The Effect of Intensive Treatment of Diabetes on the Development and Progression of Long-Term Complications in Insulin-Dependent Diabetes Mellitus. *N Engl J Med* 1993; 329:683.

The Diabetes Control and Complications Trial/Epidemiology of Diabetes Interventions and Complications Research Group: Sustained effect of intensive treatment of type 1 diabetes mellitus on development and progression of diabetic nephropathy: The Epidemiology of Diabetes Interventions and Complications (EDIC) Study. *JAMA* 2003; 290:2159.

Klein R: Hyperglycemia and Microvascular Disease in Diabetes. *Diabetes Care* 1995;18:258.

Skyler JS: Diabetic complications: The importance of glucose control. *Endocrinol Metab Clin North Am* 1996; 25:243.

Stratton IM, Adler AI, Neil HAW, et al, em nome do UK Prospective Diabetes Study Group: Association of glycaemia with macrovascular and microvascular complications of type 2 diabetes (UKPDS 35): Prospective observational study. *BMJ* 2000; 321:405.

Para uma discussão mais detalhada e bibliografia adicional, consulte, por favor, Porte *et al: Ellenberg & Rifkin's Diabetes Mellitus*, 6th ed., Capítulo 54.

20 | Retinopatia e Outras Complicações Oculares no Diabete
Ronald Klein

A retinopatia diabética é uma causa importante da deficiência visual nos Estados Unidos da América do Norte. Enquanto sua história natural está definida, sua patogênese não está totalmente entendida. Os dados disponíveis sugerem que um bom controle da pressão sangüínea e glicêmico reduz o risco do desenvolvimento e da progressão da retinopatia. A identificação precoce e o tratamento da retinopatia proliferativa ou edema macular com fotocoagulação podem prevenir ou retardar a perda visual. Este capítulo descreve os conceitos atuais da história natural, a patogênese, o diagnóstico e o controle da retinopatia, bem como outras complicações oculares do diabete.

RETINOPATIA DIABÉTICA

História Natural

As manifestações iniciais clinicamente aparentes da retinopatia diabética são classificadas como *não-proliferativas*. Durante esta fase, uma série de alterações fisiopatológicas associadas ao diabete ocorrem na microvasculatura, dentre elas a oclusão, a dilatação e o aumento da permeabilidade dos pequenos vasos sangüíneos da retina. Normalmente, as primeiras alterações observadas com o oftalmoscópio são os microaneurismas retinianos, que parecem pequenas bolinhas vermelhas (20-200 μm), que, tipicamente, surgem nas áreas de fechamento capilar. Em geral, os microaneurismas retinianos aparecem aos três anos ou mais depois do diagnóstico de diabete. Eles são encontrados em cerca de 69% e 55% dos pacientes com um histórico de 10 anos de diabete tipo 1 e tipo 2, respectivamente.

A quantidade de microaneurismas no olho é um importante indicador da progressão da retinopatia diabética. No estudo *Wisconsin Epidemiologic Study of Diabetic Retinopathy* (WESDR), houve um aumento no risco para progressão da retinopatia diabética por um período de mais de quatro anos, porque quatro ou mais microaneurismas estavam presentes na avaliação inicial. Além disso, o aumento no número de microaneurismas e a taxa desse número em quatro anos de acompanhamento em relação a esse número na avaliação inicial foram positivamente associados à incidência em 10 anos de retinopatia proliferativa ou edema macular clinicamente significativo. Em virtude de tanto a hipertensão quanto a doença da artéria carótida serem comuns em diabéticos de longa data, pode ser difícil determinar se o diabete ou a presença de outras doenças sistêmicas seja a causa dos microaneurismas, quando eles são os únicos sinais de retinopatia.

Normalmente, os microaneurismas retinianos por si só são uma ameaça para a visão. No entanto, à medida que a doença progride, surgem as manchas hemorrágicas e os exsudatos duros na retina. As manchas hemorrágicas são redondas, com bordas indefinidas, e resultam do extravasamento de sangue dos capilares da retina ou dos microaneurismas na camada nuclear interior da retina (Figura 20.1). Normalmente, elas desaparecem dentro de 3-4 meses. Os exsudatos variam no tamanho, possuem forma definida e são amarelos; eles podem estar dispersos, agregados ou dispostos em forma de rosário, em relação à sua distribuição (Figura 20.1). Os exsudatos duros podem durar de meses a anos. Os exsudatos formam-se, preferencialmente, na retina posterior, costumam ser temporais à macula e podem se estender para dentro dela, reduzindo a acuidade visual.

Em fases mais avançadas da retinopatia não-proliferativa, ocorre o fechamento dos capilares e das arteríolas da retina, causando redução na nutrição das camadas internas da retina. Essas alterações causam edemas esbranquiçados ou acinzentados na camada da fibra nervosa da retina, chamadas de "manchas em forma de algodão" ou "exsudatos moles", que são infartos da camada fibrosa do nervo (Figuras 20.1 e 20.2). Elas permanecem apenas durante poucas semanas ou meses. Depois do seu desaparecimento, a retina poderá parecer normal no oftalmoscópio, mas a não-perfusão das arteríolas da retina poderá ser observada na angiografia fluoresceínica.

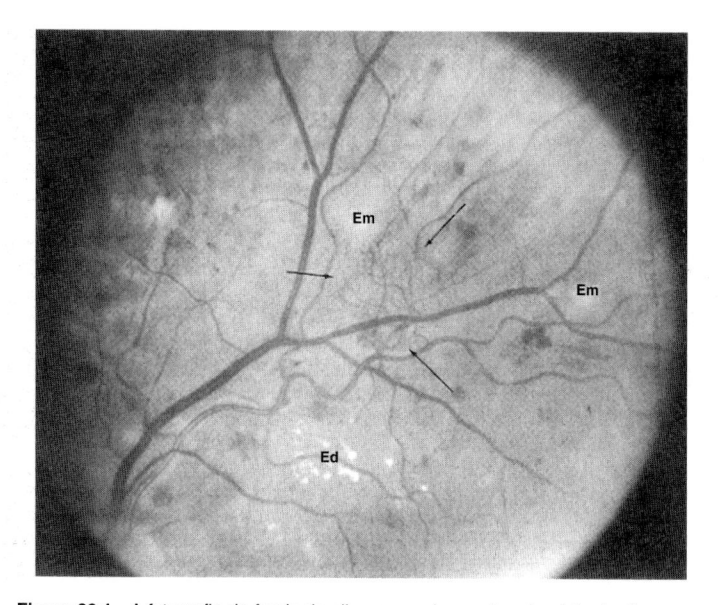

Figura 20.1 A fotografia do fundo do olho esquerdo, mostrando várias lesões associadas à retinopatia diabética não-proliferativa e proliferativa em uma área superior e temporal à macula. Os exsudatos duros retinianos (Ed) parecem depósitos brancos com margens definidas. Os exsudatos moles (Em) ou manchas em flocos de algodão aparecem como áreas branco-acinzentadas com bordas maldefinidas. As manchas hemorrágicas da retina parecem como pontos que variam no tamanho, com margens e densidade irregulares. Os novos vasos retinianos (setas longas pretas) estão presentes.

Mais tarde, no curso da doença, poderá aparecer grave isquemia com arteríolas escleróticas delgadas revestidas (como "linhas de costura" brancas). Outra manifestação da isquemia retiniana focal é a presença de capilares dilatados (anormalidades microvasculares intra-retiniana [IRMAs]) (Figura 20.2).

A *retinoparia diabética proliferativa* é caracterizada pelo crescimento de vasos sangüíneos e tecido fibroso anormais a partir da cabeça do nervo ótico (Figura 20.3) ou a partir da superfície retiniana interna (normalmente próximo ou nas veias retinianas) (Figura 20.4). Os vasos, que aparecem inicialmente como tufos finos sobre a superfície da retina, subseqüentemente prolongam-se até a camada mais afastada do vítreo. Inicialmente, eles consistem de finos vasos "desprotegidos", que são permeáveis à fluoresceína. Esses vasos podem sangrar dentro do vítreo. As células mesenquimais, responsáveis pelo desenvolvimento de novos vasos sangüíneos, também podem formar tecido fibroso. A contração do tecido fibrovascular poderá resultar no descolamento tracional da retina.

Doença Macular Diabética

O aumento da permeabilidade dos capilares retinianos e dos microaneurismas retinianos resulta em acúmulo de líquido extracelular e espessamento do normalmente compacto tecido retiniano. O vazamento e resultante edema poderão ficar distribu-

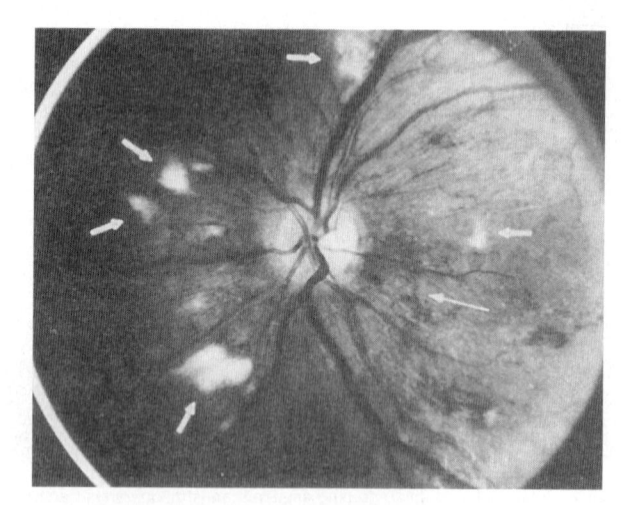

Figura 20.2 Fotografia do fundo do olho esquerdo com retinopatia pré-proliferativa. Os exsudatos moles ou as manchas em flocos de algodão aparecem como áreas branco-acinzentadas com bordas maldefinidas (setas brancas grossas e curtas); anormalidades microvasculares intra-retinianas (seta branca fina), dilatação venosa e hemorragia retiniana estão presentes. (Reimpressa com autorização de Klein R,: no Olefsky JM, Sherwin R, ed.: *Diabetes Mellitus: Management and Complications*, Churchill Livingstone 1985;101.)

DIABETE MELITO 351

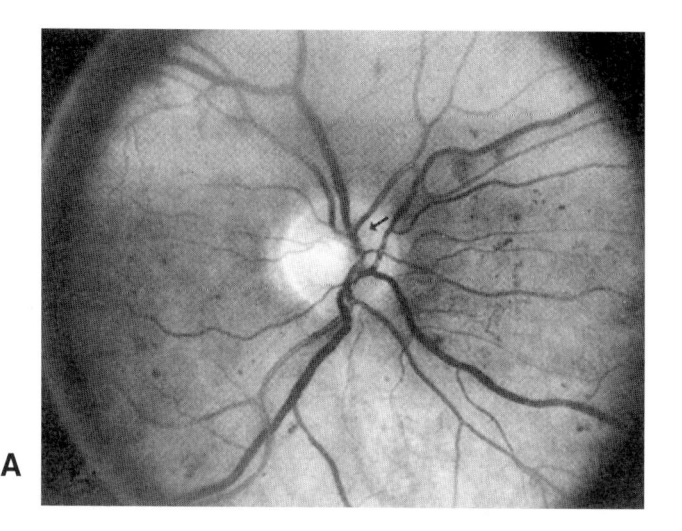

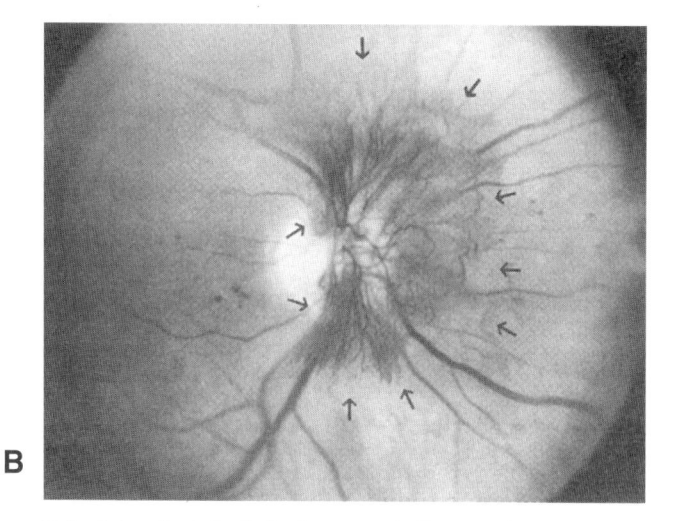

Figura 20.3 Fotografia do fundo do olho esquerdo. Essa seqüência de fotografias demonstra a progressão da retinopatia proliferativa precoce manifestada inicialmente como tufos finos de novos vasos retinianos no disco óptico (A, datada de 02/75) (setas pretas). Houve aumento no crescimento de novos vasos retinianos (B, datada de 04/76) (setas pretas). (Reimpressa com autorização de Klein R,: no Olefsky JM, Sherwin R, ed.: *Diabetes Mellitus: Management and Complications*, Churchill Livingstone 1985;101.)

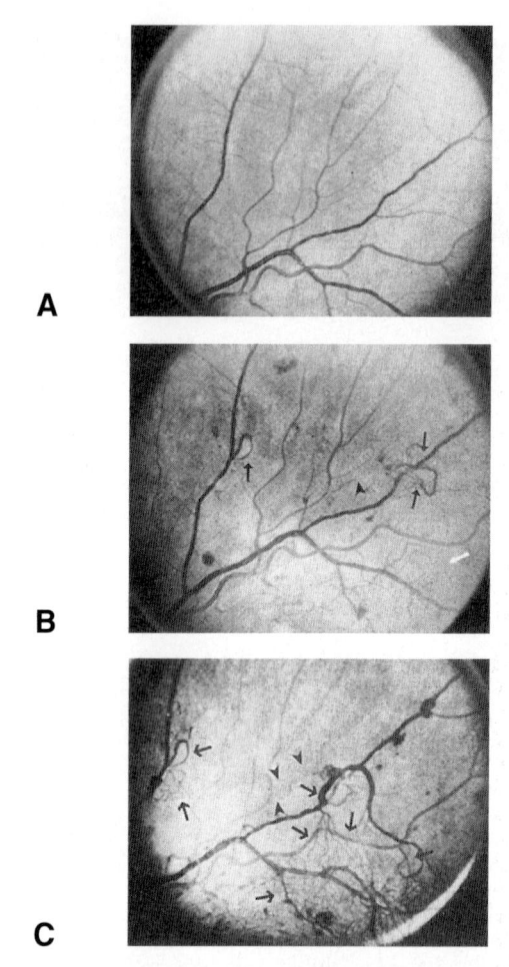

Figura 20.4 Fotografia do fundo do olho esquerdo mostrando a progressão de uma retinopatia diabética não-proliferativa para proliferativa em uma área superior e temporal à macula. (A) Quando a paciente foi vista em 11/72 ela estava com 25 anos de idade e apresentava um histórico de 14 anos de retinopatia diabética por DM1. Poucos capilares dilatados e microaneurismas retinianos estão presentes aqui, e manchas em flocos de algodão e manchas hemorrágicas estão presentes na área macular (não na fotografia). A acuidade visual é de 20/15. (B) Em 03/76, novos vasos retinianos planos (pequenas setas pretas) estão presentes. Uma terminação súbita de um ramo da arteríola (cabeça de seta preta), anormalidades microvasculares intra-retinianas (seta branca) e filete venoso estão presentes. (C) Em 10/76, há um aumento no tamanho dos novos vasos retinianos (setas pretas) e no vaso "alimentador" da veia. As pequenas arteríolas acima da veia estão revestidas e parecem brancas (cabeças de seta pequenas pretas)   (*Continua.*)

DIABETE MELITO **353**

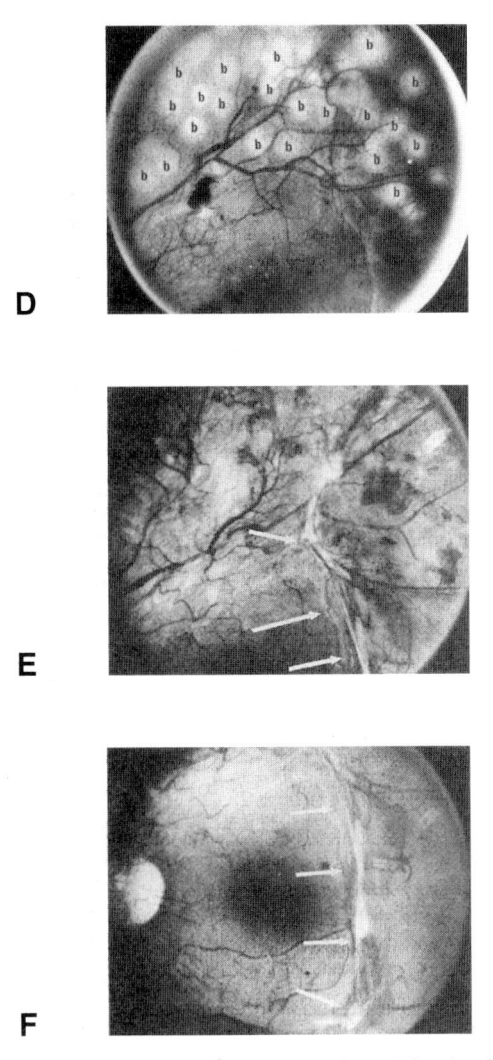

Figura 20.4 (*Continuação.*) (D) Essa fotografia foi tirada em 02/77; duas horas depois do tratamento a *laser*; a queimadura da fotocoagulação aparece branca (b). Uma pequena hemorragia pré-retiniana, aparecendo preta, está presente (cabeça de seta branca). (E, F) Em 06/77, a acuidade visual era de 20/30. Uma área de proliferação fibrovascular com força tracional da retina superior e temporal contra a mácula estava presente (setas brancas). (G, H) Em 15/07/77, outras elevações do tecido fibroproliferativo (setas brancas) levam ao aumento da tração com deslocamento da retina (det) na área acima da mácula. A acuidade visual caiu para 20/70. (I) A área da mácula descola e a paciente é

G

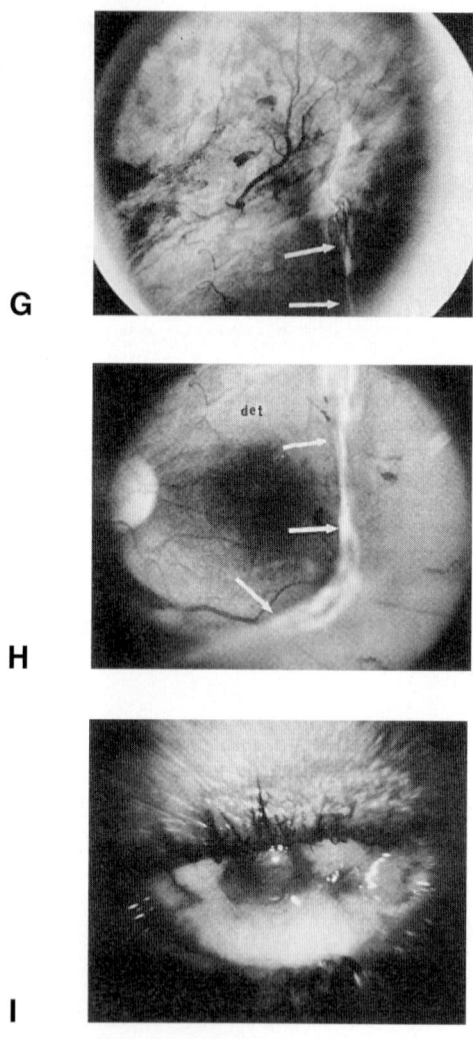

H

I

submetida a uma vitrectomia e dobra esclerótica em 28/07/77. Houve desenvolvimento de edema da córnea e sangue na câmara anterior depois da cirurgia. Depois o olho ficou debilitado (*phithisico*), e ela não apresentava percepção luminosa quando essa fotografia foi tirada, em 10/78. Seu outro olho havia sido enucleado, em 04/77, como resultado de dor oriunda de glaucoma rubeótico, secundária ao descolamento tracional da retina e hemorragia vítrea. (Cortesia do Dr. G. Bresnick, Universidade de Wisconsin. Reimpressa com autorização de Klein R,: no Olefsky JM, Sherwin R, ed.: *Diabetes Mellitus: Management and Complications*, Churchill Livingstone 1985; 101.)

TABELA 20.1 Escala Modificada de Gravidade da Retinopatia Diabética para o Tratamento Precoce

Retinopatia	Nível	Descrição detalhada
Nenhum	Nível 10	Sem retinopatia
Não-proliferativa	Nível 21	Microaneurismas (Ma) apenas ou hemorragias retinianas (H) ou exsudatos moles (Em) na ausência de microaneurismas
	Nível 31	Microaneurismas + um ou mais do seguinte: círculos venosos $\geq$ 31 μm; Em questionável, anormalidades microvasculares intra-retinianas (IRMA) ou filete venoso; e hemorragia retiniana
	Nível 37	Microaneurismas + um ou mais do seguinte: exsudato duro (Ed) e Em
	Nível 43	Microaneurismas + um ou mais do seguinte: H/Ma $\geq$ foto-padrão (FP) # 1 nos campos 4-5; H/Ma $\geq$ FP # 2A no campo 1; e IRMA nos campos 1-3
	Nível 47	Microaneurismas + um ou mais do seguinte: características IRMA e H/Ma do nível 43; IRMA nos campos 4-5; H/Ma $\geq$ FP # 2A nos campos 2-3; e filete venoso no campo 1
Proliferativa	Nível 53	Microaneurismas + um ou mais do seguinte: quaisquer 2-3 características do nível 47; H/Ma $\geq$ FP # 2A nos campos 4-5; IRMA $\geq$ FP # 8A; filete venoso em dois ou mais campos
Proliferativa sem DRS	Nível 60	Apenas proliferações fibrosas
	Nível 61	Nenhuma evidência dos níveis 60 ou 65, mas cicatrizes de fotocoagulação nas vias de "dispersão" e nas vias de confluência, provavelmente direcionadas para os novos vasos
Características de alto risco para perda visual grave (DRS-CAR)	Nível 65	Retinopatia diabética proliferativa, mas com menos características de alto risco do *Diabetic Retinopathy Study* (DRS-CAR). Lesões como seguem: neovasos em outros lugares (NOL); neovasos sobre ou dentro do diâmetro de 1 disco óptico (NDO) do disco graduado menor que FP # 10A; e hemorragia pré-retiniana (HPR) ou hemorragia vítrea (HV) < área do disco óptico (DO)
Proliferativa com DRS-CAR	Nível 71	DRS-CAR, lesões como seguem: Vh e/ou HPR $\geq$ 1 DO; NVE $\geq$ metade do DO com HV e/ou HPR; NDO < FP # 10a com HV e/ou HPR; e NDO $\geq$ FP # 10A
	Nível 75	RPD avançada, lesões como seguem: NDO $\geq$ FP # 10A com HV e/ou HPR
Proliferativa com DRS-CAR e perda da visão	Nível 85	Final da fase RPD, lesões como seguem: mácula obscurecida pela HV e/ou HPR; descolamento retiniano no centro da mácula; bulbo rígido; e enucleação secundária às complicações da retinopatia diabética.

Fonte: Klein R, Klein BEK, Moss SE, et al: *Arch Ophthalmol* 1994;112:1217.

ídos ao redor dos microaneurismas retinianos ou ficar difusos. O vazamento focal dos microaneurismas ou capilares retinianos está, normalmente, associado ao depósito de material exsudativo duro, tanto em pequenas moitas, anéis, quanto em grandes depósitos.

O edema macular, que aparece como uma densidade difusa na retina posterior, está associado à isquemia retiniana, e o exsudato duro raras vezes está presente. Os pacientes com edema difuso têm extravazamento difundido de corante fluoresceína, na direção dos capilares para o tecido retiniano, durante a angiografia. No estudo ETDRS, o edema macular clinicamente significativo foi associado ao aumento do risco para perda da visão, se não-tratado pela fotocoagulação focal.

Classificação

A maioria dos médicos, usando oftalmoscópio direto, classificará a retinopatia como ausente ou presente, ou como presente não-proliferativa ou proliferativa. Escalas mais sensíveis e reprodutíveis da gravidade da retinopatia diabética estão sendo desenvolvidas (exemplos na Tabela 20.1). De acordo com os dados do ETDRS, cada aumento gradual no nível de gravidade da retinopatia esteve associado a um aumento no risco de progressão para retinopatia proliferativa, quatro anos mais tarde. Além disso, no WESDR, o aumento da gravidade de retinopatia, conforme medido pela escala de gravidade de ETDRS, na avaliação inicial, esteve associado ao aumento do risco para perda da visão, em 10 anos. Um novo sistema internacional de classificação para a retinopatia diabética e o edema macular diabético foi proposto para ser utilizado por oftalmologistas e outros profissionais da área de saúde visual, endocrinologistas, diabetologistas e médicos clínicos que tratam de pacientes diabéticos. A oftalmoscopia dilatada é necessária para a utilização das escalas. A escala de gravidade da retinopatia tem cinco fases: (1) sem aparente retinopatia; (2) retinopatia diabética não-proliferativa leve (apenas microaneurismas); (3) retinopatia diabética não-proliferativa moderada (mais do que simples microaneurismas, mas menos do que retinopatia diabética não-proliferativa grave); (4) retinopatia diabética não-proliferativa grave (qualquer dos seguintes: mais de 20 manchas hemorrágicas intra-retinianas em cada um dos quatro quadrantes; filetes venosos definidos em mais de dois quadrantes anormalidades microvasculares intra-retinianas proeminentes em mais de um quadrante, e sem sinais de retinopatia proliferativa); e (5) retinopatia diabética proliferativa (um ou mais dos seguintes: neovascularização, hemorragia vítrea/pré-retiniana).

A contagem de microaneurismas, com base na graduação das fotografias da fundocospia, pode fornecer uma medida mais sensível da gravidade da retinopatia nas fases iniciais da doença. Vários estudos demonstram que a graduação das fotografias do fundo de olho do estereoscópio é mais sensível do que a do oftalmoscópio, para a detecção de retinopatia. A graduação computadorizada das imagens digitalizadas também é usada para determinar a presença e a gravidade da retinopatia diabética.

Patogênese

A patologia exata da retinopatia diabética é desconhecida. Assume-se que ela é uma conseqüência da hiperglicemia. Essa hipótese é suportada por (1) forte associação da retinopatia com o aumento do tempo de duração da doença; (2) descoberta da retinopatia no diabete secundário; (3) produção de retinopatia em diabete experimental em modelos-animal; e (4) resultados dos estudos epidemiológicos e ensaios clínicos que mostram uma forte relação da glicemia com a incidência e a progressão da retinopatia. No entanto, o verdadeiro mecanismo pelo qual os altos níveis de glicose sangüínea levam à retinopatia ainda é desconhecido.

Epidemiologia

Conhecer a prevalência e a incidência da retinopatia diabética e os vários fatores oculares demográficos, genéticos, sistêmicos e intrínsecos oculares é de grande importância (1) nos esforços para prevenir ou modificar o curso da retinopatia, (2) na caracterização do paciente de alto risco e (3) na estimativa das necessidades dos serviços de saúde. Vários estudos epidemiológicos forneceram dados sobre a história natural da retinopatia diabética e seus fatores de risco. Os dados de um estudo, o WESDR, de uma grande população, definida geograficamente, composta de pessoas diabéticas tipo 1 e tipo 2, examinadas em 1980-1982, em 1984-1986, e novamente em 1990-1992, e as pessoas diabéticas tipo 1 (em 1995-1996), são apresentados com o objetivo de informar sobre a incidência e a prevalência da retinopatia.

Prevalência da Retinopatia

Na avaliação inicial do WESDR, realizado de 1980 a 1982, foram encontradas altíssimas freqüências de qualquer tipo de retinopatia (71%) e de retinopatia proliferativa (23%) em um grupo de pacientes, cuja manifestação inicial ocorreu quando eram mais jovens, que foram diagnosticados antes dos 30 anos de idade, e faziam uso de insulina (n = 996). Deve-se considerar que as freqüências mais baixas de qualquer retinopatia (39%) e retinopatia proliferativa (3%) estavam presentes no grupo de pacientes, cuja manifestação inicial ocorreu quando eram mais velhos, não faziam uso de insulina, e foram diagnosticados depois dos 30 anos de idade (n = 692). Enquanto as proporções da retinopatia proliferativa e de edema macular eram muito altas no WESDR, para o grupo de manifestação precoce, o maior número de pessoas com retinopatia proliferativa ou edema macular teve suas manifestações iniciais do diabete tardiamente. Com base nos dados do WESDR, estima-se que, em 1980-1982, aproximadamente 700.000 pessoas nos Estados Unidos da América do Norte com diabete tiveram retinopatia proliferativa, das quais 130.000 participavam do Diabetic Retinopathy Study (DRS), com características de alto risco para perda visual grave, e 325.000 tiveram edema macular clinicamente significativo.

Os dados há pouco tempo publicados são baseados na análise conjunta de dois estudos baseados na população (o WESDR e o Estudo 725 de New Jersey) de pessoas diabéticas tipo 1, e de oito estudos baseados na população, incluindo o WESDR limitado a pessoas com 40 anos de idade e mais velhos com diabete tipo 2. Nesses estudos do diabete tipo 1, cujos pacientes foram diagnosticados antes dos 30 anos de idade (n = 889.000 nos EUA), 86% (n = 767.000), estimou-se que tinham uma retinopatia prevalente, e 42% (n = 376.000) tinham retinopatia com ameaça à visão (retinopatia pré-proliferativa, ou proliferativa, ou edema macular). Nos pacientes com diabete tipo 2, a prevalência estimada de retinopatia foi mais alta no WESDR do que nos sete outros estudos realizados pelo menos 10 ou mais anos depois do WESDR.

A prevalência estimada de qualquer retinopatia foi de 40%, e a prevalência de retinopatia com ameaça à visão foi de 8%. Foi estimado que, nos EUA, das pessoas com 40 anos de idade ou mais velhas, com DM2, 4 milhões apresentavam retinopatia e 900.000, retinopatia com ameaça à visão.

Incidência de Retinopatia Diabética

Incidência e progressão mais altas de retinopatia, ao longo dos 10 anos do estudo WESDR, foram encontradas no grupo de manifestação inicial precoce, considerando que a incidência e a progressão mais baixas foram encontradas no grupo de manifestação inicial tardia, cujos pacientes não faziam uso de insulina. No grupo e na manifestação inicial precoce, 89,3% não apresentavam retinopatia e 29,8% não apresentavam retinopatia proliferativa na avaliação inicial, e desenvolveram retinopatia e retinopatia proliferativa, respectivamente, no decorrer dos 10 anos de acompanhamento. A incidência de retinopatia proliferativa, em 10 anos, foi de 10% no grupo de manifestação inicial tardia, cujos pacientes não faziam uso de insulina na avaliação inicial. As estimativas dos casos de incidência de retinopatia proliferativa, no período de 10 anos, foram mais altas no grupo de manifestação inicial tardia do que no grupo de manifestação inicial precoce (387 *versus* 226). Esses dados enfatizam a necessidade de encaminhamento oportuno e cuidado oftalmológico apropriado dos pacientes diabéticos tipo 2 (DM2).

Independente das acentuadas alterações no controle do diabete tipo 1 (DM1), ao longo dos 10 anos do período de acompanhamento do WESDR, existiram poucas diferenças significativas na incidência anual estimada de retinopatia diabética proliferativa nos primeiros quatro anos do estudo, comparadas com os últimos seis anos do estudo (Figura 20.5). Com base nos dados do WESDR, foi estimado que no período

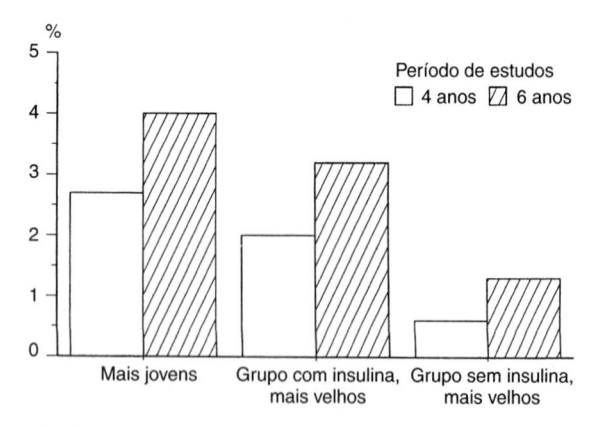

Figura 20.5 Incidência anual estimada da retinopatia proliferativa nos primeiros quatro anos e nos últimos seis no grupo de pacientes com manifestação inicial precoce que faziam uso de insulina, e nos grupos de pacientes com manifestação inicial tardia e que não faziam uso de insulina no *Wisconsin Epidemiologic Study of Diabetic Retinopathy*.

de 10 anos, dos 5.800.000 de norte-americanos com diabete diagnosticado em 1980, 915.000 desenvolveram retinopatia proliferativa, e 320.000 desenvolveram retinopatia proliferativa com características de alto risco para DRS.

Fatores de Risco para a Retinopatia Diabética

Características Demográficas

Enquanto poucas diferenças na prevalência ou incidência do diabete têm sido observadas com base no gênero, dados recentes sugerem diferenças entre os vários grupos raciais e étnicos. Os dados dos estudos com os índios Pima e os índios de Oklahoma com DM2 mostraram um maior risco de desenvolvimento de retinopatia proliferativa do que o risco encontrado em pacientes brancos não-hispânicos DM2, do estudo WESDR. De acordo com os resultados da pesquisa *Third National Health and Nutrition Examination Survey* (NHANES III), o risco para retinopatia em brancos não-hispânicos foi comparável àquele em pretos não-hispânicos, e a metade nos norte-americanos de origem mexicana. A prevalência da retinopatia, reportada no WESDR, na segunda geração dos norte-americanos de origem japonesa diabéticos (12%) foi significativamente mais baixa do que aquela reportada para os pacientes diabéticos tratados no Hospital Universitário de Tokio (47-49%), e aquela para homens brancos diabéticos que não faziam uso de insulina (36%). Os fatores geográficos e não-mensurados também podem resultar em variações nos grupos étnicos similares.

É raro encontrar sinais de retinopatia diabética em crianças menores de 10 anos de idade, independente do tempo de duração do DM1. Depois dessa idade, a freqüência e a gravidade da retinopatia começam a aumentar. A idade exerce pouco efeito na prevalência ou incidência de retinopatia diabética nos pacientes cuja manifestação inicial ocorreu tardiamente. No WESDR, poucas pessoas de 75 anos de idade ou mais velhas com DM2 desenvolveram retinopatia proliferativa ao longo dos 10 anos do período de acompanhamento.

Fatores Genéticos

As relações dos fatores genéticos específicos de aumento da suscetibilidade à retinopatia diabética não estão esclarecidas. Dados para uma relação genética são oriundos de estudos que demonstram a gravidade e o início da manifestação de retinopatia similares entre os gêmeos idênticos correspondentes. Além disso, um aumento no risco para retinopatia grave (risco relativo 3,1 para IC 95% 1,2-7,8) foi observado entre os parentes de pacientes diabéticos tipo 1 positivos para retinopatia *versus* pacientes diabéticos tipo 1 negativos para retinopatia, no estudo *Diabetes Control and Complications Trial* (DCCT).

Alguns estudos descobriram relações entre a retinopatia e os vários antígenos HLA, enquanto outros estudos não encontraram essa relação. As razões porque antígenos específicos HLA aumentariam o risco de desenvolvimento de retinopatia mais grave não são aparentes. O estudo de fatores genéticos específicos associados à patogênese da retinopatia, como a glicosilação, atividade aldose redutase, formação de colágeno, disfunção endotelial, inflamação e adesividade, e agregação plaquetárias podem permitir uma melhor compreensão das possíveis relações causais entre os fatores genéticos e a retinopatia diabética.

Duração do Diabete

O aumento da freqüência e da gravidade da retinopatia diabética, da retinopatia proliferativa e do edema macular é proporcional ao aumento do tempo de duração do diabete. Por exemplo, a prevalência de retinopatia 3-4 anos depois do diagnóstico de diabete no WESDR, no grupo de pacientes DM1, cuja manifestação inicial ocorreu quando os pacientes eram mais jovens, foi de 14,5% nos homens e 24% nas mulheres, e em todos os casos foi leve (Figura 20.6). No entanto, nas pessoas com diabete por 19-20 anos, 50% dos homens e 33% das mulheres desenvolveram retinopatia proliferativa. Logo após o diagnóstico de diabete, a retinopatia foi mais freqüente no grupo de pacientes cuja manifestação inicial ocorreu tardiamente, comparados com os pacientes do grupo cuja manifestação inicial ocorreu de forma precoce. Nos primeiros três anos depois do diagnóstico de diabete, 23% dos pacientes do grupo de manifestação inicial tardia, que não faziam uso de insulina desenvolveram retinopatia, e 2% desenvolveram retinopatia proliferativa (Figura 20.7). No entanto, depois de 20 anos de diabete, os pacientes cuja manifestação inicial ocorreu tardiamente e não faziam uso de insulina desenvolveram menos retinopatia (60% *versus* 99%) ou retinopatia proliferativa (5% *versus* 53%) do que os pacientes cuja manifestação inicial ocorreu de forma precoce.

Os dados do WESDR e outros estudos sugerem que, antes da puberdade ou dentro dos cinco anos a partir do diagnóstico, os pacientes DM1, cuja manifestação inicial ocorreu precocemente, não precisam de exame oftalmoscópico para detectar retinopatia proliferativa ou edema macular.

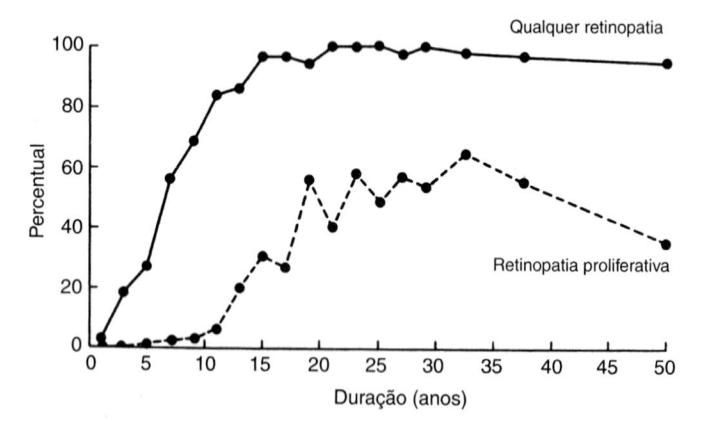

Figura 20.6 Freqüência da retinopatia ou retinopatia proliferativa em relação ao tempo de duração do diabete, em anos, em 995 pacientes fazendo uso de insulina, diagnosticados como diabéticos antes dos 30 anos de idade, que participaram do estudo Wisconsin Epidemiologic Study of Diabetic Retinopathy. (Reimpressa com autorização de Klein R, Klein BEK, Moss SE, et al: *Arch Ophthalmol* 1984;102:520.)

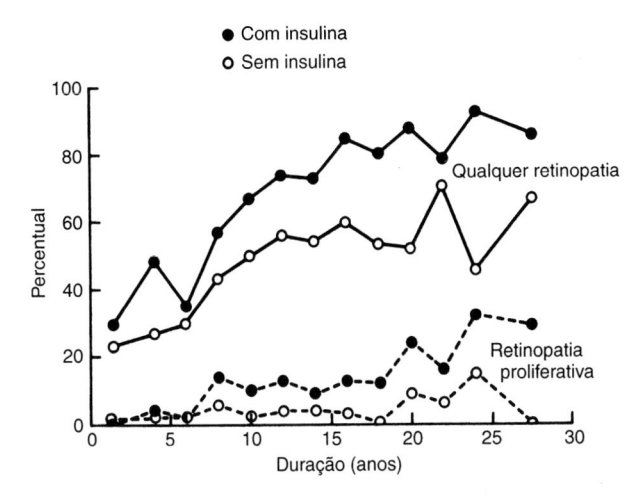

Figura 20.7 Freqüência da retinopatia ou retinopatia proliferativa em relação ao tempo de duração do diabete, em anos, em 673 pacientes fazendo uso de insulina, e 697 pacientes sem o uso de insulina, diagnosticados como diabéticos depois dos 29 anos de idade, que participaram do estudo *Wisconsin Epidemiologic Study of Diabetic Retinopathy*. (Reimpressa com autorização de Klein R, Klein BEK, Moss SE, et al: *Arch Ophthalmol* 1984; 102:520.)

Idade do Diagnóstico

A idade no diagnóstico não esteve relacionada à incidência ou à progressão da retinopatia diabética em nenhum dos grupos diabéticos acompanhados do WESDR. No entanto, depois do controle de outros fatores de risco, em um grupo com DM2, em Rochester, Minnesota, o desenvolvimento de retinopatia foi associado ao diagnóstico realizado em uma idade mais jovem.

Controle da Hiperglicemia

A revisão da literatura experimental existente usando modelos-animal deixa poucas dúvidas em relação à forte relação entre o bom controle glicêmico e a reduzida retinopatia. Do mesmo modo, estudos epidemiológicos demonstram de forma consistente uma associação entre o bom controle glicêmico e a incidência e progressão da retinopatia diabética. Os dados do WESDR demonstraram que menor taxa de glicemia em qualquer fase da retinopatia, antes da fase proliferativa e com qualquer tempo de duração do diabete, estava associada a uma menor incidência e progressão de retinopatia.

Os resultados do DCCT e UKPDS, estudos randomizados do controle metabólico, mostraram que o controle glicêmico intensivo reduz o risco de progressão da retinopatia, a incidência de edema macular e a necessidade de fotocoagulação panretiniana, comparado ao tratamento convencional com insulina (Tabela 20.2 e Figura 20.8).

TABELA 20.2 Desenvolvimento e Progressão das Complicações a Longo Prazo do Diabetes nos Grupos de Estudo e Redução do Risco com a Terapia Intensiva quando Comparadas com a Terapia Convencional*

	Prevenção Primária			Intervenção Secundária			Ambos os Grupos[†]	
	Terapia convencional	Terapia intensiva	Redução do risco	Terapia convencional	Terapia intensiva	Redução do risco		Redução do risco
Complicações	(taxa/100 pacientes/ano)		% (IC 95%)	(taxa/100 pacientes/ano)		% (IC 95%)		% (IC 95%)
≥ 3 fases sustentadas da retinopatia	4,7	1,2	76 (62-85)[‡]	7,8	3,7	54 (39-66)[‡]		63 (52-71)[‡]
Edema macular[§]	—	—	—	3,0	2,0	23 (213-48)		26 (28-50)
Retinopatia severa não-proliferativa ou proliferativa[§]	—	—	—	2,4	1,1	47 (14-67)[¶]		47 (15-67)[¶]
Tratamento a laser[¶,#]	—	—	—	2,3	0,9	56 (26-74)[‡]		51 (21-70)[¶]

*As taxas apresentadas são taxas absolutas do desenvolvimento e da progressão das complicações em 100 pacientes/ano. As reduções do risco representam a comparação do tratamento intensivo com o tratamento convencional, expressos como um percentual e calculados a partir de um modelo dano-proporcional com ajuste para os valores da avaliação inicial, conforme observado, exceto no caso de neuropatia. O IC denota intervalo de confiança.
[†] Estratificado de acordo com os grupos de prevenção primária e de prevenção secundária.
[‡] $p \leq 0{,}002$ pelo teste de soma da graduação com dois dígitos.
[§] Pouquíssimos eventos ocorreram no grupo de prevenção primária para permitir análise da magnitude dessa variável.
[¶] $p < 0{,}04$ pelo teste de soma da graduação com dois dígitos.
[#] Denota o primeiro episódio da terapia a laser de edema macular na retinopatia proliferativa.
Fonte: O DCCT Research Group: N Eng J Med 1993; 329:977

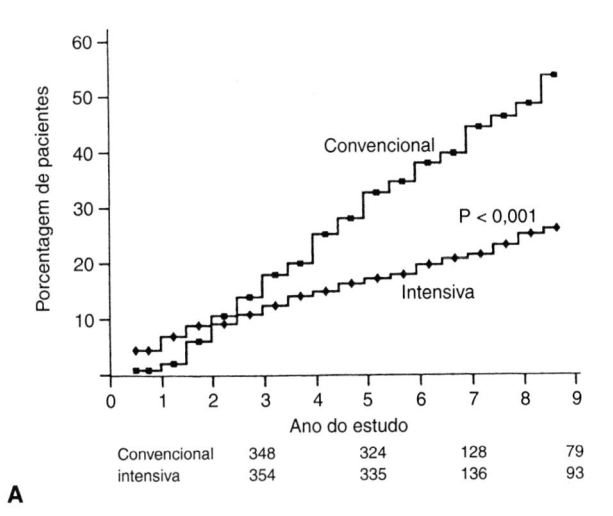

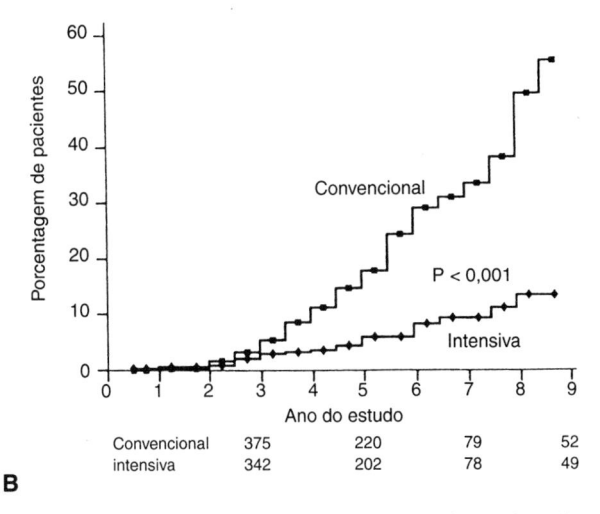

Figura 20.8 Incidência cumulativa de uma alteração sustentada na retinopatia em pacientes com DM1, sob terapia intensiva ou convencional em (A) prevenção primária e (B) intervenção secundária. Fonte: *Diabetes Control and Complications Trial.* (Reimpressa com autorização do DCCT Research Group: *N Engl J Med* 1993; 329:977.)

Pressão Sangüínea

Pelo fato de a pressão sangüínea elevada *per se* poder causar muitas das lesões associadas à retinopatia diabética (p. ex., manchas em flocos de algodão, hemorragias retinianas e microaneurismas), não se espera que uma associação positiva entre a pressão sangüínea e a gravidade da retinopatia e o edema macular seja reportada. As descobertas dos estudos controlados suportam fortemente o rígido controle da pressão sangüínea em pacientes DM2 como uma forma de prevenir a perda visual devido à progressão da retinopatia diabética.

Proteinúria e Nefropatia Diabéticas

A prevalência e a gravidade da retinopatia diabética estão associadas à presença de nefropatia diabética, manifestada pela microalbuminúria ou proteinúria total. Os dados do WESDR sugerem que a proteinúria total seja um indicador de risco para a retinopatia proliferativa, e esses pacientes poderão se beneficiar com as avaliações oftalmológicas mais freqüentes. Os pacientes sob diálise ou após transplante renal normalmente experimentam uma estabilização da função visual.

Lipídeos Séricos

As informações referentes à relação dos lipídeos séricos com a retinopatia diabética são inconsistentes. No WESDR, o colesterol sérico total mais elevado foi associado a uma maior prevalência de exsudatos duros retinianos em pacientes sob o uso da insulina. Os ensaios clínicos randomizados e controlados, para investigar se os agentes redutores de lipídeos, como os inibidores da HMG redutase, previnem a incidência e a progressão de retinopatia e perda visual estão em andamento.

Histórico Social e Situação Socioeconômica

Os resultados de estudos que pesquisam a relação entre o tabagismo e o consumo de álcool ou a situação socioeconômica e a retinopatia diabética mostram-se inconsistentes.

Massa Corporal (Obesidade)

A gravidade da retinopatia tem sido reportada como estando inversamente correlacionada com o índice de massa corporal em pacientes diabéticos que não usam a insulina. Essa descoberta é compatível com o conceito de que pacientes obesos, com manifestação inicial tardia, que não usam insulina, apresentam uma forma mais leve da doença.

Gravidez

Entre as mulheres diabéticas, ocorre o aumento do desenvolvimento da retinopatia proliferativa ou sua progressão durante a gravidez.

As atuais recomendações para o controle incluem avaliação por um oftalmologista para todas as pacientes diabéticas tipo 1, considerando uma gravidez ou aquelas que pretendem ficar grávidas. Essas mulheres com ou sem retinopatia leve, embora de baixo risco para progressão, deverão ser acompanhadas por um oftalmologista e observadas com mais freqüência do que o normal durante a gestação (talvez a cada

2-3 meses), especialmente se elas desenvolverem complicações (p. ex., toxemia ou progressão da retinopatia). Pelo fato de que a fotocoagulação panretiniana parece causar regressão significativa dos vasos sangüíneos retinianos e prevenir uma grave redução da visão, as mulheres com grave retinopatia pré-proliferativa ou proliferativa deverão ser encaminhadas para um tratamento adequado.

Retinopatia, Co-Morbidade e Mortalidade

A retinopatia grave está associada aos fatores de risco para doença cardiovascular, como o aumento do fibrinogênio, a hiperglicemia e a agregação plaquetária elevadas. Provavelmente, isso explica, em parte, porque os pacientes com retinopatia diabética apresentam uma maior prevalência para doença coronariana. No WESDR, os pacientes com retinopatia proliferativa apresentaram um elevado risco para desenvolver infarto do miocárdio, acidente vascular cerebral, nefropatia diabética e amputação (Tabela 20.3). O uso de aspirina não previne a incidência ou a progressão da retinopatia. O risco para o óbito também aumenta com o aumento da gravidade da retinopatia (Figuras 20.9 e 20.10), o que é consistente com a associação entre a retinopatia grave e as incidências de doença cardiovascular e nefropatia diabética. Esses dados sugerem que os pacientes diabéticos com retinopatia deverão ficar sob supervisão médica cuidadosa para diagnóstico e tratamento da doença cardiovascular.

Terapia Médica

Estudos epidemiológicos, o DCCT (para DM1) e o UKPDS (para DM2), demonstram claramente uma significativa redução na incidência e na progressão da retinopatia, pela redução da hiperglicemia. Os resultados dos ensaios clínicos do UKPDS e do EUCLID sugerem que o controle da pressão sangüínea também pode reduzir a progressão da retinopatia diabética, independente do controle glicêmico. Outros medicamentos (p. ex., anticoagulantes, inibidores aldose-redutase, e aspirina), no entanto, não previnem ou reduzem a progressão da retinopatia diabética.

Terapia Cirúrgica

Fotocoagulação

Os efeitos benéficos da fotocoagulação foram documentados no estudo Diabetic Retinopathy Study (DRS), em 1972. Um total de 1.758 pacientes com retinopatia proliferativa em pelo menos um olho, ou retinopatia grave não-proliferativa, ou proliferativa em ambos os olhos foram designados aleatoriamente para a fotocoagulação ou o acompanhamento conservador. O risco de perda visual grave nos olhos tratados foi menor do que a metade daquele nos olhos do grupo de controle não-tratados (Figura 20.11). Os pesquisadores concluíram que, nos olhos com características de alto risco para retinopatia, o risco de grave perda visual sem tratamento foi de 25% em dois anos, sendo reduzido para 12% com o tratamento. Os resultados do ETDRS sugeriram que o tratamento panretiniano precoce dos olhos com retinopatia proliferativa de alto risco poderá resultar em uma redução de 90% no risco para perda da visão.

TABELA 20.3 Risco Relativo da Prevalência e Quatro Anos de Incidência de Infarto do Miocárdio, Acidente Vascular Cerebral e Amputação nas Extremidades Inferiores Associados à Presença de Retinopatia Proliferativa, Corrigida para Idade, no *Estudo Wisconsin Epidemiologic Study of Diabetic Retinopathy*

	Infarto do miocárdio		Acidente vascular cerebral		Amputação de extremidade inferior	
	RR	IC 95%	RR	IC 95%	RR	IC 95%
Grupo com início na idade mais jovem						
Prevalência	3,5	1,5-7,9	2,6	0,7-9,7	7,1	2,6-9,7
Incidência	4,5	1,3-15,4	1,6	0,4-5,7	6,0	2,1-16,9
Grupo com início na idade mais velha sob insulinoterapia						
Prevalência	0,8	0,4-1,4	1,2	0,6-2,4	4,2	2,3-7,9
Incidência	1,2	0,5-3,4	2,9	1,2-6,8	3,4	0,9-13,2
Grupo com início na idade mais velha sem insulinoterapia						
Prevalência	0,3	0-2,4	2,9	0,9-2,4	5,2	0,6-45,0
Incidência	1,5	0,2-12,5	6,0	1,1-32,6	7,0	0,8-64,4

RR, Risco relativo; IC, Intervalo de confiança.
Fonte: Reimpressa com autorização de Klein R, Klein BEK, Moss SE: *Diabetes Care* 1992; 15:1875.

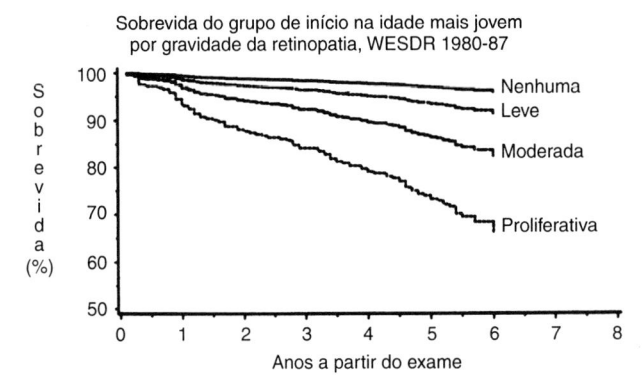

Figura 20.9 Curvas de sobrevida ajustadas por sexo e idade para o estado da retinopatia diabética na avaliação inicial, em pacientes de manifestação inicial quando eram mais jovens, participantes do estudo de Wisconsin Epidemiologic Study of Diabetic Retinopathy. (Reimpressa com autorização de Klein R, Moss SE, Klein BEK, et al: *Arch Internal Med* 1989; 149:266.)

Nos olhos com retinopatia grave não-proliferativa inicial ou moderada (Níveis 21-47; veja Tabela 20.1), existe pouca ou nenhuma razão para tratar com fotocoagulação panretiniana, por causa do risco relativamente baixo de progressão para perda visual e do risco das complicações associadas com tal tratamento. No entanto, para

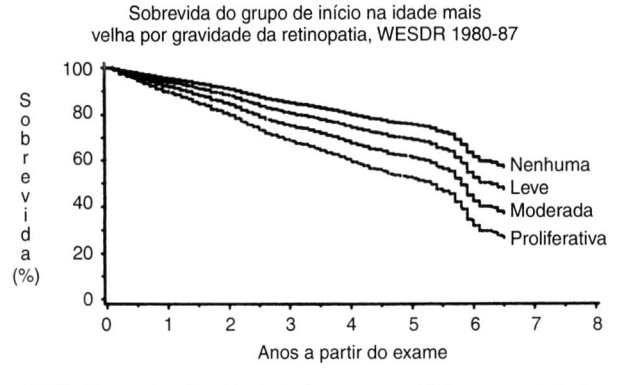

Figura 20.10 Curvas de sobrevida ajustadas por sexo e idade para o estado da retinopatia diabética na avaliação inicial, em pacientes de manifestação inicial quando eram mais velhos, participantes do estudo de Wisconsin Epidemiologic Study of Diabetic Retinopathy. (Reimpressa com autorização de Klein R, Moss SE, Klein BEK, et al: *Arch Internal Med* 1989; 149:266.)

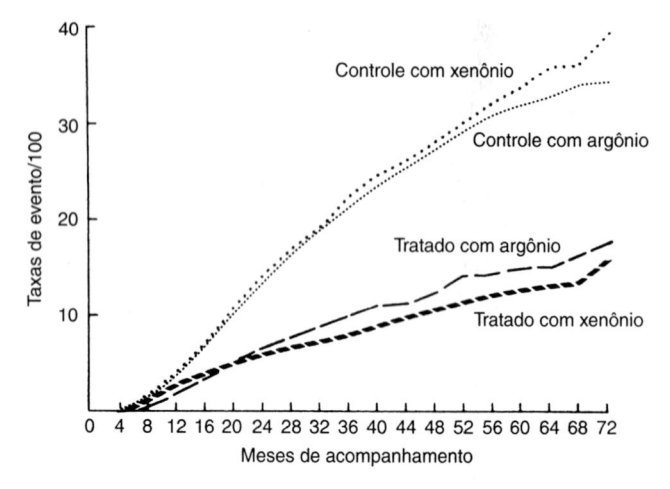

Figura 20.11 Taxas cumulativas de perda visual grave (5/200 ou menos) no Diabetic Retinopathy Study Group. (Reimpressa com autorização de Diabetic Retinopathy Study Group: *Ophthalmology* 1981;88:583.)

as pessoas cujos ambos os olhos apresentam retinopatia pré-proliferativa bilateral ou retinopatia proliferativa bilateral, sem as complicações do alto risco de DRS (Nível 53 ou 65; veja Tabela 20.1), os dados sugerem que poderá haver algum benefício no início imediato da fotocoagulação panretiniana em pelo menos um dos olhos. A fotocoagulação também poderá melhorar o edema macular.

Vitrectomia

A vitrectomia poderá ser recomendada se não estiver ocorrendo a remoção da hemorragia vítrea depois de alguns poucos meses nos pacientes DM1, ou depois de 6-12 meses nos pacientes DM2. O procedimento poderá ser realizado logo se houver sinais ecográficos ou outra evidência para um descolamento tradicional da retina ou envolvimento da área macular. Os principais objetivos da cirurgia vítrea são limpar o eixo ótico das opacidades e eliminar a força tracional sobre a retina. Em uma série de pacientes, a melhora visual depois da vitrectomia tem sido reportada em 50-66% dos olhos operados. Existe um benefício significativo em termos de recuperação da acuidade visual com a vitrectomia precoce (logo após a ocorrência da hemorragia vítrea) para os pacientes DM1.

DEFICIÊNCIA VISUAL

O diabete é uma importante causa da deficiência visual. Ele é responsável pela estimativa de 5.000 novos casos de cegueira legal (acuidade visual de 20/200, ou pior no olho melhor) nos Estados Unidos da América do Norte a cada ano. A cegueira é 29 vezes mais comum nos diabéticos do que em pessoas não-diabéticas. Aproximadamente 8% das pessoas legalmente cegas reportaram o diabete como a etiologia da sua cegueira, e estima-se que nos EUA mais de 12% dos novos casos de cegueira sejam atribuídos ao diabete.

Dados muito recentes de oito estudos, baseados na população (exceto o WESDR) composta por pessoas com 40 anos de idade ou mais, examinaram pessoas com mais de 20 anos de diagnóstico de retinopatia diabética como uma causa primária da cegueira legal (melhor acuidade visual corrigida menor do que 20/200 no olho melhor) em 5,4% de brancos, 7,3% de negros e 14,3% de hispânicos e deficientes visuais (melhor acuidade visual corrigida menor do que 20/40 no olho melhor) em 4,9% de brancos, 14,5 de pretos e 13% de hispânicos.

A prevalência da cegueira em pacientes diabéticos está relacionada à idade atual e ao tempo de duração do diabete em ambos os grupos: os de manifestação na idade jovem e na idade mais avançada. Os olhos com retinopatia mais grave correm o risco de cegueira. Outros fatores de risco para deficiência visual incluem a idade, o tempo de duração do diabete, a gravidade da retinopatia, a hemoglobina glicosilada mais elevada e a proteinúria total.

Os pacientes diabéticos como um grupo apresentam menor visão colorida do que as pessoas não-diabéticas. Com a progressão da maculopatia, mais deterioração na visão das cores é encontrada.

Uma causa freqüente de alteração súbita na visão, especialmente em crianças e adolescentes diabéticos, está relacionada a uma alteração no meio de refração. Em adultos isso pode ser um dos sintomas presentes na época do diagnóstico.

O edema osmótico reversível das lentes, devido a alterações rápidas na glicemia, são julgadas como responsáveis por esse fenômeno. Com melhor controle da glicemia, a refração e a acuidade voltam aos níveis anteriores.

As cataratas também podem, freqüentemente, causar uma redução na visão de pessoas diabéticas. No WESDR, várias análises indicaram que a idade e o tempo de duração do diabete eram os mais importantes fatores de risco para a presença de catarata. A gravidade da retinopatia diabética foi associada a um pequeno, mas significativo, aumento no risco. O controle glicêmico em pessoas DM2 pode reduzir a progressão de cataratas. No UKPDS, houve 34% de redução na extração de cataratas entre os pacientes do grupo de controle intensivo glicêmico comparados com o grupo de tratamento convencional.

A maioria dos relatos também descreve uma prevalência mais alta de hipertensão ocular e glaucoma de ângulo aberto em diabéticos do que em pessoas não-diabéticas. Além disso, os pacientes com glaucoma de ângulo aberto ou hipertensão ocular são reportados como tendo uma prevalência mais alta de diabete. Em virtude de os pacientes diabéticos poderem ser de maior risco para glaucoma, a medida da pressão intra-ocular, o exame oftalmoscópico para alterações da configuração e o tamanho do disco óptico são uma parte importante do controle oftalmológico desses pacientes. Em pacientes que desenvolvem glaucoma, a intervenção médica é, normalmente, bem-sucedida na prevenção ou no retardo de maior perda visual.

CONTROLE OFTALMOLÓGICO

Pelo fato de que é possível, em muitos casos, prevenir a perda visual com a fotocoagulação, e porque a retinopatia proliferativa e o edema macular clinicamente significativo podem estar presentes antes de afetarem a visão, é importante identificar as pessoas diabéticas para a necessidade de avaliação oftalmológica. A necessidade de exames cuidadosos realizados pelos oftalmologistas está documentada por Sussman e colaboradores. Eles descobriram que residentes médicos especializados em endocrinologia e diabete diagnosticaram corretamente a presença de retinopatia proliferativa em apenas 49% dos pacientes que examinaram (sob condições ideais), considerando que os oftalmologistas e os especialistas em retina diagnosticaram corretamente sua presença em 96% dos casos.

As orientações desenvolvidas e implementadas sugerem que todos os pacientes diabéticos sejam informados das possíveis complicações oculares e do papel do oftalmologista no controle (detecção e prevenção) dessas complicações (Tabela 20.4). Os pacientes com controle glicêmico insatisfatório, grávidas ou com albuminúria deverão ser especialmente examinados por um oftalmologista, já que podem ser de risco maior para a progressão da retinopatia.

REABILITAÇÃO

A deficiência visual no diabete pode variar desde alterações mínimas na visão das cores a uma total cegueira, e pode incluir período de progressão rápida ou lenta, com flutuações na visão devido à hemorragia vítrea recorrente ou edema macular. Pacientes diabéticos com deficiência visual, sob o uso de insulina, apresentam problemas específicos relacionados com o controle da sua doença, incluindo a identificação do tipo de insulina, a determinação da quantidade de insulina no frasco, a dosagem, as áreas de aplicação da injeção, o monitoramento dos níveis de glicose usando as fitas reagentes para teste sangüíneo e os cuidados com os pés. Uma série de auxiliadores específicos para baixa visão, dispositivos para administração de insulina e de auxílio para o monitoramento da glicose está disponível para o paciente diabético deficiente visual. Dependendo do grau da deficiência visual, os serviços de reabilitação, incluin-

TABELA 20.4 Recomendações para o Cuidado com os Olhos dos Pacientes Diabéticos

O médico informa ao paciente, na época do diagnóstico de diabete, que:
  As complicações oculares estão associadas ao diabete e podem prejudicar a visão.
  O controle glicêmico e da pressão sangüínea reduz o risco de desenvolvimento da retinopatia.
  A detecção e o tratamento oportunos da retinopatia podem reduzir o risco de diminuição da visão.

Devem ser encaminhados para um médico especializado em oftalmoscopia:
  Todos os pacientes de 10-30 anos de idade que apresentam ≥ 5 anos de diabetes
  Todos os pacientes diabéticos diagnosticados depois dos 30 anos de idade na época do diagnóstico ou logo após.

Devem ser encaminhados para um oftalmologista:
  Todas as mulheres com diabete melito tipo 1 com planos de gravidez dentro de 12 meses, no primeiro trimestre, e depois a critério do oftalmologista.
  Os pacientes com acuidade visual corrigida reduzida, pressão intra-ocular elevada e qualquer outra anormalidade ocular prejudicial à visão.

Fonte: Reimpressa com autorização de Klein R, Klein BEK, Moss SE: *Diabetes Metab Rev* 1989; 55:559.

do clínicas para pacientes com baixa acuidade visual, centros de reabilitação vocacional estaduais e escolas para cegos estão disponíveis. Ajudar o paciente a aceitar a perda parcial ou total da visão é uma etapa importante no planejamento das providências de vida e no desenvolvimento das estratégias para enfrentar as dificuldades.

AGRADECIMENTOS

O autor agradece o apoio financeiro EY03083 do *National Eye Institute*. Ele agradece à Dra. Bárbara E. K. e ao Sr. Scot Moss, pela revisão do manuscrito, a Gene Knutson e a Michael Neider, pela preparação das fotografias, e a Collen Comeau, pela assistência secretarial.

LEITURA COMPLEMENTAR

The Eye Diseases Prevalence Research Group. Causes and prevalence of visual impairment among adults in the United States. *Arch Ophthalmol* 2004; 122:477.

The Eye Diseases Prevalence Research Group. The prevalence of diabetic retinopathy among adults in the United States. *Arch Ophthalmol* 2004; 122:552

Klein R: Prevention of visual loss from diabetic retinopathy. *Surv Ophthalmol* 2002; 47 (Suppl 2):S246.

Roy MS, Klein R, O' Colmain BJ, et al: The prevalence of diabetic retinopathy among adult type 1 diabetic persons in the United States. *Arch Ophthalmol* 2004; 122:546.

Wilkinson CP, Ferris FL, Klein R, et al: Proposed international clinical diabetic retinopathy and diabetic macular edema disease severity scales. *Ophthalmology* 2003; 11:1677.

Para uma discussão mais detalhada sobre este tópico e bibliografia adicional, consulte, por favor, Porte *et al*: *Ellenberg & Rufkin's Diabetes Mellitus*, 6th ed., Capítulo 41.

21 | Nefropatia Diabética
Ralph A. DeFronzo

INTRODUÇÃO

A doença renal é, de forma geral, de ocorrência muito comum nos indivíduos com diabete melito. De aproximadamente um milhão de pessoas, nos Estados Unidos da América do Norte com diabete melito tipo 1 (DM1), 30-40% eventualmente desenvolvem insuficiência renal terminal (Figura 21.1). Infelizmente, existe uma pequena evidência de que a incidência da nefropatia diabética em pacientes DM1 mudou na última década. A incidência geral da doença renal no diabete melito tipo 1 (DM2) é de 5-10%, no entanto, a incidência varia de forma considerável entre os grupos étnicos, sendo 3-4 vezes maior em negros e hispânicos, e 7 vezes maior em nativos norte-americanos, comparados com brancos. Em termos absolutos, mais pacientes com DM2 do que com DM1, eventualmente, evoluem para uma insuficiência renal terminal. A magnitude do problema pode ser estimada de maneira correta quando é constatado que, a cada três pacientes iniciados na diálise, um possui diabete melito.

PATOGÊNESE DA NEFROPATIA DIABÉTICA

Os fatores adquiridos e os genéticos são mencionados para explicar o desenvolvimento da doença renal diabética. A teoria dos fatores adquiridos diz que a hiperglicemia coloca em atividade várias anormalidades metabólicas e hemodinâmicas, levando ao quadro histológico e clínico observado nos pacientes com nefropatia diabética (Figura 21.2). A segunda teoria debate sobre que fatores genéticos são primariamente responsáveis pelas alterações na estrutura e na função renais. O melhor resumo dos dados disponíveis indica que os desarranjos metabólicos operam no histórico genético, que predispõe os rins ao desenvolvimento da glomeruloesclerose diabética em pacientes com insatisfatório controle glicêmico.

ALTERAÇÕES HISTOPATOLÓGICAS

Três importantes alterações histopatológicas têm sido descritas em rins diabéticos: glomeruloesclerose, envolvimento vascular e doença tubulointersticial.

Glomeruloesclerose

O envolvimento de glomérulo é a característica mais típica da nefropatia diabética, com proteinúria e/ou redução na taxa de filtração glomerular (TFG), a mais comum

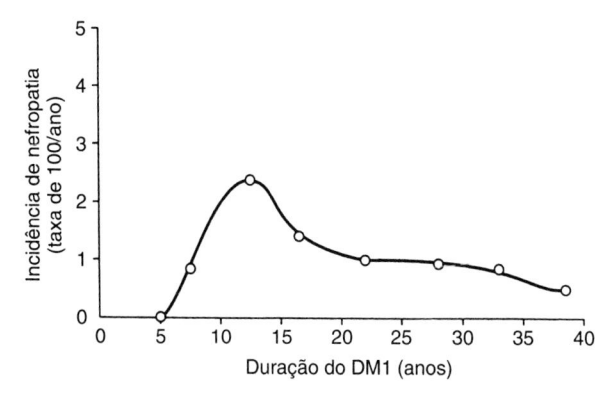

Figura 21.1 Incidência de nefropatia de acordo com o tempo de duração do diabete melito tipo 1. (Adaptada de Krolewski AS, Warram JH, Rand LI et al. *N Engl J Med* 1987; 317:1390.)

das anormalidades laboratoriais, sugerindo disfunção glomerular. Das lesões glomerulares distintas, o espessamento da membrana basal glomerular representa uma anormalidade inicial e característica dos pacientes com glomeruloesclerose diabética (Figura 21.3a). A glomeruloesclerose intercapilar é a anormalidade histológica mais comum. E, em 40-50% dos pacientes, grandes nódulos acelulares (Kimmelsteil-Wil-

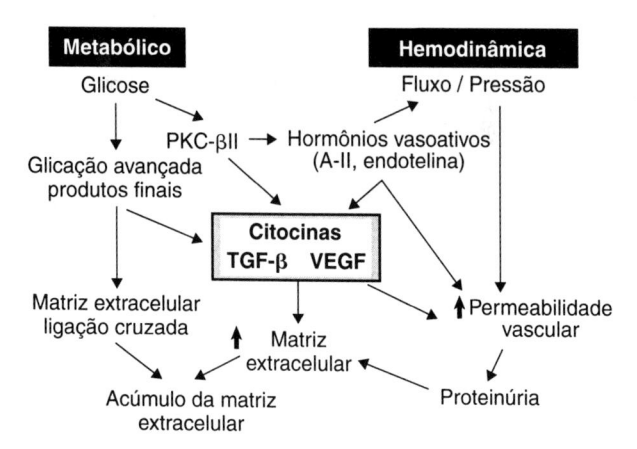

Figura 21.2 Esquema patogênico ilustrando a contribuição dos fatores metabólicos e hemodinâmicos para o desenvolvimento da nefropatia diabética. A-II, angiotensina II; PKC-βII, proteína C-quinase; VEGF, fator de crescimento endotelial vascular.

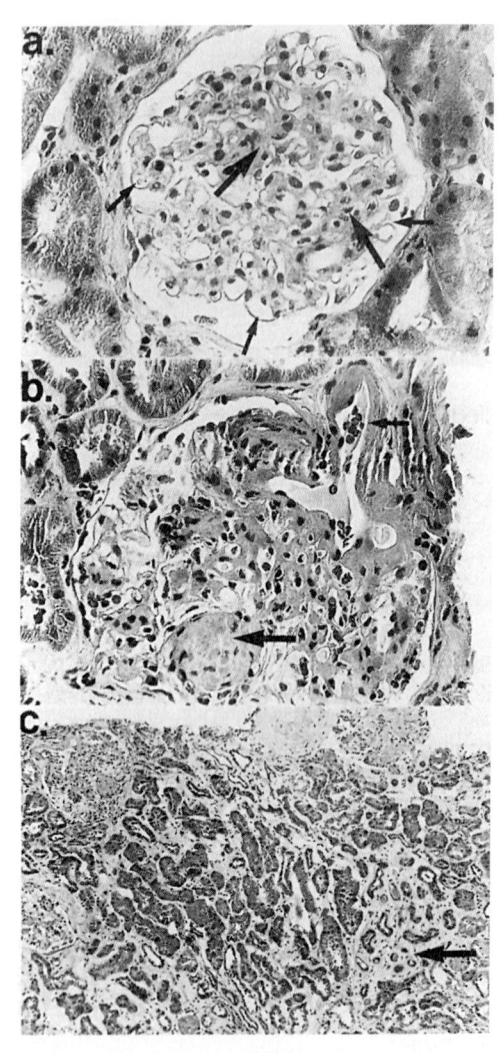

Figura 21.3 (a) Glomeruloesclerose diabética difusa com acentuada hiperplasia matriz mesangial (setas grossas) e membrana basal glomerular espessa (setas finas). Nenhuma hipercelularidade está evidente. (b) Nódulos (setas grossas) normalmente são observados nos ciclos capilares periféricos e raras vezes são vistos sem a lesão difusa. Observe a proeminente arterioloesclerose nas arteríolas aferentes e eferentes. (c) Fibrose intersticial, atrofia tubular (setas grossas), e espessamento das membranas basais tubulares. (Reproduzida com autorização de DeFronzo RA: em Olefsky JM, Sherwin RS, ed.: *Diabetes Mellitus: Management and Complications*. Churchill Livingstone 1985;161.)

son) formam-se no centro dos lóbulos glomerulares periféricos (Figura 21.3b). Essa lesão nodular está, invariavelmente, associada à lesão difusa e é patognonômica do diabete melito, embora ela se correlacione de forma fraca com a atual gravidade da doença renal clínica.

Envolvimento Vascular

Os rins dos pacientes com nefropatia diabética estabelecida normalmente manifestam arteriosesclerose renal acelerada e arterioloesclerose (Figura 21.3b). Nas grandes artérias, as alterações ateromatosas com freqüência são avançadas e podem contribuir para a insuficiência renal, causando atrofia parenquimal isquêmica. Nas arteríolas renais menores, o espessamento hialino envolve os vasos aferentes e eferentes, e acredita-se que eles desempenham um importante papel no desenvolvimento da hipertensão. Embora a arterioesclerose e a arterioloesclerose possam ser extensivas, nenhum processo se correlaciona com a gravidade da alteração glomerular.

Doença Tubulointersticial

As alterações histológicas tubulointersticiais (Figura 21.3a) são comuns nos rins diabéticos, e, em casos avançados, existe uma acentuada atrofia tubular, o espessamento da membrana basal tubular e a fibrose intersticial. As alterações tubulares nos diabéticos também correlacionam-se fracamente com o grau do envolvimento vascular e, freqüentemente, ocorre na sua ausência.

O diabete melito é responsável por mais da metade dos casos reportados de um tipo especial de lesão intersticial, a necrose papilar. Os pacientes com a necrose papilar tanto podem apresentar uma doença fulminante aguda, com febre, choque, dor no flanco, hematúria franca, piúria, oligúria e insuficiência renal, quanto uma forma mais subaguda de doença que é caracterizada pela hematúria microscópica, piúria e insuficiência renal indolente. Pelo fato de a fenacetina estar associada à necrose papilar, o uso crônico desse analgésico deverá ser evitado na população diabética.

CURSO CLÍNICO

O curso clínico da disfunção renal é caracterizado pela hipertensão, pelo edema, pela albuminúria grave e por um declínio progressivo na TFG. Estudos epidemiológicos documentam que menos da metade de todos os pacientes com DM1, que manifestaram sua doença em torno dos 20-30 anos de idade, desenvolvem a doença renal clinicamente significativa (Figura 21.4). Infelizmente, no momento do diagnóstico, não existe qualquer resultado laboratorial ou achado clínico que revele os pacientes que evoluirão para a insuficiência renal terminal.

Alterações Iniciais na Função Renal

Inicialmente, no curso do diabete (Figura 21.5) a TFG está caracteristicamente elevada e correlaciona-se com o aumento do peso e do tamanho dos rins, o volume glomerular e a área do lúmen capilar aumentada por glomérulos.

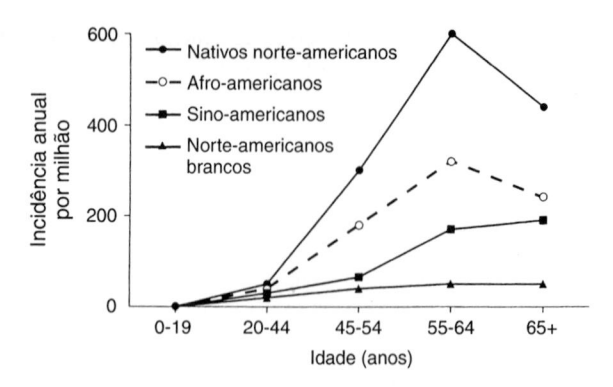

Figura 21.4 Incidência dos "cuidados" da saúde na insuficiência renal terminal nos nativos norte-americanos, afro-americanos, sino-americanos e norte-americanos brancos em função da idade. (Adaptada de Teusch S, Newman J, Eggers P: *Am J Kidney Dis* 1989;13:11.)

Durante esse mesmo período, a biópsia renal demonstra a presença de matriz mesangial aumentada e espessamento da membrana basal. A instituição de controle glicêmico intensivo, por curto prazo (1-2 semanas), normaliza a TFG sem qualquer redução no tamanho dos rins, sugerindo que a TFG elevada não tem relação causal com a hipertrofia renal. No entanto, dentro de seis semanas depois do início da insulinoterapia intensiva, uma significativa redução no tamanho dos rins poderá ser observada em pacientes DM1. No diabete inicial, a fração da filtração (TFG/FPR) está elevada, e o fluxo plasmático renal (FPR), em geral, está normal.

Alterações Tardias na Função Renal

Os pacientes destinados a desenvolver insuficiência renal seguem um curso clínico previsível (Figura 21.5). Depois do início evidente do diabete melito, existe um longo período de silêncio (15-18 anos), durante o qual não há evidência laboratorial da disfunção renal. No entanto, se for realizada uma biópsia renal, um aumento abrangente no material da matriz mesangial, na espessura da membrana basal glomerular capilar (MBG), na fibrose intersticial e na arterioloesclerose serão evidentes. Nas fases avançadas da nefropatia diabética, uma invasão do lúmen capilar, pela expansão do material da matriz mesangial, contribui para o declínio na TFG. No entanto, fatores não-estruturais também podem desempenhar um importante papel na redução da função renal, em virtude da gravidade da glomeruloesclerose diabética, em pacientes sem doença renal clinicamente evidente, pode ser como um marcador nos pacientes com insuficiência renal avançada.

FASES DA NEFROPATIA DIABÉTICA

A microalbuminúria (definida como uma taxa de excreção de albumina de 30-300 mg/dia) é a fase inicial de melhor reconhecimento clínico da nefropatia diabética,

Tempo (anos)	-3	0	3		15	20	25
TFG (mL/min)	120	150	150		120	60	< 10
Creatinina sérica (mg/dL)	1,0	0,8	0,8		1,0	> 2,0	> 10
Nitrogênio uréico sérico (mg/dL)	15	10	10		15	> 30	> 100

Microalbuminúria

	-3	0	3	10	15	20	25
	Antes do início do diabete	Início do diabete	Início da glomeruloesclerose diabética		Início da proteinúria	Início da azotemia	Insuficiência renal terminal

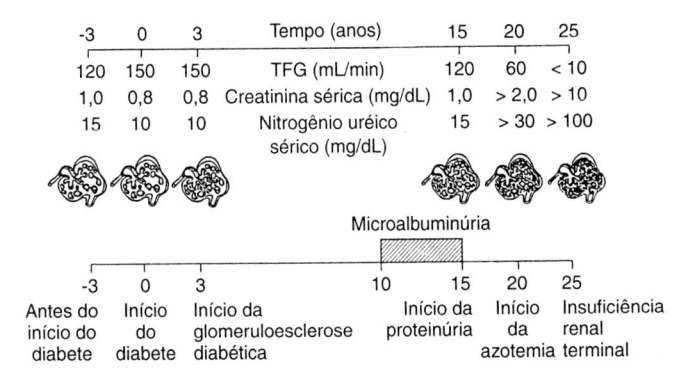

Figura 21.5 Curso natural da nefropatia diabética. No diagnóstico inicial, função renal e histologia glomerular estão normais. Dentro de 2-3 anos, aumento da matriz mesangial e da espessura da membrana basal são observados. A função renal permanece normal até 15 anos, quando a proteinúria desenvolve-se. Esse é um sinal ruim e normalmente indica glomeruloesclerose diabética avançada. Dentro de cinco anos depois do início da proteinúria, a elevação do nitrogênio uréico sérico e dos níveis de creatinina são observadas, e dentro de 3-5 anos depois do desenvolvimento da azotemia metade dos pacientes apresenta evolução para a insuficiência renal terminal. TFG, taxa de filtração glomerular. (Modificada de DeFronzo RA: em Olefsky JM, Sherwin RS, ed.: *Diabetes Mellitus: Management and Complications.* Churchill Livingstone 1985;169.)

e os pacientes com microalbuminúria são, às vezes, considerados como portadores de *nefropatia diabética incipiente* por causa do seu risco aumentado de nefropatia clínica. Os pacientes DM1 com microalbuminúria apresentam probabilidade 20 vezes maior de desenvolver proteinúria clínica (> 300 mg/dia de albumina) ou uma reduzida TFG no período de 10 anos. Os pacientes com alto grau de microalbuminúria (> 100 mg/dia) são particularmente de alto risco para desenvolver insuficiência renal. A microalbuminúria também precede o desenvolvimento da nefropatia diabética em pacientes com DM2 (risco cinco vezes maior para proteinúria depois de um período de 10 anos), embora isso não seja um forte indicador para os pacientes DM1. A microalbuminúria também é um indicador muito significativo de complicações macrovasculares (infarto do miocárdio, acidente vascular cerebral) e óbito (Figura 21.6) em todos os pacientes diabéticos.

Quando se interpretarem os resultados da excreção da microalbumina, é importante levar em conta algumas considerações clínicas. Muitos fatores (p. ex., exercício, pressão sangüínea elevada, infecção do trato urinário e um controle glicêmico precário) elevam a taxa de excreção de albumina urinária. Se esses fatores passíveis de causar confusões estiverem presentes, a descoberta da microalbuminúria necessariamente não implica nefropatia diabética incipiente. Nos pacientes DM1, durante os primeiros cinco anos, é improvável que a microalbuminúria apresente a mesma evidente significância preditiva daquela que ocorre 10-15 anos depois do início do diabete. Essa afirmativa não se aplica aos pacientes DM2, que podem ter sua doença por muitos anos antes do diagnóstico de diabete ter sido determinado.

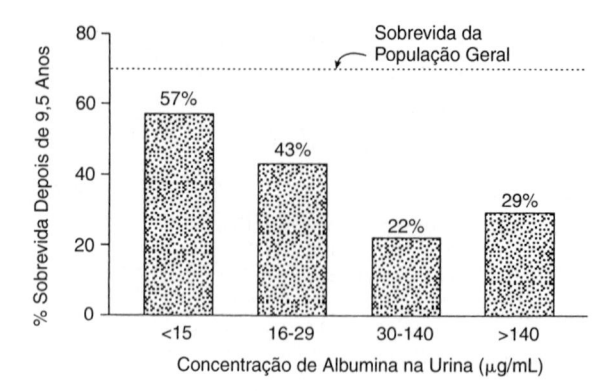

Figura 21.6 Sobrevida geral em 76 pacientes DM2 com vários graus de microalbuminúria com base na concentração de albumina urinária. Os pacientes com microalbuminúria na faixa de moderada a alta (as duas barras à direita) demonstraram uma acentuada sobrevida curta, comparados com a população do grupo de controle comparáveis na idade. (Reproduzida com autorização de Mogensen CE: *N Engl J Med* 1984; 310:356.)

A partir de resultados laboratoriais de rotina, a manifestação reconhecível mais precoce da glomeruloesclerose diabética é a proteinúria positiva (positiva para taxa de excreção de albumina > 300 mg/dia) (Figura 21.5), que começa cerca de 15-18 anos depois do diagnóstico de diabete. Nesta época, a TFG poderá ainda estar normal ou mesmo elevada, mas dentro de uma média de cinco anos depois do início desse nível de proteinúria, a TFG começará a declinar, e a uréia sérica e as concentrações de creatinina ficarão elevados. Dentro de 3-5 anos, depois da documentação de uma avaliação da concentração de creatinina sérica, cerca de metade dos pacientes terá evoluído para insuficiência renal terminal. A proteinúria grave (> 3 g/dia) e a síndrome nefrótica são comuns, ocorrendo em mais da metade de todos os pacientes diabéticos que evoluem para a insuficiência renal terminal.

ANORMALIDADES LABORATORIAIS

Proteinúria

A manifestação laboratorial mais precoce da doença renal diabética é a proteinúria. Quando a excreção da albumina na urina excede 300 mg/dia (correspondendo à excreção de proteína na urina de 500 mg/dia), o paciente é considerado portador de *nefropatia diabética evidente*. O elevado fluxo transglomerular de proteínas tem sido mostrado como resultado do aumento do gradiente de pressão transglomerular de ultrafiltração e de alterações na carga molecular da barreira glomerular que resulta da perda das cargas aniônicas (sulfato de heparina e resíduos de ácido siálico) da MBG. Nesta fase, a perda da seletividade da carga de barreira, sem alteração do tamanho do diâmetro dos poros, parece ser o fator primário que permite que a albumina saia sem alterar a liberação de outras macromoléculas, e o rígido controle glicêmico com insulinoterapia intensiva reduzirá a taxa de excreção de albumina. O tratamento tubular deficiente da albumina também contribui para o desenvolvimento de microalbuminúria. Com a proteinúria progressiva e o desenvolvimento da função renal deficiente, a seletividade do tamanho e carga glomerular é perdida, e surge um aumento no tamanho dos poros com o aparecimento de proteínas de grande peso molecular na urina.

Taxa de Filtração Glomerular

Antes do início da microalbuminúria, a TFG fica elevada como resultado do aumento da pressão intraglomerular e aumento da área da superfície capilar glomerular (Figura 21.7). A elevada TFG geralmente persiste mesmo que acentuadas alterações histológicas renais estejam presentes. Por tal razão, um declínio na TFG, de valores elevados para valores normais, na ausência de uma melhora no controle metabólico, representa um achado evidente (Figura 21.7). A creatinina sérica e as concentrações séricas de nitrogênio uréico são os testes laboratoriais mais comumente usados para o fornecimento de um índice de TFG. Já que a TFG pode diminuir em 40-50% antes de cada teste aumentar para uma faixa anormal, muitos nefrologistas e diabetologistas defendem as determinações séricas do *clearance* de creatinina. É sugerido o acompanhamento do *clearance* de creatinina em pacientes com diabete, com níveis de creatinina sérica normais. Uma vez que a concentração de creatinina sérica fique elevada, tanto o recíproco da *creatinina* sérica (a marcação ao longo do tempo é linear) quanto do *clearance* da creatinina poderão ser acompanhados.

Glicosúria

A capacidade máxima de reabsorção tubular de glicose (Tm_G) varia na proporção inversa da TFG em pessoas saudáveis, bem como em pacientes com início recente

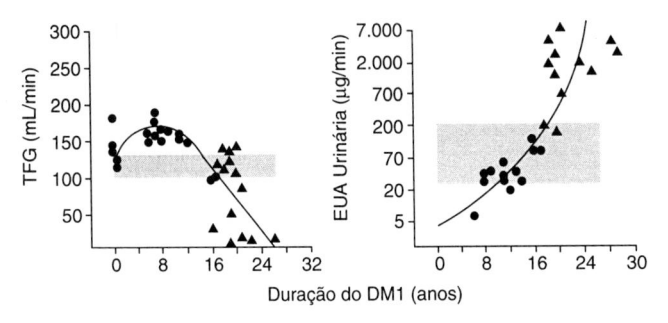

Figura 21.7 História natural da taxa de filtração glomerular (TFG) e da taxa de excreção urinária de albumina (EUA) em 20 pacientes diabéticos tipo 1, que evoluíram para evidente nefropatia diabética ao longo de um período de 12 ± 3 anos. A TFG e a EUA são apresentadas na época do exame inicial (círculos) e depois em períodos variados de acompanhamento (triângulos). As áreas sombreadas mostram a faixa normal. (Reproduzida com autorização de Mogensen CE: *Diabetes* 1990; 39:761.)

de DM2. No entanto, em pacientes com diabete de longa data, com reduzida TFG e glomeruloesclerose diabética, a Tm_G é elevada. Contudo, mesmo em pacientes com diabete sem doença renal, a glicosúria correlaciona-se de forma relativamente fraca com a concentração de glicose plasmática.

Hipercalemia

A manutenção da homeostase de potássio normal depende dos mecanismos extra-renais e renais (Figura 21.8). Muitos fatores predispõem o paciente diabético a desenvolver hipercalemia. Três hormônios – insulina, epinefrina e aldosterona – desempenham papel primordial na regulação da distribuição do potássio entre os compartimentos intra e extracelulares. Em pacientes com diabete melito de longa data, todos esses três hormônios pode estar deficientes. No entanto, não é surpresa que a hipercalemia seja um problema clínico comumente encontrado na população diabética. Contudo, em pacientes controlados insatisfatoriamente, a concentração de glicose plasmática elevada causa um deslocamento osmótico do fluido e eletrólitos, primariamente o potássio, para fora das células. A acidemia metabólica, comum nos pacientes diabéticos, também predispõe para a hipercalemia.

Os mecanismos renais também contribuem para o desenvolvimento da hipercalemia. Quando a TFG diminui para menos de 15-20 mL/min, a capacidade dos rins de excretar o potássio torna-se deficiente. Essencialmente, todo o potássio filtrado é reabsorvido inicialmente pelo túbulo médio distal; o potássio que aparece na urina final representa o potássio que foi secretado posteriormente pelo túbulo distal e túbulo coletor. Também muitos pacientes diabéticos demonstram uma acentuada nefrite

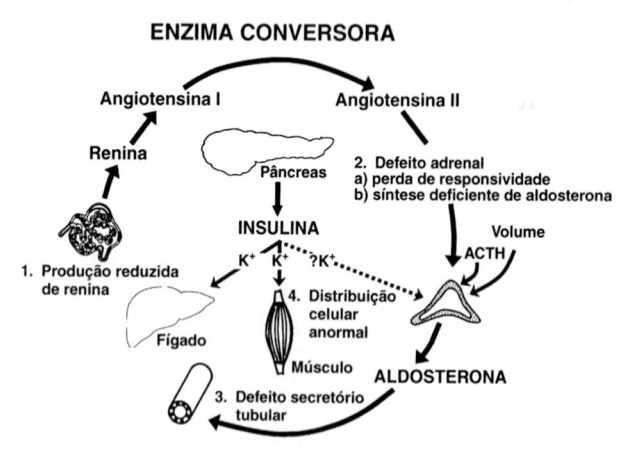

Figura 21.8 A hipercalemia e o sistema renina-angiotensina-aldosterona. (Reproduzida com autorização de DeFronzo RA, Smith JD: no Arieff A, DeFronzo RA, ed.: Fluid, Electrolyte and Acid-Base Disorders. Churchill Livingstone 1995; 319.)

intersticial com proeminente atrofia tubular e espessamento da membrana basal tubular. Em virtude da maior parte do potássio da urina ser derivada de secreção da célula tubular coletora e distal, a excreção do potássio renal torna-se mais deficiente.

Alterações complexas no eixo renina-angiotensina em pacientes diabéticos levam a alterações na secreção de renina e aldosterona. O hipoaldosteronismo é comum em pacientes diabéticos, especialmente naqueles com evidência de função renal deficiente (Figura 21.8). Na maioria dos pacientes, o nível de renina plasmática também fica reduzido e é responsável pelo hipoaldosteronismo. Uma vez que a aldosterona é uma chave reguladora da secreção do potássio pelo túbulo distal e túbulo coletor, sua deficiência resulta na excreção deficiente de potássio.

Uma série de medicamentos impede a secreção de aldosterona e, se prescritos para pacientes diabéticos, haverá necessidade de monitoramento cuidadoso da concentração de potássio plasmático. Desses medicamentos, os bloqueadores-β e inibidores da enzima conversora de angiotensina (ECA) são os mais amplamente conhecidos. Os inibidores da ECA têm sido empregados no tratamento da nefropatia diabética. Raramente esses agentes causam hipercalemia, e sua complicação deverá ser monitorada com cuidado no início da terapia. Inibidores da prostaglandina, antiinflamatórios não-esteróides causam hipoaldosteronismo hiporreninêmico e hipercalemia. Certos diuréticos (p. ex., espironolactona, triamtereno e amilorida) bloqueiam a secreção de potássio pela célula tubular renal e também resultam na hipercalemia.

Acidose Metabólica

A acidose metabólica, tanto com ânions *gap* quanto hiperclorêmica (ânion *gap* normal), é comumente observada em pacientes diabéticos. Existem três possíveis causas para uma acidose com ânion *gap*: insuficiência renal, cetoacidose e acidose láctica, todas as três ocorrendo potencialmente em pacientes diabéticos. Na nefropatia diabética, como em outras causas de doença renal crônica, quando a TFG diminui para 20-25 mL/min, a capacidade dos rins de excretar ácido titulável torna-se deficiente, e a manifestação laboratorial é uma acidose com ânion *gap*.

As causas de uma *acidose metabólica hiperclorêmica* (ou com ânion *gap* normal) são menos observadas. O hipoaldosteronismo hiporreninêmico, normalmente observado em pacientes diabéticos, apresenta-se como uma acidose metabólica hiperclorêmica em mais da metade dos casos. A acidose metabólica hiperclorêmica é devida a um defeito primário tubular renal na secreção de hidrogênio em alguns pacientes, e devido à nefrite intersticial crônica abrangente e lesão tubular difusa, resultando em produção de amônia reduzida, entre outras. A hipercalemia também pode causar uma acidose metabólica hiperclorêmica pela inibição da síntese de amônia através da célula tubular renal.

CORRELAÇÕES CLÍNICAS

A nefropatia diabética é rara na ausência de retinopatia, neuropatia e hipertensão. No entanto, revisões recentes sugerem uma maior variedade de associação entre as três complicações microvasculares.

Retinopatia Diabética

A retinopatia diabética (p. ex., hemorragias, exsudatos, retinopatia proliferativa) está invariavelmente presente em pacientes diabéticos e com insuficiência renal terminal, que são admitidos para programas de diálise ou de transplantes. Porém, quando a nefropatia diabética evidente é primeiramente diagnosticada (isto é, documentação de proteinúria persistente ou elevação da concentração de creatinina sérica), 30-40% dos pacientes não apresentam evidência de retinopatia diabética pelo exame oftalmológico de rotina, mesmo que a angiografia fluoresceínica demonstre anormalidades diabéticas típicas em mais de 80-90% dos pacientes. À medida que a doença renal evolui, a retinopatia diabética parece acelerar. Uma dissociação entre a retinopatia e a nefropatia é evidente se pacientes forem examinados com retinopatia estabelecida. Depois de 15-20 anos, mais de 80% dos pacientes apresentam evidência de retinopatia diabética, mas 30-50% não apresentam evidência laboratorial de doença renal.

Neuropatia Diabética

A associação entre nefropatia e neuropatia diabéticas é muito menos surpreendente do que entre a nefropatia e a retinopatia diabéticas. Em pacientes com insuficiência renal terminal, a incidência de neuropatia diabética varia de 50% a 90%. Como a retinopatia, a uremia aparece para exacerbar a progressão da neuropatia diabética, o que é, em geral, revertido pela diálise e pelo transplante. Quando a nefropatia diabética é diagnosticada primeiro, menos do que a metade dos pacientes apresentam neuropatia diabética clinicamente evidente.

Hipertensão

A incidência de hipertensão é muito diferente em pacientes com DM1 e DM2. Em pacientes recém-diagnosticados com DM2, aproximadamente 50-60% apresentam hipertensão, considerando que o número correspondente em pacientes DM1 é menor do que 10%. Tanto nos pacientes DM1 quanto DM2, a incidência e a gravidade da hipertensão progride à medida que a proteinúria torna-se mais grave. Quando a insuficiência renal terminal se instala, 70-80% dos pacientes diabéticos estão hipertensivos. Os pacientes com proteinúria grave são particularmente predispostos a desenvolver hipertensão. Na maioria dos pacientes, a hipertensão é dependente do volume e torna-se mais fácil de controlar depois de a diálise ser iniciada e a redução do peso, alcançada.

Edema

Em pacientes sem doença renal ou naqueles com proteinúria leve (< 0,5-1 g/dia) e TFG anormal, é raro o edema. No entanto, quando a excreção urinária de albumina excede 1-2 g/dia, e especialmente quando a TFG começa a diminuir, a incidência de edema aumenta de maneira precipitada. Quando a insuficiência renal terminal se instala, mais de 50-75% dos pacientes apresentam alguma evidência de edema.

TABELA 21.1 Tratamento da Nefropatia Diabética

Hipertensão – o único e mais importante fator que acelera a progressão da insuficiência renal.
  a. Os inibidores da enzima conversora de angiotensina (ECA), os bloqueadores do receptor de angiotensina e os bloqueadores do canal de cálcio são eficazes e relativamente sem efeitos colaterais. A hipercalemia e a redução na taxa de filtração glomerular (TFG) podem ocorrer com os inibidores da ECA.
  b. Por causa do desenvolvimento da dislipidemia e resistência insulínica, os diuréticos não deverão ser considerados como agentes de primeira escolha, exceto se usados em doses muito baixas; no entanto, eles são indicados para pacientes hipertensivos com evidência de excessiva retenção de sódio, isto é, edema.
  c. Tentar evitar o propranolol e outros β-bloqueadores adrenérgicos (hipercalemia, hipoglicemia, hiperglicemia).

Infecção do trato urinário – incidência aumentada, culturas freqüentes.

Bexiga neurogênica – medicamentos parassimpáticos/adrenégicos, manobras de esvaziamento.

Pielografia intravenosa – incidência de insuficiência renal aguda aumentada, especialmente se a proteinúria grave e a deficiência renal estiverem presentes.

Controle da glicose sangüínea
  a. O controle rígido da glicose sangüínea, se instituído antes ou durante a fase de microalbuminúria, evita o desenvolvimento de proteinúria evidente e insuficiência renal progressiva.
  b. Existe pouca evidência de que o controle metabólico rígido evita ou melhora a progressão de doença renal estabelecida (taxa de excreção de albumina > 200-300 mg/dia ou a creatinina sérica elevada).
  c. A uremia está associada à resistência insulínica e ao aumento das necessidades de insulina.
  d. Com uremia avançada (TFG < 15-20 mL/minuto), uma redução nas necessidades de insulina pode ser observada, porque a remoção, pelos rins, da insulina secretada é deficiente e a degradação hepática da insulina está inibida.
  e. Depois da instituição da diálise, a situação fica complexa. A sensibilidade à insulina aumenta (hipoglicemia), mas a degradação da insulina fica aumentada (hiperglicemia); no entanto, a maioria dos diabéticos tratados com insulina, que fazem diálise, experimenta um aumento na sua necessidade diária de insulina.

Diálise
  a. Um em cada três pacientes iniciando diálise nos Estados Unidos é diabético.
  b. Os pacientes diabéticos pioram bastante com a diálise, mais até do que os não-diabéticos.
  c. A mortalidade aumentada nos pacientes diabéticos tratados com diálise é especialmente devida às mortes cardiovasculares resultantes de infarto do miocárdio e acidente vascular cerebral. Outras complicações incluem doença vascular periférica, infecções, problemas psiquiátricos e retinopatia progressiva e neuropatia.
  d. Os pacientes diabéticos tratados com diálise peritoneal parecem tão bem quanto aqueles tratados com hemodiálise.

Transplante
  a. Na ocorrência de parente doador, vivo, com boa compatibilidade, o transplante renal é a modalidade preferencial de terapia para a maioria das pessoas diabéticas.
  b. As estatísticas de sobrevida com rins transplantados de um doador familiar HLA – idêntico ou doador não-relacionado – são similares àquelas obtidas com hemodiálise.

Restrição protéica
  a. Existem suficientes dados de pesquisas realizadas em animais, mostrando que uma dieta com baixo teor protéico reduz a velocidade da progressão da doença renal diabética.

(Continua)

TABELA 21.1 Tratamento da Nefropatia Diabética *(Continuação)*

b. Em estudos de pequeno porte em humanos, não-controlados, uma dieta com baixo teor protéico reduziu a velocidade da progressão da doença renal diabética estabelecida.
c. Em um estudo de grande porte, bem-controlado, prospectivo, a dieta de baixo teor protéico não alterou a taxa de declínio da TFG. Nesse estudo, a maioria dos pacientes tratava-se com agentes anti-hipertensivos (inibidor da ECA ou bloqueador do canal de cálcio). É provável que uma dieta com baixo teor protéico não acrescente qualquer efeito benéfico além daquele fornecido pelo inibidor da ECA ou um bloqueador do canal de cálcio.

Fonte: modificada de DeFronzo RA: em Olefsky JM, Shewin RS, ed.: *Diabetes Mellitus: Management and Complications*. Churchill Livingstone 1985, 189.

TRATAMENTO DA NEFROPATIA DIABÉTICA

O tratamento de pacientes com nefropatia diabética *estabelecida* é auxiliado pela redução do declínio progressivo na TFG (Tabela 21.1). Uma vez que a evidente albuminúria está presente e a concentração de creatinina sérica começa a aumentar, a progressão para a doença renal terminal é difícil de parar. Se a insuficiência renal terminal se instala, duas opções são possíveis: diálise ou transplante.

Hipertensão

A hipertensão, mesmo de forma bem leve, está associada à sobrevida reduzida nos pacientes sem diabete, e esse efeito é maior nos pacientes diabéticos. A hipertensão é o único fator mais importante que aumenta a progressão da doença renal diabética. A pressão sangüínea elevada interage sinergicamente com o controle glicêmico insatisfatório, a hipercolesterolemia e a microalbuminúria para acelerar o declínio da TFG (Figura 21.9). O tratamento da hipertensão, independente do agente empregado, acentuadamente reduz a progressão da insuficiência renal em pacientes com doença renal estabelecida. Contudo, é essencial que todos os pacientes diabéticos tenham sua pressão sangüínea normalizada. O Sétimo Relatório do Joint National Committee recomenda um alvo para pressão sangüínea de 130/80 mm Hg em pacientes diabéticos. Isso é consistente com a recomendação da American Diabetes Association. O estudo *Hypertension Optimal Treatment* (HOT), que comparou a obtenção de uma pressão diastólica menor que 80 mm Hg com níveis mais altos, concluiu que a pressão sangüínea ideal para os pacientes diabéticos para evitar as complicações macrovasculares é de menos que 120-130/80 mm Hg. O National Kidney Foundation Hypertension and Diabetes Working Group também recomenda uma pressão diastólica de < 80-85 mm Hg em pacientes diabéticos (Figura 21.10). Na opinião do autor, a terapia anti-hipertensiva alvo deverá ser feita no sentido de reduzir a pressão sangüínea até o nível anterior ao início da hipertensão ou doença renal. Em alguns casos, isso pode ser mais baixo do que 120/80 mm Hg. Se a pressão sangüínea do paciente antes do início da hipertensão ou insuficiência renal não for conhecida, então o alvo de 120/80 mm Hg será o apropriado. Cuidado especial deverá ser tomado na normalização da pressão sangüínea de pacientes idosos, especialmente aqueles com doença cardiovascular concomitante.

A hipertensão em pacientes diabéticos é bastante volume-sensível. Portanto, uma dieta com baixo teor de sódio deverá ser utilizada para iniciar a terapia. Os

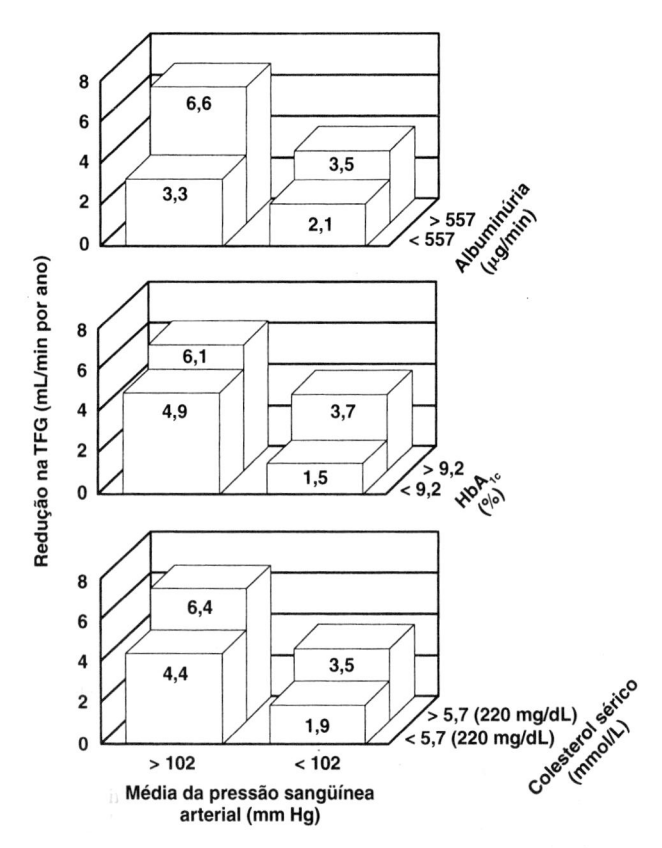

Figura 21.9 Declínio na taxa de filtração glomerular (TFG) como uma função da pressão sangüínea arterial média em 301 pacientes diabéticos tipo 1 consecutivos, que foram acompanhados por 7 anos (faixa de 3-14 anos). Para qualquer pressão sangüínea dada, níveis séricos elevados de colesterol e HbA$_{1c}$ e uma taxa aumentada de excreção urinária de albumina aceleraram o declínio na TFG (Reproduzida com autorização de Hovind P, Rossing P, Tarnow L, et al.: *Kidney Int* 2001;59:702.)

diuréticos também poderão ser uma primeira escolha. No entanto, essa classe de medicamentos, especialmente em altas doses, pode agravar a resistência insulínica, prejudicar a secreção de insulina e piorar a dislipidemia. Por causa desses efeitos adversos na tolerância à glicose e nos níveis de lipídeos plasmáticos, se diuréticos tiazídicos forem usados como agentes de primeira escolha no tratamento de diabéticos hipertensivos, eles deverão ser usados em doses baixas (isto é, menos do que 25 mg/dia de hidroclorotiazida), e os níveis de glicose e lipídeos plasmáticos deverão ser monitorados com cuidado depois da instituição da terapia. Em pacientes com

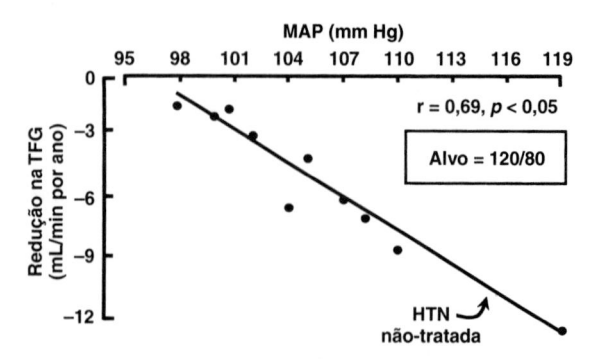

Figura 21.10 Relação entre a média obtida do controle da pressão sangüínea arterial e a redução na taxa de filtração glomerular (TFG) em 9 ensaios clínicos de longa duração, com anti-hipertensivos em diabéticos (n = 6) e não-diabéticos (n = 3) com doença renal. Esses estudos sugerem que para preservar ao máximo a função renal, a pressão sangüínea deverá ser reduzida para menos que 130/85 mm Hg, e de forma ideal para 120/80 mm Hg. (Adaptada de Bakris GL, Williams M, Dwprlom L et al: *Am J Kidney Dis* 2000;36:636.)

edema ou insuficiência renal, normalmente é necessário o uso de um diurético para normalizar a pressão sangüínea. Se a concentração de creatinina sérica for mais do que 2 mg/dL, será necessário um diurético de alça mais potente.

Os antagonistas β-adrenérgicos, especialmente os β-bloqueadores não-específicos, deverão ser usados com cautela em pacientes diabéticos. Eles poderão prejudicar a secreção de insulina e piorar a tolerância à glicose em pacientes DM2. Em pacientes DM1, os β-bloqueadores poderão causar hipoglicemia, inibindo a produção de glicose hepática e prejudicando a resposta dos hormônios contrarreguladores à hipoglicemia. Os β-bloqueadores também poderão mascarar os sintomas clínicos da hipoglicemia, e poderão agravar a dislipidemia diabética e doença vascular periférica nos pacientes diabéticos tipo 1 e tipo 2. Independente desses conceitos, os resultados do UKPDS demonstram que, depois de 9 anos, o tratamento com atenolol (um β-antagonista seletivo) foi tão eficaz quanto o captopril na redução da mortalidade em geral, nas complicações macrovasculares (infarto do miocárdio, acidente vascular cerebral, doença vascular periférica) e nas complicações microvasculares (retinopatia primária).

Os inibidores da ECA têm ampla aceitação como medicamento de escolha para o tratamento de diabéticos hipertensos, especialmente se a proteinúria ou insuficiência renal estiverem presentes. Os inibidores da ECA também retardam a progressão de albuminúria e o declínio na TFG em pacientes com DM1 (Figura 21.11) e tipo 2 com microalbuminúria (Figura 21.12). Um estudo de longa duração, randomizado, duplo-cego, prospectivo, com 409 pacientes diabéticos tipo 1, com nefropatia estabelecida, demonstrou que a terapia anti-hipertensiva com captopril reduziu o tempo de duplicação da creatinia sérica em 48% e reduziu em 50% os desfechos combinados de óbito, diálise e transplante renal (Tabela 21.2). Parving demonstrou um efeito protetor sustentado do captopril em pacientes DM1 além do período de acompanhamento de 10 anos. Em estudos de pouca duração, o efeito antiproteinúrico dos inibidores da

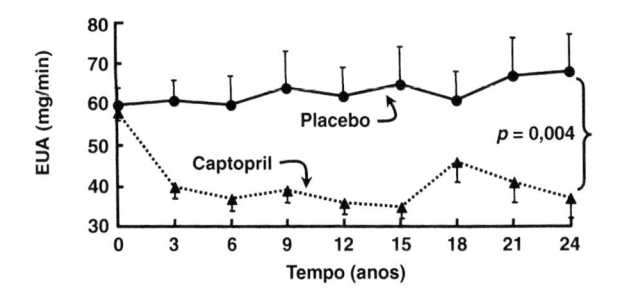

Figura 21.11 Efeito da terapia com captopril *versus* placebo na taxa de excreção urinária de albumina (EUA) em 225 pacientes diabéticos tipo 1 com microalbuminúria. Vinte e cinco dos 114 (22%) pacientes tratados com placebo e 8 dos 111 (7/5) tratados com captopril progrediram para albuminúria clínica persistente por mais de 2 anos (p < 0,01). (Reproduzida com autorização do *The Microalbuminuria Captopril Study Group*: Diabetologia 1996;39:587.)

ECA (e bloqueadores do receptor angiotensina II [BRA] descritos a seguir) pareceu similar em pacientes com e sem diabete com doença renal. Uma vantagem adicional poderá ser um efeito benéfico no perfil do lipídeo plasmático.

Recentemente, dois estudos de longa duração prospectivos demonstraram a eficácia dos bloqueadores do receptor de angiotensina II (BRA) losartan e irbesartan na redução da velocidade da progressão da insufiência renal em pacientes DM2 (Figura 21.13).

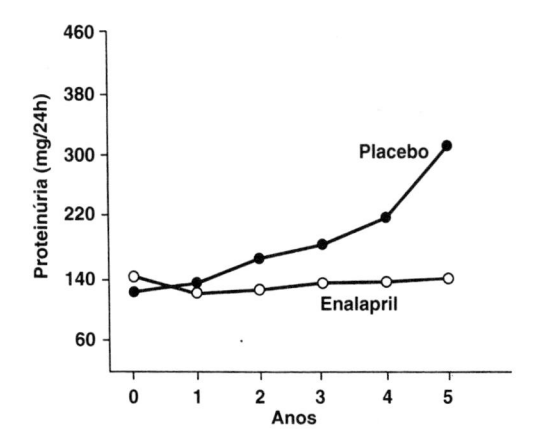

Figura 21.12 Efeito do tratamento com enalapril na progressão da microalbuminúria em pacientes diabéticos tipo 2 normotensos. (Reproduzida com autorização de Ravid M, Savin H, Jutrin, et al: *Ann Intern Med* 1998;128:982.)

TABELA 21.2 Efeito do Tratamento com o Anti-Hipertensivo Captopril na Função Renal e nos Desfechos Renais em Pacientes com Insuficiência Renal (Creatinina Sérica < 2,5 mg/dL) e Proteinúria (> 500 mg/dia)

	Tempo de duplicação da creatinina sérica (meses)	Mortalidade renal, diálise ou transplante (n°)
Placebo	25	42
Captopril	43*	23*

*p <0,001 *versus* placebo
Fonte: Adaptada de Lewis EJ, Hunsicker LG, Bain RP, et al: *N Engl Med* 1993; 329:1456.

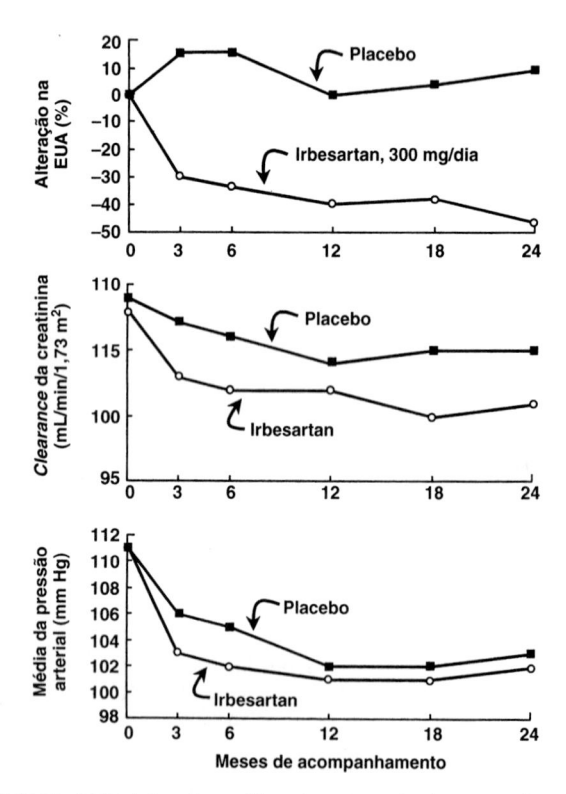

Figura 21.13 Efeito da terapia com irbesartan *versus* placebo na taxa de excreção urinária de albumina (EUA), *clearance* da creatinina e média da pressão sangüínea arterial em 395 pacientes diabéticos tipo 2 hipertensos com microalbuminúria. Trinta dos 201 (15%) pacientes tratados com placebo e 10 dos 194 (5%) dos pacientes tratados com irbesartan progrediram para proteinúria persistente por mais de dois anos (p < 0,001). (De Parving HH, Lehnert H, Brochner-Mortensen J, et al.: *N Engl J Med* 2001; 345:870.)

Algumas autoridades sugerem que os BRA podem ser mais eficazes do que os inibidores da ECA, já que esses últimos reduzem apenas a produção de angiotensina II dependente da ECA, enquanto os bloqueadores do receptor inibem o efeito da angiotensina II de qualquer fonte. No entanto, os efeitos protetores renais do losartan e irbesartan parecem não ser maiores do que aqueles dos inibidores da ECA. Contudo, existe evidência experimental sugerindo que cininas elevadas (não observadas com os BRAs) podem ser responsáveis por alguns efeitos de proteção renal dos inibidores da ECA. Embora a terapia combinada com um inibidor da ECA e um BRA seja sugerida, não há dados de estudos de longa duração em humanos que suportem essa abordagem.

Os bloqueadores do canal de cálcio e bloqueadores α_1-adrenérgicos pós-sinápticos também reduzem eficazmente a pressão sangüínea em pacientes diabéticos, e exercem um efeito benéfico na função renal em pacientes com proteinúria. Algumas evidências sugerem que um inibidor da ECA mais um bloqueador do canal de cálcio podem fornecer um efeito adicional na prevenção da progressão da doença renal. Contudo, quando os inibidores da ECA foram usados com bloqueadores do canal de cálcio, essa combinação resultou na redução dos eventos cardiovasculares. Os bloqueadores do canal de cálcio não apresentam efeitos adversos no metabolismo da glicose nem dos lipídeos, enquanto os β-bloqueadores pioram a sensibilidade insulínica e promovem um perfil do lipídeo plasmático aterogênico menor.

Em resumo, os inibidores da ECA ou BRA, junto com antagonistas do canal de cálcio e β-bloqueadores, deverão ser considerados os agentes de escolha no tratamento do paciente diabético hipertenso. Já que o tratamento da hipertensão é o único fator mais importante na prevenção da progressão da nefropatia diabética, e que os inibidores da ECA parecem fornecer um modesto benefício adicional além da sua ação anti-hipertensiva pelos seus efeitos nos mecanismos hemodinâmicos e não-hemodinâmicos intra-renais, considera-se que os inibidores ECA sejam os medicamentos de escolha para o tratamento de pacientes hipertensos com diabete e evidência de doença renal.

Microalbuminúria

O tratamento da microalbuminúria com um inibidor da ECA reduz significativamente a taxa de excreção da microalbumina e retarda a progressão da microalbuminúria para uma proteinúria clínica em pacientes diabéticos tipo 1 e tipo 2. Os inibidores da ECA também reduzem a incidência de doença cardiovascular nos pacientes diabéticos hipertensos e normotensos.

Depois da quantificação da taxa de excreção de microalbumina, recomenda-se que seja iniciado um inibidor da ECA de escolha (p. ex., captopril, 12,5 mg, três vezes ao dia; enalapril, 5 mg/dia; monopril, 10 mg/dia). A excreção da microalbumina urinária deverá ser determinada 6-8 semanas depois do início da terapia. Se a microalbuminúria for reduzida, mas permanecer presente, a dose do inibidor da ECA deverá ser aumentada (p. ex., captopril, 12,5 mg, três vezes ao dia; enalapril, 5 mg/dia; monopril, 10 mg/dia) a cada 6-8 semanas até que a microalbuminúria desapareça ou que a taxa de excreção da microalbumina permaneça inalterada após sucessivas titulações na dose. Os inibidores da ECA produzem uma redução máxima ou próxima do máximo da taxa de EUA dentro de 6-8 semanas. Se um efeito benéfico do inibidor da ECA for observado, a terapia deverá ser continuada, já que a suspensão do inibidor da ECA levará ao retorno da microalbuminúria.

Todos os diabéticos deverão realizar os testes para microalbuminúria anualmente. Isso poderá ser realizado usando a coleta de urina de 24 horas ou verificando a proporção de microalbumina:creatinina ou concentração de microalbumina na amostra de urina da manhã, desprezando o primeiro jato. Se a microalbuminúria for detectada, o autor prefere basear as futuras intervenções terapêuticas na proporção de excreção de microalbumina de 24 horas ou na taxa microalbumina:creatinina (Tabela 21.3).

Infecção no Trato Urinário

A incidência de infecção no trato urinário em pacientes diabéticos: bacteriúria assintomática e pielonefrite são duas vezes mais comuns em pacientes diabéticos, especialmente as mulheres, do que em pacientes não-diabéticos. Essa incidência elevada de infecção do trato urinário resulta de uma série de fatores, incluindo deficiência no fluxo sangüíneo renal, disfunção da bexiga e cicatrização intersticial. Além disso, as altas concentrações de glicose na urina propiciam um excelente meio de cultura de bactérias e inibem a função dos leucócitos. No entanto, é importante que a urinálise seja realizada periodicamente. Se os leucócitos ou a bacteriúria forem observados, uma cultura da urina deverá ser feita.

Pielografia Intravenosa

Os pacientes diabéticos apresentam elevado risco para desenvolver insuficiência renal aguda depois dos procedimentos radiocontrastantes (p. ex., arteriografia, pielografia intravenosa e retrógrada, tomografia computadorizada). Esse evento adverso é menos freqüentemente observado com os novos agentes contrastantes não-aniônicos, mas ainda permanece a preocupação. Os pacientes com função renal deficiente (isto é, creatinina sérica > 2 mg/dL) ou proteinúria grave são de maior risco. Com o uso criterioso de ecografia, estudos de radionuclídeos e tomografia computadorizada sem contraste, a maioria das informações necessárias para garantir diagnóstico e tratamento adequados poderá ser obtida. Se os pacientes diabéticos receberem radiocontrastantes, deverá ser iniciada 12-24 horas antes do procedimento uma hidratação com solução salina normal.

TABELA 21.3 Definição de Microalbuminúria

	EUA (mg/24h)	EUA (µg/min)	Albumina urinária/creatinina (mg/mg)
Normoalbuminúria*	< 30	< 20	< 0,02
Microalbuminúria	30-300	20-200	0,02-0,20
Macroalbuminúria	> 300	> 200	>0,20

*Valor médio da taxa de excreção urinária de albumina (EUA) em pessoas normais é de 10 ± 3 mg/dia ou 7 ± 2 µg/min).

Controle da Glicemia

Controle Glicêmico

O controle glicêmico precário é um fator importante de risco para nefropatia nos pacientes diabéticos tipo 1 e tipo 2, e a nefropatia diabética é rara quando a hemoglobina glicosilada é mantida abaixo de 7%. No estudo *Diabetes Control and Complications Trial*, o controle intensivo glicêmico com insulina em pacientes DM1 significativamente reduziu o risco para complicações microvasculares (Figura 21.14). Em pacientes DM2, a melhora do controle glicêmico com insulina ou agentes orais foi igualmente eficaz na redução do risco para microalbuminúria, bem como outras complicações microvasculares. É importante observar que o início do rígido controle glicêmico depois do início de evidente proteinúria ou insuficiência renal geralmente é ineficaz na interrupção da progressão inexorável para a insuficiência renal terminal, devendo ser enfatizada a necessidade do tratamento precoce (isto é, antes e durante a fase da microalbuminúria [Figura 21.5] e antes das lesões histológicas avançadas da nefropatia diabética estarem bem-estabelecidas). O transplante pancreático combinado com transplante renal parece prevenir a recorrência da nefropatia diabética em rins transplantados, contanto que o transplante pancreático funcione normalmente.

Alterações na Degradação de Insulina e Sensibilidade à Insulina

A deterioração no controle glicêmico é observada com o início da insuficiência renal em pacientes diabéticos tipo 1 e tipo 2. No entanto, quando a TFG diminui para 15-20 mL/min, tanto o *clearance* renal (perda de massa de néfrons) quanto a hepática (a uremia inibe a degradação da insulina pelo fígado) de insulina tornam-se significa-

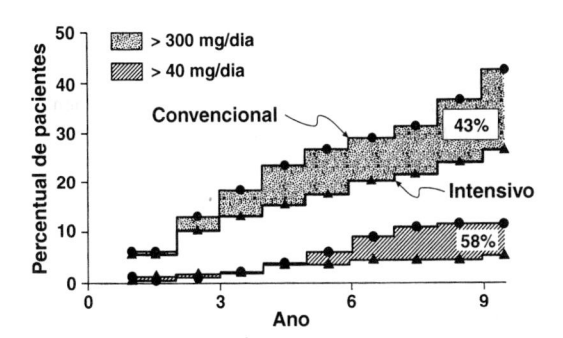

Figura 21.14 Efeito do controle glicêmico intensivo *versus* convencional com insulina na taxa de excreção de albumina em pacientes DM1. O controle rígido glicêmico reduziu significativamente o risco de desenvolvimento de microalbuminúria (área riscada) e macroalbuminúria (área pontilhada) em pacientes normoalbuminúricos. (Reproduzida com autorização do Diabetes Control and Complications Trial [DCCT] Research Group *N Engl Med* 1993; 329:977.)

tivamente reduzidas. Nessa fase, a melhora na tolerância à glicose é comum, porque a insulina, que normalmente seria liberada pelo fígado e pelos rins, retorna para a circulação sistêmica. Alguns pacientes precisarão de redução nas suas dosagens de insulina (ou sulfoniluréia) para diminuir a hipoglicemia, e outros de (µg/min) ixarão de precisar de tratamento totalmente. O efeito da diálise nas exigências de insulina é difícil de prever. Em geral, a maioria dos pacientes precisa de um aumento na dosagem de insulina (em 50-100%), quando a diálise é iniciada. A seleção dos agentes orais hipoglicêmicos para tratar os pacientes diabéticos e com função renal deficiente precisa de atenção especial. O agente oral ideal não deverá aumentar a secreção de insulina e seu metabolismo não deverá ser alterado pela função renal reduzida. Nesse contexto, as tiazolidinedionas parecem ser os candidatos ideais. Estudos preliminares em humanos DM2 sugerem que as tiazolidinedionas reduzem a microalbuminúria. Entre os secretagogos de insulina, a glipizida e a glimiperida são adequadas para o uso em pacientes com insuficiência renal crônica (IRC), considerando que a gliburida não seja. Pelo fato de que todas as sulfoniluréias estimulam a secreção de insulina, a titulação deverá ser lenta (a cada duas semanas ou mais) em pacientes com IRC. A repaglinida e nateglinida, novos secretagogos de insulina não-sulfoniluréia, são bem-adequados para o uso em pacientes diabéticos com função renal deficiente. Quando da prescrição de insulina para pacientes IRC, o médico deverá estar bem-familiarizado com as alterações discutidas anteriormente sob o metabolismo da insulina. A acarbose não foi aprovada para uso em pacientes diabéticos e na presença de elevada creatinina sérica. Assim como a metformina, um sensibilizador de insulina biguanida não deverá ser usado se a creatinina sérica for maior do que 1,4 mg/dL nas mulheres, ou 1,5 mg/dL nos homens, correspondendo a uma TFG de ~70 mL/minuto. O acúmulo de biguanida no plasma e nos tecidos poderá levar à acidose láctica. Embora os níveis da HbA_{1c} possam ser ligeiramente reduzidos nos pacientes diabéticos com doença renal avançada (por causa da curta sobrevida das hemácias), ela permanece a melhor ferramenta para avaliar o controle glicêmico em pacientes diabéticos.

Diálise Peritoneal, Absorção de Glicose e Necessidades de Insulina

As soluções-padrão para hemodiálise não contêm glicose. No entanto, o líquido da diálise, usado na diálise peritoneal ambulatorial contínua (CAPD), contém glicose hipertônica, e pacientes com hiperglicemia grave apresentam um problema significativo de peso com essa modalidade terapêutica. Para evitar o desenvolvimento de excessiva hiperglicemia, a insulina poderá ser adicionada ao líquido da diálise (as necessidades de insulina ficam, normalmente, aumentadas em duas a quatro vezes com CAPD), com a administração de insulina intraperitoneal, alcançando um excelente e efetivo controle da glicose.

Restrição Protéica

Dietas com baixo teor protéico são defendidas por mostrar a lentificação da progressão de insuficiência renal crônica. Os resultados de estudos em animais e alguns estudos não-controlados em humanos (pequeno número de pacientes, poucos deles diabéticos) demonstraram consistentemente que a adoção de uma dieta com baixo teor protéico reduziu a velocidade de declínio na TFG naqueles com insuficiência renal avançada. Mais recentemente, um estudo prospectivo bem-controlado, envolvendo 840 pacientes com doença renal de diversas etiologias foi concluído. Os pacientes diabéticos com necessidade de insulina não foram incluídos nesse estudo, e os pacientes tratados com dieta e outros com sulfoniluréia não foram analisados de forma separada. Depois de três anos, nenhuma diferença na taxa de declínio na TFG foi observada entre os pacientes que recebiam dieta de baixo teor protéico (0,58 g/kg) e aqueles que mantinham a ingestão normal de proteínas (1,3 g/kg), embora qualquer efeito benéfico da dieta de baixo teor protéico tenha sido, provavelmente, obscurecido pelo uso concomitante de medicações anti-hipertensivas (80% dos pacientes) e pelo uso de inibidores da ECA (44% dos pacientes). Com base nesses resultados, parece prudente recomendar restrição protéica modesta (~1,0 g/kg/dia) para pacientes diabéticos, que estão tomando inibidores da ECA ou bloqueadores de canal de cálcio, e restrição protéica mais grave (0,6 g/kg/dia) para os pacientes que não estão sob o uso de medicações anti-hipertensivas. Essas dietas com restrição grave de proteína estão associadas à baixa adesão do paciente, e exigem uma supervisão dietética mais freqüente. Uma dieta de baixíssimo teor protéico poderá levar ao equilíbrio negativo do nitrogênio e à aceleração da quebra de proteína no músculo, com o desenvolvimento de miopatia clinicamente manifesta.

Dislipidemia

Em paciente com diabete e insuficiência renal, a dislipidemia do diabético (hipertrigliceridemia, reduzido colesterol-HDL [de alta densidade], colesterol-LDL [de baixa densidade] e hiperlipidemia pós-prandial) é agravada. Os pacientes diabéticos e com deficiência na função renal são de extremo risco para desenvolver infarto do miocárdio e acidente vascular cerebral, e a dislipidemia representa um fator importante de risco para doença cardiovascular nesta população. Quando os pacientes iniciam a diálise, normalmente a dislipidemia piora. No entanto, é imperativo que todos os pacientes diabéticos, quer apresentem função renal normal, com deficiente função renal, quer estejam sob diálise, recebam tratamento agressivo farmacológico e dietético para sua dislipidemia. O objetivo da terapia é reduzir o colesterol-LDL e os triglicerídeos para menos que 100 e 200 mg/dL, respectivamente. Isso pode ser obtido com dieta, inibidores HMG-CoA redutase e derivados do ácido fíbrico. O colesterol-HDL deverá ser elevado para, pelo menos, 45 mg/dL. Os exercícios e as tiazolidinedionas (embora não aprovadas para essa indicação) são especialmente eficazes no aumento da concentração plasmática do colesterol-HDL.

A hiperlipidemia também está implicada como um fator causador na progressão da nefropatia diabética, e a redução das concentrações do colesterol plasmático reduz significativamente a taxa de declínio da TFG, independente do agente de redução de lipídeos que esteja sendo usado ou da etiologia da doença renal. Por isso, os pacientes diabéticos deverão receber terapia agressiva antilipidêmica para a prevenção de complicações cardiovasculares e possível proteção contra a deterioração progressiva renal.

Diálise

Uma vez estabelecida a insuficiência renal terminal, o paciente e o médico deverão escolher uma das quatro opções: hemodiálise, diálise peritoneal, CAPD ou transplante renal. O acesso vascular deverá ser instituído mais cedo nos pacientes diabéticos do que nos não-diabéticos: o acesso vascular deverá ser estabelecido quando a creatinina sérica alcançar 4-5 mg/dL, e a diálise deverá ser iniciada com níveis de creatinina de 6-8 mg/dL. Embora a hemodiálise seja a forma mais freqüentemente empregada da terapia por diálise em pacientes com insuficiência renal terminal, ela não parece ser superior a outras técnicas de diálise. As estatísticas da morbidade e mortalidade são similares para a diálise peritoneal intermitente e peritoneal ambulatorial crônica. Independente do tipo de diálise escolhido, a sobrevida nos pacientes diabéticos é muito pior do que nos pacientes não-diabéticos.

Transplante Renal

Os resultados do *United States Renal Data System* indicam que os pacientes diabéticos tratados por transplante de rim, especialmente se o órgão tiver sido doado por um doador vivo/HLA idêntico, têm uma sobrevida muito melhor do que aqueles submetidos à diálise. Embora o transplante combinado pancreático/renal esteja em fase inicial, resultados recentes sugerem que essa nova opção terapêutica resulta em menor mortalidade do que a diálise ou o transplante apenas de rim para pacientes DM1, e ela poderá ser benéfica na prevenção da nefropatia diabética recorrente em rim transplantado. Novos regimes imunossupressores podem trazer mais melhorias para a sobrevida do paciente depois do transplante renal (doador cadáver).

LEITURA COMPLEMENTAR

American Diabetes Association: Nephropathy in diabetes (Position Statement). *Diabetes Care* 2004; 27 (suppl. 1):579.

Gaede P, Vedel P, Larsen N, et al: Multifactorial intervention and cardiovascular disease in patients with type 2 diabetes, *N Engl J Med* 2003; 348:1925.

Lewis EJ, Hunsicker LG, Clarke WR, et al; para o estudo do Collaborative Study Group: Renoprotective effect of the angiotensin-receptor antagonist irebesartan in patients with nephropathy due to type 2 diabetes. *N Engl J Med* 2001; 345:870.

Molitch ME, DeFronzo RA, Franz MJ, et al: American Diabetes Association: Diabetic nephropathy. *Diabetes Care* 2003; 26(suppl 1):S94.

Parving H-H, Lehnert H, Brochner-Mortensen J, et al: para o Irebesartan in Patients with type 2 Diabetes and Microalbuminuria Study Group: The effect of irebesartan on the development of diabetic nephropathy in patients with type 2 diabetes. *N Engl J Med* 2001; 345:870.

Ravid M, Brosh D, Levi Z, et al: Use of enalapril to attenuate decline in renal function in normotensive, normoalbuminuric patients with type 2 diabetes mellitus. *Ann Intern Med* 1998;128:982

Russo LM, Bakris GL, Comper WD. Renal handling of albumin: A critical review of basic concepts and perspective. *Am J Kidney Dis* 2002; 39:899.

Para uma discussão mais detalhada e bibliografia adicional sobre este tópico, consulte, por favor Porte *et al: Ellenberg & Rifkin's Diabetes Mellitus*, 6th ed., Capítulo 43.

Neuropatia Autonômica Diabética

22

Aaron I. Vinik, Michael A. Pfeifer,
Martin J. Stevens, Tomris Erbas,
Eva L. Feldman e James W. Russell

A neuropatia diabética é a complicação mais comum e inconveniente do diabete melito, levando a uma grande mortalidade e morbidade, e ao aumento das despesas do órgão da saúde pública. A neuropatia diabética é uma desordem heterogênea que engloba uma ampla faixa de anormalidades, afetando o sistema sensorial e motor periférico tanto proximal quanto distal, bem como o sistema nervoso autonômico (SNA). O sistema nervoso autonômico é primariamente eferente, transmitindo impulsos do sistema nervoso central para os órgãos periféricos. No entanto, ele também apresenta um componente aferente. Suas duas divisões – os sistemas nervoso parassimpático e simpático – trabalham em oposição equilibrada para controlar a freqüência cardíaca, a força de contração cardíaca, a dilatação e constrição dos vasos sangüíneos, a contração e o relaxamento dos músculos lisos nos sistemas digestivo e urogenital, as secreções das glândulas e o tamanho das pupilas. O diabete melito pode causar disfunção de qualquer e em toda parte do sistema nervoso autonômico, levando a uma ampla faixa de doenças. Os sistemas orgânicos que mais freqüentemente exibem proeminentes sinais e sintomas autonômicos clínicos no diabete incluem a pupila ocular, as glândulas sudoríparas, o sistema geniturinário, o sistema do trato gastrintestinal, sistema medular adrenal e o sistema cardiovascular (Tabela 22.1).

PREVALÊNCIA

A prevalência reportada de neuropatia autonômica diabética (NAD) varia e estudos baseados na comunidade acharam taxas mais baixas do que os estudos clínicos e hospitalares, nos quais a prevalência pode ser alta em até 100%. Os principais subgrupos dos distúrbios autonômicos reconhecidos no diabete melito incluem (1) NAD subclínica, determinada pelas anormalidades quantitativas dos testes de função autonômica, e (2) NAD clínica, que apresenta sinais e sintomas. A neuropatia autonômica sintomática, exceto para impotência, é rara e apresenta-se em menos de 5% dos pacientes diabéticos. Em geral, os sintomas clínicos não se desenvolvem por muitos anos depois do início do diabete. No entanto, a neuropatia autonômica subclínica pode ocorrer dentro de um ano do diagnóstico nos pacientes DM2 e dentro de dois anos nos pacientes DM1. Os fatores de risco importantes confirmados são: idade, tempo de duração do diabete, controle metabólico insatisfatório, presença de retinopatia, nefropatia e doença cardiovascular.

A NAD prejudica a capacidade de realizar as atividades diárias, reduz a qualidade de vida e aumenta o risco para o óbito. Ela também é responsável por uma grande parte dos custos com o cuidado. As piores inconveniências e os perigos das condições ligadas à neuropatia autonômica são conhecidas ou silenciosas: infarto do miocár-

TABELA 22.1 Manifestações Clínicas da Neuropatia Autonômica

Cardiovascular
  Taquicardia, intolerância a exercícios
  Denervação cardíaca
  Hipotensão ortostática
Gastrintestinal
  Disfunção esofagiana
  Gastroparesia diabética
  Diarréia
  Constipação
  Incontinência fecal
Geniturinário
  Disfunção erétil
  Ejaculação retrógada
  Cistopatia
  Bexiga neurogênica
Neurovascular
  Fluxo sangüíneo da pele deficiente
  Intolerância ao calor
  Transpiração gustatória
  Pele seca
Metabólica
  Hipoglicemia insuspeita
  Hipoglicemia não-responsiva
  Deficiência autonômica associada à hipoglicemia
Pupilar
  Diâmetro reduzido da pupila adaptada ao escuro
  Pupila do tipo Argyll-Robertson

dio, arritmias cardíacas, ulceração no pé, gangrena, nefropatia e disfunção erétil. Dos pacientes com disfunção autonômica sintomática, 25-50% morrem dentro de 5-10 anos a partir do diagnóstico. A taxa de mortalidade de cinco anos em pacientes com neuropatia autonômica diabética é três vezes maior do que em pacientes diabéticos sem envolvimento autonômico.

PATOGÊNESE

A patogênese da neuropatia autonômica não é completamente conhecida. Existem teorias metabólicas, microvasculares e autonômicas. A hiperglicemia persistente resultando na ativação da via poliol e no acúmulo tecidual de sorbitol, na frutose e nas deficiência de mioinositol, no metabolismo deficiente do fosfoinositídeo com conseqüente redução na atividade nervosa da atividade da $Na^+/K^+ATPase$, no aumento da glicação não-enzimática; redução na produção do óxido nítrico levando à vasodilatação deficiente dependente do endotélio; e, por fim, deficiência nos fatores neurotróficos têm sido propostos como mecanismos patogênicos da NAD. Um mecanismo imunológico também é sugerido na etiologia da NAD. Os auto-anticorpos para o nervo vago, os gânglios simpáticos e a medula adrenal são elevadíssimos em pacientes com NAD sintomática grave.

DIAGNÓSTICO DIFERENCIAL

O diagnóstico de NAD é de exclusão, e muitas outras causas da disfunção autonômica deverão primeiro ser excluídas (Tabela 22.2). O médico deverá registrar com cuidado a história pregressa, perguntando sobre câncer, uso de medicamentos, consumo de álcool, exposição ao HIV e histórico familiar de amiloidose. Aos pacientes deverá ser perguntado se eles viajaram para a América do Sul, onde eles poderiam ter sido expostos ao *Trypanosoma cruzi*, a causa da doença de Chagas.

NEUROPATIA AUTONÔMICA CARDIOVASCULAR

A neuropatia autonômica cardiovascular (NAC) é uma forma comum de neuropatia autonômica, englobando anormalidades no controle da freqüência cardíaca e nas dinâmicas vascular central e periférica. A NAC está ligada à hipotensão postural, à intolerância a exercícios, ao aumento na habilidade cardiovascular intra-operatória, ao aumento na incidência de isquemia assintomática, ao infarto do miocárdio e à redução na probabilidade de vida depois do infarto do miocárdio. As conseqüências médicas da NAC em diabéticos são dramáticas: uma metanálise de 11 estudos de NAC entre pacientes diabéticos concluiu que, enquanto diabéticos sem essa complicação apresentavam uma mortalidade de 5% dentro de 5,5 anos, a mortalidade entre os pacientes com NAC, conforme determinada pelos testes de variabilidade da freqüência cardíaca anormais (VFC), pulava para 27% neste período de tempo. A NAC ocorre em cerca de 17% dos pacientes DM1 e 22% nos pacientes DM2. Um adicional de 9% nos pacientes DM1 e de 12% nos DM2 apresentam disfunção limítrofe. A falta de variabilidade na freqüência cardíaca durante a respiração profunda ou os exercícios é um sinal de neuropatia autonômica, e está associada a um alto risco para doença cardíaca coronariana em pacientes com ou sem diabete. O *Diabetes Control and Complications Trial* (DCCT) descobriu que 1,6% dos pacientes com histórico de 5 anos de diabete apresentavam esses sinais. A taxa subiu para 6,2%

TABELA 22.2 Diagnóstico Diferencial da Neuropatia Autonômica

Hipotensão ortostática idiopática
Síndrome de Shy-Drager (hipotensão ortostática, sinais piramidais e cerebrais incluindo tremor, rigidez, hiper-reflexia, ataxia e disfunção intestinal urinária
Pan-hipopituitarismo
Feocromocitoma
Doença de Chagas
Amiloidose
Hipovolemia devido a diuréticos
Doença cardíaca congestiva
Síndrome carcinóide
Outras causas de diarréia, constipação e disfunção gastrintestinal
Outras causas de disfunção geniturinária e erétil
Hipotensão ortostática causada pela neuropatia alcoólica
Pupila do tipo Argyll-Robertson e sífilis
Medicações (insulina, vasodilatadores, bloqueadores simpáticos)
Hipoglicemia não-responsiva e insuspeita ocorrendo com controle intensivo glicêmico)

naqueles com 5 a 9 anos de histórico de diabete, e para 12% naqueles que haviam tido a doença por mais de 9 anos. A taquicardia em repouso é um sinal inicial, assim como é a perda da variabilidade na freqüência cardíaca durante a respiração profunda, considerando que a freqüência cardíaca que não responde a exercícios leves indica quase denervação cardíaca completa. A NAC leva a uma reduzida fração da ejeção cardíaca e à disfunção sistólica, e reduz o enchimento diastólico. A tolerância a exercícios limitada é devido a deficientes respostas simpática e parassimpática, que normalmente aumentam o resultado cardíaco e redirecionam o fluxo sangüíneo periférico para os músculos esqueléticos. A tolerância a exercícios também é reduzida por uma fração da ejeção reduzida, disfunção sistólica e redução no enchimento diastólico. Um prolongado intervalo QT corrigido (QTc) e dispersão QT (a diferença entre os intervalos QT muito longos e muito curtos) indicam um desequilíbrio entre a inervação simpática direita e esquerda. Os pacientes diabéticos com um desequilíbrio simpático regional e um prolongamento do intervalo QT podem ser de altíssimo risco para arritmias. A denervação regional autonômica do miocárdio e a responsividade vascular alterada na NAD poderão predispor a uma arritmogênese maligna e à morte súbita cardíaca. No estado de repouso, o miocárdio tem boa perfusão nos pacientes com NAD, e as deficiências circulatórias não deverão exacerbar a arritmogênese sob condições de repouso. Durante o estresse, a isquemia regional relativa nas regiões inervadas simpaticamente com proteção parassimpática reduzida poderá ser altamente arritmogênica.

Os pacientes diabéticos apresentam uma alta taxa de doença cardíaca coronariana, que poderá ser assintomática devido a uma neuropatia autonômica. Na ralidade, a isquemia sem dor é bem mais freqüente em pacientes com neuropatia autonômica do que nos pacientes sem ela (38% versus 5%). No estudo de Framingham, 39% dos pacientes diabéticos apresentaram um infarto do miocárdio assintomático documentado pelo eletrocardiograma. Em pacientes não-diabéticos, o infarto agudo do miocárdio apresentou uma variação circadiana com um pico significativo pela manhã. A variação característica diurna no início do infarto do miocárdio é alterada nos pacientes diabéticos, demonstrando um pico mais baixo pela manhã e um percentual mais elevado de infarto durante as horas da noite. A fraca oscilação pela manhã da incidência de infarto do miocárdio resulta do equilíbrio simpáticovagal alterado nos pacientes com neuropatia autonômica cardíaca. A dor torácica em qualquer localização em um paciente diabético deverá ser considerada de origem miocárdia até que seja provado o contrário. Outros indícios para um possível infarto do miocárdio silencioso incluem fadiga inexplicada, confusão, edema, hemoptise, náuseas e vômitos, diaforese, arritmias, tosse e dispnéia.

A disfunção autonômica não-detectada, quando associada à hipoglicemia noturna, pode predispor os pacientes DM1 à arritmia ventricular fatal, constituindo a "síndrome do morrer deitado". Os possíveis mecanismos de morte súbita são a isquemia silenciosa, o intervalo QT prolongado, predispondo a arritmias ventriculares, ou o controle central anormal da respiração.

Teste da Função Cardíaca do Sistema Nervoso Autonômico

Os testes dos reflexos cardiovasculares são sensíveis, reprodutíveis, simples e não-invasivos, e permitem uma avaliação extensa da neuropatia autonômica cardíaca. Eles incluem medidas da freqüência cardíaca em repouso, da variabilidade da freqüência batimento a batimento (VFC), manobra de Valsalva, freqüência cardíaca e resposta da pressão sangüínea sistólica à posição ereta, resposta da pressão sangüínea diastólica ao exercício sustentado e o intervalo QT (Tabela 22.3). Reduzida VFC em 24 ho-

TABELA 22.3 Testes Diagnósticos da Neuropatia Autonômica Cardiovascular

- Freqüência cardíaca de repouso
  100 batimentos/minuto é anormal
- Variabilidade da freqüência cardíaca batimento a batimento*
  Com o paciente em repouso e posição supina (sem café noturno ou episódio hipoglicêmico), respiração 6 respirações/minuto, freqüência cardíaca monitorada pelo ECG
  ou dispositivo ANSCORE, uma diferença na freqüência cardíaca de > 15 batimentos/min é normal e < 10 batimentos/min é anormal, inspiração RR/expiração R-R > 1,17. Todos os índices de VFC são dependentes da idade.**
- Resposta da freqüência cardíaca na posição ereta*
  Durante monitoramento contínuo por ECG, o intervalo R-R é medido em 15 e 30 batimentos depois de estar ereto. Normalmente, uma taquicardia é seguida de bradicardia reflexa. A proporção 30:15 é > 1,03.
- Resposta da freqüência cardíaca à manobra de Valsalva*
  O paciente exala fortemente para dentro do mamômetro 40mm Hg por 15 s durante o monitoramento ECG. Pessoas saudáveis desenvolvem taquicardia e vasoconstrição periférica durante o esforço e uma bradicardia excede o limite e eleva a pressão sangüínea com liberação. A proporção de R-R muito longo a R-R muito curto deverá ser > 1,2.
- Resposta da pressão sangüínea sistólica na posição ereta
  A pressão sangüínea sistólica é medida com o paciente na posição supina. O paciente levanta e a pressão sangüínea sistólica é medida depois de 2 minutos. A resposta normal é uma queda de < 10 mm Hg, o limite estabelecido é uma queda de 10-29 mm Hg, e anormal é uma queda de > 30 mm Hg com sintomas.
- Resposta da pressão sangüínea diastólica ao exercício isométrico
  O paciente aperta fortemente com a mão um dinamômetro para estabelecer um máximo. A força de aperto chega em 30% no máximo de 5 minutos. A resposta normal para a pressão sangüínea diastólica é uma elevação de > 16mm Hg no outro braço.
- Intervalos QT/QTc no ECG
  O QTc deverá ser < 440 ms
- Análise espectral
  Pico FMB ↓ (disfunção simpática)
  Pico BF ↓ (disfunção simpática)
  Pico AF ↓ (disfunção parassimpática)
  Proporção BF/AF ↓ (desequilíbrio simpático)
- Fluxo neurovascular
  Uso de Doppler não-invasivo para medidas das repostas simpáticas periféricas à nocicepção

* Agora essas podem ser realizadas rapidamente (< 15 minutos) nos consultórios médicos, com um laboratório de referência central fornecendo o controle de qualidade e valores normativos.
** Valor normal mais baixo da proporção E/I: Idade 20-24, 1.17; 25-29, 1.15; 30-34, 1.13; 35-40, 1.12; 40-44, 1.10; 45-49, 1.08; 50-54, 1.07; 55-59, 1.06; 60-64, 1.04; 65-69, 1.03; 70-75, 1.02

ras, nova medida da função autonômica cardíaca deverá ser feita, porque acredita-se que uma medida dessa função seja mais sensível e capaz de detectar precocemente a disfunção do que os testes-padrão de reflexos. O registro da VFC de 24 horas propicia compreensão dos padrões anormais de ritmos circadianos regulados pela atividade simpático-vagal. Nas análises de domínio de freqüência, as flutuações da freqüência cardíaca de freqüência muito baixa (FMB) são julgadas serem mediadas pelo sistema simpático, as flutuações de baixa freqüência (BF) estão sob o controle simpático com modulação vagal, enquanto as flutuações de alta freqüência (AF) estão sob o controle parassimpático. O equilíbrio entre os componentes simpático e parassimpático da função do nervo autonômico pode ser avaliado, usando a proporção BF/AF. O componente AF é reduzido nos pacientes diabéticos com disfunção vagal. Nos pacientes diabéticos com disfunção simpática, os componentes FMB e BF estão reduzidos. Os componentes FMB, BF, AF, e a proporção BF/AF estão reduzidos nos pacientes diabéticos nas fases avançadas de NAC.

A inervação simpática do coração poderá ser visualizada e quantificada pela tomografia computadorizada com emissão de fóton único, com ^{123}I-meta-iodobenzilguanidina (MIBG). A NAC diabética está diretamente caracterizada pela reduzida ou ausente captação de MIBG pelo miocárdio. A inervação simpática do coração também pode ser visualizada pela imagem com emissão de pósitron (PET) usando carbono-11 hidroxifedrina. Os defeitos na captação do carbono-11 hidroxifedrina estão relacionados com a NAC e a resposta deficiente vasodilatadora dos vasos de resistência coronarianos.

Tratamento

O controle intensivo glicêmico é crítico para prevenir o início da neuropatia autonômica diabética e reduzir a velocidade de sua progressão. O estudo *Diabetes Complications and Control Trial* (DCCT) demonstrou que a NAD foi reduzida em 53% dos pacientes com controle rígido glicêmico. Esse tipo de controle pode reter a deterioração na VFC com um ano de terapia. No entanto, a resposta à melhora do controle glicêmico depende do grau da disfunção autonômica no início da avaliação. Em um estudo com pacientes diabéticos com microalbuminúria, a implementação gradual do tratamento multifatorial intensivo permitiu a progressão para uma neuropatia autonômica. A inibição da enzima conversora de angiotensina (ECA) aumentou a variabilidade da freqüência e reduziu a mortalidade nos pacientes com microalbuminúria leve. Os bloqueadores-β, que são cardiosseletivos ou lipofílicos, poderiam modular os efeitos da disfunção autonômica no diabete, tanto central quanto perifericamente, pela oposição do estímulo simpático e, por isso, restaurar o equilíbrio parassimpático-simpático. Além disso, uma pesquisa de evidências de ensaios clínicos mostrou que a identificação precoce da neuropatia autonômica permite a iniciação oportuna da terapia com o ácido α-lipóico antioxidante, que reduz a velocidade ou reverte a progressão da NAC. Os inibidores aldose-redutase também podem reter a progressão da neuropatia autonômica diabética. Esses medicamentos reduzem o fluxo de glicose por meio da via poliol, inibindo o acúmulo tecidual de sorbitol e frutose. No entanto, eles não estão ainda aprovados para uso clínico nos EUA; os únicos pacientes que recebem esse medicamento são os participantes dessas pesquisas clínicas.

HIPOTENSÃO ORTOSTÁTICA

A hipotensão ortostática, outro sinal da neuropatia autonômica, é uma queda na pressão sangüínea sistólica de mais de 30 mm Hg na posição ereta. A causa: fibras vasoconstritoras danificadas, função barorreceptor deficiente e reatividade cardiovascular insatisfatória. A hipotensão ortostática pode estar acompanhada dos sintomas de sonolência, fraqueza, debilidade, deficiência visual, dor na nuca e perda da consciência (Figura 22.1).

Dois estados fisiopatológicos causam a hipotensão ortostática: insuficiência autonômica e depleção do volume intravascular. O exame físico e a história clínica deverão facilmente determinar a depleção do volume. Os fatores que podem agravar a hipotensão ortostática na neuropatia autonômica diabética e que deverão ser pesquisados são depleção de volume devido a diuréticos, transpiração excessiva, diarréia ou poliúria. Os medicamentos que podem contribuir para o problema são os anti-hipertensivos, bloqueadores-β e antidepressivos tricíclicos e fenotiazinas. Muitas pessoas nessa condição tornam-se subitamente hipotensas quando se alimentam ou dentro de 10-15 minutos de uma injeção de insulina. Os sintomas são similares àqueles da hipoglicemia e são, com freqüência, incorretamente designados como da ação hipoglicêmica da insulina.

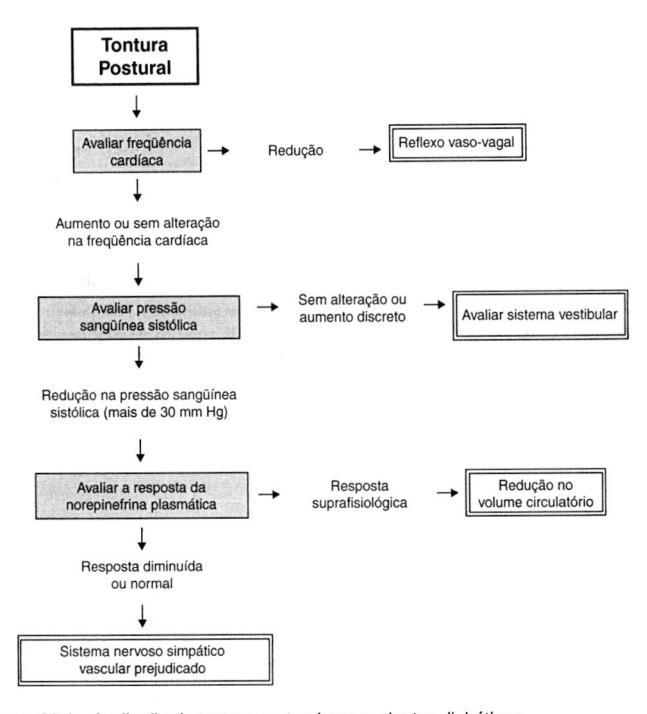

Figura 22.1 Avaliação da tontura postural nos pacientes diabéticos.

Tratamento

A hipotensão ortostática no paciente com NAD pode ser um difícil problema a ser controlado. A elevação da pressão sangüínea na posição ortostática deve ser equilibrada contra a prevenção da hipertensão na posição supina. Sempre que possível, tentativas deverão ser feitas para aumentar o retorno venoso periférico, usando meias elásticas nos membros inferiores. Os pacientes deverão ser instruídos para usá-las enquanto estiverem deitados e não removê-las até retornarem à posição supina. A fludocortisona e o sal suplementar podem ser benéficos para alguns pacientes com hipotensão ortostática. Infelizmente, esses agentes não melhoram os sintomas até desenvolver edemas, que correm o risco de causar insuficiência cardíaca congestiva e hipertensão. Uma deficiência no receptor α_2-adrenérgico poderá ser tratada com clonidina, que neste quadro paradoxalmente poderá aumentar a pressão sangüínea. Se as medidas anteriores falharem, a midodrina, um agonista α_1-adrenérgico, poderá ajudar. O octreotide poderá ajudar alguns pacientes que experimentam principalmente hipotensão ortostática refratária depois da refeição.

FLUXO SANGÜÍNEO DEFICIENTE DA PELE

O fluxo microvascular da pele é regulado pelos componentes centrais e periféricos do sistema nervoso autonômico e pode ser perturbado com a neuropatia autonômica diabética. Esse acontecimento pode interromper a manutenção da temperatura regional e de todo o corpo através da pele apical ou glabro, que é a pele lisa da palma da mão, a sola do pé e a pele da face. A pele apical contém um grande número de ramificações arteriovenosas para termorregulação. As ramificações arteriovenosas fornecem um caminho potencial de baixa resistência, pelo qual o fluxo do sangue pode ser desviado da circulação arteriolar para a venular, ignorando o leito capilar. Os ramos são mantidos em estado de constrição pelo tônus simpático. A perda desse tônus devido à neuropatia faz com que os ramos se abram, desviando o fluxo sangüíneo da pele. Os níveis de oxigênio venular aumentados, as lesões isquêmicas aparentes independente da presença de pulsos palpáveis, e elevada temperatura na pele em extremidades distais são consistentes com os desvios arteriovenosos. As fibras-C não-mielinizadas, que constituem a via de reflexo central, são consideradas danificadas na neuropatia diabética, contribuindo para anormalidades no fluxo sangüíneo da pele (Figura 22.2). No diabete tipo 2, a anormalidade predominante do fluxo sangüíneo da pele é a perda do mecanismo vasodilatador neurogênico ativo na pele não-apical ou com pêlos (Figura 22.3). A vasodilatação neurogênica defeituosa coexiste com elementos da síndrome metabólica, elevada resistência insulínica, hipertensão e dislipidemia. O fluxo sangüíneo microvascular poderá ser medido não-invasivamente pela fluxometria com *laser* de Doppler sob condições basais e estimuladas. O tratamento dos pacientes DM2 insulinorresistentes com glitazonas e exercícios regulares melhora o fluxo sangüíneo da pele. Um análogo da prostaglandina, o cilostazol, poderá beneficiar algumas pessoas.

Os fatores que contribuem para o desenvolvimento da ulceração no pé são: perda da sensibilidade cutânea à dor e estímulo térmico de calor; deficiência na transpiração com ressecamento e rachadura na pele; e função defeituosa autonômica com uma redução no fluxo sangüíneo, que compromete a função do nervo, bem como prejudica o suprimento nutritivo de nutrientes essenciais e perfusão

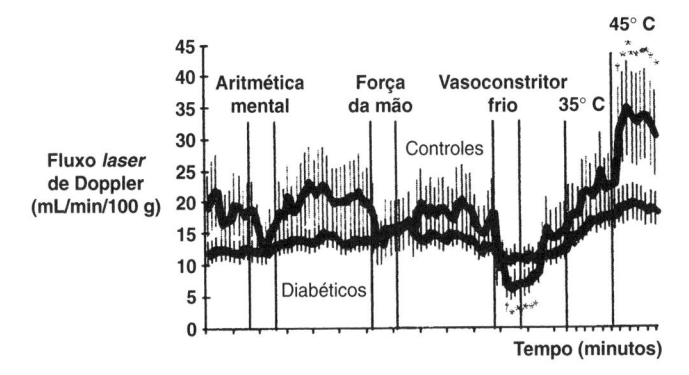

Figura 22.2 Fluxo sangüíneo da pele deficiente em pacientes diabéticos. (Reproduzida com autorização de Stansberry KB, Shapio AS, Hill MA, et al: *Diabetes Care* 1997; 20:1711.)

tecidual. Essa constelação produz o ambiente perfeito para o desenvolvimento de úlceras nos pés e gangrena. O pé de Charcot pode se apresentar agudamente com dor grave, uma temperatura de morna a quente no pé com aumento do fluxo sangüíneo (independente da reduzida percepção sensorial de calor e detecção de vibração), e evidências claras de osteopenia aguda. O trauma repetitivo no pé de Charcot aumenta a atividade dos osteoclastos junto com o aumento do fluxo

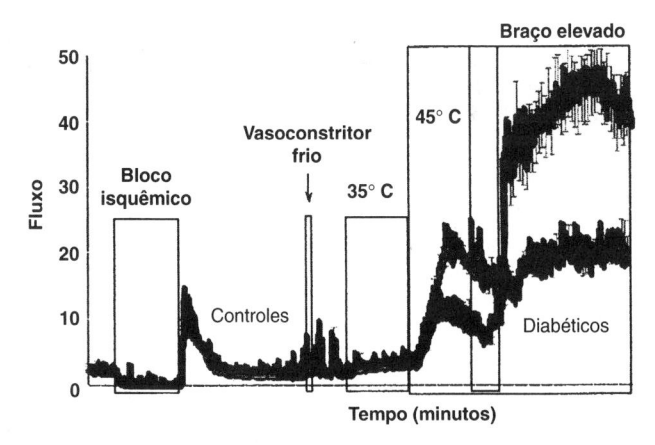

Figura 22.3 Fluxo sangüíneo anormal no dorso da mão de pacientes diabéticos. (Reproduzida com autorização de Stansberry KB, Peppard HR, Babyak LM, et al: *Diabetes Care* 1999; 22:1549.)

sangüíneo e conseqüente osteopenia. Esta predispõe os ossos pequenos do pé a pequenas fraturas.

Tratamento

Secar os dedos depois do banho e aplicar cremes amaciantes são medidas essenciais para a prevenção de úlceras nos pés. A inspeção diária dos pés é muito importante. E aos pacientes deverá ser ensinada a técnica de cortar e lixar adequadamente as unhas.

NEUROPATIA AUTONÔMICA GASTRINTESTINAL

A neuropatia autonômica pode afetar toda e qualquer parte do trato gastrintestinal, isto é, esôfago, estômago, intestino delgado e cólon. Dessa maneira, as manifestações gastrintestinais são completamente variadas e incluem disfagia, dor abdominal, náuseas, vômitos, má absorção, incontinência fecal, diarréia e constipação. Os pacientes diabéticos podem apresentar um espectro de manifestações, desde sintomas gastrintestinais leves a doença clínica grave. A prevalência dos sintomas causados pela disfunção gastrintestinal pode chegar a 76% na população não-selecionada de pacientes diabéticos ambulatoriais.

Disfunção Esofágica

Os sintomas de dismotilidade do esôfago, como a disfagia, o desconforto retroesternal e a pirose são comuns no diabete. Anormalidades motoras incluem deficiência na atividade peristáltica com pico duplo e contrações terciárias, ou peristalsia deficiente, e pressões do esfíncter esofagiano inferior mais baixas. Tais fatores podem predispor mais à doença do refluxo gastresofágico, particularmente, quando há esvaziamento gástrico deficiente. A disfunção esofágica é detectável por meio do teste de motilidade do esôfago e da cintilografia do esôfago em pacientes diabéticos. Os médicos deverão monitorar os pacientes que usam medicamentos associados à erosão e perfuração do esôfago, como bifosfonatos orais.

Gastroparesia Diabética

A neuropatia autonômica diabética pode prejudicar a secreção do ácido gástrico e a motilidade gastrintestinal, causando a gastroparesia diabética, que pode ser detectada em 25% dos pacientes diabéticos. Na maioria das vezes, ela é clinicamente silenciosa, mas a forma grave é uma das mais debilitantes complicações gastrintestinais do diabete. A exata fisiopatologia dos distúrbios motores gástricos não está definida. É claro que os distúrbios da função parassimpática vagal pode ocorrer. A liberação do peptídeo motilina, que regula a motilidade gastrintestinal, está sob o controle vagal. A motilina estimula o início da fase 3 da atividade motora do complexo motor de migração do estômago em pacientes com gastroparesia. A hiperglicemia por si só pode causar retardo no esvaziamento gástrico nas pessoas diabéticas e nas saudáveis.

Os sintomas típicos da gastroparesia diabética são a saciedade precoce, as náuseas, os vômitos, a distensão abdominal, a dor epigástrica e a anorexia. Os pacientes com gastroparesia apresentam vômitos de alimentos não-digeridos consumidos há muitas horas ou mesmo dias antes. Os episódios de náuseas e vômitos podem levar dias ou meses, ou podem ocorrer em ciclos. Os sintomas gastrintestinais superiores não deverão ser atribuídos à gastroparesia até que as condições, como úlcera gástrica, úlcera duodenal, gastrite e câncer gástrico, tenham sido excluídas. Mesmo com sintomas leves, a gastroparesia interfere na liberação de nutrientes para o intestino delgado e, por isso, rompe a relação entre a absorção de glicose e a administração de insulina exógena, o que poderá resultar em uma grande oscilação nos níveis de glicose e episódios inesperados de hipoglicemia pós-prandial e aparente "diabete sensível". A gastroparesia deverá sempre ser suspeitada em pacientes com controle precário da glicose.

O esvaziamento gástrico pode ser visualizado pela imagem cintilográfica depois de o paciente consumir o alimento chamado de radionuclídeo, mas os resultados da cintilografia nem sempre correlacionam-se com a gravidade dos sintomas. A medida do esvaziamento gástrico de sólidos é mais sensível do que dos líquidos (Tabela 22.4). A hiperglicemia exerce uma grande influência na função motora gástrica na qual reduz a velocidade do esvaziamento gástrico nos pacientes diabéticos. O teste de inspiração do ácido octanóico-[^{13}C] representa uma medida adequada do esvaziamento gástrico retardado nos pacientes diabéticos, que está associado à gravidade dos sintomas gástricos, mas não afetado pelo nível de glicose sangüínea. A manometria gastroduodenal pode ser de bastante ajuda nos pacientes com sintomas, mas aparentemente com esvaziamento normal, porque ela pode ajudar a identificar piloroespasmo ou motilidade gástrica e duodenal não-coordenadas.

Tratamento

O tratamento inicial da gastroparesia diabética deverá estar focado no controle da glicemia, que melhora a disfunção motora gástrica (Figura 22.4). Além disso, os pacientes deverão ser avisados para fazer múltiplas (mas pequenas) refeições (4-6 por dia) e reduzir o conteúdo de gordura na sua dieta, para menos de 40 g/dia. Eles também deverão restringir a ingestão de fibras para evitar a formação de bezoar*.

Os agentes procinéticos usados para tratar a gastropatia diabética são metoclopramida, domperidona e eritromicina. A levosulpirida é um agente colinérgico e an-

TABELA 22-4 Avaliação do Paciente com Suspeita de Gastroparesia Diabética

- Avaliar controle glicêmico
- História medicamentosa, incluindo o uso de bloqueadores gangliônicos e drogas psicotrópicas
- Gastroduodenoscopia para excluir obstrução do piloro ou outro mecanismo
- Manometria para detectar hipomotilidade antral e/ou pilorospasmo
- Cintilografia duplo-isótopo para medir as fases do esvaziamento gástrico sólido e líquido; isso requer técnicas que exigem ingestão de um líquido ou sólido marcado com radionuclídeos

---

*N. de T. Bezoar – Concreção calcária que se forma no estômago e, por vezes, em outras partes do tubo digestivo.

```
┌─────────────────────────┐         ┌─────────────────────────┐
│     Manifestação        │         │   Controle da crise     │
│  Náuseas, vômitos,      │  ──→    │     Fluidos IV e        │
│ distensão, saciedade,   │         │  eletrólitos/dieta      │
│   diabete sensível      │         │  líquida/procinéticos IV│
└─────────────────────────┘         └─────────────────────────┘
```

```
┌──────────────────────────┐  ┌──────────────────────────┐  ┌──────────────────────────┐
│ Suspensão da medicação,  │  │ Exclusão funcional, p.ex.│  │  Avaliação nutricional   │
│p. ex., opióides, antide- │  │ hiperglicemia, cetoacidose│  │     e psiquiátrica      │
│pressivos tricíclicos,    │  │ desequilíbrio dos eletró-│  │  Doenças envolvendo     │
│anticolinérgicos,         │  │ litos, endócrino, p. ex.,│  │  a alimentação, p. ex., │
│levodopa, antagonistas    │  │ hipo e hipertireoidismo, │  │  anorexia nervosa,      │
│Ca²⁺, octreotídeo         │  │ Addison                  │  │  bulimia                │
└──────────────────────────┘  └──────────────────────────┘  └──────────────────────────┘
```

```
                    ┌──────────────────────────────────┐
        (Anormal)   │ Fase sólida esvaziamento gástrico│   (Normal)
        ←───────    │      Eletrogastrografia          │   ───────→
                    └──────────────────────────────────┘
```

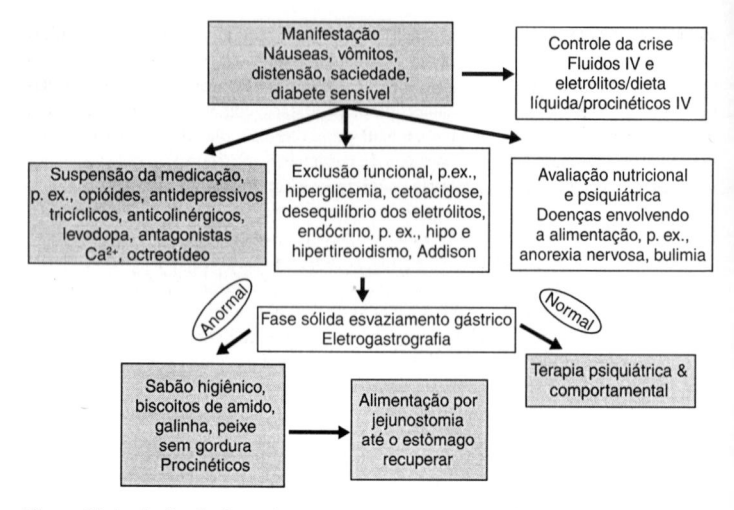

```
┌─────────────────┐   ┌─────────────────┐   ┌──────────────────────┐
│Sabão higiênico, │   │ Alimentação por │   │ Terapia psiquiátrica │
│biscoitos de     │   │   jejunostomia  │   │   & comportamental   │
│amido, galinha,  │   │ até o estômago  │   │                      │
│peixe sem gordura│   │    recuperar    │   │                      │
│  Procinéticos   │   │                 │   │                      │
└─────────────────┘   └─────────────────┘   └──────────────────────┘
```

Figura 22.4 Avaliação de pacientes com gastroparesia diabética.

tidopaminérgico com atividade central antiemética. Os efeitos colaterais do sistema nervoso central, como tremor, inquietação, discinesia tardia e sonolência, limitam o uso de metoclopramida. Outros efeitos colaterais observados com a metoclopramida são galactorréia e hiperprolactinemia. A dosagem recomendada é 10 mg, quatro vezes ao dia, 30-60 minutos antes das refeições e na hora de dormir. A metoclopramida poderá ser administrada intravenosamente ou como solução líquida, ou supositório. Infelizmente, a taquifilaxia desenvolve-se, tornando-a progressivamente menos eficaz. A suspensão periódica restaura a responsividade e deverá ser tentada nos casos aparentemente refratários.

A domperidona é um antagonista do receptor da dopamina-2 de ação periférica sem atividade colinérgica. A domperidona possui atividade direta antiemética. Os efeitos colaterais no sistema nervoso central são observados menos freqüentemente com domperidona do que com metoclopramida. A dosagem oral de domperidona para o tratamento de gastroparesia é de 20-40 mg, quatro vezes ao dia, ingeridos 30 minutos antes das refeições, e, se necessário, ao deitar.

A eritromicina exerce seu efeito pela estimulação dos receptores de motilina. Ela e seus derivados melhoram o esvaziamento gástrico dos sólidos e líquidos, e aumentam a contração antral. Também poderá causar náuseas, cólica abdominal e diarréia, erupção na pele e manifestações alérgicas. A dose oral de eritromicina é de 250 mg, três vezes ao dia, administrada 30 minutos antes das refeições. A eritromicina intravenosa (3 mg/kg a cada 8 horas por infusão) é um medicamento útil para a liberação do bezoar gástrico.

A levosulpirida é um novo medicamento procinético, um antagonista seletivo para receptores de dopamina-D_2. Estudos recentes sugerem que essa medicação, administrada na dosagem de 25 mg, três vezes ao dia, VO, mantém a melhora do esvaziamento gástrico e aumenta o controle glicêmico nos pacientes diabéticos com gastroparesia.

Se os medicamentos falharem e a gastroparesia grave persistir, a jejunostomia para funcionamento normal poderá ser necessária. O alívio satisfatório dos vômitos intratáveis da gastroparesia diabética é obtido por uma gastrotomia endoscópica percutânea ou por um novo procedimento cirúrgico radical.

Diarréia Diabética

A diarréia pode ser evidente em 20% dos pacientes diabéticos, especialmente aqueles com conhecida neuropatia autonômica. A diarréia associada à neuropatia autonômica poderá ser súbita, explosiva, noturna e paroxística. Ela é caracterizada por volumes de fezes maiores que 300 g/dia e até 10-20 movimentos intestinais por dia. A incontinência fecal pode estar associada à diarréia diabética grave ou constituir uma desordem independente da disfunção ano-retal. As incontinências diabéticas reduzem o tônus basal do esfíncter, sugerindo função anormal do esfíncter anal interno e externo. Uma série de fatores pode contribuir para a diarréia, incluindo estase nos conteúdos intestinais com supercrescimento de bactérias, precipitação e má absorção intestinal induzida pelo ácido biliar, e uma diminuição nas secreções exócrinas pancreáticas, provavelmente devida à necessidade de insulina para manter a função pancreática exógena e à neuropatia pancreática vagal.

A diarréia relacionada à medicação de agentes, como metformina e acarbose, deverá ser excluída, bem como a intolerância à lactose. A diarréia que desaparece com o jejum pode ser osmótica, causada por substâncias ingeridas. Em contraste, a diarréia que continua quando o paciente está em jejum, como a diarréia noturna, sugere que a causa seja um processo secretório, e causas neuroendócrinas deverão ser investigadas (Tabela 22.5).

Tratamento

A terapia inicial da diarréia diabética deverá ser direcionado para a correção dos distúrbios nos eletrólitos e líquidos, e a nutrição deverá ser melhorada. Assim como em todos os tipos de disfunção autonômica diabética, um bom controle dos níveis de glicose também ajuda. Os agentes antidiarréicos (loperamida e difenoxilato) podem reduzir o número de evacuações, mas eles também podem estar associados com o megacólon tóxico, por isso deverão ser usados com extrema cautela. Um antibiótico de amplo espectro (doxicilina ou metronidazol) é normalmente o tratamento de escolha para o supercrescimento bacteriano. Às vezes, ocorre a retenção do ácido biliar, que poderá ser um irritante intestinal, e quelação dos sais biliares com 4 g de colestiramina, quatro vezes ao dia, que, misturada com líquido e administrada VO, poderá ser de considerável ajuda. A clonidina poderá restaurar a disfunção do nervo adrenérgico e melhorar a diarréia. O tratamento inicial deverá começar com 0,1 mg, duas vezes ao dia. A clonidina poderá causar hipotensão ortostática. O octreotídeo reduz a velocidade da motilidade e inibe a liberação dos peptídeos endócrinos gastrenteropancreáticos, que podem ser fatores patogênicos responsáveis pela diarréia e pelo desequilíbrio dos eletrólitos nos pacientes diabéticos. O octreotídeo tem se mostrado eficaz na melhora da diarréia na dosagem de 50-75 μg SC, duas vezes ao dia.

TABELA 22.5 Avaliação da Diarréia em Pacientes com Diabete Melito

Histórico para excluir diarréia secundária à ingestão de lactose, hexitols não-absorvíveis, ou medicação (especialmente biguanidas, inibidores α-glicosidase e tetraidrolipostatina)

Pacientes com diarréia em grande volume ou gordura fecal deverão ser mais estudados com uma coleta da gordura fecal de 72 horas: o teste d-xilose é uma triagem apropriada para doenças de má absorção do intestino delgado

Histórico de viagem e história sexual e questionamento em relação a doenças similares entre os membros da casa e colegas de trabalho

Histórico de consumo anterior de etanol

Histórico de pancreatite e cálculo biliar

Fezes testadas para sangue oculto, que, se presente, requer acompanhamento com endoscopia GI superior e inferior

Se doença de Crohn for suspeita, exame GI superior com bário acompanhado dedicado através do intestino delgado

Se histórico e exame sugerirem doença do intestino delgado, teste de respiração de hidrogênio e teste de Schillings são necessários
- Respiração positiva significa intolerância à lactose e/ou bactérias
- Supercresimento
- Teste de Schillings positivo pode ser diagnóstico de supercrescimento de bactérias

Se doença celíaca for suspeita, endoscopia GI superior com biópsia do intestino delgado é necessária

Se esteatorréia significativa for detectada, avaliação da calcificação pancreática com radiografia de abdome e realização de testes da função pancreática

Patógenos entéricos, e ovos, e parasitas

Medida da vitamina B12 e folato

Constipação

O problema mais comum associado à disfunção gastrintestinal diabética é a constipação, afetando quase 60% dos pacientes diabéticos. A constipação grave poderá ser complicada pela perfuração e pela impactação fecal. Antes de atribuir constipação à neuropatia autonômica diabética, o médico deverá determinar outras causas, como o hipotireoidismo, os efeitos colaterais de medicamentos, os bloqueadores do canal de cálcio ou a amitriptilina, e o carcinoma colônico. Todos os pacientes deverão fazer um exame de toque digital cuidadoso e as mulheres, um exame pélvico bimanual. Três amostras das fezes deverão ser testadas para sangue oculto. A manometria ano-retal poderá ser usada para avaliar o reflexo inibitório reto-anal, que pode distinguir disfunção retossigmóide e sintomas obstrutivos de saída de uma hipomotilidade colônica.

Tratamento

O tratamento da constipação deverá começar com ênfase nos bons hábitos intestinais, que incluem exercício regular e manutenção de adequada hidratação e consumo de fibras. O sorbitol e a lactulose podem ser de grande ajuda. O uso intermitente de laxantes salinos ou osmóticos pode ser necessário para pacientes com sintomas mais graves.

NEUROPATIA AUTONÔMICA GENITURINÁRIA

Disfunção Erétil

A prevalência da disfunção erétil ou sexual é cerca de 50% nos homens diabéticos. A disfunção erétil pode ser um sintoma presente do diabete, e mais de 50% dos homens diabéticos relatam o início da disfunção erétil dentro de 10 anos a partir do início do diabete. Nos homens, a neuropatia poderá causar menos ereção peniana, ejaculação retrógada, ou ambos, sem afetar a libido, a potência ou a função orgásmica. Os sintomas iniciais incluem redução da rigidez e tumescência incompleta. Ereções matinais estão ausentes e a impotência progride gradualmente ao longo do período de seis meses a dois anos. Em contraste, uma perda súbita de ereções com um parceiro particular, enquanto mantendo ereções matinais e tumescência peniana noturna, sugere uma causa psicológica. No entanto, fatores psicogênicos podem ser superimpostos na disfunção orgânica do diabete. Importante: a disfunção erétil é um marcador do desenvolvimento de doença vascular generalizada e de morte prematura por um infarto do miocárdio. Ela também poderá predizer um futuro evento cardiovascular. Por isso, os médicos deverão realizar avaliações cardiovasculares em todos os pacientes diabéticos com disfunção erétil.

A etiologia da disfunção erétil é multifatorial. Além da neuropatia, fatores contribuintes são: doença vascular, controle metabólico, deficiência nutricionais, desordens endócrinas, fatores psicogênicos e medicamentos usados no tratamento do diabete e suas complicações. No diabete, o desenvolvimento de neuropatia autonômica é parcialmente responsável pela perda da ativação colinérgica do processo erétil. No pênis, a acetilcolina age no endotélio vascular para liberar óxido nítrico e prostacilina, ambos são imperfeitos no diabete. Existe também evidência de que a função não-adrenérgica/não-colinérgica do nervo é dificultada, com a redução do conteúdo do polipeptídeo intestinal vasoativo, da substância P e de outros neurotransmissores vasodilatadores.

O tratamento da impotência deverá incluir um histórico médico e sexual; avaliações físicas e psicológicas; um exame de sangue para diabete; avaliações da testosterona, da prolactina e dos hormônios da tireóide; um teste para ereção noturna; testes para avaliar a função peniana, pélvica e nervoespinal; e medições do suprimento de sangue no pênis e pressão sangüínea (Tabela 22.6). O exame físico deverá incluir uma avaliação do sistema nervoso autonômico, do suprimento vascular e do eixo hipotálamo-pituitária-gônadas. A neuropatia autonômica que causa disfunção erétil é normalmente acompanhada da perda de contração muscular do tornozelo e da ausência ou redução da sensação de vibração sobre os pododáctilos. Para determinar a integridade das divisões parassimpáticas sacrais, o médico deverá avaliar a sensação perianal, o tônus do esfíncter e o reflexo bulbocavernoso. A doença vascular é normalmente manifestada pela claudicação glútea, mas pode ser devida à estenose da artéria pudenda interna. Um índice pênis/braquial < 0,7 indica redução no suprimento sangüíneo. Um vazamento venoso manifesta-se como não-responsividade aos vasodilatadores e deverá ser avaliado pela ecografia peniana com Doppler. Para distinguir entre a disfunção erétil psicogênica e a orgânica, a tumescência peniana noturna deverá ser avaliada. Os pacientes com tumescência peniana noturna normal são considerados como apresentando disfunção erétil psicogênica (Figura 22.5).

TABELA 22.6 Avaliação dos Pacientes Diabéticos com Disfunção Erétil (DE)

Histórico de função sexual (libido, função erétil, função ejaculatória, fertilidade)
Histórico dos medicamentos
Avaliação do controle glicêmico
Medida da tumescência peniana noturna com *snap gauge*
Medida da pressão sangüínea do pênis com sonda de Doppler; índice de pressão pênis-braquial < 0,7 é sugestiva de doença vascular peniana
Avaliação do fluxo sacral (S2, S3 e S4) que representa as divisões parassimpáticas sacrais (tônus do esfíncter anal, sensação perianal)
Teste para neuropatia autonômica (p. ex., VFC)
Injeção intracavernosa de composto vasoativo (p. ex., papaverina, PGE_1), com uma resposta de cerca de 65-70% do tempo refletindo predominantemente causa neurogênica de DE e compatível com um componente arterial significativo.
Avaliação hormonal (hormônio LH, testosterona, testosterona livre, prolactina)
Avaliação psicológica

Tratamento

Inicialmente, o paciente deverá ser orientado a cessar o consumo de bebida alcoólica e tabagismo e o uso de medicamentos conhecidos por causar disfunção erétil, bem como deverá otimizar o controle da glicose metabólica (Tabela 22.7). Para muitos homens, a injeção direta de prostaciclina dentro dos corpos cavernosos produzirá ereções satisfatórias. A implantação cirúrgica de próteses penianas também é possível.

O sildenafil é um inibidor da fosfodiesterase GMP tipo 5, que melhora o fluxo sangüíneo dos corpos cavernosos com o estímulo sexual. Um comprimido de 50 mg administrado VO, uma hora antes da atividade sexual, é a dose inicial usual. Doses mais baixas deverão ser consideradas em pacientes com insuficiência renal e disfunção hepática. A duração do efeito do medicamento é de quatro horas. Os efeitos colaterais incluem rubor facial, cefaléia e dispepsia. Esse medicamento não é recomendado para pacientes com doença cardíaca isquêmica e é absolutamente contra-indicado para pacientes sob tratamento com nitroglicerina ou outro medicamento contendo nitrato. A hipotensão grave e os eventos cardíacos fatais poderão ocorrer. O Tadalafil (20 mg) e o Vardenafil (20 mg) também são eficazes em mais de 60% dos pacientes diabéticos com disfunção erétil.

Ejaculação Retrógada

A ejaculação retrógada é causada pela lesão nos nervos simpáticos eferentes, que coordenam o fechamento simultâneo do esfíncter da vesícula interna e o relaxamento do esfíncter da vesícula externa durante a ejaculação. A ausência de espermatozóides no sêmen e a presença de esperma móvel em uma amostra de urina pós-coito confirmam o diagnóstico. Clinicamente, a ejaculação retrógada é de pouca importância, exceto se ela impedir um paciente de ter filhos. Nesse caso, o paciente precisará procurar a reprodução assistida, pela qual o esperma será retirado da bexiga para inseminação artificial.

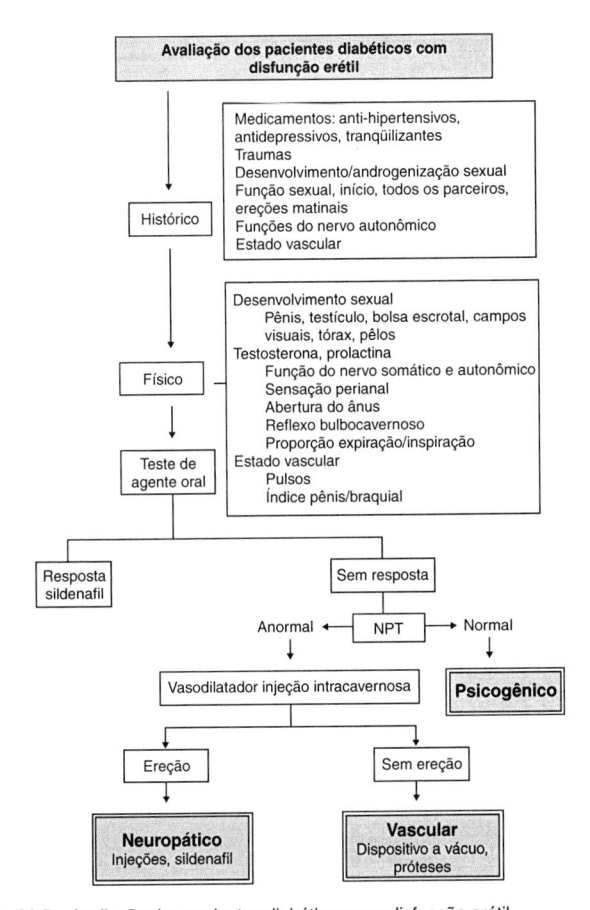

```
┌─────────────────────────────────────────┐
│ Avaliação dos pacientes diabéticos com  │
│           disfunção erétil              │
└─────────────────────────────────────────┘
                    │
                    ▼
              ┌──────────┐   Medicamentos: anti-hipertensivos,
              │ Histórico│   antidepressivos, tranqüilizantes
              └──────────┘   Traumas
                             Desenvolvimento/androgenização sexual
                             Função sexual, início, todos os parceiros,
                             ereções matinais
                             Funções do nervo autonômico
                             Estado vascular

              ┌──────────┐   Desenvolvimento sexual
              │  Físico  │     Pênis, testículo, bolsa escrotal, campos
              └──────────┘     visuais, tórax, pêlos
                             Testosterona, prolactina
                               Função do nervo somático e autonômico
              ┌──────────┐     Sensação perianal
              │ Teste de │     Abertura do ânus
              │agente oral│    Reflexo bulbocavernoso
              └──────────┘     Proporção expiração/inspiração
                             Estado vascular
                               Pulsos
                               Índice pênis/braquial
```

Figura 22.5 Avaliação dos pacientes diabéticos com disfunção erétil.

Disfunção Sexual Feminina

As mulheres podem experimentar redução da excitação sexual ou lubrificação precária e dor durante o ato sexual. Não há orientações para o diagnóstico de disfunção sexual feminina, como há para o diagnóstico da disfunção erétil. Alguns pesquisadores usaram a pletismografia vaginal para medir a lubrificação e o fluxo vaginal, mas as técnicas não estão bem-estabelecidas. Normalmente, o tratamento requer a aplicação de lubrificantes vaginais, incluindo cremes de estrogênio tópico. Estudos atuais estão em andamento sobre o sildenafil transdermal para melhorar o fluxo sangüíneo.

TABELA 22.7 Medicamentos Conhecidos que Causam Disfunção Erétil e São Comumente Usados em Pacientes Diabéticos

Agentes anti-hipertensivos
   Bloqueadores-β
   Diuréticos tiazídicos
   Espironolactona
   Metildopa
   Reserpina
Agentes que atuam no sistema nervoso central
   Fenotiazinas
   Haloperidol
   Antidepressivos tricíclicos
Medicamentos que agem no sistema endócrino
   Estrógenos
   Antiandrógenos
   Antagonista gonadotrofina
   Espironolactona
   Cimetidina
   Metoclopramida
   Derivados do ácido fíbrico
   Álcool
   Marijuana

Cistopatia

Na neuropatia autonômica diabética, a função motora da bexiga está intacta, mas a lesão na fibra aferente resulta na redução da sensação da bexiga. A bexiga poderá ficar com mais de três vezes o seu tamanho normal, mas a perda da sensação significa que a distensão não causa desconforto. A freqüência do esvaziamento diminui e o paciente não é mais capaz de esvaziar completamente. As incontinências por pequena quantidade e superfluxo são efeitos comuns. Um volume residual de pós-esvaziamento de mais de 150 mL é o diagnóstico de cistopatia, a qual poderá colocar o paciente no risco para infecções urinárias. Mais de duas infecções do trato urinário por ano deverão alertar o médico para possível cistopatia e solicitar procedimentos diagnósticos apropriados. A ecografia pós-esvaziamento poderá avaliar de forma precisa e não-invasivamente a urina residual retida dentro da bexiga. O cateterismo pós-esvaziamento é invasivo e poderá produzir bacteriúria. O cistometrograma é o procedimento de escolha para avaliação da função aferente e eferente da bexiga (Tabela 22.8).

Tratamento

A principal ajuda no tratamento deverá ser melhorar o esvaziamento da bexiga e reduzir o risco de infecção do trato urinário. Os pacientes com cistopatia deverão ser instruídos à palpação da bexiga e, se eles não forem capazes de iniciar a micção quando a bexiga estiver cheia, usar a manobra de Crede para iniciar o fluxo urinário a cada quatro horas. Os parassimpatomiméticos, como betanecol (10-30 mg, três vezes ao dia) são, às vezes, de grande valia, embora com freqüência eles não ajudem a esvaziar

TABELA 22.8 Avaliação dos Pacientes Diabéticos com Disfunção da Bexiga

Avaliação da função renal
Urocultura
Ecografia pós-esvaziamento para avaliar volume residual e dilatação do trato urinário superior
Cistometria e cistometrograma do esvaziamento para medir a sensação da bexiga e as alterações na pressão do volume associadas à bexiga cheia com volumes conhecidos de água e vazia

totalmente a bexiga. O relaxamento do esfíncter estendido poderá ser ativado com bloqueador-α_1, como doxazosina. A autocateterização poderá ser particularmente útil nessa situação, com o risco de infecção geralmente baixo. Se o bloqueio-α_1 falhar nos homens, a cirurgia da bexiga ajudará a aliviar o espasmo do esfíncter interno. Em virtude de o suprimento somático do esfíncter externo permanecer intacto, a continência é preservada.

DISFUNÇÃO SUDOMOTORA

A hiper-hidrose da parte superior do corpo e a anidrose da parte inferior do corpo são características da neuropatia autonômica. A hiper-hidrose associada à alimentação, conhecida como transpiração gustatória, pode estar ligada a certos alimentos, especialmente a condimentados e queijos. A perda da transpiração na parte mais inferior do corpo poderá causar o ressecamento e a fragilidade na pele, que rachará com facilidade, predispondo o paciente à formação de úlceras, que podem levar à perda do membro. Para esses pacientes, atenção especial deverá ser dada em relação ao cuidados com os pés.

Tratamento

O glicopirolato (um composto antimuscarínico) pode ser benéfico para os pacientes diabéticos com transpiração gustatória. Uma injeção intradérmica de toxina botulínica também é eficaz no tratamento de transpiração excessiva.

HIPOGLICEMIA INSUSPEITA

As respostas dos hormônios contra-reguladores e a consciência da hipoglicemia são reduzidas nos pacientes com diabete melito. A insuspeita e a falta de responsividade a ela são problemas sérios que inibem a capacidade do paciente de controlar seu diabete. Ambas são causadas pelas deficiências nos sistemas nervoso simpático e parassimpático. Na maioria dos diabéticos, a liberação das catecolaminas, disparada pelos baixos níveis de glicose, produz sintomas significativos, como tremores e sudorese, que alertam os pacientes para comer e tomar outras medidas para prevenir o coma. A neuropatia autonômica diabética prejudica a liberação das catecolaminas e impede os sinais de alerta da hipoglicemia, levando o paciente a não supeitar de sua ocorrência.

O problema relacionado à falta de responsividade glicêmica à hipoglicemia ocorre quando as respostas autonômicas deficientes desarranjam a contra-regulação da glicose durante o jejum ou os períodos de maior atividade insulínica. Nas pessoas saudáveis e nos pacientes com diabete na fase inicial, essas respostas autonômicas resultam na liberação de glucagon e epinefrina para uma contra-regulação de glicose de curta duração, e do hormônio do crescimento e cortisol para regulação de longa duração. A falha na contra-regulação da glicose poderá ser confirmada pela ausência de respostas do glucagon e da epinefrina à hipoglicemia induzida por uma dose controlada de insulina. A resposta do glucagon torna-se deficiente depois de 1-5 anos no diabete tipo 1. Depois de 15-30 anos, a resposta do glucagon é quase imperceptível, e ela está ausente nos pacientes com neuropatia autonômica.

Os pacientes com hipoglicemia insuspeita e não-responsiva possuem um problema de controle significativo para o médico. Embora a neuropatia autonômica possa melhorar com a terapia intensiva e a normalização da glicemia, existe um risco de o paciente se tornar hipoglicêmico sem consciência e, por isso, não preparará uma resposta contra-reguladora. Recomenda-se que se for usada uma bomba, quantidades de insulina menores do que a quantidade calculada deverão ser usadas; e se for usada a terapia convencional intensiva, a insulina de ação prolongada em uma quantidade muito pequena deverá ser administrada. Não deverá haver ajuda para níveis normais de glicose e HbA_{1c} nesses pacientes, a fim de evitar a possibilidade de hipoglicemia. Uma redução acentuada na hipoglicemia grave poderá ser obtida com o treinamento da consciência da hipoglicemia.

ANORMALIDADES NA PUPILA

A íris da pupila é dualmente inervada pelas fibras parassimpáticas e simpáticas. Os pacientes com neuropatia autonômica diabética apresentam resposta reflexo-retardada ou ausente à percepção luminosa e reduzida iridocinesia (hipo), responsável pela reduzida atividade simpática e um reduzido diâmetro da pupila. A neuropatia autonômica da pupila é normalmente aparente no exame de rotina dos olhos, mas poderá ser confirmada por testes mais sofisticados, usando um pupilômetro. As anormalidades da pupila não tendem a produzir qualquer defeito funcional significativo, exceto quando associada ao defeito na adaptação ao escuro e à dificuldade em dirigir à noite. Os pacientes deverão estar avisados sobre o risco de dirigir nesse período.

DISFUNÇÃO RESPIRATÓRIA

Os reflexos respiratórios e as respostas ventilatórias à hipoxia e à hipercapnia são deficientes nos pacientes diabéticos com neuropatia autonômica. A disfunção parassimpática pode causar reduzido tônus das vias aéreas. A apnéia obstrutiva ao dormir é mais prevalente em pacientes diabéticos com neuropatia autonômica do que nos pacientes sem ela. A pressão positiva contínua nasal nas vias aéreas é uma terapia eficaz para a síndrome da apnéia obstrutiva ao dormir. Uma relação temporal entre a parada cardíaca súbita e a interferência com a respiração normal pela hipoxia, os medicamentos ou a anestesia tem sido reportada. A parada cardiopulmonar súbita, nos pacientes diabéticos com neuropatia autonômica cardíaca, poderá ser de origem respiratória devido à perda do estímulo respiratório hipóxico.

LEITURA COMPLEMENTAR

Spallone V, Menzinger G, Ziegler D. Diabetic autonomic neuropathy, cardiovascular system. Em: Gries FA, Cameron NE, Low PA, et al (editores). *Textbook of Diabetic Neuropathy*. Nova York, Thieme, 2003:225.

Vinik AI, Erbas T, Park TS, et al. Dermal neurovascular dysfunction in type 2 diabetes. *Diabetes Care* 2001; 24:1468.

Vinik AI, Freeman R, Erbas T. Diabetic autonomic neuropathy. *Semin Neurol* 2003; 23:365.

Vinik AI, Maser RE, Mitchell BD, et al. Diabetic autonomic neuropathy. *Diabetes Care* 2003; 26:1553.

Vinik AI, Erbas T. Neurological disease and diabetes, autonomic. Inc. Luciano Martini (editor). *Encyclopedia of Endocrine Diseases*. Nova York, Elsevier 2004:334.

Para uma discussão mais detalhada e bibliografia adicional, consulte, por favor, Porte *et al: Ellenberg & Rifkin's Diabetes Mellitus*, 6th ed., Capítulo 46.

23 | Neuropatia Somatossensorial

Eva L. Feldman, James W. Russell, Martin J. Stevens e Amanda Peltier

A neuropatia diabética, a primeira a ser identificada como uma entidade clínica há mais de 200 anos, é agora a neuropatia mais comum do mundo Ocidental. Realmente, a neuropatia diabética é composta por várias síndromes distintas com diferentes distribuições anatômicas, cursos clínicos e, possivelmente, mecanismos patogênicos fundamentais. A prevalência geral da neuropatia diabética é de aproximadamente 50%, com um curso clínico paralelo à duração e à gravidade da hiperglicemia.

Existem três abordagens terapêuticas genéricas para o tratamento da neuropatia diabética. As estratégias de controle preventivo (p. ex., educação e higiene) são destinadas para lidar com os potenciais fatores de risco de desenvolvimento de neuropatia; as estratégias de controle paliativo, destinadas a aliviar sintomas específicos da neuropatia diabética, por exemplo, dor, deformidades nos pés ou úlceras; e as definitivas, direcionadas contra componentes patogênicos específicos da neuropatia diabética. Atualmente, o controle glicêmico é a única terapia efetiva definitiva. O desenvolvimento de futuras terapias adjuntas para prevenir e potencialmente reverter os danos neurológicos, que fundamentam as manifestações clínicas da neuropatia diabética, espera pelo conhecimento mais profundo dos mecanismos patogênicos responsáveis.

EPIDEMIOLOGIA, IMPACTO E AVALIAÇÃO DA NEUROPATIA DIABÉTICA

Estima-se que o impacto e a freqüência da neuropatia diabética sejam dependentes da escolha da terminologia, dos critérios diagnósticos e das populações estudadas. Em um estudo prospectivo bastante citado, com mais de 4.400 pacientes ambulatoriais diabéticos, Pirart reportou uma taxa geral de prevalência de 12% de neuropatia diabética em pacientes recém-diagnosticados com diabete. A incidência de neuropatia aumentou com a duração do diabete e, depois de 25 anos de diabete, mais de 50% dos pacientes apresentavam neuropatia diabética. Vários estudos multicêntricos, cruzados, com grupos mistos de pacientes diabéticos tipo 1 e tipo 2 obtiveram resultados semelhantes. No estudo *United Kingdon*, 6.487 pacientes diabéticos foram examinados para a presença de neuropatia por meio de uma avaliação simples dos reflexos do tornozelo, vibração, sensação dolorosa e sensação de temperatura relacionada a uma lista com total de 9 pontos pesquisados. A prevalência reportada de neuropatia foi de 5%, no grupo de pacientes de 20 a 29 anos de idade, e aumentou com a idade, alcançando 44,2% no grupo de pacientes entre 70 e 79 anos de idade. Um exame simples de triagem dos reflexos do tornozelo e da sensibilidade do hálux foi utilizado em 8.757 pacientes diabéticos, e 32,3% apresentaram anormalidades consistentes com a avaliação neuropatia diabética. No *Rochester Diabetic Neuropathy Study*, baseado na população, que iniciou em 1986, 54% dos pacientes diabéticos insulino-dependentes e 45% de diabéticos não-insulino-dependentes apresentaram polineuropatia, definida como duas ou mais anormalidades, a partir da avaliação quantitativa dos sintomas, dos sinais, da sensibilidade, da função autonômica e dos estudos da condução do nervo. Certas generalizações estão claras com base nos dados disponíveis: especificamente, a neuropatia é uma complicação freqüente do diabete e as taxas estimadas de prevalência estão na média de 50% e elevam-se com o avanço na idade.

Essa alta prevalência de neuropatia diabética está associada à morbidade significativa, incluindo infecções recorrentes nos pés, úlceras e amputações. Na média, 15% dos pacientes com neuropatia diabética necessitam de amputação, fazendo da neuropatia diabética a causa mais comum de amputações não-traumáticas do mundo Ocidental. Por isso, a neuropatia diabética é, geralmente, julgada como uma complicação extraordinariamente comum do diabete, causando morbidade significativa e encargo financeiro conseqüente.

CLASSIFICAÇÃO DA NEUROPATIA DIABÉTICA

A neuropatia diabética pode ser classificada em duas fases ou classes, *subclínica* (classe I) e *clínica* (classe II) (Tabela 23.1). A *neuropatia diabética subclínica* consiste em evidente disfunção do nervo periférico, como lentificação da condução nervosa motora e sensorial, elevação dos limites de percepção sensorial, que ocorrem na ausência de sinais clínicos, e/ou sintomas da neuropatia diabética. A *neuropatia diabética clínica* consiste na superposição de sintomas e/ou déficits neurológicos detectáveis de forma clínica (Tabela 23.1). Clinicamente evidente, a neuropatia diabética manifesta-se com a presença de uma ou mais síndromes clínicas individuais, representando a neuropatia *difusa* ou *focal*. Embora cada síndrome tenha uma apresentação e um curso clínico característicos, elas normalmente coexistem no mesmo paciente, em geral tornando difícil a classificação de casos individuais.

A *neuropatia diabética clínica difusa* refere-se à neuropatia autonômica e à polineuropatia motora sensorial simétrica distal. A *polineuropatia simétrica distal* é a forma mais comumente reconhecida da neuropatia diabética e retrata déficits e sintomas sensoriais que obscurecem o envolvimento motor. Inicialmente, os déficits sensoriais aparecem nas porções mais distais das extremidades e progride de forma proximal em uma distribuição do tipo "meia-luva", na maioria dos casos avançados, formando faixas verticais no tórax à medida que as porções distais dos nervos truncais são envolvidos. Os sinais, sintomas e déficits neurológicos da polineuropatia simétrica distal variam, dependendo das classes de fibras nervosas. A perda das fibras sensoriais e motoras longas leva a uma perda do toque suave e proprioceptivo, e produz fraqueza muscular, enquanto a perda das fibras curtas diminui a percepção de dor e temperatura, produzindo parestesias, disestesias e/ou dor neuropática. A outra forma difusa da neuropatia diabética clínica é a *neuropatia autonômica diabética*. Esta, freqüentemente, mas nem sempre, acompanha a polineuropatia simétrica distal e pode prejudicar qualquer função autonômica simpática ou parassimpática. Isso é discutido no Capítulo 22.

As *formas focais da neuropatia diabética* correspondem à distribuição de um ou vários nervos periféricos ("mononeuropatia" e "mononeuropatia múltipla"), nervos cranianos, regiões do plexo braquial ou lombossacro ("plexopatia") ou raízes nervosas ("radiculopatia"). Com exceção da mononeuropatia do nervo periférico, essas

TABELA 23.1 Classificação e Estágios da Neuropatia Diabética

Classe I: Neuropatia Subclínica*
A. Testes de eletrodiagnóstico anormais (TED)
   1. Reduzida velocidade de condução do nervo
   2. Reduzida amplitude do potencial muscular ou de ação nervosa evocados
B. Testes sensoriais quantitativos anormais (TSQ)
   1. Vibração/Tato
   2. Sensação de calor/frio
   3. Outros
C. Testes da função autonômica anormais (TFA)
   1. Diminuição do ritmo sinusal (variabilidade da freqüência cardíaca batimento a batimento)
   2. Reduzida função sudomotora
   3. Aumento da latência pupilar

Classe II: Neuropatia Clínica
A. Neuropatia difusa
   1. Polineuropatia sensorial motora simétrica
      a. Neuropatia da fibra curta
      b. Neuropatia da fibra longa
      c. Mista
   2 Neuropatia Autonômica (Capítulo 22)
      a. Função pupilar anormal
      b. Disfunção sudomotora
      c. Neuropatia autonômica geniturinária
         (1) Disfunção da bexiga
         (2) Disfunção sexual
      d. Neuropatia autonômica gastrintestinal
         (1) Atonia gástrica
         (2) Atonia da vesícula biliar
         (3) Diarréia diabética
         (4) Hipoglicemia insuspeita (neuropatia medular adrenal)
      e. Neuropatia autonômica cardiovascular
      f. Hipoglicemia insuspeita
B. Neuropatia focal
   1. Mononeuropatia
   2. Mononeuropatia múltipla
   3. Plexopatia
   4. Radiculopatia
   5. Neuropatia craniana

* Os testes da função neurológica são anormais, mas sem sintomas neurológicos ou déficits neurológicos clinicamente detectáveis indicativos de uma neuropatia difusa ou focal, estão presentes. A classe I, neuropatia subclínica, está subdividida em classe Ia, se anormalidades TFA ou TSQ estiverem presentes; classe Ib, se anormalidades TED ou TFA e TSQ estiverem presentes; e classe Ic, se anormalidades TED e TFA ou TSQ, ou ambas, estiverem presentes
Fonte: Reimpressa com autorização da American Diabetes Association: *Diabetes*, 1988; 37:1000.

formas focais de neuropatia diabética são relativamente incomuns. Além disso, elas tendem a iniciar de maneira súbita e, em geral, são autolimitadas. Entre os nervos cranianos, normalmente, o terceiro nervo é o afetado, apresentando dor unilateral, diplopia e ptose com paralisia das pupilas em uma síndrome chamada de "oftalmoplegia diabética", a qual pode ocorrer na ausência de outras manifestações da neuropatia diabética e ser bilateral, recorrente ou ambos. A "neuropatia femoral", tipicamente observada em homens idosos, diabéticos não-insulino-dependentes, em geral, envolve déficits motores e sensoriais no nível do plexo lombar ou raízes lombares, bem como o nervo femoral, com o relativo excessivo envolvimento motor *versus* envolvimento sensorial, diferenciando a "neuropatia femoral" diabética daquela observada em outras condições. As radiculopatias torácicas apresentam-se como dor torácica ou abdominal na forma de uma faixa, que é, normalmente, diagnosticada de forma errônea como emergência aguda intratorácica ou intra-abdominal. As mononeuropatias mais comuns imitam as neuropatias de compressão observadas em pessoas não-diabéticas, como a síndrome do túnel do carpo ou a neuropatia ulnar. Essas várias formas da neuropatia diabética estão relacionadas na Tabela 23.2.

DIAGNÓSTICO E ESTÁGIO DA NEUROPATIA DIABÉTICA

Existem três áreas recentes de investigação ativa objetivada para a melhoria do diagnóstico e classificação da neuropatia diabética: (1) o uso de testes sensoriais quantitativos e estudos eletrodiagnósticos para quantificar a lesão neural; (2) o uso de critério padrão para diagnosticar e monitorar a neuropatia; e (3) o desenvolvimento de ferramentas simples de triagem para neuropatia para uso em pacientes ambulatoriais. Esta seção discute cada área e apresenta um programa para paciente ambulatorial para o diagnóstico da neuropatia no consultório médico.

Testes Sensoriais Quantitativos

Os testes quantitativos da função do nervo são valiosos na avaliação da extensão, gravidade, história natural e prevalência da neuropatia diabética. Eles também podem identificar pacientes com neuropatia diabética subclínica não-reconhecida ou neuropatia diabética clínica assintomática (p. ex., apenas sinais). O limite da percepção vibratória mede a integridade e a percepção da fibra nervosa longa que, normalmente, é deficiente na extremidade mais inferior do que na superior. Ele poderá ser anormal

TABELA 23.2 Diabete Melito: Potenciais Complicações do Sistema Nervoso Periférico

A. Mononeuropatia ou mononeurite múltipla
  1. Envolvimento isolado do nervo craniano ou nervo periférico (p. ex., III nervo craniano, ulnar, mediano [síndrome do túnel do carpo], femoral ou peroneal)
  2. Se confluente, pode parecer polineuropatia.
B. Radiculopatia, polirradiculopatia ou plexopatia
  1. Torácica
  2. Lombossacra
  3. Amiotrofia diabética
  4. Plexopatia lombossacra
C. Neuropatia autonômica (Capítulo 22)
D. Polineuropatia
  1. Sensorial motora difusa
  2. Sensorial dolorosa

na ausência de sintomas ou déficits clínicos, e poderá indicar neuropatia subclínica. Muito freqüentemente, as anormalidades na percepção da vibração estão associadas à perda ou à redução do reflexo do tendão de Aquiles. O limite anormal da percepção vibratória é mais comum do que a pressão do toque e limite de sensação de temperatura anormais nos pacientes diabéticos, e poderá ser um índice mais sensível da neuropatia subclínica. Os pacientes com sensação deficiente de percepção da vibração são mais predispostos a desenvolver ulceração no pé, levando da significância clínica para a deficiência da percepção da vibração. Por isso, o limite da percepção da vibração é um índice sensível clinicamente significativo de envolvimento da fibra nervosa longa em pacientes diabéticos.

O limite da percepção térmica reflete a integridade da fibra nervosa curta. Em virtude de a reduzida percepção da temperatura predispor a queimaduras acidentais em pessoas diabéticas, ele tem implicações clínicas importantes. Tanto o calor como o frio podem ser usados para medir a percepção térmica, embora o método com calor possa apresentar um maior grau de sensibilidade do que com frio. Ambas as metodologias são válidas e de fácil utilização.

Estudos Eletrodiagnósticos

Os estudos de condução nervosa são bem-aceitos para avaliação da neuropatia diabética, incluindo recente utilização em estudos seqüenciais para avaliar a progressão da doença ou a resposta ao tratamento. Esses estudos são medidas sensíveis capazes de detectar anormalidades que não podem ser clinicamente reconhecidas nos pacientes diabéticos.

Os estudos da condução nervosa são usados para avaliar os nervos sensoriais e motores. Nesses estudos, as medidas do potencial de ação do nervo sensorial (PANS) ou do potencial de ação do componente muscular (PACM), a amplitude, a latência distal e a velocidade de condução são registradas. As medidas de amplitude são importantes na avaliação da neuropatia periférica, refletindo, em parte, o tamanho e o número de fibras nervosas ou musculares. A velocidade de condução, conforme usada nos estudos convencionais de eletrodiagnóstico, reflete o tempo de transmissão nas fibras nervosas mais longas mielinizadas.

Avaliação Eletrodiagnóstica da Neuropatia Diabética

O exame eletrodiagnóstico de pacientes diabéticos deve ser completo por causa da existência de uma série de anormalidades periféricas relacionadas ao diabete, incluindo mononeuropatia, mononeurite múltipla, plexopatia, polirradiculopatia e polineuropatia sensorial motora (Tabela 23.2). Uma avaliação completa permite o reconhecimento e a quantificação da doença periférica, bem como a identificação da fisiopatologia predominante. Uma avaliação padrão poderá ser desenvolvida (Tabela 23.3), embora a estratégia deva ser diferente, dependendo da gravidade da doença. Quando os sintomas ou sinais são mínimos, a avaliação é direcionada para os nervos mais sensíveis ou suscetíveis. Na neuropatia diabética, estudos da extremidade inferior distal são mais prováveis de apresentarem-se anormais do que estudos da extremidade superior, e as anormalidades sensoriais são mais comuns do que as motoras. A ausência de respostas na extremidade mais inferior não poderá ser usada para documentar subseqüente progressão, por isso é importante estudar os nervos menos envolvidos.

TABELA 23.3 Protocolo de Polineuropatia

I. Estudos de condução*
  A. Geral
   1. Testar área mais envolvida, se leve ou moderada, menos envolvida, se grave.
   2. Esquentar o membro se temperatura for < 32°C, monitorar e manter temperatura por todo o estudo.
   3. Usar registro reprodutível e áreas de estímulo (se distâncias fixas ou limites padrão).
   4. Usar estimulação percutânea supramáxima.
  B. Estudos Motor
   1. Motor peroneal (extensor *digitorum brevis*); estimular no tornozelo e no joelho. Registrar latência da onda-F seguida de estimulação antidrômica distal.
   2. Se anormal, motor tibial (*abductor hallucis*); estimular no tornozelo; registrar latência da onda-F.
   3. Se não-responsiva: motor peroneal (tíbia anterior); estimular na fíbula.
   4. Motor ulnar (hipotenar); estimular abaixo do punho e cotovelo. Registrar latência da onda-F.
   5. Motor mediano (tenar); estimular punho e fossa anticubital. Registrar latência da onda-F.
  C. Estudos Sensoriais
   1. Sensorial sural (tornozelo); pode por vezes precisar de:
      a. Registro de agulha
      b. Média de resposta
   2. Sensorial mediana (índice); estimular punho e cotovelo. Se resposta antidrômica ausente ou comprometimento focal suspeito, registrar (punho) estímulo da palma.
   3. Sensorial ulnar (quinto dígito); estimular punho. Se resposta antidrômica ausente ou superimposta no artefato motor, realizar estudo ortodrômico.
  D. Estudos autonômicos
   1. Respostas potenciais da pele (superfícies palmar e plantar da mão e pé, respectivamente); estimular nervo mediano contralateral.
  E. Adicional
   1. Incluir nervos motor ou sensorial na avaliação se houver descobertas duvidosas. A definição das anormalidades deverá resultar em:
      a. Avaliação da extremidade oposta.
      b. Proceder à avaliação de anormalidade específica suspeita.
II. Exame de agulha
  A. Músculos representativos
   1. Tibial anterior, gastrocnêmio medial, interósseos dorsais primeiro (mão), e músculos paraespinal lombar.
   2. Se normal, os músculos intrínsecos do pé deverão ser examinados.
   3. Qualquer anormalidade deverá ser confirmada pelo exame de pelo menos um músculo contralateral.
  B. Graduação
   1. Atividade espontânea anormal deverá ser graduada subjetivamente (02 a 41), usando critério convencional.
   2. Ação potencial da unidade motora, amplitude, duração, configuração e recrutamento graduados subjetivamente.

*Áreas de registro indicadas por ( ).

O exame com agulha é usado de várias maneiras. Como um indicador sensível da degeneração axonial, ele poderá demonstrar a única anormalidade em uma neuropatia diabética inicial. O eletromiógrafo também pode usar a eletromiografia por agulha para examinar os músculos inacessíveis ou de difícil acesso para estudos da condução nervosa, incluindo músculos paraespinal, abdominal e da extremidade proximal. Descobertas anormais nesses músculos podem fornecer evidência de poliradiculopatia (sintomática ou não), amiotrofia ou outra doença focal. A interpretação subjetiva dos resultados da eletromiografia com agulha também permite diferenciar as doenças periféricas agudas, subagudas e crônicas. Isso poderá ser útil na identificação de evidência de anormalidades residuais, independente da neuropatia diabética.

Resumo

Os estudos eletrodiagnósticos são um componente valioso da avaliação geral de pacientes com diabete suspeito ou conhecido. Em geral, os pacientes diabéticos clinicamente intactos são anormais mesmo quando assintomáticos. Esses estudos quase invariavelmente são anormais na presença de neuropatia diabética evidente de forma clínica. Um exame normal eletrodiagnóstico faz o diagnóstico da neuropatia diabética improvável, mesmo na doenças da fibra curta predominante. Quando usados de forma adequada, os estudos da condução nervosa e eletromiografia por agulha podem sugerir a fisiopatologia básica, monitorar a progressão da doença, melhorar ou identificar as doenças periféricas diferentes daquelas da neuropatia que possam estar causando a confusão no diagnóstico. O uso de estudos eletrodiagnósticos nas experiências clínicas é similarmente importante, mas elas devem ser longas o suficiente para permitir melhora ou deterioração fisiológica.

Critério Padronizado para Diagnóstico e Monitoramento da Neuropatia

O diagnóstico de *neuropatia diabética subclínica* (Tabela 23.1, classe I) exige a demonstração no paciente diabético da medida objetiva da deficiência neural periférica não-atribuível à etiologia não-diabética na ausência de sinais clínicos reconhecíveis ou sintomas de neuropatia. O diagnóstico de *neuropatia diabética clínica* (Tabela 23.1, classe II) exige a demonstração no paciente diabético dos sintomas ou sinais mais a medida objetiva da deficiência neural periférica não-atribuível à etiologia não-diabética. Uma vez que não existem características únicas de distinção para a neuropatia diabética, todas as demais causas, provavelmente de neuropatia ou doenças periféricas que imitam a neuropatia periférica, deverão ser excluídas pelo histórico e pelo exame físico cuidadosos e testes diagnósticos adequados (Tabela 23.4). A neuropatia também deverá acompanhar os critérios diagnósticos aceitos atualmente para diabete. Uma vez que os sintomas neuropáticos são, com freqüência, vagos e inespecíficos, os sinais clínicos confirmatórios ou as medidas objetivas da disfunção do nervo periférico (somática ou autonômica) deverão estar presentes.

TABELA 23.4 Diagnóstico Diferencial da Neuropatia Diabética

I. Polineuropatia simétrica distal
   A. Metabólica
      1. Diabete melito
      2. Uremia
      3. Deficiência em ácido fólico/cianocobalamina
      4. Hipotireoidismo
      5. Porfiria intermitente aguda
   B. Tóxico
      1. Álcool
      2. Metais pesados (chumbo, mercúrio, arsênico)
      3. Hidrocarbono industrial
      4. Medicamentos diversos
   C. Infecção ou Inflamação
      1. Sarcoidose
      2. Hanseníase
      3. Poliarterite nodosa
      4. Outras doenças do tecido conjuntivo (p. ex., lúpus eritematoso sistêmico)
   D. Outros
      1 Disproteinemias e paraproteinemias
      2. Síndrome paraneoplásica
      3. Leucemias e linfomas
      4. Amiloidose
      5. Neuropatias hereditárias
II. Dores e parestesia sem déficit neurológico
   A. Neuropatia inicial sensorial da fibra curta
   B. Desordem psicofisiológica (p. ex., depressão grave, histeria)
III. Neuropatia autonômica sem componente somático
   A. Síndrome de Shy-Drager (deficiência autonômica progressiva)
   B. Neuropatia diabética com envolvimento somático leve
   C. Síndrome de Riley-Day
   D. Hipotensão ortostática idiopática
IV. Neuropatia motora difusa sem déficit sensorial
   A. Síndrome de Guillain-Barré
   B. Miopatia primária
   C. Miastenia grave
   D. Toxicidade por metal pesado
V. Neuropatia femoral (plexopatia sacral)
   A. Doença degenerativa do disco espinal (p. ex., doença de Paget da coluna)
   B. Lesão da coluna espinal intrínseca
   C. Lesões cauda eqüina
   D. Coagulopatias
VI. Neuropatia craniana
   A. Aneurisma da carótida
   B. Massa intracraniana
   C. Pressão intracraniana elevada
VII. Mononeuropatia múltipla
   A Vasculidite
   B. Amiloidose
   C. Hipotireoidismo
   D. Acromegalia
   E. Coagulopatias

DIAGNÓSTICO DE NEUROPATIA EM PACIENTES AMBULATORIAIS

O programa *Michigan Neuropathy* é uma avaliação dividida em duas partes desenvolvida para o diagnóstico e o estágio da neuropatia diabética em paciente ambulatorial. Na primeira parte, um exame clínico simples no total de 8 pontos nomeou o *Michigan Neuropathy Screening Instrument* (MNSI), foi realizado por um profissional da área da saúde (Figura 23.1). Uma pontuação MMNSI de > 2 indica a presença de neuropatia com uma alta especificidade (95%) e sensibilidade (80%). A gravidade da neuropatia é determinada na segunda parte do Michigan Neuropathy Program. Um exame neurológico focado em 46 pontos é realizado por um profissional da área da saúde (Figura 23.2), seguido de estudos de condução do nervo de rotina (sural, motor peroneal, sensorial mediano e motor e sensorial ulnar). A gravidade da neuropatia é graduada em cada paciente pela pontuação combinada, consistindo em um número

			Sim (0)	Não (1)	
Aparência do pé	Direito	Normal	___	___	
			Se não, verificar tudo que se aplica: ___ Deformado ___ Pele seca ___ Infecção ___ Ulceração (1)		
			Sim (0)	Não (1)	
	Esquerdo	Normal	___	___	
			Se não, verificar tudo que se aplica: ___ Deformado ___ Pele seca ___ Infecção ___ Ulceração (1)		
		Presente (0)	Presente/reforço (0,5)	Ausente (1)	
Reflexos dos tornozelos	Direito	___	___	___	
	Esquerdo	___	___	___	
		Presente (0)	Reduzido (0,5)	Ausente (1)	
Percepção da vibração no hálux	Direito	___	___	___	
	Esquerdo	___	___	___	
			TOTAL	___/ 8 pts.	

Figura 23.1 Instrumento de triagem para neuropatia. (Reimpressa com autorização de Feldman EL, Stevens MJ, Thomas PK, et al: *Diabetes Care* 1994; 17:1281.)

Deficiência sensorial			
Direito	Normal	Reduzido	Ausente
Vibração no hálux	0	1	2
Filamento de 10 g	0	1	2
Alfinetada no dorso do hálux	Dolorido 0	Sem dor 2	
Esquerdo	Normal	Reduzido	Ausente
Vibração no hálux	0	1	2
Filamento de 10 g	0	1	2
Alfinetada no dorso do hálux	Dolorido 0	Sem dor 2	

Teste de resistência muscular				
Direito	Normal	Leve a moderado	Grave	Ausente
Esticar o dedo	0	1	2	3
Alongar o hálux	0	1	2	3
Dorsiflexão do tornozelo	0	1	2	3
Esquerdo	Normal	Leve a moderado	Grave	Ausente
Esticar o dedo	0	1	2	3
Alongar o hálux	0	1	2	3
Dorsiflexão do tornozelo	0	1	2	3

Reflexos			
Direito	Presente	Presente com reforço	Ausente
Bíceps do braço	0	1	3
Tríceps do braço	0	1	3
Quadríceps do fêmur	0	1	2
Aquiles	0	1	2
Esquerdo	Presente	Presente com reforço	Ausente
Bíceps do braço	0	1	2
Tríceps do braço	0	1	2
Quadríceps do fêmur	0	1	2
Aquiles	0	1	2
		Total: 146 pontos	

Figura 23.2 Pontuação para neuropatia diabética usada pelo Michigan Neeuropathy Program para Exame Neurológico. (Reimpressa com autorização de Feldman EL, Stevens MJ, Thomas PK, et al: *Diabetes Care* 1994;17:1281.)

de condições anormais do nervo e no total de pontos do exame clínico (Figura 23.3). Esse programa tem sido usado com sucesso na clínica de pacientes ambulatoriais para a triagem e simples determinação do estágio da neuropatia diabética.

O monofilamento de Semmes-Weinstein 5.07 (10 g) é uma ferramenta simples de triagem para neuropatia diabética e seu uso é recomendado pela International Diabetes Federation e pela Declaração Européia de St. Vicent da Organização Mundial de Saúde. O monofilamento se curva quando uma força de 10 g é aplicada. Em alguns consultórios, os pacientes são testados para a capacidade de sentir o monofilamento em 10 áreas no pé. A incapacidade em perceber o filamento correlaciona-se com um pé insensível e com neuropatia diabética. Um estudo recente examinou a variação e a sensibilidade de 10 áreas diferentes, e descobriu que o exame de apenas duas áreas pode fornecer informações úteis – as áreas são: 3 e 4 do aspecto plantar da primeira e da quinta falange do metatarso. Se o paciente não pode sentir o monofilamento nessas áreas existe uma alta sensibilidade e especificidade (80% e 86%, respectivamente), o paciente apresenta neuropatia diabética.

SÍNDROMES CLÍNICAS DA NEUROPATIA DIABÉTICA

Neuropatias Focais

As neuropatias diabéticas focal e multifocal com déficits neurológicos restritos à distribuição de um único ou de múltiplos nervos periféricos são chamadas de "mononeuropatia diabética" e "mononeuropatia diabética múltipla", respectivamente. O surgimento dos déficits neurológicos na distribuição das lesões focais no nível dos plexos braquial ou lombossacro é chamado de "plexopatia diabética", considerando que aquele no nível das raízes nervosas é chamado de "radiculopatia diabética". Quando a mononeuropatia diabética ou mononeuropatia múltipla envolve os nervos cranianos, ela é chamada de "neuropatia diabética craniana".

Neuropatias Cranianas

A neuropatias cranianas isoladas ocorrem freqüentemente em pacientes diabéticos, em especial em adultos (também, mas raramente, em crianças diabéticas). Os sinais e sintomas mais genéricos da neuropatia diabética podem estar ausentes, embora a paralisia craniana possa ser recorrente ou bilateral. O terceiro nervo craniano é o mais comumente afetado, com a característica de paralisia da pupila (em contraste com a paralisia por compressão vascular oculomotora, na qual a dilatação pupilar é normalmente uma característica freqüente). Os pacientes classicamente apresentam oftalmoplegia unilateral, movimento lateral do olho paralisado e cefaléia. A dor que acompanha é tipicamente intensa e localiza-se acima e atrás do olho, mas pode ser leve ou ausente em 50% dos casos. Os nocioceptores responsáveis são julgados ser tanto perineurais quanto nas primeira e segunda divisões adjacentes do nervo trigeminal, já que o terceiro nervo é em essência e puramente motor. A redução progressiva da dor e o retorno da função oculomotora é a regra, mesmo em pacientes idosos. O diagnóstico diferencial inclui lesões cerebrais da linha média ou na órbita posterior, o aneurisma da carótida interna, as lesões no seio cavernoso e os tumores na base do cérebro.

VISITA		Data	Data	Data	Data	Data	
Nervos Anormais	Pontos Clínicos	Pontuação	Pontuação	Pontuação	Pontuação	Pontuação	CLASSE
0-1	0-6 (0,1,2,3,4,5,6)						0 sem neuropatia
	> 6						
	> 7						
2	7-12 (7,8,9,10,11,12)						1 neuropatia leve
	> 12						
	> 13						
3-4	13-29 (13,14,15,16,17,18,19,20,21,22,23,24,25,26,27,28,29)						2 neuropatia moderada
	> 29						
	> 30						
5	30-45 (30,31,32,33,34,35,36,37,38,39,40,41,42,43,44,45)						3 neuropatia grave

Figura 23.3 Formulário do Michigan Diabetic Neuropathy Score. (Reimpressa com autorização de Feldman EL, Stevens MJ, Thomas PK, et al: *Diabetes Care* 1994; 17:1281.)

Outros nervos cranianos, que estão menos envolvidos na neuropatia diabética, incluem o sexto, o quarto (normalmente em combinação com outros nervos cranianos mais do que sozinho) e o sétimo nervos cranianos, provavelmente também em uma base vascular. Exceto para o terceiro e o sexto nervos cranianos, existe uma pequena evidência, sugerindo que a paralisia do nervo craniano ocorre mais freqüentemente em pessoas diabéticas.

Mononeuropatia ou Mononeuropatia Múltipla

As paralisias do nervo periférico isoladas ocorrem mais comumente em pessoas diabéticas, mas as relações causais e de coincidência são difíceis de serem diferenciadas. No entanto, 40% dos pacientes não-selecionados com neuropatia diabética difusa clinicamente evidente apresentam tanto evidência eletrofisiológica quanto clínica de lesão do nervo focal superimposta nas áreas comuns de captura ou de compressão (p. ex., nervo mediano no punho e na palma [síndrome do túnel do carpo], nervo radial no braço superior, nervo ulnar e cotovelo, nervo cutâneo lateral da coxa e nervo peroneal na fíbula), sugerindo que a neuropatia diabética difusa predispõe à lesão do nervo focal. Essa hipótese é suportada pela evidência de que o risco de desenvolver a síndrome do túnel do carpo é mais do que o dobro em pacientes diabéticos. Os nervos que não são comumente expostos a lesões por compressão ou captura, por vezes, demonstram deficiência focal em pacientes diabéticos, mas isso pode apenas refletir uma coincidência de ocorrência do diabete e a neuropatia de compressão.

O diagnóstico da mononeuropatia ou mononeuropatia múltipla deverá ser confirmado pelos estudos eletrodiagnósticos. Outras causas não-diabéticas da mononeuropatia, mononeuropatia múltipla, ou ambas, deverão ser excluídas, como vasculites, acromegalia, coagulopatia e hipotireoidismo. As paralisias da compressão e captura em pacientes diabéticos respondem a um padrão conservador ou controle cirúrgico, isto é, proteção contra trauma mecânico adicional ou procedimento cirúrgico de liberação. O tratamento de outras mononeuropatias é o mesmo para a mononeuropatia não-diabética e é essencialmente de suporte. A melhora do controle glicêmico tem sido sugerida, mas não há dados de estudos controlados sugerindo que ele é especificamente auxiliador.

Radiculopatia Torácica (Neuropatia Intercostal, Neuropatia Truncal)

A radiculopatia torácica diabética apresenta-se com dor dermatomal e perda de sensibilidade cutânea. A síndrome pode envolver vários níveis dermatomais e pode ser bilateral em alguns casos. A hiperestesia ou paraestesia, normalmente, desenvolve-se durante o curso da doença. Os sintomas, com freqüência, são atribuídos a uma lesão por compressão, como um núcleo pulposo herniado, mas os estudos radiográficos e mielográficos são negativos. Quando a dor foi proeminente, a radiculopatia truncal é com freqüência diagnosticada de forma errada, como uma emergência visceral aguda intratorácica ou intra-abdominal, por exemplo, infarto do miocárdio, colecistite, úlcera péptica ou apendicite com infrutíferos múltiplos diagnósticos e/ou procedimentos cirúrgicos exploratórios antes de o diagnóstico correto ser reconhecido. Os estudos eletrodiagnósticos dos músculos paraespinais, normalmente são diagnósticos. Na maioria das vezes, os sinais de polineuropatia difusa simétrica distal estão presentes. A resolução espontânea de ambos os sintomas e sinais é a regra, em geral dentro de 6-24 meses.

Polirradiculopatia Diabética

Em 1953, Garland e Tavener descreveram uma síndrome de dor e fraqueza do membro proximal em diabéticos, que mais tarde foi chamada de neuropatia proximal assimétrica (motor). Entre as neuropatias diabéticas, essa síndrome, também conhecida como amiotrofia diabética, perde apenas em segundo lugar para a polineuropatia, quanto à freqüência. Há controvérsias quanto à patogênese dessa síndrome, que tem sido atribuída a lesões da célula do corno anterior, raízes lombares, plexo lombar ou nervo femoral. Braston e Thomas tentaram unificar os diversos conceitos sobre a amiotrofia diabética, propondo que a síndrome representava uma polirradiculopatia diabética que, preferencialmente, envolvia as altas raízes lombares L_2, L_3 e L_4. Um estudo recente de Dyck sugere que a lesão isquêmica secundária à vasculite microscópica de raízes lombossacras, plexo e nervos fundamenta-se no processo da doença nos pacientes diabéticos e não-diabéticos.

Nos diabéticos, a síndrome ocorre de forma espontânea, com dor e deficiência sensorial com fraqueza debilitante, flexão da coxa e extensão do joelho. Classicamente, a dor se estende do quadril para a superfície anterior lateral da coxa. A dor pode se desenvolver de forma insidiosa ou episódica, podendo piorar à noite. A fraqueza muscular muito freqüente envolve o iliopsoas, o quadríceps e os músculos adutores, mas, normalmente, poupa os extensores do quadril e o tendão da perna. Os músculos ântero-laterais na panturrilha também podem estar envolvidos, imitando uma "síndrome do compartimento anterior". A polineuropatia simétrica distal está quase sempre presente. A recuperação quase completa é a regra, embora não universal, e a síndrome pode persistir por vários anos ou recorrer.

A síndrome poderá ser distinguida da neuropatia ciática por um teste normal de elevação reta da perna. Por causa das similaridades entre a polirradiculopatia diabética e aquela que ocorre em associação com outras condições, a polirradiculopatia diabética permanece um diagnóstico de exclusão: lesões ocupando espaço, trauma, vasculopatia não-diabética e anormalidades na coluna devem ser cuidadosamente excluídas. O tratamento para a síndrome da polirradiculopatia diabética lombar alta é de suporte, pendente de recuperação espontânea, embora vários pesquisadores sugiram que o tratamento com gamaglobulina intravenosa possa acelerar a recuperação. O efeito benéfico da melhora do "controle diabético", embora recomendado com freqüência, permanece não-confirmado.

POLINEUROPATIA

A polineuropatia simétrica distal é a forma mais amplamente reconhecida da neuropatia periférica diabética. O déficit neurológico é classicamente distribuído por todos os nervos sensoriais/motores, mas ela demonstra uma predileção distinta pelas áreas inervadas mais distais, de uma forma mais ou menos simétrica. As distribuições similares são compartilhadas por outras neuropatias "metabólicas", incluindo neuropatias urêmicas e várias nutricionais. A deficiência neurológica inicia nas porções mais distais do sistema nervoso periférico, normalmente o pé ou os pododáctilos, e estende-se proximalmente para as extremidades superiores e inferiores. Com a progressão contínua, um déficit sensorial coexistente em faixa vertical no tórax anterior desenvolve-se à medida que as extremidades dos nervos truncais mais curtos ficam envolvidos (Figura 23.4). Porque os sinais e sintomas da polineuropatia simétrica distal diabética são idênticos àqueles que ocorrem nas neuropatias simétricas distais de outras etiologias (Tabela 23.4), o diagnóstico clínico é de exclusão.

Sinais e Sintomas Clínicos da Polineuropatia Simétrica Distal

Normalmente, as fibras sensoriais longas e curtas estão envolvidas no processo neuropático em grau similar, produzindo uma polineuropatia periférica mista sensorial/motora. Normalmente, a debilidade motora não é acentuada, envolvendo primariamente os músculos intrínsecos mais distais das mãos e dos pés como uma caracterís-

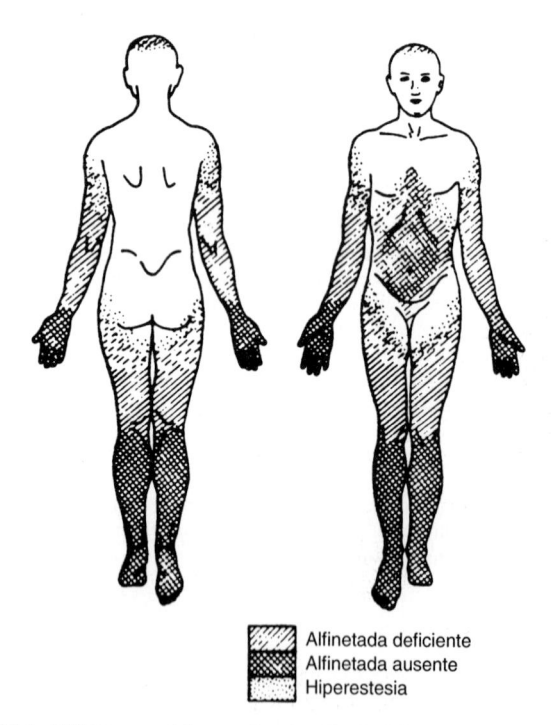

Alfinetada deficiente
Alfinetada ausente
Hiperestesia

Figura 23.4 Déficits sensoriais na polineuropatia simétrica distal. (Reimpressa com permissão de Low PA, Tuck RR, Takeuchi M: em *Diabetic Neuropathy*, Saunders 1987:266.)

tica tardia. No entanto, a redução nos reflexos dos tendões profundos, especialmente o reflexo do tendão de Aquiles, é, com freqüência uma característica inicial.

Alguns pacientes com lesões mais seletivas na fibra apresentam variações desse tema geral. Se a perda sensorial da fibra longa predomina, os pacientes apresentam equilíbrio deficiente, propriocepção e senso de direção reduzidos e ausência ou reduzida sensação de vibração. Os sintomas subjetivos de dor, parestesia ou dormência, geralmente estão ausentes e a neuropatia poderá se apresentar apenas por meio de uma complicação neuropática tardia, como a articulação de Charcot ou uma ulceração neuropática (veja a seguir). Com envolvimento grave da fibra longa, a perda do senso de posição pode resultar em uma ataxia sensorial, que é considerada como uma forma "pseudotabes" da neuropatia diabética. Nessa variante, a redução da velocidade de condução do nervo é, em geral, claramente demonstrada devido ao envolvimento da população das fibras longas de condução rápida. Se a neuropatia primariamente envolver as fibras sensoriais curtas, o paciente poderá apresentar trauma não-reconhecido das extremidades (queimaduras dos dedos com cigarros ou dos pés com pequenos objetos contidos no interior dos sapatos, que permanecem lá escondidos por longo tempo devido à falta de sensibilidade à dor, etc.). Alternativamente, os pacientes com envolvimento da fibra sensorial curta poderão apresentar sintomas subjetivos de dormência ou sensações de "pé frio" ou "pé morto".

Vários tipos de dor espontânea podem estar associados a lesões na fibra curta na neuropatia diabética. É muito comum que os pacientes experimentem parestesia distal neuropática típica (espontaneamente ocorrendo sensações desconfortáveis) ou disestesias (parestesia de contato). Alguns pacientes queixam-se de rara hipersensibilidade de contato cutâneo à percepção da luz. Às vezes a dor é descrita como superficial e em queimação, penetrante ou aguda, ou profunda nos ossos e dolorosa ou violenta. Com freqüência, as dores são mais observadas à noite, provocando insônia. Às vezes, a dor pode se tornar uma característica dominante e debilitante da neuropatia diabética. As cãibras musculares, que iniciam distalmente e lentamente ascendem, são similares àquelas reportadas nas desordens de denervação muscular. Em função de o envolvimento da doença nesses pacientes poder ser primariamente restrito às fibras nervosas curtas mielinizadas, a velocidade de condução poder não ser dramaticamente prejudicada, a sensação de vibração poder estar intacta, a debilidade motora poder estar ausente, e, se os sintomas do paciente trazem ele para a atenção do médico precocemente no curso da doença, a perda sensorial poderá não ser muito grande. A presença de sintomas dolorosos na ausência de grande déficit neurológico parece algo paradoxal, mas a dor pode refletir um aumento na regeneração da fibra, que pode começar antes de a degeneração ser suficientemente severa para presença acentuada de déficit sensorial.

Complicações da Polineuropatia Simétrica Distal

As conseqüências mecânicas e traumáticas da polineuropatia simétrica distal são totalmente evitáveis e, como tal, representam uma falha do controle médico quando ocorrem. Contudo, elas constituem um risco significativo para o paciente neuropático. Sua profilaxia é um importante objetivo da educação padrão do paciente diabético, especialmente no cuidado do pé e na higiene.

Ulceração do Pé Neuropático

As lesões traumáticas da pele e dos tecidos moles do pé ocorrem com grande freqüência na maioria das neuropatias sensoriais, incluindo a polineuropatia diabética simétrica distal. O ponto central de todas as formas de ulceração do pé diabético é a insensibilidade à dor, embora a propriocepção e a força muscular reduzidas, bem como os fatores vasculares, possam desempenhar papéis contribuintes. Na clássica úlcera plantar, a atrofia neurogênica dos músculos intrínsecos do pé, que, normalmente, contrabalançam de forma tônica os flexores e extensores do pé mais proximais, resulta na flexão crônica das articulações metatarsofalangianas, e por isso puxam os pododáctilos do pé para uma posição erguida (deformidade do dedo em forma de garra). O peso do corpo é então deslocado para as cabeças do metatarso, agora descobertas, levando ao afilamento e à atrofia das partes moles normais. Na ausência de dor, a forma calosa fina sobre as proeminências do osso metatarso protrundem da superfície plantar do pé, deslocando mais o peso para as cabeças do metatarso (Figura 23.5). A calosidade óssea inicialmente fina torna-se liquefeita. A pele seca excessiva quebra, possivelmente refletindo, em parte, a reduzida lubrificação secundária à redução da atividade sudomotora da neuropatia autonômica geralmente acompanhante. As ulcerações centrais resultantes podem permanecer despercebidas na ausência da sensação de dor, mesmo quando infecção secundária desenvolve-se. As úlceras plantares, que se desenvolvem quando a arquitetura do pé anormal transfere o peso do corpo para

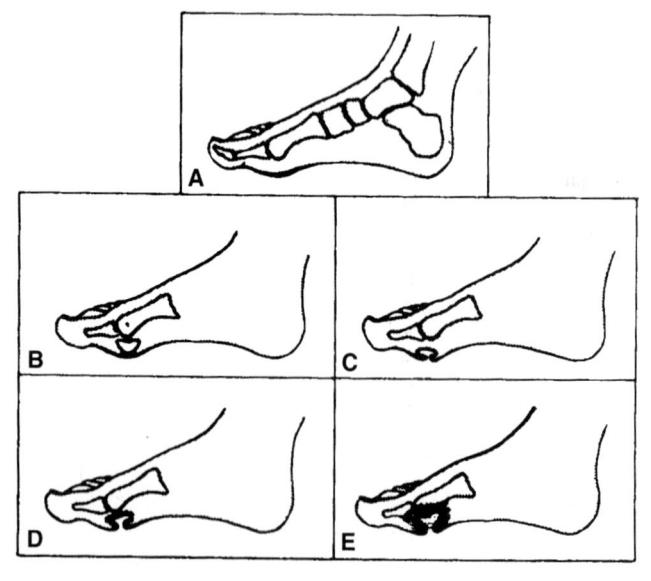

Figura 23.5 A patogênese das úlceras diabéticas. (Reimpressa com autorização de Kwasnik E: *Surg. Clin. N Am* 1986; 66:305).

áreas do pé, normalmente inadequadas para suportar esse peso, estão em geral localizadas nas áreas calosas de pressão máxima ao andar. Com mais deformidade na arquitetura, devido à neuroartropatia ou amputação, as úlceras plantares poderão se desenvolver nas áreas alternativas de suporte do peso.

As úlceras neuropáticas do pé também se desenvolvem em outros lugares, na ausência de formação de calo ósseo, por meio de outros mecanismos. O pé deformado neuropático não corresponde bem à forma do sapato padrão, levando a lesões por pressão e/ou queimaduras em outros locais diferentes das áreas de suporte do peso. Em geral, a derme dorsal fina do pé fica queimada em algumas horas, de forma que os auto-exames repetidos são obrigatórios com um novo calçado, ou com uma caminhada prolongada, ou uma carga de peso (na ausência da sensação da dor).

O tratamento profilático das úlceras do pé diabético é o reforço na educação sobre o cuidado com os pés, para os pacientes com polineuropatia simétrica distal, identificação de carga de peso anormal e/ou formação de calo ósseo, antes que a ulceração ocorra, e prescrição de comportamento adequado e medidas mecânicas para reduzir a carga do peso. Esse assunto é revisado no Capítulo 28.

Neuroartropatia (Articulação de Charcot)

A neuroartropatia pode ocorrer em qualquer doença do sistema nervoso que deixe a função motora relativamente intacta, mas prejudique a sensibilidade. As fraturas sem dor não-cicatrizadas são, em geral, evidentes nas radiografias e um histórico recente de trauma sem dor é freqüentemente impossível. Nas fases posteriores, a doença apresenta-se como distorção total na arquitetura do pé, com encurtamento e alargamento da articulação. Na sua fase mais avançada, existem múltiplas fraturas sem dor, acompanhadas de extensa demineralização e reabsorção óssea, de forma que o pé parece para um examinador "uma bolsa de ossos". Assim como com outras formas de neuroartropatia, supõe-se que o mecanismo patogênico seja responsável pelas múltiplas lesões traumáticas recorrentes da articulação e de estruturas ósseas adjacentes, que não são notificadas pelo paciente por causa da falta de sensibilidade à dor. O aumento do fluxo sangüíneo ósseo devido à derivação arteriovenosa também poderá enfraquecer o osso, predispondo o pé a fraturas. As medidas profiláticas incluem orientação reforçada para os pacientes com reduzida dor e sensação proprioceptiva, especialmente para evitar suportar o peso do corpo por tempo prolongado, usar sapatos acolchoados, evitar exercícios de força sobre o peso corporal e atividades atléticas, andar apenas sobre terreno macio e bem-iluminado, com calçado bastante confortável. A terapia é direcionada para a eliminação do trauma contínuo, retirando a extremidade envolvida da carga do peso, pela redução do caminhar ou providenciando outras maneiras de suportar o peso do corpo, por exemplo, com bengala, muletas ou cadeira de rodas.

TRATAMENTO DA NEUROPATIA

As estratégias do tratamento inicial na neuropatia diabética consistem em um excelente controle glicêmico e muitos cuidados com os pés. O estudo *Diabetes Control and Complications Trial* (DCCT) apresentou evidências diretas de que um excelente controle glicêmico em pacientes diabéticos insulino-dependentes poderá diminuir a freqüência da neuropatia, com uma redução reportada de 60% na incidência da neuropatia clínica nos grupos combinados de prevenção primária e secundária. O excelente controle glicêmico deverá ser realizado quando do estabelecimento de rigoroso cuidado com os pés. Toda noite os pacientes deverão inspecionar cuidadosamente seus pés, buscando pela presença de pele ressecada ou quebradiça, fissuras, formação de calosidade óssea plantar e sinais de infecção recente entre os dedos e as unhas.

Um plano de tratamento gradual e sistemático é a melhor abordagem para um paciente com neuropatia diabética dolorosa, a qual tem sido revisada em detalhes. A categorização dos sintomas dolorosos pela duração e pelas potenciais causas precipitantes fornece preditores bastante úteis. Os pacientes com sintomas há menos de seis meses associados a alterações no controle glicêmico apresentam um bom prognóstico, quando comparados com pacientes com sintomas crônicos por mais de seis meses. A Tabela 23.5 relaciona os medicamentos atualmente disponíveis, reportados como prestando benefícios terapêuticos no tratamento da neuropatia diabética. Os medicamentos antiinflamatórios não-esteróides podem oferecer alívio da dor, especialmente em pacientes com anormalidades musculoesqueléticas, ou das articulações, secundárias à neuropatia há longo tempo estabelecida. Nesse grupo de pacientes, as deformidades podem, realmente, ser a fonte primária da dor. Um estudo duplo-cego, controlado com placebo de dose fixa, revelou que o ibuprofeno (600 mg quatro vezes ao dia) e o sulindac (200 mg duas vezes ao dia) produziam substancial alívio à dor nos pacientes com neuropatia diabética.

Os antidepressivos tricíclicos são os medicamentos mais comumente usados no tratamento da neuropatia dolorosa. Eles agem bloqueando a recaptação da norepinefrina e serotonina, potencializando o efeito inibidor desses neurotransmissores nas vias nociceptivas. Os estudos duplo-cegos controlados com placebo reportaram que a amitriptilina e a imipramina aliviam a dor neuropática. Depois de seis semanas de tratamento com amitriptilina, os pacientes relataram significativo alívio da dor, independente do modo, mas correlacionado ao aumento da dosagem do medicamento. Os efeitos colaterais da amitriptilina, secundários às suas fortes propriedades

TABELA 23.5 Medicamentos Usados no Tratamento da Neuropatia Diabética Dolorosa

1. Medicamentos não-esteróides
   - Ibuprofeno 600 mg quatro vezes ao dia
   - Sulindac 200 mg duas vezes ao dia
2. Medicamentos antidepressivos
   - Amitriptilina 50-150 mg à noite
   - Nortriptilina 50-150 mg à noite
   - Imipramina 100 mg quatro vezes ao dia
   - Paroxetina 40 mg quatro vezes ao dia
   - Trazadona 50-150 mg três vezes ao dia
3. Medicamentos anticonvulsivantes
   - Gabapentina 600-1.200 mg três vezes ao dia
   - Carbamazepina 200 mg quatro vezes ao dia
4. Outros
   - Ultram 50-100 mg duas vezes ao dia
   - Mexiletina 150-450 mg/quatro vezes ao dia
   - Capsacina 0,075% quatro vezes ao dia
   - Estimulação nervosa transcutânea

anticolinérgicas incluem sedação, retenção urinária, hipotensão ortostática e arritmias cardíacas. Se os efeitos colaterais se tornarem intoleráveis, a nortriptilina, que é menos sedativa, poderá substituir a amitriptilina. A retenção urinária poderá ocorrer com amitriptilina ou com a nortriptilina, obrigando a uma troca para a terapia com imipramina. Estudos duplo-cegos, cruzados, reportam, independentemente, que a imipramina melhora a dor neuropática e a exacerbação noturna dos sintomas. O suporte adicional para o uso dos tricíclicos no tratamento da dor neuropática é fornecido por uma recente metanálise de 21 estudos. Nos pacientes com um significativo histórico cardíaco, a amitriptilina ou nortriptilina é contra-indicada, e os regimes terapêuticos incluem doxepina, antidepressivo tricíclico, menos cardiotóxico, ou desipramina. O creme para uso tópico capsaicina poderá ser adicionado ao regime terapêutico do paciente, se a dor neuropática persistir, apesar do tratamento com doses na tolerância máxima da medicação antidepressiva. Em pacientes ambulatoriais, aproximadamente dois terços dos diabéticos tratados com uma combinação de medicamento antidepressivo e creme de capsaicina experimentaram substancial alívio na dor neuropática.

Os inibidores de recaptação de serotonina também podem aliviar a dor neuropática, mas a evidência para eles é menos convincente do que para os antidepressivos tricíclicos. Em um estudo randomizado, duplo-cego, cruzado, 40 mg por dia de paroxetina reduziu os sintomas neuropáticos, comparados com placebo. Em um estudo duplo-cego, controlado com placebo, 40 mg por dia de fluoxetina não foi mais eficaz do que o placebo, exceto nos pacientes diabéticos com depressão superimposta à neuropatia. A sertralina e a trazodona são com freqüência usadas empiricamente, sugerindo a possibilidade de que esses medicamentos possam ter alguma eficácia no tratamento da neuropatia diabética dolorosa, mas não há estudos controlados.

Os anticonvulsivos gabapentina surgiram recentemente como terapia de escolha de muitos médicos. A gabapentina é mais eficaz do que o placebo, quando usada em doses na faixa de 900 a 3.600 mg por dia, embora, na faixa de dosagem, a mais baixa (900 mg) possa ser relativamente ineficaz. Os efeitos colaterais da terapia com gabapentina incluem sonolência, tonturas, cefaléia, diarréia, confusão e náuseas. Um estudo randomizado, duplo-cego, comparando a eficácia da gabapentina com a amitriptilina, descobriu que ambos os medicamentos forneceram igual alívio da dor, sem diferença entre os indicadores da dor média e os indicadores da dor global.

Em pacientes que experimentam dor contínua na terapia combinada (isto é, tricíclico ou gabapentina com capsacicina), a carbamazepina poderá ser considerada e adicionada como uma terceira medicação. A sonolência, as náuseas e as erupções na pele do tronco são efeitos colaterais comuns desse medicamento, embora os relatórios de leucopenia obriguem que o paciente tenha uma contagem sangüínea completa, semanalmente para o primeiro mês sob terapia com carbamazepina e mensalmente para os próximos três meses. A fenitoína tem sido usada como uma alternativa para a carbamazepina, embora um estudo duplo-cego, cruzado, tenha reportado que a fenitoína não proporciona alívio significativo na dor neuropática em pacientes com neuropatia diabética. Em pacientes que experimentam dor contínua com medicação antidepressiva ou neurontina, creme de capsaicina e carbamazepina, esta última poderá ser descontinuada e uma terceira medicação, adicionada ao regime terapêutico. As escolhas incluem mexiletina oral ou lidocaína intravenosa, ambas reportadas por melhorar a dor neuropática, mas sua utilização precisa ser liberada pelo cardiologista e, no caso da lidocaína, uma internação hospitalar do paciente com monitoramento cardíaco. A levodopa, ácido γ-linolênico e dextrometorfano também são reportados como eficazes. Se a dor neuropática persistir apesar do regime de tratamento prescrito, a adição da estimulação nervosa elétrica transcutânea (TENS), acupuntura ou uma série de bloqueios locais nervosos podem ser de grande ajuda, embora o prognóstico para alívio da dor nesses pacientes seja ruim.

AGRADECIMENTOS

Os autores gostariam de agradecer a Judith Boldt pelo excelente apoio secretarial. O capítulo original teve o apoio do National Institutes of Health (NIH) por meio dos recursos financeiros RO1 NS36778 (EF), NIH-RO1 NS38849 (EF), do Juvenile Diabetes Research Foundation Center for the Study of Complications in Diabetes (EF, MS, JR) e do Program for Understanding Neurological Diseases (PFUND).

LEITURA COMPLEMENTAR

Arezzo JC, Zotova E: Electrophysiologic measures of diabetic neuropathy: Mechanism and meaning. *Int Rev Neurobiol* 2002; 50:229.
Boulton AJ, Malik RA, Arezzo JC, et al: Diabetic somatic neuropathies. *Diabetes Care* 2004; 27:1458.
Simmons Z, Feldman EL: Update on diabetic neuropathy. *Curr Opin Neurol* 2002;15:575.
Singleton JR, Smith AG, Russel JW et al: Microvasular complications of impaired glucose tolerance. *Diabetes* 2003; 52:2867.
Vincent AM, Feldman EL: New insights into the mechanisms of diabetic neuropathy. *Rev Endo Metab Dis* 2004; 5:227.

Para uma discussão mais detalhada e bibliografia adicional sobre este tópico, consulte, por favor, Porte *et al: Ellenberg & Rifkin's Diabetes Mellitus*, 6th ed., Capítulo 45.

Dislipidemia Diabética 24
Clay F. Semenkovich

Para as pessoas com diabete melito tipo 1 ou tipo 2 (DM1 ou DM2), o risco de morte prematura devido à aterosclerose é considerável. A aterosclerose e suas complicações são responsáveis por cerca de 80% da mortalidade no diabete. A dislipidemia é comum nos pacientes diabéticos e é, provavelmente, um importante contribuinte para a iniciação e a propagação das lesões ateroscleróticas nesses pacientes. Em virtude do pouco conhecimento sobre as interações entre o estado diabético e a dislipidemia, os efeitos das anormalidades nos níveis dos lipídeos circulantes são amplificados no diabete. Mesmo anormalidades modestas nas lipoproteínas circulantes nos diabéticos aumentam desproporcionalmente o risco vascular. Uma vez que os pacientes diabéticos sem doença da artéria coronária conhecida parecem ter o mesmo risco para infarto do miocárdio que os não-diabéticos com infarto do miocárdio anterior, uma abordagem agressiva para o controle dos lipídeos deverá ser considerada para todos os pacientes diabéticos.

EPIDEMIOLOGIA

No DM1 e DM2 precariamente controlados, os pacientes apresentam níveis elevados de triglicerídeos, níveis baixos da lipoproteína colesterol HDL de alta densidade e alterações na composição da lipoproteína colesterol LDL de alta densidade, que podem substancialmente aumentar o potencial aterogênico dessa partícula.

Independente do tipo do diabete, a marca da dislipidemia diabética é a hipertrigliceridemia. Os níveis de triglicerídeos podem predizer melhor o risco vascular do que o colesterol LDL ou total no diabete. Os níveis de triglicerídeos aumentam e os de colesterol HDL diminuem continuamente, assim como a intolerância à glicose aumenta nos grupos de não-diabéticos, sugerindo que a dislipidemia, predatando o desenvolvimento do DM2 evidente, contribui para a alta freqüência de doença cardíaca coronariana presente nesses pacientes na época do diagnóstico inicial.

Múltiplos estudos indicam que o efeito protetor das mulheres em relação à doença cardíaca lhes é negado pelo diabete. Há mais de 30 anos, a mortalidade da doença cardíaca coronariana nos Estados Unidos da América do Norte declinou na população geral, mas não nas mulheres diabéticas. Isso pode ser explicado, em parte, pelos efeitos do diabete na dislipidemia nas mulheres. As mulheres diabéticas apresentam mais probabilidade do que os homens de manifestar dislipidemia, especialmente o baixo colesterol HDL.

A composição das partículas LDL com freqüência é anormal nas pessoas diabéticas. A anormalidade mais comumente descrita é o LDL denso, pequeno, uma partícula que pode ser particularmente aterogênica. O tamanho da partícula da lipoproteína pode ser determinado utilizando tecnologia especializada, mas a utilidade desse teste na prática é incerta, já que nenhum dado prospectivo mostra que ele altera os resultados clínicos.

Embora os níveis do colesterol LDL não sejam freqüentemente classificados como elevados nas pessoas diabéticas, esses níveis de LDL "normais" deverão ser considerados elevados em virtude dos efeitos da modesta hiperlipidemia no quadro diabético. Mesmo em baixos níveis, o colesterol LDL é um preditor independente significativo de doença vascular, com o risco aumentando linearmente a partir de uma concentração de colesterol LDL de 70 mg/dL.

CONTROLE GLICÊMICO E DISLIPIDEMIA

O precário controle glicêmico claramente exacerba a dislipidemia. A melhora do controle glicêmico no DM1 e DM2 melhora a dislipidemia. No entanto, a grande parte da melhora nos níveis dos lipídeos ocorre mais depois das medidas iniciais de rotina para melhorar o controle diabético do que depois do ajuste intensivo das medicações hipoglicêmicas.

A glicose promove a lipogênese hepática. Uma vez que o fluxo da glicose através do fígado é aumentado nos DM2, a glicose sozinha pode aumentar o conteúdo de lipídeos e promover a dislipidemia. A glicose pode também modificar as lipoproteínas. Assim como a hemoglobina, que se torna glicosilada para formar um marcador para o controle glicêmico crônico, os componentes das lipoproteínas, como apoB, podem ficar glicosilados. Os produtos finais da glicação avançada também são encontrados nas lipoproteínas de diabéticos. Essas alterações na composição interferem na liberação de LDL pelo receptor LDL e prolongam tempo de permanência na circulação. A glicoxidação do LDL na parede do vaso pode contribuir para a aterosclerose.

Diabete Melito Tipo 1

Em uma população típica de 212 pessoas com DM1 tratadas com terapia convencional, uma redução de 1% na hemoglobina glicosilada foi associada a uma redução de 8% nos triglicerídeos. A terapia intensiva de pacientes com DM1 (múltiplas injeções diárias ou o uso de uma bomba de insulina) reduz os triglicerídeos com normalização próxima dos níveis de glicose. As alterações nos níveis de LDL e HDL são mais variáveis.

No estudo *Diabete Control and Complications Trial* (DCCT), a terapia intensiva do diabete foi associada a uma redução na incidência de retinopatia, nefropatia e neuropatia. Os níveis de triglicerídeos, bem como os níveis do colesterol LDL, foram mais baixos com a terapia intensiva, mas o colesterol HDL não aumentou. O ganho de peso foi mais comum no grupo de terapia intensiva, e foi associado ao LDL denso e menor, e a concentrações menores do colesterol HDL. Independente desses efeitos potencialmente adversos nos lipídeos, a espessura média interna da carótida (um marcador da aterosclerose) mostrou menos progressão na terapia intensiva no grupo de acompanhamento, depois de seis anos da conclusão do estudo. Esses dados sugerem que a terapia intensiva com insulina pode apresentar efeitos benéficos na vasculatura que não podem ser previstos pelos níveis de lipídeos.

Diabete Melito Tipo 2

A avaliação dos efeitos do controle glicêmico nas lipoproteínas plasmáticas em pacientes DM2 é difícil por causa das abordagens terapêuticas heterogêneas dessa doença. Os efeitos substanciais na dislipidemia foram normalmente observados quando a terapia iniciou, independente do tipo da terapia. Em pacientes anteriormente tratados, aos quais as novas terapias são adicionadas, os efeitos da lipoproteína são mais modestos.

A perda de peso (5 kg em alguns estudos) obtida pela dieta e pelos exercícios melhora a dislipidemia em pacientes DM2 e melhora a tolerância à glicose. Os paciente a DM2 ganham peso quando a terapia com sulfoniluréia ou insulina é iniciada. Apesar desse aumento de peso, os triglicerídeos diminuíram e o colesterol HDL aumentou à medida que os níveis de glicose caíram.

A metformina, como sensibilizador de insulina, está disponível para uso nos EUA desde 1995. Ela reduz a saída da glicose hepática e promove a distribuição da glicose insulinomediada, refletindo uma sensibilidade à insulina aumentada. A metformina reduz os triglicerídeos e pode aumentar o coleserol HDL. Diferente da insulina, das sulfoniluréias e das tiazolidenedionas, a metformina causa essa melhora na dislipidemia sem causar ganho de peso. A massa adipócita pode realmente diminuir em alguns pacientes.

As tiazolidenodionas são sensibilizadores de insulina que incluem a rosiglitazona e a pioglitazona. Esses medicamentos são ligantes para o receptor-γ ativado pelo proliferador de peroxissomas (PPAR), um receptor nuclear que ativa a transcrição genética, particularmente no tecido adiposo e nos macrófagos. Os efeitos desses agentes no metabolismo dos lipídeos são variáveis. Uma desvantagem desses compostos é que eles podem causar ganho de peso e edema.

FISIOPATOLOGIA

Os mecanismos fundamentais das anormalidades da lipoproteína no diabete são complexos. No entanto, muitos mecanismos contribuem para os perfis metabólicos tanto no DM1 quanto no DM2. Em termos bem simples, a dislipidemia no diabete é causada pela falta de sinalização insulínica adequada. No DM1 não-tratado, o defeito é causado pela deficiência de insulina. No DM2, o defeito é causado pela combinação de relativa deficiência insulínica e a incapacidade do receptor de insulina transmitir seus sinais adequadamente.

Diabete Melito Tipo 1

Em geral, a cetoacidose diabética causa hipertrigliceridemia, de leve a moderada. A expressão reduzida da enzima lipase lipoprotéica (LPP) parece ser o principal responsável. A LLP catalisa a etapa limitante da taxa no metabolismo do triglicerídeo a partir do seu sítio no endotélio capilar. No quadro de cetoacidose, a atividade LLP é muito baixa, levando à hipertrigliceridemia. Os níveis de triglicerídeo melhoram rapidamente com a instituição de terapia adequada com insulina, mas a dislipidemia leve pode persistir por meses depois do acometimento da cetoacidose. A insulina ativa rapidamente a LLP disponível nos tecidos, mas a restauração da expressão normal da LLP exige um tratamento crônico com insulina.

Embora o grau de hipertrigliceridemia na cetoacidose diabética (CAD) seja, normalmente, moderado, a dislipidemia grave poderá ocorrer raras vezes com triglicerídeos acima de 20.000 mg/dL. Nessa situação, as elevações nos triglicerídeos poderão complicar o controle inicial devido a reduções artificiais na glicose e no sódio.

Diabete Melito Tipo 2

Normalmente, o DM2 está associado à obesidade e à resistência insulínica. A resistência insulínica tem múltiplos efeitos no metabolismo dos lipídeos, muitos dos quais são também relevantes para os pacientes bem-controlados com DM1, que podem ganhar peso devido à terapia intensiva com insulina:

- *Aumento da liberação dos ácidos graxos do tecido adiposo.* A hidrólise dos triglicerídeos nos adipócitos é mediada pela lipase hormônio-sensível (LHS). A atividade LHS é estimulada pelas catecolaminas, causando a liberação dos ácidos graxos dentro do plasma. Na resistência insulínica, causada pela obesidade, a insulina não inibe a LHS, ocorre a lipólise não-verificada e os níveis de ácido graxo ficam elevados.

- *Aumento da produção de lipoproteína de densidade muito baixa (VLDL) pelo fígado.* A VLDL é a mais importante transportadora de triglicerídeos. Os ácidos graxos do plasma são reesterificados em triglicerídeos no fígado. A produção aumentada de VLDL, dirigida pela síntese de triglicerídeos dos ácidos graxos circulantes, é, provavelmente, a razão mais importante da dislipidemia no DM2.

- *Liberação de VLDL reduzida.* A atividade LLP é geralmente normal nas pessoas DM2, mas o *clerance* de VLDL tende a ficar reduzido nesses pacientes devido ao aumento da produção de VLDL. A LLP torna-se saturada nos níveis de triglicerídeos, entre 150 e 250 mg/dL, evitando o *clearance* apropriado de VLDL.

- *Níveis aumentados de IDLs (lipoproteínas de média densidade ou "residual") e LDL denso e menor.* As IDLs são metabolizadas pela lipase hepática em LDL. A atividade lipase hepática é aumentada no DM2 e provavelmente participa na conversão do LDL em LDL denso e menor.

- *Modificação excessiva das lipoproteínas aterogênicas na parede do vaso.* A oxidação das lipoproteínas promove sua captura pelos macrófagos, levando ao desenvolvimento de células espumosas. As pessoas diabéticas podem ser mais propensas a gerar lipoproteínas oxidadas. As lipoproteínas oxidadas podem aumentar os componentes da matriz da parede do vaso, como proteoglicanos. A calcificação vascular está associada à mortalidade acelerada no diabete, e a dislipidemia diabética ativa a expressão do gene osteogênico na vasculatura diabética. As lipoproteínas oxidadas parecem iniciar uma cascata inflamatória associada à liberação das citocinas e ao recrutamento de novas células, incluindo as células dos músculos lisos.

- *Metabolismo anormal pós-prandial da lipoproteína.* Depois de uma refeição gordurosa, os quilomícrons são gerados pelo intestino e rapidamente metabolizados em quilomícron residual (similar na composição para IDL), que são liberados pelo fígado. Os quilomícrons residuais são aumentados no diabete, sugerindo que a aterosclerose possa, em parte, ser um fenômeno pós-prandial.

OS ALVOS LIPÍDICOS E A SÍNDROME METABÓLICA

A resistência insulínica está subordinada a muitas características da dislipidemia no DM2, e também pode ser responsável por algumas das anormalidades lipídicas observadas no DM1 tratado. Várias condições associadas à resistência insulínica aumentam o risco cardiovascular. Quando elas ocorrem juntas, constituem a síndrome metabólica, uma desordem que afeta, pelo menos, um quarto das pessoas nos EUA. O *Adult Treatment Panel III AP* (III) do National Cholesterol Education Program estabeleceu um critério para essa síndrome (Tabela 24.1). As classificações para os níveis relevantes de triglicerídeos e de colesterol para pessoas diabéticas são apresentadas na Tabela 24.2. O ATP III define os alvos para o colesterol LDL com base no risco de 10 anos para eventos coronarianos. O alvo para o diabete é um colesterol LDL menor do que 100 mg/dL, o mesmo para as pessoas sem doença vascular conhecida, porque os diabéticos apresentam alto risco similar. Dados clínicos recentes sugerem que a terapia com estatina deverá ser considerada para todos os pacientes, mesmo para aqueles que apresentam colesterol LDL abaixo de 100 mg/dL (ver adiante).

TRATAMENTO

Síndrome da Quilomicronemia

As elevações extremas de triglicerídeos (normalmente > 2.000 mg/dL) podem causar uma discreta síndrome clínica devido à presença de altas concentrações de quilomícrons. A manifesação pode incluir pancreatite, xantomas eruptivos, lipemia retiniana (surgimento de arteríolas e vênulas brancas na fundoscopia), dispnéia, hepatoesplenomegalia e defeitos neurológicos, como perda de memória e síndrome do túnel do carpo.

A maioria dos pacientes com a síndrome da quilomicronemia é diabética. As pessoas diabéticas e com uma hiperlipidemia genética basal apresentam maior probabilidade de serem afetadas. A hiperlipidemia familiar combinada (HFC) é um contribuinte comum. A HFC, presente em cerca de 1-2% nas populações ocidentais, é caracterizada pela superprodução de lipoproteínas hepáticas. Outros ascendentes comuns de quilomicronemia são a obesidade, o etanol, os estrógenos orais, os hipo-

TABELA 24.1 Critério Diagnóstico para a Síndrome Metabólica (≥ Três Valores Positivos Necessários para o Diagnóstico)

Fator de risco	Valor positivo
Glicose de jejum	≥ 110 mg/dL (100)
Circunferência da cintura	> 40 para homens (102→94)
	> 35 para mulheres (88 → 80)
Triglicerídeos	≥ 150 mg/dL
Colesterol HDL	< 40 mg/dL para homens
	< 50 mg/dL para mulheres
Pressão sangüínea	> 130 mm Hg sistólica
	≥ 85 mm Hg diastólica

TABELA 24.2 Classificações dos Triglicerídeos e Alvos Lipídicos para Pacientes Diabéticos de acordo com o Adult Treatment Panel III

Triglicerídeos
- Triglicerídeos muito altos   > 500 mg/dL
- Trgicerídeos altos   200-499 mg/dL
- Triglicerídeos altos limítrofes   150-199 mg/dL
- Triglicerídeos normais   < 150 mg/dL

Alvos lipídicos
- Alvo para colesterol LDL é < 100 mg/dia
- Calcular colesterol não HDL (colesterol total menos colesterol HDL) em pacientes com triglicerídeos altos; alvo do colesterol não-HDL é < 130 mg/dL
- Sem alvo específico para o colesterol HDL

tireoidismo, os diuréticos tiazídicos, alguns agentes bloqueadores do β-adrenérgico, os glicocorticóides e os retinóides.

Em pacientes com a síndrome da quilomicronemia, a terapia conservadora para o controle de rotina da pancreatite é a indicada. A interrupção da ingestão oral, o uso de hidratação intravenosa e o tratamento da hiperglicemia com insulina normalmente resultam em surpreendente redução nos triglicerídeos em alguns dias.

Ensaios Clínicos que Suportam o Uso de Medicamentos Redutores de Lipídeos no Diabete

Vários estudos suportam o uso de diminuição dos lipídeos para reduzir o risco vascular em diabéticos (Tabela 24.3). Não era assim até 2002, quando os resultados do primeiro ensaio clínico de redução de lipídeos diretamente relevantes para o diabete foi disponibilizado. O estudo MCR/BHF Heart Protection Study incluiu pessoas diabéticas, doença coronariana preexistente ou doença arterial periférica preexistente, 40 mg de sinvastatina, um inibidor HMG-CoA redutase ou placebo. Noventa por cento dos 5.963 diabéticos do estudo eram DM2 e 2.912 tinham doença vascular desconhecida. A terapia com sinvastatina foi segura e bem-tolerada. Seu uso reduziu substancialmente o risco de eventos coronarianos, acidente vascular cerebral e revascularização. Os benefícios substanciais foram observados nos diabéticos de ambos os sexos, naqueles sem doença vascular conhecida no início do estudo e naqueles com níveis de colesterol LDL baixos. Esses dados sugerem fortemente que a terapia com estatina deverá ser considerada para todas as pessoas diabéticas, mesmo para aquelas com LDL < 100 mg/dL. A questão se o alvo para o colesterol LDL deverá ser mesmo mais baixo que 100 mg/dL está atualmente sendo pesquisada nos estudos clínicos.

As análises pós-*hoc* de outros estudos que incluíram subconjuntos de diabéticos também suportam o uso de redutores de lipídeos para diminuir o risco vascular em diabéticos (Tabela 24-3). Alguns dos estudos importantes são:

- *Scandinavian Sinvatastin Survival Study* (4S). Esse estudo incluiu pessoas com doença vascular conhecida. Participaram 202 homens e mulheres com diabete conhecido, um adicional de 281 pessoas que não tinham diagnóstico de diabete, mas apresentavam níveis de glicose de jejum consistentes com aquele diagnóstico,

TABELA 24.3 Resumo dos Principais Estudos Clínicos de Redução de Lipídeos Incluindo Pacientes Diabéticos

Estudo	Medicação	Pacientes diabéticos	Valores básicos dos lipídeos para diabéticos	Resultados lipídicos	Resultado clínico comparado com o grupo placebo
MRC/BHF Heart Protection Study	Sinvastatina (inibidor HMG-CoA redutase)	5.963 (70% homens), 2.912 com doença vascular desconhecida	LDL: 124 mg/dL Triglicerídeos: 204 mg/dL HDL: 41	LDL ↓ 28% Triglicerídeos ↓ 13% HDL ↑ 1%	27% ↓ no primeiro IM ou óbito coronário 24% ↓ no primeiro acidente vascular cerebral não-fatal ou fatal
Scandinavian Simvatastin Survival Study (4S)	Sinvastatina	202 homens e mulheres (mais 281 com diabete não-diagnosticado na admissão), todos com doença vascular conhecida	LDL: 176 mg/dL Triglicerídeos: 153 mg/dL HDL: 42	LDL ↓ 36% Triglicerídeos ↓ 11% HDL ↑ 7%	37% ↓ nos eventos vasculares nos diabéticos; tendência favorecendo mortalidade total mais baixa nos diabéticos tratados
Cholesterol After Recurrent Events (CARE) Trial	Pravastatina	586 homens e mulheres com doença vascular conhecida	LDL: 136 mg/dL Triglicerídeos: 164 mg/dL HDL: 38	LDL ↓ 27% Triglicerídeos ↓ 13% HDL ↑ 4%	25% ↓ nos eventos coronarianos nos diabéticos
Veterans Affairs HDL-Intervention Trial (VA-HIT)	Gemfibrozil (fibrato)	630 homens cm doença vascular conhecida	LDL: 111 mg/dL Triglicerídeos: 161 mg/dL HDL: 32 (para todo o grupo de estudo)	LDL sem alteração Triglicerídeos ↓ 31% HDL ↑ 6%	24% ↓ no óbito coronário ou acidente vascular cerebral nos diabéticos

e 678 pacientes com intolerância à glicose de jejum. Houve substanciais efeitos benéficos para os pacientes diabéticos e com metabolismo anormal de glicose, e uma análise econômica do estudo mostrou que a sinvastatina produziu uma enorme redução nos dias de hospitalização relacionados à doença cardiovascular nos diabéticos.

- *Cholesterol and Recurrent Events* (CARE) Trial também mostrou efeitos benéficos com o uso de um inibidor HMG-CoA redutase, pravastatina, nos diabéticos homens e mulheres com doença vascular conhecida.
- *Veterans Affairs HDL Intervention Trial* (VA-HIT) usou gemfibrozil, um medicamento fibrato, nos homens com doença vascular e níveis baixos de HDL. Não houve efeito do tratamento com o medicamento nos níveis do colesterol LDL, mas aumentou os níveis de colesterol HDL e os níveis de triglicerídeos diminuíram, os óbitos coronarianos, bem como o acidente vascular cerebral, diminuíram naqueles pacientes tratados com gemfibrozil.

Manejo da Dislipidemia

Os resultados do *UK Prospective Diabete Study* (UKPDS) indicaram que o controle glicêmico produziu evidentes efeitos benéficos na doença microvascular, mas com efeitos marginais na doença macrovascular. Uma explicação é que algumas intervenções para reduzir a glicose não afetam a resistência insulínica, uma condição proaterogênica. Os pacientes tratados com metformina tenderam a não ganhar peso e apresentaram uma redução na resistência insulínica, bem como níveis de triglicerídeos mais baixos, tornando a metformina um agente de grande valia para a redução da glicose nos pacientes DM2 com dislipidemia e creatinina sérica normal. Além disso, um pequeno subconjunto no UKPDS obteve uma redução nas situações terminais cardiovasculares.

A dieta e os exercícios são indicados para qualquer pessoa diabética. Em geral, o exercício exige uma perda de peso sustentada. Ele melhora a dislipidemia e é conhecido por aumentar a expressão de LLP nos músculos dos seres humanos. Um teste de esforço gradual é apropriado para os diabéticos sedentários com mais de 35 anos de idade no início do programa de exercícios. A sensibilidade protetora mais reduzida nas extremidades deverá ser avaliada, e os exercícios sem peso sobre o corpo – como ciclismo, remo ou natação – são recomendados para aqueles com deficiência sensorial. Poderá ser de grande ajuda ter em casa um registro de atividade física análogo para registrar os resultados da glicemia. As intervenções no estilo de vida mostram que a dieta e os exercícios são superiores à metformina na reversão das anormalidades associadas à resistência insulínica.

Com freqüência, a dislipidemia persiste mesmo com um excelente controle glicêmico. Em virtude do risco de eventos coronarianos nos diabéticos, incluindo aqueles sem histórico de doença vascular, tratar dislipidemia com medicações deverá ser considerado para todos os diabéticos logo após o diagnóstico.

Triglicerídeos Muito Alto: > 500 mg/dL

Esses pacientes são de risco para pancreatite. A restrição de gordura na dieta, de acordo com orientação de um nutricionista, é indicada. A insulina é recomendada para reduzir os níveis de glicose.

Os derivados do ácido fíbrico, como o gemfibrozil (600 mg, duas vezes ao dia, administrado 30 minutos antes das refeições) ou o fenofibrato (160 mg, uma vez ao dia, com a refeição), são indicados.

A ingesta de cápsulas de óleo de peixe (contendo n-3-ácido graxo poliinsaturado) poderá ser de ajuda. O óleo de peixe (fornecido em cápsulas de 1 g contendo, pelo menos, 300-500 mg de ácido docosa-hexanóico e ácido eicosapentanóico) deverá ser administrado, 1 cápsula, duas vezes ao dia, com alimento, e aumentar gradualmente até o máximo de 6-10 cápsulas ao dia. Os efeitos colaterais gastrintestinais são comuns.

A niacina (ver adiante) também poderá ser útil.

É improvável que esses pacientes alcancem os níveis normais de triglicerídeos na ausência de mudanças significativas, como uma considerável perda de peso.

Triglicerídeos Alto: 200-499 mg/dL

Os fibratos (gemfibrozil ou fenofibrato; ver anteriormente para dosagem) são apropriados. Esses medicamentos são ligantes para o receptor nuclear PPARα. Eles reduzem os triglicerídeos e aumentam o colesterol HDL. O colesterol LDL pode aumentar discretamente na terapia com ácido fíbrico. Esses agentes aumentam a litogenicidade da bile e deverão ser usados cautelosamente em pacientes com cálculo biliar. Os efeitos colaterais gastrintestinais e de disfunção erétil poderão ocorrer. Os medicamentos deslocam o warfarin dos seus sítios de ligação; os parâmetros para tempo de coagulação devem ser monitorados com cautela e a maioria dos pacientes precisará reduzir a dose de warfarin. A disfunção hepática e a miosite poderão ocorrer, especialmente quando os fibratos são usados em combinação com outros agentes redutores de lipídeos.

No paciente em tratamento com insulina, a niacina de liberação extensiva é uma alternativa. Parece que a niacina trabalha reduzindo a liberação dos ácidos graxos dos adipócitos, reduzindo a síntese VLDL. Ela é um agente mais potente para aumentar o colesterol HDL. A niacina aumenta a glicose, que pode ser tratada pelo aumento da dose de insulina. A vermelhidão é comum, mas não é séria para a maioria dos pacientes. Isso poderá ser minimizado pela ingestão de aspirina antes de cada dose, ingerindo a medicação com um pequeno lanche antes de dormir e evitando a ingestão de álcool, alimentos condimentados e bebidas quentes. Os efeitos colaterais mais sérios incluem hiperuricemia, hepatite e miosite. A niacina (Niaspan) de liberação extensiva, uma vez à noite, parece ser uma forma bem-tolerada. As doses deverão ser gradualmente aumentadas para 1.500-2.000 mg ao dia na hora de dormir, à noite. A niacina é contra-indicada em doenças intestinais e do fígado.

As estatinas (ver adiante) podem ser uma opção, mas os efeitos nos triglicerídeos variaram nesse grupo.

Triglicerídeos Alto no Limite: 150-199 mg/dL

A estatina (inibidor HMG-CoA redutase) é o medicamento de escolha para esse grupo, especialmente naqueles pacientes que não alcançaram seu alvo para o colesterol LDL (Tabela 24.2). Na verdade, com base nos dados do Heart Protection Study, é prudente considerar a terapia com estatina em todos os pacientes diabéticos, independente das concentrações de colesterol LDL, exceto quaisquer contra-indicações. Esses medicamentos inibem a síntese do colesterol, causando a indução dos receptores de LDL no fígado e o aumento da liberação de lipoproteínas. Em doses mais altas, todas as estatinas também reduzem os triglicerídeos. O mecanismo pode ser uma combinação de aumento da liberação das partículas de VLDL através do receptor LDL e inibição da secreção VLDL. As estatinas também elevam modestamente os níveis de HDL.

A sinvastatina de 40 mg (administrada junto com o alimento, ao anoitecer), atorvastatina de 20 mg (administrada com alimento a qualquer hora do dia) e pravastatina de 40 mg (administrada à noite, ao deitar com o estômago vazio) podem ser eficazes. A rosuvastatina, recentemente aprovada para uso nos EUA, pode ser útil em alguns pacientes. A dose inicial é de 10 mg, mas a experiência clínica é limitada. Os pacientes podem se queixar de distúrbios do sono ou de dificuldade na concentração com algumas estatinas; a pravastatina não penetra no sistema nervoso central e pode ser uma opção para esses pacientes. As dores musculares com enzimas musculares completamente normais (CPK e aldolase) são comuns com o uso de estatina. A etiologia desse efeito é desconhecida. Alguns pacientes melhoraram quando uma estatina é substituída por outra.

As estatinas raramente causam disfunção hepática significativa e miosite. O risco aumenta com o uso concomitante com eritromicina, ciclosporina, agentes antifúngicos e inibidores da protease usados para tratar infecção HIV. O risco também aumenta nos pacientes tratados com estatinas em conjunto com outros medicamentos redutores de lipídeos, como fibratos ou niacina.

Os pacientes com dislipidemia e doença coronariana estabelecida são de alto risco para subseqüentes eventos vasculares. Muitos especialistas usam combinações de medicamentos redutores de lipídeos para alcançar os alvos terapêuticos. A combinação de uma estatina com niacina pode ser considerada nos pacientes de risco muito alto para eventos coronarianos e que estão tomando insulina para o controle glicêmico. Alguns especialistas combinam um fibrato como fenofibrato de 160 mg pela manhã e sinvastatina de 20 mg ao anoitecer. Altas doses de estatinas deverão ser evitadas em regimes de combinação. Com a terapia combinada, os testes da função hepática deverão ser realizados com regularidade, os pacientes deverão ser avisados sobre os sintomas de miosite e hepatite. A terapia combinada não deverá ser usada em pacientes com insuficiência renal significativa ou naqueles sob o uso de ciclosporina. A terapia combinada com fibrato gemfibrozil e a estatina cerivastatina recentemente causou uma alta taxa de rabdomiólise, o que fez com que a cerivastatina fosse retirada do mercado.

Triglicerídeos Normais: < 150 mg/dL

As estatinas são os medicamentos de escolha para esse grupo, especialmente para aqueles pacientes que não alcançaram o alvo do LDL. Conforme mencionado anteriormente, a terapia com estatina, independente dos níveis dos lipídeos, é agora uma abordagem aceitável para todos os pacientes diabéticos. Os seqüestrantes do ácido biliar estão disponíveis, mas eles podem aumentar os níveis de triglicerídeos, mesmo não sendo tão potentes como as estatinas para reduzir o colesterol e nem tão bem-tolerados como as estatinas.

Para os pacientes intolerantes à estatina, a ezetimiba de 10 mg ao dia é uma opção. Esse agente inibe a absorção do colesterol da dieta. Ele foi aprovado para uso em combinação com as estatinas e poderá reduzir os triglicerídeos e o LDL se nessa forma combinada. O uso de fibratos não é atualmente recomendado.

Resumo das Recomendações de Tratamento

Os diabéticos são de alto risco para complicações ateroescleróticas. Tratar a dislipidemia reduz o risco dessas complicações. A redução do risco vascular exige uma abordagem multifacial (Tabela 24.4). Os dados atuais indicam que, para a maioria dos diabéticos, o tratamento deverá incluir uma estatina, independente do nível do colesterol.

TABELA 24.4 Métodos para Reduzir o Risco Vascular em Pacientes Diabéticos

A terapia com a estatina independente do colesterol inicial*
Inibidor da enzima conversora de angiotensina (ECA) ou bloqueador do receptor de angiotensina II (BRA)*
Eliminação do tabagismo
Identificação do alvo real para a perda de peso
Dieta
Exercício diário, se possível
Controle glicêmico otimizado
Aspirina*
Bloqueador do receptor β-adrenérgico naqueles com doença coronariana conhecida.*

*Para a maioria dos pacientes na ausência de contra-indicações específicas.

AGRADECIMENTOS

O capítulo original foi parcialmente apoiado pelo National Institutes of Health através do suporte financeiro HL58427.

LEITURA COMPLEMENTAR

Executive summary of the third report of the National Cholesterol Education Program (NCEP) Expert Pane on Detection, Evaluation and Treatment of High Blood Cholesterol in Adults (Adult Treatment Panel III). *JAMA* 2001; 285:2486.
Knopp RH: Drug treatment of lipid disorders. *N Engl J Med* 1999; 341:498.
MRC/BHF Heart Protection Study of cholesterol-lowering with simvastatin in 5963 people with diabetes: A randomized placebo-controlled trial. *Lancet* 2003; 361:2005.
Nathan DM, Lachin J, Cleary P, et al: Intensive diabete therapy and carotid intima-media thickness in type 1 diabete mellitus. *N Engl J Med* 2003; 348:2294.
UK Prospective Diabete Study (UKPDS) Group: Effect of intensive blood-glucose control with metformin on complications in overweight patients with type 2 diabete (UKPDS 34). *Lancet* 1998; 352:854.

Para uma discussão mais detalhada e bibliografia adicional sobre este tópico, consulte, por favor, Porte *et al: Ellenberg & Rifkin's Diabetes Mellitus*, 6th ed., Capítulo 47.

25 | A Hipertensão e o Diabete
Norman M. Kaplan

Normalmente a hipertensão e o diabete coexistem, em grande parte, devido à obesidade subjacente. A hipertensão é encontrada em mais de 70% de todos os pacientes diabéticos. O risco de desenvolver o diabete é quase o dobro na presença de hipertensão, mesmo entre as pessoas não-obesas com pressão sangüínea > 130/85 mmHg. Quando o diabete e a hipertensão coexistem, as complicações cardiovascular-renais ocorrem em uma taxa muito alta – pelo menos duas vezes no geral, e muitas vezes para nefropatia.

Existe uma explicação óbvia para alguns dos aumentos na prevalência da hipertensão, da nefropatia e do diabete: a hiperglicemia durante a gravidez reduz a nefrogênese no feto. No entanto, os lactentes de mulheres com tolerância à glicose anormal ou ao diabete evidente poderão ser mais suscetíveis à hipertensão, ao diabete e à nefropatia mais tarde.

Além da possível contribuição do desenvolvimento fetal deficiente, existem outras razões para o aumento da prevalência do diabete e da hipertensão. Entre eles citamos:

- Idade avançada da população
- Crescimento rápido das populações mais suscetíveis, incluindo os hispânicos e os afro-americanos
- Sobrevida prolongada dos diabéticos tipo 1
- Maior abrangência dos cuidados médicos
- Aumento da prevalência da obesidade em virtude da redução da atividade física e da maior ingestão calórica.

O PAPEL PREDOMINANTE DA OBESIDADE

Provavelmente, a atual população norte-americana é a mais obesa de todos os tempos. A obesidade, definida como índice de massa corporal (IMC) > 30 kg/m^2, elevou-se de 12% nos adultos norte-americanos, em 1991, para 30% em 2000. O aumento ocorreu em praticamente todas as populações, entre homens e mulheres, dos adolescentes aos idosos, em todas as raças e camadas socioeconômicas. Com o aumento do IMC, o diabete tipo 2 aumenta acentuadamente. Um ganho de peso de 5 quilos dobra o risco para o diabete, e o risco aumenta de acordo com a duração do excesso de peso. Não é surpresa que a mortalidade cardiovascular esteja relacionada ao aumento do IMC: cerca de 300.000 óbitos por ano são atribuídos à obesidade, nos EUA.

O problema começa no início da infância, quando o aumento de peso está associado à hiperinsulinemia e ao aumento da pressão sangüínea e dislipidemia, especialmente naqueles pacientes com maior adiposidade central (visceral ou abdominal).

Evitar o ganho de peso na fase adulta é difícil; mas poderá ser mais fácil na infância, se as crianças forem mantidas sob atividade física. No entanto, maior atenção deverá ser dada às crianças diabéticas e hipertensas. Além disso, com um controle mais rígido da hiperglicemia do diabete tipo 1 e 2, o ganho de peso associado poderá aumentar a pressão sangüínea e a dislipidemia.

Orientações recentemente publicadas enfatizam tanto a necessidade da intervenção precoce, mesmo com níveis mais baixos de pressão sangüínea nos diabéticos hipertensos, quanto a terapia mais intensiva. A terapia deverá ser iniciada quando a pressão sangüínea (PS) exceder 130/80; a PS deverá ser reduzida para valores abaixo desse alvo.

AVALIAÇÃO DA PRESSÃO SANGÜÍNEA

Antes de a terapia iniciar, a presença usual de pressão sangüínea elevada deverá ser cuidadosamente verificada. Essa verificação deverá incluir as leituras extraconsultório.

Medições Extraconsultório

Assim como para todos os pacientes, as medidas extraconsultório são necessárias para estabelecer o diagnóstico e para monitorar o controle. A hipertensão do "avental branco" é comum, especialmente entre os jovens diabéticos tipo 1, e, se ela não for reconhecida poderá levar a um diagnóstico errado.

O controle laboratorial (MAPA) é melhor, mas provavelmente permanecerá indisponível, porque os planos de saúde reembolsam muito pouco, ou mesmo não reembolsam. Com o MAPA, a ausência comum de "queda" noturna da PS nos pacientes diabéticos poderá ser reconhecida, e levará a um controle mais intenso da pressão sangüínea.

Reconhecimento da Hipotensão Postural

Todos os pacientes diabéticos, especialmente os acima de 60 anos de idade, deverão ter sua pressão sangüínea medida de pé e deitados, já que a hipotensão postural e pós-prandial é comum nessa população, e acarreta certos perigos. Em 204 pacientes diabéticos tipo 2, com média etária de 58 anos, foi observada uma hipotensão postural em 28,4% e uma tontura postural em 22,5%.

Se esse for o quadro, a hipotensão postural e pós-prandial deverá ser controlada antes que a hipertensão supina e sentada seja tratada (Figura 25-1).

TERAPIA NÃO-FARMACOLÓGICA

A terapia para toda hipotensão deverá iniciar e continuar por meio das modificações do estilo de vida, especialmente nos pacientes tipicamente obesos e diabéticos tipo 2 (Tabela 25.1). Independente da atração óbvia pelas alterações no estilo de vida, elas são difíceis de serem adotadas e poderão não ser tão protetoras quanto a terapia medicamentosa. O alto risco cardiovascular, mesmo no diabete leve do tipo 2, praticamente obriga a uma terapia medicamentosa anti-hipertensiva, precoce e intensiva.

FATOR CASUAL	FISIOPATOLOGIA	TERAPIA
Elevação rápida	Acúmulos sangüíneos na parte inferior do corpo	Elevação lenta, especialmente a partir do sono
Vasodilatação	Acúmulo venoso Acúmulo esplâncnico Medicamentos simpaticolíticos	Meias elásticas Evitar alimentação abundante Evitar esses agentes
Depleção de volume	Baixo débito cardíaco • Diurético • Ingestão de sódio muito baixa	Manter o volume intravascular, evitando a superdiurese e dormir com a cabeceira da cama elevada.
Disfunção barorreflexa	Perda da vasoconstrição normal pela estimulação do simpático	Beber 45,91 mL de água antes de levantar. Vários medicamentos: • Simpaticomiméticos • Expansores de volume Exercício isométrico
Doença cerebrovascular	Perfusão cerebral baixa	Evitar supertratamento da hipertensão Corrigir dislipidemia Deixar o tabagismo

Figura 25.1 Resumo dos eventos fisiopatológicos que ocorrem durante o desenvolvimento dos sintomas de hipertensão postural (*coluna do meio*), a interação dos fatores exacerbadores (*coluna da esquerda*) e as medidas terapêuticas (*coluna da direita*) em relação a esses eventos.

TABELA 25.1 Modificações no Estilo de Vida para a Prevenção e o Controle da Hipertensão

Perda de peso, se acima
Aumento da atividade física aeróbica
Redução da ingestão de sódio, não mais do que 100 mEq/dia
Manutenção adequada da dieta com ingestão de magnésio e de potássio
Deixar o tabagismo
Redução na dieta dos ácidos graxos saturados e colesterol

Perda de Peso

A perda de peso reduz a pressão sangüínea, pelo menos em parte, aumentando a sensibilidade à insulina.

Exercícios

Aquelas pessoas que são sedentárias e sem preparo físico desenvolvem mais diabete, se propensos ou obesos. Simplesmente andar, sem qualquer outra atividade vigorosa, reduz o risco para o diabete e reduz a pressão sangüínea. A maneira pela qual o exercício ajuda o diabete e a hipertensão vai além da redução do peso corporal. O exercício aumenta a absorção de glicose pelos músculos esqueléticos, tornando-os mais insulinossensível. Os benefícios adicionais do exercício nos pacientes diabéticos incluem a melhora do controle glicêmico, a redução da pressão sangüínea, a redução nos níveis de lipoproteína de densidade muito baixa rica em triglicerídeos (VLDL), provavelmente com melhora na atividade fibrinolítica, e a redução do risco de doença cardiovascular em geral.

Redução Moderada de Sódio

A redução moderada de sódio é segura e eficaz, talvez bem mais nos pacientes diabéticos, cuja hipertensão está relacionada à expansão do volume a partir de um prejuízo da função renal na nefropatia. Além disso, o efeito antiproteinúrico dos inibidores da enzima conversora da angiotensina (ECA) é acentuadamente melhorado por uma baixa ingestão de sódio. Mesmo na ausência de nefropatia, é prudente para todos os pacientes diabéticos reduzir a ingestão de sódio, já que as pessoas insulinorresistentes apresentam uma resposta natriurética deficiente para uma alta ingestão de sódio.

Consumo Moderado de Álcool

Os pacientes diabéticos são beneficiados com um efeito protetor contra a doença arterocoronariana pelo consumo regular e moderado de álcool (não mais do que duas doses por dia). Tais benefícios são similares para outros grupos de pessoas (Figura

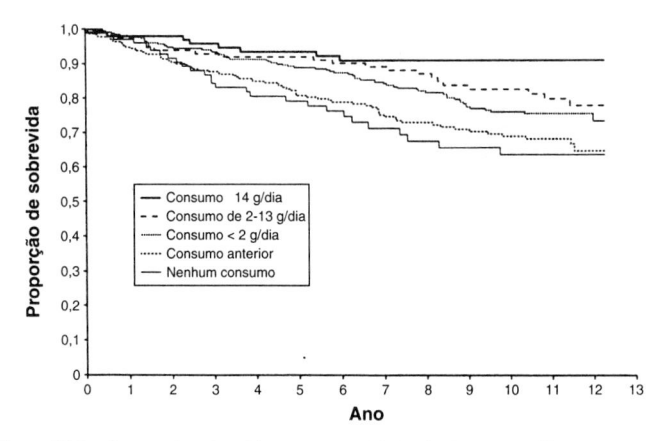

Figura 25.2 Curvas de sobrevida para mortalidade de doença cardíaca coronariana em mais de 13 anos, de acordo com o consumo de álcool, em 983 pessoas diabéticas há longo tempo do Wisconsin Endemiologic Study of Diabetic Retinopathy. (Reimpressa com autorização de Valmadrid CT, Klein R, Moss SE, et al: *JAMA* 1999; 282:239.)

25.2). Além disso, para multiplicar outros mecanismos de cardioproteção fornecidos pelo álcool, deverá haver um aumento na sensibilidade à insulina.

O tipo de bebida alcoólica é, provavelmente, irrelevante: consumidores de vinho apresentam um risco baixíssimo para doença coronariana, provavelmente devido ao seu estilo de vida altamente saudável; os consumidores de vinho tinto não apresentam uma proteção maior do que os consumidores de vinho branco.

Deixando o Tabagismo

Deixar o tabagismo é a mudança mais importante no estilo de vida a ser objetivada; o fumo pode agravar de forma significativa a resistência insulínica nos diabéticos tipo 2.

Dieta Rica em Fibras

O aumento da ingestão de fibras está associado a um peso corporal menor, à proporção cintura-quadril menor, a uma insulina de jejum mais baixa, a uma pressão sangüínea mais baixa e melhores perfis lipídicos.

TERAPIA MEDICAMENTOSA ANTI-HIPERTENSIVA

A melhor documentação sobre a necessidade de reduzir a pressão sangüínea diastólica nos diabéticos até ou abaixo de 80 mmHg tem origem no estudo *Hypertension Optimal Treatment* (HOT). Entre os 19.000 participantes desse estudo, o único benefício significativo da redução da pressão sangüínea diastólica para quase 80 mmHg foi observado entre os 1.501 pacientes diabéticos hipertensos. Eles obtiveram mais de 50% de redução nos mais importantes eventos cardiovasculares (Figura 25.3). Assim

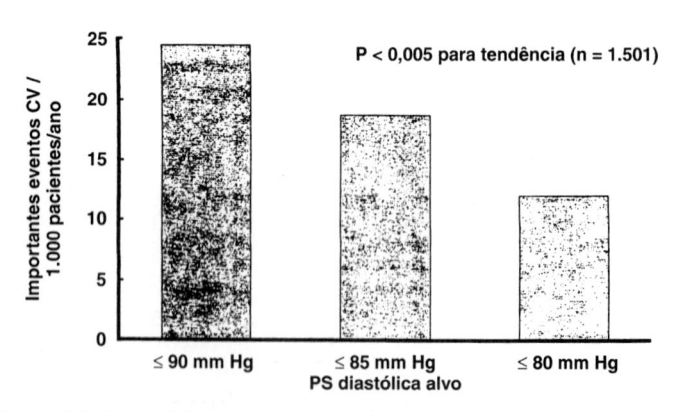

Figura 25.3 O risco de importantes eventos cardiovasculares em 1.501 pacientes diabéticos no estudo HOT, de acordo com a elevação do nível-alvo da pressão sangüínea diastólica. (Adaptada de Hansson L, Zanchetti A, Carruthers SG, et al: *Lancet* 1998; 351:1755.)

como no estudo HOT, alcançar o objetivo de pressão sangüínea < 130/80 mmHg necessária, tipicamente, exigirá dois ou mais medicamentos anti-hipertensivos.

Na população de 3.642 pacientes recém-diagnosticados com diabete tipo 2, submetidos à triagem para o *United Kingdom Prospective Diabete Study* (UKPDS), e que não foi incluída nesse estudo, uma redução progressiva nos mais importantes eventos cardiovasculares foi observada com a redução progressiva da pressão sangüínea sistólica de mais de 160 mmHg para 110 mmHg, acompanhada de vários medicamentos anti-hipertensivos.

Para identificar adequadamente os fatores de risco concomitantes, múltiplas terapias com e sem medicamentos serão necessárias. Os benefícios de uma terapia intensiva são significativos. Foi realizado um estudo com 160 diabéticos, aleatoriamente destinados a uma terapia-padrão ou a uma terapia mais intensiva, havendo para estes últimos os requisitos de uma pressão sangüínea abaixo de 140/85, HbA_{1c} abaixo de 6,5%, colesterol total abaixo de 5 mmol/L (200 mg/dL) e uso de inibidores da ECA, aspirina e múltiplas modificações no estilo de vida. No final de uma média de 7,8 anos de acompanhamento, os pacientes sob terapia intensiva obtiveram benefícios importantes (Figura 25.4). Essas terapias intensivas, consideradas dispendiosas, não apenas reduziram a morbidade e a mortalidade mas também reduziram os custos médicos ao longo da vida.

Medicamentos Anti-Hipertensivos

A primeira escolha mais adequada para os diabéticos hipertensos sem proteinúria é uma dose baixa de diurético, sendo a segunda escolha uma medicação tipo inibidores da ECA ou um bloqueador do receptor de angiotensina-II (BRA), e a terceira, um antagonista de cálcio de ação prolongada (AC). Os β-bloqueadores e os α-bloqueadores também são

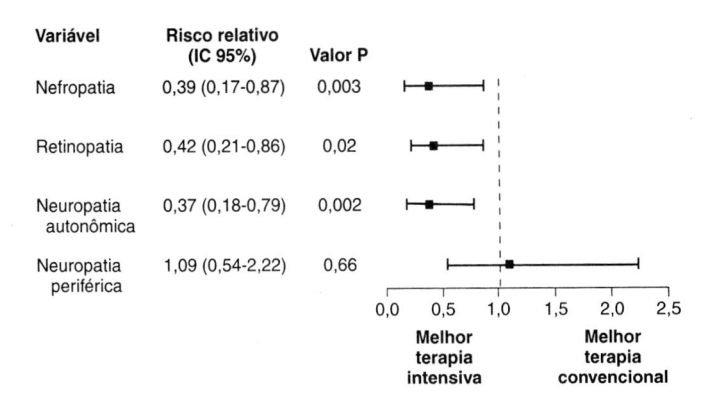

Variável	Risco relativo (IC 95%)	Valor P
Nefropatia	0,39 (0,17-0,87)	0,003
Retinopatia	0,42 (0,21-0,86)	0,02
Neuropatia autonômica	0,37 (0,18-0,79)	0,002
Neuropatia periférica	1,09 (0,54-2,22)	0,66

Figura 25.4 Risco relativo de desenvolvimento ou progressão de nefropatia, retinopatia e neuropatia autonômica e periférica durante o período médio de acompanhamento de 7,8 anos no grupo de terapia intensiva, comparado com o grupo de terapia convencional. (Adaptada do Gæde P, Vedel P, Larsen N, et al. *N Engl J Med* 2003; 348:383.)

indicados. Raramente os α_2-agonistas centrais são úteis. Para os pacientes com proteinúria, melhor abordados no Capítulo 21, é obrigatório um inibidor da ECA ou um BRA.

Diuréticos

As baixas doses, isto é, 12,5 mg de hidroclorotiazida, são eficazes e seguras para os diabéticos, conforme mostrado no estudo SHEP. Um diurético tiazídico, quase sempre incluído no regime, e diuréticos de alça deverão ser administrados nos pacientes com creatinina sérica acima de 1,5 mg/dL.

β-Bloqueadores

Independente do seu potencial para agravar o diabete de várias formas, os β-bloqueadores são obrigatórios para aqueles pacientes que sobreviveram a um infarto do miocárdio e para aqueles que apresentam insuficiência cardíaca grave.

α-Bloqueadores

Além da sua capacidade de aliviar os sintomas de prostração, os α-bloqueadores possuem a vantagem, sobre as outras classes, de reduzir a resistência insulínica e melhorar a dislipidemia.

Antagonista do Cálcio

Independente das preocupações anteriormente citadas sobre a segurança dos AC, especialmente as diidropiridinas (DHPs), e particularmente nos diabéticos hipertensos, esses medicamentos provam, agora, serem seguros e eficazes como agentes secundários e terciários no tratamento do diabete tipo 1 e tipo 2, com ou sem nefropatia (Tabela 25.2). Como exemplo, no estudo *Irbesartan Diabetic Nephropathy Trial*, o BRA apresentou melhores resultados renais, mas a amlodipina apresentou-se igual ao BRA quanto à proteção cardiovascular em geral (Figura 25.5).

No suposto efeito de aumentar o risco de doença coronariana, o problema parece exclusivo das grandes doses de agentes de curta duração, e não se aplica aos agentes de ação prolongada. A segurança dos AC de ação prolongada, nos pacientes com doença coronariana, foi melhor documentada no período de acompanhamento de um ano, em mais de 51.000 pacientes, para os quais foram prescritos um desses agentes, depois que sobreviveram a um infarto agudo do miocárdio. Sua probabilidade relativa de mortalidade de um ano não foi diferente do que entre aqueles para os quais não foi prescrito um AC de ação prolongada.

Outra evidência de eficácia e segurança dos ACDHP é a excelente proteção observada no estudo Syst-Eur com nitrendipina, que foi melhor do que aquela encontrada no grupo similar de pacientes diabéticos hipertensos, aos quais foi dado um diurético no estudo SHEP (Figura 25.6). A comparabilidade desses dois grupos de diabéticos hipertensos é apresentada pelas taxas similares dos vários eventos cardiovasculares nos grupos de placebo de cada um dos estudos, mostrados à direita na

TABELA 25.2 Relação Entre a Redução da Pressão Sangüínea e o Risco de Doença Cardiovascular nos Pacientes Diabéticos

Estudo	Número de pacientes	Controle da pressão sangüínea		Terapia inicial	Resultado	Redução do risco (%)
		Menos rígido	Rígido			
SHEP, 1996	583	155/72*	143/68*	Clortalidona	Acidente vascular cerebral Eventos DCV DC	NS 34 56
Syst-Eur, 1999	492	162/82	153/78	Nitrendipina	Acidente vascular cerebral Eventos CV	69 62
HOT, 1998	1.501	144/85	140/81	Felodipina	Eventos CV IM Acidente vascular cerebral Mortalidade CV	51 50 NS 67
UKPDS, 1999	1.148	154/87	144/82	Captopril ou atenolol	Desfechos relacionados ao diabete Óbitos Acidente vascular cerebral Desfechos microvasculares	34 37 44 37
Micro-Hope, 2000	3.577	Alterações na sistólica (2,4 mm Hg) e na diastólica (1,0 mm Hg)		Ranipril vs. placebo	Eventos CV Mortalidade CV IM Acidente vascular cerebral Diabete recém-iniciado	25 37 22 33 34
CAPP, 2001	572	155/89 vs 153/88		Captopril vs. diuréticos ou β-bloqueadores	Fatal + IMNF + Acidente vascular cerebral + Óbitos CV	41

(Continua.)

TABELA 25.2 Relação Entre a Redução da Pressão Sangüínea e o Risco de Doença Cardiovascular nos Pacientes Diabéticos
(Continuação)

Estudo	Número de pacientes	Controle da pressão sanguínea		Terapia inicial	Resultado	Redução do risco (%)
		Menos rígido	Rígido			
IDNT, 2001, 2003	1.715	≤ 135/85		Irbesartan vs. amlodipina ou placebo	Dobro da creatinina sérica + Doença renal terminal + óbito por qualquer causa Eventos CV	23 (vs. amlodipina) 20 (vs. placebo) 10 (vs. amlodipina) 10 (vs. placebo)
IRMA, 2001	590	144/83 143/83 141/83		Irbesartan 150 mg ou 300 mg vs. placebo	Início da nefropatia diabética	35 (150 mg) 65 (300 mg)
RENAAL, 2001	1.513	152/82 vs. 153/82		Losartan vs. placebo em adição à terapia convencional	Dobro da creatinina sérica Doença renal terminal Óbito	25 28 NS
LIFE, 2002	1.195	146/79 vs. 148/79		Losartan vs. atenolol	Eventos CV Mortalidade total nos diabéticos Diabete recém-iniciado	22 39 25

SHEP, *Systolic Hypertension in the Elderly Program*; Syst-Eur, *Systolic Hypertension in Europe*; HOT, *Hypertension Optimal Treatment*; CAPP, *Captopril Prevention Project*; IDNT, *Irbesartan Diabetic Nephopaty Trail*; IRMA, *Irbesartan Microalbuminuria in Type 2 Diabete*; RENAAL, *Reduction in End Points in NIDDM with Angiotensin II Antagonist Losartan*.
DCV, Doença cardiovascular; IDC, Doença cardiocoronariana; CV, Cardiovascular; IM, Infarto do miocárdio; IMNF, Infarto do miocárdio não-fatal; e NS, Não-significativo.
*Pressão sangüínea na população diabética + população não-diabética, por causa da pressão sangüínea não-reportada dos pacientes diabéticos isolados.
Fonte: Dados oriundos do Sowers JR, Haffner S: *Hypertension* 2002; 40:781.

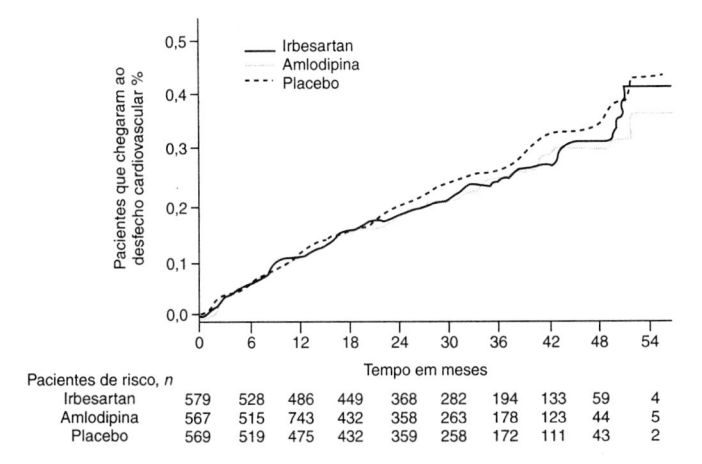

Figura 25.5 Tempo até o primeiro evento cardiovascular nos pacientes diabéticos hipertensos participantes do estudo *Irbesartan Diabetic Nephropathy Trial*, que receberam irbesartan, amlodipina ou placebo além de outras classes de medicamentos anti-hipertensivos. (Adaptada de Berl T, Hunsicker LG, Lewis JB, et al: *Ann Intern Med* 2003; 138:542.)

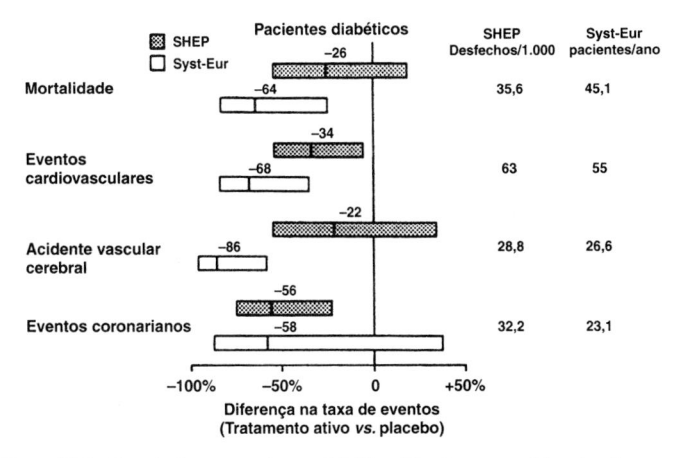

Figura 25.6 Resultados nos pacientes diabéticos hipertensos participantes do programa *Systolic Hypertension in the Elderly Program* (SHEP) ou do *Syst-Eur*. As duas colunas da direita representam o número de eventos por 1.000 pacientes/ano nos grupos placebo dos dois estudos. As barras indicam os intervalos com confiança de 95%. Os números acima das barras indicam os benefícios dos tratamentos ativos comparados com placebo. (Reimpressa com autorização de Tuomilehto J, Rastenyte D, Birkenhager WH, et al: *N Engl J Med* 1999; 340:677.)

figura. Naqueles pacientes tratados, o regime baseado na nitrendipina do Syst-Eur apresentou melhor proteção do que o regime SHEP, baseado na clortalidona.

Além disso, houve uma redução significativa nos eventos cardiovasculares nos 1.501 pacientes diabéticos submetidos à terapia baseada na felodipina no estudo HOT (Figura 25.3). Talvez o mais impressionante, no estudo ALLHAT, com mais de 15.000 diabéticos registrados, foi os resultados que mostraram: "Para a importante população diabética, o lisinopril pareceu não apresentar qualquer vantagem especial, e a amlodipina não apresentou qualquer efeito prejudicial especial para a maioria das DCV [doença cardiovascular] e resultados renais, quando comparada com a clortalidona".

Os dados atuais disponíveis sobre os diabéticos sem nefropatia não apresentam evidências claras de que uma classe de medicamento é superior, embora a terapia baseada no bloqueador do canal de cálcio (BCC) tenha estado associada a menos eventos do que a terapia baseada em diuréticos ou no inibidor da enzima conversora de angiotensina (IECA). Realmente, tanto os ACDHP como os não-ACDHP são, com freqüência, necessários para controlar a hipertensão na maioria dos pacientes diabéticos, especialmente para evitar a progressão da lesão renal. Esses agentes podem conferir um efeito renoprotetor mesmo que não reduzam a proteinúria tão bem como outros medicamentos.

Inibidores da Enzima Conversora da Angiotensina

Um IECA sempre deverá ser usado nos pacientes com proteinúria, inclusive nos diabéticos normotensivos com microalbuminúria, por causa da evidência cada vez maior de que essa terapia reduz a velocidade do desenvolvimento da nefropatia. Não é garantido que um IECA também possa vir a ser a primeira escolha medicamentosa de rotina para todos os diabéticos sem microalbuminúria, mas isso tem sido proposto por muitas autoridades.

O sistema renina-angiotensina apresenta uma maior chance de ser regulado inadequadamente nos pacientes diabéticos tipo 2 e menos supridos pela alta ingestão de sódio. No entanto, existe uma razão teórica para utilizar os IECA. Certamente, os IECA apresentam-se como protetores nos pacientes diabéticos que sobreviveram a um infarto do miocárdio. No estudo *Heart Outcomes Prevention Evaluation* (HOPE), com 9.297 pacientes que apresentavam doença cardiovascular, sendo 38% de diabéticos; com mais de 4-6 anos de acompanhamento, foi reportada uma redução do risco de 17% nas complicações diabéticas para os pacientes que receberam o IECA ramipril, comparada com aqueles pacientes que receberam placebo.

Por mais atrativos que sejam, os IECA não estão isentos de risco. Eles interferem nas ações úteis da angiotensina-II, como as respostas vasodilatadoras nas arteríolas do músculo esquelético, podendo levar a uma hipercalemia e piorar a função renal nos pacientes com manifestada nefropatia diabética. Além disso, eles estão freqüentemente associados a alguns problemas de tosse. Raras vezes, esses agentes também poderão resultar no angioedema.

Bloqueadores do Receptor da Angiotensina-II

Inicialmente, os bloqueadores do receptor da angiotensina-II (BRA) foram recomendados principalmente como uma alternativa para 10% dos pacientes que recebiam um IECA e apresentaram tosse. Atualmente, seu uso mais amplo é recomendado com base nos estudos de pacientes diabéticos tipo 2, com nefropatia, e na recente evidência de que esses inibidores promovem benefícios adicionais, quando incluídos às doses presumidamente máximas de um IECA.

Esses agentes, de muitas maneiras, são similares aos IECA, mas o sistema renina-angiotensina possui três características que podem provocar diferenças nos benefícios dos BRA *versus* IECA (Figura 25.7).

1. As *vias alternativas não-ECA* para a geração de angiotensina-II são reconhecidas. Em particular, a protease quinase serina tipo quimotripsina, encontrada no tecido cardíaco é capaz de converter AI em AII mesmo na presença de inibidores naturais de protease.
2. *Efeitos benéficos dos níveis elevados de bradiquinina* que foram observados acompanhando os IECA mas não os BRA. Entre eles, citamos:
   a. Aumenta o efeito anti-hipertensivo dos IECA.
   b. Fornecem uma importante vasodilatação que é ON-mediada.
   c. Inibem o crescimento das células do músculo liso vascular.
3. *Ativação dos receptores AT_2:* a maioria dos efeitos adversos do sistema renina-angiotensina é mediada pelo receptor AT_1, mas o evidente aumento do AT_2 suporta os efeitos benéficos mediados por esse receptor, conforme mostrado na Figura 25.7. As preocupações iniciais de que os elevados níveis de AII, que circulam quando o receptor AT_1 é bloqueado, poderão induzir a efeitos prejudiciais têm sido substituídas pela provável evidência de que a estimulação do receptor AT_2 seja benéfica. Por exemplo, a superexpressão do receptor AT_2 ativa o sistema quinina vascular e causa vasodilatação.

Efeitos Clínicos dos BRA

Os múltiplos BRA atualmente disponíveis parecem equipotentes e igualmente livres de efeitos colaterais, embora o angioedema tenha sido muito pouco observado. O losartan parece ser o único a apresentar um modesto efeito uricosúrico.

OUTROS MEDICAMENTOS PARA OS DIABÉTICOS HIPERTENSOS

Agentes Anti-Hiperglicêmicos

Além dos efeitos crônicos, a hiperglicemia elevará de maneira aguda a pressão sangüínea, provavelmente pelo sistema renina. De acordo com informações deste livro, para obter o controle glicêmico adequado, a maioria dos pacientes precisará de múltiplas terapias. Poderá haver efeitos vasodilatadores especiais das tiazolidinedionas mediados pelo aumento da síntese ON. Qualquer terapia que melhore a sensibilidade à insulina ou reduza a insulinemia poderá conferir efeitos protetores vasculares a longo prazo.

Bloqueadores da Aldosterona

A espironolactona, atualmente disponível, tem sido adicionada a um agente mais específico, a eplerenona, fornecendo o total benefício do bloqueio dos múltiplos efeitos pró-fibróticos da aldosterona, com praticamente nenhum dos efeitos cola-

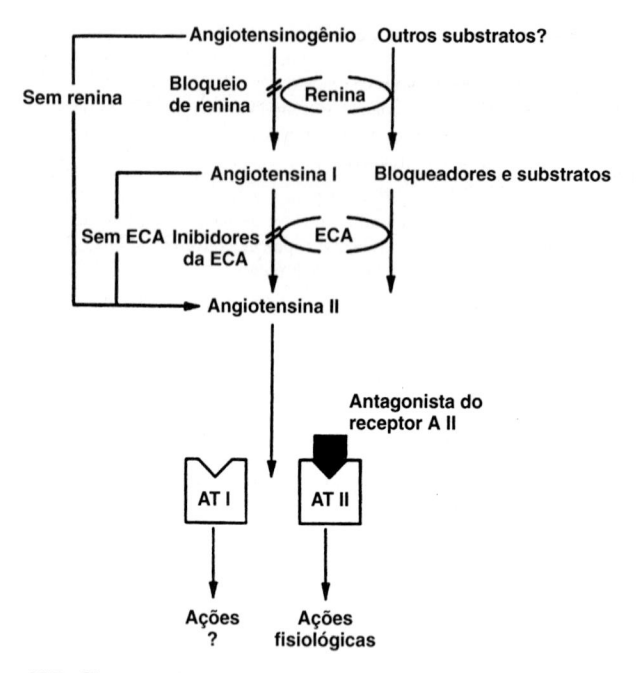

Figura 25.7 Sistema renina-angiotensina com os locais de ação da inibição ECA e do bloqueio do receptor AT_1.

terais causados pelos efeitos não-específicos da espironolactona nos hormônios sexuais. A eplerenona reduz a proteinúria mesmo nos pacientes sob a terapia IECA. Independente do potencial para a hipercalemia, naqueles pacientes com lesão renal, a eplerenona, é possível, será amplamente utilizado nos diabéticos hipertensos.

Estatinas

Os medicamentos com estatina estabeleceram rapidamente seu valor na prevenção de doenças vasculares ateroscleróticas. Entre os 2.532 diabéticos hipertensos, participantes do estudo ASCOT, o grau de proteção contra o infarto do miocárdio foi levemente menor nesses pacientes do que nos 7.763 pacientes não-diabéticos. Entretanto, a estatina é indicada para todos os pacientes com alto risco para doença cardiovascular, obviamente incluindo os diabéticos hipertensos.

Aspirina

No estudo HOT, a aspirina (75 mg/dia) reduziu os mais importantes eventos cardiovasculares em 15%, 36% de todos os infartos do miocárdio e não apresentou qualquer efeito no acidente vascular cerebral. Houve mais episódios de sangramento no grupo ASA, mas nenhum sangramento fatal.

CONCLUSÃO

A hipertensão e o diabete coexistem normalmente e representam uma séria ameaça. Felizmente uma proteção significativa poderá ser providenciada, embora os benefícios possam ser difíceis de serem conquistados. Os profissionais da saúde deverão ser mais enérgicos ao aplicar a terapia mais intensiva nessa população, que rapidamente se expande e é muito vulnerável.

LEITURA COMPLEMENTAR

The ALLHAT Officers and Coordinators for the ALLHAT Collaborative Research Group. Major outcomes in high-risk hypertensive patients randomized to angiotensin-converting enzyme inhibitor or calcium channel blocker vs diuretic: the Antihypertensive and Lipid-Lowering Treatment to Prevent Heart Attack Trial (ALLHAT). *JAMA*. 2002; 288:2981-2997.

American Diabete Association. Treatment of hypertension in adults with diabete. *Diabete Care*. 2003; 26:S80-82.

Chobanian AV, Bakris GL, Black HR, et al. Seventh report for the Joint National Committee on Prevention, Detection, Evaluation, and Treatment of High Blood Pressure: the JNC 7 (Express) Report. *JAMA*. 2003; 289:2560-2572. Também disponível no *site*: http://www.nhlbi.nih.gov/guidelines/hypertension/jncintro.htm. Acessado em 25 de maio de 2004.

Lewis EJ, Hunsicker LG, Clarke WR, et al. Renoprotective effect of the angiotensive-receptor antagonist irbesartan in patients with nephropathy due to type 2 diabete *N Engl J Med*. 2001; 345:851-860.

Whelton PK, He J, Appel LJ, et al. Primary prevention of hypertension. Clinical and public health advisory from the national high blood pressure education program. *JAMA* 2002; 288:1882-1888.

Para uma discussão mais detalhada e bibliografia adicional sobre este tópico, consulte, por favor, Porte *et al: Ellenberg & Rifkin's Diabete Mellitus*, 6th ed., Capítulo 48.

26 | Doença Cardíaca em Pacientes Diabéticos

Lawrence H. Young e Deborah A. Chyun

A doença cardiovascular é a causa principal de mortalidade e um importante fator de morbidade nos pacientes diabéticos. As manifestações mais comuns da doença cardiovascular são o infarto do miocárdio, a angina, a insuficiência cardíaca e a morte súbita. A doença cardiovascular resulta, em grande parte, da seqüela da doença arterial coronariana (DAC) e hipertensão, que são altamente prevalentes nos pacientes DM2. No entanto, o curso da doença cardiovascular nos pacientes diabéticos é mais complicado em virtude das anormalidades adicionais na função contrátil cardíaca, trombose e função autonômica, que precisam ser avaliadas para que recebam o melhor cuidado apropriado.

DOENÇA ARTERIAL CORONARIANA

Epidemiologia

O alto risco cardiovascular associado ao diabete está bem-avaliado, a exemplo do resultado de grandes ensaios epidemiológicos. No *Framingham Study*, o risco de doença cardiovascular foi 2-3 vezes maior nos pacientes saudáveis diabéticos. No *United Kingdon Prospective Diabete Study*, a incidência geral de infarto do miocárdio, acidente vascular cerebral, angina e insuficiência cardíaca foi mais de 20%, durante 10 anos do período de acompanhamento, depois de novos diagnósticos de DM2. O diabete predispõe homens e mulheres à doença cardiovascular, mas ele também afeta certos grupos de uma forma especialmente agressiva. Em particular, mulheres jovens perdem sua proteção contra a doença cardiovascular como resultado do diabete, ficando no grupo raro de mulheres que apresentam infarto do miocárdio antes da menopausa.

O diabete claramente predispõe os pacientes ao desenvolvimento de doença cardiovascular. Nos pacientes DM1, a doença cardiovascular não se torna clinicamente evidente até que o paciente apresente o diabete por muitos anos. Por outro lado, o DM2 pode ser diagnosticado pela primeira vez quando o paciente chega ao hospital com problemas médicos agudos, como o infarto do miocárdio, a insuficiência cardíaca ou o acidente vascular cerebral. Em parte, essa diferença relaciona-se ao fato de que o DM2, em oposição ao DM1, pode permanecer não-diagnosticado por alguns anos. No entanto, a coincidente manifestação de ambas as desordens também é devida pelo fato de muitos dos mesmos fatores que predispõem os pacientes ao DM2 também estarem envolvidos no desenvolvimento da aterosclerose. Entre eles, citamos predisposição genética, inatividade física, obesidade, resistência insulínica, hipertensão e dislipidemia.

Etiologia

A aterosclerose acelerada em pacientes DM2 é atribuída à presença dos tradicionais fatores de risco cardíacos, bem como às anormalidades fisiológicas recentemente reconhecidas. Os pacientes com diabete tipo 2 apresentam múltiplos fatores convencionais de risco cardíaco, incluindo dislipidemia, hipertensão e obesidade, que também estão associados à resistência insulínica e à síndrome metabólica (Tabela 26.1). As alterações nos lipídeos, como baixo colesterol HDL – lipoproteína de alta densidade – elevado triglicerídeo, e elevado colesterol LDL – lipoproteína pequena, densa, mais aterogênica e de baixa densidade, são comuns nesses pacientes e desempenham um importante papel na patogênese da aterosclerose.

As anormalidades fisiológicas adicionais, que não fazem parte dos testes clínicos de rotina, contribuem para o desenvolvimento da aterosclerose e para as manifestações clínicas da doença cardiovascular no DM2. O estresse oxidativo aumentado e a inflamação vascular são mecanismos importantes na aterosclerose e expressam existência de placa passível de ruptura. A vulnerabilidade da placa é particularmente problemática nos pacientes diabéticos devido à sua maior tendência à trombose. A acentuada agregação plaquetária promove a trombose, enquanto o elevado inibidor do ativador do plasmiogênio-1 prejudica a fibrinólise endógena e a dissolução do coágulo sangüíneo. Esses mecanismos fisiopatológicos predispõem o paciente diabético a síndromes agudas coronarianas, infarto do miocárdio e morte súbita.

TABELA 26.1 Fatores Associados à DAC no Diabete

Fatores de risco cardíaco tradicionais
Hipertensão
Anormalidades nos lipídeos
- Redução nas lipoproteínas de alta densidade (HDL-C)
- Níveis elevados de triglicerídeos (TG)
- Presença de lipoproteínas pequenas, densas, de baixa densidade (LDL-C)

Obesidade
Inatividade física
Tabagismo

Marcadores não-tradicionais do risco
Microalbuminúria
Homocisteína
Anormalidades hemostáticas
- Fator VIII
- Fator de von Willebrand
- Inibidor do ativador de plasminogênio-1
- Reatividade plaquetária
Marcadores inflamatórios
- Proteína reativa-C
- Fibrinogênio
- Moléculas de adesão celular solúveis

Patologia

Até que os pacientes diabéticos realizem o cateterismo cardíaco imediato e a angiografia coronária, devido a sintomas cardíacos ou um infarto do miocárdio, a DAC poderá ter-se difundido. As estenoses significativas em múltiplas artérias coronarianas são freqüentemente detectadas, e é comum encontrar mais de uma lesão obstrutiva dentro de cada vaso. A obstrução potencialmente perigosa é mais comum nos pacientes diabéticos. Além disso, a doença aterosclerótica difusa, envolvendo longos seguimentos e/ou aspectos distais das artérias, poderá estar presente. Infelizmente, essa doença difusa afeta adversamente a adequabilidade dos vasos para intervenção percutânea com angioplastia de balão e colocação de *stent* para revascularização cirúrgica. Nesses casos, os pacientes poderão ser melhor tratados com medicação antiisquêmica. O desenvolvimento gradual de uma estenose grave em uma artéria coronária freqüentemente estimula a formação de vasos sangüíneos colaterais compensatórios, mas os pacientes diabéticos tendem a responder com menos vasos colaterais, o que os torna mais propensos à isquemia.

A aterosclerose coronariana afeta primariamente as artérias de tamanho médio do coração, que são visualizadas na angiografia coronária. No entanto, nos pacientes diabéticos, poderá existir doença adicional dos pequenos vasos. Embora não estejam evidentes na angiografia coronariana, as pequenas artérias e arteríolas do coração diabético podem apresentar anormalidades patológicas por vezes julgadas produzirem isquemia do miocárdio. A disfunção endotelial está freqüentemente presente nos pacientes diabéticos, limitando sua capacidade vasodilatadora e de aumento do fluxo sangüíneo durante exercícios ou períodos de estresse hemodinâmico.

Prevenção

Uma vez que a doença cardiovascular nos pacientes diabéticos é o resultado de vários fatores, sua prevenção exige uma abordagem ampla para a redução do risco. A American Diabete Association determinou alvos de tratamento para o controle dos lipídeos, pressão sangüínea e glicemia e recomenda exercícios; todos estão resumidos na Tabela 26.2. Embora essa abordagem exija tratamentos intensivos e geralmente dispendiosos, evidências recentes enfatizam que uma abordagem abrangente, visando à modificação dos múltiplos fatores de risco, evita os eventos cardíacos no diabete tipo 2.

Medidas importantes para evitar as complicações DAC no diabete incluem o controle agressivo dos lipídeos, o tratamento da hipertensão, a prevenção da trombose vascular, com o uso de aspirina, e o controle da glicose sangüínea. Existem várias terapias eficazes para a dislipidemia e a hipertensão, que estão revisadas nos Capítulos 24 e 25. A prevenção primária da DCV nos pacientes diabéticos deverá incluir o uso diário de aspirina. Embora haja algumas evidências limitadas para o registro de que o tratamento intensivo da glicose sangüínea evita a DAC nos pacientes diabéticos, ainda há uma razão forte para um excelente controle glicêmico. A manutenção da glicose sangüínea normal é altamente eficaz para evitar as complicações microvasculares do diabete, isto é, retinopatia, nefrologia e neuropatia. A normalização da hiperglicemia também melhora a dislipidemia do diabete, pela redução dos triglicerídeos. Sendo assim, tanto a American Diabete Association (ADA) quanto a American

TABELA 26.2 Prevenção Primária da Doença Cardiovascular nos Pacientes Diabéticos

Objetivo	Estratégias para alcançar o objetivo
Pressão sangüínea	
< 130/80	Medida a cada visita
	Modificação do estilo de vida
	Medicação
Lipídeos	
LDL < 100 mg/dL	Testados anualmente a cada dois anos, se o risco for baixo
HDL > 45 mg/dL nos homens;	Terapia nutricional médica
> 55 mg/dL nas mulheres	Ingestão de gordura diária: < 7-10% de ácidos graxos
Triglicerídeos < 150 mg/dL	saturados e < 200-300 mg de colesterol
	Atividade física regular
	Controle do peso
	Controle glicêmico
	Medicação
HbA_{1c}	
< 7%	Testada 2-3 vezes anualmente, se alcançado o objetivo; 4 vezes anualmente, se estiver acima do objetivo ou houver mudança na terapia
	Terapia nutricional médica
	Controle do peso
	Atividade física regular
	Automonitoramento da glicose sangüínea
	Orientação no automonitoramento e na resolução de problemas
Atividade física	
Regularmente 3-4 vezes por semana por 30 minutos	Avaliação da atividade física rotineiramente e estado do exercício
	Regime aeróbico moderado
	Aumento das atividades diárias
	Com múltiplos fatores de risco de DAC, complicações ou longa duração do diabete, considerar triagem para DAC
	Individualização da prescrição
	Cautela com a neuropatia periférica ou retinopatia proliferativa
Peso	
IMC 21-25 kg/m^2	Altura, peso, IMC e circunferência da cintura a cada
Circunferência da cintura	consulta
< 102 cm nos homens e	Controle do peso
< 88 cm nas mulheres	Atividade física regular
Tabagismo	
Total abstinência	Avaliação do estado de tabagismo
	Aconselhamento sobre a prevenção e total abstinência
	Fornecer aconselhamento, resolver problemas ou treinamento para a habilidade de combater o vício e farmacoterapia
Terapia com aspirina	Considerar a aspirina revestida entérica 75-325 mg/dia, se idade ≥ 40 anos de idade e um ou mais fatores de risco adicionais de DAC

IMC, Índice de massa corporal; DAC, Doença da artéria coronária; HDL, Lipoproteínas de alta densidade; LDL, Lipoproteínas de baixa densidade.

Heart Association (AHA) recomendaram que os médicos tratassem o diabete agressivamente, reduzindo e mantendo as concentrações de HbA_{1c} abaixo de 7%.

Um aspecto importante e freqüentemente esquecido é o exercício, que promove a redução do risco cardíaco no controle do diabete e que tem efeitos benéficos no controle glicêmico, dos lipídeos, do peso e da pressão sangüínea. O exercício deverá ser encorajado em todos os pacientes diabéticos. No entanto, é necessário que as recomendações sejam individualizadas para garantir segurança aos pacientes com neuropatia, retinopatia grave ou DAC. As pessoas com vida sedentária sempre deverão começar os programas de exercícios em um nível de baixa intensidade e aumentá-la gradualmente. Todos os pacientes deverão ser orientados sobre os sintomas da isquemia do miocárdio, não apenas a dor torácica, mas também sobre a pressão, tensão, aflição ou constrição. Eles deverão saber que a dispnéia, a sensação de desmaio, a fadiga ou o suor durante o exercício também deverão ser relatados ao médico.

Em virtude de os diabéticos tipo 2 poderem apresentar DAC não-reconhecido, sem sintomas indicativos de isquemia do miocárdio, os regimes de exercícios de alta intensidade deverão ser evitados. Correr, praticar exercícios aeróbicos vigorosos ou levantamento de peso são atividades que deverão ser evitadas até que haja uma avaliação que exclua a presença de isquemia basal. Este é o caso específico dos pacientes com diabete há longo tempo, com múltiplos fatores de risco para DAC ou complicações diabéticas conhecidas.

Isquemia Assintomática

A isquemia assintomática ou "silenciosa" ocorre, com freqüência, em pacientes diabéticos e com DAC, que também apresentam isquemia sintomática, com angina ou dispnéia durante esforço. No entanto, uma entre cinco pessoas totalmente assintomáticas com diabete tipo 2 poderá apresentar isquemia induzível do miocárdio. A importância significativa da isquemia assintomática depende da extensão da área comprometida do miocárdio, sendo que alguns pacientes apresentam apenas pequena região de isquemia, e outros apresentam áreas nobres de isquemia. É muito importante o fato de a isquemia assintomática ter causado, antes do infarto do miocárdio (IM), redução da função do ventrículo esquerdo, insuficiência cardíaca ou arritmia ventricular. Esses pacientes são de alto risco para eventos cardíacos subseqüentes e por isso exigem avaliação completa, normalmente incluindo a angiografia coronariana.

Os pacientes diabéticos podem apresentar neuropatia autonômica, envolvendo o coração, bem como outros órgãos. A neuropatia autonômica cardíaca pode desempenhar um papel na redução da conscientização da isquemia. As anormalidades na função autonômica cardíaca servem como marcador de risco para aqueles pacientes diabéticos com isquemia do miocárdio assintomática subjacente. Nos pacientes com neuropatia autonômica cardíaca, as respostas da freqüência cardíaca para respiração profunda e a manobra de Valsava são moderadas. Nos casos avançados, a hipotensão ortostática está presente, com uma queda na pressão sangüínea sistólica de mais de 15-20 mmHg, quando o paciente está na posição ortostática.

Quais pacientes diabéticos assintomáticos deverão ser considerados para o teste cardíaco especializado para excluir a presença de isquemia induzível significativa? O teste de esforço com diagnóstico por imagem da perfusão do miocárdio ou ecocardiograma é recomendado para estratificação do risco em qualquer paciente cujo eletrocardiograma mostre evidência de isquemia ou infarto do miocárdio, incluindo ondas-Q significativas ou inversões da onda-T profunda. O bloqueio do ramo esquerdo do feixe de fibras nos pacientes diabéticos também poderá levantar a possibilidade de um infarto do miocárdio anterior. A triagem para isquemia induzível também é considerada no paciente diabético totalmente assintomático, com doença oclusiva da carótida ou periférica, neuropatia autonômica cardiovascular ou múltiplos fatores de risco em adição ao diabete. No entanto, o risco para DAC parece estar difundido nos pacientes diabéticos, e mesmo naqueles com menos fatores de risco poderão apresentar isquemia assintomática. Os indicadores da isquemia induzível incluem idade avançada, nível de colesterol elevado, sexo masculino, proteinúria, disfunção autonômica cardíaca e anormalidades na onda ST-T no eletrocardiograma de repouso.

A identificação da DAC assintomática apresenta implicações claras no cuidado dos pacientes diabéticos. Isso reforça em muito a necessidade de redução agressiva dos fatores de risco cardiovascular modificáveis, motivando o paciente a tomar múltiplas medicações quando necessário para o tratamento favorável da dislipidemia e hipertensão. Em alguns pacientes, isso pode levar ao início ou à intensificação da terapia para redução dos lipídeos. A preocupação intensa para DAC poderá motivar esforços para deixar o tabagismo e reduzir o peso, o que, por outro lado, poderá ser difícil de conseguir. Uma vez que a DAC tenha sido identificada, os médicos estarão mais aptos para garantir a aceitação pelo paciente do tratamento diário com aspirina e de considerar o uso de β-bloqueadores para evitar a isquemia. As recomendações para exercícios regulares são reforçadas, com limitações na atividade vigorosa que possa colocar o paciente no risco de um evento cardíaco.

Tratamento Médico da DAC

O tratamento da DAC sintomática nos pacientes diabéticos precisa ser abrangente para reduzir seu substancial risco cardíaco. Ele exige grandes mudanças no estilo de vida e na dieta, tratamento agressivo da dislipidemia e hipertensão, prevenção da trombose e β-bloqueadores para evitar a isquemia do miocárdio. Os objetivos da terapia intensiva nos pacientes diabéticos são para reduzir a velocidade da progressão da aterosclerose coronariana, evitar os sintomas da isquemia e reduzir a probabilidade de infarto do miocárdio e morte.

O tratamento dos pacientes diabéticos exige consideração cuidadosa com consciência dos benefícios e dos efeitos colaterais potenciais para esses pacientes. A terapia específica nos pacientes diabéticos inclui o seguinte:

- β-bloqueadores apresentam benefício para os pacientes diabéticos com DAC sintomática ou insuficiência cardíaca. Esse benefício é mais vantajoso do que seu menor potencial para piorar o controle glicêmico, mascarando a hipoglicemia nos pacientes tratados com sulfoniluréias ou insulina. Assim como em todos os pacientes, eles deverão ser usados com cautela na presença de doença pulmonar broncoespástica, insuficiência cardíaca descompensada e doença do sistema de condução do nódulo atrioventricular.

- Os inibidores da enzima conversora da angiotensina (ECA) são benéficos na prevenção da DAC, no tratamento da insuficiência cardíaca e da hipertensão, e para evitar a insuficiência cardíaca nos pacientes hipertensos ou com função ventricular esquerda reduzida. Os bloqueadores do receptor da angiotensina são uma alternativa, embora mais dispendiosos, deverão ser considerados quando o paciente for intolerante aos inibidores da ECA ou que tenha doença renal, para os quais esses inibidores parecem oferecer um benefício adicional.
- Os nitratos são benéficos para o alívio sintomático e a prevenção da angina. Eles deverão ser usados com cautela nos pacientes diabéticos que também apresentam neuropatia autonômica, uma vez que desenvolvem hipotensão ortostática sintomática devido à redução na pré-carga.
- Os bloqueadores dos canais de cálcio desempenham um importante papel no controle da pressão sangüínea nas pessoas hipertensas diabéticas. Eles são úteis no tratamento da angina. No entanto, deverão ser usados com cautela nos pacientes com insuficiência cardíaca.
- As estatinas são críticas na redução do colesterol LDL e na redução do risco para DAC, na maioria dos pacientes diabéticos. Elas também reduzem a inflamação, conforme evidenciado pela redução nos níveis de proteína-C reativa, e por isso podem atenuar o risco de eventos cardíacos por meio dos diferentes mecanismos de redução do colesterol. A inflação vascular é elevada nos pacientes resistentes à insulina com diabete do tipo 2 e acredita-se que desempenhe um papel importante no desenvolvimento da aterosclerose e dos eventos cardíacos.
- Os fibratos são eficazes nos pacientes diabéticos tipo 2 e na resistência insulínica ou síndrome metabólica. Esses pacientes tipicamente apresentam baixo nível de colesterol HDL e triglicerídeos elevados, mas colesterol LDL relativamente normal. Eles são usados com cautela junto com estatinas por causa de uma elevada incidência de rabdomiólise associada à terapia combinada.
- A niacina também é eficaz nos pacientes com diabete do tipo 2, que apresentam baixo nível de colesterol HDL e triglicerídeos elevados, e colesterol LDL normal. Ela causa rubor, e alguns pacientes poderão não tolerar esse efeito. A niacina também tem um efeito hiperglicêmico menor que, geralmente, não impede seu uso em pacientes com colesterol HDL baixo.
- A aspirina é indicada para todos os pacientes diabéticos tipo 2, desde que não sejam alérgicos ou não tenham doença ulcerosa péptica significativa. As atuais recomendações são para uma baixa dosagem diária de aspirina (81 mg), embora alguns pacientes diabéticos apresentem aumento de agregação plaquetária, e a aspirina concentrada para adultos (325 mg) diária deverá ser considerada.
- O clopidogrel é um agente antitrombótico que inibe a agregação plaquetária por meio de um mecanismo distinto da aspirina (agregação induzida pela ADP). Para os pacientes alérgicos ou que não podem fazer uso da aspirina, ou que tenham sintomas recorrentes da aspirina, é prescrito o clopidogrel. Depois da colocação do *stent* intracoronariano, a combinação da aspirina e do clopidogrel é, geralmente, usada por 3-6 meses, seguindo-se uma terapia com aspirina por tempo indeterminado.

Revascularização

A decisão da maneira pela qual um paciente diabético será submetido a uma intervenção ou revascularização coronariana, ou mesmo se será submetido, está baseada nas considerações sobre a manifestação clínica, a anatomia coronariana e a condição médica geral. Os pacientes com síndromes coronarianas agudas, incluindo angina instável e infarto do miocárdio, ou edema pulmonar isquêmico estão entre aqueles com altíssimo risco. O número, a localização, a morfologia e a extensão das estenoses coronarianas determinam a possibilidade da intervenção percutânea ou a revascularização da artéria coronária com enxerto (RACE). O risco cirúrgico é aumentado pelas morbidades não-cardíacas adicionais, incluindo insuficiência renal, doença vascular cerebral ou periférica, doença pulmonar e imobilidade generalizada.

A intervenção coronariana percutânea com colocação de *stent* intracoronário tem assumido um importante papel no tratamento da DAC nos pacientes diabéticos. Os resultados da colocação inicial do *stent* nos pacientes diabéticos são favoráveis, especialmente com o uso da terapia antiplaquetária intensiva, incluindo inibidores da glicoproteína IIb/IIIa no quadro de síndrome coronariana aguda. Na reestenose por *stent*, existe um potencial problema nos pacientes diabéticos pelos próximos seis meses, devido à sua elevada tendência para proliferação interna. No entanto, o uso de *stents* coronários revestidos biologicamente reduziu a incidência de reestenose de 40-50% para menos de 10-20% nos pacientes diabéticos. Esse fato tem revolucionado o tratamento dos pacientes diabéticos que apresentam relativa DAC focal, tornando a estratégia da intervenção percutânea mais atrativa para esses pacientes.

A DAC avançada é freqüentemente encontrada durante uma angiografia nos pacientes diabéticos. As estenoses da artéria coronária principal esquerda, doença multivascular grave ou lesões calcificadas muito complexas favorecem o uso da RACE. Admite-se que os vasos distais apresentam melhor escoamento distal e são alvos adequados para o cirurgião, e que o paciente não apresenta excessivas co-morbidades. Em um pequeno número de pacientes diabéticos, a angiografia coronariana revela doença multivascular, que é tecnicamente apropriada para a intervenção percutânea ou RACE. Neste caso, a menor morbidade inicial da intervenção percutânea é ponderada contra a maior prevalência de isquemia recorrente e a necessidade de futura revascularização.

Infarto do Miocárdio

Os pacientes diabéticos representam 20-30% dos pacientes que dão entrada nos hospitais com infarto agudo do miocárdio. Em muitos casos, o infarto do miocárdio ocorre sem o aviso da angina antecedente. Além disso, os pacientes diabéticos podem apresentar sintomas atípicos, que retardam a procura pelo atendimento médico. Em alguns casos, esses pacientes sucumbem às arritmias isquêmicas e nunca chegam ao hospital.

De modo geral, existe uma consistente mortalidade duas vezes maior e um aumento da morbidade associados ao infarto do miocárdio nos pacientes diabéticos.

Embora a reperfusão precoce da coronária, a aspirina, os β-bloqueadores, os inibidores da ECA, os agentes redutores de lipídeos e a revascularização coronariana tenham melhorado significativamente a sobrevida dos pacientes diabéticos com IM, esses pacientes ainda apresentam um risco muito alto para complicações, entre elas:

- Insuficiência cardíaca e choque cardiogênico
- Angina pós-infarto e IM recorrente
- Bloqueio cardíaco
- Arritmias atriais
- Insuficiência renal

Os pacientes diabéticos precisam de controle cuidadoso para evitar essas complicações. Os pacientes com elevação do segmento ST geralmente apresentam trombose da artéria coronária e se beneficiam da abertura imediata da artéria obstruída através da terapia trombolítica ou pela intervenção percutânea. No entanto, os pacientes diabéticos apresentam vários fatores que podem levar a uma trombólise insatisfatória e predispõem à reobstrução. Muitas vezes, eles apresentam uma DAC mais extensa e um aumento na tendência para trombose na área da ruptura da plaqueta, devido ao aumento do inibidor do ativador do plasminogênio (PAI-1) e do fibrinogênio à hiper-reatividade plaquetária e à disfunção endotelial.

A colocação primária do *stent* intracoronário tem surgido como o tratamento preferido para o infarto do miocárdio com elevação do segmento ST nos pacientes diabéticos. Essa abordagem possui várias vantagens: ela fornece reperfusão mais efetiva, informação definitiva sobre a extensão da DAC e evita as complicações hemorrágicas associadas aos agentes trombolíticos. O tratamento auxiliar antitrombótico com clopidogrel e inibidores glicoproteína IIb/IIIa é uma parte essencial dessa abordagem para prevenir a trombose nos pacientes diabéticos. Sendo assim, os pacientes diabéticos e com elevação do segmento ST, que estão dentro das 12 horas do início dos sintomas, deverão ser considerados para angioplastia primária com colocação de *stent*, especialmente quando houver evidência de insuficiência cardíaca ou instabilidade hemodinâmica, e o estabelecimento da desobstrução segura do vaso poderá ser crítico. Em geral, a doença multivascular é determinada nos pacientes diabéticos no momento da angioplastia primária, e representa um desafio para o controle. A colocação do *stent* no vaso obstruído responsável pelo infarto, referente à lesão "criminosa", é preferível para o tratamento inicial, na maioria dos casos. No entanto, um pequeno número (~5%) de pacientes diabéticos precisa de revascularização cirúrgica urgente devido à inacessibilidade da lesão ou da presença de doença da artéria coronária principal esquerda. Além disso, quando a colocação do *stent* na lesão "criminosa" leva o paciente a uma significativa DAC obstrutiva residual, uma cuidadosa avaliação da necessidade de revascularização adicional deverá ser feita.

Depois da revascularização inicial, uma agressiva terapia médica nos pacientes diabéticos é necessária após o infarto do miocárdio. O tratamento para reduzir os fatores de risco cardíaco é essencial (Tabela 26.2). Além disso, os pacientes deverão receber alta hospitalar, sob as seguintes medicações:

- β-bloqueadores. Independente da trombólise ou da colocação primária do *stent* ter sido realizada, os pacientes diabéticos são de alto risco para isquemia recorrente e, na maioria dos casos, deverão deixar o hospital sob o uso de β-bloqueadores.

Embora os pacientes diabéticos mais freqüentemente apresentem insuficiência cardíaca durante o IM, uma vez que a congestão pulmonar tenha sido tratada com diuréticos, os de forma cuidadosa β-bloqueadores deverão ser lentamente iniciados e monitorados de forma cuidadosa.

- Inibidores da ECA. Por causa do aumento da incidência de insuficiência cardíaca no quadro agudo, bem como infarto pós-miocárdio devido à remodelação adversa do miocárdio, os inibidores da ECA deverão ser prescritos para esses pacientes o mais breve possível durante o infarto do miocárdio. Além disso, para reduzir a insuficiência cardíaca e a mortalidade depois do IM, eles poderão evitar a progressão da aterosclerose.

Em alguns casos, a relativa hipotensão limitará a quantidade desses medicamentos, que poderão ser tolerados pelo paciente. A terapia deverá ser individualizada e prioridade deverá ser dada aos β-bloqueadores no paciente diabético com isquemia recorrente ou doença multivascular grave, devendo, ainda, ser dada prioridade aos inibidores da ECA quando a insuficiência cardíaca for o problema primário residual.

Tratamento Intensivo do Diabete

A hiperglicemia é uma ocorrência freqüente no cenário do infarto agudo do miocárdio nos pacientes diabéticos. A otimização do controle glicêmico durante a hospitalização e depois da alta hospitalar poderá evitar os eventos recorrentes. No hospital, os pacientes deverão ser cuidadosamente monitorados e tratados com insulina conforme a necessidade, para evitar significativa hiperglicemia. O papel do controle intensivo da glicose, durante as hospitalizações, para o infarto agudo do miocárdio está agora sob intensa investigação, e muitas unidades de tratamento coronariano já possuem protocolos de insulina intravenosa. O estudo *Diabete Insulin Glucose Infusion in Acute Myocardial Infarction* (DIGAMI) sugeriu importantes benefícios na infusão intravenosa de insulina durante a permanência na unidade de tratamento coronariano, para reduzir os níveis de glicose sangüínea para menos de 200 mg/dL. Bem recentemente, estudos em outras unidades de tratamento crítico apoiaram um critério mais rígido para a glicose, embora os benefícios, especialmente no paciente com infarto do miocárdio, não tenham sido ainda demonstrados. O controle cuidadoso é necessário para evitar o desenvolvimento da hipoglicemia. A hipoglicemia poderá disparar a ativação simpática e a liberação das catecolaminas, que podem aumentar a demanda de oxigênio no miocárdio ou potencialmente disparar arritmias. No entanto, com o controle cuidadoso, a hipoglicemia deverá ser um evento raro e não deverá impedir o tratamento glicêmico intensivo. Dados atuais indicam que qualquer risco é mais importante do que os benefícios dessa abordagem.

Síndromes Agudas Coronarianas

A angina instável e IM sem SST são, agora, considerados parte do espectro das síndromes agudas coronarianas que colocam o paciente em elevado risco para subseqüente IM e morte. Essas síndromes normalmente são caracterizadas pelos sintomas progressivos ou prolongados de angina, mas, nos pacientes diabéticos, os sintomas poderão ser atípicos ou o paciente poderá apresentar nova ou piora da insuficiência cardíaca. O diabete é um fator de risco independente para o óbito, progressão para infarto agudo do miocárdio com elevação do segmento-ST e readmissão para angina instável dentro do próximo ano.

Assim como os pacientes diabéticos e com infarto do miocárdio, aqueles com a síndrome coronariana aguda apresentam uma DAC extensa, geralmente envolvendo um grande número de segmentos mais longos dos vasos. Mais uma vez, a angiografia apresenta maior probabilidade de mostrar algum grau da doença principal esquerda do que em um paciente não-diabético. Os pacientes diabéticos também apresentam um aumento do risco para obstrução espontânea da veia depois do RACE, e os pacientes que apresentam síndrome coronariana aguda geralmente têm obstrução iminente de um enxerto espontâneo de veia safena gravemente doente. Esses pacientes apresentam desafios particulares, embora a intervenção percutânea com fios de filtro para evitar a embolização distal do debridamento tenha melhorado o controle da doença por enxerto espontâneo de veia safena.

A terapia inicial da síndrome coronariana aguda inclui a administração dos β-bloqueadores e nitratos para evitar a isquemia. A abordagem para a terapia antitrombótica depende do fato de a intervenção coronariana estar sendo considerada. A aspirina deverá ser administrada em todos os pacientes; na maioria em combinação com o clopidogrel, que, conforme mencionado anteriormente, possui um efeito sinergético para inibir as plaquetas. A heparina deverá ser administrada tanto intravenosamente, na forma não-fracionada, quanto na forma de heparina de baixo peso molecular, subcutaneamente. Quando os pacientes estão instáveis e a intervenção coronariana está planejada, os inibidores da glicoproteína IIb/IIIa deverão ser administrados, à medida que, neste quadro, os resultados da intervenção melhorem.

Nos pacientes com síndrome coronariana aguda que respondem à terapia inicial medicamentosa, a decisão de realizar avaliação invasiva ou não-invasiva por imagem precisa ser individualizada, mas geralmente os pacientes diabéticos são considerados para a cateterização cardíaca e angiografia. O risco da avaliação invasiva é maior nos pacientes diabéticos que apresentam doença vascular periférica grave ou insuficiência renal. Uma abordagem não-invasiva, utilizando diagnóstico por imagem da perfusão do miocárdio com adenosina ou ecocardiograma de estresse podem ser de ajuda para a estratificação do risco inicial nesses pacientes e naqueles com outras co-morbidades importantes. No entanto, uma estratégia invasiva é, na maioria das vezes, preferível quando as características de alto risco estão presentes, incluindo níveis elevados de troponina, depressão latente do segmento-ST, IM anterior, disfunção ventricular esquerda ou insuficiência cardíaca.

INSUFICIÊNCIA CARDÍACA

Epidemiologia e Etiologia

A insuficiência cardíaca causa substancial morbidade nos pacientes diabéticos. O estudo Framingham demonstrou que o risco de insuficiência cardíaca foi 2,4 vezes maior nos homens e 5,1 vezes maior nas mulheres, ambos diabéticos. O diagnóstico da cardiomiopatia diabética é, às vezes, sugerido como uma explicação para a insuficiência cardíaca nos pacientes diabéticos sem causa aparente. No entanto, os pacientes apenas diabéticos não desenvolvem cardiopatia extensa evidente, e, normalmente, não desenvolvem insuficiência cardíaca sintomática. Por outro lado, a insuficiência cardíaca sintomática é comum nos pacientes diabéticos que apresentam a coexistência de DAC (reconhecida ou não) e/ou hipertensão. Realmente, a insuficiência cardíaca inexplicada em um paciente diabético sempre deverá sugerir uma avaliação para DAC, na maioria dos casos, incluindo cateterização cardíaca, mesmo na ausência de angina. A hipertensão está presente em aproximadamente 40-60% dos pacientes diabéticos tipo 2, e a combinação de hipertensão e diabete claramente predispõe o paciente à insuficiência cardíaca sintomática.

Então, por que todos os pacientes diabéticos são predispostos à insuficiência cardíaca? Tanto os pacientes diabéticos do tipo 1 quanto do tipo 2 podem apresentar alterações na função diastólica do ventrículo esquerdo devido à fibrose intersticial e ao depósito do colágeno no miocárdio, que pode reduzir a complacência ventricular esquerda. Os pacientes diabéticos também apresentam uma capacidade reduzida para aumentar a contratilidade ventricular esquerda durante o exercício. As anormalidades diastólicas podem estar presentes em uma fase inicial da doença.

Prognóstico e Resposta à Terapia

A insuficiência cardíaca é uma causa importante de morbidade e mortalidade nos pacientes diabéticos, especialmente depois de infarto do miocárdio ou revascularização coronariana. O diabete quase dobra o risco de morbidade e mortalidade nos pacientes com insuficiência cardíaca, e o sexo feminino e a duração do diabete favorecem a probabilidade de elevado risco.

A prevenção e o tratamento da insuficiência cardíaca nos pacientes diabéticos requerem controle ideal da hipertensão coexistente, da DAC e da disfunção ventricular esquerda. Os aspectos específicos do tratamento dos pacientes diabéticos e com insuficiência cardíaca exigem atenção.

- *Inibidores da ECA*. A inibição da ECA desempenha um papel essencial na prevenção e no tratamento da insuficiência cardíaca nesses pacientes. Os inibidores da ECA evitam a insuficiência cardíaca nos pacientes diabéticos, especialmente quando eles são hipertensos. Na insuficiência cardíaca sintomática, esses agentes reduzem a pós-carga ventricular esquerda, diminuem as respostas neuroumorais e reduzem a massa ventricular esquerda, que poderá melhorar a disfunção diastólica. Esses medicamentos deverão fazer parte do tratamento padrão da insuficiência cardíaca nos pacientes diabéticos, exceto se eles desenvolverem uma contra-indicação, como angioedema, tosse grave, piora da função renal ou hipercalemia significativa. No caso de angioedema ou tosse, um bloqueador do receptor da angiotensina deverá ser utilizado.
- *Diuréticos*. Os diurético de alça desempenham um papel essencial no alívio da congestão pulmonar e do edema nos pacientes diabéticos e com insuficiência cardíaca sintomática. A espironolactona, antagonista da aldosterona (25 mg/dia), oferece um benefício adicional no tratamento da insuficiência cardíaca sintomática avançada nos pacientes diabéticos, mas os níveis de potássio precisam ser cuidadosamente controlados quando a insuficiência renal estiver presente, por causa de um aumento do risco de hipercalemia.

- *Bloqueadores do receptor β-adrenérgico.* Os β-bloqueadores melhoram a função ventricular esquerda, evitam os sintomas da insuficiência cardíaca e aumentam a sobrevida nos pacientes diabéticos que apresentam insuficiência cardíaca sintomática. É importante que os β-bloqueadores sejam iniciados apenas depois que o paciente esteja estabilizado sob uma combinação de inibidores da ECA, diuréticos e digoxina, mas estes são contra-indicados na presença evidente de uma congestão pulmonar ou hipotensão. Raras vezes, eles pioram o controle glicêmico nos pacientes diabéticos do tipo 2 e, em certas circunstâncias, podem mascarar os sintomas adrenérgicos da hipoglicemia nos pacientes que recebem insulina ou sulfoniluréias. Enquanto o cuidador e o paciente estiverem conscientes desses potenciais efeitos colaterais, normalmente estes serão menores, e a proporção risco-benefício favorecerá o uso desses agentes nos pacientes diabéticos com insuficiência cardíaca.

- *Bloqueadores do canal de cálcio.* Normalmente, os pacientes diabéticos apresentam disfunção diastólica que, teoricamente, seria melhorada pelos bloqueadores de cálcio. No entanto, na maioria dos casos, esses agentes apresentam pequeno benefício, e diltiazem e verapamil são contra-indicados para os pacientes com disfunção sistólica. As abordagens primárias para tratar a insuficiência cardíaca, devido à disfunção diastólica, incluem o tratamento intensivo da hipertensão (para reduzir a pós-carga e a massa ventricular esquerda) e os diuréticos (para evitar a sobrecarga de volume). Os bloqueadores do canal de cálcio são, às vezes, extremamente úteis no tratamento da hipertensão nos pacientes diabéticos tipo 2. Nos pacientes que permanecem hipertensos, apesar do tratamento com um inibidor da ECA, ou bloqueador do receptor de angiotensina, β-bloqueador e diurético, os antagonistas diidropiridina de ação prolongada são geralmente úteis.

- *Ajuda mecânica e transplante.* Quando o tratamento convencional da insuficiência cardíaca falha nos pacientes diabéticos, que apresentam cardiomiopatia e insuficiência cardíaca sintomática, medidas extremas deverão ser consideradas. No entanto, a presença de doença significativa terminal de órgão, especialmente nefropatia, aumenta o risco de tais intervenções. O diabete aumenta o risco de infecção pelos dispositivos de ajuda ventricular. Depois do transplante cardíaco, o diabete também aumenta o risco de infecção e insuficiência renal. Os pacientes diabéticos podem precisar de altas doses de insulina ou agentes hipoglicemiantes orais, quando recebendo corticosteróides para a imunossupressão. Depois do transplante, o diabete aumenta o risco de vasculopatia coronariana do transplante. Por isso, existem aspectos relacionados ao diabete que exigem atenção cuidadosa, quando da avaliação dos pacientes antes de um transplante cardíaco.

- *Metformina e tiazolidinedionas.* A presença de insuficiência cardíaca também complica o uso dos agentes hipoglicemiantes orais empregados nos pacientes diabéticos tipo 2. Geralmente, a metformina é contra-indicada por causa do risco de hipoperfusão renal, reduzindo o *clearance* do medicamento, o que poderá causar o desenvolvimento de acidose láctica grave. As tiazolidinedionas tendem a promover o ganho de peso e a retenção de líquidos, e poderão piorar a insuficiência cardíaca. Esses agentes são contra-indicados para os pacientes com insuficiência cardíaca de moderada a grave, mas poderão ser usados, com cautela, nos pacientes assintomáticos ou levemente sintomáticos depois do tratamento. Nesse caso, a dose deverá sofrer gradual titulação, e os pacientes deverão ser cuidadosamente monitorados para o ganho excessivo de peso, a piora do edema ou dispnéia. Em alguns casos, esses sintomas poderão ser controlados pelo aumento da terapia diurética ou pela redução da dose do medicamento, mas outros casos necessitam da descontinuação da medicação.

NEUROPATIA AUTONÔMICA CARDÍACA

A neuropatia autonômica cardíaca desenvolve-se ao longo do tempo em aproximadamente um quarto das pessoas diabéticas. A neuropatia autonômica pode envolver a inervação parassimpática e simpática da vasculatura cardíaca e periférica, levando a um espectro de manifestações. Na sua forma mais leve, neuropatia cardíaca envolve a inervação parassimpática do coração e poderá levar a um leve aumento da freqüência cardíaca de repouso. Em casos avançados, a neuropatia autonômica causa hipotensão ortostática grave com tonturas recorrentes, falta de firmeza ou mesmo síncope manifesta.

A neuropatia autonômica cardíaca deverá ser considerada nos pacientes diabéticos que apresentam neuropatia periférica ou outras formas de neuropatia autonômica. Um simples teste à beira do leito é realizado para avaliar o paciente para as alterações da pressão sangüínea ortostática. Uma queda na pressão sistólica > 15 mmHg na ausência de hipovolemia aguda é sugestiva e > 20 mmHg é um diagnóstico satisfatório de disfunção autonômica avançada. Os pacientes diabéticos e com neuropatia autonômica também apresentam alterações moderadas na freqüência cardíaca, durante a respiração profunda, de pé e nas manobras de Valsalva, junto com a redução das respostas da pressão sangüínea à mão fechada e à posição de pé. Existem muitas medidas sensíveis da neuropatia autonômica cardíaca, mas elas estão disponíveis apenas quando equipamentos especializados são empregados. Por outro lado, um registro eletrocardiográfico que mostre um ritmo sinusal geralmente indica que a função autonômica cardíaca está saudável em um paciente diabético.

Os pacientes diabéticos que apresentam neuropatia autonômica cardíaca são de alto risco cardiovascular, com mortalidade cardiovascular em torno de 25-40% em cinco anos. Os mecanismos específicos por meio dos quais isso ocorre continuam parcialmente desconhecidos. Conforme discutido anteriormente, a neuropatia autonômica cardíaca pode desempenhar um papel na patogênese da isquemia silenciosa nos pacientes diabéticos. A neuropatia autonômica cardíaca também pode contribuir para anormalidades na função ventricular esquerda, comprometendo a capacidade de exercícios e a reserva contrátil ventricular. Ela também pode causar anormalidades de repolarização e, potencialmente, predisposição à morte súbita nos pacientes diabéticos. Além disso, a neuropatia autonômica cardíaca é encontrada nos pacientes de alto risco que apresentam DAC grave estabelecida, doença renal, controle glicêmico inadequado e dislipidemia.

CONCLUSÃO

A associação entre o diabete e a doença cardíaca tem sido reconhecida ao longo de cem anos. Em contraste com a população geral, o progresso na redução da morbidade e mortalidade da doença cardíaca está bem atrasado para os pacientes diabéticos. Os estudos de pesquisa contínuos prometem responder as questões-chave clínicas relacionadas a como melhor identificar e tratar a DCV nos pacientes diabéticos.

LEITURA COMPLEMENTAR

Gaede P, Vedel P, Larson N, et al. Multifactorial intervention and cardiovascular disease in patients with type 2 diabete. *N Engl J Med* 2003; 348:383.

Heart Outcomes Prevention Evaluation (HOPE) Study Investigators. Effect of ramipril on cardiovascular and microvascular outcomes in people with diabetes mellitus: results of the HOPE study and MICRO-HOPE substudy. *Lancet* 2000; 355:253.

Malmberg K. Prospective randomised study of intensive insulin treatment on long term survival after acute myocardial infarction in patients with diabete mellitus. DIGAMI (Diabete Mellitus, Insulin Glucose Infusion in Acute Myocardial Infarction) Study Group [ver comentários]. *British Medical Journal* 1997; 314:1512.

Vinik AI, Mitchell BD, Maser RE, et al. Diabetic autonomic neuropathy. *Diabete Care* 2003; 26:1553.

Wackers FJT, Young LH, Inzucchi SE, et al. Detection of silent myocardial ischemia in asymptomatic diabetic subjects: The DIAD study. *Diabete Care* 2004; 27:1954.

Para uma discussão mais detalhada e bibliografia adicional sobre este tópico, consulte, por favor, Porte *et al: Ellenberg & Rifkin's Diabetes Mellitus*, 6th ed., Capítulo 49.

Doença Vascular Periférica em Diabéticos   27
Cameron M. Akbari e Frank W. LoGerfo

FISIOPATOLOGIA DA DOENÇA VASCULAR NO DIABETE MELITO

As complicações do diabete podem ser melhor caracterizadas como alterações na estrutura e na função vascular, com subseqüente lesão terminal e óbito. Especificamente, dois tipos de doença vascular são observadas nos pacientes diabéticos: uma deficiência microcirculatória não-oclusiva envolvendo os capilares e as arteríolas dos rins, a retina e os nervos periféricos, e uma macroangiopatia caracterizada pelas lesões ateroescleróticas das coronárias e circulação arterial periférica. O primeiro tipo é relativamente exclusivo do diabete; contudo, as lesões são morfológicas e funcionalmente similares tanto nos pacientes diabéticos como naqueles não-diabéticos.

A conhecida doença dos pequenos vasos do diabete é uma forma imprecisa de referência, já que essa doença sugere uma lesão oclusiva não-tratável na microcirculação. Estudos anatômicos e fisiológicos prospectivos demonstram que não existe essa doença oclusiva microvascular. A noção de "doença dos pequenos vasos" está contida na regra dos princípios de recuperação do membro nos pacientes diabéticos, já que a reconstrução arterial é quase sempre possível e bem-sucedida nesses pacientes.

Embora não exista lesão oclusiva na microcirculação do diabético, o diabete é caracterizado por uma disfunção microvascular, com elevada permeabilidade vascular e deficiente auto-regulação do fluxo sangüíneo e tônus vascular. As complicações características microvasculares do diabete são a retinopatia, a nefropatia e a neuropatia. Estudos baseados na população identificaram uma correlação entre seu desenvolvimento e a duração do diabete. O controle glicêmico afeta tanto a severidade quanto o desenvolvimento dessas complicações, conforme observado no *Diabetes Control and Complications Trial* (DCCT).

Contudo, várias teorias postulam conforme a etiologia da microangiopatia acelerada, segundo a qual é provável que vários desarranjos bioquímicos trabalhem sinergicamente em múltiplas áreas no nível arteriolar e capilar, incluindo a membrana basal, as células dos músculos lisos e as células endoteliais. O espessamento da membrana basal capilar é a alteração estrutural dominante tanto na neuropatia quanto na retinopatia, e as alterações na membrana basal provavelmente contribuem para a albuminúria e para a progressão da nefropatia diabética. No pé diabético, o espessamento da membrana basal capilar pode, teoricamente, impedir a migração dos leucócitos e a resposta hiperêmica após a lesão, aumentando a suscetibilidade do pé diabético para a infecção. No entanto, essas alterações não levam ao estreitamento do lúmen capilar, e o fluxo sangüíneo pode ser normal ou mesmo maior independente dessas alterações.

Uma série de outras anormalidades microvasculares podem ser encontradas no pé diabético. O fluxo sangüíneo capilar e a resposta máxima hiperêmica ao estímulo são reduzidos no pé diabético, sugerindo que a deficiência microvascular *funcional* seja um fator contribuinte importante para os problemas do pé diabético.

Além disso, o diabete também afeta o reflexo axonal (vasodilatação neurogênica), o que debilita ainda mais a capacidade do pé diabético de apresentar um fluxo sangüíneo máximo depois de uma lesão.

Na circulação coronariana e cerebral, a reduzida reserva do fluxo coronariano e a reatividade deficiente coronariana são observadas nos pacientes diabéticos com artérias coronarianas angiograficamente normais, sem qualquer outra complicação microvascular evidente, sugerindo uma disfunção endotelial inicial. De maneira similar, a reserva cerebrovascular deficiente também é observada nos pacientes diabéticos, especialmente entre os pacientes com outras complicações microvasculares.

A função endotelial é anormal nos pacientes com diabete melito insulino dependente e não-insulino-dependente, e uma série de mecanismos responsáveis pela disfunção vascular é proposta, principalmente anormalidades na via do óxido nítrico, produção anormal dos prostanóides vasoconstritores, sinalização intracelular, redução da atividade Na^+-K^+-ATPase e produtos finais glicosilados avançados. Várias linhas de evidência indicam que a microcirculação também está envolvida na patogênese da neuropatia diabética, e a etiologia desta pode ser uma interatividade complexa entre os defeitos metabólicos e microvasculares, envolvendo a aldose redutase, a atividade Na^+-K^+-ATPase e o óxido nítrico.

Em contraste às anormalidades microcirculatórias, a macroangiografia do diabete é similar àquela que ocorre na população não-diabética, e é devida à doença oclusiva ateroesclerótica. O estudo de Framingham, com mais de 5.000 pacientes, demonstrou que o diabete é um fator de risco poderoso para a doença arterial periférica e coronariana ateroesclerótica, independente de outros fatores de risco ateroescleróticos. Nos vasos coronarianos e da carótida extracraniana, o risco de eventos isquêmicos coronarianos e de acidente vascular cerebral é duas a quatro vezes maior do que na população não-diabética, e a presença do diabete é equivalente a três outros fatores de risco para o óbito cardiovascular.

A doença arterial das extremidades inferiores é mais comum entre os pacientes diabéticos. A presença do diabete está associada a um risco duas a três vezes maior de claudicação intermitente, comparada com sua ausência. Independente dos avanços significativos na prevenção e no tratamento da doença vascular periférica, o diabete continua a ser único fator de risco cardiovascular extremamente forte para o desenvolvimento da isquemia crítica da perna e a perda de membros. Conforme observado anteriormente, a causa da doença oclusiva da extremidade mais inferior é a mesma nos pacientes diabéticos e não-diabéticos; no entanto, a grande diferença entre essas duas populações de pacientes é o padrão e a localização das lesões oclusivas. Considerando-se que as lesões oclusivas do segmento superficial femural e poplíteo são comumente encontradas em pacientes não-diabéticos com isquemia em membro, os pacientes diabéticos normalmente apresentam doença oclusiva envolvendo as artérias infragenicular ou tibial. No entanto, as artérias do pé são quase sempre patentes, o que permite o sucesso da reconstrução arterial distal, independente da doença arterial tibial mais proximal extensa.

DIABETE E DOENÇA CEREBROVASCULAR

Conforme observado anteriormente, a incidência de acidente vascular cerebral isquêmico é, pelo menos, 2-5 vezes maior nos pacientes diabéticos, e a mortalidade e a gravidade do acidente vascular cerebral são maiores nesse tipo de paciente. O relativo risco de acidente vascular cerebral aumenta mais mesmo entre os pacientes diabéticos com retinopatia, neuropatia ou nefropatia manifestada, sugerindo que a presença do diabete introduz a fisiopatologia microvascular e cerebrovascular, o que pode aumentar a freqüência e a gravidade do acidente vascular cerebral nesses pacientes.

A glicose sangüínea elevada é tóxica para o tecido cerebral infartado, e a gravidade do acidente vascular cerebral é maior nos pacientes hiperglicêmicos. Entre os pacientes diabéticos, o controle glicêmico insatisfatório dobra o risco de acidente vascular cerebral isquêmico, mesmo depois do ajuste de outras variáveis. O fluxo sangüíneo cerebral anormal pode ser observado no diabete experimental e, entre os pacientes diabéticos sem histórico de doença cerebrovascular, a tomografia de fóton único (SPET) demonstrou alterações múltiplas subclínicas no fluxo sangüíneo cerebral. A hiperglicemia sozinha causa a redução do fluxo sangüíneo cerebral e uma resposta deficiente cerebral vasodilatadora, podendo prejudicar a auto-regulação do fluxo sangüíneo cerebral. Conforme notado anteriormente, a alteração na reatividade vascular cerebral ocorre entre os pacientes com diabete há longo tempo manifestado e pode refletir uma microangiopatia cerebrovascular generalizada, envolvendo as aterríolas cerebrais de resistência.

Por causa do prognóstico desfavorável de acidente vascular cerebral entre os pacientes diabéticos, esforços deverão ser direcionados para reduzir o risco nesses pacientes, incluindo a redução ou eliminação de fatores de risco concomitantes. Além disso, entre os pacientes selecionados sintomáticos e assintomáticos com estenose da artéria carótida interna de alto grau, a endarterectomia da carótida reduziu o risco de acidente vascular cerebral. Embora a segurança da endarterectomia da carótida nos pacientes diabéticos seja questionável, as taxas de morbidade e mortalidade são comparáveis àquelas da população não-diabética.

PÉ DIABÉTICO

Os problemas do pé diabético são a causa mais comum da hospitalização dos pacientes diabéticos, com um custo de assistência médica anual de mais de 1 bilhão de dólares. O diabete é um fator que representa a metade de todas as amputações de extremidades inferiores nos Estados Unidos da América do Norte, e o relativo risco para amputação é 40 vezes maior nas pessoas diabéticas. Junto com a neuropatia e a infecção, a isquemia causada pela doença vascular periférica é uma consideração fundamental na patogênese e no tratamento da doença do pé diabético.

A neuropatia periférica é uma complicação comum do diabete, e pode ser amplamente classificada como sensomotor ou autonômica. A neuropatia sensomotora inicialmente envolve as extremidades mais inferiores distais, um progresso central e é tipicamente simétrica. O envolvimento da fibra nervosa sensorial leva à perda da sensibilidade protetora no pé. Como conseqüência, os metatarsos são curvados, com proeminência da cabeça do metatarso formando os "dedos em garra". Isto causa pontos anormais de pressão que se desenvolvem nas proeminências sem sensibilidade, com subseqüente formação de calo, rachadura, erosão e ulceração. Entretanto, a neuropatia autonômica no pé causa perda do tônus simpático, que resulta no aumento do desvio arteriovenoso e fluxo sangüíneo ineficiente. A denervação autonômica das glândulas sudoríparas leva à rachadura da pele seca, e predispõe mais ainda o pé diabético à quebra da pele e ulceração.

O espectro de infecção na doença do pé diabético varia de ulceração superficial à gangrena extensa com sepse fatal. A maioria das infecções são polimicrobianas, e os patógenos mais comuns são os cocos e os estreptococos; as úlceras mais complicadas podem alojar anaeróbios e bacilos gram-negativos. As potenciais fontes da infecção do pé diabético incluem ferida ou úlcera de um único orifício, a lâmina da unha e o espaço tecidual interdigital. A infecção não-tratada pode levar à disseminação bacteriana junto com o revestimento do tendão e das lâminas fasciais, a destruição da fáscia interóssea e a disseminação na direção do dorso do pé. O edema no pé eleva as pressões compartimentais, o que resulta na trombose capilar e em mais deficiência do fluxo sangüíneo nutriente.

Os sinais clássicos de infecção nem sempre estão presentes no pé diabético infectado devido às conseqüências de neuropatia, às alterações na microcirculação do pé e às anormalidades leucocitárias. A febre, os calafrios e a leucocitose podem estar ausentes em até dois terços dos pacientes diabéticos com infecções extensas do pé, e a hiperglicemia é, geralmente, o único sinal presente. Contudo, um exame completo das áreas infectadas é obrigatório, e a ferida deverá ser totalmente inspecionada, incluindo a retirada de todas as áreas cobertas por crostas, para determinar a extensão do envolvimento. As infecções deverão ser adequadamente drenadas, uma vez que os pacientes diabéticos simplesmente não toleram o pus não-drenado ou a infecção. Porque a maioria das infecções são polimicrobianas, as culturas deverão ser realizadas desde a base ou as profundidades da ferida depois do debridamento, para que o tratamento com o antibiótico apropriado seja aplicado. As úlceras profundas deverão ser gentilmente exploradas com uma sonda estéril, já que o diagnóstico de osteomielite poderá ser dado se o osso for apalpado.

Uma etapa crítica para a recuperação do membro, nos pacientes com ulceração no pé diabético, é a avaliação completa para isquemia. A área da neuropatia motora e sensorial, o espessamento da base capilar, a perda da resposta inflamatória neurogênica e o amplo espectro das anormalidades microcirculatória e endotelial resultam em um pé biologicamente comprometido. Mesmo a isquemia moderada pode levar à ulceração sob essas circunstâncias. O conceito de isquemia poderá ser modificado na tomada de decisão sobre a reestruturação arterial no pé diabético, já que o pé biologicamente comprometido precisa do *máximo de circulação* para cicatrizar uma úlcera. Isso leva a três pontos fundamentais: (1) todas as úlceras de pé diabético deverão ser avaliadas para um componente isquêmico; (2) a correção de um grau moderado de isquemia melhorará a cicatrização no pé diabético biologicamente comprometido; (3) se possível, a reconstrução arterial deverá ser planejada para restaurar a pressão arterial normal de toda a área alvo. Finalmente, todos os esforços para recuperar o membro serão em vão, exceto se a isquemia for reconhecida e corrigida.

O tratamento do pé diabético deverá assumir uma abordagem ordenada, sendo a primeira prioridade o imediato controle da infecção. Subseqüentemente, a presença da isquemia deverá ser avaliada, depois da imediata reconstrução arterial, uma vez que a infecção ativa tenha sido sanada. Por fim, os procedimentos secundários, como debridamentos adicionais, amputações de dedos, retalhos locais e até mesmo retalhos livres, poderão ser realizados de maneira separada no pé totalmente vascularizado.

AVALIAÇÃO DA DOENÇA VASCULAR DA EXTREMIDADE MAIS INFERIOR NO PACIENTE DIABÉTICO

Assim como em qualquer outro processo de doença, a avaliação deverá iniciar com um histórico detalhado e exame físico. No caso de úlcera de paciente diabético, é bom considerar a duração da úlcera, o tipo de tratamento utilizado e qualquer histórico prévio de ulceração de pé e tratamento. O histórico do problema do próprio pé pode gerar valiosas informações do tipo potencial de cicatrização, presença de infecção coexistente ou doença oclusiva arterial, e a necessidade de tratamento adicional.

Qualquer paciente que apresente ulceração de pé ou gangrena deverá ser imediatamente suspeito de insuficiência arterial subjacente, mesmo se a neuropatia ou infecção estiver presente. Embora a dor noturna, em repouso, no pé seja extremamente sugestiva de doença arterial de extremidade mais inferior no paciente não-diabético, os efeitos variáveis de neuropatia tornam a dor mais difícil de ser avaliada no membro diabético. De maneira similar, os sintomas de claudicação podem estar totalmente ausentes no paciente com uma úlcera de pé diabético isquêmico. A ulceração de pé há muito tempo manifestada, coexistente com doença cardíaca (como angina ou insuficiência cardíaca) e a neuropatia sensomotora limitam a capacidade de andar o suficiente para a manifestação dos sintomas de claudicação.

A duração da úlcera também fornece vestígios importantes, considerando-se o estar de pé por muito tempo e a não-cicatrização da úlcera para sugestão de isquemia. Certamente, uma área com úlcera ou gangrena presente por vários meses é improvável que cicatrize sem algum tipo de tratamento adicional, quer ela esteja isenta de áreas de suporte de peso, tratamento da infecção ou, mais comumente, de correção da insuficiência arterial. Um histórico anterior de revascularização da perna (incluindo terapias percutâneas) também fornece uma pista importante de insuficiência arterial subjacente. Por causa da predileção pela doença oclusiva ateroesclerótica do tipo imagem em espelho, a perna contralateral também precisa ser considerada, uma revascularização anterior na perna oposta pode sugerir insuficiência arterial no lado afetado. O histórico de outros fatores de risco cardiovasculares, como o tabagismo ou a hiperlipidemia, também são importantes, já que sua presença aumenta a probabilidade de que a isquemia esteja contribuindo para o atual problema do pé.

Na presença de isquemia, todos os esforços para recuperar o membro serão em vão, e o exame físico deverá incluir uma abordagem sistemática de avaliação para insuficiência arterial. No paciente com ulceração de pé, conhecer a localização da úlcera pode ser valioso, e é comum que essas lesões puramente isquêmicas ocorram, nas partes mais distais do pé, como os dedos, o pé ou o calcanhar, em oposição às úlceras neuropáticas observadas nas áreas de suporte de peso. Áreas com múltiplas ulcerações ou gangrena no pé, ausência de tecido de granulação ou ausência de sangue no debridamento da úlcera poderão aumentar imediatamente a preocupação com uma insuficiência arterial subjacente. Outros sinais sugestivos de insuficiência arterial são a palidez com a elevação, as fissuras (especialmente no calcanhar) e a ausência de crescimento dos pêlos. Apesar de a precária condição da pele e a hiperceratose nem sempre serem bons indicadores da doença arterial, eles deverão ser observados, já que podem ajudar a confirmar as impressões clínicas iniciais.

A verificação dos pulsos, incluindo o estado da pulsação do pé, é o mais importante componente do exame físico, já que se *presume que a isquemia esteja sempre presente na ausência de uma pulsação palpável*.

Embora não seja difícil, a verificação correta da pulsação das extremidades mais inferiores requer domínio preciso da técnica. A pulsação femoral é sentida no espaço mediano entre a espinha ilíaca superior e o tubérculo pubiano, exatamente abaixo do ligamento inguinal. A pulsação poplítea deverá ser palpada com ambas as mãos e com o joelho flexionado em até 15 graus. Palpar a pulsação do pé exige um conhecimento do local correto das artérias nativas. A artéria *dorsalis pedis* está localizada entre o primeiro e o segundo metatarso, exatamente ao lado do tendão do músculo extensor longo do hálux, e sua pulsação é palpada com os dedos da mão ao redor do pé, envolvendo-o parcialmente. Se a pulsação não puder ser sentida, os dedos poderão ser movidos alguns milímetros em cada direção, já que a artéria poderá ter um curso ocasional levemente anômalo. Um engano comum é colocar um único dedo em uma única área no dorso do pé. A artéria tibial posterior está tipicamente localizada na curva do orifício, exatamente atrás do maléolo medial, próxima ao meio da distância entre o maléolo e o tendão de Aquiles. A mão do examinador deverá estar na posição contralateral ao pé examinado (isto é, a mão direita deverá ser usada para palpar o pé esquerdo e vice-versa), de forma a permitir que a curvatura da mão acompanhe o tornozelo.

Uma série de testes arteriais não-invasivos poderão ser requeridos no esforço de quantificar o grau da isquemia. No entanto, na presença de diabete, *todos* esses testes apresentam limitações significativas. Embora as pressões derivadas de Doppler tenham provado ser confiáveis na identificação do grau e do nível da doença oclusiva arterial, nos pacientes não-diabéticos, seu uso está limitado na presença de diabete. A calcinose arterial medial geralmente ocorre em pacientes diabéticos e está caracterizada pela calcificação *não-obstrutiva* da parede do vaso na camada mediana; sua presença pode resultar em artérias não-compressíveis com altas pressões sistólicas no segmento, e altos índices braquial-tornozelo. A calcificação medial deverá ser suspeitada se a pressão do tornozelo exceder em muito a pressão do braço, ou quando o sinal de Doppler no tornozelo não puder ser suprimido com uma pressão maior do que 250 mmHg. Os níveis mais baixos de calcificação nos vasos do dedo suportam o uso das pressões sistólicas do dedo como um indicador mais confiável do fluxo arterial para o pé. No entanto, o uso das pressões do dedo em geral é limitado pela proximidade da úlcera do pé da área do tornozelo, pelo tamanho do próprio tornozelo e outras variáveis extrínsecas.

As formas da onda do segmento de Doppler e os registros do volume pulsado não são afetados pela calcificação medial. Uma forma de onda de Doppler normal é trifásica; com obstrução proximal, a forma da onda torna-se monofásica. Os registros do volume de pulsação inclinam-se na direção dos registros pletismográficos da alteração no volume, que ocorre com cada pulsação. Um tronco pontudo, pico estreito e ponto dícroto caracterizam um registro normal. Com o aumento dos níveis da insuficiência arterial, a forma da onda perde o ponto dícroto, seguindo-se a perda da amplitude e moderação da forma da onda. Uma vez que nenhum desses testes inclinase na direção do fluxo de supressão dentro do vaso (diferente das pressões derivadas de Doppler), eles poderão provar a utilidade no paciente diabético com suspeita de insuficiência arterial. No entanto, existem limitações significativas no seu uso e deverá haver cautela quando se interpretar seus resultados. A avaliação dessas formas de onda é, primariamente, qualitativa e não quantitativa. Um traçado plano de pé é uma prova convincente de isquemia, mas é difícil tomar decisões clínicas com base na magnitude da forma da onda. Similarmente, a severidade da insuficiência arterial não poderá ser precisamente interpretada, já que não existe um índice quantitativo confiável. Além disso, a qualidade das formas da onda é afetada pelo edema periférico, tamanho do tornozelo e artefato de deslocamento. Por fim, a presença de ulceração, especialmente no nível do pé, em geral impede o posicionamento do tornozelo de forma precisa.

As medidas da oximetria transcutânea regional ($TcPO_2$) também não são afetadas pela calcinose medial e estudos recentes reportaram sua confiabilidade no nível de previsão da cicatrização de úlceras e de amputações. As limitações, incluindo a falta de padronização de equipamento, a variabilidade de usuário e uma grande "área cinza" de valores, restringem sua aplicabilidade. Além disso, as medidas $TcPO_2$ são mais altas nos pacientes diabéticos com úlceras de pé, quando comparadas com a população não-diabética, o que limita mais ainda a capacidade desse teste para prever a isquemia.

As limitações do teste vascular não-invasivo nos pacientes diabéticos com ulceração de pé enfatiza a importância da continuidade por meio de uma avaliação "habitual" e um julgamento clínico. Para reiterar, o estado da pulsação do pé é o aspecto mais importante do exame físico e a doença oclusiva estará presente se as pulsações do pé não forem palpadas. Pelo fato de a recuperação do fluxo pulsátil aumentar as chances de cicatrização no pé diabético, as pulsações do pé não-palpáveis são uma indicação para a arteriografia de contraste, em ambiente hospitalar, da perda tecidual, cicatrização insatisfatória ou gangrena, mesmo quando a neuropatia seja a causa anterior da ruptura da pele ou ulceração. A arteriografia é realizada para determinar e planejar o tipo de reconstrução arterial que resultará na recuperação da pulsação do pé.

A preocupação em relação à disfunção renal induzida pelo contraste na presença do diabete não deverá deixar dúvidas sobre a necessidade de ser realizada uma arteriografia de alta definição de toda a circulação distal. Vários estudos prospectivos documentaram que a incidência de nefropatia induzida pelo contraste não é maior no paciente diabético sem doença renal preexistente, especialmente com o uso criterioso da hidratação e agentes protetores renais. Alternativamente, a angiografia feita por ressonância magnética e o mapeamento duplo poderão ser empregados tanto em conjunto com ou no lugar da angiografia por contraste.

Por mais que a modalidade por imagem para a pré-cirurgia seja escolhida antes da reconstrução arterial, é obrigatório que consideração seja dada ao padrão da doença vascular da extremidade mais inferior nos pacientes diabéticos, e que a circulação infrapoplítea completa seja incorporada, incluindo os vasos do pé. Em virtude de os vasos do pé serem geralmente poupados pelo processo oclusivo aterosclerótico, mesmo quando as artérias tibiais estão obstruídas, é essencial que arteriografias não sejam limitadas ao nível médio da tíbia.

PRINCÍPIOS DA RECONSTRUÇÃO ARTERIAL NO PÉ DIABÉTICO

A restauração da pulsação do pé é um objetivo fundamental da revascularização no pé diabético. Embora a revascularização para as artérias poplítea ou tíbio-peroneal possa recuperar as pulsações do pé, o padrão da característica da doença oclusiva no paciente diabético normalmente requer maior quantidade de enxerto de revascularização distal. De forma específica, o enxerto autógeno de veia para a *dorsalis pedis*, tibial posterior distal e artérias plantar reúne conhecimento desse padrão anatômico e resultará em um fluxo sangüíneo pulsátil máximo, que é necessário para a cicatrização. A experiência com o enxerto de revascularização da *dorsalis pedis* demonstrou a possibilidade técnica e a desobstrução excelente a curto e a longo prazo. Mais importante, as taxas reportadas de recuperação do membro em cinco anos foram de aproximadamente 85%. Fundamental para esse sucesso é a técnica meticulosa e seu uso adequado. A principal indicação para o enxerto pedal é quando não há outro vaso que tenha continuidade com o pé, especialmente nos casos em que houve perda de tecido, e ele será desnecessário se uma revascularização mais proximal recuperar a pulsação do pé. A veia autógena é o conduto preferido para todas as revascularizações da extremidade mais inferior, e, em nossa opinião, sempre deverá ser usado para os enxertos de revascularização pedal. A localização distal da artéria *dorsalis pedis*, precisa, teoricamente, de um condutor venoso longo, o que, em geral, não é possível. No entanto, pelo uso da artéria femoral superficial distal ou da poplítea como uma área de influxo, uma veia de curto comprimento poderá ser usada, com uma desobstrução excelente de longo prazo. Isso é especialmente verdade no paciente diabético, novamente devido ao padrão da doença aterosclerótica.

A infecção ativa no pé é comumente observada no pé diabético isquêmico complicado. No entanto, essa não é uma contra-indicação para a revascularização da extremidade mais inferior, desde que o processo infeccioso seja controlado e localizado em área afastada das incisões propostas. O controle adequado implica ausência de sepse e resolução de celulite, linfagite e edema, especialmente nas áreas das incisões propostas, necessárias para expor a artéria distal ou a veia safena.

Independente do sucesso da técnica de revascularização da extremidade mais inferior nos pacientes diabéticos, continua a existir a preocupação com a função do paciente a longo prazo e com a sobrevida. No entanto, estudos recentes demonstraram claramente a sobrevida a longo prazo e a recuperação do membro equivalentes em pacientes diabéticos ou não.

Depois da revascularização bem-sucedida, os procedimentos secundários poderão ser realizados para a recuperação do membro e do pé. As ulcerações crônicas poderão ser tratadas pela extirpação da úlcera, artroplastia ou hemifalangectomia. Nos pacientes com extensa perda tecidual, os retalhos locais e os retalhos livres poderão ser usados. Devido à arquitetura do pé diabético, as anormalidades estruturais ósseas subjacentes são, normalmente, a causa da ulceração e poderão ser corrigidas pela ressecção da cabeça do metatarso ou pela osteotomia. As úlceras de calcanhar poderão ser tratadas pela calcanectomia parcial e local (p. ex., tendão flexor), ou mesmo pela cobertura de retalho livre.

CONCLUSÃO

O paciente diabético e com doença vascular periférica representa uma fisiopatologia complexa única, envolvendo as doenças microcirculatória e macrocirculatória. Pelo fato de a grande parte da incapacidade e da morbidade do diabete ser causada diretamente por essas alterações vasculares, o conhecimento da doença vascular diabética é crítico para reduzir a morbidade e a mortalidade do diabete de forma geral.

LEITURA COMPLEMENTAR

Akbari CM, LoGerfo FW. Diabete and peripheral vascular disease. *J Vasc Surg* 1999; 30:373.
Akbari CM, Pomposelli FB Jr, Gibbons GW, et al: Diabete mellitus: A risk factor for cartoid endarterectomy? *J Vasc Surg* 1997; 25:1070.
Akbari CM, Pomposelli FB Jr, Gibbons GW, et al: Lower extremity revascularization in diabete: Late observations. *Arch Surg* 2000; 135:452.
LoGerfo FW, Coffman JD: Vascular and microvascular disease of the foot in diabete. *N Engl J Med* 1984; 311:1615.
Veves A, Akbari CM, Primavera J, et al: Endothelial dysfunction and the expression of endothelial nitric oxide synthetase in diabetic neuropathy, vascular disease, and foot ulceration. *Diabete* 1997; 47:457.

Para uma discussão mais detalhada e bibliografia adicional sobre este tópico, consulte, por favor, Porte *et al: Ellenberg & Rifkin's Diabete Mellitus*, 6th ed., Capítulo 50.

28 | O Pé Diabético
William C. Coleman

INTRODUÇÃO

A história do cuidado com os pés de pessoas diabéticas é carregada de frustrações para os médicos, familiares e pacientes. Durante a última década do século XX houve um contínuo aperfeiçoamento das técnicas de intervenção para melhorar o fluxo vascular dos membros extremos inferiores das pessoas diabéticas e novas medicações tópicas e curativos foram introduzidos para melhorar o controle das feridas dos pés. No entanto, durante esse mesmo período de tempo, houve um desapontamento com o aumento de 22% no total do número de amputações realizadas em pacientes diabéticos. No final da década de 1990, o número anual de amputações das extremidades mais inferiores na população diabética cresceu para mais de 67.000, e a maioria foi realizada em pacientes que recebiam os benefícios do Medicare*.

Independente desse quadro, as práticas de prevenção de amputações bem-sucedidas têm sido repetidamente confirmadas por vários grupos, com até 68% de redução nas amputações por um período superior a dois anos. Na Espanha, 318 pacientes diabéticos com neuropatia foram acompanhados por Calle-Pascual e associados por um período de 3-6 anos, os quais concordaram em participar de um programa de orientação e monitoramento dos pés. Os participantes que concordaram com todos os aspectos do programa apresentaram 13 vezes menos risco de desenvolver uma primeira úlcera, e 44 vezes menos risco de amputação, quando comparados com pacientes que não participavam do programa.

Os programas bem-sucedidos têm utilizado equipes multidisciplinares de cuidado dos pés, incluindo especialistas em pés e/ou técnicas especializadas na orientação sobre o cuidado com os pés, dirigidas por um coordenador-líder portador de grande conhecimento sobre o assunto. As visitas preventivas regulares foram escalonadas para ajudar os pacientes a monitorar seus pés e para reforçar a necessidade de um comportamento constante de proteção. A chave dos sucesso dos programas que foram capazes de reduzir significativamente o número de amputações das extremidades mais inferiores é a capacidade de controlar as ramificações da perda sensorial da extremidade mais inferior.

POLINEUROPATIA SENSOMOTORA

No contexto do controle dos pés, é a neuropatia sensorial que aumenta a probabilidade de o paciente desenvolver uma úlcera séria no pé. Mantey e associados descobriram

---

*N. de T. Medicare – Serviço nacional norte-americano de assistência à saúde.

que as úlceras dos pés eram, na maioria das vezes, recorridas em pacientes com precário controle glicêmico e na mais profunda neuropatia distal. A doença vascular periférica raras vezes aumenta a chance de ocorrer uma lesão, mas uma lesão em um membro com doença oclusiva arterial grave aumenta a possibilidade de perda do membro.

A polineuropatia sensomotora da extremidade mais inferior, simétrica, periférica afeta aproximadamente 50% de todas as pessoas que são diabéticas há mais de 15 anos. O pé pode estar vulnerável a dano por longo tempo, antes da perda sensorial ser totalmente notada. O paciente diabético com neuropatia freqüentemente falha em notificar a dor associada à lesão no pé ou a outros sinais e sintomas, como edema e infecção.

O médico ou terapeuta deve identificar o grau da perda sensorial que coloca a pessoa em risco. Isso envolve um teste quantitativo da sensação, que seria repetido pelo menos anualmente em todas as pessoas diabéticas. Um teste comumente usado para identificar o pé que precisa de proteção e as áreas do pé de maior risco é o monofilamento com fibras de náilon de variados diâmetros, que são calibradas para envergarem quando forças diferentes são aplicadas nas suas terminações. Três monofilamentos são recomendados para o teste do pé diabético: (1) a fibra de 1g (Semmes-Weinstein), que pode ser sentida pelo pé normal e identifica o início da neuropatia sensorial de forma precoce, em um estágio em que um cuidado especial talvez não seja necessário; (2) a fibra de 10g, para identificar as áreas que precisam ser protegidas; e (3) uma fibra de 75g, para identificar as áreas que perderam toda a sensação protetora. Claramente, a fibra 10g é a mais importante. As clínicas diabéticas muito movimentadas se beneficiam mais com os freqüentes testes com uma fibra, do que com o menos freqüente mapeamento completo da sensação.

CATEGORIZAÇÃO DO RISCO

Vários estudos foram conduzidos durante a última década para identificar os fatores que contribuem para a morbidade do pé diabético. Em um estudo prospectivo com 749 pacientes, Boyko e colaboradores descobriram que as úlceras dos pés desenvolvem-se como resultado da neuropatia, da reduzida perfusão vascular, da deformidade do pé, das pressões muito altas sob o pé, da gravidade do diabete e das complicações co-mórbidas do diabete. As pessoas diabéticas com neuropatia eram 1,7 vezes mais prováveis de desenvolver ulceração no pé. Aqueles com deformidade no pé (mobilidade limitada dos dedos do pé, joanete ou dedos deformados) eram 12,1 vezes mais prováveis de desenvolverem uma úlcera no pé. Se um determinado paciente diabético já sofreu uma amputação de membro inferior, o risco de ulceração no membro oposto aumenta em 36,4 vezes. Com a conscientização desses dados, o médico poderá começar a categorizar os pacientes de acordo com seus riscos de desenvolver uma lesão no pé (Tabela 28.1).

CALOSIDADE

Quando submetida à pressão repetida, a pele engrossa para formar um tecido caloso. O calo fortalece a capacidade da pele para resistir a pressão. O calo de uma rigidez moderada é protetor, considerando que ele pode agir como um corpo estranho, se ele for muito rígido. Nesse ponto, quando a pressão é novamente aplicada na área, o calo pode contribuir para prejudicar os tecidos profundos. O calo plantar é altamente indicador de eventual ulceração no pé.

TABELA 28.1 Classificação dos Pacientes Diabéticos de Acordo com o Risco de Desenvolver Lesão no Pé

Categoria de risco para lesão no pé	Características do paciente	Orientações necessárias	Controle do pé
0	Todos os pacientes diabéticos	Co-morbidades do diabete relacionadas ao controle glicêmico precário. Sinais que sugerem lesões na vasculatura ou nos nervos. Necessidade de calçado adequado e protetor.	Uma vez por ano procurar por um profissional de saúde para avaliar a presença de sinais de neuropatia na extremidade mais inferior ou de doença oclusiva arterial. Um teste quantitativo da sensação deverá ser realizado, pelo menos, anualmente.
1	Diabete e neuropatia periférica	Necessidade de inspeção visual diária. Sensação nos pés não pode ser confiável como um indicador da presença ou de gravidade de ferida no pé. Contatar o médico para assistência ao cuidado da ferida.	Avaliação da adequação do sapato por um profissional competente. As unhas e os calos deverão receber manutenção de um profissional da área médica. Os pés deverão ser avaliados por um médico pelo menos uma vez a cada seis meses.
2	Diabete, neuropatia e deformidade do pé	Aceitação total de usar sempre calçados adequados. Calçados práticos ou sapatos fáceis de calçar são normalmente necessários. Qualquer lesão deverá ser tratada imediatamente.	Visitar um especialista em pés a cada três meses para o cuidado com as unhas e os calos. Os pés deverão ser examinados em busca de alterações na forma ou na mobilidade.
3	Diabete e pés neuropáticos	Sempre usar calçados prescritos para reduzir o estresse do peso do corpo na(s) área(s) anterior(es) à úlcera. Caminhar sem sapatos ou com calçado não-prescrito é uma ameaça para o pé.	Visitar um médico especialista em pés a cada 1-2 meses. O calçado precisa ser examinado a cada visita para adequação e função.

FERIDAS DO PÉ

O pé pode ser danificado pelas forças externas em uma ou mais das seguintes três maneiras: (1) uma pressão baixa, não-relacionada, como a de um sapato apertado, pode causar necrose isquêmica ou ferida por pressão. Sua patologia é similar àquela de uma úlcera de decúbito; (2) uma pressão muito alta pode causar dano mecânico direto, como quando a pele é rachada ou penetrada; (3) a pressão moderada constantemente repetida em todos os passos pode resultar em inflamação nos pontos de alta pressão, seguida de bolha ou formação de úlcera. A patologia não é necrose isquêmica, porque o suprimento sangüíneo não está continuamente bloqueado, mas é mais consistente com autólise enzimática inflamatória. Chamamos esses três fatores patogênicos de isquemia, dano mecânico e autólise inflamatória.

Ulceração por Pressão Isquêmica

Um pé neuropático é vulnerável a danos por pressão não-relacionada. A pressão externa sustentada, que é maior do que a pressão capilar ou sangüínea arteriolar local, ocluirá os vasos sempre que os tecidos forem comprimidos entre o sapato e uma estrutura óssea basal.

A necrose localizada na pele do pé pode ocorrer com pressões tão baixas quanto 1 lb por polegada quadrada (psi) [aproximadamente 453,6 g por 6,45 cm^2]. Esse nível de pressão, geralmente doloroso, poderá ser excedido com os sapatos apertados (Figura 28.1). Pensando nisso, um paciente diabético deverá usar um sapato novo por apenas 2-3 horas no primeiro dia. Quando ele for retirado, o paciente deverá examinar os pés cuidadosamente, procurando por qualquer área

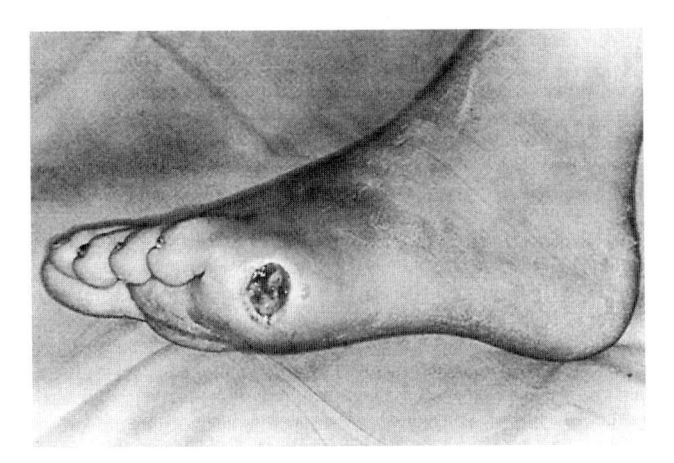

Figura 28.1 Necrose por pressão na borda lateral de um pé insensível devido ao uso de um sapato apertado de uso diário.

vermelha e por qualquer sensação de calor em qualquer área. Se a pele ficar avermelhada depois de apenas duas horas, existe uma provável chance de que ela possa ter ficado gravemente lesionada, se esse sapato tiver sido usado por 8-10 horas. Um sapato de couro poderá ser umedecido (usando 50% de água e 50% de solução de álcool isopropil) e esticado em uma forma de sapateiro, depois poderá ser usado novamente por apenas curtos períodos de tempo, até que ele fique "macio". Pessoas diabéticas deverão ser avisadas para usar apenas sapatos de couro, porque o vinil ou outro tipo de plástico não se adapta ao formato do pé e, por isso, não libera a pressão localizada.

Embora isso possa parecer lógico para encorajar as pessoas diabéticas a comprarem sapatos frouxos, estes deverão ser realmente evitados. O perigo de uma fricção é tão grande quanto o da isquemia. A fricção faz bolhas ou úlceras, que podem ocorrer atrás do calcanhar ou ao redor da borda do sapato, à medida que o pé se move na direção do eixo vertical devido à frouxidão. Essas bolhas e úlceras poderão ser evitadas pela certeza de que o calcanhar está confortável e bem-acomodado, e que o laço ou o cadarço sobre o dorso do pé está bem em cima da lingüeta, ajustada de forma conveniente, firmando o calçado no pé.

Lesões Mecânicas Diretas

Para lesionar diretamente a pele, é preciso aproximadamente 1.000 vezes mais força, por unidade de área, do que o necessário para lesionar por meio da isquemia (Figura 28.2). As lesões diretas na sola do pé podem ocorrer se o peso total de uma pessoa, 144 libras (aproximadamente 65 kg) for colocado sobre uma área de 1/9 de 1 po-

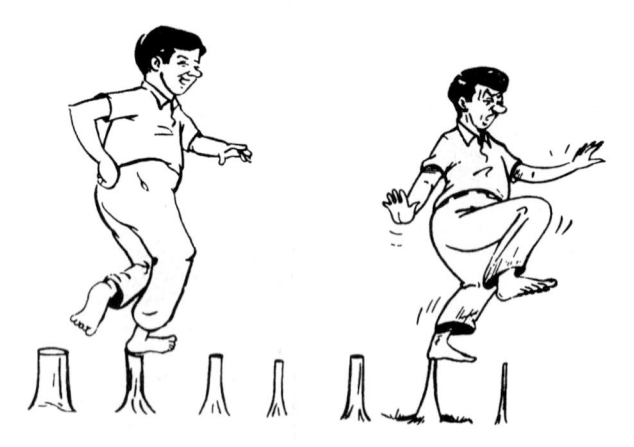

Figura 28.2 Seu peso permanece o mesmo, mas a área de suporte sobre a qual você fica de pé é menor. Sob o pé, a lesão é causada mais pelo fato de a área de apoio ser estreita do que pelo aumento da força.

legada quadrada (p. ex., calcanhar com área de uma ponta de um estilete). Então, é improvável que uma pessoa usando sapatos possa sofrer lesão direta de qualquer força externa, exceto se pequena, como a de um objeto pontudo esquecido por acaso dentro do sapato. Por causa da falta de sensibilidade – às vezes o pé poderá ser lesionado, como se andasse na ponta de um estilete ou descalço sobre objetos pontudos – os diabéticos nunca deverão andar sem calçados. Outro aviso prático é o de sempre usar sapatos com solas duras o suficiente para evitar que uma tachinha penetre no pé e sempre sacudir os sapatos antes de calçá-los.

Adicionalmente às lesões diretas por altas forças externas, há as lesões diretas oriundas do calor, do frio ou de produtos químicos corrosivos, que deverão ser consideradas. Todas as pessoas com neuropatia periférica precisam ficar alertas a tais perigos e manter uma margem de segurança. Essas pessoas precisam de meias extras quando esquiando, calçado protetor em fábricas de produtos químicos e consciência especial para os assoalhos quentes dos automóveis e caminhões. Elas deverão tomar cuidado com fogo ou aquecedores dos carros, e nunca deverão descansar seus pés sobre tubos de escapamento de vapor ou usar aquecedores elétricos muito próximos aos pés para aquecê-los nos dias de frio.

Autólise Inflamatória

A autólise inflamatória é, de longe, a causa mais comum de ulceração no pé diabético. As pressões que provocam essa inflamação variam de 20 a 70 psi e são completamente similares às pressões comumente toleradas pelas pessoas normais, que correm ou andam depressa com sapatos de sola rígida. Essas pressões não prejudicam os pés normais ou diabéticos, exceto se:

1. Elas forem freqüentemente repetidas, diariamente, sobre as mesmas áreas do pé.
2. Os tecidos já estiverem inflamados como resultado de estresse mecânico excessivo.
3. Os tecidos estiverem estruturalmente anormais, como resultado de ulceração anterior e cicatrização.

A típica ulceração do pé diabético é postulada como "começando como um calo sobre a superfície da pele". Devido aos impactos nesse calo, como resultado do andar, ocorre a ruptura entre o calo e o tecido profundo. Essa ruptura surge como conseqüência do acúmulo de células inflamatórias. Essas células liberam enzimas que praticam a lise dos tecidos basais, resultando em uma bolsa de líquido acumulado. Em virtude de o pé ser insensível, o paciente poderá continuar a andar. A inflamação e o tecido associado lesionado ficam exacerbados pela pressão hidráulica do líquido, como resultado do estresse sobre a bolsa. Isso eventualmente resulta na formação de uma bolha adjacente ao calo ou a uma rachadura na pele. O buraco na pele será menor do que o fundo da bolsa. Para o médico inexperiente, isso poderá resultar em uma subestimação da extensão da lesão. Quando uma bolha, mais do que uma ferida aberta, é encontrada e o pé é neuropático, o médico deverá levar em consideração que a lesão real está mais no fundo do calo do que sob a bolha.

CONTROLE DA CAMINHADA

O fato de as pessoas diabéticas não mancarem ou alterarem seu jeito de andar (como normalmente ocorreria) nas fases iniciais da inflamação traumática, permite-lhes continuar a andar até que se desenvolva a necrose, uma bolha ou ulceração. Toda pessoa que apresenta insensibilidade nos pés precisa ser orientada em relação aos perigos da repetição, do estresse moderado no pé e à necessidade de proteção extra para compensar a redução da sensação. As alterações pré-ulcerativas (isto é, bolhas, petéquia, eritema e aumento da temperatura da pele) podem alertar os pacientes e os médicos em uma fase em que o pé poderá ser melhor protegido para evitar mais lesões.

Os pacientes precisam saber que serão capazes de andar mais se reduzirem as áreas localizadas de alta pressão sobre a sola. Um estudo de Edmonds e colegas demonstrou o valor do calçado adequado na prevenção da ulceração recorrente em uma população de pacientes diabéticos. Eles encontraram uma recorrência de 83% de ulceração nos pacientes que usaram seus sapatos regulares, contra apenas 26% nos pacientes que usaram apenas calçados prescritos. Da mesma forma, Uccoli e Italian associados selecionaram um grupo de pacientes diabéticos neuropáticos, que foram designados randomicamente para usar seus próprios calçados e para usar calçados com acolchoados, feitos sob encomenda em sapatos com impenetrabilidade extra por 1 ano. Entre aqueles que utilizaram os calçados não-prescritos, 58,3% desenvolveram úlceras nos pés dentro de um ano, em comparação com apenas 27,7% daqueles que utilizaram calçados sob encomenda.

Nesse ponto, enquanto andando, quando o pé "balança", movendo-se para a frente, na preparação para o próximo passo, o calcanhar deixa o chão, e todo o peso do corpo fica sobre a parte da frente do pé e dos dedos, e a pressão alcança seu ponto máximo. O calcanhar e o meio do pé não dão suporte a qualquer peso, haverá apenas alguns poucos centímetros quadrados de área para amparar o peso do corpo. Sob essas condições, as pressões sob as cabeças dos metatarsos ou dedos podem se elevar para 40, 50, ou mesmo 60 psi. Esses níveis de pressão são a causa da inflamação e da ulceração, principalmente se eles forem repetidos com muita freqüência.

EXAME DIÁRIO DO PÉ

A pessoa diabética é orientada para verificar seus pés diariamente à noite, antes de deitar. A vermelhidão localizada, o calor e a formação de calos são indicações de estresse. Caso nenhum desses sintomas seja progressivo, significa que o paciente está andando muito ou usando o tipo errado de sapato. Pequenas áreas com aumento de temperatura em sua superfície, que ainda estejam quentes na manhã do dia seguinte, representam inflamação.

Se uma pessoa diabética descobre uma ferida durante o exame diário, deverá imediatamente comunicar o achado ao médico, ao enfermeiro ou à equipe de cuidados. Problemas sérios associados ao pé diabético ocorrem depois que a pele quebra e uma ferida ou a úlcera se forma. Em uma pesquisa de fatores causais que resultaram em amputação de extremidade mais inferior em pacientes diabéticos, Reiber e associados mostraram que 84% apresentaram ulceração no pé como patologia inicial. Ao mesmo tempo em que é importante prevenir as feridas ou úlceras, é absolutamente essencial concentrar no cuidado e na cicatrização do pé depois que ele foi machucado. A maior parte da reputação das feridas não-cicatrizadas nos pés de pessoas diabéticas surgiu porque essas feridas não foram detectadas, o que permitiu seu progresso, etapa-a-etapa, por meses ou mesmo anos.

CUIDADO AGUDO

O cuidador deve examinar a pele ao redor da úlcera. Se ela estiver quente e eritematosa, o prognóstico para a cicatrização é bom. Se estiver fria, azulada ou escura, o membro precisa de uma avaliação cuidadosa para competência vascular, e poderá ser um candidato à revascularização, à angioplastia ou a uma possível amputação. Todos os tecidos necrosados e calos deverão sofrer debridamento na direção da ferida por um especialista treinado.

Todas as feridas no pé deverão ser submetidas à sondagem com instrumento estéril, como uma sonda do sinus nasal, para revelar qualquer região do sinus. A manifestação de uma região é freqüentemente mascarada pela granulação ou pelo tecido necrosado. A inserção suave da sonda sinus em várias partes da ferida, de vários ângulos diferentes, revelará a região. Grayson e colegas descobriram, em um estudo de 75 pacientes, que a sondagem simplesmente para osteomielite apresentou uma especificidade de 85% e uma sensibilidade de 66%. O valor preditivo da sondagem para osteomielite foi de 89% quando o osso foi sentido. No entanto, se o osso não fosse sentido, a osteomielite não poderia ser excluída. A sondagem compara-se muito favoravelmente na sensibilidade e especificidade à radiografia e aos estudos radionuclídeos. Se a abertura da ferida no pé é estreita, na proporção da sua profundidade, ela deverá ser aberta. Tecidos necrosados poderão ser removidos e a ferida, suavemente coberta.

Uma nova úlcera ou infecção poderá necessitar de imediato repouso e antibióticos. No passado, muitos combateram o fato de que todas as pessoas com infecções nos pés e diabete deveriam ser hospitalizadas. Um estudo prospectivo realizado por Lipsky e colegas revelou que os pacientes diabéticos com infecções não-ameaçadoras do membro poderiam ser controlados com sucesso com base no tratamento ambulatorial. Se o controle ambulatorial do paciente for o escolhido, os princípios de controle da pressão e mobilidade deverão ser discutidos. Os pacientes com infecções no pé ou grave doença vascular periférica poderão ser controlados com talas posteriores ou outro dispositivo de proteção especial, conforme descrito por Hampton e Birke.

Quando a fase aguda passar (com alívio da febre e do edema), o pé poderá ser tratado por meio do uso de uma bota de gesso protetora para o caminhar.

O molde de contato total ainda é o mais seguro dos métodos de tratamento das úlceras crônicas (presente por meses ou anos) com previsão de cicatrização em 8 semanas, sendo o alívio do peso corporal providenciado por esses dispositivos especiais. A localização e o tamanho da úlcera correlacionam-se com o tempo que leva para o fechamento da ferida. Longos períodos de tempo de cicatrização são atribuídos a comprometimentos vasculares graves ou pouca colaboração e aceitação por parte do paciente. As úlceras no antepé cicatrizam em 30 dias e as úlceras plantares posteriores levam, em média, 63 dias para cicatrizar.

Os critérios de segurança no tratamento com moldes de gesso são: (1) apenas os pés com suprimento sangüíneo adequado (calor ao redor da ferida) poderão ser engessados; (2) esperar até que a infecção seja localizada e os sintomas sistêmicos tenham cedido (p. ex., febre, linfoadenopatia inguinal leve); (3) certificar-se de que a ferida está totalmente aberta para não haver perigo de fechamento da pele superior, causando uma bolsa profunda de infecção; e (4) contato constante com o paciente; remover o gesso se quaisquer novos sintomas recorrentes forem observados.

Normalmente, o primeiro gesso é removido e outro molde é reaplicado depois de 7 dias, porque o membro sempre murcha com a diminuição do edema, assim que ocorre a imobilização. Se houver edema óbvio no momento em que este for aplicado pela primeira vez, este deverá ser trocado em menos tempo, porque um molde frouxo pode produzir bolhas por fricção. O segundo molde, em geral, é deixado por duas semanas sem frouxidão significativa. Nunca deverá ser deixada uma "janela" no molde. Os cantos da janela causam estresse, como o de um objeto pontiagudo, nos tecidos edemaciados que estão sob eles.

CONTROLE DE ÚLCERAS RECÉM-CICATRIZADAS

Quando uma úlcera torna-se finalmente epitelizada, não é necessário manter o paciente na cama ou com o molde de gesso. No entanto, o pé não está ainda totalmente cicatrizado, e o andar precisa ser cuidadosamente graduado, porque a cicatriz não está consolidada e os tecidos ainda estão frágeis. Quando uma úlcera cicatrizada abre novamente, isso ocorre, em geral, no primeiro mês depois da cicatrização. Esse fato tem sido atribuído à recorrência de infecção, mas a explicação verdadeira é o estresse em forma de ponta, que é normal do caminhar. Um resultado previsível é que os tecidos recém-formados rasguem-se com a formação de hematoma sob a nova pele. A lesão é repetida com a continuação do andar até que a ferida rompa mais uma vez.

Algumas regras simples devem ser seguidas para reduzir esse tipo de recorrência da úlcera do pé:

1. O paciente deve compreender o problema; do contrário, ele não reduzirá a atividade.
2. O estresse em forma de ponta ocorre muito com caminhadas rápidas, inícios e paradas imediatas, e quando andando a passos largos. Também ocorre com a extensão dos dedos na junta metatarsofalangiana, quando o pé se curva no momento da sua projeção, na fase propulsiva do passo.
3. Nas primeiras semanas depois da cicatrização da úlcera, o paciente deverá caminhar o menos possível, vagarosamente e em pequenos passos, de preferência com um sapato de sola rígida.
4. A fricção entre a pele da sola do pé e a palmilha interna do sapato deverá ser reduzida. A camada interna da palmilha deverá ser fina e escorregadia (couro ou náilon, em preferência aos produtos de borracha ou espuma de polietileno).

Talco, silicone ou duas meias ajudam a reduzir a extensão da pele do pé diretamente sobre o sapato.

INTERVENÇÃO CIRÚRGICA

A cirurgia eletiva no pé diabético é principalmente direcionada para a prevenção de pressão localizada e cortes. Se por qualquer razão for difícil evitar o alto estresse para um único aspecto do pé, mesmo com sapatos bem-adaptados, então um cirurgião deverá ser consultado. Dedos em forma de garras ou martelo devem ser endireitados para evitar o estresse na ponta do pé ou no aspecto dorsal da junta interfalangiana. Os joanetes e o hálux valgo precisam de correção.

Se uma cabeça do metatarso estiver proeminente sobre a sola e estiver sob estresse indevido durante o caminhar com um sapato bem-adaptado, poderá ser útil realizar uma osteotomia na altura do pescoço, deslocando a cabeça de modo a ficar em alinhamento com os demais metatarsos. É menos freqüente que um metatarso seja encurtado para trazê-lo ao alinhamento com os outros, já encurtados. Raramente, deverá haver remoção de um metatarso. Embora isso permita a cicatrização da úlcera sob ele, sua remoção reduz a possibilidade de superfície para o peso corporal e aumenta o estresse sob os metatarsos remanescentes, gerando novas preocupações.

Às vezes, um pé pode ter um desequilíbrio intrínseco, como pé em forma de gota ou pé invertido. Se esse desequilíbrio ou deformidade puder ser corrigido cirurgicamente, pela transferência do tendão ou pela osteotomia, esse procedimento poderá evitar a necessidade de sapatos sob medida ou uso permanente de suportes.

FRATURAS NEUROPÁTICAS

A definição de uma fratura de "Charcot" tem evoluído ao longo do tempo. Jean Martin Charcot descreveu a artropatia que se desenvolveu sem causa conhecida em pacientes com atrofia progressiva definhante ou outra neuropatia. O termo *fratura de Charcot* (ou pé de Charcot) é agora usado para descrever uma fratura na presença de neuropatia. Ele também poderá ser estendido para incluir casos de colapsos dos tarsos devido à deficiência nos ligamentos, mas sem fratura aparente radiograficamente.

A chave do sucesso no tratamento de deformidade na junta neuropática é o diagnóstico precoce. O sinal mais constante de lesão inicial na junta é um caminho de calor localizado, geralmente no aspecto medial do meio do pé. Nesta fase, o raio X poderá mostrar fragmentação inicial do navicular, cuneiforme medial ou cabeça do astrágalo.

Quando na presença de um pé vermelho, quente, edemaciado de um paciente diabético, e sem ferida aberta, além de celulite, o médico deverá considerar a presença de uma fratura de Charcot. Mesmo que os estudos radiológicos não evidenciem fratura, se a temperatura da superfície da pele permanecer quente, o pé deverá ser imobilizado e o peso do corpo suportado até que a temperatura retorne ao normal.

CONCLUSÃO

A grande maioria das amputações das extremidades mais inferiores pode ser evitada. Para concluir isso em grande escala, a comunidade médica deverá admitir alterações na atual abordagem dessa epidemia. O médico precisa aprender a observar o ambiente singular no qual as lesões neuropáticas ocorrem. É necessária uma equipe multidisciplinar para controlar de forma bem-sucedida os problemas do pé diabético. A prevenção da lesão por meio de orientação, calçado adequado e visitas clínicas regulares deverão estar no coração de tal programa. Os membros dessa equipe deverão conhecer os aspectos da psicologia, da intervenção social, do nível de escolaridade, os calçados e a ortopedia, a biomecânica da extremidade mais inferior, as feridas neuropáticas e os cuidados com fraturas, e o controle do diabete. Os profissionais que aceitarem os desafios de ajudar os pacientes diabéticos deverão ser capazes de prestar tratamento e reabilitação em bases contínuas, geralmente por muitos anos.

LEITURA COMPLEMENTAR

Boulton AJ: Pressure and the diabetic foot: clinical science and offloading techniques. *Amer J Surg* 2004; 187:17S.

Brem H, Sheehan P, Boulton AJ: Protocol for treatment of diabetic foot ulcers. *Amer J Surg* 2004; 187:1S.

Frykberg RG: Diabetic foot ulcerations: management and adjunctive therapy. *Clin Podiatr Med Surg* 2003; 20:709.

Jeffcoate WJ, Harding KG: Diabetic foot ulcers. Lancet 2003; 361:1545.

Zgonis T, Jolly GP, Buren BJ, et al: Diabetic foot infections and antibiotic therapy. *Clin Podiatr Med Surg* 2003; 20:655.

Para discussão mais detalhada e bibliografia adicional sobre este tópico, consulte, por favor, Porte *et al: Ellenberg & Rifkin's Diabetes Mellitus*, 6th ed., Capítulo 23.

O Diabete e a Pele 29
Jennifer Bub e John Olerud

A pele é afetada de uma maneira ou de outra em essencialmente 100% dos pacientes diabéticos. A desregulação da glicose, da insulina e dos lipídeos leva diretamente aos sinais físicos na pele dos pacientes diabéticos. Neste capítulo, revisaremos as condições que parecem estar ligadas diretamente às deficiências endócrina, vascular, neurológica e imunológicas observadas no diabete melito (DM). Essas condições incluem úlceras, acantose nigricans, pele espessa diabética, infecções cutâneas e xantomas cutâneos. Uma série de outras condições associadas ao diabete serão revisadas, embora a patologia das desordens permaneça obscura. Entre elas, citamos a necrobiose lipoídica, o granuloma anular, a dermopatia diabética, a bulose diabética e a dermatose perfurativa adquirida. As complicações da injeção de insulina também são revisadas, por causa da importância do controle dos pacientes diabéticos.

ÚLCERAS DIABÉTICAS

Sem dúvidas, as lesões da pele mais importantes nos pacientes diabéticos são as úlceras das extremidades mais inferiores. Aproximadamente 15% das pessoas DM desenvolverão, pelo menos, uma úlcera no pé durante a vida, e 15-24% dos pacientes diabéticos com úlceras no pé, eventualmente, serão submetidos a amputações. Estima-se que a grande maioria (mais de 85%) das amputações da extremidade mais inferior são evitáveis, ainda que as taxas de amputação continuem a crescer. A subutilização das práticas preventivas de cuidado recomendadas aos pacientes DM é o contribuinte mais importante.

Reiber *et al* descobriram que a neuropatia, o trauma menor do pé e a deformidade do pé são as causas mais comuns de ulceração na extremidade mais inferior. O edema, a isquemia e a formação de calos também foram importantes. Três fatores importantes em todas as ulcerações da extremidade mais inferior, independente da etiologia, incluem insuficiência venosa, dermatite estase e infecção. Para o paciente diabético, as condições da pele, como uma necrobiose lipoídica e bulose diabética, também podem terminar em ulceração.

A vasculopatia é um fator importante na patogênese das úlceras diabéticas. O controle da pressão do oxigênio transcutâneo (T_cPO_2) e do dióxido de carbono (T_cPCO_2) permite a quantificação do grau da doença vascular periférica e mostra-se correlacionado com o risco para amputação. O grau da vasculopatia também está extremamente associado à falha na cicatrização das úlceras diabéticas.

A neuropatia sensorial também desempenha um papel importante nas úlceras diabéticas e na amputação da extremidade mais inferior. Os pacientes diabéticos, que perderam a sensação de vibração, têm um excesso de risco de 15,5 vezes para amputação, comparados com os pacientes com senso de vibração intacto. O trauma não-percebido oriundo das bolhas por fricção e unhas encravadas, e das reduzidas influências dos neuropeptídeos na imunidade da pele e no reparo tecidual desempenham um papel na patogênese. É importante notar que as úlceras cicatrizam lentamente nos pacientes diabéticos com neuropatia. Um estudo mostrou que apenas 31% dos 349 pacientes com úlceras no pé diabético neuropático, sob tratamento-padrão, apresentaram cicatrização em 20 semanas. Com freqüência, o exame clínico e o uso de um filamento Semmes-Weinstein de 5.07 são imperativos para a identificação dos pacientes com risco para ulceração no pé.

O controle das úlceras na extremidade mais inferior requer modificações dos fatores contribuintes. Entre eles, citamos a dermatite estase, o edema periférico, a infecção e o trauma mecânico. A dermatite estase deverá ser tratada com esteróides tópicos sobre a pele adjacente à úlcera. O controle do edema periférico poderá ser acompanhado por meio do repouso total na cama, da elevação da perna, da restrição de sódio ou do uso de diuréticos adequados. A terapia com bota Unna, bandagens Ace, meias elásticas de compressão e mesmo um molde de gesso de contato para livrar o peso poderão ser úteis, caso a insuficiência arterial grave não impeça essas intervenções. O edema foi associado à amputação em 58% dos pacientes diabéticos submetidos em uma série. O diagnóstico e o tratamento da infecção basal do tecido mole local são importantes. A osteomielite ocorre em aproximadamente 15% das úlceras diabéticas da extremidade mais inferior e deverá ser suspeita nas úlceras profundas ou de drenagem crônica, especialmente se o osso estiver exposto. A proteção mecânica das extremidades neuropáticas é outro elemento-chave na terapia das úlceras diabéticas (Capítulo 28).

Estudos dos fatores de promoção do crescimento e equivalentes da pele estão em andamento, realizando investigações para a melhora da cicatrização das úlceras diabéticas. O uso adjunto dessas novas tecnologias tópicas mostra um "modesto benefício", se usadas com liberação de carga adequada, debridamento e controle da infecção. A reconstrução arterial para isquemia crítica do membro (ulceração diabética grave e gangrena) deverá ser considerada. O uso de instituições multidisciplinares para o pé diabético e equipes especializadas no cuidado das úlceras em consultórios de atendimento ambulatorial produzem resultados impressionantes na prevenção e no controle das úlceras de extremidade mais inferior, bem como na prevenção das amputações.

Sem dúvida, as intervenções de úlcera mais importantes realizadas pelos médicos e outros profissionais da saúde são na área da prevenção. Essas intervenções podem ser resumidas como a seguir:

1. Implementar a orientação formal do paciente ambulatorial, incluindo ensinar como realizar a inspeção diária do pé, especialmente para os pacientes neuropáticos.
2. Avisar sobre a seleção cuidadosa dos calçados que não são rígidos ou constrangem pelo seu feitio, ou precisam de um período de intervalo no uso. Os sapatos ou as meias mal-adaptadas foram as razões mais comuns para as úlceras do pé em um estudo de 314 pacientes diabéticos portadores de úlceras. A edição de sapatos esportivos para um grupo de pacientes diabéticos como uma variação experimental resultou em uma redução significativa na formação de calos.
3. Avisar aos pacientes qu inspecionem os sapatos, buscando por corpos estranhos antes de calçá-los e que evitem andar descalço.

4. Procurar a assistência de cuidados de saúde no início da formação de calos, bolhas, unhas encravadas, dermatites ou pé-de-atleta.
5. Inspecionar pessoalmente os pés dos pacientes diabéticos a cada visita.
6. Avisar aos pacientes, com um histórico de ulceração, que eles são de alto risco para ulceração (34% em 1 ano, 61% em 3 anos e 70% em 5 anos). A orientação e os esforços preventivos devem ser redobrados nesse grupo. A sobrevida mais longa é o objetivo.

ACANTOSE NIGRICANS

Clínica/Epidemiologia

A acantose nigricans (AN) apresenta-se como "sujeira" preta ou cinza-preto, aveludada, verrugosa, pele espessa nas áreas de flexão, incluindo as costas e as laterais do pescoço, as axilas e a região anogenital (Figura 29.1). O pescoço é a área mais consistentemente afetada. A AN é comum na população em geral, e a maioria dos casos está associada à obesidade, à resistência insulínica e à hiperinsulinemia. Em alguns estudos, a AN está presente em aproximadamente três quartos dos adultos obesos, e dois terços das crianças na idade da escola primária pesando 200% do peso corporal ideal (PCI). No geral, a AN esteve presente em 7,1% das crianças não-selecionadas na idade da escola primária, com uma significativa prevalência mais elevada entre as crianças afro-americanas e hispânicas, comparadas com aquelas descendentes de europeus. As taxas de AN também foram muito altas em certas subpopulações de nativos norte-americanos, nos quais o desenvolvimento do diabete melito tipo 2 (DM2) foi excepcionalmente comum. Um estudo prospectivo longitudinal encontrou a AN como um fator independente de risco para desenvolvimento de DM2. Uma vez que a AN está fortemente correlacionada à hiperinsulinemia, e essa é um fator independen-

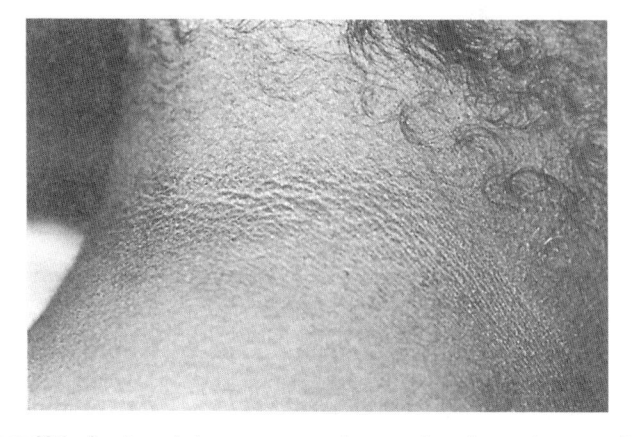

Figura 29.1 Acantose nigricans no pescoço de uma mulher afro-americana com DM2.

te de risco para desenvolvimento de doença cardíaca isquêmica, alguns pesquisadores recomendam que a AN seja usada como marcador indireto de baixo custo para hiperinsulinemia, na identificação das crianças e adolescentes com um futuro risco para DM2 e doença cardiovascular isquêmica.

Patogênese

Em condições de resistência insulínica e hiperinsulinemia, a ligação excessiva da insulina com os receptores do fator de crescimento tipo insulina (IGF-1) foi proposta como um mecanismo para AN, bem como para excesso de andrógenos. As altas concentrações de insulina estimulam a síntese do DNA e a proliferação de células *in vitro* através do receptor IGF-1 em fibroblastos e, talvez, queratinócitos. As células ovarianas capazes da esterioidogênese também possuem receptores IGF-1. A biologia molecular tem sido usada para identificar uma série de mutações específicas no gene do receptor de insulina em pacientes com AN e resistência insulínica tipo A. Esses pacientes tanto apresentam grave resistência insulínica como também apresentam hiperandrogenismo.

Tratamento

Em geral, o tratamento da AN é ineficaz. A resolução poderá ocorrer com a perda de peso nos pacientes obesos. Concluiu-se que o tratamento de pacientes diabéticos hiperinsulinêmicos e não-diabéticos com metformina resultou em uma redução na AN. Os retinóides tópicos e o lactato de amônia obtiveram sucesso diversificado. A descontinuação de certos medicamentos reportados como causadores da AN, como o ácido nicotínico e o dietil-estilbestrol, normalmente resulta no clareamento da pele. Embora autores antigos tenham enfatizado uma relação entre a AN e a malignidade, a alta freqüência da AN na população em geral e sua falta de especificidade para malignidade sugerem que, quando o histórico e o exame físico são negativos, é improvável a formação de um câncer extensivo.

PELE ESPESSA DIABÉTICA

Várias síndromes específicas estão associadas ao espessamento localizado da pele no DM e são discutidas adiante.

Síndrome do Tipo Esclerodermia e Mobilidade Limitada da Articulação

Clínica/Epidemiologia

A síndrome do tipo esclerodermia (STE) é tipicamente descrita em crianças e adultos jovens com diabete melito tipo 1 (DM1), no contexto da "síndrome da mão diabética", mobilidade limitada da articulação (MLA), ou "quiroartopatia". Os achados na pele e nas articulações coexistem na maioria dos casos, embora cada um possa existir de forma independente. Os achados clínicos incluem espessamento cutâneo e enrijecimento dos dedos dorsais, ambos associados à ausência de dor na mobilidade da articulação interfalangiana. O envolvimento proximal das articulações metacarpofalangianas pode ocorrer nos pacientes com diabete há longo tempo e as articulações maiores do cotovelo, joelho e pé podem ser afetadas. Acredita-se que a MLA resulte do depósito de tecido conjuntivo em partes moles periarticulares ao redor da cápsula da articulação mais do que de uma artropatia real. A MLA pode ser demonstrada pela posição das mãos, "mãos para rezar" (Figura 29.2), o qual revela uma incapacidade para nivelar a superfície das palmas com os dedos envergados e separados.

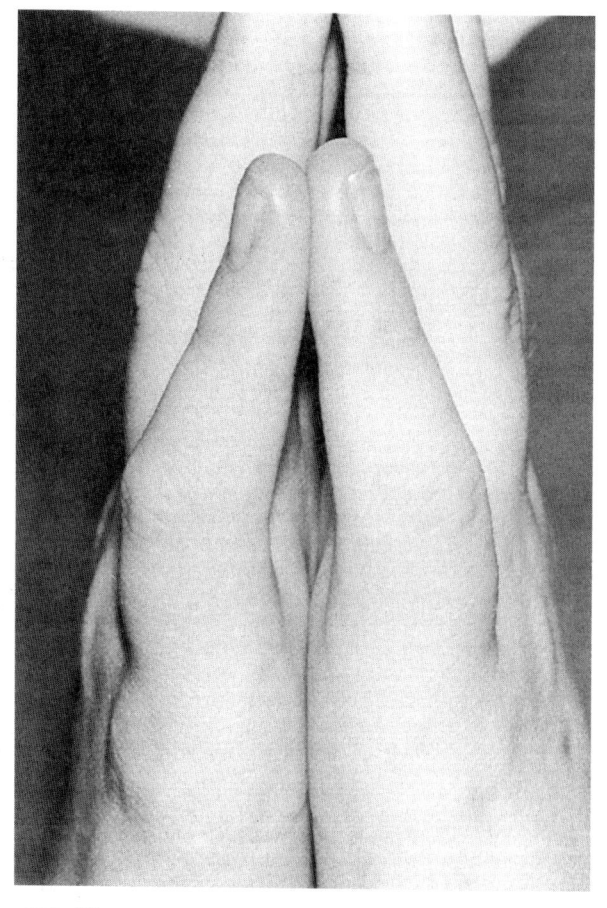

Figura 29.2 Mãos na postura de rezar revelam a mobilidade limitada da articulação (MLA) e alterações na pele com a síndrome do tipo esclerodermia (STE). Essa jovem mulher é DM1 e também apresenta retinopatia e nefropatia diabéticas graves.

Aproximadamente 50% dos pacientes adolescentes DM1, há mais de 5 anos, são afetados. A STE e a MLA também são comuns no DM2. O controle longitudinal do diabete, conforme a medida da HbA_{1c}, está fortemente associado à presença ou ausência de MLA. É importante observar que a MLA está muito correlacionada com a doença microvascular, e a retinopatia parece estar correlacionada de forma muito estreita.

Patogênese

A patogênese da STE e da MLA não está totalmente compreendida. A glicosilação não-enzimática (GNE) do tecido conjuntivo e depósito do ácido hialurônico atenuado na derme podem estar envolvidos.

Tratamento

A insulinoterapia intensiva pode ser benéfica na prevenção e no tratamento da MLA e da STE. Estudos de pequeno porte revelam que o controle rígido glicêmico resulta na redução do espessamento da pele e retarda o início da MLA – cujo tratamento com sorbinil, um inibidor da aldose redutase, foi efetivo por um período de mais de 10 anos em dois pacientes. A fisioterapia para preservar a faixa de mobilidade também deverá ser considerada.

Esclerodermia

Clínica/Epidemiologia

A esclerodermia do diabete ou esclerodermia diabética (ED) é caracterizada por um edema na pele firme, consistente como "madeira", não-profundo, simetricamente distribuído sobre o pescoço posterior, no alto das costas e dos ombros. Por vezes, o espessamento da pele poderá ser tão grave, que limitará completamente a faixa de mobilidade do pescoço e dos ombros (Figura 29.3). No entanto, o ED é, normalmente, assintomática e poderá não ser notificada pelo paciente. Tal condição está presente em 2,5-14% dos pacientes diabéticos, dependendo do estudo.

A ED pode ser observada tanto no DM1 quanto no DM2, mas é muito mais comum na doença do tipo 2, e está associada à obesidade. Outras formas de esclerodermia incluem a clássica esclerodermia do adulto de Buschke, que ocorre depois de doença febril, e a esclerodermia do adulto idopática. Clinicamente, esses tipos de esclerodermia são similares à ED, mas o envolvimento facial é mais comum e, diferentes da ED, elas podem desaparecer de forma espontânea dentro de dois anos. A gamopatia monoclonal e o mieloma múltiplo são reportados como relacionados à esclerodermia. A ED não parece estar correlacionada à retinopatia, nefropatia ou neuropatia.

Patogênese

Embora a patogênese ainda não esteja esclarecida, sobre a histopatologia, a ED é caracterizada por acentuado espessamento da derme e aumento do depósito de mucina (ácido mucopolissacarídeo). Um estudo revelou síntese aumentada das macromoléculas extracelulares na cultura de fibroblastos incubados com soro de pacientes com esclerodermia e esclerodermia associada à paraproteinemia. Esse estudo envolveu um pequeno número de casos.

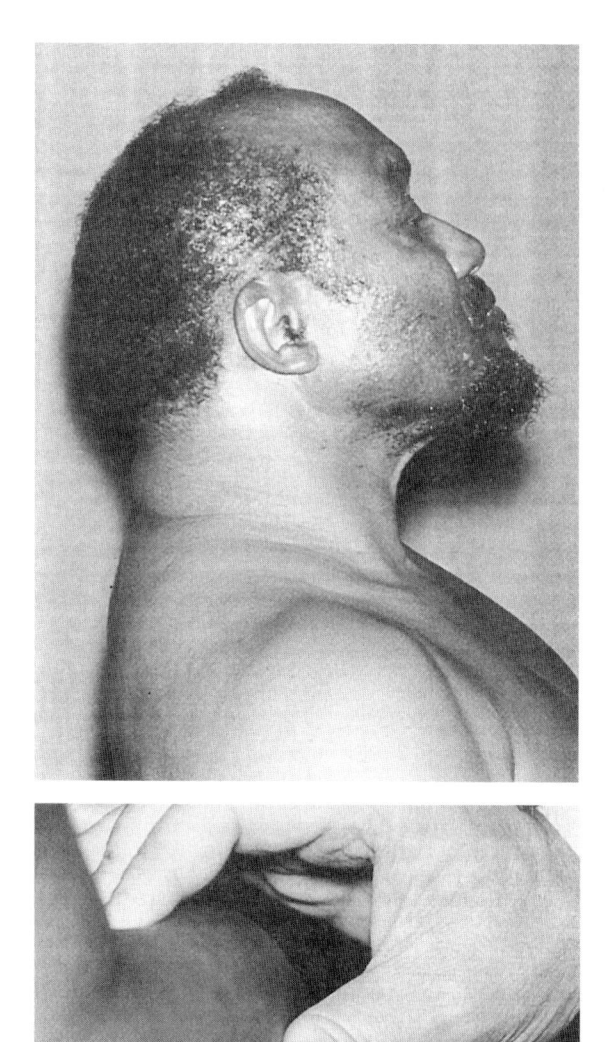

Figura 29.3 (*No alto*) Um homem adulto com DM inicial e esclerodermia diabética grave, que restringe seus esforços na extensão do pescoço. (*Embaixo*) Uma visão de perto da acentuada espessura da pele no seu pescoço.

Tratamento

Não existe atualmente qualquer terapia para a ED. Normalmente, ela persiste cronicamente. Relatos de casos relacionados ao uso de radiação de eletrofeixes, penicilina, ciclosporina, fotoquimioterapia (psoraleno mais tratamento com luz ultravioleta-A, PUVA) e prostaglandina E_1 têm sido recomendados.

INFECÇÕES CUTÂNEAS

A verdadeira associação entre o DM e as infecções cutâneas não é conhecida; no entanto, a infecção claramente faz o diabete mais difícil de controlar e, de modo inverso, a hiperglicemia e a cetoacidose diminuem a quimiotaxia, a fagocitose e a capacidade bactericida dos glóbulos brancos. Poucos estudos baseados na população observaram a prevalência das infecções cutâneas no DM. Futuramente, discutiremos algumas das infecções cutâneas que parecem estar super-representadas, que ocorrem com maior gravidade ou estão associadas aos piores resultados adversos nos pacientes diabéticos.

Infecções Bacterianas

Infecções por Estreptococos

Alguns estudos baseados na população revelam que o diabete é um fator de risco para infecções invasivas por estreptococos do grupo B, em adultos. A pele e os tecidos moles foram os locais mais comuns da infecção. Aproximadamente 30% dos pacientes tinham DM, e a taxa geral de mortalidade do estudo foi de 21-32%. O diabete também está associado a um aumento de 3,7 vezes do risco relativo para infecções invasivas por estreptococos do grupo A.

Otite Externa Maligna

A otite externa maligna (OEM) é uma infecção piogênica, que ameaça a vida, do canal do ouvido externo, com o potencial para extensão intracraniana. A *Pseudomonas aeruginosa*, com freqüência, é o organismo causador. Normalmente, observada em pacientes diabéticos idosos, a OEM manifesta-se pelo edema facial, pela dor não-relacionada, pela perda da audição, pela secreção purulenta e pelo tecido de granulação no canal do ouvido. O início poderá ser indolente e o diagnóstico é geralmente tardio. A maioria dos pacientes que desenvolvem OEM são diabéticos. Antes da irrigação do ouvido, faz-se lavagem com água. A taxa de mortalidade citada foi de 20-40%, independente dos antibióticos adequados.

Fasceíte Necrosante

A fasceíte necrosante (FN) é uma infecção potencialmente letal, observada no período pós-operatório, depois de um pequeno trauma e, por vezes, nos locais de injeções. A infecção sinérgica envolvendo dois ou mais organismos é a regra; no entanto, a FN monomicrobiana também ocorre, mais comumente com espécies estreptococos. As infecções polimicrobianas resultam, na maioria das vezes, de organismos gram-negativos facultativos, como *Escherichia coli*, e de anaeróbios, como *Bacteroides*, peptoestreptococos, e de espécies *Clostridium*. O períneo, o tronco, o abdome e as extremidades superiores estão mais comumente envolvidos. Na maioria das vezes, a toxicidade está fora da proporção dos sinais. Os achados na pele incluem eritema, rigidez, cianose e necrose com muitas bolhas pequenas. Aproximadamente 10-60% dos pacientes com infecção do tecido mole necrozante eram diabéticos. As taxas de mortalidade de 21-80% foram reportadas. O aspecto mais importante do tratamento foi o debridamento cirúrgico agressivo precoce.

Infecções por Estafilococos

A prevalência de infecções por estafilococos nos pacientes diabéticos tem sido uma fonte de controvérsias. Revisões recentes concordam que os dados disponíveis não permitem uma estimativa do risco proporcional da infecção por estafilococos em pacientes DM, mas uma elevada taxa de portadores de estafilococos poderá ser encontrada em certos subgrupos de pacientes.

Eritrasma

O eritrasma é uma infecção intertriginosa por *Corynebacterium minutissimum*. O organismo produz um pigmento púrpura que resulta na característica fluorescente vermelho-coral quando a lâmpada de Wood é acesa sobre a pele. A infecção é de pequena conseqüência médica, mas tem sido observada em 61% dos pacientes diabéticos. O eritrasma pode ser tratado com eritromicina tópica ou oral.

Infecções por Fungos e Levedos

Infecções por Cândida

A *Candida albicans* causa queilite angular, glossite, vulvovaginite, balanite, infecção no espaço entre os dedos e paroníquia em pacientes diabéticos. A infecção por *Candida* parece ser mais comum em pacientes com o diabete controlado precariamente. A evidência clínica da paroníquia por *Candida* foi observada em 9,6% das 250 mulheres diabéticas, comparadas com apenas 3,4% das 500 mulheres não-diabéticas. O tratamento inclui antifúngicos orais ou tópicos. No caso da paroníquia, umidade prolongada deverá ser evitada (p. ex., usar luvas de algodão sob as luvas de borracha, quando lidar com água). O tratamento com agentes secadores é benéfico, por exemplo, 15% de sulfoacetamida em 50% de etanol (3-4 gotas, quatro vezes ao dia e a cada vez que a mão for molhada).

Infecções por Dermatófitos

A prevalência da onicomicose das unhas dos pés parece estar aumentando nos pacientes diabéticos. O tratamento da *tinea pedis* e da onicomicose em pacientes diabéticos é importante, porque a infecção pode fornecer uma porta de entrada para subseqüentes infecções bacterianas. Normalmente, os antifúngicos tópicos são suficientes para controlar a infecção fúngica na pele adjacente às unhas afetadas, mas agentes orais são necessários para eliminar a onicomicose.

Mucormicose Rinocerebral

A mucormicose rinocerebral (MCR) é uma infecção que destrói a mucosa e o seio nasais, causada pelo Zigomicetos (espécies *Mucor* e *Rhisopus*). Geralmente, a MCR apresenta-se com dor facial e ocular, e obstrução nasal com ou sem secreção. As manifestações tardias podem incluir proptose, lesões necróticas no palato ou na concha nasal, oftalmoplegia e perda da visão. Aproximadamente, 75-80% das MCR ocorrem em pacientes diabéticos com doença incontrolada. A anfotericina B e o debridamento cirúrgico são tratamentos de escolha. As taxas de mortalidade para MCR são reportadas entre 15 e 34%.

XANTOMAS ERUPTIVOS

Clínica/Epidemiologia

Os xantomas eruptivos aparecem como pápulas redondas vermelho-amareladas, de 1 a 4 mm, variando de assintomática a prurido leve, nas superfícies das nádegas e extensoras dos braços e das pernas. Eles são manifestações cutâneas de hipertrigliceridemia grave e podem ser a primeira indicação do diabete. As complicações da hipertrigliceridemia grave não-tratada incluem dor abdominal, pancreatite, hepatoesplenomegalia, lipemia retiniana, hipoxemia, afinidade anormal do oxigênio com a hemoglobina, redução das capacidades pulmonares de difusão e alterações psicológicas.

Patogênese

O diabete é a causa mais comum da hipertrigliceridemia adquirida (Capítulo 24). No diabete não-controlado, a atividade da lipase lipoprotéica, enzima que normalmente libera os quilomícrons ricos em triglicerídeos, fica reduzida. Além disso, a insulina é necessária para a liberação normal das lipoproteínas plasmáticas. Nos xantomas eruptivos, as lipoproteínas plasmáticas entram na pele e são fagocitadas pelo macrófagos, que parecem células espumosas na histopatologia.

Tratamento

A hipertrigliceridemia responde rapidamente à dieta e à insulinoterapia, e o xantoma eruptivo normalmente desaparece por completo em 6-8 semanas.

NECROBIOSE LIPOÍDICA

Clínica/Epidemiologia

Muitos pesquisadores preferem o termo *necrobiose lipoídica* (NL) ao anteriormente usado n*ecrobiose lipoídica diabética*, porque a NL pode ocorrer em pacientes que não são diabéticos. Clinicamente, a NL apresenta-se como uma ou mais placas ovais, nitidamente marginadas, marrom-avermelhadas, assintomáticas, localizadas nas pernas na parte anterior mais inferior (bilateral em 75% das vezes), em jovens mulheres diabéticas (idade média de 30 anos) (proporção de 3:1 mulheres:homens). Em geral, as placas aumentam lentamente, com desenvolvimento central do tipo porcelana brilhosa amarelada e proeminente telangiectasia (Figura 29.4). As margens ativas permanecem eritematosas e pouco elevadas. Ocorre ulceração em cerca de um terço dos pacientes diabéticos com NL, e a remissão espontânea é relativamente rara (19%). Outras áreas podem ser envolvidas, mas a NL apenas raras vezes se espalha pelas pernas (2% das vezes).

Entre 11% e 66% dos pacientes com NL são DM. No entanto, a maioria dos pacientes diabéticos não apresenta NL (menos de 1%).

Patogênese

A NL é caracterizada pela matriz extracelular alterada e pelas mudanças degenerativas nas fibras de colágeno e elásticas. A patogênese exata da NL ainda é desconhecida. Os mecanismos propostos incluem hereditariedade, microangiopatia, aumento da produção de fibronectina pelas células endoteliais, aumento do antígeno relacionado ao fator VIII, função anormal plaquetária e da síntese da prostaglandina, envelhecimento acelerado do colágeno e vasculopatia imunomediada. A expressão da metaloproteinase tem sido observada em lesões recentes, sugerindo que a colagenólise pode desempenhar um papel inicial. O controle glicêmico precário não parece ser um fator de NL.

Tratamento

O tratamento da NL é difícil. Nas lesões inflamatórias recentes, os esteróides tópicos de alta potência podem ser bem-sucedidos. Do mesmo modo, a injeção de triancinolona na pele perilesional tem sido usada com sucesso; no entanto, deverá haver cuidado

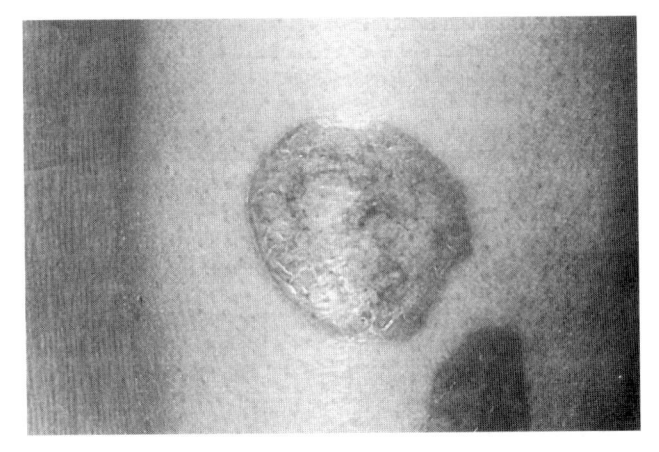

Figura 29.4 Placas de necrobiose lipoídica. A lesão apresenta uma cor típica do tipo porcelana brilhosa amarelada com proeminente telangiectasia.

com o uso de esteróide local, porque poderá ocorrer ulceração. Os tratamentos orais incluem o uso, a curto prazo, de esteróides sistêmicos e pentoxifilina. A experiência com dipiridamol e aspirina tem sido desapontadora. Os produtos de cobertura do tipo Dermablend ou Covermark podem ser úteis cosmesticamente. A almofada protetora é aconselhada para a proteção da úlcera durante as atividades de alto risco e à noite, para evitar trauma imprevisível. A ciclosporina tem sido reportada para o tratamento da NL persistente ulcerada. Para as úlceras muito grandes e obstinadas na NL, poderá ser necessária a excisão até a fáscia com enxerto de pele de meia-espessura.

GRANULOMA ANULAR

Clínica/Epidemiologia

O granuloma anular (GA) é uma condição benigna, autolimitada, caracterizada por placas anulares, normalmente observadas no dorso das mãos, dos pés ou dos tornozelos. Em geral, as placas consistem em bolhas anelares de vermelho a violeta com espaço ou achatamento no centro. Outras formas de apresentação poderão ser bolhas solitárias ou generalizadas. Raras vezes, os nódulos subcutâneos ou as lesões perfurativas podem ocorrer. Cerca de 15% dos pacientes apresentam mais de 10 lesões e 7-10% apresentam lesões generalizadas. O GA localizado ocorre em jovens (dois terços antes dos 30 anos) e normalmente desaparecem em dois anos, considerando que o GA generalizado ocorre na população idosa (idade média de 52 anos) e raras vezes desaparece de forma espontânea.

Embora a maioria dos pacientes com GA não apresentem doença basal, uma associação com o DM é suportada na literatura. Aproximadamente 10-20% dos pacientes com GA são DM. Os pacientes com GA generalizado são mais prováveis de serem diabéticos do que aqueles com lesões localizadas.

Patogênese

A patogênese do GA ainda é desconhecida. Assim como a NL, o GA é caracterizado pela matriz extracelular alterada e pelas mudanças degenerativas nas fibras de colágeno e elásticas na derme. A expressão de metaloprotease também foi observada nas lesões de GA.

Tratamento

Em geral, o GA é um processo assintomático, autolimitado. O tratamento com esteróides tópicos de alta potência ou injeção de esteróide poderá ser efetivo nas lesões localizadas. O GA generalizado poderá apresentar-se com mais prurido e ser mais persistente, e desaparecer facilmente com a terapia cosmética. O tratamento do GA com PUVA apresenta resultados encorajadores, conforme reportado. Também tem sido reportado um sucesso limitado no tratamento com corticosteróides sistêmicos, cloroquina, iodeto de potássio, sulfas, niacinamida e clorpropamida. Um histórico e exame físico cuidadosos deverão ser realizados, sem esquecer a questão do diabete. Poderá ser discutido se a glicose sangüínea de jejum deve ser obtida em pacientes idosos com GA generalizado.

DERMOPATIA DIABÉTICA

Clínica/Epidemiologia

A dermopatia diabética é o termo usado para descrever pequenas lesões (2-10 mm), redondas, de cor marrom, atróficas, sobre a superfície pré-tibial das pernas, nos pacientes diabéticos (Figura 29.5). A prevalência de manchas atróficas na pele, determinadas em pacientes diabéticos de clínicas ambulatoriais, variam de 24% a

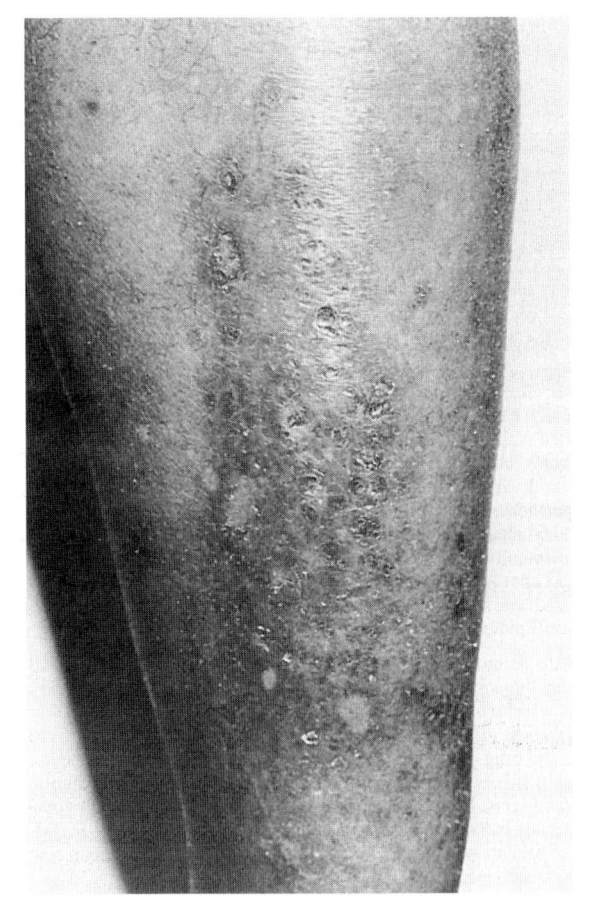

FIGURA 29.5 "Manchas atróficas na pele" ou dermatopatia diabética na perna de um homem diabético.

65% para os homens e de 4% a 39% para as mulheres. A prevalência nos grupos não-diabéticos de controle ficou entre 1,6% e 20%, dependendo da população do grupo-controle escolhida (isto é, pacientes saudáveis *versus* pacientes de clínica endócrina). Um estudo com base na população, na Suécia, descobriu manchas na pele em 33% dos pacientes DM1 e em 39% dos pacientes DM2, comparados com 2% das 100 pessoas saudáveis do grupo-controle, principalmente pessoas hospitalizadas entre 15-50 anos de idade.

Patogênese

A patogênese da condição é desconhecida. É provável que as lesões estejam relacionadas a trauma repetitivo, menor, antecedente, mesmo julgando-se que a maioria dos pacientes desconheça o trauma relacionado e as lesões sejam assintomáticas. Os argumentos a favor do trauma são suportados pela localização na parte anterior da perna e pelo aumento da prevalência em homens. No mais recente estudo de 173 pacientes com DM (69 com manchas atróficas na pele), uma forte relação estatística com a retinopatia, a nefropatia e a neuropatia foi reportada.

Tratamento

Nenhum tratamento é necessário, já que as lesões da dermatopatia diabética são assintomáticas ou de morbidade direta. Tentativas no sentido de evitar trauma na pele podem ser adequadas.

BULOSE DIABÉTICA

Clínica/Epidemiologia

O início repentino de bolhas nas extremidades é reportado como uma condição rara associada ao diabete. As lesões da bulose diabética (BD) são, normalmente, nos dedos dos pés, nos pés e nas extremidades mais inferiores distais, mas podem ser observadas nos dedos das mãos, nas mãos e nos antebraços. Essas lesões não estão relacionadas a qualquer trauma ou infecção aparente, e cicatrizam sem marcas em 2-5 semanas, exceto se elas ficarem infectadas. A condição pode ser resolvida espontaneamente ou recorrer ao longo de anos.

Patogênese

A patogênese é desconhecida. Os pacientes com BD não possuem histórico antecedente de trauma. A histopatologia revela um nível inconsistente de separação, variando de intra-epidérmico a subepidérmico. A imunofluorescência é, geralmente, negativa, e nenhuma característica imunopatológica está de maneira consistente presente. A fragilidade aumentada da pele está envolvida.

Tratamento

O tratamento consiste em cuidados de suporte com a ferida. É de extrema importância que outras doenças bolhosas da pele sejam consideradas no diagnóstico. O diagnóstico diferencial inclui impetigo bolhoso, pênfigo bolhoso, pênfigo vulgar, epidermólise bolhosa adquirida, porfíria cutânea tardia (PCT), eritema bolhoso multiforme (p. ex., devidos a medicamentos) e reação por mordida de inseto. Distinguir BD de outras condições bolhosas é importante, porque o tratamento desta última envolve o uso de esteróides sistêmicos ou a terapia imunossupressora, que confere risco significativo para toxicidade nos pacientes diabéticos.

DERMATOSE PERFURATIVA ADQUIRIDA

Clínica/Epidemiologia

A dermatose perfurativa adquirida (DPA) tem sido reportada em associação com o diabete e a insuficiência renal. Uma série de termos usados para esse grupo de condições inclui doença de Kyrle, colagenose perfurativa reativa (CPR), foliculite perfurativa e elastose serpiginosa perfurativa (ESP). Por causa da histologia, poderá variar de localização para localização no mesmo paciente, e a patogênese não está clara; parece mais lógico considerar essas condições juntas do que enfatizar as diferenças.

Clinicamente, a DPA apresenta-se como nódulos e bolhas com prurido, ceratóticos, localizados nas extremidades, no tronco e, em menor grau, na face. Geralmente, as lesões são perifoliculares. Em uma série 16 dos 22 pacientes (72%) com CPR eram diabéticos e 10 estavam em diálise. Muitos apresentavam complicações sistêmicas do diabete. Essas observações suportam a associação da DPA com o DM e com a insuficiência renal crônica, e sugerem que a DPA possa ser mais comum do que anteriormente considerado.

Patogênese

A DPA é caracterizada pela eliminação transepidérmica do que parece ser colágeno alterado. A patogênese não está clara, mas é postulado que ela envolva o depósito de "substâncias urêmicas", como o ácido úrico e a hidroxiapatita. É cogitado que o depósito induza a uma resposta inflamatória e reação a corpo estranho, resultando na eliminação transepidérmica dos constituintes dérmicos. O trauma local e a fricção crônica também podem desempenhar um papel.

Tratamento

O tratamento com controle glicêmico, luz ultravioleta, ácido retinóico ou esteróides tópicos, às vezes, é eficaz.

COMPLICAÇÕES DA INJEÇÃO DE INSULINA

A insulinoterapia intensiva com múltiplas injeções diárias ou bombas de insulina externas tornaram-se a norma (Capítulo 19). Embora exista a possibilidade de aumento das complicações da pele, com a insulinoterapia intensiva, a incidência de complicações tem, na realidade, diminuído com o mais recente uso da insulina purificada de suíno e bovino, bem como com a insulina humana (IH). Possíveis complicações da injeção de insulina são discutidas adiante.

Lipoatrofia

A lipoatrofia induzida pela insulina tem sido atribuída à formação do complexo imunológico e à fixação do complemento local, com liberação das enzimas lisossomais em resposta a um suposto componente antigênico das insulinas menos purificadas. O atual uso da insulina altamente purificada resulta em uma lipoatrofia significativamente menor do que com preparações recentes (0-2,5% *versus* 16%, respectivamente). A lipoatrofia, oriunda da injeção da IH de ação intermediária e prolongada, tem sido reportada.

Lipo-Hipertrofia

Julga-se que a lipo-hipertrofia ocorra em virtude de um efeito anabólico local da insulina, que promove a síntese da gordura e da proteína. Aproximadamente, 20-30% dos pacientes podem desenvolver hipertrofia da gordura localizada. Diferente da lipoatrofia, a freqüência da lipo-hipertrofia não reduz com o uso de insulina altamente purificada e IH. Em geral, o problema poderá ser aliviado pelo rodízio das áreas de injeção. A absorção da insulina poderá ficar retardada ou inconsistente nas áreas hipertróficas; portanto, os pacientes deverão ser desencorajados a usar as áreas para injeção.

Reações Alérgicas

As reações alérgicas locais e sistêmicas têm sido reportadas em relação às injeções de insulina. As reações locais são, de longe, as mais comuns. Os fatores etiológicos incluem proteínas contaminantes, zinco, protamina e a própria insulina (incluindo IH). Clinicamente, as reações locais, em geral, apresentam-se como uma pústula, que se alarga dentro de 30 minutos da injeção. A maioria é IgE-mediada. As reações locais à insulina, com freqüência, são transitórias e sem grande importância.

As reações alérgicas sistêmicas, embora raras, são potencialmente ameaçadoras para a vida. Dentre elas, citamos a urticária, o angiodema, a anafilaxia e a reação de Arthus. Embora a insulina altamente purificada e a IH sejam menos imunogênicas, as reações alérgicas ainda são observadas. O teste intradérmico poderá ser usado para descobrir um preparado de insulina para determinado paciente não reagir. As técnicas dessensibilizantes são úteis para as alergias à insulina generalizadas. Os esteróides sistêmicos e anti-histamínicos são, por vezes, necessários.

Reações Cutâneas Não-Imunológicas

As reações cutâneas não-imunológicas incluem as infecções (p. ex., *S. aureus*, *S. epidermidis* e *M. chelonei*), os granulomas de zinco, os abscessos estéreis, os granulomas de óleo de silicone das seringas descartáveis, a formação de quelóide e a pigmentação, que poderá assemelhar-se com a acantose nigricans.

Infusão Subcutânea Contínua de Insulina (ISCI)

As complicações da pele são as razões mais comuns para a descontinuação da ISCI. As complicações incluem inflamação, infecção, formação de nódulo subcutâneo e cicatrização. *S. epidermidis* e *s. aureus* estão entre as bactérias que podem crescer em culturas nos cateteres de ISCI. Em um estudo, a inflamação piogênica da pele foi descrita em 48% dos 50 pacientes tratados com ISCI, comparados com 6% dos pacientes com injeção de insulina, e 3% de voluntários saudáveis. As recomendações em relação ao cuidado da pele com ISCI incluem troca de agulha a cada 48 horas, não reutilizar o cateter, lavar as mãos antes da inserção das agulhas, preparação antiséptica das áreas de inserção e cobertura esterilizada das agulhas.

LEITURA COMPLEMENTAR

American Diabete Association. Consensus Development Conference on Diabetic Foot Wound Care: 7-8 April, 1999, Boston, Massachusetts. *Diabete Care*. 1999; 22:1354.

Bub JL, Olerud JE. Diabete mellitus. In: Freedberg IM, Eisen AZ, Wolff K, et al, editores. *Fitzpatrick's Dermatology in General Medicine*, 6ª edição. Nova York: McGraw-Hill; 2003:1651.

The Diabete Control and Complications Trial Research Group. The effect of intensive treatment of diabete on the development and progression of long-term complications in insulin-dependent diabete mellitus. *N Engl J Med*. 1993;329:977.

Joshi N, Caputo Gm, Weitekamp MR, Karchmer AW. Infections in patients with diabetes mellitus. *N Engl J Med*. 1999; 341:1906.

Reiber GE, Vileikyte L, Boyko EJ, et al. Causal pathways for incident lower-extremity ulcers in patients with diabete from two settings. *Diabete Care*. 1999; 22:157.

Para uma discussão mais detalhada e bibliografia sobre este tópico, consulte, por favor, Porte *et al: Ellenberg & Rifkin's Diabete Mellitus*, 6th ed., Capítulo 53.

30 | Novos Tratamentos para o Diabete Melito: Possibilidades para o Futuro

Lester B. Salans

Introdução

A importância da obtenção e da manutenção dos níveis de glicemia normais ou quase normais (controle "rígido" da glicose) em pessoas com o diabete melito está bem-determinada. No entanto, na grande maioria dos pacientes diabéticos, os níveis glicêmicos necessários para controlar completamente a doença e eliminar as complicações crônicas não são obtidos. Como resultado, a doença piora com o passar do tempo, surgindo as complicações. Com as novas ferramentas terapêuticas, pode-se obter o controle rígido da glicose e o melhor tratamento do diabete, mas os regimes intensivos exigidos nem são práticos nem possíveis para muitos pacientes. Mesmo nas circunstâncias em que o melhor tratamento atual é bem-realizado pelos pacientes altamente motivados, o controle rígido da glicose sangüínea reduz, mas não elimina completamente, o progresso e as complicações da doença. Obviamente, existe a necessidade de melhores tratamentos e de melhores abordagens de tratamento.

Este capítulo revisará alguns dos mais importantes avanços no tratamento atual do diabete melito tipo 1 (DM1) e do diabete melito tipo 2 (DM2), e alguns dos agentes farmacológicos e das tecnologias que estão sob pesquisa e desenvolvimento para o tratamento do diabete e suas complicações no futuro.

DM1: AVANÇOS NO TRATAMENTO

Regimes de Tratamento Intensivo São de Difícil Adesão pelo Paciente

A obtenção dos níveis de glicose sangüínea, necessários para a prevenção ou o controle da progressão da doença e das complicações diabéticas, exige regimes terapêuticos rígidos, que nem são práticos nem possíveis para muitos pacientes e seus familiares. A terapia intensiva exige múltiplas injeções diárias de insulina e freqüente monitoramento da glicemia. A adesão às práticas dietéticas rígidas junto à necessidade de coordenar a ingestão de alimentos, a atividade física e a administração de insulina é difícil, especialmente para crianças e adolescentes.

Regimes de Terapia Intensiva Causam Freqüentes Episódios de Hipoglicemia

Os regimes terapêuticos atuais, que obtêm glicemia normal ou quase normal, causam freqüentes episódios de hipoglicemia. Esta e a resposta dos hormônios contra-reguladores, que a acompanha, produzida pela hipoglicemia iatrogênica, são, geralmente, o fator limitante mais importante na obtenção do controle rígido de glicose. A hipoglicemia freqüente causa uma hipoglicemia insuspeita: evitá-la recupera a percepção da hipoglicemia.

A Insulina Não É Liberada Fisiologicamente

A liberação da insulina, através da injeção subcutânea, não imita adequadamente o controle fisiológico da glicose sangüínea realizado pelas células-β pancreáticas, que ajustam continuamente a secreção de insulina de acordo com a glicose sangüínea prevalente. A administração subcutânea de injeção libera a insulina mais para a circulação periférica do que para a circulação portal, a rota fisiológica, ignorando, portanto, seu primeiro efeito ao passar, que é o de reduzir a saída de glicose hepática rapidamente. Como outra conseqüência desse "salto", a extração hepática, a insulina é liberada para os tecidos periféricos nas doses farmacológicas, causando exposição crônica aos níveis excessivos de insulina, especialmente no estado de jejum ou basal. A hiperinsulinemia crônica prejudica a ação insulínica e poderá aumentar o risco para complicações diabéticas.

Existe o fornecimento de quantidades excessivas de insulina durante as condições basal ou de jejum, mas, geralmente, na prática atual, não existe fornecimento de insulina em quantidades suficientes, ou no tempo e na farmacocinética adequados, para controlar os níveis de glicose durante a refeição e pós-prandial. Como resultado, as excursões de glicose sangüínea durante a refeição e pós-prandial são excessivas.

As Complicações Começam nos Níveis de Glicose Sangüínea e de HbA$_{1c}$ Abaixo dos Atuais Alvos Terapêuticos, e os Tratamentos Começam Depois da Manifestação das Complicações

Os processos fisiopatológicos responsáveis pelo desenvolvimento das complicações e do risco para doença micro e macrovascular começam nos níveis abaixo dos alvos atuais de tratamento da glicose de jejum, de ≤ 7 mM/L (126 mg/dL), e HbA$_{1c}$, de < 7%. Além disso, as complicações do diabete geralmente manifestam-se antes do diagnóstico clínico e dos tratamentos específicos, que começam depois de as complicações já estarem bem-avançadas, talvez no ponto em que a intervenção só possa apresentar efeitos limitados.

A Terapia Glicêmica Ideal Exige Recursos Multidisciplinares Dispendiosos

Os recursos integrados multidisciplinares exigidos para a terapia intensiva, p. ex., nutricionistas, professores de enfermagem etc., normalmente não estão disponíveis. O tratamento intensivo do diabete é dispendioso, está além da capacidade dos familiares com recursos financeiros limitados e é inadequadamente reembolsado.

ALTERAÇÕES NAS ABORDAGENS TERAPÊUTICAS DO DM1

Novas Abordagens de Prevenção

Genes

A prevenção, a cura e o tratamento efetivo do DM1 podem realmente vir da pesquisa genética pela identificação dos genes relacionados à suscetibilidade à doença e dos mecanismos que produzem seus efeitos. Independente do grande progresso e das descobertas promissoras, a terapia, com base no gene, para essa doença poligênica é improvável de ser disponibilizada a curto prazo.

Sistema Imunológico

Os estudos clínicos de prevenção primária estão em andamento e avaliam se a modulação imunológica poderá prevenir o DM1 em pessoas de alto risco. Várias abordagens para a prevenção da destruição auto-imune das células-β estão sendo adotadas, incluindo as intervenções baseadas nos antígenos, nas citocinas e nos anticorpos monoclonais. No entanto, a aplicabilidade dos resultados dos estudos realizados em parentes de alto risco na população geral, nos quais ocorrem 90% de novos casos de DM1, é incerta, e estudos com base em grandes populações serão necessários.

Ambiente

A prevenção do DM1 poderá ser obtida pelo bloqueio dos fatores ambientais que ativam ou interagem com os genes de suscetibilidade ao DM1. Infelizmente, os fatores ambientais agressivos, quer sejam infecciosos, toxinas, dietéticos ou outros, ainda serão precisamente identificados.

Novas Opções de Tratamento

Administração de Insulina por Vias Não-Injetáveis

Insulina inalada. A administração de insulina via pulmonar está atualmente na Fase III dos testes clínicos (Capítulo 9), e poderá estar disponível para tratamento em um futuro próximo. As questões de absorção reprodutível, tecnologia de inalação, formulações em pó *versus* líquido, e, o mais importante, segurança pulmonar a longo prazo, permanecem sem respostas. Dada a sua ação de curta duração, a insulina inalada precisará ser administrada em combinação com a insulina de ação intermediária ou prolongada para satisfazer as exigências basais e obter um controle glicêmico de 24 horas.

Administração da insulina pelas vias oral, nasal e transdermal. A degradação proteolítica e a absorção precária dificultam a produção de insulina biodisponível oralmente. Os esforços para desenvolver insulinas modificadas, que podem ser administradas VO e absorvidas de forma reprodutiva através da mucosa intestinal ou bucal sem perda da atividade biológica, e tecnologias para a liberação controlada de insulina, com biodisponibilidade oral e atividade previsíveis, usando o encapsulamento de polímeros e a liberação osmótica, estão em andamento e apresentam progressos. As liberações nasal e transdermal pela iontoforese estão sendo pesquisadas. Todas essas abordagens encontram obstáculos e estão longe da aplicação clínica.

Fórmulas de Insulina Não-Injetável

Insulina de ação rápida e de curta duração. A insulina lispro de ação rápida e curta duração, a insulina aspart e a insulina glulisina têm propiciado um controle melhor da glicose durante as refeições e melhorado o controle glicêmico em geral, quando usadas em combinação com insulina de ação prolongada em pessoas DM1. Outras insulinas de ação rápida estão sendo desenvolvidas.

Insulina de ação prolongada. A insulina glargina e a insulina determir são insulinas análogas, recentes, de ação prolongada, atualmente disponíveis para uso clínico. Essas insulinas produzem níveis relativamente constantes da insulina basal por mais de 24 horas, e, em muitos pacientes, obtém-se um controle melhor da glicose de jejum e HbA_{1c}, com menos hipoglicemia noturna do que a insulina NPH (*Neutral Protamine Hadegorn*). Quando usadas em combinação com a insulina de curta duração, na pré-refeição, elas poderão produzir um controle significativamente melhor da glicose em 24 horas.

Insulina análoga hepatosseletiva. Um nova insulina análoga hepatosseletiva, a insulina $N^{\alpha\beta}$!tiroxil-L (Ins-B1-T4), está, atualmente, em desenvolvimento inicial. Ela ou análogos subseqüentes têm potencial para produzir mais ação insulínica fisiológica do que os preparados atuais de insulina.

Transplante de Ilhotas Pancreáticas

O uso recente de enxertos das ilhotas pancreáticas e novas combinações de agentes imunossupressores no diabete tipo 1 mostra-se promissor, e os estudos multicentrais estão em andamento. No entanto, essa abordagem altamente evidente apresenta significativos obstáculos a serem superados antes da aplicação clínica bem-sucedida. O grande obstáculo é a falta de doadores de ilhotas pancreáticas em número suficiente para satisfazer as necessidades de um transplante bem-sucedido de ilhotas. As células-tronco pluripotenciais e as linhas de células somáticas geneticamente desenvolvidas podem ser uma fonte de células, e podem produzir transplantes bem-sucedidos *sem* a necessidade da supressão imunológica por toda a vida, para evitar a rejeição e a destruição auto-imune das células transplantadas. As ilhotas pancreáticas de suínos, transplantadas xenograficamente, precisam superar os conceitos sobre a possível transmissão de microrganismos suínos infecciosos.

O "Pâncreas Artificial"

O implante de um "pâncreas artificial", que produza medidas em tempo real, contínuas, da glicose sangüínea, ativando um dispositivo mecânico (uma bomba) para liberar insulina diretamente no fígado, permitiria uma substituição de maior aplicabilidade fisiológica e de melhor aceitação, da insulina (Capítulo 9). Está havendo progresso, mas é improvável que um dispositivo aceitável esteja disponível em um futuro próximo.

Bombas Implantáveis de Insulina

Os sistemas de liberação implantáveis, capazes de serem regulados com grande precisão e que apresentam características de maior segurança, estão sendo desenvolvidos e poderão ficar disponíveis em um futuro não muito distante para o tratamento do DM1 (Capítulo 9). As bombas de insulina deverão ser usadas apenas por profissionais da saúde bem-treinados e depois do treinamento do paciente e seus familiares.

Sensores Não-Invasivos de Glicose

São significativos os progressos no desenvolvimento de sensores de glicose precisos, sensíveis e não-invasivos, para a mensuração contínua da glicose sangüínea, exibindo níveis de depósito e carga de tempo real, em intervalos adequados e contendo sistemas de alarme para o alerta de provável hipoglicemia. Esses sensores melhorarão em muito o controle da glicose e reduzirão os riscos de hipoglicemia e hipoglicemia insuspeita (Capítulo 9).

Controle dos Níveis de Glicose Durante a Refeição e Pós-Prandial

A obtenção da glicemia normal ou quase normal requer controle não só da glicose de jejum mas também da glicose sangüínea durante as refeições e pós-prandial. Por isso, o tratamento do DM1 utilizará muito a administração pré-refeição das insulinas de ação rápida e de curta duração, do tipo lispro, aspart, glulisina e, possivelmente, a insulina inalada. Um análogo da amilina, a pramlintida, quando administrada antes das refeições e usada como um adjunto da insulina, reduz a glicose pós-prandial, melhora a HbA_{1c}, reduz o peso corporal e diminui a dose de insulina tanto no DM1 quanto no DM2, e poderá estar disponível, em breve, como um adjunto da insulinoterapia. A exigência de administração parenteral e a incapacidade de misturá-la com a insulina na mesma seringa poderá limitar sua utilização clínica.

Tratamentos para Induzir a Remissão e Melhorar a Destruição Auto-Imune das Células-β

Várias abordagens utilizando antígenos que possivelmente desempenham um papel na destruição auto-imune das células-β no DM1, incluindo fragmentos da cadeia B insulínica, GAD_{64} e das proteínas *heat-shock*, estão em estudos clínicos.

Outros objetivos imunológicos também estão sendo avaliados em animais e humanos DM1. Estudos do diabete em modelos-animal, como camundongo NOD, demonstram que várias dessas abordagens poderão evitar o desenvolvimento da insulite e do DM1, mas a relevância desses resultados na prevenção do DM1 humano deverá esperar pelos resultados dos estudos clínicos controlados em humanos, em andamento e futuros.

Recentemente, os estudos clínicos iniciais de um anticorpo monoclonal anti-CD-3 reportaram eficácia na indução da remissão ou da taxa de redução da velocidade de progressão em pacientes diabéticos tipo 1, recém-diagnosticados, com suficiente função das células-β remanescentes.

Métodos para Estimular a Regeneração e o Crescimento das Células-β, e Inibir a Apoptose das Células-β

Os avanços na biologia das células-β poderão levar, eventualmente, ao desenvolvimento de métodos para estimular a regeneração das células-β em pacientes diabéticos. Fatores como o GLP-1, a exendina-4, o IGF-1, o óxido nítrico e certos fatores de transcrição das células-β, por exemplo, fator 1 de transcrição contendo o "homeobox*" duodeno-pancreático (PDX-1), apresentam-se com atividade estimuladora do

---

*N. de T. Homeobox – Parte de material genético DNA que controla a organização de certas estruturas em um embrião.

crescimento das células das ilhotas pancreáticas em animais de laboratório, mas sua especificidade é desconhecida. Esta abordagem também poderá ser útil no DM2. No DM1, ela terá de ser empregada em conjunto com a supressão imunológica para evitar a destruição auto-imune das células-β recém-formadas; por isso, poderá ser mais plausível inicialmente em pacientes DM2.

DM2: AVANÇOS NO TRATAMENTO

Limitações dos Agentes Hipoglicemiantes Orais

Os agentes orais atuais, pelo menos conforme utilizados pela maioria dos médicos, são limitados em sua capacidade de obter a glicemia normal ou quase normal na maioria dos pacientes diabéticos tipo 2. Os efeitos colaterais significativos, como hipoglicemia, disfunção gastrintestinal, retenção de líquidos, edema, insuficiência hepática e acidose láctica, comprometem a dosagem adequada e limitam a aceitação do paciente. Medicamentos mais eficazes e seguros, bem como uma melhor utilização dos agentes existentes, são necessários, conforme discutido adiante.

A Terapia Pode Ter Sido Iniciada Tarde Demais

Normalmente, o tratamento do DM2 começa depois que a doença progrediu de forma significativa, talvez até o ponto em que a intervenção produza apenas efeitos limitados. Numerosos estudos, o mais recente UK Prospective Diabete Study (UKPDS), estabeleceram que as complicações do diabete geralmente começam antes do diagnóstico clínico da doença e antes do desenvolvimento da hiperglicemia de jejum e elevada HbA_{1c}. A evidência epidemiológica do UKPDS indica que o aumento do risco para doença micro e macrovascular inicia em níveis de HbA_{1c} de 6,5%, ou mais baixos. A perda progressiva da função das células-β, observada no UKPDS, também poderá refletir o início tardio do tratamento da doença, mais do que a perda inevitável da função.

Tanto os defeitos essenciais do DM2 quanto a resistência insulínica e a deficiência na secreção de insulina estão presentes antes da manifestação da hiperglicemia de jejum, da elevação da HbA_{1c}, do diagnóstico do diabete e do início do tratamento. Esses defeitos indicam o desenvolvimento subseqüente da doença evidente e podem ser fatores de risco para complicações; ambos podem ser alvo da intervenção terapêutica precoce. A perda de peso talvez seja o melhor exemplo de redução da resistência insulínica para prevenir ou melhorar o DM2 (Capítulo 6); por outro lado, a recuperação da secreção insulínica na fase aguda/inicial também melhora a tolerância à glicose no DM2. A perda da secreção insulínica na fase aguda, nos níveis de glicose de jejum entre 6,1 (109 mg/dL) e 6,5 (117 mg/dL), é, em geral, a anormalidade inicial clinicamente detectável do DM2, já que o tratamento usual não começa até que o diabete seja diagnosticado pela hiperglicemia de jejum. Claramente, o DM2 precisa ser tratado precocemente, antes mesmo do desenvolvimento da hiperglicemia de jejum, de 7 mmol/L (126 mg/dL), e HbA_{1c}, de 7%. Conforme discutido anteriormente no DM1, a detecção e o tratamento das complicações também são necessários para melhorar os resultados no DM2.

Terapia de Foco Muito Específico

Embora a resistência à insulina e a secreção deficiente de insulina existam precocemente no curso da doença, em geral tratamentos atuais dirigem-se apenas a uma dessas duas anormalidades. O tratamento será mais efetivo se ambos os defeitos forem atingidos – quanto mais precoce melhor. Isso requer o emprego de dois medicamentos hipoglicemianntes orais com diferentes mecanismos de ação: um age na ação da insulina, o outro, na sua secreção.

Além disso, terapias atuais são freqüentemente focadas somente no manejo da hiperglicemia de jejum e nos alvos de desfechos como medida do controle glicêmico adequado. As glicemias na refeição e pós-prandial têm sido ignoradas, mesmo que elas contribuam muito para hiperglicemia de 24 horas, piorando os defeitos basais de secreção e ação da insulina, além de poder aumentar o risco de complicações. Os atuais alvos terapêuticos focam nos níveis de glicemia plasmática de jejum e não fornecem atenção suficiente para a importância de reduzir a hiperglicemia pós-prandial.

A Terapia é Insuficientemente Agressiva

Em geral, os níveis de glicose sangüínea poderão permanecer altos porque os pacientes estão assintomáticos, ou há receio de indução à hipoglicemia. A terapia combinada com agentes orais e a adição ou mudança para insulina é freqüentemente postergada até que a doença esteja bem avançada, e o controle glicêmico, deteriorado de maneira substancial.

ALTERAÇÕES NAS ABORDAGENS TERAPÊUTICAS DO DM2

Prevenção

Sobrepeso e Obesidade

A maneira mais óbvia de prevenção de um grande percentual de DM2 é evitar a obesidade. Realmente, os estudos clínicos demonstram que a intervenção no estilo de vida, incluindo a dieta, a dieta de baixo teor calórico, a perda de peso e os exercícios podem melhorar significativamente a tolerância à glicose em pacientes de alto risco para DM2. No entanto, as atitudes sociais, os estilos de vida e nutrição tendem a melhorar o peso corporal e reduzir a atividade física, de forma que evitar a obesidade ou reduzir o peso corporal é algo difícil de obter e manter ao longo do tempo. A menos que essas questões de estilo de vida possam ser direcionadas de maneira mais efetiva, outras intervenções, principalmente farmacológicas, serão necessárias.

Genes

A prevenção do DM2 poderá, de fato, vir da identificação dos genes responsáveis por essa doença e, conseqüentemente, da descoberta de como eles causam as anormalidades na secreção e na atividade insulínica. Independente do grande progresso e das descobertas promissoras, a terapia com base no gene para essa doença poligênica é improvável de ser disponibilizada a curto prazo.

Novas Opções de Tratamento

Em virtude de o atual tratamento com freqüência ser tardio, ou mesmo muito tardio, e quase totalmente focado de forma específica, é necessária uma mudança significativa na abordagem do tratamento do DM2.

Diagnóstico e Tratamento Precoces

O DM2 e suas complicações precisam ser tratados o quanto antes. Mais esforços para detectar e tratar pacientes assintomáticos com hiperglicemia de jejum e elevada HbA$_{1c}$, e hiperglicemia pós-prandial devem ser a prática médica padrão. A recente revisão redutora dos níveis de glicose plasmática de jejum para o diagnóstico do diabete, isto é, ≥ 7mmol/L (126 mg/dL) e níveis-alvo do tratamento para a HbA$_{1c}$ ≤ 7%, permitirão um diagnóstico e um tratamento precoces, mas esses níveis ainda não estarão baixo o suficiente. O risco de complicações começa mesmo nos níveis mais baixos de glicose de jejum e de HbA$_{1c}$. Talvez o tratamento deva começar antes mesmo do desenvolvimento da hiperglicemia de jejum, conforme definido pelo critério atual (≥ 7 mmol/L[126 mg/dL]), e o alvo terapêutico para HbA$_{1c}$ de 7% deverá ser reduzido para menos de 7%. Outras revisões redutoras do critério atual serão necessárias. Os resultados do National Institutes of Health-Sponsored Diabete Prevention Program (DPP) apóiam essa visão, demonstrando que, em pacientes pré-diabéticos de alto risco para desenvolvimento do DM2 (pacientes com intolerância à glicose), a intervenção de tratamento para melhorar o controle da glicose poderá reduzir muito a progressão para um diabete clínico evidente. O critério de diagnóstico mais baixo permitirá um diagnóstico e um tratamento precoces das anormalidades que contribuem para o progresso e as complicações da doença, com a probabilidade de resultados mais eficazes.

O estabelecimento de categorias de tolerância diminuída à glicose (TDG) e glicemia de jejum alterada (GJA) fornecem outra oportunidade para uma mudança importante no controle do DM2 pela produção de potencial intervenção precoce. O DPP indica que o tratamento durante a TDG, tanto com um programa efetivo de dieta e exercícios, quanto com a metformina, medicamento oral hipoglicêmico, podem reduzir a taxa de progressão da TDG para um evidente DM2. Por isso, muito provavelmente, a terapia futura poderá estar direcionada para o tratamento de pessoas que hoje são classificadas como TDG com programas de mudança de estilo de vida (dieta, controle de peso e exercícios) ou com agentes hipoglicêmicos capazes de suprimir a resistência insulínica e/ou restaurar a secreção aguda de insulina e reduzir a glicose sangüínea pós-prandial. Os medicamentos comprovadamente seguros e com baixo risco para a hipoglicemia deverão ser utilizados. Neste momento, a modificação no estilo de vida, incluindo uma melhor nutrição, perda de peso e manutenção do peso corporal normal, e um programa adequado de atividade física, parece ser mais seguro do que os agentes hipoglicemiantes orais atualmente disponíveis para a utilização a longo prazo nas intervenções iniciais dos pacientes com TDG.

Futuras terapias também poderão estar direcionadas para o tratamento de pacientes com GJA. Conforme definido atualmente, a GJA identifica melhor um grupo diferente de pacientes de risco na população do que a TDG, talvez com 30 a 50% de sobreposição com a TDG. Por isso, se a GJA fosse utilizada para determinar a intervenção do tratamento, um grande número de pacientes com TDG não seria detectado. Já que a TDG é conhecida como sendo um fator de risco significativo para o desenvolvimento de doença cardiovascular, *apenas* a identificação e o tratamento da GJA, sem detecção e tratamento da TDG, seria uma estratégia indesejável para a detecção precoce do risco e a intervenção inicial. Por tal razão, é sugerido que o nível de glicose de jejum para diagnóstico de GJA seja reduzido para ≤ 6 mmol/L (108 mg/dL) para definir pacientes mais semelhantes àqueles com TDG em relação ao risco de doença cardiovascular, e que o teste oral de tolerância à glicose continue sendo aplicado nos pacientes de alto risco.

Controle da Glicose Sangüínea Durante as Refeições e Pós-Prandial

A terapia do DM2 no futuro deverá focar não apenas o controle da glicose sangüínea de jejum e a HbA_{1c}, mas também o controle dos níveis de glicose durante as refeições e pós-prandial. Em alguns pacientes diabéticos tipo 2, a redução dos níveis de glicose pós-prandial contribui para a redução da HbA_{1c}, pelo menos tanto quanto a redução da glicose de jejum. No futuro, a hiperglicemia durante as refeições e pós-prandial poderá ser tratada antes da *manifestação da hiperglicemia de jejum* (isto é, antes que a glicose de jejum alcance 7 mmol/L ou 126 mg/dL). Por exemplo, pacientes com níveis de glicose pós-prandial elevados, mas com glicose de jejum normal, poderão ser tratados com agentes hipoglicemiantes orais comprovadamente seguros capazes de estimular a secreção de insulina precocemente e reduzir a hiperglicemia pós-prandial. A triagem de pacientes de alto risco para desenvolver DM2 com testes orais de tolerância à glicose, embora incômoda, é desejável. Os alvos apropriados para os níveis de glicose pós-prandial deverão ser estabelecidos. Os atuais dados epidemiológicos sobre o risco cardiovascular aumentado sugerem que uma glicose plasmática pós-prandial de 11 mmol/L (198 mg/dL) é muito alta. Um nível inferior a 8,9 mmol/L (160 mg/dL) poderá ser mais adequado.

Terapia Combinada

É improvável que um agente oral único seja bem-sucedido no controle dos níveis de glicose sangüíneos de 24 horas por muito tempo em pacientes DM2. Alguns pesquisadores propõem que as combinações de dois ou mais medicamentos (Capítulos 10 e 12), que objetivam *tanto* hiperglicemia de jejum *quanto* pós-prandial, e a secreção deficiente de insulina deverão iniciar precocemente no curso da doença, talvez no momento do diagnóstico, para obter melhor controle glicêmico total, e talvez mais sucesso na modificação do processo da doença. A adição ou troca precoces para a insulina poderá ser necessária em certos pacientes para o controle agressivo da glicemia.

Novos Medicamentos Ativos Orais para Estimular a Ação da Insulina e Superar a Resistência Insulínica

Existem vários alvos dos medicamentos para a redução da resistência insulínica, melhora da ação insulínica e aumento da distribuição da glicose, especialmente as proteínas sinalizadoras de insulina (Capítulo 5). Embora existam defeitos demonstrados em vários sítios moleculares na via sinalizadora de insulina, é desconhecido se um ou mais contribuem, ou não, para o estado de resistência à insulina em humanos DM2. Por isso, o provável alvo para os novos medicamentos de superação da resistência insulínica permanece hipotético. Dado à alta probabilidade de existir heterogeneidade nos defeitos responsáveis pela resistência insulínica no DM2, a relativa contribuição de cada defeito varia entre os pacientes DM2 e a resistência insulínica poderá ser o resultado dos efeitos adicionais de vários fatores de interação ambiental e genética nas várias proteínas sinalizadoras de insulina, sendo improvável que um único medicamento possa evitar ou corrigir todas as formas de resistência insulínica nas populações tipo 2. O mais provável é que sejam utilizados múltiplos medicamentos, objetivando diferenciar as moléculas de sinalização, em conjunto com intervenções no estilo de vida.

Insulinomiméticos, potencializadores e sensibilizadores. Moléculas estão sendo desenvolvidas para agir nos receptores de insulina ou em um ou mais eventos de sinalização do pós-receptor, tanto para mimetizar, potencializar quanto sensibilizar as células para a ação insulínica, superando a resistência insulínica e promovendo a distribuição da glicose. Entre elas, atualmente em desenvolvimento, estão as moléculas que mimetizam a ação da insulina através da fosforilação do domínio tirosina-quinase do receptor de insulina, inibidores da proteína tirosina-fosfatase, especialmente a PTP-1B, e estimuladores do substrato 1 do receptor de insulina (IRS-1), sistemas mensageiros secundários, como fosfatidilinositol-3-fosfato-quinase (PI3-quinase), transportador de glicose, e outras proteínas sinalizadoras descendentes.

Ativadores PPARγ. Os medicamentos que agem através do complexo nuclear do receptor ativado pelo proliferador de peroxissomas (PPAR) aumentam a sensibilidade à insulina, reduzem a resistência insulínica e aumentam a disposição da glicose, por isso reduzem a glicose sangüínea (Capítulo 12). Atualmente, dois novos medicamentos clinicamente disponíveis, rosiglitazona e pioglitazona, agem através do componente PPARγ do complexo nuclear, possuem uma modesta, porém significativa, eficácia hipoglicêmica e poderão estar associados a um significante ganho de peso, à retenção líquida, ao edema e ao aumento do risco para insuficiência cardíaca congestiva, efeitos colaterais que poderão limitar sua utilidade a longo prazo. Eles são mais eficazes quando usados em combinação com outros agentes orais ou com a insulina. Os agentes tiazolidinedionas (TZI) e não-TZD, de grande eficácia e segurança, são melhor aceitos. Vários agentes, que atuam através do PPARγ ou como agonistas duais PPARα-PPARγ, estão sob ensaios clínicos; o último parece produzir benefícios maiores nos lipídeos plasmáticos. Se possuem eficácia abrangente e vantagens de segurança, isso precisa ser demonstrado. Os efeitos antiinflamatórios das TZDs são intrigantes em relação à sua potencial influência sobre a aterosclerose acelerada nos diabéticos.

Agonistas do receptor $β_3$-adrenérgico. Os agonistas do receptor $β_3$-adrenérgico, que aumentam a distribuição da glicose estimulada pela insulina e melhoram a tolerância à glicose nos animais de laboratório e em humanos, têm sido evitados pela modesta eficácia hipoglicêmica, insuficiente seletividade, biodisponibilidade limitada e significantes efeitos colaterais em humanos.

Inibição da gliconeogênese hepática e saída de glicose hepática. Os inibidores das enzimas gliconeogênicas, como a PEPCK e F1-6 bifosfonato, têm sido associados à hipoglicemia grave. O desenvolvimento de agentes seguros está em andamento. Nova linhas de pesquisa estão sendo utilizadas, como a superexpressão da enzima hepática bifuncional 6-fosfofruto-2-quinase/frutose-2-6-bifosfonato, conseqüentemente reduzindo a gliconeogênese e aumentando a glicólise.

Estimulação da glicogênio sintetase: A demonstração de que níveis reduzidos de glicogênio hepático contribuem para o aumento da produção de glicose hepática no DM2 leva a esforços para a busca por novos medicamentos que aumentem a capacidade do fígado para a glicogênese. O foco tem sido as moléculas que aumentam a atividade da síntese do glicogênio, glucoquinase hepática e subunidades da proteína hepática fosfatase-1 (PTP-1), para melhorar a distribuição da glicose e o armazenamento do glicogênio em pacientes diabéticos, reduzindo a glicose sangüínea.

Hormônio do crescimento e fator 1 de crescimento do tipo insulina (IGF-1). Os fragmentos do hormônio do crescimento (p. ex., hGH 6-13) aumentam a ação insulínica e melhoram a tolerância à glicose em animais de laboratório. Vários análogos estão em desenvolvimento pré-clínico. O IGF-1 estimula a ação insulínica em roedores e humanos, e são explorados para o tratamento do DM2. No entanto, o IGF-1 tem estado associado a efeitos colaterais significativos, que parecem ficar reduzidos pela combinação com sua proteína ligante, a IGF-BP3.

Inibição do glucagon. Inibidores da secreção de glucagon pancreático, como GLP-1, somatostina, exendina-4 e da ação do glucagon no fígado (p. ex., antagonistas do receptor de glucagon), reduzem a glicose sangüínea em animais de laboratório. Esses agentes são discutidos em detalhes neste capítulo, no item "Peptídeo-1 tipo glucagon".

Abordagens Relacionadas à Obesidade

O alvo mais óbvio de aumento da ação da insulina no DM2 e do retorno da glicose sangüínea aos níveis normal e quase normal é a redução do excesso de adiposidade. Na verdade, vários estudos clínicos demonstram que a intervenção no estilo de vida pode melhorar de forma significativa a tolerância à glicose em indivíduos de alto risco para DM2. Embora o recente progresso na pesquisa básica seja grande (Capítulo 6), muitos anos, provavelmente, serão necessários para desenvolver medicamentos eficazes na prevenção da obesidade ou na obtenção e na *manutenção* da perda de peso. É improvável que um medicamento objetivado para um mecanismo único (p. ex., leptina, PPY), um peptídeo neuroendócrino ou receptor, ou uma proteína não-ligada, seja bem-sucedido, dado à redundância e à complexidade do processo regulador do comportamento alimentar, da homeostase energética e da massa do tecido adiposo. O mais provável é que uma combinação de agentes objetivados a diferenciar as áreas nesse processo seja necessária.

Novos Medicamentos para Estimular a Secreção de Insulina

Secretagogos de insulina não-sulfoniluréia. Uma nova classe de secretagogos de insulina não-sulfoniluréia está agora disponível para reduzir a hiperglicemia durante as refeições e pós-prandial no DM2. Dois medicamentos dessa classe estão disponíveis: a repaglinida, o derivado do ácido benzóico, a nateglinida, um aminoácido derivado. Um terceiro agente, o KAD 1229, atualmente em desenvolvimento, possui apenas experiência clínica limitada no momento.

O valor mais significativo desses secretagogos de insulina não-sulfoniluréia parece ser sua capacidade de estimular a secreção precoce de insulina depois da refeição e do controle da glicose durante a refeição e pós-prandial. Eles estimulam a secreção de insulina de ação muito rápida e de curta duração, e por isso reduzem as excessivas excursões de glicose durante a refeição e pós-prandial, que, de maneira adversa, afetam a glicemia em geral, com elevação mínima dos níveis de insulina plasmática e exposição dos tecidos à hiperinsulinemia. Esses medicamentos oferecem a oportunidade, em certos subconjuntos de pacientes diabéticos tipo 2, de obter um melhor controle glicêmico em geral e níveis de HbA_{1c} mais baixos do que podem ser obtidos com as atuais sulfoniluréias, que originalmente objetivam a glicose de jejum. Parecem ser mais eficazes quando usados em combinação com medicamentos que melhoram a ação insulínica e o controle da glicose de jejum, por exemplo, metformina ou agonistas PPARγ. A combinação com sulfoniluréias parece não acrescentar benefícios. Como monoterapia, esses medicamentos deverão ser limitados ao tratamento de pacientes DM2 com hiperglicemia leve (≤ 7,5 mMol/L [≤ 135 mg/dL]), tanto no curso inicial da doença quanto nos pacientes idosos DM2, nos quais a hiperglicemia relacionada à refeição é a anormalidade glicêmica mais acentuada. Para os pacientes DM2 com graus mais graves de hiperglicemia, a monoterapia com esses agentes é insuficiente. Para efeito de registro, os medicamentos dessa classe parecem ser melhor tolerados e seguros. Se essas condições permanecerem por um longo tempo e o risco da hipoglicemia for baixo, esses medicamentos poderão exercer seu papel no tratamento da TDG.

Peptídeo-1 tipo glucagon (GLP-1). Vários agonistas GLP-1 e medicamentos que elevam os níveis plasmáticos do GLP-1 estão sendo desenvolvidos como uma nova abordagem para melhorar o controle glicêmico. Devido à sua meia-vida muito curta, o GLP-1 nativo, por si só, é inadequado como agente terapêutico. As moléculas de GLP-1 modificadas, com meia-vida mais longa, exigindo apenas uma ou duas injeções diárias, estão atualmente sob ensaios clínicos e poderão ser disponibilizadas em breve. Apesar de tudo, esses peptídeos deverão ser administrados parenteralmente em bases diárias e seu uso no tratamento do DM2 deverá ser limitado.

A exendina-4, um peptídeo aminoácido-39 isolado da saliva do animal Gila, possui uma seqüência homóloga de 53% para GLP-1. A molécula sintética de exendina-4, a exenatida, quando injetada subcutaneamente duas vezes ao dia em pacientes com DM2, já em tratamento com agentes hipoglicemiantes orais, estimula a secreção de insulina, reduz a secreção de glucagon, melhora a ação insulínica, diminui a velocidade do esvaziamento gástrico e reduz a glicose plasmática, e a HbA_{1c}. Se ensaios clínicos em andamento demonstrarem segurança e eficácia adequadas, tal medicamento poderá ser disponibilizado em breve para DM2. Já que esse peptídeo, como os análogos modificados GLP-1, deverá ser administrado parenteralmente em base diária, sua aplicação clínica abrangente poderá ser limitada. Uma fórmula de ação prolongada que não exigirá injeção diária está sendo desenvolvida e poderá ter aplicação clínica em grande escala e ser de valor significativo.

Os inibidores biodisponíveis oralmente de DPP-IV, a enzima que degrada o GLP-1, estão atualmente em desenvolvimento clínico. Esses agentes elevam e mantêm os níveis de GLP-1 elevados, aumentam a secreção de insulina e a ação insulínica, inibem a secreção de glucagon, reduzem os níveis de glicose plasmática e melhoram a tolerância à glicose em humanos e modelos-animal DM2. Os estudos clínicos estão em progresso, e se a eficácia e segurança (DPP-IV inibe vários peptídeos reguladores-chave) forem demonstradas, esse poderá ser um medicamento atrativo para o tratamento do DM2. Esses medicamentos serão usados em combinação com outros agentes hipoglicêmicos.

Glucoquinase das células-β: Os atuais esforços para recuperar ou melhorar a sensibilidade das células-β, para a secreção de insulina estimulada pela glicose, através do estímulo da atividade glucoquinase específica das células-β, estão atualmente sob pesquisa. Mesmo que não exista um defeito na glucoquinase, na grande maioria dos diabéticos tipo 2, o aumento da sensibilidade das células-β para a glicose deverá ser útil.

COMPLICAÇÕES DO DIABETE

Terapias para a Prevenção e o Tratamento

Métodos para a Identificação Precoce de Complicações

A identificação antecipada de complicações do diabete poderá produzir intervenção precoce, prevenindo ou reduzindo a velocidade da taxa de progressão. Entre as ferramentas atualmente em estudo, estão o uso de imagem por ressonância magnética para detectar de forma precoce a retinopatia, medida do metilglioxal e outros derivados da glicose α-dicarbonil para detectar de forma precoce a nefropatia diabética, função autonômica cardiovascular e triagem com investigação por PET cardiovascular.

Terapias Teciduais Específicas

A identificação de mecanismos potenciais moleculares e bioquímicos, através dos quais a hiperglicemia causa lesão tecidual, promove novas intervenções terapêuticas potenciais objetivadas diretamente para as complicações diabéticas. Muitas dessas abordagens estão direcionadas para as alterações induzidas pela hiperglicemia nas células endoteliais vasculares. Algumas delas são discutidas adiante.

Inibidores das interações AGE e AGE-RAGE. A segunda geração dos inibidores da formação do produto final da glicação avançada (AGE) e dos inibidores de ligação cruzada estão sendo desenvolvidos depois dos problemas de eficácia e segurança encontrados nas moléculas de primeira geração. A inibição da interação AGE-RAGE (receptores de AGE) pelo bloqueio da RAGE nas células endoteliais, no músculo liso vascular, neural, mesangeal, nas imunológicas e inflamatórias parece ser promissor em animais de laboratório. A RAGE solúvel (sRAGE) é reportada como sendo eficaz contra a doença microvascular em animais, e poderá fornecer uma base para o desenvolvimento de um pequeno inibidor oral da interação humana AGE-RAGE ou receptores AGE.

Inibição da proteína C-quinase (PKC): Acredita-se que a PKC desempenhe um importante papel no desenvolvimento das complicações vasculares, neurológicas e, possivelmente, renais do diabete. Pelo menos um inibidor de PKC está atualmente na Fase III de estudos clínicos para o tratamento da retinopatia e neuropatia diabéticas. Os resultados clínicos iniciais são desapontadores, mas podem refletir mais uma falha na elaboração do estudo do que uma falta de eficácia do medicamento.

Inibidores do sistema renina-angiotensina. O bloqueio com enzimas conversoras de angiotensinas ou inibidores do receptor da angiotensina II, sozinho ou combinado, melhora a microalbuminúria e a retinopatia em humanos DM1 e DM2, e está sendo muito usado na retinopatia diabética.

Inibidores da formação da aldose redutase e sorbitol. Os inibidores da aldose redutase têm sido desenvolvidos por várias companhias para o tratamento da neuropatia diabética. A maioria parece ter eficácia limitada e toxicidade inaceitável.

Inibição dos fatores de crescimento angiogênicos para reduzir a formação de novos vasos sangüíneos na retinopatia diabética. O foco mais importante das atuais descobertas e do desenvolvimento de medicamentos está nos inibidores do fator de crescimento endotelial vascular (VEGF) para o tratamento da retinopatia diabética. Outros objetivos que recebem atenção para doenças micro e macrovasculares incluem IGF-1, hormônio do crescimento, TGF-β, bFGF, outros fatores de crescimento, integrinas e endotelinas.

Estimulação do crescimento angiogênico e outros fatores. A estimulação da angiogênese para aumentar a formação de novos vasos sangüíneos no tratamento da doença coronariana e vascular periférica, e o tratamento da neuropatia estão também em estudo. As abordagens de terapia gênica para estimular o crescimento de novos vasos sangüíneos estão atualmente sob pesquisa. Os medicamentos que estimulam o VEGF também estão sendo estudados para essa indicação, mas eles terão de ser muito seletivos e tecido-específicos, por causa dos efeitos sistêmicos que poderão adversamente afetar a retinopatia, pelo estímulo do crescimento de novos vasos retinianos.

Antioxidantes. Uma série de medicamentos antioxidantes e substâncias naturais, como a vitamina E, β-caroteno, ácido α-lipóico, ácido γ-linolênico e inibidores do superóxido dismutase, catalase e via hexosamina, estão sendo testados em animais de laboratório, na tentativa de reduzir o estresse oxidativo e espécies ativas de oxigênio em células e tecidos do corpo, um processo patológico julgado, por alguns investigadores, como contribuinte para o desenvolvimento das complicações diabéticas.

LEITURA COMPLEMENTAR

Ahren B, Gomis R, Mills A, et al: The DPP-4 inhibitor LAF237, improves glycemic control in patients with type 2 diabete (T2DM) inadequately treated with metformin. *Diabete* 2004; 53(suppl 2):A354.

Bruttomesso D, Pianta A, Mari A, et al: Restoration of early rise in plasma insulin levels improves glucose tolerance of type 2 diabetic patients. *Diabete* 1999; 48:99.

Buse J, Henry R, Han J, et al: Effect of Exenatide (exendin-4) on glycemic control and safety over 30 weeks in sulfonylurea-treated patients with type 2 diabete. *Diabete* 2004; 53(suppl. 2):A352

Diabete Prevention Program Research Group: Reduction in the incidence of type 2 diabete with lifestyle intervention or metformin. *N Engl J Med* 2002; 346:393.

Lando H: The new "designer" insulins. *Clin Diabete* 2000; 4:154.

Skyler, J: For the Exubera Phase II Study Group: Sustained long-term efficacy and safety of inhaled insulin during 4 years of continuous therapy. *Diabete* 2004; 53 (suppl 2):A486.

Para uma discussão mais detalhada e bibliografia adicional sobre este tópico, consulte, por favor, Porte *et al: Ellenberg & Rifkin's Diabetes Mellitus*, 6th ed. Capítulo 57.

Índice

Os números das páginas seguidos de *f* referem-se a figuras; aqueles seguidos *t* referem-se a tabelas.

A
A (acetoacetato), CAD e, 290-291
A1C. *Ver* Hemoglobina glicosilada
AC. *Ver* Antagonistas de Cálcio
Acantose nigricans (AN), 96-97
  DM2 e, 499-500
  epidemiologia de, 498-502
  lactato de amônia e, 500-502
  patogênese de, 499-500
  tratamento de, 499-502
Ação da massa de glicose, obesidade e, 113-114
Ação insulínica
  defeitos celulares na, 108-113
  defeitos cinéticos na, 112-113
  defeitos genéticos na, 20-21
  modelos de, 108-109f
  sensibilidade à insulina e, 238-239
Acarbose, 214-215, 230-231, 235-236
  contra-indicações para, 217-219
  dosagem de, 217-218
  eficácia de, 215-217
  insulina e, 234-235
  interações medicamentosas e síndrome da melancolia e, 218-220
  peso e, 215-218
  sintomas gastrintestinais e, 215-217
  terapia oral tripla combinada e, 232-234
Acesulfame K, 123-124
Acetaminofen, acarbose e, 219-220
Acetoacetato (A), CAD e, 290-291
Acetona, CAD e, 290-291
Acetona plasmática, níveis, CAD e, 290-292
Acidemia, CAD e, 292, 294-296
Acidente vascular cerebral
  diabete e, 479-480
  retinopatia diabética proliferativa e, 366t
Ácido acetilsalicílico, hipoglicemia e, 195-196
Ácido benzóico carbamoilmetil (CMBA), 205-206
Ácido docosa-hexaenóico, 124-125
Ácido eicosapentaenóico, 124-125

Ácido esteárico, colesterol sérico LDL e, 124-125
Ácido linoléico, 124-125
Ácido retinóico, APD e, 510-511
Ácidos graxos livres (AGL), nível, 238-239
  células β e, 117-118
  DM2 e, 100-101
  metformina e, 211-212
  obesidade e, 116-117
  resistência insulínica e, 101-102
  tiazolidinedionas e, 221-222
Ácidos graxos palmíticos, colesterol e, 124-125
Ácidos graxos polinsaturados, 124-126
Ácidos graxos saturados
  colesterol e, 124-125
  energia total e, 124-125
Ácidos graxos *trans*, 125-126
Acidose
  insulina e, 291-292
  SHH e, 304-305
Acidose de ânion gap, 380-381
Acidose láctica
  DM2, falha no tratamento e, 518-519
  metformina e, 213-214
Acidose metabólica, 380-382
Acidose metabólica hiperclorêmica, 380-382
  CAD, terapia e, 296-297
Acidose metabólica severa, CAD e, 284-286
Acompanhamento a longo prazo (FMD), estudos clínicos e, diabete, 265-266
Aconselhamento pré-concepção, PGDM e, 243-244
Acromegalia, 21-22
Acupuntura, neuropatia diabética e, 436
ADA. *Ver* American Diabetes Association
Adenomas, 196-197
ADH, arginina vasopressina de baixo nível, SHH e, 300-303
Adiponectina, 219-221
Adiposidade, 86-87
Adoçantes, 123-124

Adolescentes
  DM1 e, 128-129
  DM2 e, 129-130
  metformina e, 213-214
  necessidades energéticas e, 122-123t
  SHH e, 303-304
  tiasolidinedionas e, 223-224
Adultos, DM2 e, 128-129
AGE (produto final da glicação avançada), tratamento DM2 e, 525-526
Agentes antidiabéticos orais
  carboidratos da dieta e, 123-124
  hipoglicemia e, 184-185, 185-186t
Agentes antidiarréicos, diarréia diabética e, 406-407
Agentes antidiuréticos, 219-220
  áreas de ação, 200-201f
  efeito metabólico de, 230-231t
  eficácia de, inibidores da glicosidase-α e, 230-231t, 218-219
Agentes anti-hiperglicêmicos, hipertensão e, 458-459
Agentes bloqueadores do receptor-β (β-bloqueadores)
  CAD e, 467-468
  diabéticos e, 383, 386
  hipertensão e, 453-454
  hipoglicemia e, 185-186
  IM e, 470-472
  insuficiência cardíaca e, 473-474
  insulina e, 184-185
  repaglinida e, 208-209
  secreção de aldosterona e, 380-381
  síndrome coronariana aguda e, 472-473
Agentes desidratantes, infecções da pele por cândida e, 504-506
Agentes hipoglicemiantes
  DM2 e, 518-519
  UKPDS e, 171-172
Agentes orais, DM2 e, 90-93, 235-236
Agentes orais combinados com insulina, 233-235
Agentes virais, diabete e, 21-22
AGE-RAGE inibição, tratamento DM2 e, 525-526
AGL. *Ver* Ácidos graxos livres
Agonistas do receptor adrenérgico-β₃, 523-524
Água
  anormalidades
    CAD e, 287-291
    níveis séricos dos eletrólitos e, 287-291
  déficits médios da, CAD e, 287-288t

AHA (American Heart Association), HbA1c e, 464, 466
AINE (antiinflamatório não-esteroidal)
  peso corporal e, 129-130
  repaglinida e, 208-209
  sulfoniluréias e, 205-206
AIRmax (Resposta insulínica aguda máxima), 75-77
  DM2 77-78f
Albumina sérica bovina (ASB), TDM e, 66-67
Albuminúria
  diabete melito, 477-478
  grau clínico, 337-340
  inibidores da ECA e, 383, 386, 386-387f
Albuminúria nível clínico, 337-340
Álcoois de açúcar (polióis), hipoglicemia e, 123-124
Álcool
  acarbose e, 219-220
  ADA e, 127-128
  hipertensão e, 450-451
α-bloqueadores, hipertensão e, 453-454
Alimentação parenteral total (APT), pós-hiperalimentação hipoglicêmica, 187-188
Alimentos com baixo índice glicêmico, diabete e, 123-124
Alta freqüência (HF), flutuações, 398-400
Amamentação
  diabete melito e, 250-251
  DM1 e, 39-40
  glicose sangüínea e, 129-130
Amanita phalloides, 188-189
Ambiente, DM1 e, 516-517
American Diabetes Association (ADA)
  critério de jejum, 26-27
American Diabetes Association (ADA), 22-23
  alvos de glicose com, 137-138
  AMDM e, 134-135
  critério diagnóstico do diabete, 23-24t, 24, 26
  formas do diabete e, 47-48
  HbA1c e, 464, 466
  nutrição e, 120-121
  OMS dados, 26-27
  tratamento do diabético e, 199-200
American Heart Association (AHA), HbA1c e, 464, 466
Aminoglicosídeo, colecistite enfisematosa e, 331-332
Amiotrofia diabética, 428-429
Amitriptilina, neuropatia diabética e, 434-435

Ampicilina, colecistite enfisematosa e, 331-332
Amputação
  pé diabético e, 480-481, 486-487, 495-496
  retinopatia diabética proliferativa e, 366t
AN. *Ver* Acantose Nigricans
Anabolismo facilitado, gravidez e, 239-240
Análogos à insulina hepatosseletiva, DM1 e, 516-517
Anemia, metformina e, 214-215
Anestesia,
  efeitos metabólicos de, normal *versus* estado diabético, 270-271-282
  epidermal, controle metabólico e, 270-271
Anestesia epidérmica, controle metabólico e, 270-271
Anfotericina, mucormicose e, 329-330
Anfotericina B, RCM e, 506-507
Angina, CAD e, 472-473
Angina instável, diabete e, 470-473
Angina pós-infarto, MI e, 469-470
Angioedema
  inibidores da ECA e, 454, 458
  reações alérgicas e, 511-513
Angiografia, 472-473
  CAD e, 468-469
Anormalidades microvasculares intra-retinianas (IRMAs), 346-350, 356f
Anormalidades pupilares, NAD e, 414-415
Antagonista de cálcio (CA), hipertensão e, 453-454, 455t, 457t
Antibióticos, ulceração do pé e, 492-495
Anticoagulação, SHH e, 304-305
anticorpo monoclonal anti-CD-3 humanizado, tratamentos DM1 e, 518-519
Anticorpos
  DM1 e, 48-49
  imunidade humoral e, 321-322
Anticorpos anticélulas das ilhotas pancreáticas (ICA), 18-19, 34-35
  DM1 e, 47-49, 58-60, 59-60t, 60-62
Anticorpos antiinsulina (AAI), 34-35
  hipoglicemia e, 197-198
Anticorpos antiinsulina, 101-102
Anticorpos do receptor antiinsulina, 101-102
Antidepressivos tricíclicos, neuropatia diabética e, 433-435
Antifúngicos, tópicos
  infecções da pele por Cândida e, 504-506
  infecções dermatófitas e, 504-506
Antígeno leucocitário humano (HLA)
  abreviações para, 50-51t
  genótipo, DM1 e, 50-51
  haplótipos, branco, 52, 55t
  molécula classe II, estrutura hipotética da, 56-57f
Antígenos, tratamentos do DM1 e, 517-519
Antígenos do locus de histocompatibilidade (HLAs), 17-18
Anti-histaminas
  peso corporal e, 129-130
  reações alérgicas e, 511-513
Antioxidantes, tratamentos do DM2 e, 526-527
Antipsicóticos
  intolerância à glicose e, 21-22
  peso corporal e, 129-130
Apoptose das células β, inibição da, tratamentos do DM1 e, 518-519
APT (alimentação parenteral total), pós-hiperalimentação hipoglicêmica, 187-188
Áreas de injeção, lipo-hipertrofia e, 511-513
Arritmia arterial, IM e, 469-470
Arritmia cardíaca, DBTC e, 122-123
Arritmia dos sinus, neuropatia autonômica cardíaca e, 474-475
Artéria tibial, pé diabético e, 480-481
Artérias, aterosclerose e, diabete e, 464, 466
Arterioesclerose renal, nefropatia diabética e, 373-375
Arteriografia por contraste, diabete e, 483-484
ASB (albumina sérica bovina), DM1 e, 66-67
ASCOT, estudo, hipertensão e, 458-459
Aspartame, 123-124, 176-177
  fenilcetonúria e, 123-124
Aspirina
  CAD e, 468-469
  hipertensão e, 458-459
  necrobiose lipoídica e, 507-508
Assistência mecânica, insuficiência cardíaca e, 474-475
Ataduras Ace, úlceras diabéticas e, 498-499
Aterogênese, tiazolidinedionas e, 222-223
Aterosclerose
  anormalidades na defesa do hospedeiro e, 322-323
  diabete e, 437-438
  reconstrução arterial e, 483-484
Auto-antibióticos da insulina (IAA), DM1 e, 49-50
Auto-anticorpos, DM1 e, 58-59, 59-60t
Autofosforilação insulino-estimulada, 109-110
Auto-imunidade, 32, 34-35

Autólise inflamatória
   pé diabético e, 487, 489
   pé neuropático e, 490-492
Automonitoramento da glicose sangüínea (AMG), 134-135, 163-166
   insulina e, 175-176
Avaliação do modelo de homeostase (HOMA), sensibilidade à insulina e, 103-105
Avaliação pós-parto, metabolismo dos carboidratos, 255-256
Azatioprina, DM1 e, 40-41

B

BABYDIAB estudo
   auto-anticorpos e, 49-50
   DM1 e, 64-65
Bacteremia, diabete e, 331-333
Bacteremia por bacilo gram-negativo, diabete e, 332-333
Bacteremia por estafilococos, diabete e, 331-332
Bacteremia por estafilococos do grupo B, diabete e, 331-333
Bacteriúria, diabete e, 329-331
Bacteróides
   diabete e, 325-326
   NF e, 504-506
BDA (British Diabetc Association), loci de risco e, 57-58, 58-59f
Bem-estar fetal, diabete e, 249-250
β-bloqueadores. *Ver* Agentes Bloqueadores do Receptor β
Bicarbonato, terapia da CAD e, 295-297
Bifosfonatos, disfunção esofageana, 404-405
BIGPRO estudo (biguanidas e prevenção do risco de obesidade), metformina e, 212-213
Biguanidas, 203-215. *Ver também* Metformina; Fenformina
   eficácia, 210-212
   farmacocinética, 210-211
   fatores de risco cardiovascular e, 211-212
   lipídeos e, 211-213
   mecanismos de ação, 203-204
   peso e, 211-212
   sensibilidade à insulina e, 211-212
Biguanidas e prevenção do risco de obesidade (BIGPRO) estudo, metformina e, título, 212-213
Bilirrubina, LMD e, 262-263
Blighia sapida, normal hipoglicemia e, 185-186
Bloqueadores da aldosterona, hipertensão e, 458-459

Bloqueadores do canal de cálcio
   CAD e, 467-468
   hipertensão e, 454, 458
   insuficiência cardíaca e, 473-475
   nefropatia diabética e, 385
Bloqueadores do receptor da angiotensina II (BRA) 383, 386-389
   efeitos clínicos de, 458-459
   hipertensão e, 452-454
   inibidores da ECA e, 458-459
Bolhas por fricção, pé neuropático e, 489-490
Bombas de insulina
   implantável, 517-518
   RCP e, 281-282
   regime, cirurgia e, 276-279
Bombas de insulina implantáveis. *Ver* Bombas de insulina
Botas Unna, úlceras diabéticas e, 498-499
BRA. *Ver* Bloqueadores do Receptor de Angiotensina II
British Diabetic Association (BDA), loci de risco e, 57-58, 58-59f
Bulose diabética (BD)
   diagnóstico diferencial, 510-511
   epidemiologia, 509-510
   patogênese, 510-511
   pênfigo vulgar e, 509-510
   tratamento da, 510-511
   úlceras diabéticas e, 497-498

C

Cabeça do metatarso
   ressessão 484-485
   pé diabético e, 493-496
   ulceração do pé e, 431-433, 432-433f
CAD. *Ver* Cetoacidose Diabética
Calçados. *Ver* Sapatos
Calcificação vascular, dislipidemia e, 440-441
Calcificação vascular, ultra-som de Doppler e, 482-483
Calcinose arterial medial, 481-482
Cálculo biliar, DBTC e, 122-123
Calo plantar. *Ver também* Calos
   ulceração de pé e, 487, 489
Calosidade
   pé diabético e, 487, 489
   ulceração e, 487, 489, 491-492
Canais de K$^+$ dependentes-ATP (canais KATP), 200-201
   sulfonilruréia e, 201, 203
Canais de KATP. *Ver* Canais de K$^+$ ATP-dependentes

Candida albicans
  infecções da pele por Cândida e, 504-506
  infecções orais e, 329-330
Captação da glicose insulinomediada
  (CGIM) *versus*, 106-108
Captação de glicose hepática, 106-108
  insulinomediada *versus* não-insulinomediada, hiperglicemia e, 106-108
Captação de glicose no músculo, DM2 e,
  111-112
Captopril
  insuficiência renal e, 387-389f
  terapia por placebo 386-387f
Carbamazepina, neuropatia diabética e,
  434-435
Carboidratos
  CAD e, 283-284
  hipoglicemia e, 163-165
  macronutrientes e, 123-124
Carcinoma do pâncreas, hiperglicemia e,
  21-22
Cardiomiopatia hipertrófica, LMD e, 263-264
CARE (*Cholesterol and Recurrent Events Trial*), 442-444
Carga oral de glicose
  captação de glicose e, 80-81
  DM2 e, 71-72
Casas geriátricas, SHH e, 319-320
Cataratas, diabete e, 369-370
Catecolamina(s), 21-22
  CAD e, 283-284
  deficiência
    hipoglicemia e, 188-189
    hipoglicemia falsa e, 194-195
  nível de glicose e, 71-72, 72-73f
  resistência insulínica e, 99-100
Cateter interno, SHH e, 307, 309
Cateterização cardíaca, CAD e, 472-473
Cefoxitina, *bacteróides* e, 325-326
Cegueira
  mucormicose e, 327-328
  retinopatia diabética e, 368-369
Células apresentadoras de antígenos (CAA),
  62-63
Células polimorfonucleares, anormalidades
  na defesa do hospedeiro e, 322-323
Células β
  auto-imunidade
    dieta e, 35-36
    fatores genéticos e, 34-35
    pré-clínica, 32, 34-37
    prevalência e incidência, 34-35
    prevenção, 35-36

  progressão do diabete, 35-27
  concentração de AGL e, 117-118
  defeito genético
    disfunção da célula-α e, 76-78
    metabolismo da glicose alterado, estudos genéticos e, 93-98
  defeitos genéticos, 20-21
  destruição, diabete e, 47-48
  diabete secundário e, defeitos genéticos,
    20-21
  DM1 e, 32, 34, 40-41, 65-66
  função, 85-87, 254-255
    DM2 e, 230-231
    níveis de insulina e, 71-72
    tiazolidinedionas e, 223-224
  glicoquinase, tratamento do DM2 e, 525-526
  hiperplasia, danos, 186-187
  proinsulina com, 99-100
  regeneração, estimulação, tratamento do
    DM1 e, 518-519
  resistência insulínica e, 83-84
  tiazolidinedionas anti-PPAR-γ e, 92-93
Células-T, resposta imunológica e, 322-323
Células-β pancreáticas, DM1 e, 85-87f
Celulite necrosante, 326-327
Cereais, diabete e, 35-36
Cetoacidose, 19-20
  CAD e, 288-289
  insulina e, 18-19
  mucomicoses e, 327-328
  SHH e, 303-304
Cetoacidose diabética (CAD), 248-249,
  283-298
  AGL e, 284-285
  cirurgia e, 280-281
  complicações diversas com, 297-298
  descobertas laboratoriais, 288-289t
  diagnóstico, 284-288, 284-286t
  DM1 e, 36-37, 331-332
  edema cerebral e, 312, 319
  fatores precipitantes, 284-285t, 284-286
  hipercloremia e, 286-287
  intervalo osmolar e, 287-288
  níveis dos eletrólitos séricos e, 287-288t
  patogênese, 283-285
  SHH, 303-304
  terapia, 293t, 292, 294t
  tratamento do, 291-296
Cetoacidose diabética (CAD), terapia da
  alterações ácido-base durante, 295-297
  CNS com, alterações na, 296-298
Cetogenose, 239-240
Cetona, níveis, CAD e, infecção e, 280-281

Cetona(s)
  CAD e, 283-284, 295-296
  gravidez e, 248-249
  plasmática, reação nitroprússica e, 291-292
  urinária, reação nitroprússica e, 291-292
Cetonas sangüíneas, CAD e, 290-292
Cetonemia
  insulinoterapia e, 227-228, 230
  reação nitroprússica e, 291-292
Cetonúria
  CAD e, 290-292
  insulinoterapia e, 227-228, 230
  SHH e, 303-304
Cetose, dieta de baixo teor de carboidratos e, 122-123
CGIM (captação de glicose mediada pela insulina), CGNIM e, 106-108
CGNIM. *Ver* Insulina não-estimulada pela glicose
Cholesterol and Recurrent Events (CARE) *Trial*, 442-444
Choque, SHH e, 309-310
Cianocobalamina. *Ver* vitamina B_{12}
Cicatrização da ferida, pé diabético e, 482-484
Ciclosporina
  DM1 e, 40-41
  necrobiose lipoídica e, 507-508
Cigna, 165-166
Cilostasol, fluxo de sangue na pele e, ácidos graxos mono-não-saturados-cis, fontes dietéticas, 125-126*t*
Cinética da insulina, metabolismo materno e, 237-239
Cirurgia de revascularização cardiopulmonar (RCP), diabete e, 281-282
Cirurgia em paciente ambulatorial. *Ver* Cirurgia
Cirurgia. *Ver também* Cirurgia de Revascularização Cardiopulmonar
  controle metabólico e, 271-272
  controle pós-operatório e, DM2 e, 279-281
  controle pré-operatório, diabete e, 271-274
  diabete e, 270-282
  DM2 e, 277-281
  emergência, orientações práticas para, 280-282
  necessidades de insulina na, 274, 276, 274, 276t
  objetivos da terapia, 271-272
  orientação para o controle do diabete, 275t
  orientações práticas, 276-279
    paciente diabético e, 276-279
    paciente ambulatorial, DM2 e, 280-281
    paciente diabético e, avaliação pré-operatória, 272-273t
  pé diabético e, 493-496
  principais orientações práticas e, 279-280
  regimes de glicose e potássio separados e, 276-277
  retinopatia diabética e, 365, 368, 367
  secundárias, orientações práticas e, 279-280
Cistometrograma, cistopatia e, 411-413
Cistopatia
  NAD e, 411-413
  tratamento da, 411-413
Citocinas, resposta imunológica celular e, 62-64
CIUR (crescimento intra-uterino retardado), 241-242
Claudicação, pé diabético e, 480-481
Clearance de creatina, metformina e, 213-214
Clindamicina, *bacteróides* e, 325-326
Clínica Mayo, sulfoniluréias e, efeitos extra-pancreáticos da, 203-205
Clofibrato, sulfoniluréias e, 205-206
Clonidina, diarréia diabética e, 406-407
Clopidogrel, CAD e, 468-469
Clorocina, GA e, 508-510
Clorofenicol, repaglinida e, 208-209
Clorpropamida, 184-185
  GA e, 508-510
  UKPDS e, 343-345
Closapina, 21-22
Clostridium perfringens, diabete e, 326-327
Clostridium sp, NF e, 504-506
CMAP (composto de potencial ação muscular), neuropatia diabética e, 420, 422
CNS.*Ver* Sistema Nervoso Central
Coagulação, sulfoniluréias e, 205-206
Cobertura insulínica da "escala móvel", 309-310
Colagenose perfurativa reativa (CPR), 510-511
Colecistite enfisematosa, diabete e, 331-332
Colesterol, ácidos graxos saturados e, 124-125
Colesterol da dieta, gorduras da dieta. *Ver* Triglicerídeos
Colocação de *stent*, MI e, 469-470

Cólon esquerdo preguiçoso, neonatos LMD e, 263-264
Coma, hipoglicemia e, 182, 184
Comorbidade, retinopatia diabética e, 364-365, 368
Complexo principal de histocompatibilidade (CPH), DM1 e, 17-18
Composto potencial de ação muscular (CPAM), neuropatia diabética e, 420, 422
Concentração de glicose e, 27-28
Concentrações na área sob a curva, miglitol e, 214-215
Concepção, controle do diabete depois, 246-247
Concordância, paciente
    deficiências do tratamento DM2 e, 518-519
    tratamentos do DM1 e, 514-515
Constipação
    diabete e, 132-133
    dietas cetogênicas e, 122-123
    disfunção gastrintestinal diabética e, 407-408
    tratamento da, 407-408
Contraceptivos orais, DMG e, 256-257
Controle da caminhada, pé neuropático e, 491-492
Controle da glicose matabólica. *Ver também* Glicose sangüínea
    cirurgia e, 271-272
    DE e, 410-412
    glicemia e, 244-246
    UKPDS e, 171-172
Controle da glicose sangüínea, IM agudo e, 470-472
Controle glicêmico
    APD e, 510-511
    diabete melito e, 239-240, 477-478
    dislipidemia e, 442-444
        diabete da, 438-439
    DM2 e, 438-440
    efeitos da 390-392
    insuficiência renal e, 380-382
    LIM e, 500-502
    UKPDS e, 345-346
    níveis, 171-172, 175
    terapia, recursos multidisciplinares e, 515-516
Controle pré-operatório. *Ver também* Paciente diabético cirurgeado e, 272-274
Convulsão, hipoglicemia e, 182, 184
Corte para a glicose sangüínea, NDDG e, 22-24, 26

Cortisol
    CAD e, 283-284
    resistência insulínica e, 99-100
Corynebacterium minutíssimum, eritrasma e, 504-506
    diabete e, 327-328
Coxsackievirus B (CVB), DM1 e, 67-68
CPR (colagenose perfurativa reativa), 510-511
Creatina quinase, SHH e, 312, 319
Crescimento intra-uterino retardado (CIUR), 241-242
Crianças
    ácido acetilsalicílico e, 195-196
    DM1 e, 36-37, 128-129
    DM2 e, 129-130
    STE e, 500-502
Cromo, 127-128
Cromossomo 22-23
    associação com o gene 56-57
    região do HLA-D, 51-52, 54f
CTLA-4 gene, DM1 e, 58-59
CTP (política de tratamento convencional), UKPDS e, 341-343
Cuidado pós-operatório, paciente diabético e, 272-274
    GIK regime e, 279-281
Cuidados do pé, diabete e, 140-141*t*
Cuidados intensivos, ulceração do pé e, 492-495
Cushing, síndrome, 21-22
CVB (coxsackievirus B), DM1 e, 67-68
CYP 2C8, via, rosiglitasona e, 224-226
CYP 3A4, via, pioglitasona e, 224-226

D

DAC. *Ver* Doença da artéria coronária
DBTC (dieta com teor calórico muito baixo), 121-123
DCCT. *Ver Diabetes Control and Complications Trial*
DE. *Ver* Disfunção erétil
Debridamento cirúrgico
    pé diabético e, 480-481
    RCM e, 506-507
Debridamento. *Ver* Debridamento Cirúrgico
DECODE, Grupo de Estudos, doença macrovascular e, 26-27
Dedos em forma de martelo, intervenção cirúrgica, 493-495
Dedos em garra, intervenção cirúrgica e, 493-495
Defeitos imunológicos, pacientes diabéticos e, 324-325

Defeitos neonatais
  diabete e, 244-246, 259-260
  DMG e, 259-260
Deficiência hepática
  nateglinida e, 209-210
  repaglinida e, 208-209
Deficiência renal
  nateglinida e, 209-210
  repaglinida e, 208-209
Déficit da defesa do hospedeiro, síndrome da doença *versus* pacientes diabéticos e, 325-326*t*
Déficit neurológico, LMD e, 263-264
Deformidade do pé com unhas em garras, ulceração do pé e, 431-433
Deposição de colágeno, CAD e, 473-474
Dermatose perfurativa adquirida (DPA), 510-511
  diabete e, 510-511
    insuficiência renal crônica e, 510-511
  resposta inflamatória e, 510-511
Dermopatia diabética
  epidemiologia, 508-510
  patogênese, 508-510
  tratamento da, 508-510
Descarboxilase do ácido glutâmico (DAG), 68-69
  DM1 e, 60-62
Descarboxilase do ácido glutâmico (DAG) moléculas, DM1 e, 67-68
Descompressão gástrica, CAD e, 297-298
Desidratação, SHH e, 319-320
Desnutrição acelerada, gravidez e, 238-239
Desnutrição, 188-189. *Ver também* Hipoglicemia dietética
Desordens alimentares, diabete e, 355*t*, 356-357
Destruição auto-imune das células-β, tratamentos do DM1 e, 517-519
Determinações totais do sangue, sensibilidade à insulina de todo o corpo, 27-28 obesidade e, 106-108
Dextrometorfan, neuropatia diabética e, 436
Dextrose
  cirurgia e, 274, 276
  hiperglicemia e, 131-132
  regime GIK e, 276-277
DHPs. *Ver* Diidropiridinas
Diabesidade, 115-116
Diabete auto-imune, 19-20, 32, 34
Diabete auto-imune latente do adulto (LADA), 20-21, 47-48

Diabete e surdez herdados da mãe (MIDD), 93-94
Diabete hiperosmolar, 299-300
Diabete melito do adulto (DMA)
  Ver Diabete melito tipo 2
Diabete melito do tipo 1a (DM1a), histórico natural do, 32, 34, 33*t*
Diabete melito gestacional (DMG), 22-23, 129-130, 237-238, 250-256, 259-260
  acompanhamento pós-parto, metabolismo dos carboidratos e, 255-256
  avaliação do risco e, 251-252
  controle da, 254-256
  diagnóstico e triagem, 251-252
  DM1 e, 257-258
  DMPG *versus*, 264-265
  fatores prognósticos para, 255-256
  patogênese da, heterogeneidade e, 251-252
  sensibilidade à insulina, 244-246, 244-246f
  teste de sobrecarga de glicose, 251-253
  teste para, 255-256
  TOTG e, 252-253t
Diabete melito infanto-juvenil (DMIJ). *Ver* Diabete melito tipo 1.
Diabete melito insulinodependente (DMID). *Ver também* Diabete melito tipo 1
  auto-antígenos das células das ilhotas pancreáticas, 59-60t
  genótipos associados a, 55-56t
  haplótipos associados a, 55-56t
  mecanismos virais no, 67-68t
Diabete melito pré-gestacional (PGDM), 237-238
  controle da, aconselhamento pré-concepção e, 242-244
  depois, 256-258
  DMG *versus*, 264-265
Diabete melito tipo 1 (*Cont*)
  cirurgia e, insulinopterapia, 272-274
  DM2 *versus*, 18-19
  escleroedema e, 501-502
  gravidez e, 242-244
  hipoglicemia, 181-182
  histórico natural de, 47-51
  horário das refeições e, 128-129
  insuficiência renal e, 372-375
  insulina injetável e, 516-517
  insulina não-injetável e, 516-517
  insulinoterapia intensiva e, 176-177
  microalbuminúria e, 157-159
  mimetismo molecular e, 67-69, 68-69t

ÍNDICE **537**

mortalidade e, 40-41
opções de tratamento para, 514-515
  falhas do, 514-515
prevalência e incidência de, 35-36
  época e, 37-38
  etnicidade e, 35-36
  idade e, 35-37
  variação geográfica, 35-36
prevenção de, 515-517
  autoimunidade das células-β e, 35-36
proteína e, 123-124
retinopatia e, 357-358
risco de recorrência ao longo da vida, 51-52, 51-52t
TI e, 341-343
tiazolidinedionas e, 227-228
TNF-β e, 56-57
vitrectomia e, 365, 368
Diabete melito tipo 1 (DM1), 17-19, 47-48, 113-114
  ateroesclerose e, 437-438
  auto-imunidade das células-β e, 35-36
  CAD e, 283-284
  células-β e, 32, 34
  complicações do, 40-41
  concepção e, 246-247
  crianças e, 128-129
  DCCT e, 345-347
    retinopatia e, 363f
  dislipidemia do diabete e, 438-439
  estudos epidemiológicos e, 47-48
  EURODIAB IDDM Complications Study e, 181-182
  fatores ambientais para, 63-66, 65-66t
  GFR e, 376-377
  hipertensão *versus*, 381-382
  HLA e, 50-51
  início clínico do, 35-36
  leite de vaca e, 39-40
  mapeamento do genoma e, marcadores para, 169-170
  medicamentos e, 65-67
  nefropatia diabética e, 373-375f
Diabete melito tipo 2 (DM2), 17-21, 32, 34, 41-48, 168-169
  abordagens terapêuticas para, 519-526
    genes e, 519-521
    obesidade e, 519-520
    prevenção e, 519-521
  ação da insulina no, defeitos cinéticos no, 113-114
  acarbose e, 215-217
  agentes orais e, 235-236
  AN e, 499-500

anormalidades fisiopatologia e, 199-200
anormalidades metabólicas no, 101-102, 102-103f
ateroesclerose e, 437-438, 462-463
CAD e, 466-467
captação da glicose pelo músculo e, 111-112
cirurgia e, 277-281
  controle pós-operatório e, 279-281
cirurgia principal e, orientações práticas e, 279-280
cirurgia secundária e, orientações práticas e, 279-280
comparações entre as terapias para, normoterapia e, 174t
controle farmacológico, 235-236
controle glicêmico e, 345-346
diagnóstico precoce do, 521-523
dieta de fibras, 126-127t, 127-128
dislipidemia do diabete e, 438-440
DM1 *versus*, 19-21
doença da artéria coronária ateroesclerótica e, 462-463
doença vascular e, 442-444
escleroedema e, 501-502
estratégia de tratamento, 227-228, 230f, 229-236
estudos genéticos de, 93-94
evolução progressiva, 102-105, 102-104f
fatores de risco para, 43-45
fatores epidemiológicos e, 19-20
fatores genéticos, 92-93
fibrinólise e, 304-305
fisiologia anormal no, 105-106
fisiopatologia do, 86-90
  implicações da terapia, 169-172, 170-171f
glicemia e, 170-171
glicogênio sintetase e, 112-113
gravidez e, 242-244
hiperglicemia no, 87-88f, 88-90f
hipertensão *versus*, 381-382
histórico do tratamento, 168-170
incidência de, 42-43
insulinoterapia e, 168-180
  seleção de paciente para, 17-179, 178-179t
isquemia assintomática e, 466-467
lesão da ilhotas pancreáticas e, 77-78
modificações, 247-248
mortalidade e, 42-44
níveis de glicose e, 76-78
normoglicemia e,
novos tratamentos para, 521-526

obesidade e, 117-119
  crianças e, 117-118
  opções de tratamento, 89-90, 514-515
    falhas no, 518-520
  pressão sangüínea, 364-365
  prevalência do, 41-46
  prevenção do, 44-46, 45-46f
  regimes de insulina para, 175-178, 176-177t, 234-235
  regimes para o tratamento com insulina, 173t
  resistência à glicose, 77-78
  resistência à insulina hepática e, 77-80
  resistência insulínica *in vivo*, 101-108
  resistência insulínica no, 77-78
    patogênese da, 101-103
  resistência insulínica periférica e, 80-81
  resistência insulínica *versus* secreção insulínica e, 83-84
  retinopatia e, 357-358
  secreção de glucagon, 75-77
  SHH e, 312, 319
  terapia agressiva insuficiente e, 519-520
  terapia combinada e, 522-523
  terapia extremamente focada, 519-520
  tiazolidinedionas e, 221-222
    microalbuminúria e, 392-393
  UKPDS e, 341-343
  vitrectomia e, 365, 368
Diabete melito. *Ver também* Diabete melito gestacional; Diabete melito tipo 1; Diabete melito tipo 2
  ADA, critério diagnóstico, 23-24t
  amamentação e, 250-251
  AN e, 498-502
  anormalidades na defesa do hospedeiro, 322-326
  aspectos obstétricos, 250-251
  CAD e, 283-284
  CAD e, 463-464t
  cirurgia e, 270-282
  classificação etiológica, 17-18, 18-19t
  colaboração em equipe, 144-145
  complicações, 525-527
    detecção precoce, 525-526
    terapias de prevenção, 525-527
  controle glicêmico, 137-138t
  controle nutricional, 132-133
  controle oftalmológico, 369-370
  critério para teste, pessoas assintomáticas e, 24, 26t
  cuidado pós-parto e, 249-250
  DCCT e, 362t
  defeitos neonatais e, 244-246, 259-260
  dermopatia diabética e, 508-510
  desordens alimentares, 131-132
  doença renal e, 372-394
  doença túbulo intersticial e, 374f, 375-376
  efeitos da gravidez, controle glicêmico e, 239-240
  epidemiologia, 32, 34-46
  eritrasma e, 504-506
  estratégias de mudança comportamental, 136-137t
  fatores associados com, 463-464t
  GA e, 507-510
  gravidez e, 237-258
    fisiopatologia, 239-240
  hipertensão e, 384-389, 448-461
  imunomediada, formas incomuns, 21-23
  induzida por fármacos, 21-22
  induzida por medicamento, 21-22
  infarto do miocárdio e, 469-472
  infecção por estreptococos e, 502, 504
  infecções cutâneas, 502, 504
  infecções dermatófitas e, 504-506
  infecções gastrintestinais e, 329-330
  infecções orais e, 329-330
  insuficiência cardíaca e, 472-473
  intervenções de enfermagem, 144-145
  marcadores genéticos e, 34-35
  mitocondrial, síndrome, 93-94
  modificações na dieta, 247-248
  necrobiose lipoídica e, 507-508
  neuropatia autonômica cardíaca e, 474-476
  neuropatia e, 395-436
  NF e, 502, 504-506
  objetivos do tratamento, 143
    características, 144-145
  papel da obesidade e, 81-82
  PCI e, 247-248
  pele e, 497-515
  perda visual e, 368-370
  pico da ação da insulina e, 145-146
  plano de tratamento, 143
  RCP e, 281-282
  relação hospedeiro-patógeno, 332-333
  risco cardiovascular e, pressão sangüínea e, 455t-456t
  riscos vasculares com, redução, 447f
  sensores intersticiais, 29-30
  sistema nervoso periférico e, 419-420t
  sistemas orgânicos afetados, 396-397t
  terapia para, objetivos metabólicos, 171-172
  tipos de, prevalência, 169-170f
  transplante e, 474-475

tratamentos futuros, 514-527
triagem para complicação, 140-142t
xantoma eruptivo e, 506-507
Diabete não-acidótica hiperosmolar hiperglicêmica, 299-303
Diabete secundário, 20-21
função das células-β e, defeitos genéticos no, 20-21
Diabete Tipo 1. *Ver* Diabete melito tipo 1
Diabete Tipo 2. *Ver* Diabete melito tipo 2
Diabetes Control and Complications Trial (DCCT)
complicações dos diabéticos e, longo prazo e, 362t
controle glicêmico e, 143, 390-392
diabete melito e, 477-478
dislipidemia do diabete e, 438-439
glicemia e, complicações dos diabéticos, 334, 336-340, 336-337f
gravidez e, 241-242
hipoglicemia e, 182, 184
IT e, 341-343, 345-347
NAD e, 400-402
neuropatia diabética e, 433-434
objetivos da glicose sangüínea e, 171-172
retinopatia diabética e, 337-340, 339-340f, 365, 368
Diabetes Insulin Glucose Infusion in Acute Myocardial Infarction (DIGAMI) estudo, 470-472
Diabetes melito não-insulinodependente (DMNID). *Ver* Diabete melito tipo 2
Diabetes Mondiale Project Group, DM1 e, 64-65
Diabetes na Infância no Grupo de Estudos da Finlândia, células-β e, 49-50
Diabetes Prevention Program (DPP), DM2 e, 44-45, 45-46*f*
Diabetes Prevention Trial-Type 1 (DPT-1), 63-64, 70
Diabetic Retinopathy Study (DRS), fotocoagulação e, 365, 368
Diálise
doença renal terminal e, 393-394
nefropatia e, 393-394
peritoneal, 392-393
RPC e, 510-511
transplante renal, 393-394
Diálise peritoneal ambulatorial contínua (CAPD), 392-393
Diálise peritonial, 392-393
Diapedese, anormalidades na defesa do hospedeiro e, 322-323

Diarréia diabética, 132-133, 406-408, 407-408*t*
Diasóxido
hipoglicemia sensível à leucina e, 197-198
testes de supressão da insulina e, 193-194
Dieta
alimentos de baixo índice glicêmico e, diabete e, 123-124
autoimunidade das células-β e, 35-36
baixa caloria, redução energética e, 121-123
baixo carboidrato, perda de peso e, 122-123
cetogênica, efeitos adversos da, 122-123
CPT e, 341-345
diabete melito e, 172, 175, 247-248
dislipidemia e, 442-444
DM1 e, 39-40, 63-64
concepção e, 246-250
DM2 e, 89-90, 227-228
DMG e, 254-255
freqüência alimentar e, 128-129
hipertrigliceridemia adquirida e, 506-507
hipoglicemia e, 181-182, 197-198
horário das refeições e, DM1 e, 128-129
insulina de ação rápida e, 161-162
insulina de curta duração e, 161-162
SHH e, 319-320
TMN e, 132-133
vegetariano, perda de peso e, 124-125
Dieta cetogênica, efeitos adversos da, 122-123
Dieta com baixo teor clórico, redução energética e, 121-123
Dieta com teor calórico muito baixo (DBTC), ingestão de energia, 121-123
Dieta de fibra total. *Ver* Dieta de Fibras
Dietas isobáricas, 247-248
DIGAMI (*Diabetes Insulin Glucose Infusion in Acute Myocardial Infarction*), estudo, 470-472
Digoxina, inibidores da glicosidase-α e, 218-220
Diidropiridinas (DHPs), hipertensão e, 453-454, 455*t*, 457*t*
Dióxido, insulinomas e, 196-197
Dipiridamol, necrobiose lipoídica e, 507-508
Disestesias, 430-431
Disfunção da bexiga, avaliação diabética, 411-413*t*
Disfunção erétil (DE). *Veja também* medicamentos causadores, 410-412*t*

neuropatia autonômica genitourinária e, 409-413
Paciente diabético com disfunção erétil psicogênica, avaliação de, 409-410t, 410-411f
tratamento de, 410-412
Disfunção erétil psicogênica, ER orgânica *versus*, 410-411, 410-411*f*
Disfunção esofageana, neuropatia autonômica e, 403-405
Disfunção leucocitária, pacientes diabéticos e, 324-325, 324-325*t*
Disfunção renal induzida por contraste, diabete e, 483-484
Disfunção respiratória, NAD e, 414-415
Disfunção sexual, mulheres, diabete e, 411-413
Disfunção sudomotora, 413-414
Dislipidemia do diabete, 393-394
AGL e, 439-440
controle da, 442-447
controle glicêmico e, 438-440
DM1 e, 438-439
DM2 e, 438-440
epidemiologia da, 437-439
fisiopatologia da, 439-440
tratamento, resumo do, 445-447
Disopiramida, hipoglicemia e, 186-187
Distribuição da gordura, obesidade e, 106-108
Distúrbios ácido-base, CAD e, 286-287, 286-287*t*
Diuréticos
hipertensão e, 384-386, 453-454
insuficiência cardíaca e, 473-474
Diuréticos tiazidas, hipertensão e, 384-386
DM1. *Ver* Diabete melito tipo 1
DM2 descompensado, 75-77
DM2. *Ver* Diabete melito tipo 2
DMG. *Ver* Diabete melito gestacional
DMID. *Ver* Diabete melito insulinodependente
DMIJ (diabete melito infanto-juvenil). *Ver* Diabete melito tipo 1
Doença aguda, diabete e, 131-132
Doença arterial coronariana aterosclerótica, DM2, 462-463
Doença arterial tibial proximal, diabete melito e, 478-479
Doença cardíaca
IM e, 466-467
isquemia do miocárdio, 464, 466
Doença cardíaca coronariana. *Veja também* Doença arterial coronariana
Curvas de sobrevivência, 451-452f

Doença cardíaca isquêmica, AN e, 499-500
Doença cardiovascular
CAD e, 462-472
diabete e, 462-463
DM2 e, 19-20
insuficiência cardíaca e, 472-475
metformina e, 212-213
neuropatia autonômica cardíaca e, 474-476
prevenção da, 464, 466
pacientes diabéticos e, 465t
retinopatia diabética e, 364, 368
tiazolidinedionas e, 222-223
Doença cerebrovascular, diabete e, 478-480
Doença crônica, diabete e, 131-132
Doença da artéria coronária (DAC)
cateterização e, 472-473
diabete e, 398-400, 509-510
epidemiologia, 462-463
etiologia, 462-464
fatores associados com, diabete e, 398-400, 463-464t
isquemia assintomática e, 466-467
patologia, 463-464, 466
revascularização e, 468-469
tratamento médico, 467-469
Doença de armazenagem do tipo 1, 195-196
Doença de Kyrle, 510-511
Doença do xarope da urina de bordo, 189-190
Doença macrovascular
DECODE Study Group e, 26-28
gravidez e, 242-244
metformina e, 345-346
regimes de tratamento e, 515-516
Doença microvascular, 240-244
regimes de tratamento e, 515-516
Doença multivascular, diabete e, 469-470
Doença oclusiva arterial, úlceras do pé diabético, 480-481
Doença renal
diabete melito e, 372-375-394
GFR e, 372-375, 378-380
inibidores da glicosidase-α e, 217-218
metformina e, 213-214
proteína e, 123-124
tiazolidinedionas e, 223-224
Doença renal terminal, 375-377, 376-377*f*
diálise e, 393-394
edema e, 384-386
hiponatremia e, 289-290
Doença tubulointersticial, diabete e, 374*f*, 375-376

Doença vascular
  extremidade mais inferior, avaliação da, 480-484
  fisiopatologia da, diabete melito e, 477-479
Doença vascular periférica, 477-485
  infecções de pé diabético e, 325-326
Doença vômitos da Jamaica, *Blighia sapida* e, 185-186
Doenças auto-imunes, DM1 e, 17-18
Doenças pancreáticas exócrinas, 21-22
Domperidona, gastroparesia diabética e, 405-406
Dor
  lesão da fibra e, 430-431
  lesão do pé e, 486-487
  neuropatia diabética e, 434-436
  neuropatia periférica e, 479-480
  neuropatias e, 430-433
Dor abdominal, CAD e, 290-291
Dor de cabeça, CAD e, bloqueio cardíaco, IM e, 297-298
Dor em repouso noturno, 481-482
Dorsalis pedis
  exerto de revascularização, 483-484
  pé diabético e, 480-481
Doxiciclina, diarréia diabética e, 406-407
DPA. *Ver* Dermatose perfurativa adquirida
DPAC. *Ver* Diálise peritoneal ambulatorial Contínua
DPP (*National Institutes of Health-sponsored Diabetes Prevention Program*), 521
DPT-1 (*Diabetes Prevention Trial*-1), 63-64, 70
DR4, alelo, DM1 e, 37-38
DRS (*Diabetic Retinopathy Study*), fotocoagulação, 365, 368

E
ED. *Ver* Escleroedema diabético
Edema
  anormalidades na defesa do hospedeiro e, 323-324
  falhas no tratamento DM2 e, 518-519
  nefropatia diabética *versus*, 381-386
  pé diabético e, 480-481
  tiazolidinedionas e, 223-225
  úlceras diabéticas e, 497-498
Edema cerebral, CAD e, 296-297, 312, 319
Edema periférico. *Ver também* Edema
  úlceras diabéticas e, 498-499
Edema pulmonar
  CAD e, 297-298

concentração de glicose plasmática e, 310-312
EDIC (*Epidemiology of Diabetes Interventions and Complications*), controle glicêmico e, 143
Eixo hipotálamo-pituitária-gônada, ER e, 410-411
Eixo renina-angiotensina, 380-381
Ejaculação retrógrada, 410-412
Elastose serpiginosa perfurativa (ESP), 510-511
Eletrólitos
  concentração da glicose plasmática e, 310-312
  DBTC e, 121-122
  déficits médios da, CAD e, 287-288t
  diarréia diabética, 406-407
Elevação da perna, úlceras diabéticas e, 498-499
Enalapril, microalbuminúria e, 387-389*f*
Endarterectomia da carótida, diabete e, 479-480
Energia, nutrição e, 120-121
Energia total, ácidos graxos saturados e, 124-125
Ensaios com anticorpos, 34-35
Enterobacteriaceae, antibióticos e, 325-326
Enterovírus
  diabete e, 34-35
  DM1 e, 39-40
Envelhecimento, SHH e, 300-303
Enxerto de pêlo, 507-508
Enxerto de revascularização da artéria coronariana (ERAC), CAD e, 468-469
Enzimas degradoras de carboidratos, inibidores da glicosidase-α e, 218-219
Enzimas gliconeogênicas, F1-6 bifosfonato e, 523-524
Epidemiologia das intervenções diabéticas e complicações (EDIC), controle glicêmico e, 143
Epidermose bolhosa adquirida, bulose diabética *versus*, 510-511
Eritrasma
  Corynebacterium minutissimum e, 327-328
  diabete e, 504-506
  eritromicina e, 504-506
Eritroblastoses fetais, 189-190
Eritromicina
  eritrasma e, 504-506
  Escherichia coli, NF e, 504-506
  gastroparesia diabética e, 405-407

Erros de nascença do metabolismo, hipoglicemia e, 187-188
Escala de gravidade da retinopatia diabética para o tratamento precoce (ETDRS),
Escalas de Bayley para o desenvolvimento do lactente, LMD e, 263-264
Escleroedema
   epidemiologia do, 500-502
   faixa de mobilidade e, 501-502, 503f
   patogênese do, 502, 504
   tratamento do, 502, 504
Escleroedema diabético (ED), 500-502, 504, 503f
ESP (elastose serpiginosa perfurativa), 510-511
Espessura da pele diabética, 500-502, 504
Espironolactona, hipertensão e, 458-459
Estado catabólico, cirurgia e, 271-272
Estado pós-prandial, CGIM e, 106-108
Estafilococos, pé diabético e, 479-480
Estanol oriundo de plantas, LDL-colesterol e, 127-128
Estenose, diabete e, 463-464
Esteróides
   APD e, 510-511
   GA e, 508-510
   necrobiose lipoídica e, 507-508
   reações alérgicas e, 511-513
Esteróides anabólicos, hipoglicemia e, 186-187
Esterol oriundo de plantas, 127-128
Estreptococos, pé diabético e, 479-480
Estudo de Bruxelas, glicemia e, 335-336
Estudo de Framingham, 478-479
   doença cardiovascular e, 462-463
   insuficiência cardíaca e, 472-473
Estudo Kummamoto
   glicemia e, 334
   insulinoterapia e, 178-179
Estudos clínicos
   acompanhamento a longo prazo, tolerância à glicose e, 265-266
   DMG e, 250-251
   glicemia e, 335-347
   índios Pima, 266-267
   insulinoterapia e, 177-178
   medicamentos de redução dos lipídeos e, 441-442, 443t, 442-444
Estudos de condução nervosa. *Ver também* Neuropatia periférica
   neuropatia diabética e, 419-420, 422
Estudos eletrodiagnósticos
   neuropatia diabética e, 419-422

radiculopatias torácicas e, 428-429
sumário de, 420, 422
Estudos epidemiológicos, glicemia e, 335-347
Estupor, SHH e, 304-305
Esvaziamento gástrico
   hiperglicemia e, 404-406
   TOTG e, 194-195
ETDRS (*early treatment diabetic retinopathy severity scale*), 355t, 356-357
Etinicidade, diabetes e, 41-42, 42-43f
EUA. *Ver* Taxa de excreção de albumina
EUCLID ensaios clínicos, retinopatia diabética e, 319
Euglicemia, CAD e, 284-286
EURODIAB IDDM *Complications Study*, DM1 e, 64-65, 181-182
Eventos tromboembólicos, SHH e, 312, 319
Eventos vasculares, dislipidemia e, 445-447
Exendina-4, tratamentos do DMI e, 518-519
Exercício
   ajuste da insulina e, 162-163
   dicas sobre, 139-140t
   dislipidemia e, 442-444
   fluxo sangüíneo da pele e, 402-403
   gravidez e, 255-256
   hipoglicemia e, 181-182, 188-189
   pressão sangüínea, 449-451
   risco cardíaco e, diabete e, 464, 466
   SHH e, 319-320
   síndrome metabólica, 227-228
Exsudatos duros retinais, 348-349, 346-350f
Exsudatos moles, retinopatia diabética e, 346-350
Extremidade mais inferior
   doença arterial, diabete melito e, 478-479
   doença vascular, avaliação da 480-484
   perda sensorial, pé diabético e, 486-487

F

F1-6 enzimas bifosfonato, gliconeogênica e, 523-524
Faixa de mobilidade, escleroedema e, 501-502, 503f
Falha renal
   APD e, 510-511
   concentração de glicose plasmática e, 309-310
Fasceíte necrosante (FN), diabete e, 502, 504-506
Fator 1 de transcrição contendo o "homeobox" duodeno-pancreático (PDX-1), DM1 tratamentos e, 518-519

Fator de crescimento endotelial vascular (VEGF), 526-527
Fator de crescimento-I do tipo insulina (IGF-I)
    AN e, 499-500
    DM1, tratamentos e, 518-519
    DM2, tratamentos e, 523-525
    limites da glicose e, 26-27
    TGD *versus*, 27-28
Fator de crescimento-II do tipo insulina (IGF-II), níveis, hipoglicemia tumoral celular não-ilhotas pancreáticas e, 193-194
Fator de crescimento-II do tipo insulina (IGF-II) 186-187
Fator de transcrição nuclear, mutações genéticas, 20-21
Fator hepatocítico nuclear 1β. *Ver* MODT-5
Fator hepatocítico nuclear 4α. *Ver* MODY-1
Fator-1 promotor de insulina. *Ver* MODY-4
Fatores ambientais
    auto-imunidade das células β e, 34-35
    DM1 e, 32, 34
    DM1 e, 39-40
Fatores de crescimento angiogênicos, inibição de, retinopatia diabética e, 526-527
Fatores genéticos
    auto-imunidade das células β e, 34-35
    DM1 e, 37-38, 50-51f, 515-516
    DM2 e, 43-44, 102-104
Fatores que promovem o crescimento, úlceras diabéticas e, 498-499
Fator-α de necrose tumoral (TNF-α), 101-102
    cromossoma 6 e, 56-57
Fator-β de necrose tumoral (TNF-β), cromossoma 6 e, 56-57
FCH (hiperlipidemia combinada familiar), 441-442
Feedback hipotálamo-pituitária materno, 238-239
Felodipina, estudo HOT e, 454, 458
Fenformina, diabete e, 210-211
Fenilcetonúria, aspartame e, 123-124
Fenitoína, neuropatia diabética e, 434-435
Ferida(s)
    orifício único, pé diabético e, 480-481
    pé, 487, 489-495
        controle da, 493-495
        pé diabético e, 486-487
        tratamento agudo e, 492-495
Feridas do pé. *Veja* Ferida(s)
Feridas por pressão. *Ver também* Ulcerações do pé diabético e, 487, 489

Feto
    crescimento
        diabete e, 243-244
        distúrbios no DMG e, 261-262
        desenvolvimento, DMG e, 260-261f
        gravidez e, 249-250
        humana, hipoglicemia e, 261-263
        macrossomia e, 261-262
    perda
        DMG e, 259-260
        LMD e, 260-261
Fibras da dieta, 126-128, 126-127t
    hipertensão e, 450-451
Fibras nervosas, neuropatia diabética e, 419-420
Fibras nervosas sensoriais, 429-431
    neuropatia periférica, 479-480
Fibratos
    CAD e, 467-468
    dislipidemia e, 444-445
Fibrinólise, resistência insulínica e, 304-305
Fibrose intersticial, CAD e, 473-474
Fígado
    acúmulo de gordura e, 116-117
    doença
        grave, hipoglicemia e, 188-189
        inibidores da glicosidase-α e, 217-218
    enzimas, tiazolidinedionas e, 225-226
    falha, DM2, falha no tratamento e, 518-519
    glicoquinase e, 95-96
    glicose, nível e, 71-72
    hemostase da glicose e, 79-80
    hiperglicemia e, DM2 e, 102-103, 102-103f
    repaglinida e, 208-209
Fissuras, pé diabético e, 480-481
Flutuações de baixa freqüência (LF), 398-400
Fluxo microvascular da pele, sistema nervoso autonômico e, 401-403
Fluxo plasmático renal (FPR), 376-377
Fluxo sanguíneo
    diabete melito e, 477-478
    ulceração do pé e, 402-403
Fluxo sanguíneo coronariano, diabete melito e, 478-479
Fluxo sanguíneo da pele, neuropatia autonômica e, 401-403, 402-403f
Fluxo sanguíneo renal (FSR), SHH e, 301-303
FMD. *Ver* Acompanhamento de longo prazo
FN (Fasceíte necrosante), diabete e, 502, 504-506

Foliculite perfurativa, 510-511
Foniluréia, hipoglicemia e, 230-231
Formas da onda Doppler do segmento, calcificação do vaso e, 482-483
Formas das ondas de Doppler, interpretação das, 482-483
Fotocoagulação a *laser*, 337-340
FPR (fluxo plasmático renal), 376-377
Fratura de Charcot, fraturas neuropáticas e, 495-496
Fraturas neuropáticas, pé diabético e, 495-496
Freqüência das refeições, 128-129
Frutose
 intolerância, hipoglicemia e, 195-196
 sacarose *versus*, 123-124
FSR. *Ver* Fluxo Sangüíneo Renal
Função cognitiva, dietas cetogênicas e, 122-123
Função diastólica ventricular esquerda, 473-474
Função endócrina, gravidez e, 238-239
Função endotelial, diabete melito e, 478-479
Função fagocitária
 anormalidades na defesa do hospedeiro e, 323-325
 resposta imunológica e, 322-323
Função pancreática, lesão das ilhotas pancreáticas e, 48-49
Função renal, 19-20
 alterações iniciais, 375-377
 captopril e, 387-389f
 nefropatia e, alterações iniciais, 375-377, 376-377f
Função secretória celular-α, teste oral de tolerância à glicose e, 76-78
Função secretória das ilhotas pancreáticas, 84-85
Funções intelectuais, LMD e, 263-264

G

GA (granuloma anular), 507-510
Gabapentina, neuropatia diabética e, 434-435
GAD moléculas (descarboxilase do ácido glutâmico), DM1 e, 67-68
GADAb anticorpos, 49-50
Gangrena, 326-327
 pé diabético e, 479-480
Gangrena de Fournier. *Veja também* Gangrena, diabete e, 325-326
Ganho de peso
 hipoglicemia e, 192-194
 objetivos para, gravidez e, 246-247

sulfoniluréias e, 204-205
TI e, 341-342
tiazolidinedionas e, 474-475
Gastrinterite *Campylobacter*, infecções gastrintestinais e, 329-330
Gastroparesia, 404-406
 avaliação do paciente para, 404-405t, 405-406f
 controle nutricional da, 131-133
 tratamento da, 405-406
Gene da insulina humana, seqüências VTR e, 56-58
Gene receptor de insulina, 92-93
 leprechaunismo e, 96-97
 metabolismo alterado da glicose e, estudos genéticos, 96-97
 mutações, 96-98
Genes da cândida, DM1 e, 37-38
Genfibrozila
 dislipidemia e, 444-445
 repaglinida e, 208-210
Gestação tardia, perda fetal durante, 259-260
GFAT. *Ver* Transferase aminofrutose da glicosamina
GIK, regime (regime de glicose, insulina, potássio), 281-282
 cirurgia e, 274, 276-277
 desvantagens do, 276-277
 paciente diabético e, controle pós-operatório e, 279-281
GIP. *Ver* Polipeptídeo inibidor gástrico
Gliburida
 cirurgia e, 277-279
 IRC e, 392-393
 UKPDS e, 343-345
Glicemia, 337-338
 controle metabólico e, 244-246
 DM2 e, 170-171, 175-176
 efeitos da nateglinida, 209-210
 estudo Kumamoto da, 334
 estudos clínicos da, 334
 objetivos de controle para, 200-201t
 paciente diabético e, estudos epidemiológicos da, 335-347
 variáveis diabéticas e, 89-90
Glicemia basal, DM2 e, 169-170
Glicemia capilar de jejum. *Veja* Glicose sangüínea de jejum
Glicemia de jejum, 170-171
Glicocorticóides
 intolerância à glicose e, 21-22
 peso corporal e, 129-130
Glicocorticóides, CAD e, 297-298

Glicogênio sintetase
  estimulação da, 523-524
  DM2 tratamento e, 523-524
DM2 e, 112-113
Glicogenólise, 284-285
Glico-hemoglobina, controle do diabético e, 29-30
Gliconeogênese, 284-285
  fígado e, 90-91
Glicopirrolato, edema e, 413-414
Glicoquinase. *Ver* MODY-2
Glicorregulação, anormal, diabete e, 265-269
Glicose, regime insulina/potássio. *Ver* Regime GIK
Glicose hepática, 87-88, 169-170
Glicose plasmática (PG). *Ver* Glicose sangüínea
Glicose plasmática de jejum (GPJ), 23-24, 26, 72-73
  DM2 e, cirurgia e, 279-280
  OMS e, 24, 26
  prevalência da retinopatia e, 25f
  redução, 220-221
Glicose plasmática de jejum (GPJ), níveis
  DM2 e, 73-74
  DM2 não-tratado e, 79-80f
Glicose plasmática em estado homeostático, sensibilidade à insulina e, 103-105, 105-106f
Glicose pós-prandial, níveis, 517-518
Glicose sangüínea (glicose plasmática), 19-20. *Ver também* Glicose sangüínea de jejum; Teste oral de tolerância à glicose
  álcool e, 127-128
  amamentação e, 129-130
  CAD e, 283-284, 291-292, 295-296
  carboidratos na dieta e, 123-124
  cirurgia e, 272-274, 276-277
  diabete melito e, 479-480, 514-515
  dislipidemia do diabete e, 438-439
  estados diabéticos e, 17-18
  GFR e, 376-377
  hiperinsulinismo neonatal devido à nesidioblastose e, 196-197
  hipoglicemia e, 181-182, 184t, 192-193
  horário das refeições, 517-518
  jejum e, 192-193
  lactentes e, 261-262
  nefropatia diabética e, 390-392
  orientações para monitoramento, 136-137t
  plasma venoso e, 27-28
  pós-prandial, 517-518
  pré-prandial, 517-518
  resistência insulínica e, 86-87f
  resposta secretória da epinefrina e, 182, 184
  retinopatia diabética e, 356-357
  SHH e, 309-310
  sulfoniluréias e, 90-91, 92-93
  teste, gravidez e, 248-249
Glicose sangüínea de jejum. *Ver* Glicose plasmática de jejum, 170-171, 522-523
  AIR máxima e, 75-77
  CAD e, 284-286
  GA e, 508-510
  insulinemia e, 192-193
Glicose urinária, diabete e, 28-29
Glicose. *Ver* Glicose sangüínea
Glicosilação não-enzimática (NEG) do tecido conectivo, 500-502
  STE e, 500-502
Glicosúria, 74-75, 379-380
  limite renal e, 89-90
Glicosúria, CAD e, 292, 294
Glimeperida, IRC e, 392-393
Glipisida, 184-185
  IRC e, 392-393
Glitazona, 230-231. *Ver também* Tiazolidinedionas
  efeitos benéficos da, 221-222
  efeitos colaterais da, 223-225
  insulina e, 234-235
  terapia oral de combinação tripla e, 232-234
Glomeruloesclerose, 372-375, 374f
  nefropatia diabética e, 372-375
  proteinúria positiva por sonda, 376-377
Glomeruloesclerose diabética. *Ver* Glomeruloesclerose
GLP-1. *Ver* Peptídeo-1 tipo glucagon
Glucagon
  CAD e, 283-284
  glicose hepática e, 78-80
  hipoglicemia e, 196-197
  hipoglicemia tumoral das células não-ilhotas pancreáticas e, 193-194
  inibição, tratamento do DM2 e, 524-525
  nível de glicose e, 71-72, 72-73f
  resistência insulínica e, 99-100
  respostas secretórias, DM1 e, 182, 184
Glucagonoma, 21-22
Glucowatch, 165-166
GLUT-1, 219-220
GLUT-4, 111-112, 219-220
GLUT-4 proteínas, transporte de glicose e, 111-112
Gota, DBTC e, 122-123

Granuloma anular (GA), 507-510
Gravidez
  acarbose, 218-219
  adaptações metabólicas na, 237-240
  bacteremia por estafilococos do grupo B, 331-333
  DCCT e, 241-242
  diabete e, 129-130, 237-258
    avaliação médica do, 243-244
  diabete melito em, classificação de, 242-244
  doença macrovascular e, 242-244
  efeitos diabéticos sobre, 239-240
  exame obstétrico, 248-250
  HbA1c e, 248-249
  insulina e, 227-228, 230, 241-242f, 247-248
  medicamentos à base de sulfoniluréia e, 255-256
  metabolismo dos carboidratos na, 237-238
    características clínicas da, 237-238
  metformina e, 213-214
  nefropatia e, 241-242
  neuropatia e, 242-244
  retinopatia diabética e, 364-365
  sacarose e, 123-124
  teste de glicose sangüínea e, 248-249
Guanetidina, hipoglicemia e, 186-187

H

HAART (terapia anti-retroviral altamente ativa), DM1 e, 65-66
Hálux para fora, intervenção cirúrgica e, 493-495
Haplótipos, DMID e, 55-56*t*
HBDI (*Human Biological Data Interchange*), loci de risco e, 57-58
HDL. *Ver* Lipoproteína de alta densidade
Heart Outcomes Prevention Evaluation Study (HOPE), 45-46
Hemodiálise, doença renal terminal e, 393-394
Hemoglobina A1c (HbA1c), 28-30, 244-247
  controle diabético e, 29-30
  gravidez e, 248-249
Hemoglobina glicosilada (HbA$_{1C}$), 28-30, 337-338*f*
  hiperglicemia e, 345-347
  riscos relativos para, 341-342
  T1DC e, 337-338f
  UKPDS e, 345-346f
Hemorragia vítrea, 365, 368

Heparina, SHH e, 304-305
Hepatomegalia, hipoglicemia e, 192-193
HF (alta freqüência), flutuações, 398-400
HGH-V (variante do hormônio do crescimento humano), 238-239
Hidrobutirato-β, 248-249
  CAD e, 290-291
Hidrocortisona, hiperinsulinismo neonatal devido à nesidioblastose e, 196-197
Hiperamilasemia, CAD e, 289-291
Hiperandrogenismo, 96-97
Hiperbilirrubinemia, LMD e, 262-263
Hiperbilirrubinemia neonatal, 262-263
Hipercalcemia, 380-381
  CAD e, 288-289
  fatores da, 379-380, 379-380f, 380-381
Hipercloremia, CAD e, 286-287, 296-297
Hiperfosfatemia, CAD e, 288-290
Hiperglicemia, 17-19, 21-22, 71-72, 103-105, 113-114
  CAD e, 283-286, 292, 294, 296-297
  captação da glicose hepática e, 106-108
  cirurgia e, 270-271
  dextrose e, 131-132
  DM2 e, 87-88, 87-90f, 89-90, 89-90f, 169-170
  HbA1C e, 345-347
  IM agudo e, 470-472
  insulina dosagem e, 291-292
  jejum, fígado e, DM2 e, 102-103, 102-103f
  microangiopatia diabética e, 345-346
  MODY-2 e, 95-96
  pancreatite e, 21-22
  resistência insulínica hepática e, 77-78
  resposta glucagon e, 75-77
  retinopatia diabética e, 356-357, 360, 364, 365, 368
  SHH e, 309-310
Hiperglicemia de jejum, 170-171, 522-523
Hiperglicemia reativa promovida pelo álcool, 187-188, 195-196
Hiper-hidrose
  neuropatia autonômica e, 413-414
  tratamento da, 413-414
Hiperinsulinemia, 112-114, 235-236
  NA e, 499-500
  pentamidina e, 185-186
  quinina e, 185-186
Hiperinsulinemia crônica, regimes de tratamento e, 515-516
Hiperinsulinismo, hipoglicemia neonatal e, 261-262

Hiperinsulinismo basal, hipoglicemia e, 192-193
Hiperinsulinismo neonatal devido à nesidioblastose, 196-198
Hiperlipidemia
 dietas cetogênicas e, 122-123
 neuropatia diabética e, 393-394
Hiperlipidemia combinada familiar (HCF), 441-442
Hipernatremia
 CAD e, 289-290
 SHH e, 310-312
Hiperosmolaridade, CAD e, 283-284
Hiperplasia das células das ilhotas pancreáticas materna, 237-238
Hipertensão, 472-473. *Ver também* Pressão sangüínea
 agentes anti-hiperglicemiantes e, 458-459
 cirurgia e, 272-273
 diabete e, 448-461
 DM2 e, 462-463
 modificações no estilo de vida e, 450-451t
 nefropatia diabética, 381-389
 sódio e, 450-451
 tiazolidinedionas e, 222-223
Hipertensão "disfarçada", hipertensão e, 449-451
Hipertensão materna, 241-242
Hipertensão postural, 449-451
 eventos fisiopatológicos durante, 450-451f
Hipertireoidismo, diabete e, 21-22
Hipertrigliceridemia
 cetoacidose diabética e, 439-440
 metformina e, 211-212
Hipertrigliceridemia adquirida, xantomas eruptivos e, 506-507
Hiperviscosidade, LMD e, 262-263
Hipoadiponectinemia, tiazolidinedionas e, 219-220
Hipoaldosteronismo hiporreninêmico, 380-381
Hipocalcemia
 CAD e, 289-291
 LMD com, tratamento do, 262-263
 SAR e, 262-263
Hipoglicemia, 172, 175, 181-198. *Ver também* Hipoglicemia neonatal
 agentes antidiabéticos orais e, 184-185, 185-186t
 álcool e, 127-128, 185-186
 biguanidas e, 203-215
 Blighia sapida e, 185-186
 cirurgia e, 277-279
 controle etiológico da, 196-198
 deficiência em catecolamina e, 188-189
 deficiência no hormônio do crescimento e, 188-189
 DM2, falha no tratamento e, 518-519
 endógena, 186-190
  testes laboratoriais e, 192-196
 estados de deficiência endócrina e, 188-189
 etiologia da, 181-183, 184-185t, 184-190
 EURODIAB IDDM Complications Study, 181-182
 exógena, insulina e, 181-182, 184-187
 feto e, 261-263
 fonilureia e, 230-231
 funcional, 187-188
 hiperinsulinismo basal e, 192-193
 IAA e, 197-198
 inconsciência da, 413-414
 inibidores da glicosidase-α e, 218-219
 insulina e, 138-139
 insulinomas e, 192-193
 investigação do paciente de, 189-190
 lactentes e, 262-263
 leucina-induzida, 189-190
 leucina-sensível, tratamento de, 197-198
 mebendazol e, 186-187
 medicamentos causadores, 186-187
 metformina e, 213-214
 nateglinida e, 209-210
 noturna, 147-149, 176-177
  prevenção da, 163-165
 orgânica, 186-188
 orientações para o tratamento da, 139-140t, 195-198
 paciente com histórico de, 190-191
 pentamidina e, 185-186
 polióis e, 123-124
 prevenção da, 162-165
 quinina e, 185-186
 regimes de tratamento e, 163-165, 514-515
 repaglinida e, 208-210
 sensores de glicose não-invasivos e, 517-518
 sinais e sintomas da, 182, 184t
 síndrome da insulina auto-imune e, 188-189, 197-198
 sintomas psiconeuróticos e, 192-193
 sulfoniluréias e, 172, 175, 204-205
 testes de supressão de insulina e, 192-194
 tumores malignos e, 197-198
Hipoglicemia aguda, controle de, 195-197

Hipoglicemia alimentar, 187-188
  dieta e, 197-198
Hipoglicemia cetótica 189-190
Hipoglicemia falsa, medidas do peptídeo-C
  e, 194-195
Hipoglicemia hiperinsulinêmica da infância,
  nesidioblastose e, 186-187
Hipoglicemia leucina-sensível, tratamento
  da, 197-198
Hipoglicemia leucina-sensível, tratamento
  da, 197-198
Hipoglicemia neonatal, 189-190, 195-196
  hiperinsulinismo e, 261-262
Hipoglicemia neonatal transitória, 189-190
Hipoglicemia pós-hiperalimentação, 187-188
Hipoglicemia reativa, 187-188
  acarbose e, efeitos da, 215-217
  dieta e, 197-198
  TOTG e, 194-195
Hipoglicemia tumoral, 186-187, 190-191
Hipoglicemia tumoral das células não-ilhotas
pancreáticas
  níveis de glicose basal de jejum e, 193-194
  níveis de glicose basal e, 193-194
  níveis de insulina basal e, 193-194
  testes dinâmicos para, 193-194
Hipoglicinas, hipoglicemia e, 185-186
Hipomagnesemia, SAR e, 262-263
Hiponatremia, CAD e, 289-290
Hiporresponsividade adrenal, 189-190
Hipotensão
  SHH e, 304-305, 307, 309
  postural, 449-451
Hipotensão ortoestática
  neuropatia autonômica e, 400-403
  tratamento da, 400-403
Hipotermia, SHH e, 303-304
Hipoxemia, CAD e, 297-298
Hirsutismo, hipoglicemia leucina-sensível
  e, 197-198
Histórico do paciente, hipoglicemia e, 190-191, 190-191*t*
Histórico social, retinopatia diabética e, estado socioeconômico, retinopatia diabética e, 364-365
HLA. *Ver* Antígeno leucocitário humano
HLA-DR3, alelo, 51-52
  diabete e, 34-35
  DM1 e, 37-38
HLA-DR3, antígenos, retinopatia diabética
  e, 359-360
HLAs (antígeno do locus de histocompatibilidade), 17-18

HOMA. *Ver* Avaliação do modelo de homeostase
Homeostase da glicose sangüínea
  comparação das etapas, 26-27
  critério diagnóstico, 22-28, 23-24t
  testes de avaliação, 27-28
HOPE (*Heart Outcomes Prevention Evaluation Studies*), 45-46
Horário da refeições, DM1 e, 128-129
Hormônio
  deficiência, hipoglicemia falsa e, 194-196
  desordens, glicose e, 21-22
  secreção, 81-82
Hormônio da paratireóide, CAD e, 289-290
Hormônio do crescimento
  CAD e, 283-284
  deficiência, hipoglicemia e, 188-189
  DM2 tratamento e, 523-524
  hipoglicemia falsa e, 194-195
  resistência insulínica e, 99-100
Hormônios contra-reguladores da glicose
  CAD e, 283-285
  efeitos do, 284-285t
Hormônios placentários, 238-239
Hormônios secretados pelos adipócitos, 116-117, 117*f*
HOT ensaio. *Ver Hypertension Optimal Treatment Trial*
HRV (variação da taxa cardíaca), 398-400
HSL (lipase hormônio-sensível), 439-440
Humalog, insulina mista, 145-148
Human Biological Data Interchange
  (HBDI), loci de risco e, 57-58
Hypertension Optimal Treatment (HOT)
ensaio, 384-386
  aspirina e, 460-461
  eventos cardiovasculares e, 452-454f
  felodipina e, 454, 458
  pressão sangüínea e, 451-454

I

IAA (auto-anticorpos da insulina), DM1 e,
  49-50
IB/GK, protocolo, 281-282
Ibuprofeno, neuropatia diabética e, 433-434
ICAs. *Ver* Anticorpos das ilhotas pancreáticas
ICIS. *Ver* Infusão subcutânea contínua de
  insulina
Idosos
  CAD e, 297-298, 312, 319
  hipertensão e, 384-386
  repaglinida e, 228, 230
  SHH e, 302-303

IGF-1. *Ver* Fator de crescimento tipo insulina
IH (insulina humana), 511-513
IL-6 (interleucina-6), 101-102
Ilhotas pancreáticas, 84-85
　nível de glicose e, 48-49f
　secreção insulínica e, 117-118
IM.*Ver* Infarto do miocárdio
Imagem de raio X, hipoglicemia tumoral das células não-ilhotas pancreáticas, 193-194
Imagem por emissão de pósitron (PET), coração e, 399-400
Imagem por ressonância magnética (RM), hipoglicemia tumoral da célula não-ilhota pancreática e, 193-194
IMC. *Ver* Índice de massa corporal
Imipenema
　bacteróides e, 325-326
　colecistite enfisematosa e, 331-332
Impetigo bolhoso e bulose diabética, 510-511
Impotência, 409-413. *Ver também* Disfunção erétil
IMTG, níveis (nível dos triglicerídeos intramiocelular), 101-102
Imunidade humoral
　anormalidades na defesa do hospedeiro e, 323-324
　anticorpos e, 321-322
　infecção e, 321-322
Imunidade mediada pela célula, pacientes diabéticos e, 324-325
Imunorreatividade à insulina basal, 73-74
Imunossupressão, transplante e, 474-475
Incontinência, cistopatia e, 411-413
Índice de massa corporal (IMC), 246-247
　hipertensão e, 448-449
　obesidade e, 115-116
Infância, hipoglicemia na, 188-189
Infarto agudo do miocárdio (IAM)
　ácidos graxos omega-3 e, 124-125
　hiperglicemia e, 470-472
　insulinoterapia e, 227-228, 230
Infarto do mioárdio (IM)
　diabete melito e, 469-472
　isquemia assintomática e, 466-467
　retinopatia diabética proliferativa e, 366t
Infarto do miocárdio não-segmento-ST (MI), diabete e, 470-473
Infecção por estafilococos, diabete e, 502, 504
Infecção(ões). *Ver também* Infecções da pele por cândida; Ulcerações do pé; Infecções gastrintestinais; Infecções do tecido mole
　CAD e, nível de cetona e, 280-281
　cutânea, 502, 504-507
　dermatófita, diabete e, 504-506
　diabete e, 21-22, 321-322
　escleroedema e, 502, 504
　estafilococos e, diabete e, 504-506
　gastrintestinal, diabete melito e, 329-330
　imunidade humoral e, 321-322
　mortalidade e, diabete e, 325-333
　pé, 325-326
　pé diabético e, 479-480
　pé diabético isquêmico e, 483-484
　pele, 321-322, 325-328
　SHH e, 307, 309
　suprimento sangüíneo e, 321-322
　transplante e, 474-475
　ulceração do pé e, 431-433
Infecções bacterianas, diabete e, 502, 504
Infecções cutâneas, 502, 504-507
　diabete, 502, 504
Infecções da pele por cândida, diabete e, 325-326, 504-506
Infecções dermatófitas, diabete e, 504-506
Infecções do pé diabético. *Ver* Pé
Infecções do tecido mole, diabete e, 325-328
Infecções do trato urinário, 390-391
　diabete e, 329-331
Infecções formadoras de gases, diabete e, 330-331
Infecções fúngicas, 504-507
　trato urinário e, diabete e, 330-331
Infecções gastrintestinais, diabete melito e, 329-330
Infecções orais, diabéticos e, 329-330
Infecções por estafilococos, diabete e, 504-506
Infecções por levedo, 504-507
Inflamação das ilhotas pancreáticas (insulite), 17-18
Infusão subcutânea contínua de insulina (ICIS), 176-177
　complicações da pele, 513
　gravidez e, 247-248
　insulina e, 337-338
Infusão subcutânea de insulina, efeito da insulina, 154-156f
Ingestão de alimentos, insulina e, 161-162
Ingestão de energia total, redução de, 121-122
Ingestão energética, 123-124
　abordagens para, 121-122
　dieta de carboidratos e, 123-124
　gravidez e, 129-130
Inibidor-1 do ativador do plasminogênio (PAI-1)
　CAD e, 463-464
　metformina e, 212-213

Inibidor-1 do ativador plasminogênio (PAL-1)
níveis, SHH e, 304-305
Inibidores da ECA. *Ver* inibidores da enzima conversora de angiotensina
Inibidores da enzima conversora da angiotencina (ECA), 380-381, 387-389
albuminúria e, 383, 386, 386-387f
CAD e, 467-468
hipertensão e, 383, 386
IM e, 470-472
insuficiência cardíaca e, 473-474
insulina e, 184-185
microalbuminúria e, 387-391
nefropatia diabética e, 385
proteinúria e, 454, 458
secreção de aldosterona e, 380-381
Inibidores da glicoproteína, 472-473
Inibidores da glicosidase-α, 184-185, 214-220
  contra-indicações para, 217-219
  dosagem dos, 217-218
  efeitos colaterais dos, 218-219
  farmacocinéticos dos, 214-217
  hipoglicemia reativa e, 215-217
  interações medicamentosas, 218-220
  lipídeos e, 217-218
  mecanismos de ação, 214-215
Inibidores da monoaminoxidase (MAOs)
  insulina e, 184-185
  repaglinida e, 208-209
Inibidores da recaptação de serotonina, neuropatia diabética e, 434-435
Inicomicose, infecções dermatófitas e, 504-506
Injeções múltiplas diárias (MID), insulina e, 337-338
Insuficiência arterial, pé diabético e, 480-481
insuficiência cardíaca, 472-475
  bloqueadores do canal de cálcio e, 473-475
  doença cardiovascular e, 472-475
  IM e, 469-470
  metformina e, 474-475
  prognóstico de, 473-475
  tiazolidinedionas e, 474-475
Insuficiência cardíaca congestiva, 462-463
  metformina e, 213-214
Insuficiência renal
  captopril e, 387-389f
  controle glicêmico e, 380-382
  curso clínico da, 376-377
  MI e, 469-470

Insuficiência renal crônica (IRC)
  restrição protéica e, 392-393
  secretagogos da insulina e, 392-393
Insuficiência renal crônica, 131-132
  proteína e, 123-124
Insuficiência venosa, úlceras diabéticas e, 497-498
Insulina, 32, 34, 80-81, 92-93, 170-171, 235-236. *Ver também* Glicose sangüínea; Glucagon, insulina pré-misturadas; Infusão subcutânea de insulina
  ação da, 145-146
  ação prolongada, DM1 e, 516-517
  ação rápida, 175-176
  ação rápida, curta duração, DM1 e, 516-517
  acarbose e, 234-235
  acidose e, 291-292
  adição de agentes orais, 233-235
  algoritmos terapêuticos e, 255-256
  antagonistas, 101-102
  CAD e, 283-284, 291-292
  CAPD e, 392-393
  carboidratos da dieta e, 123-124
  cetoacidose e, 18-19
  cirurgia emergencial e, 281-282
  complicações da injeção e, 511-513
  deficiência, 81-82
  degradação, alterações na, 380-382
  dia da cirurgia e, 280-281
  dislipidemia e, 444-445
  DM2 e, 71-72, 89-90, 175-176
    normoglicemia e, 173t
  DMG e, 254-255
  dosagem, cálculo da, 158-159t, 160-161
  doses na, 175-176
  efeitos da, 284-285t
  estados diabéticos e, 17-18
  exercícios e, 162-163
  exigências cirúrgicas da, 274, 276, 274, 276t
  glicose plasmática em estado homeostático e, 103-105
  glitazonas e, 234-236
  gravidez e, 241-242f, 247-248
  HDL e, 172, 175
  hiperglicemia e, 227-228, 230
  hipertrigliceridemia adquirida e, 506-507
  hipoglicemia exógena e, 181-182, 184-186-187
  inalada, DM1 e, 516-517
  indicações com base na glicemia para, 254-255

ÍNDICE **551**

indicações para, DM2 e, 177-179, 178-179t
ingestão de alimentos e, 161-162
inibidores da ECA e, 184-185
iniciação da, 137-138, 137-138t
insulina lispro v, efeitos da, 145-146f
liberação, glicose e, 74-75f
liberação, regimes de tratamento e, 515-516
materna, desenvolvimento fetal e, 259-260, 260-261f
metabolismo da glicose sangüínea e, 72-73
metabolismo de glicose e, 72-73
metformina e, 234-235
MLA e, 500-502
não-injetável, DM1 e, 516-517
níveis, jejum e, 192-193
nível de glicose e, 71-72, 72-73f
noturna, 176-177
orientação do paciente e, 166-167
pele e, 497-498
PI-3-quinase e, 112-113
planejada *versus* não-planejada, 162-163
preparações da, escolha da, 247-248
quinina e, 185-186
RCP e, 281-282
reações alérgicas e, 511-513
regime de injeção, 160-161
regime de múltiplas doses, 153-155f
regimes, 175-178
  diabete melito e, 144-146
  horário das injeções e, 145-146
  insulinas pré-misturadas e, 144-146
  intensiva, três vezes ao dia, 147-149, 148-149f
regras de ajuste da, 138-139
sinalização
  dislipidemia do diabete e, 439-440
  tecido adiposo e, 116-117
STE e, 500-502
terapia
  estudos clínicos e, 177-178
  IM agudo e, 227-228, 230
terapias para a resposta glicêmica *versus*, 171-172
  DM2 e, 171-172, 175
teste de tolerância, hipoglicemia falsa e, 194-195
testes de supressão
  diazóxido e, 193-194
  insulinoma e, 192-193
TI e, 337-338
transdermal, DM1 e, 516-517

transplante e, 474-475
UKPDS e, 171-172, 343-346
via nasal, DM1 e, 516-517
Insulina aspart, 145-148, 150-155
Insulina de ação rápida, insulina de curta duração *versus* considerações clínicas para, 150, 152*t*
Insulina de curta duração
  desvantagens da, 150-153
  insulina de ação rápida *versus*, considerações clínicas para, 150, 152t
Insulina glargina (Lantus), 153-157, 247-248
Insulina glargina e insulina de ação rápida, 153-157
Insulina glargina e insulina de curta duração, 153-157
Insulina humana (IH), 511-513
Insulina lispro, 145-148, 150-155
  insulina regular *versus* efeitos da, 145-146f
  terapia com bomba de insulina subcutânea, dosagem para, 160-162
Insulina materna
  degradação intraplacentária e, 237-239
  desenvolvimento fetal e, 259-260, 260-261f
Insulina misturada Novolog, 145-148
  vantagens *versus* desvantagens da, 145-148
Insulina não-estimulada pela glicose (CG-NIM), 75-77
  CGIM e, 106-108
Insulina não-injetável, DM1 e, 516-517
Insulina plasmática basal, 144-145
  hipoglicemia e, 192-193
Insulinas pré-misturadas, 144-146
  dosagem inicial de, 145-148
  indicações para, 145-148
Insulinemia, histórico do paciente e, 190-191, 190-191*t*
Insulinite. *Ver* Inflamação das ilhotas pancreáticas
Insulinomas, 196-197
  hipoglicemias orgânicas e, 186-187
  localização do tumor no, 193-194
  testes laboratoriais e, 192-193
Insulinomas malignos, 193-194
Intenção do princípio de tratar (ITP) *versus* CTP e, 343-345
Interleucina-6 (IL-6), 101-102
Intervalo osmolar, CAD e, 287-288
Intolerância à glicose (TGD), 22-23, 83-84, 109-110, 521
  probabilidade de, mães diabéticas e, 266-267f

resistência insulínica e, 102-103
TG normal, 115-116
Intravenoso (IV)
lidocaína, neuropatia diabética e, 434-435
pielografia, 390-391
regimes, cirurgia e, 274, 276
sobrecarga de glicose, resposta glucagon e, 75-77
teste de somatostatina, 193-194
Intubação nasogástrica, SHH e, 307, 309
Iodeto de potássio, GA e, 508-510
Iontoforese reversa, sensores intersticiais e, 29-30
Irbesartan, EUA e, 388-390f
Irbesartan Diabetic Nephropathy Trial BRA e, 453-454
hipertensivos e, 457f
IRC. *Ver* Insuficiência renal crônica
IRM (imagem por ressonância magnética), 193-194
IRMAs (anormalidades microvasculares intra-retinianas), 346-350, 350, 356f
IRS-fosforilação, 112-113
Isoproterenol, hipoglicemia e, 186-187
Isquemia
pé diabético e, 480-481
úlceras diabéticas e, 497-498
Isquemia assintomática
diabete e, 466-467
doença arterial coronariana (DAC), 466-467
Isquemia do miocárdio, sontomas da, 464, 466
ITP (política de tratamento intensivo), UKPDS e, 341-343
IV. *Ver* Intravenoso

J
Joanetes, intervenção cirúrgica e, 493-495

K
Klebsiella pneumoniae, diabete e, 330-331

L
Laboratório
anormalidades, níveis séricos dos eletrólitos e, 287-291
resultados, CAD e, 288-289t
testes, hipoglicemia, 192-196
Lactato, CAD e, 295-296
Lactato de amônia, AN e, 500-502
Lactentes, DM1 e, 128-129

Lactentes de mães diabéticas (LMD), 259-260
cardiomiopatia hipertrófica e, 263-264
crescimento físico de, índice de massa corporal e, 276-277f
policitemia e, 262-263
SAR e, 262-263
LADA (diabete auto-imune latente do adulto), 20-21, 47-48
Láurico, colesterol e, 124-125
Leite de vaca, auto-imuniade das células β e, 35-36
Leite de vaca, DM1 e, 39-40, 66-67
Leprechaunismo, gene receptor da insulina e, 96-97
Lesão da célula das ilhotas pancreáticas, 18-19
Lesão da ilhotas pancreáticas, DM2 e, 77-80
Lesão mecânica, pé diabético e, 487, 489
Lesão mecânica direta, pé neuropático e, 489-490
Leucina, hipoglicemia tumoral da célula não-ilhotas pancreáticas e, 193-194
Leucócitos, infecções do trato urinário e, 390-391
Leucócitos, infecções do trato urinário e, 390-391
Levodopa, neuropatia diabética e, 436
Levosulpirida, intolerância à glicose e, 21-22
LF (flutuações de baixa freqüência), 398-400
Liberação da glicose sangüínea, 90-91
Liberação para cesariana, diabete melito e, 249-251
Lidocaína, IV, neuropatia diabética e, 434-435
Ligação da insulina, DM2 e, 108-110
Limite da glicose sangüínea, GJA e, 26-27
Limite de percepção térmica, neuropatia diabética e, 186-187
Linfócitos
anormalidades na defesa do hospedeiro e, 324-325
resposta imunológica e, 322-323
Linfócitos-T, processo autoimunológico e, 32, 34
Lipase hormônio-sensível (HSL), 439-440
Lipermilasemia, CAD e, 289-291
Lipídeos
biguanidas e, 211-213
CAD e, 463-464
DBTC e, 121-122
dislipidemia do diabete e, 438-439
inibidores da glicosidase-α e, 217-218
sulfoniluréia e, 204-205
tiazolidinedionas e, 221-222

Lipoatrofia, insulino-induzida, 511-513
Lipo-hipertrofia, insulino-induzida, 511-513
Lipólise, 18-19, 284-285
Lipoproteína de alta densidade (HDL)
  diabete e, 437-438
  insulina e, 172, 175
Lipoproteína de baixa densidade (LDL) colesterol. Ver também Lipoproteína sérica de baixa densidade (LDL) colesterol
  CAD e, 463-464
  diabete e, 437-438
  estanol oriundo das plantas, 127-128
  tiazolinedionas e, 221-222
Lipoproteína de baixa/alta densidade (HDL) colesterol, CAD e, 463-464
Lipoproteína de densidade muito baixa (VLDL), 125-126
  dislipidemia e, 440-441
Lipoproteína sérica de baixa densidade (LDL) colesterol, ácido esteárico e, 124-125
Lipoproteínas de densidade intermediária (IDL), dislipidemia e, 440-441
Líquidos, CAD e, 292, 294
Líquidos hipotônicos, SHH e, 310-312
Lispro, 176-177
Lóbulos glomerulares periféricos, 372-375, 374*f*
Luz ultra-violeta, APD e, 510-511

M

Macronutrientes, carboidratos da dieta e, 123-124
Macrossomia, 250-251
  feto e, 261-262
Mães diabéticas. Ver também Lactentes de mães diabéticas
  cinética da insulina e, metabolismo materno e, 237-239
  combustível metabólico e, desenvolvimento do lactente e, 267-269
  diabete melito gestacional e, 251-253, 251-252t
  FMD, prole, 267-269
  hipertensão materna e, 241-242
  insulina materna, desenvolvimento do feto e, 259-260, 260-261f
  metabolismo do nutriente materno e, 238-240
  MIDD e, 93-94
  TGD e, 266-267f
Magnésio
  deficiência, CAD e, 288-290
  diabete e, 127-128
Malformação congênita, LMD e, 260-261
Malhas inteiriças de compressão, úlceras diabéticas e, 498-499
Manchas em forma de algodão, 346-350
Manchas na pele, dermopatia diabética e, 509-510*f*
Manitol, CAD e, 297-298
Mão diabética, síndrome da, 500-502
MAO. Ver Inibidores da monoaminoxidase
Mão. Ver também Fluxo sangüíneo na síndrome da mão diabética, 403-404*f*
Mãos postas para rezar, MLA e, 500-502, 501-502*f*
Mapeamento do genoma, DM1 e, marcadores genéticos para, 57-59, 57-58*f*
Marcadores genéticos, diabete e, 34-35
Massa corporal, retinopatia diabética e, 364-365
Massa corporal, tendência
  DBTC e, 121-122
  proteína e, 123-124
Massa de gordura, obesidade e, 116-117
Massa livre de gordura, obesidade e, 116-117
Matriz da metaloproteinase degradante (MMP), tiazolidinedionas e, 222-223
Maturity-onset diabetes of young. Ver MODY
MCH (complexo principal de histocompatibilidade), DM1 e, 17-18
MCR/BHF Heart Protection Study, diabete e, 442-444
Mebendazol, hipoglicemia e, 186-187
Mecanismos de defesa do hospedeiro, diabete e, 321-323
Medicações
  insulina, 137-138
  peso corporal e, 129-130
  SHH e, 319-320
Medicamentos a base de estatina
  CAD e, 467-468
  dislipidemia e, 444-447
  DM2 e, 45-46
  hipertensão e, 458-459
  triglicerídeos normais e, 445-447
Medicamentos antiinflamatórios não-esteroidais. Ver AINE
Medicamentos. Ver medicamentos específicos (por exemplo, bloqueadores do canal de cálcio) etc.
  diabete e, 21-22
  resistência insulínica e, 522-523
Medidor de glicose sangüínea, 163-165
Meglitinidas, 199-200
  cirurgia e, 277-279

Meio refratário, perda visual e, 368-369
Melancolia, síndrome da, acarbose e, 215-217
MELAS, síndrome
  diabete e, 93-94
Membrana fundamental glomerular (MFG), 376-377
MEN, síndrome (síndrome da neoplasia múltipla endócrina), 186-187
Mesoxalato, hipoglicemia e, 186-187
Metabolismo da glicose hepática, 105-106
Metabolismo da glicose sangüínea
  insulina e, 72-73
  tecido adiposo e, 116-117
Metabolismo dos carboidratos
  gravidez e, 237-238
  monitoramento, gravidez e, 255-256
Metabolismo materno
  diabete e, 243-244
  efeito sobre o feto, 237-240
Metabolismo materno dos líquidos, desenvolvimento do lactente e, 267-269
Metabolismo materno dos nutrientes, 238-240
^{123}I-meta-iodobenziguanidina (MIBG), 399-400
Metformina, 220-221, 233-234
  AGL e, 211-212
  benefícios da 172, 175
  BIGPRO, estudo e, 212-213
  cirurgia e, 277-279
  como monoterapia, 210-212
  contra-indicações da, 213-214
  diabete e, 210-215
  dislipidemia do diabete e, 439-440
  DM2 e, 438-440
  doença cardiovascular e, 212-213
  doença macrovascular e, 345-346
  dosagem da, 212-214
  efeitos colaterais da, 213-214
  insuficiência cardíaca e, 474-475
  insulina e, 234-235
  interações medicamentosas com, 214-215
  pacientes propensos e, 228, 230
  peso e, 211-212
  rosiglitazona e, terapia combinada, 232-233
  terapia oral combinada tripla e, 232-234
  UKPDS e, 343-345
Metoclopramida, gastroparesia diabética e, 405-406
Método do modelo mínimo, sensibilidade à insulina e, 103-105

Metronidazol
  bacteróides e, 325-326
  colecistite enfizematosa e, 331-332
  diarréia diabética 406-407
Mexiletina, neuropatia diabética e, 434-435
MFG (membrana fundamental glomerular), 376-377
MIBG (^{123}I-meta-iodobenziguanidina), 399-400
Michigan Neuropathy Program, 422-426
Michigan Neuropathy Program for Neurologic Examination, índice de neuropatia diabética e, 425*f,* 427-428*f*
Michigan Neuropathy Screen Instrument (MNSI), 422-426
Microalbuminúria, 376-379, 390-391*t*
  DM1 e, 376-379
  ECA, inibidor da, e 387-391
  enalapril e, 387-389f
  EUA e, 337-340
  mortalidade, 376-377, 376-377f
  neuropatia diabética incipiente e, 376-377
  tiazolidinedionas e, 392-393
Microaneurismas retinais, 356-357. *Ver também* Retinopatia, diabéticos
  retinopatia não-proliferativa e, 348-349, 346-350f
Microaneurismas. *Ver* Microaneurismas retinais
Microangiopatia, diabete melito e, 477-478, 478-479
Micronutrientes, 127-128
MID (injeções múltiplas diárias), insulina e, 337-338
MIDD. *Ver* Diabete e surdez herdados da mãe
Mieloma múltiplo, escleroedema e, 501-502
MIGB.*Ver* ^{123}I-meta-iodobenziguanidina
Miglitol, 214-215
  acarbose *versus*, 214-215
  contra-indicações para, 217-219
  dosagem do, 217-218
  indicações medicamentosas com, 218-220
  peso e, 215-218
  sintomas gatrintesinais e, 218-219
Mimetismo da insulina, 523-524
Mimetismo molecular, resposta imunológica e, 67-69, 68-69*t*
Minerais, 127-128
Mirístico, colesterol e, 124-125
MLA. *Ver* Mobilidade limitada da articulação
MMP (matriz da metaloproteinase degradante), 222-223

Mobilidade limitada da articulação (MLA), 500-502
    posição de mãos postas para rezar, 500-502, 501-502f
Modelo-animal, tratamentos do DM1 e, 518-519
Modelos camundongo, auto-imunidade das células-β e, 35-36
MODY (*maturity-onset diabetes of young*), 20-21, 71-72, 93-96
    fatores genéticos e, 92-93
MODY-1 (fator hepatocítico nuclear 4-α), 95-96
MODY-2 (glicoquinase), 95-96
MODY-3 (fator hepatocítico nuclear 1-α), 95-97
MODY-4 (fator promotor de insulina-1), 96-97
MODY-5 (fator hepatocítico nuclear 1-β), 96-97
Molde de contato total
    critério para, 493-495
    objeto pontiagudo e, 493-495
    ulceração de pé e, 492-493
Monitoramento da pressão do dióxido de carbono, úlceras diabéticas e, 497-498
Monitores da glicose sangüínea, pessoal, 27-28
Monofilamento de Semmes-Weinstein
    triagem para neuropatia e, 422-426
    úlceras diabéticas e, 497-498
Monofilamentos, 487, 489
    pé diabético e, 487, 489
Mononeuropatia diabética, 422-426
Mononeuropatia miltipla diabética, 422-426
Mononeuropatia múltipla, 427-429
Mononeuropatias, 417-419, 419-420*t*, 427-429
Monoterapia
    diabete e, 227-228, 230
    efeitos da redução da glicose, 227-228, 230, 228, 230f, 229f
Morbidade
    CAD e, 297-298
    IM e, 469-470
    infecções causadoras, diabete e, 325-333
    neuropatia autonômica cardíaca e, 475-476
    resistência insulínica e, 113-114
    retinopatia diabética e, 364-365, 368, 367f
Mortalidade
    ateroesclerose e, 437-438
    CAD e, 297-298, 312, 319

DM1 e, 40-42
IM e, 469-470
infecções causadoras, diabete e, 325-333
microalbuminúria e, 376-377, 376-377f
neuropatia autonômica cardíaca e, 475-476
RCM e, 506-507
resistência insulínica e, 113-114
SHH e, 312, 319
UKPDS e, 345-346
Morte súbita, neuropatia autonômica cardíaca e, 475-476
Motilina peptídea, gastroparesia diabética e, 404-405
MRC. *Ver* Mucormicose Rinocerebral
Mucormicose, cetoacidose e, 327-328
Mucormicose rinocerebral (MRC), diabete e, 504-506
Músculo, acúmulo de gordura e, 116-117
Músculo esquelético, captação de glicose e, 102-103
Mutações genéticas, 20-21

N

N-3 ácidos graxos. *Ver* Ácidos graxos ômega-3
NAC. *Ver* Neuropatia autonômica cardiovascular
NAD. *Ver* Neuropatia autonômica diabética
Nader-Wolfer-Elliott, síndrome, hipoglicemia e, 192-193
Nateglinida, 184-185, 209-210
    contra-indicações para, 209-210
    farmacocinética da, 209-210
    glicemia e, 209-210
    insuficiência hepática e, 209-210
    insuficiência renal e, 209-210
    interações medicamentosas e, 209-210
Nateglinida análoga fenilalanina-D, 92-93
National Cholesterol Education Program (NCEP). *Ver* Colesterol
    resistência insulínica e, 99-100
    triglicerídeos, níveis, e, 441-442t
National Diabetes Data Group (NDDG), 168-169
    ponto de corte PG e, 22-23
National Health and Nutrition Examination Survey (NHANES III)
    diabete e, 41-42
    retinopatia diabética e, 358-359
National Institutes of Health-sponsored Diabetes Prevention Program (DPP),
    novos tratamentos e, 521

National Kidney Foundation Hypertension a Diabetes Working Groups, pressão sangüínea e, 384-386, 386-387*f*
NCEP. *Ver National Cholesterol Education Program*
NDDG. *Ver National Diabetes Data Group*
Necessidades energéticas
  para adultos, 121-122t
  para crianças, 122-123t
Necrobiose lipoídica, 507-508*f*
  epidemiologia da, 506-507
  patogênese da, 506-508
  tratamento da, 507-508
  úlceras diabéticas e, 497-498
Necrobiose lipoídica e, 507-508
Necrose isquêmica, pé diabético e, 487, 489
Nefropatia diabética, 131-132, 372-375
  acidose metabólica e, 380-382
  alterações histopatológicas na, 372-376
    envolvimento vascular e, 372-375, 374f
    glomeruloesclerose e, 372-375, 374f
  controle da glicose sangüínea e, 390-392
  correlações clínicas da, 381-386
  curso clínico da, 375-376, 375-376f, 376-377, 376-377f
  DCCT e, 310-312f
  diabete melito e, 477-478
  diálise e, 393-394
  DM1 e, duração da, 373-375f
  etapas da, 376-379
  função renal e
    alterações iniciais, 375-377, 376-377f
    alterações posteriores, 376-377, 376-377f
  gravidez e, 241-242
  hipertensão *versus*, 381-382
  patogênese da, 372-375
  proteinúria e, 364-365
  risco de, 453-454f
  transplante renal e, 393-394
  tratamento da, 384-394, 383, 386t-383, 386-389t
Nefropatia diabética manifestada, 378-379
Neonatos
  bacteremia por estafilococos do grupo B e, 331-333
  morbidades, 250-251
Neoplasia múltipla endócrina (MEN), síndrome, 186-187
Neoplasmas, extra-pancreáticos, 186-187
Nervos cranianos, neuropatia diabética e, 424-426

Nervos periféricos, neuropatia diabética e, 417-418
Nesidioblastose
  hiperinsulinêmica da infância e, 186-187
  hiperinsulinismo neonatal e, 196-198
  hipoglicemia
Neuroartropatia, 432-434
Neuropatia autonômica, 132-133, 479-480
  disfunção esofageana e, 403-405
  isquemia assintomática e, 466-467
  manifestações clínicas de, 396-397t
  neuropatia autonômica cardíaca e, 474-475
Neuropatia autonômica cardíaca
  doença cardiovascular e, 474-476
  pressão sangüínea e, 474-475
Neuropatia autonômica cardiovascular (NAC), 397-400
  captação de MIBG e, 399-400
Neuropatia autonômica diabética (NAD), 417-418, 418-419*t*
  anormalidades pupilares e, 414-415
  cistopatia e, 411-413
  diagnóstico diferencial, 326-327, 327-328t
  disfunção respiratória e, 414-415
  gastroparesia diabética e, 404-406
  hiper-hidrose e, 413-414
  hipoglicemia inconsciente e, 413-414
  neuropatia autonômica gastrintestinal e, 403-410
  patogênese, 326-327
  prevalência, 325-327
  tratamento da, 400-402
Neuropatia autonômica gastrintestinal, 403-410
Neuropatia autonômica geniturinária, 409-413
  DE e, 409-413
Neuropatia diabética, 395-436, 416-436. *Ver também* Neuropatia autonômica; neuropatia, autonômica cardiovascular; neuropatia autonômica diabética; pé diabético; índice de neuropatia diabética; ulcerações de pé
  carbamazepina, 434-435
  classificação da, 417-420, 422t
  dextrometorfan e, 436
  diabete melito e, 477-478
  diagnóstico da, 419-426
  diagnóstico diferencial da, 423t
  epidemiologia da, 416-418
  estudos eletrodiagnósticos e, 419-420, 422
  formas focais da, 417-420, 422t

gravidez e, 242-244
instrumento de triagem, 424-426f
nefropatia diabética v, 381-382
nervos cranianos e, 424-426
síndromes clínicas da, 422-431
sódio e, 127-128
testes sensoriais quantitativos e, 419-420
tratamento da, 433-436
    medicamentos, 433-434t
    úlceras diabéticas e, 497-498
    velocidade de condução e, 420, 422
Neuropatia diabética clínica, 417-418, 418-419y
    diagnóstico, 422-426
Neuropatia diabética clínica difusa. *Ver* Neuropatia diabética, 417-418, 418-419*t*
Neuropatia diabética insipiente, microalbuminúria e, 376-377
Neuropatia diabética subclínica, 417-418, 418-419*t*
    critério diagnóstico para, 418-419t, 421-426
Neuropatia ótica, dietas cetogênicas e, 122-123
Neuropatia periférica. *Ver também* Ulcerações de pé
    anormalidades na defesa do hospedeiro e, 322-323
    dor e, 479-480
    fibras nervosas sensoriais e, 479-480
    neuropatia autonômica cardíaca e, 474-475
    pé diabético e, 479-480
Neuropatia senso-motor, 479-480
Neuropatia somatossensorial, 416-436
Neuropatias cranianas, 424-426
Neuropatias focais, 423
New York Heart Association (NYHA), diazolidinedionas e, 224-225
NHANESS III. *Ver National Health And Nutrition Examination Survey*
Niacina
    CAD e, 468-469
    dislipidemia e, 444-445
    DM2 e, 468-469
    intolerância à glicose e, 21-22
Niacinamida, GA e, 508-510
Nicotinamida, DM1 e, 40-41
NIDDM parada, DM2 e, 44-46
Nitratos, CAD e, 467-468
Nitrogênio da uréia sérica (SUN), GFR e, 379-380
Níveis da insulina basal, hipoglicemia tumoral celular não-ilhotas pancreáticas, 193-194

Níveis de glicose basal de jejum, hipoglicemia tumoral celular não-ilhotas pancreáticas, 193-194
NOD, camundongo, DM1, tratamentos e, 518-519
Nódulos de Kimmelstiel-Wilson, 372-375, 374*f*
Normoglicemia
    DM2 e, 178-179
    regimes de tratamento com insulina para, 173t
Eurodiab IDDM Complications Study, 181-182
Normosol, 310-312
Northwestern University Diabetes in Pregnancy Center Studies
    fatores de risco cardiovascular e, 267-269
    LMD e, 263-264
Nortriptilina, neuropatia diabética e, 434-435
NPH, insulina, 144-145, 147-148. *Ver também* Indicações de insulina para, 150-153
    dose inicial de, 150-153
    e insulina de ação rápida
        ação da insulina, 145-148
        desvantagens da, 145-148
        dose inicial de, 147-148, 147-148f
        horário da injeção de, 145-148
        indicações para, 145-148
    mais insulina de curta duração
        ação da insulina, 145-148
        desvantagens da, 145-148
        dose inicial de, 147-148, 147-148f
        horário da injeção de, 145-148
        indicações para, 145-148
Nutrição Enteral, diabete e, 131-132
Nutrição parenteral, diabetes e, 131-132
Nutrição. *Ver também* Dieta
    ADA e, 120-121
    doença crônica e, diabete e, 131-132
    energia e, 120-121
NYHA (New York Hearth Association), 224-225

O

Obesidade. *Ver também* Dieta
    abordagens de tratamento para, DM2 e, 524-525
    ação da massa de glicose na, 113-114
    AGL, níveis e, 116-117
    AN e, 499-500
    crianças e, DM2 e, 117-118
    diabete e, 81-82
    distribuição da gordura e, 106-108

DM2 e, 43-45, 115-119, 169-170, 331-332
escleroedema e, 501-502
hipertensão e, papel da, 448-449
IMC e, 115-116
LMD e, 264-265
massa de gordura livre e, 116-117
perda de peso e, 122-123
resistência insulínica e, 99-101, 116-117
resistência insulínica in vivo na, 101-108
retinopatia diabética e, 364-365
secreção insulínica e, 117-118
sensibilidade à insulina em todo o corpo e, 106-108
sensibilidade insulínica hepática e, 106-108
SHH e, 319-320
TGD e, 102-104
transporte de glicose adipócita e, 112-114
Objeto pontiagudo, molde contato total e, 493-495
Obstrução gastrintestinal neonatal, LMD e, 263-264
Oclusão arterial mesentéria, SHH e, 304-305
Oclusões vasculares, SHH e, 304-305
Octreotídeo, diarréia diabética e, 406-408
OEM. *Ver* Otite externa maligna
Olanzapina, 21-22
Óleo de peixe
  dislipidemia e, 444-445
  hiperglicemia e, 124-125
Ômega-3 (n-3) ácidos graxos, 124-125
Ondas-T
  CAD e, 305-306
  SHH e, 305-306
Onda-T inversões, 466-467
Onicomicose da unha do dedo do pé, infecções dermatófitas e, 504-506
Organismos anaeróbicos, doença vascular periférica e, 326-327
Orientação, paciente. *Ver também* Orientação para automonitoramento do, diabete
  ajuste da insulina e, ingestão de alimentos e, 161-162
  automonitoramento da glicose sangüínea e, 163-165
  automonitoramento e, 134-135
  diabete e, 144-145
  estratégias de tratamento e, 165-167
  pé diabético e, 495-496
  tratamento do diabete e, 165-166
Orientações para viagens, diabete e, 140-141*t*

Osmolaridade efetiva (Eosm), cálculo de, 299-303
Osmolaridade plasmática, CAD e, 296-298
Osteomielite, úlceras diabéticas e, 498-499
Osteoporose, dietas cetogênicas e, 122-123
Otite externa maligna (OEM), diabete e, 502, 504
Otite externa maligna, 327-328
  manifestações da, 327-328
Ouabain, hipoglicemia e, 186-187
Óxido nítrico, DM1, tratamentos e, 518-519
Oxigênio transcutâneo, úlceras diabéticas e, 497-498
Oximetria transcutânea regional (TcPO$_2$), calcificação dos vasos, 482-483

P

P-450 enzima, repaglinida e, 208-209
PAL-1 níveis. *Ver* Níveis do 1-inibidor do ativador do plasminogênio
Pâncreas, insulina e, 102-103
Pâncreas artificial, 517-518
Pancreatite, 177-178
  hiperglicemia e, 21-22
Pancreatoduodenectomia, insulinomas e, 196-197
Pan-hipopituitarismo, hipoglicemia falsa, 194-195
PANS. *Ver* Potencial de ação do nervo sensorial
Parada cardíaca súbita, respiração e, 414-415
Paralisia do nervo periférico, 427-428
Parestesia distal neuropática, 430-431
Paroníquia por Cândida, infecções da pele por Cândida e, 504-506
PCO$_2$ arterial, terapia da CAD e, 295-296
PCR (reação da cadeia polimerase), 34-36
PCT (porfíria cutânea tardia), 510-511
PDX-1 (fator 1 de transcrição contendo o "homeobox" duodeno-pancreático), 518-519
Pé de Charcot. *Ver* Ulcerações do Pé; Neuroartropatia
  fatores contribuintes, 402-404
  fraturas neuropáticas, 495-496
  polineuropatia simétrica distal e, 429-431
Pé diabético, 486-496. *Ver também* Sapatos
  diabete melito e, 477-481
  edema e, 480-481
  fraturas neuropáticas e, 495-496
  intervenção cirúrgica e, 493-496
  isquemia e, 480-481
  lesão mecânica direta e, 489-490

monofilamentos e, 487, 489
morbidade, classificação do risco e, 487, 489
neuropatia periférica e, 479-480
pele e, 479-480
perda sensorial na extremidade mais inferior e, 486-487
polineuropatia sensomotora e, 486-487, 489
reconstrução arterial e, 483-485
sepsia fulminante e, 479-480
ulceração e, 479-480
Pé diabético e, 486-487
Pé em forma de gota, pé diabético e, 495-496
Pé neuropático. *Ver também* Ulcerações de pé
    lesão mecânica direta e, 489-490, 489-490f
Pé. *Ver também* Pé de Charcot; pé diabético; ulcerações do pé
    controle, 486-487, 489
    exame, pé neuropático e, 491-493
    infecções, diabete e, 325-326
    lesão, pacientes diabéticos e, classificação do risco, 488t
    lesões-alvo, 487, 489
    pulsação
        pé diabético e, 480-481
        recuperação do, 483-484
Pé-de-atleta (*tinea pedis*), infecções dermatófitas e, 504-506
Pele. *Ver também* Espessura da pele diabética; Retalhos de pele
    AN e, 498-502
    anormalidades na defesa do hospedeiro e, 322-323
    diabete melito e, 497-515
    espessura, 500-502
    ICIS e, 513
    infecções, 321-322
        diabete e, 325-328
    pé diabético e, 479-480
Pênfigo bolhoso, bulose diabética, 510-511
Pênfigo vulgar, bulose diabética *versus*, 509-510
Penicilina, diabete e, 325-326
Pênis/índice braquial, 410-411. *Ver também* Disfunção erétil
Pentamidina, hipoglicemia e, 186-187
Pentoxifilina, necrobiose lipoídica e, 507-508
PEPCA enzimas, 523-524
Peptídeo-1 tipo glicogênio (GLP-1), DM1 tratamentos e, 518-519

Peptídeo-1 tipo glucagon (GLP-1), 75-77
    DM2 tratamento e, 525-526
Peptídeo-C
    medidas, falsa hipoglicemia e, 194-195
    níveis
        insulinoterapia e, 177-178
        jejum e, 192-193
Peptoestreptococos
    NF e, 504-506
    úlceras de diabético e, 325-326
Peptostreptococcus magnus
    infecções de pé diabético e, 325-326
    úlceras de pé diabético e, 325-326
Perda de peso
    dietas para, 120-121
    hipoglicemia e, 192-193
    pressão sangüínea e, 449-451
    redução de energia e, 121-123
Perda sensorial
    extremidade mais inferior, pé diabético e, 486-487
    neuropatia do pé e, 486-487
    teste da, 487, 489
Perda visual
    fotocoagulação e, 369-370
    reabilitação e, 369-370
    retinopatia diabética e, 368-370, 368-369f
Perhexilina, hipoglicemia e, 186-187
Peso
    acarbose e, 215-218
    biguanidas e, 211-212
    metformina e, 211-212
    miglitol e, 215-218
    tiazolidinedionas e, 224-225
Peso corporal
    DM2 e, 128-130
    fraturas neuropáticas e, 495-496
    redução, DM2 e, 90-91
    ulcerações de pé e, 432-433f
Peso corporal ideal (PCI)
    AN e, 499-500
    diabete e, 246-247
PET (imagem por emissão de pósitron), 399-400
PG (glicose plasmática) ponto de corte. *Ver* Ponto de corte da glicose sangüínea
PG (glicose plasmática). *Ver* Glicose sangüínea
PGDM. *Ver* Diabete melito pré-gestacional
PH, CAD e, 286-287, 292, 294-296
PI-3 quinase (fosfatidilinositol-3-fosfato-quinase), 112-113, 523-524
Pico de ação da insulina, 147-148
    diabete melito e, 145-146
    NPH, insulina e, 150, 152

Pioglitasona, 172, 175, 219-220
  contra-indicações para, 225-228
  dislipidemia do diabete e, 439-440
  eficácia da, 220-221
  interações medicamentosas e, 224-226
PKC (inibição da proteína C-quinase), 525-526
Placas, GA e, 507-508
Plasma venoso
Plasmalyte, 310-312
Plexopatia diabética, 422-426
Pneumonia, diabete e, 330-332
Policitemia, LMD e, 262-263
Polineuropatia, 429-434
  protocolo para avaliação, 421-422t
Polineuropatia sensório-motora, 486-487, 489
Polineuropatia simétrica distal, 429-431, 430-431*t*
  complicações da, 431-434
  déficits sensoriais e, 430-431f
  sinais e sintomas da, 429-431
Polióis. *Ver* Álcool do açúcar
polipeptídeo inibidor gástrico (PIG), 187-188
  cirurgia e, 276-277
  protocolos para, 277-279t
  RCP e, 281-282
Polirradiculopatia diabética, 428-431
Polirradiculopatia. *Ver* Polirradiculopatia diabética
Política de tratamento intensivo (ITP), UKPDS e, 341-343
Política do tratamento convencional (PTC) UKPDS e, 341-343
Pontuação da neuropatia diabética, Programa de Neuropatia de Michigan para Exame Neurológico e, 425*f*
Porfíria cutânea tardia (PCT), bulose diabética *versus*, 510-511
Pós-receptor/defeitos no transporte da glicose, 109-110, 109-110*f*
Potássio
  CAD e, 288-289
  cirurgia e, 374-279
Potássio plasmático, diabete e, 380-381
Potenciadores da insulina, 523-524
Potencial de ação do nervo sensorial (PANS), neuropatia diabética e, 420, 422
PPA-γ (receptor-γ ativado pelo proliferador de peroxissomas) agonista das tiazolidinedionas, ação da insulina e, 92-93
Pravastatina
  dislipidemia e, 445-447
  DM2 e, 45-46

Prednisona, DM1 e, 40-41
Pré-eclâmpsia, gravidez e, 249-250
Preparação para o automonitoramento do diabete (AMDM), 134-135, 135-137*t*
Pressão oncótica coloidal plasmática, CAD e, 297-298
Pressão sangüínea
  controle fora do consultório, 449-451
  DBTC e, 121-122
  GFR e, 385f
  hipertensão e, 449-451
  hipotensão ortostática e, 400-403
  HOT teste e, 451-454
  neuropatia autonômica cardíaca e, 474-475
  retinopatia diabética e, 360, 364-365
  risco cardiovascular e, diabete e, 455t
Pressão sangüínea arterial média (MAP), GFR *versus*, 386-387*f*
Pressão sangüínea diastólica. *Ver também* Pressão Sangüínea
  tiazolidinedionas e, 222-223
Pressão sangüínea ortoestática, neuropatia autonômica cardíaca e, 474-475
Pressões, pé neuropático e, 489-490, 490-491*f*
Probenecida, repaglinida e, 208-209
Produto final da glicação avançada (AGE), tratamento DM2 e, 525-526
Proinsulina plasmática, hipoglicemia e, 193-194
Propoxifena, hipoglicemia e, 186-187
Propranolol, insulina e, 184-185
Proteína, 123-125
  cálculo renal e, 122-123
Proteína *heat-shock* (HSP), DM1 e, 56-57, 517-518
Proteína reativa-C (PRC), tiazolidinedionas e, 222-223
Proteína-2 associada ao insulinoma (IA-2) 49-50
Proteína-C quinase (PKC), inibição, tratamento do DM2 e, 525-526
Proteinúria
  doença renal e, 378-379
  edema e, 381-382
  inibidores da ECA e, 454, 458
  nefropatia diabética e, 364-365
Proteinúria positiva-sonda. *Ver também* Proteinúria
  glomeruloesclerose e, 376-377
Pseudomonas aeruginosa
  OEM e, 502, 504
  otite externa maligna e, 327-328

Pseudonormoglicemia, CAD e, 289-290
Pulsação
   exame, pé diabético e, 480-481
   palpação, pé diabético e, 480-481
Pulsação femural, palpitação de, 480-481
PUVA, GA e, 508-510

Q

Q, ondas, 466-467
QT, intervalo, (QT), 398-400
   NAC e, 398-400
QTc, intervalo, 397-398
Quilomicronemia, síndrome, diabete e, 440-442
Quilomicronemia, vestígios, dislipidemia e, 440-441
Químicos
   auto-imunidade das células-β e, 35-36
   diabete e, 21-22
Quinina, hipoglicemia e, 185-186
Quiroartropatia, 500-502

R

Rabdomiólise, SHH e, 312, 319
Rabson-Mendenhall síndrome, 20-21, 97-98
RACE (revascularização da artéria coronária com enxerto), CAD e, 468-469
Radiculopatias torácicas, 418-419, 428-429
Ramipril, DM2 e, 45-46
RCP. *Ver* Cirurgia de Revascularização Cardiopulmonar
RDA (permissão para a dieta recomendada), 123-124
Reação da cadeia polimerase (PCR), diabete e, 34-36
Reação de Arthus, reações alérgicas e, 511-513
Reação nitroprússica, cetonas e, 291-292
Reações alérgicas, induzidas pela insulina, 511-513
Reações cutâneas não-imunológicas, insulino-induzidas, 511-513
Realimentação, síndrome, 310-312
Receptor de insulina, 17-18, 20-21
Receptor dos anticorpos antiinsulina (AAI), hipoglicemia e, 188-189
Receptor-γ ativado pelo proliferador de peroxissomas (PPAR-γ), dislipidemia do diabete e, 439-440, 523-524
Recomendação dietética (RDA), proteína e, 123-124
Reconstrução arterial, princípios da, pé diabético e, 483-485
Recuperação de membro, 483-484
Reflexo de Axon (vasodilatação neurogênica),
   diabete melito e, 478-479
Regime de glicose e insulina intravenosas em separado, exemplo de, 276-277
Regimes de glicose e potássio separados, cirurgia e, 486-487
Regimes de tratamento, DM1 e, 514-515
Regimes subcutâneos (SC), cirurgia e, 274, 276
Registros do volume pulsado, calcificação dos vasos e, 482-483
Regras para o dia do enjôo, 138-139, 138-139*t*
Regulagem da glicose sangüínea, fisiologia da, 71-74, 72-73*f*
Relatório, *Expert Committee on Diagnosis and classification of Diabetes Mellitus*, 22-28
Remissão
   DM1 e, 39-41
   indução, tratamentos para, 517-519
Repaglinida, 184-185, 205-210
   AINE e, 208-209
   bloqueadores-β e, 208-209
   cloranfenicol e, 208-209
   contra-indicações para, 208-209
   deficiência hepática e, 208-209
   deficiência renal e, 208-209
   dosagem e, 206-209
   efeitos colaterais da, 208-209
   eficácia da, 206-207
   farmacocinética da, 206-207
   genfibrozil e, 208-210
   interações medicamentosas da, 208-210
   MAO e, 208-209
   meglitinida, 92-93
   mecanismos de ação, 206-207
   pacientes idosos e, 228, 230
   probenecida e, 208-209
   sulfonamidas e, 208-209
   warfarina e, 208-209
Repetição tandem de número variado (VNTR) seqüências, gene da insulina humana e, 56-58
Resistência à glicose sangüínea, DM2 e, 77-78
Resistência à insulina hepática, DM2 e, 77-78
Resistência insulínica
   AGL, nível e, 101-102
   AGL e, 100-102
   AN e, 499-500

antagonistas da insulina e, 99-100
antagonistas hormonais e, 99-101
aspectos funcionais, 112-114
CAD e, 292, 294
catecolaminas e, 99-100
causas da, 99-102, 100-101t
cirurgia e, 271-272
considerações gerais, 99-100
cortisol e, 99-100
diabete e, 282
dislipidemia e, 440-441
DM1 e, 113-114
DM2 e, 77-78, 102-103, 102-104f, 169-170, 331-332
fatores de risco cardiovascular e, 212-213
fibrinólise e, 304-305
glitazonas e, 221-222
gravidez e, 254-255
hormônio do crescimento e, 99-100
IMTG, níveis e, 101-102
NCEP e, 99-100
novos medicamentos para, 522-523
obesidade e, 116-117
papel da obesidade e, 81-82
perda de peso e, 122-123
SHH e, 309-310
TGD e, 102-104
tiazolidinedionas e, 172, 175
Resistência insulínica periférica, DM2 e, 80-81
Resistência insulínica tipo A, 96-98
Resistina, 101-102
Resposta imunológica
função fagocitária e, 322-323
mimetismo molecular e, 67-69, 68-69t
Resposta imunológica celular, citocinas e, 62-63
Resposta inflamatória, APD e, 510-511
Resposta insulínica, 84-85f
hipoglicemia tumoral celular não-ilhotas pancreáticas, 193-194
sensibilidade à insulina *versus*, 85-87f
tolbutamida e, 90-91
Resposta insulínica aguda, comparação com, 76-78f
Resposta secretória da Epinefrina, plasma glucose e, 182, 184
Respostas agudas insulínicas máximas. *Veja* AIRmax
Restrição de glicose, sensibilidade à insulina e, 103-106
Restrição protéica, IRC e, 392-393
Resultado da glicose hepática (SGH), taxas de, 105-106, 199-200, 523-524

Retalhos de pele
pé diabético e, 480-481
reconstrução arterial e, 484-485
Retenção de líquidos. *Ver também* Diuréticos, Tiazolidinedionas e, 474-475
DM2, falha no tratamento e, 518-519
Retinóides, AN e, 500-502
Retinopatia, 337-338, 477-478
doença microvascular e, 240-242
GPJ e, 25f
Retinopatia, diabéticos, 348-371, 346-350f. *Ver também* Época da retinopatia diabética
avaliação visual do paciente e, 370-371t
classificação da não-proliferativa, 348-349
DCCT e, 337-340, 339-340f
DM1 e DCCT e, 363f
epidemiologia da, 356-359
incidência da, 357-358
fatores de crescimento angiogênico e, 526-527
fatores de risco para, 357-360, 364-365
características demográficas e, 358-359
características genéticas e, 358-360
fotocoagulação e, 365, 368
freqüência da, 359-360, 359-360f, 360, 364f
hiperglicemia e, 365, 368
controle da, 360, 364
histórico natural da, 348-350, 356
início em idade avançada, curvas de sobrevivência e, 367f
lipídeos séricos e, 364-365
morbidade e, 364-365, 368, 367f
nefropatia diabética e, 364-365
nefropatia diabética *versus*, 381-382
patogênese da, 356-357
perda visual e, 368-369f
reabilitação e, 369-371
proteinúria e, 364-365
terapia cirúrgica e, curvas de sobrevivência e, 365, 368, 367
tratamento da, 184-185
vitrectomia e, 369-371
WESDR e, 359-360
Retinopatia diabética proliferativa, 346-350, 351-354f, 356-357
incidência de, 358-359f
WESDR e, 366t
Revascularização
CAD e, 468-469
pé diabético e, 480-481
pé diabético isquêmico e, 483-485

Rhizomucor, mucormicose e, 327-328
Rhizopus, mucormicose e, 327-328
Ringer lactato, 310-312
Rins
    massa, SHH e, 301-303
    neuropatia diabética e, 373-375
    pedras, dieta cetogênica e, 122-123
    SHH e, 300-303
Rochester Diabetic Neuropathy estudo, 416-417
Rosiglitazona, 172, 175, 219-220
    contra-indicações para, 225-228
    dislipidemia do diabete e, 439-440
    eficácia da, 220-221
    interações medicamentosas e, 224-226
    metformina e combinação terápica da, 232-233
Rosuvastatina, dislipidemia e, 445-447
RS (regimes subcutâneos), 373-375

S

Sacarina, 123-124
Sacarose, 123-124
    frutose *versus*, 123-124
Salicilatos
    hipoglicemia e, 185-186
    repaglinida e, 208-209
Salina, solução, CAD e, 295-296
Salmonella enteridides, infecções gastrintestinais e, 329-330
Sangramento, gastrintestinal, SHH e, 303-304
Sangue arterial, glicose e, 27-28
Sangue capilar, glicose e, 27-28
Sangue venoso, glicose e, 27-28
Sapatos
    intervenção cirúrgica e, 493-495
    pé de Charcot e, 432-434
    pé diabético e, 495-496
    pé neuropático e, 489-490
SAR (síndrome da angústia respiratória), 315-316
SARA (síndrome da angústia respiratória aguda), SHH e, 303-304
Scandinavian Simvastatin Survival Study, 442-444
Secreção de aldosterona, 380-381
    inibidores da ECA e, 380-381
Secreção de glucagon, estimulada, 75-77
Secreção de insulina estimulada pela glicose, 73-77
Secreção insulínica, 84-85*f*
    agentes orais para, 90-91
    gravidez e, 238-239
    medicamentos para, DM2 e, 524-525
    não-glicose estimulada, 75-77
    obesidade e, 117-118
    tiazolidinedionas e, 224-225
Secretagogos, secreção insulínica e, 75-77
Secretagogos de insulina,
    cirurgia e, 279-280
    DM2 e, 199-200
    IRC e, 392-393
    sensibilizador da insulina e, terapia combinada, 231-233
Secretagogos de insulina não-sulfoniluréia, DM2 e, 524-525
Sensibilidade à insulina, 248-249
    ação da insulina e, 238-239
    alterações na, 380-382
    avaliação *in vivo* da, 103-105
    biguanidas e, 211-212
    diabete melito gestacional e, 244-246, 244-246*f*
    gravidez e, 244-246, 244-246*f*
    restrição de glicose e, 103-106
Sensibilidade à insulina hepática, obesidade e, 106-108
Sensibilidade insulínica alterada, efeitos de, 239-242*f*
Sensibilidade insulínica periférica, 90-93
Sensibilizadores da insulina, 523-524
    secretagogos de insulina e, terapia combinada de, 231-233
    terapia combinada, 232-233
    tiazolidinedionas como, 219-228
Sensores de glicose não-invasivos, 517-518
Sensores intersticiais, controle diabético e, 29-30
Sepsia fulminante, pé diabético e, 479-480
SGH. *Ver* Saída da glicose hepática
SHEP (*Systolic Hypertension in Elderly Program*), 457*f*
SHH. *Ver* Síndrome hiperosmolar hiperglicêmica
Sildenafil, ED e, 410-412
Síndrome, déficit na defesa do hospedeiro *versus*, pacientes diabéticos e, 325-326*t*
Síndrome coronariana aguda, 470-473
    β-bloqueadores e, 472-473
Síndrome da angústia respiratória (SAR) LMD e, 262-263
Síndrome da angústia respiratória aguda (SARA), SHH e, 303-304
Síndrome da resistência insulínica, 19-20, 227-228

Síndrome do baixo fluxo, SHH e, 304-305
Síndrome do compartimento anterior, polirradiculopatia diabética 429-431
Síndrome do morrer deitado, 398-400
Síndrome do ovário policístico (SOP), metformina e, 102-103
Síndrome do tipo escleroderma (STE)
  DM1 e, 500-502
  epidemiologia da, 500-502
  insulinoterapia e, 500-502
  patogênese da, 500-502
  tratamento da, 500-502
Síndrome genética, diabete e, 22-23
Síndrome hiperosmolar hiperglicêmica (SHH), 19-20, 299-320, 300-303t
  descobertas laboratoriais na, 305-307t
  manifestações clínicas da, 303-306
  manifestações neurológicas da, 303-304t
  patogênese da, 302-303t
  prevenção da, 312, 319-320
  prognóstico da, 312, 319
  terapia para, durante potenciais armadilhas, 313t-313t
  tratamento para, 305-306, 308, 309t, 307, 309-312, 319
Síndrome insulínica auto-imune, 190-191
  hipoglicemia e, 188-189, 197-198
Síndrome Kearns-Sayre (síndrome KS), diabete e, 93-94
Síndrome metabólica, 19-20, 227-228
  NCEP e, 100-101t, 440-441, 441-442t
  objetivos dos lipídeos e, 440-441
  resistência insulínica e, 99-100
  tratamento da, 440-442
Síndrome mitocondrial, diabete e, 93-94
Síndrome X, resistência insulínica e, 99-100
Síndromes da apnéia do sono, 414-415
Sinvastarina
  diabete e, 442-444
  dislipidemia e, 445-447
Sistema complementar, imunidade humoral e, 321-322
Sistema efetor de transporte de glicose, 111-112
Sistema imunológico
  DM1 e, 515-517
  mecanismos de defesa do hospedeiro e, 321-322
Sistema nervoso autonômico (SNA)
  neuropatia diabética e, 395-396
  teste da função cardíaca, 398-402, 399-400t
Sistema nervoso central (SNC), terapia da CAD e, 296-298

Sistema nervoso periférico, diabete melito e, 419-420t
Sistema renina-angiotensina
  inibidor da ECA e, locais de ação, 460-461f
  inibidores do, DM2 e, 526-527
Sobrecarga hiperglicêmica, cirurgia e, 270-271
Sódio
  diabete e, 127-128
  hipertensão e, 450-451
SOP (síndrome do ovário policístico), 212-213
Sorbinil, LGM e, 500-502
Soro
  Ácido fólico, metformina e, 213-214
  ALT níveis, tiazolidinedionas e, 225-226
  concentração de glicose e, 27-28
  concentrações de creatinina, GFR e, 379-380, 379-380f
  eletrólitos níveis, CAD e, 287-288t
  glicose, DBTC e, 121-122
  lipídeos, retinopatia diabética e, 364-365
  osmolaridade, SHH e, 299-300
  triglicerídeos, ingestão de sacarose e, 123-124
Stanford-Benet Intelligence escalas, LMD e, 263-264
Staphylococcus aureus
  diabete e, 322-323
  função fagocitótica e, 324-325
  pneumonias e, 331-332
STE (síndrome do tipo escleroderma), 420, 422
Stiff-Man síndrome, 21-23
Streptococcus pneumoniae, função fagocitótica e, 324-325
Substituidores de gordura, 126-127
Substrato-1 do receptor de insulina (IRS-1), 111-113, 523-524
  DM1 e, 111-113
Sulfagentes, insulina e, 184-185
Sulfonamidas, repaglinida e, 208-209
Sulfonas, GA e, 508-510
Sulfoniluréias, 211-212, 232-233
  biguanidas *versus*, 184-185
  cirurgia e, 277-279
  contra-indicações de, 205-206
  DM1 e, 201, 203
  DM2 e, 199-206
  dosagem de, 204-205
  efeitos colaterais de, 204-205
  efeitos extra-pancreáticos de, 203-205

ÍNDICE **565**

efeitos hipoglicêmicos da, aumento dos medicamentos, 184-186t
farmacocinética, 201, 203-204
gravidez e, 255-256
hipoglicemia e, 172, 175, 204-205
hipoglicemia falsa e, 194-195
insulina *versus*, 171-172
interações medicamentosas e, 205-206
mecanismos de ação, 200-201
metabolismo, 202t
pacientes propensos e, 228, 230
primeira geração, 201, 203t
secreção de insulina e, 90-93
segunda geração, 201, 203t
terapia oral tripla combinada e, 232-234
UKPDS e, 171-172
uso clínico de, 201, 203
Sulindac, neuropatia diabética e, 433-434
Superfamília de imunoglobulina, desenho esquemático, 383, 386-389
Suplementos botânicos, 127-128
Suplementos herbáceos (botânicos), 127-128
Suprimento sangüíneo
 anormalidades na defesa do hospedeiro e, 322-324
 infecção e, 321-322
Systolic Hypertension in Elderly Program (SHEP), hipertensivos e, 457*f*

T
Tabagismo, hipertensão e, 450-451
Tadalafil, ED e, 410-412
Taxa de excreção da albumina urinária (EUA), histórico natural de, 378-379*f*
Taxa de excreção de albumina (EUA), 337-340
 irbesartan e, 388-390f
Taxa de filtração glomerular (TFG), 372-375
 CAD e, 292, 294
 disfunção renal e, 375-376
 doença renal e, 378-380
 histórico natural do, 378-379f
 inibidores da ECA e, 383, 386, 386-387f
 MAP *versus*, 386-387f
 pressão sangüínea e, 385f
Taxa de filtragem, 376-377
Taxa de variação cardíaca (HRV), 398-400
TcPO$_2$. *Ver* Oximetria transcutânea regional
Tecido adiposo
 sinalização da insulina e, 116-117
 tiasolidinedionas e, 222-223
Terapia antiplaquetária, CAD e, 468-469
Terapia anti-retroviral altamente ativa (HA-ART), DM1 e, 65-66

Terapia com bomba de infusão de insulina, subcutânea, 158-159
 ação da insulina, 156-157
 considerações para a seleção da, 157-158t
 desvantagens da, 157-158
 dosagem para, 158-159t
 hipoglicemia e, 182, 184
 horário da injeção de, 156-157
 indicações para, 157-159
 vantagens da, 156-158
Terapia com nutrição médica (TNM), 132-133
 objetivos da, 120-121, 121-122t
Terapia com placebo, 525-526
 captopril *versus*, 386-387f
 irbesartan e, 388-390f
Terapia combinada
 dislipidemia e, 445-447
 DM2 e, 522-523
 eficácia, 231-232t
 neuropatia diabética e, 434-435
 objetivo, 231-232
Terapia combinada de insulina, 177-178
 DM2 e, 230-231
Terapia convencional (TC), IT, 337-338
Terapia intensiva (TI), 337-340
 benefícios da, 345-347
 estudo de pacientes nas, 337-338
 ganho de peso e, 341-342
 riscos da, 340-342
 TC *versus*, 337-338, 390-392
 UKPDS, redução do risco para, 345-346t
Terapia medicamentosa anti-hipertensiva, 451-454, 458-461
 hipertensão e, 452-454
Terapia oral, adição de insulina a, 233-234
Terapia oral tripla combinada, 232-234
Terapias específicas tissulares, DM2 e, 525-526
Teratogênese mediada pelo combustível, 240-242f, 263-264
Teste à beira do leito, neuropatia autonômica cardíaca e, 474-475
Teste com elevação da perna, polirradiculo-patia diabética e, 429-431
Teste de hemoglobina glicosilada (HbAlc), 135-137
Teste de sobrecarga de glicose (TS-50g), diabete melito gestacional e, 251-253, 251-252*t*
Teste interdérmico, reações alérgicas e, 511-513

Teste oral de tolerância à glicose (TOTG),
22-24, 26, 28-29, 187-188
DMG e, 256-257
função secretória das células-α e, 76-78
gravidez e, 252-253
hipoglicemia reativa e, 194-195
hipoglicemia tumoral as células não-ilhotas pancreática e, 193-194
Testes arteriais, não-invasivos, isquemia e, 482-483
Testes de função renal, bacteremia por bacilo gram-negativo, 332-333
Testes sensoriais quantitativos, neuropatias diabéticas e, 419-420
TFG. *Ver* taxa de filtração glomerular
TGD.*Ver* Intolerância à glicose
THAM [Tri(Hidroximetil) Aminoetano], 436
TI. *Ver* Terapia intensiva
Tiazolidinedionas, 184-185, 219-228
  adolescentes e, 223-224
  cirurgia e, 277-279
  contra-indicações para, 225-228
  deficiência hepática e, 223-224
  dislipidemia do diabete e, 439-440
  DM2 e, 45-46
    microalbuminúria e, 392-393
  doença renal e, 223-224
  dosagem de, 223-224
  efeitos colaterais e, 223-225
  eficácia de, 220-221
  farmacocinética da, 220-221
  insuficiência cardíaca e, 474-475
  interações medicamentosas e, 224-226
  lipídeos e, 221-222
  mecanismos de ação, 219-221
  MMP e, 222-223
  peso corporal e, 129-130
  resistência insulínica e, 172, 175, 221-222
  tecido adiposo e, 222-223
Ticarcilina/ácido clavulínico, *Bacteróides* e, 326-327
Tiozidas, insulinomas e, 196-197
Tolbutamida
  hipoglicemia tumoral das células não-ilhotas pancreáticas e, 193-194
  resposta insulínica à, 90-91
Tolerância à glicose sangüínea, DM2 e, 169-170
Tontura, postura, pacientes diabéticos e, 401-403*f*
Tonus vascular, diabete melito e, 477-478
TOTG. *Ver* Teste oral de tolerância à glicose
Toxina A do botulismo, suor e, 413-414

Transferase aminofrutose da glicosamina (GFAT), 81-82
Transferência transplacentária de glicose, 239-240
Transpiração, tratamento da, 413-414
Transplante
  insuficiência cardíaca e, 474-475
  renal, 383, 386-389
    nefropatia e, 393-394
Transplante cardíaco, *Ver* Transplante
Transplante de ilhotas pancreáticas, 517-518
Transplante renal, 383, 386-389
  diálise *versus*, 393-394
  nefropatia e, 393-394
Transporte da glicose adipócita, obesidade e, 112-114
Transporte da glicose sangüínea
  como fase determinante da taxa 111-112
  curva da resposta à dosagem, 109-110*f*
Tratamento de ferida, bulose diabética e, 510-511
Trato gastrintestinal
  acarbose e, 214-215
  inibidores da glicosidase-α e, 218-219
  metformina e, 213-214
Trato urinário, infecções fúngicas do, diabete e, *330-331*
Trauma, úlceras diabéticas e, 497-498
Tri(hidroximetil) aminoetano (THAM), hipoglicemia e, 186-187
Triagem renal, diabete e, 140-141
Triagens para os olhos, diabete e, 140-141
Triancinolona, necrobiose lipoídica e, 507-508
Triglicerídeos (dieta de gorduras), 124-125
  diabete e, 437-438
Triglicerídeos, níveis de, NCEP e, 441-442*t*
Triglicerídeos alto (no limite), dislipidemia e, 444-447
Triglicerídeos altos, dislipidemia e, 444-445
Triglicerídeos intramiocelular (IMTG), níveis, 101-102
Triglicerídeos muito altos, dislipidemia e, 444-445
Triglicerídeos normais, estatinas e, 445-447
TRIPOD, DM2 e, 45-46
Troglitazona, 172, 175, 219-220
  DM2 e, 45-46
Trombose, CAD e, 463-464
Trombose arterial, SHH e, 304-305
Trombose capilar, edema, 480-481
TS-50g. *Ver* Teste de sobrecarga de glicose
Tuberculose, diabete e, 332-333
Tumores, malignos, hipoglicemia e, 197-198

Tumores das células não-ilhotas pancreáticas, hipoglicemia e, 186-187
Tumores neuroendócrinos, diabete e, 21-22

U

UGDP (*University Group Diabetes Program*), sulfoniluréias e, efeitos extra-pancreáticos da, 203-204-204-205
UKPDS. *Ver United Kingdom Prospective Diabetes Study*
Ulceração de pé neuropático. *Ver* Ulcerações do pé
Ulceração isquêmica por pressão, pé neuropático e, 489-490
Ulcerações do pé, 431-433. *Ver também* Pé diabético; osteomielite, molde de contato total; ferida(s), pé
    antibióticos e, 492-495
    botas Unna e, 498-499
    cabeças do metatarso e, 431-433, 432-433f
    calo plantar e, 487, 489
    cuidado agudo e, 492-495
    doença oclusiva arterial e, 480-481
    doença vascular e, 480-481
    fatores contribuintes para, 402-403
    fluxo sangüíneo e, 402-403
    molde de contato total e, 492-493
    patogênese, 432-433f
    pé em garra, deformidade e, 431-433
    peptostreptococci e, 325-326
    Peptostreptococcus magnus e, 325-326
    suportando o peso e, 432-433f
    tratamento para, 403-404
    tratamento profilático de, 432-433
Úlceras da pele, 326-327
Úlceras diabéticas. *Ver* Úlceras
Úlceras do pé diabético. *Ver* Ulcerações do pé
    disfunção gastrintestinal diabética, constipação e, 407-408
Úlceras. *Ver também* Ulcerações do pé
    autólise inflamatório e, 490-492
    calos e, 491-492
    cicatrização, controle da, 493-495
    extremidade inferior, controle da, 498-499
    pé diabético e, 479-480
    pé neuropático e, 489-490, 489-490f
    pele e, 326-327, 497-499
    tratamento agudo e, 492-495
Ultralente
    e insulina de ação rápida
        ação da insulina, 150-153
        desvantagens da, 150-153
        dose inicial, 150-153
        horário das injeções, 150-153
        indicações para, 150-153
        vantagens da, 150-153
    e insulina de curta duração
        ação da insulina, 150-154
        desvantagens da, 153-154
        dose inicial, 153-154
        horário das injeções, 150-153
        indicações para, 153-154
        vantagens da, 153-154
Ultra-som de Doppler, calcificação vascular e, 482-483
Ultra-sonografia, hipoglicemia tumoral das células não-ilhotas pancreáticas e, 193-194
Unidade de estimulação elétrica do nervo transcutâneo (TENS), neuropatia diabética e, 436
United Kingdom Prospective Diabetes Study (UKPDS), 171-172, 235-236, 341-343-345-346
    análise epidemiológica e, 345-346f
    controle glicêmico e, 199-200
    dislipidemia e, 442-444
    DM2, falhas no tratamento e, 518-519
    glicemia e, 334
    insulina e, 178-179
    medição na HbA1C, 345-346f
    pressão sangüínea e, 452-454
    regimes de insulina e, 175-176
    retinopatia diabética e, 365, 368
    sulfoniluréias e, efeitos extra-pancreáticos da, 203-205
    TI e, 345-346t
University Group Diabetes Program (UGDP), sulfoniluréias e, efeitos extra-pancreáticos, 203-205
Urticária, reações alérgicas e, 511-513

V

VACSDM (*Veterans Administration Cooperative Study of Diabetes Mellitus*), 172, 175
VA-HIT (*Veterans Affairs HDL Intervention Trial*), 442-444
Vardenafil, ED e, 410-412
Variante do hormônio de crescimento humano (hGH-V), 238-239
Vasculopatia, úlceras diabéticas e, 497-498
Vasodilatação neurogênica. *Ver* Reflexo axônio
Vasopressina-arginina de baixo grau (ADH), SHH e, 300-303

VCML (vírus da coriomeningite linfocítica), 66-67
VEGF (fator de crescimento endotelial vascular), 526-527
Velocidade de condução, neuropatia diabética e, 420, 422
Veterans Administration Cooperative Study of Diabetes Mellitus (VACSDM), 172, 175
Veterans Affairs HDL Intervention Trial (VA-HIT), 442-444
Via alternativa (properdina), imunidade humoral e, 321-322
Via properdina. *Ver* Via alternativa
Via sinalizadora de insulina, 100-101
Vírus
  auto-imunidade das células-β e, 34-36
  DM1 e, 39-40, 63-64, 67-68
Vírus da coriomeningite linfocítica (VCML), 66-67
Vírus da herpes, DM1 e, 39-40
Vitamina B_{12} (cianocobalamina), metformina e, 214-215
Vitaminas, 127-128
Vitrectomia, retinopatia diabética e, 365, 368, 367
VLDL. *Ver* Lipoproteína de densidade muito baixa
VNTR (seqüências de repetição tandem de número variado), 56-58
Volume líquido, CAD e, 291-292
von Willebrand fator (vWF), metformina e, 212-213

W
Warfarina
  acarbose e, 219-220
  repaglinida e, 208-209

WESDR. *Ver* Western Epidemiologic Study of Diabetic Retinopathy
West of Scotland Cardiovascular Disease Prevention Study (WOSCOPS), 45-46
Western Epidemiologic Study of Diabetic Retinopathy (WESDR)
  glicemia e, 334
  lipídeos séricos e, 364-365
  microaneurismas e, 348-349
  retinopatia diabética e, 356-357
    incidência da, 358-359f
    prevalência da, 357-358
  retinopatia diabética proliferativa e, 366t
WHO. *Ver* World Health Organization
Wisconsin Epidemiologic Study os Diabetic Retinopathy (WESDR), controle da glicemia *versus*, complicações diabéticas e, 335-337
World Health Organization (WHO), 24, 26, 168-169
  critério para GPJ, 24, 26
  dados da ADA *versus*, 26-27
  diabete e, 41-42
  medidas da glicose e, 28-29
  monofilamento de Semmes-Weinstein e, 422-426
WOSCOPS (*West of Scotland Cardiovascular Disease Prevention Study*), 45-46

X
Xantomas eruptivos
  epidemiologia de, 506-507
  patogenias de, 506-507
  tratamento de, 506-507

Z
Zigomicetos, RCM e, 504-506